상한傷寒, 갈등과 해소의 이론

상한傷寒, 갈등과 해소의 이론

이정찬 編著

청홍

상한론 재해석에 붙임

지금부터 약 1,800년 전에 나온 장중경張仲景의 상한잡병론傷寒雜病論(이후 상한론)은 동한東漢 이전의 임상 의학에 대한 전면적 총결1)로서 한의학 역사상에 있어서의 그 의미나 비중에 대해서는 더 이상 거론할 필요가 없는 위대한 저작이라고 하지 않을 수 없다. 그 긴 세월이 지나는 동안 이 책이 사람들에게 준 혜택은 말로 표현하기 어려울 것이다.

그러나 이 시대에 와서 이 상한론傷寒論을 비롯해서 상한론의 논리를 바탕으로 발전해 온 한의학 전체는 지금 현 시점에 통용되는 언어 내지 표현으로 재해석되지 않으면 안 된다는 현실을 마주하고 있다. 특히 상한론 등의 방법론이 대중에게 새롭게 다가가 인식과 이해를 함께 함으로써, 약화된 한의학의 위상이 재평가되는 계기가 되어야겠다는 자각에서다.

필자의 얕은 소견으로서도 상한론의 논리를 드러내 보임에 있어서 지금 한의사 사회에서 쓰는 표현들이 이 시대에 통용되지 않는 것들이라면, 대중에게 그것은 암호이거나 기호에 불과한 것이니 그것으로는 충분한 소통을 기대할 수 없을 것으로 보인다.

한편으로 우리는 상한론에 대한 이런 재해석의 과정이 상한론의 논리에 현대 서西의학의 옷을 입히는 것이 되어서는 안 된다는 것을 알고 있다. 상한론이 포함하는 개개의 논리를 모두 그와 대응하는 서西의학의 논리로 바꾸어가자는 것이 아니라는 거다. 그런 일은 예를 들자면 소갈消渴은 무엇을 의미하고, 궐증厥證은 무엇을 의미하나 결국 궐음병厥陰病은 이런저런 증후군으로서 서西의학의 시각으로 볼 때 여기에 해당한다는 그런 류類의 치환置換식 재해석이 아니겠는가?

사실 현대 서西의학의 생리론生理論이나 병리론病理論을 가지고는 상한론의 논리를 이해할 수는 없다는 점이 중요하다고 생각된다. 관점이나 지향점이 다르기 때문이다. 일례一例로서 몸의 한열寒熱이나 오한惡寒, 땀 등과 같은 현상은 상한론의 입장에서 중요한 의미를 갖는다. 상한 이론은 그 정보들을 통해 몸의 상태를 분석하려는 시도를 포함하기 때문이다. 그런데 예를 들

---

1) 중국의학사 p.163

어 오한을 체온조절중추의 변조로 인해 일어나는 잘못된 체온 올리기의 과정이라고 풀이한다면, 그것은 상한론에서 다루는 오한에 대한 이해를 오히려 방해하는 것이 되고 만다. 상한론적 의미의 오한은 오한 자체가 일어나는 기전을 보려는 것이 아니라 그 오한이 일어나는 상황에서의 몸 상태를 보려는 것이기 때문이다. 따라서 상한론의 오한을 현대적 개념으로 재해석한 결과는 그것이 비록 현대적 개념이지만 현대 의학 이론상의 오한 개념과 같지 않다는 얘기가 된다. 이것은 다른 말로 상한론의 현대적 재해석이 서西의학을 통한 상한 이론의 증명이라든지 해명 같은 따위의 것이 아니라는 것이다. 오히려 전혀 다른 각도에서 생명의 이치와 병리의 모양을 바라보고, 그것을 다루고 관리하는 방법론을 객관적으로 확인하게 하는 과정일 거라는 생각을 하게 된다.

이 책은 그런 의미로 현대적 인식 방법을 통해 상한론을 분석하여 정리해 본 작업이다. 원래 내용에 충실한 주석을 해 보고자 했으나, 식견과 경륜이 짧다보니 상한론에 관한 정해正解와는 거리가 먼, 필자의 생각을 피력한 주장이 되고 만 듯하다. 그런데 사실 이런 주장이 상한론 자체에서 마저 내적內的인 타당성을 확보하지 않으면 그야말로 망상이 되고 말 것이다. 물론 이 책의 내용 중에도 개인적인 망상을 벗어나지 못했다고 평가될 부분이 있을 것이다. 그러나 타당성을 얻기 위해 작업 과정에 상당한 노력이 들어간 것만은 사실이다.

그 노력의 과정을 간단히 설명하자면 이렇다. 먼저 상한론에 수록된 하나의 현상에 대해 가정假定을 수립하고, 상한론 전체를 통해 그 가정이 그릇되지 않았는지를 확인한다. 만약 그 가정이 상한론 전체의 논리와 어긋나는 점이 없다고 판단되면, 그 가정에서 타당성을 확인한 것으로 보고, 원래의 자리에 다시 넣어 재차 해석을 진행한다. 이렇게 하나하나의 현상들에 대해 퍼즐 풀기와 같은 작업을 해가다 보면 하나의 조문이 해석되고, 그 조문에서 얻어진 논리를 가지고 다른 조문을 해석해 가는 진행이 이어진다. 그러나 사실 하나의 현상에 대해 세워진 가정을 상한론 전체에서 확인하기는 어려운 경우가 많아 할 수 없이 한 단락, 한 부분에서 확인하고 해석 작업을 진행하게 되는 일이 많으므로 지금 돌아보니 이 작업들은 몇 번이고 다시 돌아와서 해석을 수정해야 하는 번거로움을 피할 수 없었다.

17세기에 영국에서 우주와 인간의 역사가 어디로부터 왔는가를 연구하기로 작심한 사람이 있었다. 다시 말해 시간의 시작점을 규명하려는 시도다. 제임스 어셔라는 주교는 성경의 창세기를 바탕으로 이 우주의 시간이 6,000년 전에 시작되었다는 결론을 내린다. 창세기의 내용을 토대로 아담으루부터 이어져오는 시간의 기록을 꼼꼼히 따져 계산한 결과다. 그러나 지금에 와서 그 생각을 들여다보면 그 좁고 얕은 관점에 실소失笑가 난다. 그를 비하하는 것이 아니라 그 당시에 생각할 수 있는 규모를 가지고 내린 결론은 결국 그 범주를 벗어나기 어렵다는 얘기를 하려는 것이다. 그런 의미에서 지금 내보이려 하는 이 작업도 또한 시간이 흐르면서 훗날 실소를 유발하는 얄팍한 내용에 불과한 것임이 드러나게 될 거라는 불쾌한 예측에서 전혀 자유롭지 못하다는 것을 인정한다.

그러나 잘 모르는 분야지만 정교하고 확고한 논리를 생명으로 하는 현대 물리학의 흐름도 뉴턴의 역학에서 상대성 이론으로, 상대성 이론에서 양자 역학, 양자 역학에서 끈 이론, 끈 이론에서 막 이론 또는 M이론, 막 이론에서 다시 평행 우주론, 다중 우주론 등으로 시간이 흐르면서 끊임없이 변모하고 있다. 그 와중에 논리가 수립되었는가 하면 깨지고, 또 깨지고 부정했던 논리에서 다시 문제 해결의 돌파구가 발견되는 흐름이 계속되는 것을 본다.

상한 이론, 아니 우리 의학도 이제 이런 돌출과 깨짐이 반복되는 소용돌이를 거쳐 그 전모全貌를 확실히 드러낼 수 있는 시점이 조만간 다가올 것으로 기대해 본다. 지금 우리 대한민국의 한의사 사회에는 놀라울 정도로 유능한 젊은 인재가 수없이 많다. 그러나 한편으로는 학문과 임상의 비약飛躍을 가로 막고 있는 구태의연한 생각들이 또한 엄존한다. 이것은 마치 보이지 않는 장벽과도 같은 것이다. 그러나 그 장벽이 곧 무너지고 젊고 신선한 연구와 작업들의 물꼬가 트이면 그야말로 봇물처럼 성과가 쏟아질 수도 있을 것이다. 그렇게 되면 우리 의학은 급진적으로 변모하는 모습을 보일 수 있을 것이다. 말했지만 이 책의 내용도 얼마 지나지 않아 구시대의 유물로 전락하고 말 수 있다. 하지만 만에 하나라도 이 시대에 함께 이루어가는 우리 의학 혁명의 길목에서 보이지도 않는 작은 밑거름의 역할만 할 수 있다고 해도 필자 개인으로서는 진정 커다란 기쁨과 영광이 아닐 수 없겠다.

2014년 깊어가는 가을에
안산 감골에서 이정찬 씀

일러두기

○이 책은 『조각본趙刻本』을 저본底本으로 하여 주석註釋한 1971년 채인식蔡仁植의 『상한론역전傷寒論譯詮』으로부터 조문條文을 뽑아 작업을 진행했다. 『조각본』이란 명대明代 조개미趙開美가 송본宋本의 상한론傷寒論을 각인刻印하여 1599년에 간행한 『번각송판상한론飜刻宋版傷寒論』을 말한다.

○원래 『상한잡병론傷寒雜病論』의 일부(잡병론 부분)라고 하는 『금궤요략金匱要略』을 함께 정리해야 하겠지만 병증 체계의 큰 범주category를 다룬 것이 이 상한론이니 이것을 통해 대강을 이해하는 데는 무리가 없을 것으로 본다.

○상한론의 해석에는 본초의 해석이 절대적으로 선행되어야 할 요소다. 약물의 작용이 해석되지 않으면 병리적 개념을 얻지 못하기 때문이다. 약물의 분석에는 신농본초경神農本草經과 본초강목本草綱目의 내용을 근간으로 하고, 동의보감東醫寶鑑의 탕액편湯液篇 등에서 참고할 부분을 선정했다. 본초경은 원류로서의 의미가 충분하다고 보고, 본초강목은 명대 이전의 본초학 서적 중 주요한 것을 선정하여 모아놓음으로서 원문의 의도가 살아 있다고 생각되었기 때문이다. 약물의 해석에 있어서는 기미론氣味論이나 귀경설歸經說, 또는 성분 분석의 관점 등보다는 효능을 기록한 원전의 표현 자체에서 한 개의 본초가 갖는 근본적 작용을 추구하는 방향으로 진행하게 된다.

○책의 내용 자체가 상한론에 대한 현대적 재해석으로서 그 시작에 불과하다. 특히 본초의 해석은 상한론의 논리를 뒷받침하는 근거가 되는 것임에도 지금 시점에 있어서는 겨우 그 그림자를 보고 있는 형편이니 여건이 닿는 대로 그 미진함을 개량해가는 일이 절대적으로 필요하다고 느낀다.

○그런 의미로 분석이 미비한 곳들에 대한 보완을 포함해서 큰 틀에서의 논리에 개선이 있어 전면적으로 개정을 요하는 경우를 대비하여 필자 자신은 개정판을 위한 작업을 계속할 것이며, 이 분야에 뜻을 가진 분들의 질책과 조언 그리고 협력을 항상 감사한 마음으로 기다린다.

차 례

辨太陽病脈證幷治法 上

辨太陽病脈證幷治法 中

辨太陽病脈證幷治法 下

辨陽明病脈證幷治法

辨少陽病脈證幷治法

辨太陰病脈證幷治法

辨少陰病脈證幷治法

辨厥陰病脈證并治法

처방차례

용어해설

이 책의 내용은 상한론傷寒論의 조문들을 통해 육경병六經病 이론과 그 병리 구조들을 '갈등관계'라는 현대적 개념으로 풀어보는 일종의 재해석이다. 여기서 육경병이라고 하면 상한론에서 설정한 병의 여섯 가지의 구조적인 모형이라고 할 수 있는데, 여기에 경經이라는 말을 써서 경락經絡이론과 유관한 것 같지만 사실 논리적 연관은 없는 것으로 본다. 따라서 육경병보다는 육조병六條病이나, 육개병六個病 등의 용어를 쓰고 싶지만 이 책에서는 생소함을 피하기 위해서 이미 귀에 익은 그대로 육경병이라는 표현을 적용하기로 한다.

여하튼 그 재해석의 과정에서 본래의 의미가 훼손되지 않도록 조심하는 것이 당연하지만, 경우에 따라 새로운 용어를 끌어 쓰는 일까지 피할 수 없는 경우들이 있었다.

물론 기존의 익숙한 개념들에 대해 새로운 용어를 써서 설명하려고 하는 것은 우선 거부감이 있고, 또 그 용어 자체의 의미를 파악하는데 다른 노력을 들여야 한다는 폐단이 있다. 그런 문제에도 불구하고 이렇게 하는 것은 상한론에서 다루고 있는 모든 개념들을 철저하게 이해해 보자는 취지에서다.

기초를 확고하게 알지 못하면, 그곳으로부터 나온 파생派生이나 발전은 더욱 알기 어렵다. 예를 들어 태양병太陽病의 발열發熱에 대해 다른 의문이 없도록 이해해 두지 않으면 양명병陽明病의 신열身熱이나 조열潮熱, 그리고 궐음병厥陰病의 발열하리發熱下利 등에 대해 사실적 이해를 얻기가 매우 힘든 것과 같다.

이 책에서는 태양병의 발열이 '표表와 리裏' 사이에 일어난 갈등관계가 풀어지는 구간區間에 일어난다는 가정을 한다. 물론 이 가정이 상한론의 논지에 비추어 어긋남이 없는지 상한론 전체를 들추어 확인하는 작업은 필수다.

이와 같이 태양병의 발열에 대한 가정을 수립하고, 그 가정을 확인하는 과정에서 '갈등', 또는 '갈등관계'라는 용어가 등장하니, 그 용어에 대해 의미를 미리 숙지해 두는 것이 필요하지만, 이 갈등이라는 용어는 결국 하나의 약속에 불과하다. 그 용어 자체가 핵심이나 본질이 아니니 태양병의 발열에 대한 이해가 얻어지고 나면 버려도 무방하다는 것이다.

하지만 새로운 용어의 사용은 가급적 절제하고 꼭 필요하다고 생각되는 것들만 쓰도록 노력했다. 읽어가면서 생기는 곤란함을 최소화하는데 도움이 될 수 있도록 책머리에 간략하게 각 용어들의 개념을 정리해 두기로 한다. 물론 본문의 내용 중에서도 각 용어들에 대한 설명들이 나오게 되겠지만, 이 용어들이 쓰일 때마다 매번 설명을 반복하기 어려우므로 따로 앞에 모아놓으려고 하는 것이다. 새 용어는 그 개수가 많지 않지만 편의상 가나다순으로 배열한다.

● **갈등**

상반되는 힘, 또는 세력 사이에 일어나는 충돌, 대립, 대치 등을 총괄하는 개념이다. 예를 들어 몸통의 안팎에서 일어나는 갈등은 내강을 향한 압박인 외벽의 힘과 그 힘에 대응하는 내강에서의 반발력 사이에 일어나는 대립을 말한다. 크게 내적內的 갈등과 내외간內外間의 갈등으로 나누어서 정리한다.

● **경결**

주로 내강의 근육 장기가 굳어 그 활동성이 떨어진 상황을 말한다. 이 상황은 평활근의 활동이 방해됨으로써 기능이 약화되는 문제뿐 아니라 복강에서의 혈류 및 물 흐름을 나쁘게 하는 요인으로서의 병리적 의미를 갖는다.

● **경직**

경직硬直은 특히 골격근 근육 조직이 둔화하여 활동성이 제한되고 굳어 있는 상태를 표현하기 위해 도입한다. 근육의 경직은 관절의 움직임을 제한하게 될 것임은 당연하다. 뿐만 아니라 내강의 겉을 감싸는 외벽의 경직은 내강에서 일어나는 움직임의 폭을 줄이니 가슴과 배에 큰 영향력을 행사하게 된다. 외벽의 경직은 외벽의 긴장과 대비된다. 외벽의 긴장이 주기성을 갖는 반복적인 압박(외압)이라면, 외벽의 경직은 내강을 압박하지 않고 주기성도 없으면서 다만 굳어서(고착) 복부 활동성을 제한하는 방향으로 작용한다. 따라서 내강, 특히 복강에서는 외벽의 경직을 극복하고 그 움직임을 회복하기 위해 팽창의 힘을 일으켜야 한다. 외벽의 경직은 태음병, 소음병, 궐음병을 포괄하는 삼음병三陰病의 병리적 기반을 형성한다.

● **경화**

조이려는 힘, 또는 조임의 세력이 이끄는 갈등관계의 극단으로 그 활동성이 크게 떨어지는 경우를 경화硬化라고 한다. 경화는 소음병 경과의 마지막 단계라고 할 수 있으며 외벽의 경직이 조임 효과를 발휘하되 팽창의 힘이 무너져 거의 반발하지 못하는 경우를 가리키는 말이다.

경화는 팽창세력을 바탕으로 하는 극단적 갈등상태에서 나타나는 둔화鈍化와 상대되는 개념이기도 하다.

한편으로 소음병 경과의 극단을 경화로 규정하지만, 조임의 작용, 또는 조임의 효과가 병리를 이끄는 낮은 수준의 조임 속성 경결硬結도 경화硬化라 칭한다. 이는 극단적 갈등으로 대변의 경화鞭化가 일어나는 경우 외에 복강에서 낮은 수준으로 일어나는 팽창성의 내적 갈등을 둔화라고 말하는 경우와 같다.

● 긴장

사용하지 않는 근육의 장력이 높아져 있는 상태를 의미한다. 보통은 근육의 길이가 다소 짧아져 있는 단축성 긴장을 말하지만, 반대로 길이가 늘어나 있는 이완성의 긴장도 있다. 여기서는 긴장 자체보다도 긴장이 초래하는 병리적 영향력을 중시한다.

한편으로 이 긴장이 작용하는 양상은 시간을 끌면서 이어지는 경우와 생겨난 후에 바로 소멸하는 경우로 나누어질 수 있다. 이 책에서는 전자前者의 경우를 지속성 긴장이라 하고, 후자後者의 경우를 발동성 긴장이라 하여 구별한다. 예를 들어 태양상한太陽傷寒의 표부表部 긴장은 지속성 긴장의 특징을 갖고, 태양중풍太陽中風의 표부 긴장은 발동성 긴장의 특징을 갖는다<3>.

● 내강

가슴과 배의 내강만을 말한다. 특히 힘들이 일어나고 작용하는 주 영역인 복부의 내강을 지칭하는 경우가 많다. 여기서 내강이라면 그 공간 자체를 의미한다.

● 내외간 갈등

곧 표리간表裏間의 갈등을 말한다. 표리를 구체적으로 한정하자면 외벽과 내강을 각각 말하는 것으로 해 둔다. 그런 의미에서 표리간의 갈등이란 내강과 외벽 사이에 일어나는 힘의 대립, 대치 등 갈등 상황을 말한다.

이 갈등관계는 크게 둘로 나눌 수 있다. 표증表證으로서의 내외간 갈등과 좀 더 진행된 내외간 갈등이 그것이다. 진행된 내외간의 갈등에서는 외벽의 장력이 표증의 긴장 상태에 비해 더욱 높아진 것으로 경직 상태를 포함한다. 외벽의 장력이 높으니 표증과 달리 내강 환경에 본질적 변화가 나타나게 된다.

● 내적 갈등

　내강 안에서 일어나는 힘, 또는 세력 사이의 갈등을 말한다. 내강에서 일어나는 세력은 크게 팽창의 세력과 조임의 세력으로 나누어진다. 특히 내적 갈등은 양명병에서 팽창의 힘이 독주한 끝에 마침내 내적 반발을 초래하고 그로부터 극단적인 갈등이 형성되는 상황을 대표적인 사례로 한다.

● 둔화

　팽창세력과 조임세력이 팽팽히 맞서서 활동성을 크게 떨어진 상황을 표현한다. 둔화鈍化는 불대변不大便이나 변경便鞕등 대변곤란의 증후와 관련된다. 둔화가 극단에 이른 경우, 즉 강고한 둔화는 대변의 경화鞕化를 일으키는데 이는 양명병의 경과 중 팽창세력이 극성한 지점에서 그에 대한 내적 반발이 일어나 극단적 갈등관계가 조성된 상황에서 볼 수 있다.

● 발산력

　발산發散의 작용은 내강의 중심으로부터 그 밖을 향해 모든 방향으로 뻗어 나가려는 힘을 말한다. 주로 복강에서 생기는 발산의 힘은 복강의 전후前後, 양 측면, 그리고 상하上下로 모두 작용할 수 있다. 전후좌우의 사면四面으로 뻗는 힘은 외벽에 대한 압박으로 작용하고, 위쪽 방향의 힘은 횡격막을 밀어올리고 가슴을 압박하며, 아래쪽 방향으로는 하지下肢의 근육 활동에 영향을 줄 수 있는 것으로 생각된다. 발산의 힘은 보통 팽창세력과 조임세력이 맞서는 경과를 통해 일어난다.

● 반발의 힘

　반발의 힘, 또는 반발의 세력이란 어떤 한 힘이 일어났을 때, 그 힘에 맞서서 그 성장을 막으면서 저항, 또는 제압하려는 반대 방향의 힘을 말한다. 예를 들어 팽창세력이 일어났다면 조임세력이 반발의 세력이 되고, 외벽으로부터 내강을 압박하는 장력이 일어났다면 복강의 팽창세력이 반발의 세력으로 작용하게 된다.

● 복강의 위축

　조임세력, 또는 조임 효과가 강하게 일어날 때 복강의 용적이 감소할 수 있다. 실제 용적이 감소하는 효과가 크지 않더라도, 그 병리적 영향력으로 볼 때 무시할 수 있는 것은 아닐 것이다. 또 그 움직임에 있어서 생리적인 팽창의 활동이 불량하다면 그것도 위축의 범주로 볼 수 있다. 가장 대표적인 경우는 소음병 경과에서 팽창의 힘이 외벽의 경직에 의한 장력을 이겨내지 못하고 잦아들면서 경화의 지경에 도달하는 상황이라 하겠다.

● 복강의 확대

　팽창세력이 강하게 일어나거나 홀로 성하여 독주獨走할 때, 복강의 용적이 확대되는 효과가 나타난다. 실제 용적의 확대 효과는 큰 양이 아니겠지만, 그 병리적 영향력으로 볼 때 무시할 수 있는 것은 아닐 것이다. 또 그 움직임에 있어서 오므리기가 불량하다면 그것도 확대의 범주로 볼 수 있다.

● 상역

　병리적인 힘이 아래로부터 솟아오르는 현상을 가리킨다. 거슬러 오르는 힘이라고 표현하기도 한다. 이는 갈등관계가 구성되면서 일어나게 된다. 상역은 심하부에 대한 압박, 가슴에 대한 압박, 인후부 및 두부의 내강에 대한 압박 등으로 작용한다.

● 상일

　복강으로부터 위쪽을 향해 몰리는 정류혈의 움직임을 말한다. 이는 순환의 경로를 따르는 흐름이 아니라 그 비중이 쏠리는 것으로 이해해야 하겠다.

● 순환

　혈의 흐름을 말한다. 원칙적으로 모든 혈은 끊임없이 흘러 멈추지 않아야 한다. 순환계 자체의 문제가 아니라 몸 전체의 갈등 구조가 순환을 방해할 수 있다. 순환이 방해되면 정류혈停留血이 발생하고, 정류혈로부터 내열內熱과 열독熱毒의 병리가 일어난다. 표면적으로 보아서는 순환이 약화되면 한증寒證이 일어나고, 순환이 정상 이상으로 강화되면 발열發熱과 한출汗出 현상이 일어나게 된다.

● 외벽

　가슴과 배의 내강을 감싸는 주위의 벽을 말한다. 가슴에서는 흉곽과 흉곽에 부착하는 모든 근육을 의미하고, 배에서는 복벽을 이루는 근육들과 흉요추로부터 기원하는 모든 근육 조직들 그리고 골반강을 감싸는 근육들을 말한다. 한마디로 외벽은 표부의 일부로서 머리와 팔다리를 제외한 몸통 주변의 모든 골격근이라고 할 수 있다.

● 외압

　가슴과 배의 내강을 감싸고 있는 외벽이 안을 향해 조임의 힘을 유발한 상태를 말한다. 이것을 내향內向의 압박이라고도 표현할 수 있겠다. 물론 실제 내강이 조여드는 효과는 눈에 보일만큼 크지 않지만, 예를 들어 내강이 확대되려는 운동을 일으킬 때 이와 같은 압박은 그 운동을 방해하는 힘으로 작용한다. 이와 같은 외벽의 압박, 즉 외압은 표증으로서의 내외 갈등에서 대표적으로 볼 수 있는 병리다.

● 정류혈

혈血이 혈류血流가 되어 흐르지 못하고 몸의 어느 구역에 정체停滯하는 것을 말한다. 혈의 정류停留는 내강의 갈등 환경에 의해 일어난다. 순환의 장애, 순환 약화가 혈의 정류와 직접 연관되니 순환이 약화되는 것은 곧 혈의 정류가 일어나는 상황을 의미한다. 정류혈은 흐르지 않는 혈血로서 모든 내열內熱의 문제, 열독熱毒성 병리의 원인이 된다.

● 정수

정수停水는 물이 흐르거나 배설되지 않고 몸 안에 머물러 있는 현상과 그 현상을 유발하는 병리 전반을 의미한다고 해 두자. 정수의 병리는 소변불리小便不利, 황달黃疸, 부종浮腫, 심하心下의 수기水氣 등과 관련된다. 여기서 물이란 혈에서 대사된 산물로 주로 배출되어야 할 것으로서의 물 성분이다. 몸 안에서의 물 흐름은 내강 환경의 변화로 방해될 수 있다. 특히 소변불리는 복강에서 하방을 향한 물 흐름의 방해를 의미하는 것으로서 복강을 조이는 힘, 또는 조임의 효과를 원인으로 하는 것이다.

● 조임/조임세력

조임과 팽창은 상한론의 해석에 있어서 가장 중요한 두 가지 가정假定이다. 이에 대해서는 사실적 확인이 요구되는 것이지만, 다만 그 해석의 논리 차원에서 비록 가정이라도 이렇게 표현한다. 조임은 주로 외벽에서 발생하여 내강을 압박하는 힘, 또는 복강 자체에서 일어나서 내강을 오므리려 하는 방향으로 작용하는 힘을 통틀어서 말한다. 외벽의 압박은 골격근 전반에 걸쳐 조성되는 반복적이고 주기적인 긴장 장력, 또는 경직이 조성되면서 높아진 장력이 그 힘의 원천이 되고, 복강 안에서 일어나는 조임은 평활근의 긴장도가 정상 이상으로 높아지는 경과로 본다. 평활근의 긴장이란 주로 탄성이 약화되면서 근 섬유가 짧아지는 것과 같은 변성이니 장관腸管의 내경內徑을 좁히는 방향으로 작용할 것이다. 이와 같이 장관의 내경이 좁아지는 것은 복강의 용적이 좁아지는 결과로 이어지니 그것을 내적인 조임의 힘, 또는 조임세력으로 보는 것이다. 그러나 실제로 내적인 조임세력보다는 외벽의 긴장에 의한 조임의 움직임이 더 강하고 현실적인 것이니 내강에 대한 '조이기'라고 하면 외벽의 문제를 위주로 보아야 할 것이다.

● 팽창/팽창세력

이는 주로 복강에서 일어나는 힘으로서 복강을 부풀리는 방향으로 작용한다. 그 힘의 원천은 평활근의 탄성이 정상 이상으로 높아지는 것으로 본다. 평활근의 탄성이 높아지면 특히 장관腸管의 내경內徑을 키우는 방향으로 작용하고, 장관의 내경이 키워지는 것은 복강의 용적이 키워지는 결과로 이어지니 그것을 팽창의 힘으로 보는 것이다. 평활근의 탄성이 어떤 계기로 높아지게 될 때, 이 책에서는 팽창세력이 강화되는 경과가 일어났다고 표현한다.

● 표부

표부表部란 내강 이외의 모든 영역을 말한다. 내강이라면 가슴과 배의 내강을 말하니 내강을 감싸는 외벽外壁전체와 그 외 두면부頭面部, 사지四肢의 전체가 표부에 속하게 된다.

● 표상

어떤 현상이 그 이면裡面의 병리 형태나 움직임을 대표하는 것을 말한다. 예를 들어 발열發熱 현상은 순환량의 증가를 표상하는 것과 같다.

변태양병맥증병치법 상

辨太陽病脈證幷治法　上

1.

太陽之爲病 其脈浮 頭項强痛而惡寒

● 해석

태양병이 갖추어진 모양은 그 맥이 뜨고 머리와 목덜미가 뻣뻣하면서 오한의 기운이 있는 것이다.

● 주해

본문은 태양병太陽病의 기본 속성[爲病]을 제시한다. 태양병이란 여섯 가지로 분류한 병증 체계, 즉 육경병증六經病證 계통의 한 형태다. '太陽태양'의 의미에 대해서는 고찰을 보류하고 단순히 병증의 명칭으로만 생각하기로 한다.

태양병의 기본 속성이라면 태양병이 성립되는 요건, 그러니까 기본적으로 갖추어야 할 최소한의 증상들을 말하고 있는 것이다. 이 상황은 따라서 태양병의 기본형이 되는 것이다. 기본형이란 병이 성립되는 당시(성립 기점), 그 시점에서의 형태를 의미한다. 그러니 여기서부터 병리 작용이 일어나 다양한 형태의 병증이 나타날 수 있는 바탕이라고 할 수 있다.

본문에 제시된 조건들이 다 갖추어진 것을 태양병의 기본형이라 한다면, 그것을 바탕으로 하여 일어난 다양한 결과들은 태양병의 변형, 또는 활동형들이 될 것이다. 그 기본형을 '갖추어진 모양(됨됨이)'이라고 해석했다.

여기서의 '脈맥'은 촌구맥寸口脈, 즉 요골동맥이 손목 부근에서 체표에 근접하여 박동을 드러내는 곳의 맥동脈動이다. '浮脈부맥'이란 말 그대로 위로 떠오른 맥이다. 촌구에서 요골동맥이 근육층 사이에 깊이 묻혀있지 않고 표층으로 약간 떠올라 있는 상태를 의미한다. 이렇게 혈관이 떠올라 있다는 것은 일종의 긴장 상태로 해석할 수 있다.

상지上肢의 전완前腕 부위에는 요측橈側과 척측尺側에서 각각 혈관신경통로로 불리는 구조가 있다.2) 이 중에서 요측 혈관신경통로는 마치 매트리스처럼 요골동맥을 받쳐주고 양옆에서 지탱해주는 근육과 힘줄들을 말하는 것인데, 이 구조물의 전반적 긴장 경향은 요골동맥을 위로 띄우는 효과를 낼 것으로 생각된다. 근육과 힘줄들이 단축성 긴장으로 팽팽해질 때, 그 위에 얹힌 혈관과 신경이 전완의 심부深部로부터 천층淺層을 향해 약간 올라오게 된다는 뜻이다. 그런 의미에서 부맥浮脈을 요골동맥 주변부의 근육층이 팽

2) 생생원색해부학Ⅱ p.318

팽하게 긴장된 상태, 즉 장력이 높아져 있는 상태에서 보이는 맥상脈象으로 추정한다는 거다.

혼동을 피하기 위해 미리 말해두자면, 요골동맥을 밀어 올리는 이 통로의 긴장 경향이란 긴장에 의한 움직임으로 보아야 한다. 긴장의 상태를 말하는 것이 아니라 긴장하는 움직임이라는 것이다.

이는 긴장의 경향과 경직 상태가 각기 다른 병리적 의의를 갖기 때문에 특별히 주의를 요한다. 긴장의 경향을 긴장하는 움직임이라고 한다면, 경직은 굳어있는 상태를 뜻한다. 이에 관해서는 주석을 진행하면서 다시 논해질 것이다.

다른 면에서는 부맥浮脈을 혈관 주위 조직이 아니라 혈관 자체의 민감한 수축 경향으로 보는 시각도 생각할 수 있겠다. 동맥혈관의 활동 속성이 완화보다는 긴장, 이완보다는 수축 쪽으로 자꾸 변화하려는 흐름이 있다는 얘기다. 혈관이 수축으로 팽팽해지면 그 장력에 의해 표층으로 떠오르는 효과가 날 거라는 생각이다. 하지만 여기서 동맥혈관의 수축이 표층으로 혈관을 띠울 것이라는 것도 확실하지 않을 뿐 아니라, 혈관 자체의 변화가 부맥을 유발하는 정황의 핵심이 아닐 거라는 사실에서 이는 적당하지 않다고 본다. 부맥浮脈이 태양병을 구성하는 가장 기초적 요건 중 하나라면, 혈관의 속성만이 아니라 좀 더 포괄적인 입장에서 그 근거를 설명할 수 있는 도구를 찾아야 할 것이다.

물론 맥脈에 대한 이론이 실제 맥상脈象을 표현하는 것일 뿐 아니라 병증의 속성을 도식화圖式化하여 설명하는 도구로 사용되는 경우도 있으니, 맥상에 대한 실제적 해석과 상징적 의미라는 두 가지 경우를 모두 염두에 두고 상한론의 맥론脈論을 고찰해야 할 거라는 생각이 있다.

두항頭項 부위의 강통强痛도 따지고 보면 근육 계통 긴장 경향의 연장선에서 생길 수 있는 현상이다. 목덜미 부위에서 느끼는 뻣뻣한 느낌의 통증이라면 당연히 근육의 병변을 먼저 생각하게 되기 때문이다.

여기서 특별히 두항 부위를 거론하는 것은 이 부위가 두부頭部의 하중을 지지하는 역할을 하는 곳이기 때문이다. 평소에는 모르지만 근육 조건이 좋지 않을 때는 그 일을 수행하는데 어려움이 발생할 수 있음을 알게 된다. 그러니까 몸의 전반에 걸쳐 근육 긴장의 경향이 생겨 있을 때, 다른 부분에 비해 목덜미 부위에서 그 긴장감을 가장 잘 느낄 수 있겠다는 뜻이다. 다른 말로, 두항 부위의 긴장 증상을 통해 전신 근육의 긴장 경향을 추측할 수 있다는 얘기다.

이러한 부맥浮脈과 두항강통頭項强痛의 해석을 놓고 태양병의 의미를 생각해보면 이 병은 근육의 긴장 경향, 즉 전신 골격근의 장력이 전반적으로 높아지는 경향을 바탕으로 한다는 해석이 나올 수 있다.

부맥의 경우, 요골동맥을 받치고 있는 근육과 힘줄 조직들이 긴장의 경향을 보이는 것이라고 했다. 그런데 이런 경향이 유독 그 부위의 근육들에서만 나타나는 긴장일까? 그렇지는 않을 것이다. 상지上肢의 전완前腕 부위에서만 일어나는 문제라면 그것은 태양병이라는 병증의 형상을 대표하지 못한다. 부맥이 태양병의 기본형을 구성하는 요인이 되는 것은 상지 뿐 아니라 전신을 통해 일어나는 골격근의 긴장 경향을 표상하기 때문일 것이다.

두항강통이라는 것도 마찬가지다. 사지의 골격근 및 머리와 동체를 이어주는 목의 근육, 그리고 동체의 외곽을 감싸는 근육까지 전체적으로 모든 골격근이 긴장의 경향을 보이는 가운데 그 긴장의 경향으로 인해서 머리의 무게를 지탱하고 균형 있게 잡아주는 목 근육의 기능에 문제가 일어났을 때만 그 대표성을 갖게 되는 것이다.

이와 같은 추론을 통해 맥이 부浮하고 두항 부위가 뻣뻣하게 아픈 태양병의 특징은 전체 골격근의 긴장 경향으로 바꾸어 말하는 것도 가능하다는 생각에 도달하게 된다.

표면 체온이 낮아졌을 때 몸이 오그라들고 덜덜 떨리는 현상인 '惡寒오한'은 보통 체온 상승을 위한 조절의 명령에 따라 골격근 수축이 일어난 것으로 해석된다. 생리학적으로 체온조절중추의 설정값set point이 변경되어 작위적으로 체온을 상승시키려는 신체조절계통의 의도가 반영된 현상이라는 것이다. 체온을 올려야 하는 상황이 되었을 때, 인체가 일으키는 첫 반응이 오한이 되는 셈이다.

그러나 앞에서 지적한 것과 같은 맥락에서 상한론傷寒論의 오한을 설명하려는 입장이라면 그런 해석은 본질에서 벗어난다. 오한의 생리학적 의미와 상한론의 오한이 갖는 의미가 다르다는 뜻이다. 상한론에서는 오한 자체보다는 오한을 통해 전체의 변화를 말하려 하는 의도가 있기 때문이다. 그러므로 몸에서 일어나는 다른 여러 현상들과 오한을 함께 놓고 생각하는 것이 상한론의 방법이자 한의학韓醫學의 방법이다. 오한을 놓고 그것을 일으킨 근본적 변화, 나아가서 오한에 동반하는 여러 현상들이 일어나게 된 병리적 공통분모를 규명한다는 입장에서 나온 발상이다.

그런 맥락에서 오한은 말 그대로 찬 기운, 즉 한기寒氣에 대한 거부감인데 이는 실제로 차가움을 싫어한다는 의미일 수 있으나, 앞에서 말한 것과 같은 어떤 근본적 변화가 한기에 대한 감수성을 높였다고 보는 관점이 필요하다. 이와 같이 한기에 대해 과민한 반응을 보이는 것은 한기를 견디는 힘이 약하다고도 할 수 있으며, 이는 이미 표부表部가 냉한冷寒해져 있는 상태를 의미한다고 해석한다.

그러니까 외부의 한기로 표부가 냉한해진 상황을 말하는 것이 아니라는 점이다. 내부의 문제, 즉 몸의 전반적 변화에 편승해서 표부가 냉한해졌다는 뜻이며 이것이 오한의 병리적 바탕이라는 것이다.

그렇다면 이와 같은 표부의 냉한冷寒 상태, 즉 표한表寒의 경향은 어디에서 오는가를 알아야 하겠다. 당연한 사실로서 이것은 우선 표부의 혈류가 감소한 것이고, 표부 혈류의 감소는 전체 순환 혈류의 약화弱化와 관련되어 있다. 오한이 순환 혈류의 약화를 표상한다는 추정이다.

이와 같이 순환 혈류가 약화되는 원인은 간략하게 보아 두 가지로 압축된다. 하나는 몸 전체의 혈량血量 자체가 원천적으로 감소되는 것이고, 다른 하나는 혈량은 정상이더라도 순환을 방해하는 어떤 요인이 발생한 것이다. 물론 여기서 혈량 자체의 감소 요인으로 보자면, 대량 출혈 등의 경우와 같이 그 감소폭이 큰 경우가 아니라도 전신적 영향력을 행사한다면 그것도 생각해 보지 않을 수 없는 것이다.

큰 틀에서 보자면, 먼저 순환기 자체의 이상을 제외하고 순환을 방해하는 일반적인 요인으로는 가슴과 배의 활동성이 저하되는 현상을 대표代表로 생각할 수 있을 것이다.

앞에서 태양병의 속성을 전체 골격근의 긴장 경향으로 정의할 수 있다는 점을 서술했다. 골격근의 긴장은 골격근 활동의 제한, 또는 활동 폭의 감소를 포함한다. 특히 몸통의 주변에서 골격근 활동이 제한된다는 것은 흉복강의 움직임에 제한 요소가 발생한 것을 의미한다. 나무나 금속 등으로 만든 통이 아니라 살아 움직이는 내강의 입장에서 외벽이 긴장된다면, 그 활동에 지장이 있을 것이 당연하다. 흉복강의 움직임이 제한되는 것은 흉부와 복부 활동성의 약화를 말하며, 이것은 정상적인 운동을 방해하고 또 그것이 혈류血流에도 지장을 초래할 수 있는 요인이 된다는 추정이다.

다음으로 순환 혈류량 자체가 감소되는 것은 일차적으로 복강의 용적과 관련된다. 복강의 용적이 줄면 혈류량도 줄 수 있고, 복강 용적이 늘면 혈류량도 따라서 늘어날 수 있다는 것으로 복강 용적과 순환 혈류 사이에 비례 관계가 성립할 수 있다는 얘기다. 왜 그럴까.

복강의 용적이 커지면 복강에 모이는 혈량血量이 증가하고, 작아지면 복강에 모이는 혈량이 감소한다. 그런데 복강 이하, 하지 쪽의 혈류는 하대정맥inferior vena cava(IVC)을 통해 심장으로 회수되어 순환 혈류를 이루게 되므로 복강 혈량의 증가는 다른 방해 요인이 없다면 곧 순환 혈류의 증가로 이어

진다. 따라서 복강 용적의 증가는 혈류량, 즉 순환량의 증가를 의미하는 것
일 수 있다는 것이다. 물론 그 용적이나 혈류량이 눈에 띠는 큰 폭의 변화
가 아니라 다만 미세한 변화일 수도 있다. 그러나 그렇다고 해도 증상의
변화가 있다면 그 병리적인 영향력을 무시할 수는 없을 것이다.

본 주제로 돌아가서 오한을 순환을 방해하는 활동성 저하의 결과로 본다
면, 결과적으로 오한이라는 증상 자체도 골격근 긴장 병리의 한 단면이 된
다. 골격근의 긴장으로 인한 흉복의 활동성 저하가 순환량의 감소로 이어
져 오한이 나타나게 된다고 보기 때문이다. 또 오한이 태양병의 성립 요건
이 된다는 점에서 순환의 약화는 태양병의 중요한 한 특징이 된다.

여기서 잠시 표부表部라는 영역에 대해서 생각을 정리해 보자. 태양병에
대해 태양은 피부 표층의 영위주리營衛腠理를 말하고 태양병은 열성표병熱性表
病을 총괄하여 말한다3)는 해석도 있다. 그런데 앞의 고찰에서 사실 표表라
는 영역은 오한을 주도하는 얇은 피부층에 국한되는 것은 아님을 알 수 있
다. 물론 열熱과 한寒은 피부 표층에서 일어나고 느끼는 것이라고 할 수도
있지만 표부는 그보다 훨씬 광범위한 것으로 개념상 두면부頭面部와 사지부
四肢部, 경항부頸項部 및 체강體腔의 외벽外壁을 다 포함하는 골격근 영역이 되
는 것이다. 내강을 뺀 나머지 전체가 표부라는 얘기다. 이 문제도 계속 확
인되어야할 중요한 개념이니, 여기서는 다만 이와 같은 의미부여만 해둔다.
그러나 이 책에서는 이후로 골격근 영역과 표부表部를 같은 표현으로 사용
하기로 한다.

● 요약

태양병은 골격근의 긴장 경향을 병리의 주요인으로 하니 그 결과는 맥이
뜨고, 두항 부위가 뻣뻣하게 아프며, 오한이 일어나는 형태로 나타난다.

2.

太陽病 發熱 汗出 惡風 脈緩者 名爲中風

● 해석

태양병의 경과에서 열이 나면서 땀을 흘리고, 바람을 싫어하며, 맥이 늘
어지는 경우를 중풍이라 말한다.

---

3) 傷寒論譯詮 p.9

● 주해

태양병의 범주에 있는 '中風중풍'으로 불리는 병증을 소개한다. 한마디로 태양병의 병리가 성립된 위에 풍風을 맞아 생긴 병이다. 여기서 풍을 맞았다는 것은 상징적 표현으로 외기外氣의 찬바람을 과하게 쐰 것과 같은 상태가 되었다는 것을 말하는 것으로 본다. 찬바람을 과하게 쐬는 것은 물론 표부 근육 전반을 긴장시키는 요인으로 작용할 수 있다.

앞 조문에서 해석한 것과 같이 태양병 자체가 골격근의 긴장 경향으로 볼 수 있는데, 그렇다면 태양병의 중풍中風은 그 위에 다시 긴장 요인이 덮어씌워진 것이다. 긴장 위에 다시 긴장이 겹쳐졌다고 하겠다. 여기서 풍風에 의한 표부의 긴장은 한寒에 의한 표부 긴장과 다른 것으로 구별을 요하는데 이에 대해서는 뒤에 논의가 이어질 것이다.

첫머리에 제시된 '發熱汗出발열한출'은 태양중풍太陽中風의 특징이 된다. 태양병의 기본형은 발열發熱을 필연必然으로 갖지는 않는다<1>. 태양병은 오히려 오한惡寒을 기본으로 가지므로 사실 그 반대편에 있다고 할 수 있는 발열과는 거리가 있다고 생각할 수도 있다. 오한은 순환 혈류량의 감소를 바탕으로 하는데, 발열이라면 순환량이 정상 이상이 되어야 하기 때문이다.

그렇다면 태양중풍에서의 발열은 어떻게 일어나게 되는가. 생각해 보자.

앞에서 1조를 해석하면서 태양병을 전체 골격근의 긴장 경향이라고 임시 정의했다. 나누어서 말하자면 두면부頭面部, 경항부頸項部, 체강體腔의 외벽外壁 및 사지四肢의 골격근들이 총체적으로 긴장하려는 경향, 즉 장력이 높아지려는 경향을 보이는 상황이다.

이 상황에서 다른 근육들은 제외하고, 체강의 외벽을 이루는 골격근에 대해서 그 장력張力이 높아지는 경우를 생각해 보자. 외벽 근육이란 그러니까 흉곽胸廓을 감싸는 근육들과 요배부腰背部에서 척추脊椎를 지지하는 근육들 및 복벽腹壁을 구성하는 근육들을 말한다. 이 근육들의 긴장은 체강의 외벽이 내강을 향해 조여드는 형태의 누름 효과로 나타날 수 있다.

이것은 일종의 외압外壓 세력이다. 밖으로부터 안을 향해 조이는 압박이라는 거다. 자연히 흉강胸腔과 복강腹腔의 공간 용적을 줄이려는 압박의 힘이 나타난다. 흉강의 경우 흉곽에 의해 보호되므로 상대적으로 그 압박 효과가 적고, 내강 용적의 감소폭도 크지 않을 것이다. 따라서 외벽을 압박함으로써 생기는 효과는 주로 복강을 눌러 조이고 그 결과로 복강 내부의 압력을 올리는 것으로 나타난다.

그러니까 복부에서 외압은 복강의 용적을 감소하게 하는 쪽으로 작용한다. 이때 복강의 내부에서는 그 내용물의 대응에 의한 반발로 이 외압에 반발하는 힘이 일어날 수 있다, 그렇지 않다면 복강의 내부는 외부로부터의 압력에 의한 피해를 입을 수밖에 없을 것이다. 외압과 그에 대응하는 반발은 태양중풍의 중요한 병리 구조로 표부表部의 긴장을 바탕으로 하는 내외간內外間(표리간)의 갈등관계라고 표현할 수 있겠다.

사실 이러한 종류의 표리간 갈등관계는 태양중풍 뿐 아니라 태양병 자체의 핵심적인 병리다. 1조에서 태양병을 전체 골격근의 긴장 경향이라고 한 임시 규정을 상기하자. 그러니 이와 같이 내강의 사정을 함께 고려한다면 태양병은 표부 긴장에 의한 내외간(表裡間)의 갈등관계로 표현하는 것이 더 합리적이란 얘기다. 그렇다면 태양병의 개념은 이제 내외간內外間, 또는 표리간表裡間에 일어나는 힘의 갈등관계로 정리해 둔다.

참고로 표부의 경직과 관련되는 내외간 힘의 갈등관계는 여기서 언급하는 내외간 갈등관계와는 다른 차원의 것이니 뒤에서 수 없이 거론될 것이지만 그 개념의 구별이 반드시 필요하다는 의미에서 미리 소개해 두기로 한다.

여기서 새로운 가정을 도입한다. 외압이 작용하는 기간의 장단長短에 관한 것이다. 만약 이러한 외압이 작용하되, 그 압박하는 시간이 어느 정도 이상으로 길게 지속된다면, 외압과 내부 반발은 서로 맞서서 대치된 상태를 이루게 된다. 이런 대치 상태는 복부에서의 활동성을 제한하고, 따라서 순환을 약화시키는 요인으로 작용한다. 복부의 활동성이 떨어지면 배에서 가슴으로 올라가 심장에 도달하는 혈류, 즉 복부로부터의 정맥 환류還流가 방해될 수 있기 때문이다. 이는 순환량을 줄이면서 오한의 바탕이 되는 병리 현상이다[1].

그런데 반대로 외압의 지속 시간이 짧아서 일어난 즉시 소멸되고 다시 일어나는 것을 반복하는 상황이 있다면? 그 상황에서 복부의 활동성은 어떻게 평가될 수 있을까. 이 경우 갈등이 있는 구간에 비해 갈등이 없는 구간이 대등하거나 더 길 수 있을 것이다. 이 말은 비록 활동성이 저하되는 구간이 있지만 이내 회복되므로 순환에 큰 지장이 일어나지 않을 수 있다는 뜻이다.

또 하나, 외압에 의한 갈등관계가 발생했다가 소멸하는 순간에 그 활동성이 가장 큰 시점을 지나갈 수 있을 것이다. 이것은 마치 물 흐름을 막고 있던 둑이 터진 것과 같다. 당연히 이때는 순환량이 정상 이상으로 증가하게 된다. 비록 이내 정상 수준으로 떨어질 것이지만, 그 시점에서만은 혈류 증가가 뚜렷할 거라는 말이다. 순환량의 변동을 보면 갈등의 상황에 정상 이하의 수준에 있다가 갈등이 풀리면서 정상 이상으로 급증한다. 그 뒤, 다시 정상 수준으로 돌아가 유지하다가 갈등이 일어나면 그 양이 감소하여 정상 이하로 떨어지게 된다.

순환량이 정상 수준을 넘어서면서 발열이 일어날 수 있다. 말을 바꾸면 발열이란 순환량의 증가를 의미한다는 뜻이다. 그러니까 태양중풍에서 말하는 발열 현상의 유래를 순환의 증가에서 찾는다는 얘기다. 사실 태양중풍의 발열만이 아니라 육경병 전체에서 나타나는 모든 발열이 순환량의 증가에서 기인한다는 생각이다.

발열의 기전을 조절 계통의 활동에 따른 생화학적 발열 인자의 작용으로 보는 것이 일반적인 관점이다. 그러면 여기서 발열을 순환량의 증가라고 규정하는 것이 그 이론을 부정하는 것인가? 그렇지 않다.

결국 어떤 경로를 통해서건 열 현상의 바탕에는 순환 증가가 동반되어 있을 수 있다는 것을 생각하는 것이다. 또 무엇보다도 상한론에서 발열을 통해 태양중풍이라는 병증을 설명하려는 의도를 고려할 때는 열 현상의 이면에 순환의 변화를 깔고 있다는 추정을 할 수 있다는 점이 중요하다.

그런 맥락에서 태양중풍의 발열은 이와 같은 경과로 발생하는 순환의 일시적 강화를 말하려는 의도의 표현으로 해석하고, 열 현상에 대한 향후의 모든 서술에 대해 쉽게 접근하고 이해하기 위한 장치의 차원으로 그렇게 정리해 두려는 것이다.

'汗出한출'이란 일반적으로 체온을 낮추기 위해 일어나는 현상이다. 한출汗出이 있다는 것은 어디선가 조절이 필요할 정도로 체온이 올라가 있다는 것을 말한다. 그러나 여기서 땀이 나는 것, 즉 한출汗出 현상은 땀을 조절하는 생리기능계통의 이상異狀으로 해석하는 것은 협소한 시각일 수 있다. 그런 한출의 의미로는 상한론에서 취급하는 큰 틀의 병리 경과에 관해 대표성을 얻지 못한다는 뜻이다. 큰 틀이라고 하는 것은 태양병이나 태양중풍과 같은 용어들이 하나의 질환을 말하기 위한 표현들이 아니라 특정한 경과를 갖는 병리 현상의 카테고리를 설정한다는 차원의 용어들이라는 점에서다.

앞에서 서술한 내용에 의하면 체온의 상승은 일시적인 순환의 강화에 의해 순환량이 늘어나는 경과에서 볼 수 있는 것이다. 그렇다면 순환량이 어느 수준 이상으로 증가해서 드디어 체온 조절의 수요가 생길 때 땀은 나게 될 것이라는 생각이 가능하다. 다른 말로 하자면 한출 자체가 병리적인 것이 아니라 한출을 유발하는 변화된 기조基調가 병리의 본질이라는 얘기가 된다.

그런 의미에서 한출이 있다는 것은 순환량의 증가가 땀을 내야만 하는 수준에 도달했다는 것이니, 이것은 이제까지의 해석에 비추어 발동發動하는 외압과 그에 상대하는 복강 내부의 형편이 그만한 정도에 이르렀다는 뜻이 된다.

이와 같은 한출 현상이 곧 태양중풍의 요건이 된다는 것이니 그런 맥락으로 보아 외압의 속성을 중심으로 태양중풍을 정의한다면, 내강을 압박하는 병리적인 장력의 생성과 소멸이 빠르게 일어나며 반복되는 것이라고 일단 규정할 수 있겠다.

'惡風오풍'은 찬 기운에 대한 거부감의 한 종류로 1조에서 나온 '惡寒오한'과 같은 종류의 증상이나 다만 그 의미에 있어서 상대성을 갖는다. 물론 오풍惡風이나 오한惡寒은 다 표부表部의 한증寒證이다. 굳이 말하자면 오한이 상대적으로 더 경직되고 지속되는 한증이라고 할 수도 있겠다.

말 그대로 하자면 바람을 싫어하는 증상인 오풍이 찬 기운을 싫어하는 오한보다 더 민감하다고 할 수도 있을 것이다. 피부에 닿는 바람의 느낌에 예민하게 반응하는 모양을 떠올린다. 이때 반응이란 근육의 활동을 의미한다. 가벼운 자극에 대해 불필요한 근육의 활동이 일어나는 상황이다. 특히 민감한 반응이라는 표현이 요점일 수도 있을 것이다.

그러나 오풍이라는 현상의 초점이 바람에 대한 과민한 반응보다 그 과민한 반응을 유발하는 본질에 있다는 것은 앞서 시행한 오한惡寒의 고찰에 비추어 당연한 일이다.

앞의 '發熱汗出발열한출'과 관련해서 보면 태양중풍에서의 오풍惡風은 외압이 발생했다가 소멸하고 다시 발생하는 그 작은 틈에서 일어났다가 없어지는 증상일 것이다. 외압의 발생과 소멸이 이어지면서 소멸하는 언저리에서 일시적으로 복부 활동성이 증가하면서 순환이 강화된다. 그러나 외압이 발생하여 소멸되기 직전까지는 외압과 복강 안에서 일어나는 반발이 맞서는 갈등의 구간이 있다. 이 구간에서만은 활동성이 떨어지고 순환 역시 약화되겠지만, 그러나 그 갈등이 유지되는 시간이 짧다는 것이 태양중풍의 특징이다.

태양병의 기본 증상으로 나타나는 오한惡寒은 활동성이 약화된 갈등의 상태에서 나타나는 증상이다. 그렇다면 그런 의미에서 태양중풍과 같이 갈등이 있더라도 그 유지되는 시간이 짧아서 뚜렷이 보이지 않은 경우, 즉 활동성이 정상을 유지하는 시간이 상대적으로 긴 경우에는 오한이 아니라 오풍이 나타나는 것으로 일단 정리한다.

'脈緩맥완'은 느리다는 것이 아니고 부드럽다는 의미로 다음 조에 나오는 '脈陰陽俱緊맥음양구긴'과 상대되는 맥상脈象이다. 완緩과 긴緊으로 상반된 상태를 표현한다. 완맥緩脈이 유연하고 부드러운 상태를 말한다면, 긴맥緊脈은 질기고 딱딱한 상태를 말한다. 유연하고 부드러운 것은 평균적으로 보아 활동성이 좋은 것을 의미하고, 질기고 딱딱한 것은 활동성이 떨어진 것을 의미한다. 여기서 활동성은 특히 복부와 관계되는 것으로서, 활동성이 좋다는 것은 복부의 운동에 제약이 없다는 것이고, 활동성이 떨어진다는 것은 복부의 운동이 제한되고 경직되어 있다는 말이 된다.

결과적으로 맥완脈緩의 경우는 대체적으로 순환이 정상을 유지하거나 또는 어떤 갈등이 있더라도 그 유지 시간이 짧은 반면, 맥긴脈緊의 경우는 순환을 약화시키는 뚜렷한 갈등의 추세가 있을 것이다. 또한 맥의 완긴緩緊은 전반적으로 힘의 대립에 의한 갈등관계의 강약強弱과 직접 연관되는 현상일 거라는 말이다.

한 가지 더 보강해서 덧붙일 얘기는 이미 서술된 것처럼 '名爲中風명위중풍'에서 중풍中風이란 태양병의 경과에서 발생하는 외감外感 병증의 한 형태라고도 할 수 있다는 것이다. 태양병에 외기外氣의 풍한風寒에 의한 병이 더해지는 것이다. 다음 조에 나오는 태양상한太陽傷寒도 마찬가지다.

이것은 태양병 전체를 중풍中風과 상한傷寒으로 나누는 것이 아니라 태양병 과정에서 일어날 수 있는 외감의 병태를 중풍과 상한으로 구분해서 제시하는 내용이라는 말이다. 물론 표부의 긴장으로부터 병리의 발단이 유래하는 태양병 자체도 외벽 기원의 병증 현상이니 외감의 일종이라고 할 수 있겠지만, 태양중풍과 태양상한은 태양병 상황에서 그 위에 다시 덧씌워지는 외감이라는 뜻이 된다.

그러나 태양중풍과 태양상한은 서로 대비되는 양상으로 해서 태양병의 형태와 속성을 양분하는 두 상황의 대표로 인식되는 관습적인 경향이 또한 있다. 태양병에서 나타나는 외감의 두 형태라는 의미에서 벗어나 태양병 전체를 가르는 것으로 여러 상황을 줄 세우는 두 개의 라인line을 형성한다는 것이다.

이와 같은 외감의 병증은 태양병 뿐 아니라 양명병을 비롯해서 육경병증 전체에서 일어날 수 있다. 참고로 양명병에서는 중풍中風과 중한中寒으로 구분해서 양명병 경과 중의 외감 질환을 설명한다<198-199>.

● 요약

태양병은 표리表裏, 즉 내강과 외벽 사이의 힘의 초보적 갈등관계로 정의될 수 있다. 태양병에 풍사風邪가 작용한 것을 태양중풍太陽中風이라 한다. 태양중풍에서 보이는 오풍惡風과 발열한출發熱汗出은 표리간의 갈등관계가 발생하고 풀어지는 변동의 흐름에서 엇갈리며 일어나는 현상이다.

3.

太陽病 或已發熱 或未發熱 必惡寒 體痛 嘔逆 脈陰陽俱緊者 名曰傷寒

● 해석

태양병의 경과 중에 이미 발열이 있었거나 아니면 발열이 아직 없거나 관계없이 반드시 오한이 있으며, 몸이 아프고 구역질이 나며 맥이 음양의 부위에서 모두 팽팽한 경우는 상한이라 말한다.

● 주해

발열보다는 오한에 더 비중이 있는 태양병 경과의 외감外感<2>을 상한傷寒이라 명명命名한다. '或已發熱혹이발열', 즉 발열이 이미 있었거나, 또는 '或未發熱혹미발열', 아직 나타나지 않았거나 상관없이 '必惡寒필오한'하다고 했기 때문이다.

발열은 간헐적으로 나타나거나 보이지 않는데, 오한은 언제나 깔려 있다는 의미다. 표부表部에서 열熱 현상은 강하지 않고 한寒의 기운은 강한 것이다. 오한을 일으키는 병리가 더 강조되고 있다.

우선 오한이란 한기寒氣를 싫어하는 경향으로 이것을 체온을 높이기 위한 근육 작용으로 보는 것은 다만 체온 조절이라는 주제를 설명하기 위한 입장에 불과하다고 했다<1>. 여기서의 오한은 전신全身의 차원에서 순환기 이외의 문제로서 순환 혈류의 약화弱化를 일으키는 본질적 문제에 수반하는 한 단면의 현상으로서 다루어지고 있는 것이다.

그러니까 한기寒氣를 싫어한다는 것은 이미 몸의 표면 체온이 낮아져 있어서 한기에 예민하게 반응하고, 견디는 힘이 약하다는 말이다. 순환의 약화로 표부를 흐르는 혈류가 감소되어 있는 상황이다. 따라서 한기를 싫어하는 오한이 반드시 있다면 병리 과정 전체에 걸쳐 순환의 약화가 지속되고 있다는 말이 된다.

이미 정리한 내용이지만 순환기 자체의 문제가 아닌 순환의 약화는 복부 활동성의 저하와 직접적으로 연관된다. 복부의 활동성이 떨어지면 배에서 가슴으로 올라가는 혈류, 즉 하대정맥Inferior Vena Cava(IVC)을 타고 심장으로 올라가는 정맥 환류Venous Return가 나빠지기 때문이다. 복부 활동성의 저하는 내외간의 갈등 구조로부터 유래한다. 그러면 태양상한에서의 내외 갈등은 어떤 구조로 생겨나게 되는가. 본문을 해석해가면서 그 내용을 알아보자.

본문의 경우와 같이 오한이 주도하는 태양상한의 경우에 발열은 표면화되지 못하거나 아니면 오한이 지속되는 틈바구니에 끼어들어 짧게 나타나는 현상이 된다. 내외간에 힘의 갈등으로 활동성이 제한되어 있는 와중에 잠깐 긴장이 풀려 느슨해지는 흐름을 타고 순환이 개선되는데 이때가 발열을 볼 수 있는 시기인 것이다. '發熱汗出발열한출'이 지속되는 사이에 잠깐씩 나타나는 오풍이 있는 태양중풍과는 대조적인 모습이다.

'體痛체통'은 몸의 근육이 아픈 증상으로 골격근의 긴장 경향이 뚜렷한 상한의 특징을 잘 표현하는 것이다. 여기서 '體체'는 몸 전체를 가리킨다기보다는 몸통 또는 체간體幹, 즉 흉복강의 외벽을 말하는 것으로 해석되어야 할 것이다. 흉복의 외벽과 내강 사이에 일종의 힘의 갈등관계가 만들어져 있다는 의미를 표현한다는 것이다. 참고로 '身신'도 '體체'와 마찬가지로 체간體幹trunk을 가리키는 용어다. 이 책 36조의 '身疼腰痛신동요통', 또는 63조의 '身疼痛신동통' 등도 모두 체간의 통증을 말하는 것으로 해석한다. 내외간에 발생한 힘의 대치가 강고함을 의미하는 증상들이다.

'嘔逆구역'도 또한 같은 맥락에서 체강體腔의 외벽을 형성하는 근육들의 강한 긴장 경향으로 내강을 몰아붙이는 힘과 관계있는 것으로 본다. 앞에서 체통體痛이 일어나는 원인이 내외간에 힘의 갈등관계에 있다고 했다. 이 말은 외벽의 긴장에 대해 복강에서 그에 대응하는 힘이 일어나 맞서고 있다는 뜻이 된다. 다른 말로 하자면 외벽뿐 아니라 복강 안에서도 힘이 일어나고 있다는 뜻이다.

구역嘔逆은 이와 같은 상대적인 두 힘의 대립 관계, 갈등관계를 바탕으로 생기는 증상으로 일단 규정해 두자. 외벽의 압박과 복강의 반발이 맞서면 마치 팽팽해진 풍선을 누르는 것과 같이 내부로부터 발산發散하려는 힘이 일어난다. 발산력<용어>은 외압에 대응하는 복강의 반발이 일어나면서 생겨나는 2차적인 힘과 같은 것으로, 이 힘이 횡격막을 위로 압박하고 횡격막은 그 힘에 반발하면서 심하부心下部는 이 병리적인 힘의 작용처가 되고 마는 것이다. 참고로 이와 같이 발산하려는 힘이 위로 거슬러 오르는 병리적 힘으로 작용하는 것을 상역上逆<용어>이라 하고, 상역의 병리를 이끄는 주된 힘은 조이려는 방향의 힘이라는 것을 우선 말해둔다.

맥이 음양에서 모두 긴緊하다고 한 것[맥음양구긴脈陰陽俱緊]은 음의 영역과 양의 영역에서 모두 긴장으로 조여 있는 상태를 말한다. 여기서 음의 영역이라 내강內腔을 의미하고, 양의 영역이라 표부表部를 의미한다고 해석한다.

결국 내외 전체, 몸의 전 영역에 긴장이 고조된 상태를 뜻하니 이는 이상에서 정리한 대로 강고強固한 갈등 병리의 속성을 한마디로 표현하고 있는 결론적 의미를 갖고 있는 용어라고 하겠다.

'必惡寒필오한', '嘔逆구역' 등의 상황이 맥의 긴緊함으로 엮이게 된다는 뜻이다. 그렇다면 이런 내용들을 가지고 여기에서 태양중풍<2>과 태양상한<3>을 대비하면서 두 병증의 개요를 정리해 보자.

● 조문비교

'必惡寒필오한'을 주主 증상으로 하는 태양상한(이하 상한)의 경우, 표부 긴장에 의한 내강의 압박이 비교적 강고하고 지속적인 것이 특징이라고 할 수 있다. '發熱汗出발열한출'을 주 증상으로 하는 태양중풍(이하 중풍)에서 표부 긴장이 일어났다가 바로 소멸하고 다시 일어나는 모양을 특징으로 하는 것과 대조적이다.

따라서 긴장이 작용하는 모양을 중심으로 상한의 표부 긴장을 지속성 긴장이라고 표현하고, 중풍의 표부 긴장을 발동성 긴장이라고 표현하면 그 긴장의 속성이 잘 이해되지 않을까 한다. 물론 '必惡寒필오한'과 '發熱汗出발열한출'을 놓고 긴장의 양상을 추정하여 편의상 그렇게 표현한 것뿐이니, 이는 다만 이해를 위한 방편으로서의 용어에 불과하다.

지속성 긴장은 흉복부의 활동성을 크게 제한하지만, 발동성 긴장은 그렇지 않다. 그런 의미에서 지속성 긴장 병리가 경직되고 뻣뻣한 모양을 갖는다면, 발동성 긴장 병리는 과민하고 변덕스런 모양을 가질 것이라고 할 수도 있다. 중풍의 맥상脈象이 완緩으로 나타나는 반면, 상한에서는 음양구긴陰陽俱緊으로 나타나는 것도 이러한 대비에 따른 것이다.

중풍은 사실 내외간의 갈등, 즉 외벽의 압박과 내강의 반발이 대립하는 현상이 잘 드러나지 않는다. 갈등할 힘들이 서로 맞서는 시간이 짧기 때문이다. 그러나 상한의 경우는 상반된 힘이 팽팽하게 맞서 일정 시간 동안 그 대립을 풀지 않기 때문에 갈등의 양상이 상대적으로 더 뚜렷하다고 할 수 있겠다.

외압에도 불구하고 평균적인 복강의 용적은 중풍이나 상한에서 큰 변화를 일으키지 않을 것으로 본다. 중풍의 경우 외압에 의한 복강 압박이 일어났다가 바로 소멸하므로 평균 용적이 변화할 소지가 크지 않다. 반면에 상한에서는 중풍에 비해 내외內外(表裏)간의 갈등이 강고하지만, 갈등이 강고하다는 것은 두 힘이 평형을 이루고 있다는 것이니 역시 평균 용적이 크게 달라질 조건이 아니라는 것이다.

그런 맥락에서 중풍의 내외 갈등과 상한의 내외 갈등은 구조적으로 어떤 차이를 가질까. 중풍에서 표부 긴장(외압)이 발동성으로 나타나고, 상한에서 지속성으로 나타나는 것은 그냥 표부 긴장의 속성이 그렇기 때문이라고 할 수도 있다.

그러나 다른 시각으로 보면 내부로부터 일어나는 반발의 속성 또한 변수가 된다. 복강 안에서의 반발이 강력하여 외벽을 압박해 온다면, 내외간의 갈등이 강고한 양상을 띨 수 있는 것으로 해석된다. 이런 경과는 상대적 두 힘이 평형 상태를 이룬다고 할 수 있을 것이다. 만일 어느 한 힘이 약화되는 경과가 없다면 이런 평형 상태는 지속될 것이다.

반대로 외압에 대한 복강 안의 반발이 어느 선에서 제한되어 복강의 위축을 방어할 뿐, 외벽을 강력하게 압박하지 않는다면 내외간의 갈등관계는 이내 소멸하는 것으로 해석된다. 물론 외압의 속성 자체가 그런 것이라는 점이 주된 요인이지만, 그 힘들의 상호 관계로 볼 때도 두 힘이 맞서는 대립의 평형 관계가 생기지 않는다는 것도 하나의 요인이 될 수 있다는 것으로 풀이할 수 있겠다.

상한의 경우가 전자에 속하고, 중풍의 경우는 후자에 속한다. 상한은 복강에서 일어나는 반발의 팽창력이 강하다는 것이고, 중풍의 경우는 팽창력이 일어나더라도 그 힘의 작용이 제한된다는 것이다. 복강에서 일어나는 팽창의 힘을 제한하는 것은 그 힘 자체에 대한 또 다른 반발로서 복강에서 일어나는 조임의 세력<용어>이라 할 수 있다.

뒤에서 다시 반복해서 나올 이야기지만, 중풍과 상한의 복강 내 병리 구조의 결정적 차이는 내적內的 갈등의 속성에 있다. 중풍은 내외 갈등관계 안에 상한에 비해 상대적으로 강한 내적 갈등을 포함하고 있다는 것이다. 중풍에서는 내적 갈등이 상대적으로 강하니 외압의 힘과 대립할 근거가 약한 것이다. 팽창의 힘에 맞서는 조임의 힘은 근본적으로 평활근 탄성의 약화로부터 출발하는 것이니 그 점으로 보면 중풍을 상한에 비해 허증虛證으로 보는 관점을 이해할 수 있다 하겠다.

결국 복강 내 갈등관계는 장관腸管의 활동 양상, 평활근의 속성 등을 놓고 그 변화가 일으키는 현상들을 추정해 본 것이 된다. 복강 안에서의 힘의 변화는 평활근이 주도할 것이기 때문이다.

이런 생각과 관련해서 평활근에 의한 병리 변화를 그 바탕이 되는 요인을 중심으로 나누어 보자면, 탄성elasticity이 높아지는 방면과 긴장tension이 높아지는 방면으로 정리된다.

탄성의 강도와 긴장의 유무는 평활근의 활동 속성을 결정짓는 인자因子들이다. 탄성이 높은 쪽은 팽창하려는 힘이 발생하여 평활근의 수축 활동이 일어날 때 원상으로 돌아가려는 성질이 강하며, 어느 정도 이상으로 높아지면 그에 대한 반발이 생기면서 탄성과 반발 사이의 갈등이 일어나 오히려 수축 활동 자체를 방해할 수 있을 것으로 본다. 이것에 대해 일종의 평활근 둔화鈍化 양상이라고 할 수 있을 것이다.

반면, 긴장이 높다는 것은 근육이 낮은 수준의 수축 상태(오그린 상태)를 유지하고 있음을 말하는 것으로서 보통 탄성이 낮은 경우에 해당한다. 긴장이 높은 쪽도 역시 평활근의 활동 효율을 떨어뜨리게 된다. 수축을 일으킨 후에 빠르게 원상이 회복되지 못하면 수축 활동이 신속하고 정확하게 일어나기 어려운 것이다.

이와 같은 평활근의 탄성 강화 요인과 긴장 요인은 상반된 두 방면이라기보다는 두 요인이 각각 강약强弱의 상황으로 펼쳐져 다양한 모습을 창출하게 된다. 예를 들어 탄성이 강화되는 첫 단계의 경과를 살펴본다면 대략 다음과 같은 상황으로 정리해 볼 수 있을 것이다.

탄성이 정상 수준으로부터 점차 강화됨에 따라 어느 시점부터 평활근의 정상正常적 수축 활동이 방해받을 수 있게 된다. 탄성이 어느 수준 이상으로 강하면 그 힘이 팽창하려는 방향으로 작용하기 때문이다.

이런 경과의 어느 한 시점으로부터 팽창하려는 힘에 대한 내적內的 반발이 일어날 수 있다. 수축 활동이 방해받기 시작하는 경과의 어떤 단면으로부터 탄성에 대응하는 힘으로서 일종의 조임세력이 나타나는 셈이다. 조임의 세력이란 그러니까 강화되는 팽창력의 발목을 잡는, 즉 반대 방향으로 높아지는 평활근의 장력을 말한다고 해두자.

참고로 평활근 가운데 장관腸管이나 방광膀胱 등과 같이 속이 빈 기관을 구성하는 단단위 평활근은 신장伸張, stretch에 반응하여 (이와 같이) 장력을 발생시키는 것4)이 일반적인 현상이다. 평활근의 탄성이 강화되는 추세(신장)가 그에 반하는 장력을 발생하는 요인이 된다는 것은 복강 안에서 세력 간의 갈등 현상을 확인하는데 있어서 중요한 사실이다. 하지만 이것이 상한론에서 말하는 갈등의 논리의 핵심은 아니니, 다만 부속된 갈등 현상을 구성하는 요인일 뿐이다.

만일 평활근의 탄성이 높아지면서 그에 대한 반발로서 반대 방향의 장력이 강화되는 경과가 있되, 그 장력에 의해 탄성이 곧 정상 수준으로 돌아간다면 더 이상의 병리적 흐름은 없을 것이다. 그러나 이 반발의 장력이

---

4) 신경·근·감각 p.152

다른 힘과 얽혀서 힘의 대립 관계를 좀 더 강화시키는 방향으로 작용할 수도 있으니 이것을 탄성, 즉 팽창의 세력이 주도하는 내적 갈등관계라고 가정假定해 둔다.

다른 예로 평활근 긴장 경향의 첫 단계에서는 탄성이 약화되면서 긴장이 조성되는데 어느 수준이 되면 이미 말한 것과 같이 정상적인 수축 활동에 차질을 빚기 시작한다. 그 상황으로부터 긴장에 대응하는 탄성의 힘이 작용할 수 있다(반발하는 장력의 발생). 이는 탄성이 강화되는 추세에 따라 평활근의 장력이 높아지면서 조이려는 힘이 일어나는 것과 비슷한 모양이다.

참고로 이와 같이 평활근의 긴장 경향에 대응하는 장력(탄성 방향의 장력)은 평활근의 수축을 촉진하는 부교감 항진과 같은 조절로부터 유래하는 움직임과 함께 하는 것일 수도 있을 거라고 생각해 본다. 이것은 몸의 운영을 조절하는 명령 계통의 개입으로 수축을 촉진하는 조절 자체가 평활근의 움직임을 개선하기 위한 탄성의 강화를 의미하는 것일 수 있다는 얘기다.

4.

傷寒一日 太陽受之 脈若靜者 爲不傳 頗欲吐 若躁煩 脈數急者 爲傳也

● 해석

상한병 첫째 날에 태양경이 병을 받는데, 만약 맥이 안정적인 경우는 다른 경으로 전달하지 않는다. 만약 한쪽으로 기울어 토하려 하거나 조번躁煩증을 발하거나 맥이 빠르고 긴박한 경우는 전달이 일어난다.

● 주해

상한병이 되는 첫 날에 '太陽受之태양수지'한다는 표현은 이른 바 전경傳經의 인식에 바탕을 둔다. 마치 역驛에 도착하여 잠시 정차停車했다가 다시 다음 역을 향해 출발하는 기차처럼, 병이 경經을 따라 순서에 맞게 이동해 간다는 생각이다. 그러나 상한 이론의 육경六經병증은 몸의 안팎과 상하가 서로 관계하면서 변화하는 양상을 정리한 것으로 그것에 대해서는 도식화된 그림보다는 실제적인 이해가 필요하다.

전경의 원리보다는 육경병 개개의 병리적 기초를 확실히 분석하여 해결의 방법론을 세우는 일이 본질이라는 뜻이다. 그런 토대가 세워진 이후로 어떤 한 병이 다른 병으로 넘어갈 수 있다는 것은 부수적으로 추정할 수 있는 사항에 불과하다.

전경의 공식은 이와 같이 본질을 벗어나 형식적 변화만을 보려고 하는 일로서 마치 수박 겉 핥기와 같이 육경병의 표면만을 본 것이니 원래 상한의 논리가 아닌 것이 당연하다는 생각이다.

'脈若靜맥약정'함은 맥이 요동하지 않는다는 것이니, 혈류가 안정되고 혈관의 탄력이 잘 유지되고 있다는 의미가 된다. 토吐하려 하는 것은 복강 환경의 변화로 갈등관계에 의한 상역上逆의 힘<3>이 작용하면서 횡격막의 긴장이 발생했다는 것이고, 조번躁煩증이 있는 것은 상역의 힘이 일어나되 그 기초에 경화硬化 등 경결硬結의 문제<310>가 깔려 있음을 말하며, '脈數急맥삭급'한 것은 순환 혈류가 증가하는 흐름으로 역시 복강 환경이 급변하고 있다는 뜻이니 이런 경우는 '爲傳위전'인 것이다. 위전이란 병이 더 깊어지고 복잡해진다는 뜻으로 보아야겠다. 증상들이 가지는 의미에 대한 자세한 해석은 조문을 따라 가면서 계속 진행된다.

5.

傷寒二三日 陽明少陽證 不見者 爲不傳也

● 해석

상한병 2~3일에 양명증이나 소양증의 증후가 보이지 않는다면, (다른 경으로) 전달하지 않는 것이다.

● 주해

앞의 4조와 마찬가지로 전경轉經의 논리다. 양명증과 소양증이 보인다는 것은 가슴과 배의 내강 환경이 변화했다는 것이니 앞에서 설명한 것과 같은 맥락이다.

6.

太陽病 發熱而渴 不惡寒者 爲溫病

● 해석

태양병 경과에서 열이 나고 갈증이 생기는데 오한이 없는 것은 온병이다.

● 주해

 태양병에 발열發熱이 있는 것은 표부 긴장에 의한 내외 갈등관계가 변형되는 경과다. 즉 내외간의 갈등 구조가 고정된 양상으로부터 벗어나 갈등이 출몰하는 과정에서 순환 혈류가 증가하는 구간이 생기고 있다는 것이다.

 그런데 '渴갈'증은 내열內熱의 한 현상으로서 주로 내강에 정류하는 혈량血量의 증가, 특히 가슴으로 몰리는 혈血을 반영하는 증상으로 추정한다. 혈血의 정류停留는 순환의 약화에 동반하는 현상으로 순환되지 못한 혈이 내강에 머무르는 것을 말한다. 내강에서 증가된 혈이 열작용을 일으킨 결과가 갈渴이라는 것이며, 바꾸어 말해서 갈이 있다면 정류혈이 어느 수준 이상의 양으로 생겨 있다는 뜻이 된다. 이것은 갈 현상의 진단적 의미를 말하는 것이다.

 예를 들어 '小便不利소변불리'가 있는 오령산증五苓散證<72-75>이나 '胸脇滿흉협만'증이 있는 소시호탕증小柴胡湯證<99, 103>, '口乾舌燥구건설조'하는 백호가인삼탕증白虎加人蔘湯證<27, 176-178>들은 모두 갈渴증을 가질 수 있으나 바탕에 있는 병리 구조는 각기 다르다. 그러나 어찌되었건 갈渴증이 있으려면 일단 복강의 혈량血量이 정상 이상을 유지하면서 특히 가슴 쪽에 정류하는 양이 어느 수준 이상이 되어야 한다는 전제를 공통으로 갖는다는 점이 여기서는 중요한 것이다.

 본문에서 발열發熱과 갈渴증이 있으면서 오한惡寒이 없다는 것을 주목하자. 발열은 있되, 오한이 없는 것은 전형적인 태양병 형태와는 구조가 전혀 다르다. 전형적인 태양병에서는 발열보다 오한이 앞서는 것이 하나의 요건이다<1>. 여기서 전형이라고 하는 것은 태양병이 성립되는 조건을 갖추어 그 지점으로부터 태양병이라고 할 수 있는 가장 기본적 형태를 말한다.

 여기서 병리의 진행, 즉 경과에 따라 다양한 동태動態가 일어나고, 변형이 발생하는 것이다. 비록 1조에서 발열을 말하지 않았지만 발열의 근거는 이미 조성되어 있다고 할 수 있겠다. 그러나 기본형에서는 오한이 한열 속성의 대표로 내세워지고 있는 것이다.

 2조에서 고찰해 보았듯이 태양병에서 일어나는 발열은 내외간內外間(표리간)에 갈등이 출몰하는 와중에 일어나는 현상이다. 표부表部를 가지고 말하자면 골격근의 긴장이 생겼다가 없어지고 다시 생기는 일을 반복하는 과정에서 나타나는 증상이란 얘기다.

이것은 물론 태양병에 외감外感이 겹쳐질 때만 일어나는 증상은 아닐 것이다. 비록 외감이 더해지지 않더라도 태양병의 기본형이 성립된 후 그 경과 상에 발열은 일어날 수 있다고 본다. 오한을 기초로 하는 태양병의 성립 요건은 고정된 한 시점의 형태를 말하는 것이고, 태양병의 경과라 하면 그 흐름에 따른 변화의 과정을 말하는 것이라는 이해가 필요하다.

그런 맥락에서 외벽의 긴장이 발동하여 작용하고 있는 구간에서는 복강으로부터의 반발이 일어나 갈등관계를 유지하다가 그 긴장이 소멸하게 되면 갈등이 풀리고 정상의 운동 상태로 돌아간다. 갈등이 유지될 때는 오풍이나 오한이 일어나고, 갈등이 풀리는 과정에서 발열이 일어날 수 있다. 태양병은 항상 오풍, 오한을 바닥에 깔고 있다는 말이다.

그런데 오한이 없으면서 발열이 있다는 것은? 복부의 활동성이 지속적으로 정상 이상의 수준을 유지하면서 그 용적이 또한 줄지 않는 경우라면 그럴 수 있을 것이다. 그러나 한편으로 갈渴증이 있는 상황은 활동성이 정상 이상 수준을 유지한다고 볼 수 없다. 갈증은 흉복의 내강에 정류하는 혈량이 증가하는 징후이니 순환량은 오히려 감소할 수 있기 때문이다.

갈증이 있는데도 오한 없는 발열이 있다면 갈등으로 복부의 활동성이 저하되었지만 순환량은 정상을 상회하는 모순의 상황. 그렇다면 순환량을 결정하는 또 다른 변수가 있을까?

이미 고찰한 것이지만 이해의 편의를 위해 태양병에서 오한과 발열이 일어나는 과정을 한 번 더 살펴보기로 하자. 오한을 위주로 하는 태양상한(이하 상한)의 경우와 발열한출을 위주로 하는 태양중풍(이하 중풍)을 관찰의 대상으로 한다. 태양병에서 내외 갈등의 구조와 강도를 달리하는 두 가지 형태를 놓고 이야기 하자는 것인데, 상한과 중풍이 대비되는 양상들의 대표가 되는 의미가 있으니 이들을 내세워 생각을 진행해 보자는 말이다. 우선 태양병의 경과 중 표부에서 긴장이 발생하는 것을 출발점으로 한다.

표부의 긴장은 외압으로서 내강을 누른다. 내강, 특히 복강에서는 외압이 어느 수준에 도달하면 완전히 찌그러지지 않기 위해서 반발의 힘을 발동한다. 이 반발은 주로 평활근의 탄성을 높임으로써 얻어지는 것이다. 이때 탄성 발생의 과정과 그 강도에 따라 외압에 대한 반발의 강도가 결정되면서 병증의 속성이 달라진다.

원래 복강 안에 큰 내적內的 갈등의 요인이 없는 가운데 외압이 가해진 경우는 평활근의 탄성이 높아지면서 외압에 대한 반발의 힘을 높이게 될 것이다. 복강 안에서 팽창하려는 힘과 외벽에서 조이는 힘이 대응하는 단순 구조다.

　그러나 복강 안에 이미 갈등의 구조가 생겨있는 가운데 외압이 가해진 경우는 복합적인 갈등의 형태가 나타난다. 외압이 작용하니 복강에서는 팽창의 힘을 높여서 대응해야 한다. 그러나 팽창의 힘을 높이려고 보니 복강 안에서 이미 갈등관계에 있던 조이려는 힘과 대립하게 된다. 그 가운데서도 다소간의 팽창의 힘이 일어나 외압에 대응하는 구조를 이룬다. 내적인 갈등이 있는 상황에 다시 내외간의 갈등이 더해진 양상이다.

　전자前者의 경우가 상한의 상황에 부합되고, 후자後者의 경우가 중풍의 상황에 해당한다고 할 수 있다. 상한은 평활근의 높은 탄성이 복강의 환경을 이끌고, 중풍은 복잡해진 갈등관계가 복강의 환경을 이끌게 되는 셈이다.

　상한의 경우, 복강 안에 기존의 갈등관계가 없으니 외압이 일어나 작용을 일으키면 즉각 팽창의 힘을 발동해서 대응하면 그 뿐이다. 외압이 발생한 즉시 반발이 일어나니, 외압과 반발력은 서로 맞서 갈등을 유지한다. 두 힘이 평형 관계를 이루기 때문이다. 앞에서 서술했다시피 상한의 외압이 지속성이 되는 것은 이와 같은 구조에 의한다.

　중풍에서는 비록 부수적인 것이지만 내외 갈등에 복강 안에서의 내적 갈등이 복합적으로 작용한다. 이런 복합적 갈등은 외벽을 향한 압박의 강도를 제한하는 효과를 갖는다. 내외간의 갈등관계가 강고한 형태를 유지하지 않는다는 얘기다. 이런 상황에서 외벽의 긴장 장력은 대립 요인이 뚜렷하게 보이지 않으니 발동했다가 이내 소멸하게 된다. 내외 갈등의 속성이 길게 유지되는 형태가 아닌 것이다. 갈등이 있는 구간은 짧고, 갈등이 없이 정상적인 활동을 수행하는 구간은 길다.

　이와 같이 중풍에서는 표부 긴장이 쉽게 해소된다. 물론 표부 긴장은 다시 발동할 것이다. 표부 긴장이 해소되면서 짧은 내외 갈등이 소멸하면 그 시점에서 순환 혈류는 일시적으로 정상 이상의 양이 된다. 이와 같은 중풍의 상황에서는 외압이 지속적으로 작용하지 않으니 복강의 용적이 정상 수준 이하로 잘 떨어지지 않으며, 갈등관계로 억제되었다가 풀리는 순간이 상대적으로 빈번하니 혈류가 급증하는 구간을 자주 갖게 된다. 평균 혈류량이 많다는 얘기다. 중풍에서의 발열한출發熱汗出은 그런 사정에 의한다.

　그러나 상한에서는 지속되는 내외간 갈등이 상황을 주도하므로 그 반대의 입장이다. 즉 내외 갈등 해소의 시점에 도달하는 과정이 길고 험난하며, 병이 지속되는 전체 기간을 놓고 보면 갈등이 해소되어 정상적 활동을 유지하는 구간이 중풍에 비해 상대적으로 짧다. 순환 혈류의 변화를 놓고 보면 일정 시간 동안 흐르는 혈류량의 평균으로 보아 중풍이 상한보다 많을 것이다. 상한에서 발열이 일어나는 구간이 짧으며, 오한이 위주로 나타나는 것은 그런 이유에서다.

표부의 긴장, 즉 외압이 소멸된 직후가 발열의 시점이다. 순환량이 일시적으로 정상 수준을 넘어서기 때문이다. 그 점은 중풍이나 상한이 마찬가지다. 그러나 상한에서는 이 구간이 길지 않다는 것이다. 참고로 만일 표부 긴장이 지속되다가 풀어진 후, 이내 긴장이 다시 일어나서 긴장과 긴장 사이의 골이 좁은 경우라면 발열은 외견상 거의 볼 수 없을 것이다. 3조에서 '或已發熱或未發熱혹이발열혹미발열'이라 한 말을 상기하자.

다시 본문으로 돌아가서, 오한이 없는 발열은 순환의 강화가 지속적으로 이어져 표부에 과잉의 혈류가 쉼 없이 지속된다는 것을 의미한다고 했었다. 비록 외압이 있더라도 복강의 용적이 줄어들지 않으며, 활동성이 크게 제한되지 않는 상태를 유지하고 있다는 거다. 마치 마르지 않는 샘처럼 많은 양의 혈류가 순환의 흐름을 타고 끊임없이 쏟아져 나온다.

이런 일은 외압이 지속되고 있더라도 복강에서 그 외압을 극복하는 팽창의 힘이 작용하고 있는 경우에 일어날 수 있을 것이다. 이 경우는 오히려 표부가 복강의 팽창세력에 반발하고 있다고 표현하는 것이 합리적일 수도 있겠다. 밖에서 아무리 눌러도 안에서 밖을 향한 팽창의 압박이 더 강하게 작용하고 있다면 복강은 좁혀지지 않으며, 한 편의 힘이 더 우세하므로 갈등관계가 있다 해도 그 갈등이 지속되지 않고 이내 풀리게 된다.

구체적으로 순환의 증가는 표리간의 갈등관계가 풀리는 시점에 일어나니, 갈등이 일어났다가 이내 소멸하고 다시 일어나는 일이 되풀이 되는 경우는 마치 순환이 지속적으로 증가되어 있는 효과로 나타날 것이다.

이렇게 되면 팽창의 힘으로 복강 용적이 확대되는 효과가 있고, 표리 갈등이 있으나 지속되지 않으니 활동성을 제한하는 효과가 없다. 그 효과를 놓고 보자면 순환이 강화될 수 있는 조건이 갖추어진 셈이다.

참고로 복강 안에서 일어나는 팽창의 힘이 외압을 압도하는 상황은 평활근의 탄성이 매우 높아서 이미 장관이 부풀어 있으며, 이 상황이 장관의 수축 활동에 의해 크게 영향을 받지 않는 경우로 추정할 수 있겠다. 팽창해 있는 상태로 정상적인 장관의 활동을 유지하고 있다는 뜻이다.

이는 평활근이 가진 가소성可塑性; plasticity으로 설명될 수 있는 상황이다. 가소성이란 평활근의 특징 중 하나로서 평활근의 신장伸張에 의해 내강이 확대되면 처음에는 장력이 증가되었다가 그 장력이 유지되지 못하고 늘리기 전의 수준으로 서서히 돌아오는 성질을 말한다. 이런 가소성 때문에 평활근은 모두 단축되거나 신장된 상태에서 완전히 이완될 수 있다.5) 즉 장

---

5) 원색최신의료대백과사전 7권 p.132

관의 내강이 어느 정도 확대된 상태, 또는 어느 정도 위축된 상태로도 정상적인 생리를 유지할 수 있다는 말이니 외압이 있으면서도 오한이 없는 상황, 즉 복강 확대 상태로 정상적 평활근 활동이 유지되는 현상이 설명될 수 있는 근거 중 하나가 된다고 할 수 있겠다.

그런데 여기에 갈渴증이 함께 한다. 갈증이 있다는 것은 앞에서 고찰한 바와 같이 정류停留되는 혈血이 있다는 것이다. 내강에 정류혈이 있다는 것은 현재의 상황과 반대로 어떤 갈등관계가 조성되어 있다는 것을 의미한다.

그러니 발열이 있으면서 갈渴증이 동반한다면, 갈등이 일어나고 소멸하는 흐름이 반복되고 있다는 뜻이 될 수밖에 없다. 그렇다면 사실 이 상황은 오한의 병리가 일어나고 있지만 변동하는 흐름에 묻혀 드러나지 않는 것이라고도 할 수 있겠다. 갈등이 뚜렷할 때 오한이 일어나게 되지만, 갈등 해소 구간이 오면서 발열한출이 밀려드니 오한의 자취가 희미해진다는 뜻이다.

그렇다면 온병溫病은 앞에서 말했던 것처럼 일반적인 태양병의 형태와 다르다. 그러나 이것을 태양병이라 칭하고 태양병의 범주에서 다루고 있는 것은 현재 외압이 작용하고 있으며, 또 주기성을 갖고 반복되는 표리간의 갈등 흐름이 있기 때문일 것이다. 갈등 흐름이란 갈등이 강약으로, 또 생성과 소멸로 변천하는 경과를 말한다.

비록 복강의 팽창 상황을 갖고 있지만, 온병溫病이 양명병과 구별되는 차이점도 또한 표리 갈등이 실재하고 있다는 것이다. 외압이 있었더라도 복강의 팽창에 의해 무너져 소멸한 것이 태양병에서 넘어간 양명병의 모양이다.

그러나 온병을 태양병의 범주에 속하는 병이라 한다 해도 기본 형태를 벗어난 점은 분명히 있다고 해야 할 것이다. 굳이 말하자면 본문의 온병은 복강의 팽창세력이 외압을 밀어붙여 약간의 후퇴(복강의 확대)를 초래했다는 점에서 기본적인 태양병 형태와 구별된다.

전형적 태양병은 구조상 아무리 복강이 반발을 강하게 일으킨다 해도 일반적으로 정상의 용적을 넘어서지 않는다. 그러나 본문의 온병은 반대로 표부인 외벽이 밖으로 밀려나간 지점에서 내외의 힘의 평형이 이루어지고 있으며, 또한 그 지점의 안팎으로 활동의 범위가 보장되고 있으니 태양병과는 다른 속성을 가질 수밖에 없는 것이다.

그런 의미로 보면 온병은 사실 양명병과 겹치는 부분이 많다고 해야 할 것이다. 비록 표리간의 갈등관계가 실존한다는 이유로 이를 태양병의 범주에 넣고 있으나 복강에서의 팽창세력은 외압의 세력을 압도하고 있으니, 이 경우 엄격한 규정보다는 유연한 이해가 필요하다 할 것이다.

7.

若發汗已 身灼熱者 名曰風溫 風溫爲病 脈陰陽俱浮 自汗出 身重多眠睡 鼻息 必鼾 語言難出 若被下者 小便不利 直視失溲 若被火者 微發黃色 劇則如驚癎 時瘈瘲 若火熏之 一逆尙引日 再逆促命期

● 해석

만약 이미 땀을 냈는데 몸이 타는 듯 열이 나는 경우는 풍온이라 말한다. 풍온이 성립되는 기점은 맥이 음양의 영역에서 모두 뜨고, 자연히 땀이 나며, 몸이 무겁고 잠이 많으며, 코를 골고, 말하기가 어려운 것이다. 만약 여기에 하법을 쓰게 되면 소변이 통하지 않고, 동공이 고정되며, 소변을 흘린다. 만약 화치가 가해지면 황달기가 약간 보이는데 심한 경우는 경기, 발작을 일으키고 때로 경련이 일어난다. 여기에 만약 화훈할 경우, 한번 거스르면 병을 더 끌어 오래가게 하고, 다시 거스르면 명을 재촉하게 된다.

● 주해

이미 발한發汗의 요법을 다 마친 상황인데 오히려 발열發熱이 심한 경우다. 태양병에서의 발열은 내외 갈등이 풀리는 시점에서 일어날 수 있다.

물론 발열이 태양병의 본래 형태는 아니다. 태양병이 성립되는 기점에 있어서의 형태는 오히려 표부와 복강 사이에 일어나는 힘의 대치, 또는 갈등관계의 산물인 오한惡寒에 있다. 표부의 긴장 압박에 대한 복강의 반발이 그 갈등관계의 구조다.

발열은 순환량이 정상 이상 수준으로 증가되는 흐름에서 일어나는 증상이다. 갈등상태와 발열은 거리가 있는 것이다. 다만 복강 안에서 평활근의 강화된 탄성에 의한 반발이 상대적으로 약한 발동성 긴장에 의한 것일 때 (태양중풍) 발열은 주 증상 중 하나가 된다. 또 지속성 긴장에 의한 외압이 진행하면서 갈등관계가 잠깐 휴지休止할 때도 일시적으로 발열을 관찰할 수 있게 된다(태양상한).

외압에 대한 복강의 반발이란 복강에서 일어나는 팽창세력이라고 할 수 있다. 외벽의 조이려는 힘에 대항하는 내강의 힘이다. 6조에서도 설명했지만 이 힘은 장관腸管 등 평활근의 강화된 탄성에서 기원한다. 장관 평활근의 강화된 탄성은 팽창세력의 바탕으로 수축에 대항하면서 그 내경內徑을 키우려는 힘이다.

복강 용적의 많은 부분을 차지하는 장관의 형태와 그 속성은 복강 환경에 지대한 영향력을 발휘하는 요인이다. 장관의 탄성이 높아져 그 내경이 키워지는 경향은 복강 안으로부터 팽창하려는 힘이 일어나도록 하고, 그 힘은 실제로 복강 자체의 용적을 키우게 될 거라는 얘기다.

표부表部의 힘, 즉 외벽外壁의 압박보다는 오히려 복강 안에서 일어나는 이 힘이 병리적으로 더 중요한 의미를 가질 수 있다. 복강에서 매우 다양한 변화를 유발하는 힘이기 때문이다. 발한發汗은 이런 갈등관계를 풀어서 내외간內外間, 즉 표리간表裡間에 조화를 회복하도록 하자는 작업이다. 골격근의 긴장 경향뿐 아니라 복강 안의 병리적 힘을 함께 처리하자는 시도라는 점이 중요하다.

그런데 이 과정을 다 지나서 다시 더욱 심한 발열이 일어났다. 발열이란 순환량이 정상 이상으로 늘어나는 것을 말하는 것이니, 이제까지의 논리로 보아 심한 발열이라면 혈류의 증가분이 더욱 큰 경우라고 할 수밖에 없다.

혈류 증가가 매우 높은 수준이라면 복강의 확대 폭 또한 그만큼 크다는 말이 될 수 있다. 그렇다면 표부의 긴장(외압)에 대해 반발하는 힘을 일으키고 있는 복강에서 장관의 팽창력이 급격히 강화하면서 결국 외압의 힘을 제압할 정도가 된 것(溫病<6>)이라고 해야 하지 않을까?

팽창력의 강화는 복강의 용적 확대로 이어진다. 물론 단순히 복강의 용적이 늘어났다고 해서 순환 혈류가 급증하는 것은 아니지만, 복강의 확대가 없이 순환량이 큰 폭으로 늘어나지도 않을 것이다. 복강이 정상의 용적보다 늘어난 바탕 위에서 활동성이 유지되든지 아니면 갈등의 발동과 소멸에 따라 순환이 크게 늘어나는 시점을 갖든지 할 수 있다는 말이다.

그런 의미에서 발한 후에 일어나는 '身灼熱신작열'의 열이 온병溫病에서 보이는 '發熱而渴발열이갈'의 열보다 더 강한 표현이라면, '身灼熱신작열'은 복강의 용적만 늘어난 것이 아니라 복강의 확대와 더불어 발동성 긴장의 병리도 여전히 유지되는 상태를 의미하는 것일 수 있다. 복강이 확대되는 흐름을 갖고 있지만 내외간의 갈등으로 비교적 순환량이 감소하는 구간이 있고, 그 이후에 대량으로 증가하는 구간이 이어지니 그 구간에서는 작열灼熱이 일어날 수 있다는 추정이다.

복강의 용적이 늘어나는 것은 장관의 팽창력, 즉 평활근의 탄성 증가에 의한 것이니 본문에서 말하는 상황은 발한에 의해 오히려 장관의 탄성이 높아진 것이다. 굳이 그 이유를 따져보자면, 갈등을 빚고 있는 힘들의 대립을 푸는 과정에서 밑바닥에 원초적으로 갖고 있던 강한 병리적 힘이 노출되는 것이 아닐까 추정된다.

실제로 발한은 겉으로 드러난 갈등 현상만을 그 대상으로 하는 것이 아니라 그 이면에 자리한 기질적 속성과 같은 기초적 요인들을 한꺼번에 고려하면서 시행되어야 한다. 본문의 경우와 같이 적합하지 않은 발한으로 자칫 긴장에 반발하고 있던 복강이 급격하게 팽창할 수 있는 빌미를 얻게 되는 경우가 있을 수 있기 때문이다.

'脈陰陽俱浮맥음양구부'에서 음양陰陽의 영역이란 표리表裡를 의미할 수도 있고, 촌부寸部와 척부尺部를 의미할 수도 있으며, 이른바 부분浮分과 침분沈分을 의미할 수도 있다. 그러나 부침浮沈을 판별하는 진맥診脈에 있어서 부분浮分, 침분沈分으로 나누어 맥상脈象을 말하는 것은 불합리하다. 또 부맥浮脈이 원래 태양병의 맥으로 표부의 긴장을 의미하는 것이라는 전제가 있는 상황에서 표리를 말하는 것도 논리상 부합되지 않아 보이기도 한다. 그렇다면 여기서 말하는 음양의 영역이란 촌척寸尺의 구분을 말하는 것으로 해석해 보자.

맥이 촌부寸部에서도 부浮하고 척부尺部에서도 부浮하다면?

먼저 생각해 볼 수 있는 것은 표부 긴장이 뚜렷하고 아울러 순환 혈류가 넘치는 경우다. 부맥浮脈은 주기성을 갖고 반복되는 표부 긴장을 표상하는 대표적 징후다[1]. 떠오르는 맥은 표부 긴장으로 혈관신경통로가 체표와 가까워지되 상대적으로 천층淺層에 위치하는 요골 원위부distal의 동맥[촌부寸部] 부위에서 더 잘 느낄 수 있다. 그런데 맥이 부浮한 것을 그보다 근위proximal의 척부尺部에서도 잘 느끼게 된다면 그것은 혈관에 충만한 혈류에 의한 현상으로 볼 수 있다는 거다. 그렇다면 '陰陽俱浮음양구부'의 맥은 '身灼熱신작열'에 이어 복강이 확대된 상태에서 발동성 긴장이 유지되는 상황을 표상하는 거라는 결론을 재확인하게 되는 현상이다.

'自汗出자한출'도 표부로 급격히 증가하는 혈류, 즉 순환 혈류의 급증을 의미하는 증상이다. 이는 복강이 확대되면서 전체 혈량血量 자체가 늘어나는 양명병 형식의 땀<190>과 복강 확대라는 측면에서 상통한다. 또 복강 확대 상태의 한출汗出이라는 점에서 이 책 13조에 나오는 태양중풍의 '汗自出한자출'과는 구별된다. 한자출汗自出은 뚜렷한 복강의 확대가 없이 다만 갈등이 생기고 없어지는 흐름에 따라 활동성의 증가를 타고 일어나는 현상이다.

그런데 여기서 '身重多眠睡신중다면수'가 나타난다. 이 증상은 외견상 '但欲寐단욕매'의 소음병 병리가 진행하고 있는 것으로 해석할 수도 있다. 그러나 '脈陰陽俱浮맥음양구부'와 '身灼熱신작열'로 보아 표부로 나오는 혈류의 큰 증가가 있고, 열증熱證 또한 선명한 것이니 이를 소음병 현상이라고 말하기 어렵다. 차라리 양명병에 가까운 상태라고 하는 것이 훨씬 자연스럽다. 이미 '自汗出자한출'의 증상을 통해 복강 확대의 양명병 속성을 확인하기도 했다.

그렇다면 '身重多眠睡신중다면수'는 혈류 감소를 유발하는 허증虛證 양상에서 나타날 수도 있지만 반대로 장관의 팽창으로 복강이 확대되는 병리를 바탕으로 하는 증상일 수도 있다. '風溫풍온'에서는 복강이 확대되지만, 그 반면에 외압이 또한 작용하고 있으므로 외압이 일어나 갈등이 강화되는 구간에서는 안팎으로 팽팽한 장력이 일어날 수 있다. 이런 긴장의 장력이 표부에서 '身重신중'의 바탕이 되고, 전체로 보아 '多眠睡다면수'를 유발하는 기초가 된다고 해석하는 것이다. 그것이 소음병少陰病 병리든, 아니면 태양병 경과의 팽창력 강화 경향이든 그만큼 내외간의 갈등관계가 강고할 때 '身重신중'이나 '多眠睡다면수' 등이 올 수 있다는 결론이다.

이 경우 가슴 환경의 병리적 변화가 또한 '鼻息必鼾비식필한'이나 '語言難出어언난출'의 원인이 된다. 복강에서의 힘의 대립, 즉 팽창과 조임 사이의 맞서기가 마치 풍선을 눌렀을 때, 밖으로 분출하려는 힘(발산력)이 일어나는 것과 같은 상황을 만드는 것이다. 이와 같은 힘은 복강에서 가슴을 향해 치솟는 압박(上逆)으로 작용하게 된다. 상역의 힘이 가슴을 압박하면 흉강에서도 역시 발산력이 일어나고, 흉강의 발산력이 인후咽喉를 거쳐 두면부頭面部의 내강을 압박하는 연쇄가 발생한다. '鼻息必鼾비식필한'과 '語言難出어언난출'을 이런 압박의 힘을 표상하는 증상들로 보는 거다.

이 와중에 사하瀉下를 시켰다면 어떻게 될까. 사하는 장관腸管의 수축 활동을 유도하는 조치로 장관의 탄성(팽창세력)이 극단적으로 높아져 그 활동성이 강고하게 둔화된 경우에 적합한 요법이다.

그 효과는 장관의 활동을 유발하는 것으로 나타난다. 사하에 의해 장관이 활성을 회복하여 실제 장관의 수축 활동이 필요한 만큼 일어나 준다면, 복강의 내적 환경이 안정을 찾는 계기를 얻게 될 수 있을 것이다.

그런데 지금은 복강이 확대되어 있으면서 외압과 대치하고 있는 상황이다. 안에서 팽창하려는 힘과 밖에서 조이려는 힘이 맞서고 있다는 얘기다. 사하는 이와 같은 힘의 대립 상황에 맞지 않는다. 이런 경우에 사하는 대립을 더욱 강화시키는 결과를 가져올 수 있다. 왜 그럴까.

사하가 둔화된 장관의 활동을 개선하는 효과는 외벽의 장력으로 복강 내압을 올리려는 움직임이 일어나는 경과이기도 하다. 그러나 외압이 있는 상황에서의 사하는 하리가 일어나더라도 외벽의 장력은 더욱 높아지면서 복부 내강과의 갈등이 더욱 깊어질 우려가 있는 것으로 설명된다.

외압과 복강의 팽창력 사이에 발생한 초보적 갈등관계가 심화되어 강고한 갈등으로 발전하게 된다는 얘기다.

결과적으로 사하는 평활근의 과도한 탄성으로 팽창세력이 강하게 일어나되 그에 반발하는 조임의 힘, 즉 외압에 의한 복강 조이기가 맞서지 못하는 압도적인 우위의 상황에만 쓸 수 있는 치법治法이라는 뜻이다. 이는 즉 양명병의 경과에서 팽창의 세력이 홀로 성盛하여 독주獨走한 끝에 마침내 내적으로 반발하는 힘이 일어나 극단의 갈등을 이루는 상황으로서 평활근의 강고한 둔화[대변경大便鞭]를 의미한다.

잘못된 사하 이후로 이와 같은 강고한 갈등관계가 구성되니 복부 전체의 활동성이 약화되고, 가슴의 움직임 역시 정상적으로 유지되기 어려운 것이다. 그런 경과라면 복강에서의 정류혈停留血이 늘어나고 그만큼 배설을 요하는 물水(대사산물)의 양도 늘어나지만, 조임의 작용이 갈등을 주도하는 구간이 있다면 하방을 향한 물 흐름이 방해되어 나가지 못할 수 있으니 그것이 '小便不利소변불리'가 된다. 반대로 소변불리를 통해서 그런 정황을 알 수 있으니 이 상황에서 소변불리가 하나의 진단 지표의 역할을 할 수 있을 것이다.

'直視失溲직시실수'하는 의식불량意識不良의 상황도 이와 같은 경과에서 복강에 발생한 발산력에 의한 상역의 압박을 원인으로 하는 증상일 것으로 생각된다. 발산력이 커질수록 그 영향력은 더 강해져 위쪽으로 강하게 치받으면서 가슴과 두부안면頭部顔面의 내강까지 도달할 수 있다고 보는 것이다.

화법火法을 사용하면 어떤가. 화치火治는 주로 외벽의 장력을 빠르게 높이면서 그에 따라 팽창세력(과도한 탄성)이 급격히 강화되는 효과를 낸다<115>. 빠르게 커진 장관의 탄성으로 복강이 확대되려는 힘이 이미 조성된 외벽의 장력에 맞서 강한 대립으로 이어진다. 복강에서 어느 한 편의 힘은 다른 상황이 개입되지 않는다면 상대편의 힘과 같이 움직이는 경향이 있다. 외벽의 장력이 높아지면 그에 따라 복강 안의 팽창세력이 커지는 것이 하나의 원리로 볼 수 있다. 이런 메커니즘에 관해서는 계속 설명이 이어지니 구체적인 정황에 관해서는 뒤에서 다시 논하기로 한다.

이와 같은 힘의 대립이 강하게 일어나면 흉복부 전반의 활동성을 약화시키고, 약화된 활동성은 순환 혈류를 감소시킨다. 순환 혈류의 감소는 곧 복강에 정류停留하는 혈량血量이 증가하는 것을 의미한다. 복강에 충만한 정류혈에 내외 갈등에 의한 발산력이 함께 작용하면 정류혈은 복강의 상부에서 가슴 쪽 방향으로 몰리게 된다. 발산력에 의한 혈血의 상일上溢<용어>이라고도 할 수 있을 것이다. 복강의 내압이 흉강의 내압에 비해 상대적으로 높은 것이 하나의 동력으로 작용한 셈이다.

'發黃발황'은 이러한 복강 상황, 복강이 확대되어 있으면서 그 위에 발산력이 강화되는 흐름에 의해 일어나는 증상이다. '小便不利소변불리'도 상반된 두 힘의 대치로 활동성이 떨어진 복강을 반영하는 증상일 수 있으니, 발황發黃을 일으키는 병리와 겹치는 부분이 있다.

현상을 중시하는 한의학 논리로 보자면 소변으로 나가야 할 성분이 하복부에서 처리되지 못하고 체내에 잔류하는 것이 황달 현상의 기초가 된다고 표현할 수 있다. 그러나 이것은 상징적 표현에 불과한 것으로 다만 소변불리와 발황發黃 현상이 연계된다는 의도의 표현쯤으로 보아야 하지 않을까 한다.

경직된 복벽으로 활동성이 저하된 복부의 문제를 타개하기 위해 복강에서 팽창력을 강화시키려는 움직임이 반복적으로 일어나는 것을 기본 형태로 하는 태음병太陰病<280>에서 발황은 당연히 일어날 수 있는 징후다. 복강에서의 힘의 대립은 증가된 정류혈로부터 발생하는 물水(血의 대사산물)의 증가분을 배설하기 곤란하게 하는 병리 요인이다. 여기에는 특히 조임의 세력이 주主 요인으로 작용한다. 소변이 나가는 통로인 아래쪽을 압박하니 하규下竅로 물이 내려가지 못하기 때문이다. 그 결과로 소변불리가 일어나게 되는데<132, 141> 이런 상황이 황달의 바탕이 된다는 얘기다.

이와 같은 힘의 갈등관계는 소변이나 황달의 문제뿐 아니라 그 발산하려는 힘으로 가슴에 큰 부담을 주게 되는데, 화치火治를 가한 경우에도 사하를 시킨 경우와 비슷한 형태를 보인다. '驚癎경간'이나 '瘛瘲계종'과 같은 경련성, 마비성인 증상들은 발산에 의해 일어나는 상역上逆하는 힘에 의해 가슴 압박과 순환기 불안정이 극단에 이른 위급한 상황과 관련된다. 만일 여기에 다시 화훈火熏과 같은 화치火治를 가하게 되면 병을 길게 끌고, 나아가서 생명을 위협하는 일이 될 것이 당연하다.

6-7조의 내용을 정리한다면, 풍온風溫을 포함하여 온병溫病으로 불리는 병증은 복강의 용적이 급격하게 키워지는 태양병 경과의 한 현상으로 정의할 수 있다. 복강이 정상 이상의 용적에 도달한 상태에서 외압의 병리가 계속 작용하고 있는 양상을 말한다. 온병도 태양병의 범주에 들어가는 태양병의 일종이라 할 수 있다. 그러나 복강 용적의 차이, 즉 팽창세력의 강도 차이는 이미 표증表證 속성을 떠난 면이 없지 않으니 태양중풍이나 태양상한과 온병을 구별하는 핵심 요인이라 할 수 있겠다.

8.

有發熱惡寒者 發於陽也 無熱惡寒者 發於陰也 發於陽者七日愈 發於陰者六日
愈 以陽數七陰數六也

● 해석

  병에 발열과 오한이 있는 경우가 있으니 그것은 양으로부터 일어난 것이
고, 발열이 없이 오한이 있는 경우가 있으니 그것은 음으로부터 일어난 것이
라. 양에서 일어난 경우는 7일 만에 낫고, 음에서 일어난 경우는 6일 만
에 나으니 양수는 7이고 음수는 6이기 때문이다.

● 주해

  '發熱惡寒발열오한'은 표부表部의 긴장에 의한 압박이 내강에 작용하여 내외
간에 갈등을 빚되, 그 갈등이 생겼다가 풀렸다가 하면서 순환 혈류의 증감
이 일어나는 현상으로 정리했다. 갈등이 풀리는 시점에서는 복부의 활동성
이 높아지면서 오히려 순환 혈류가 증가되어 열이 나는 구간區間을 지난다.
그러다가 다시 갈등이 되살아나면 복부의 활동성이 떨어지면서 순환 혈류
가 감소하니 그로부터 표한表寒의 증상인 오한이 나타나게 된다.
  '無熱惡寒무열오한'을 열이 없으면서 오한만 있는 상태로 해석한다면, 순환
혈류가 감소된 상태를 유지한다는 것이니 이것은 표리간表裡間, 즉 내외간內
外間 갈등의 출몰出沒 문제가 아니다. 복강의 평균 용적이 감소되어 있으면서
그 활동성 또한 떨어져 있다는 뜻이다. 복강에 있어서 평균 용적의 감소는
예비된 혈류량의 감소와 같은 것이다. 복강에 분포하는 혈이 순환의 흐름
을 따라 하대정맥을 통해 심장으로 돌아가서 전신으로 돌아 나오기 때문이
다.
  주기성을 갖는 내외간의 갈등관계에 의해서 복강이 좁혀지지 않았다면,
이것은 외벽의 경직을 주요인으로 하는 위축성 변화에 의한 것이 될 수도
있다. 외벽의 경직이란 골격근의 활동성이 전반적으로 저하된 가운데 복강
의 외벽 또한 굳어져서 복부 전체의 운동을 방해하게 된 경우를 말한다.
이 상황은 주기적으로 일어나는 외벽의 긴장과 달리 그 자체로 복강을 향
한 빠른 조이기를 일으키지 않으나 복강에서 일어나는 팽창력과의 사이에
상호 관계를 통해 간접적으로 조임 효과를 일으킬 수 있다. 외벽의 경직에
의해 방해된 운동 범위를 회복하기 위해 팽창력을 일으켰다가 목표를 달성
하지 못하고 힘이 빠지는 경우, 그 탈력의 과정에서 조임 효과가 생길 수

있다는 것이다. 이것은 내외간의 갈등이지만 주기성이 없는 반면, 고착성을 갖는 갈등으로 표증에서의 갈등과는 구조가 다른 것으로 구분해야 한다.

본문에서는 이를 '發於陽발어양'과 '發於陰발어음'이라고 표현하여 구분한다. 발어양의 발열오한은 표부의 긴장이 있는, 즉 주기성을 갖는 표리 갈등관계를 갖는 태양병 속성을 뜻하고, 발어음의 무열오한은 고착성을 띠는 외벽의 경직과 복강에서 기원하는 팽창력 사이에 갈등이 일어나는 경우를 말하되 경직된 외벽으로부터의 조이는 힘이 우세한 경우로 태음병이나 소음병의 속성과 부합한다고 할 수도 있을 것이다.

말미에 나오는 병의 예후를 판단하는 공식은 상한 이론과 아무 관련이 없는 것이므로 주석하지 않는다.

9.

太陽病 頭痛 至七日以上 自愈者 以行其經盡故也 若欲作再經者 針足陽明 使經不傳則愈

● 해석

태양병에 머리가 아픈 것이 7일이 넘어가면서 자연히 낫는 것은 병이 경經을 따라 가는 것이 다했기 때문이다. 만약 다시 경을 타려고 하는 경우는 족양명을 자침하여 경이 전하지 않도록 하면 낫는다.

● 주해

이 역시 전경轉經의 논리로 상한傷寒 이론과는 무관한 삽입 조문으로 생각된다. 족양명足陽明에 자침刺針한다는 말에서 족양명은 족양명경을 말하는 것으로 보이는데, 물론 이것은 태양병이 양명병으로 진행하는 필연의 공식을 전제한 것이다.

또 육경병증六經病證을 십이경락十二經絡과 하나로 보고 말하고 있지만, 그것은 상한론의 입장과는 다른 것이다. 상한의 이론에 비추어 태양병이 태양경太陽經의 병이라거나 양명병이 양명경陽明經의 병이라는 생각은 다만 끼워 맞추려는 시도에 불과하다.

침법鍼法에 관해서도 족양명경足陽明經에만 자침하면 양명 전입을 막을 수 있다는 것이지만 그에 대한 부연 설명이 없이 단순 논리만을 제시한 것으로 이해하기 어렵다. 따라서 이 조문에는 태양병의 병리 경과나 두통이라는 증상에 대한 아무런 분석도 담겨있지 않다.

10-11.

太陽病 欲解時 從巳至未上
風家表解而不了了者 十二日愈

● 해석

태양병이 풀리려 하는 때는 사시로부터 미시에 이르는 시간이다.
풍에 감촉된 사람이 표부가 풀렸으나 또렷또렷하지 않은 경우는 12일 만
에 낫는다.

● 주해

오운육기五運六氣에 입각해 상한傷寒 병리를 논하는 방식은 사실 상한의 논
조論調가 아니라고 본다. 그것이 가지는 별도의 의미가 있을 수 있겠으나
상한론 안에서 일관성을 가지고 세워지는 병리 인식과 관계를 갖지 않는다
는 것이다. 그것들을 상한 이론에 대한 다른 각도의 해석으로 보아 따로
분석할지언정 여기서는 다루지 않는다.

12.

病人 身大熱 反欲得近衣者 熱在皮膚 寒在骨髓也 身大寒 反不欲近衣者 寒在
皮膚 熱在骨髓也

● 해석

병자가 몸에 열이 많으면서 오히려 옷을 더 입으려 하는 것은 열이 피부
에 있되 한기가 골수에 있는 것이고, 몸이 한기가 많으면서 오히려 옷을
가까이 하지 않으려 하는 것은 한기가 피부에 있되 열이 골수에 있는 것이
다.

● 주해

외면적으로 열熱이 많은 경우와 한기寒氣가 많은 경우를 나눈다. 여기에서
피부와 골수는 골격근 영역, 즉 체강 외벽과 팔다리, 그리고 두부頭部, 안면
顔面, 경항頸項 등의 전체를 대상으로 하여 그 외면 표층表層과 내면의 심층深

層을 나누는 것으로 해석한다.

　1조에서 이미 규정했지만 상한론의 표리表裡 개념에 있어서 표부表部는 피부 표층을 말하는 것이 아니라 골격근 영역 전체를 말하는 것이다. 그러니 여기서 피부와 골수를 나누는 것은 이 표表를 다시 표층과 심층으로 구분하는 것이 된다.

　태양병에서 상한傷寒의 경우는 오한을 위주로 하고, 중풍中風은 발열을 위주로 한다. 따라서 '熱在皮膚열재피부'의 상황은 중풍에 해당하고, '寒在皮膚한재피부'의 상황은 상한에 해당한다고 할 수도 있을 것이다. 표부에 혈류가 크게 늘어난 상황에서 열재피부는 표층으로 올라오는 혈류의 제한이 적은 것이고, 한재피부는 표층으로 올라오는 혈류가 크게 제한되는 상황이라는 논리가 된다.

　그러나 표부의 심천深淺을 나누는 이와 같은 논리가 현실을 그대로 말하는 어법은 아니라고 본다. 그런 의미로 이것이 상한론의 원래 조문이기 어렵다고 보지만, 만일 그렇다고 한다면 아마 열 현상의 본질을 설명하기 위해 도입하는 비유와 같은 의미가 있다고 생각해 본다. 우리 의학의 체계에 있어서 한열寒熱의 내외內外, 또는 허실진가虛實眞假의 구분은 오늘날 재해석의 요구가 있는 것이 사실이다. 경우에 따라 객관적 판단이 어려워 임상에 필요한 명확성을 흐리는 일이 있을 수 있기 때문이다.

　이미 책의 서두로부터 순환 혈류의 증감增減이 한열寒熱 현상의 본질이라고 가정해 두었지만, 그것은 상한론의 논리 전반을 통해 추론한 결과이며 따라서 결국 가설假說의 하나일 뿐이다. 이것을 현실적으로 확인하고 증명하여 밝히는 일은 현재로서는 숙제로 남아있다.

13.

太陽中風 陽浮而陰弱 陽浮者 熱自發 陰弱者 汗自出 嗇嗇惡寒 淅淅惡風 翕翕發熱 鼻鳴乾嘔者 桂枝湯主之

● 해석

　태양중풍에 양의 맥이 뜨고 음의 맥이 약하다. 양의 맥이 뜨는 것은 열이 자연히 나는 것이고, 음의 맥이 약한 것은 땀이 자연히 나는 것이다. 오싹오싹 오한이 나고, 선뜩선뜩 오풍하며, 후끈후끈 열이 나고,6) 코가 울며

---

6) 傷寒論譯詮 p.17

마른 구역질이 나는 경우는 계지탕으로 주치한다.

● 주해

본문은 태양중풍太陽中風의 일반론一般論<2>, 또는 성립 기점에서의 형태를 말한 것이 아니라 태양중풍 가운데 맥脈이 '陽浮陰弱양부음약'한 경우를 설명한다. 참고로 39조에서는 태양중풍에서 '脈浮緊맥부긴'한 경우를 예시하고 있다.

양陽이 부浮하고 음陰이 약弱하다는 것을 단정적으로 해석하기는 곤란하다. 그러나 맥상脈象에 수반하는 증상들을 참고하여 그 의미를 고찰하는 것이 필요하다.

먼저 촌구寸口의 원위부distal이자 혈류의 선단先端인 촌부寸部가 떠올라 있으며, 근위부proximal이자 혈류의 후미後尾인 척부尺部는 약하다는 해석이 가능하다. 또 맥의 음양을 부침浮沈으로 보아 부분浮分에서 떠올라 있고 침분沈分에서 약하다고 할 수도 있을 것이다.

전자의 경우, 촌맥寸脈이 뜬다는 것[양부陽浮]은 주기성을 갖는 표리 갈등관계에서 요골동맥을 띄우는 긴장 장력의 움직임이 반영되는 것으로 본다. 이는 태양병의 성립 기점에서 나타나는 현상으로 태양중풍에서만 보이는 것은 아닐 것이다.

'陽浮양부'는 또 혈류의 선단이 유력, 충만한 상태로 볼 수 있다. 이는 순환 혈류의 증가 경향이 뚜렷한 태양중풍太陽中風의 기본 상황과 상통相通한다. 촌맥이 뜨는 것을 발열發熱과 연계하는 것이다.

반면 척맥尺脈이 약하다는 것[음약陰弱]에 대해서는 태양중풍 계열의 계지탕증桂枝湯證이 이른바 표허증表虛證이라는 전통적 개념의 입장에서 '陰弱음약'을 혈관의 탄성이나 표층 조직의 장력이 강하지 못한 것, 또는 질기지 못한 것을 표상하는 맥상脈狀으로 보는 경향도 있다.

그러나 사실 표허表虛의 개념은 자한출自汗出의 현상을 설명하기 위해 동원한 도식圖式의 의미가 있으나 그것을 현실로 받아들이기는 곤란하다. 그에 대한 비판적 해석의 입장에서 이 책에서는 표부[주리腠理]가 조밀하지 못하여 땀이 난다기보다는 주기성 표부 긴장의 빈도가 높아 갈등이 전혀 지속되지 않으니 그로 인해 평균 혈류가 증가하는 경향을 갖기 때문이라고 풀이하는 입장이다.

척맥은 심장의 박출拍出에 의한 혈류가 요골동맥을 통과해서 손에 도달할 때 촌관척寸關尺의 삼부三部 가운데 맨 마지막에 위치한다. 한 차례의 박출 혈류가 지나가는 후미後尾에 해당한다는 것이다.

혈류의 선두先頭는 표부의 긴장과 강화된 표부 순환에 의해 위로 떠오르지만 그 후미는 본성本性, 즉 긴장이 길게 유지되지 않는 발동성<3.조문비교>의 본질이 드러나 상대적으로 약하게 느껴진다는 얘기가 된다. 표부 긴장에 의해 요골동맥이 떠올라 있는 상태에도 불구하고 척맥尺脈은 본성本性의 특징을 반영하고 있다는 것이다.

이와 같은 본성의 특징이란 갈등에 의해 순환 혈류의 증감이 급변하는 양상을 말하기도 한다. 혈류의 증감增減은 긴장의 생성과 소멸이 빠르게 일어나면서 표리 갈등도 따라서 빠르게 출몰出沒하는 상황에 따른 것이다.

결론적으로 '陽浮陰弱양부음약'을 촌부척약寸浮尺弱으로 보는 것은 발동성 긴장의 병리 과정에서 일어나는 긴장의 발동-소멸과 그에 따른 순환 혈류의 변동 양상을 반영하는 것이라고 정리할 수 있겠다.

부부침약浮浮沈弱으로 보는 후자後者의 경우도 비슷하다. 손가락을 가볍게 댔을 때 뜨는 맥이 나오는 것[양부陽浮]은 표부의 긴장과 혈류의 증가하는 경향에 의한 것이고, 좀 더 눌러 보았을 때 약한 맥이 나오는 것[음약陰弱]은 발동한 후 이내 소멸하는 발동성 긴장의 본질에 의한 것이라고 해석하는 것이다.

이와 같은 해석은 그야말로 현상을 따라 풀어본 추정에 불과하다. 그러나 '陽浮陰弱양부음약'의 본질은 밖은 실實하고, 안은 허虛한 상황[외실내허外實內虛]을 표현하기 위한 것이라는 의미상의 해석을 떠서는 안 될 것이다. 그것은 이 글의 의도를 잃어버리는 것이기 때문이다. 사실 외실내허라는 표현 자체도 또한 여러 방식으로 읽힐 수 있지만, 군이 풀어보자면 다음과 같다.

우선 밖이 실實하다는 것은 순환 혈류의 증가를 말하니 당연히 '熱自發열자발'과 모순이 없다. 다음으로 안이 허虛하다는 것의 의미를 단정적으로 짚어내기가 어렵지만, 외압에 대한 반발로서의 팽창력을 제한하는 내적內的 조임세력의 존재를 말하려는 의도가 포함된 것으로 해석한다. 이런 경향은 앞에서 분석해 보았던 것과 같이 내외 갈등이 길게 유지되지 않는 이른바 발동성 긴장과 연계된다. 이런 논리로 '陰弱음약'이 '汗自出한자출'의 바탕이 되는 병리라는 개념이 성립한다.

그러나 이와 같은 해석 또한 현상을 있는 그대로 표현하는 것이니, '陽浮而陰弱양부이음약'에서 나온 외실내허라는 개념도 도식적 이해에 불과한 것으로서 그 이면의 병리적 바탕에 대해서는 일관되게 내외간의 갈등 구조를 떠나서는 안 될 것이다.

바짝 오그리고[색색오한嗇嗇惡寒] 오싹오싹하며[석석오풍淅淅惡風] 푹푹 찌는[흡흡발열翕翕發熱] 오한과 발열의 양상은 과민하고 불안정한 표부의 긴장 경향에 따라 빠르게 변화하는 표부의 순환 양상을 보여주는 것이다. 이미 2~3조에서 살펴보았지만 오한, 오풍과 발열이 함께 일어나는 구조를 다시 정리해 본다.

외벽[표부表部]이 긴장을 일으켜 내강을 조이면, 그 압박의 효과는 주로 복강에서 나타난다. 복강에서는 외벽으로부터의 압박에 대응하는 반발의 힘이 일어난다. 이 경우, 반발의 힘은 다름 아닌 장관을 비롯한 평활근 전반이 팽창하려는 경향(탄성 강화)을 바탕으로 한다. 외벽과 복강 사이에 힘의 갈등이 일어난 상태다.

힘의 갈등관계는 복부, 즉 복강의 내부와 복강의 둘레를 감싸는 근 조직 전반에 걸쳐 활동성을 약화시키는 효과를 낸다. 복부 활동성의 약화는 하대정맥을 통해 복강에서 심장으로 귀환하는 혈류(정맥 환류venous return)를 감소시킨다. 환류가 감소하니 순환 혈류도 따라서 감소한다. 이때 오한과 오풍이 일어난다.

본문의 상황은 문두에 밝히고 있는 것처럼 병리적으로 태양중풍에 속하니, 문제를 유발한 외벽의 긴장은 생겨난 후에 이내 소멸하는 발동성의 특징을 갖는 것이다. 물론 내적으로도 팽창세력과 조임세력 간에 작은 갈등관계가 있으므로 내외간에 힘의 대립이 첨예하게 일어나는 태양상한의 상황과는 달리 외압이 이내 스러지는데 별 달리 영향을 끼칠 요인이 없다고도 할 수 있겠다.

외벽의 긴장이 소멸하면 복강은 즉각 그 활동성을 회복한다. 아니, 외압이 소멸했다는 것 자체가 복강 안에서의 활동성이 정상화되었다는 얘기다. 결과적으로 순환 혈류가 정상화되어 오한이나 오풍이 사라진다.

순환 혈류가 정상화되는 과정에서 그 초기에 혈류량이 일시적으로 크게 증가하는 시점이 있는데, 태양중풍의 경우 이런 시점이 빈번하게 발생하게 되니 일정 시간 동안의 평균 순환량이 증가하는 효과를 낸다. 실제로 본문에 서술되는 '熱自發열자발'이나 '汗自出한자출'은 이와 같이 상대적으로 더 많은 순환량에서 얻어지는 현상일 것이다.

한 가지 더할 얘기는 본문에서 오풍과 오한이 함께 나오고 있다는 것이다. 2조와 3조에서 오풍과 오한은 그 상대적 표부 긴장의 속성을 대표하는 증상들로 정리했다. 태양중풍에서는 특징적으로 오풍이 나타나고, 태양상한에서는 오한이 보인다는 것이다. 따라서 오한의 경우에서 내외 갈등의 강고함이 상대적으로 더할 것이라는 결론을 얻었었다. 내외 갈등이 강고한 것은 곧 순환이 불량하다는 것을 의미한다.

그런데 태양중풍 경과의 한 형태인 계지탕증桂枝湯證을 규정하는 본문에서는 양자兩者가 함께 나타날 수 있다고 한다. 상반된 현상이 어떻게 동시에 일어날 수 있을까.

오풍과 오한은 어찌되었든 둘 모두 순환의 약화를 바탕으로 하는 것이다. 오풍보다는 오한에서 그 약화가 더 심하다. 그렇다면 계지탕증은 오풍이 나타나되, 때로는 오한이 날 정도로 순환이 약화되는 구간을 갖는 경우라고 설명할 수밖에 없다.

이것은 계지탕증이 태양중풍太陽中風의 속성을 바탕으로 하되, 태양중풍의 기본 형태보다는 내외의 대치가 한층 강고한 쪽으로 약간 기울어지는 경과를 갖기 때문일 것으로 본다. 표부 긴장이나 복강에서의 갈등 형편이 태양중풍보다 한층 불량해진 것이라고 할까.

특히 복강에서 팽창의 힘과 그에 대응하는 조임의 힘 사이에 갈등관계가 강고해지면서 표부 긴장이 지속되는 시간이 다소 길어지는 상태를 말한다. 그렇지만 계지탕증의 속성으로 보자면 땀이 난다는 차원에서 본질적으로 태양중풍의 유형을 반영하는 것으로 규정할 수 있다.

사실 오풍과 오한이 전혀 동떨어진 별개의 현상이 아니라 다만 그 강약의 문제일 뿐이므로 이런 구별을 논하는 것 자체가 현실적인 것은 아니다. 그러나 이 내용을 통해 태양중풍과 계지탕증의 차이점을 새겨보게 된다는 점에서 의미가 있을 것이다.

'鼻鳴비명'은 외벽의 긴장 압박이 흉복부의 내강 전체에 작용하면서 일어나는 증상 중의 하나로 본다. 결국 내외 갈등에 의한 복강 환경의 변화에 따른 것이다. 외압이 작용하면 복강 안에서 반발의 힘이 생기면서 그 내압이 오른다. 복강이 부풀려진 풍선처럼 팽팽해진다는 의미다. 이렇게 복압이 오르면, 그 압력에 의한 힘(발산력)이 흉강을 압박하여 그 내압을 또한 올리며, 흉강의 내압이 오르면 인후咽喉를 통해 두부頭部를 압박한다. 그런 과정을 거쳐서 내압의 변화는 두부頭部의 비강鼻腔에 도달하게 되는 것이다. 이런 내압 변동의 병리 활동 역시 외벽의 긴장이 빠르게 출몰하는 계지탕증의 특성으로부터 일어난 것이라고 할 수 있겠다.

'乾嘔건구'도 또한 외벽을 구성하는 근육이 긴장하여 내강을 압박하고, 복강에서는 그 압박에 반발하는 힘으로서 장관腸管의 탄성이 작용하는 와중에 생기는 일종의 상역上逆 증상이다. 이 상역은 복강에서 일어나는 발산력發散力을 바탕으로 한다.

물론 태양상한太陽傷寒에서도 '嘔逆구역'이 일어나니<3> 복강 안에서 발산의 힘이 일어나고 있다는 것을 보여주는 것이다. 그러나 태양상한의 구역嘔逆이 상대적으로 강고한 내외 갈등으로 복벽의 활동성이 떨어지면서 발생하는 압박 효과에 의한 것이라ㄱ 하면, 계지탕증의 건구乾嘔는 복합적인 갈등 관계에 의해 일어나는 발산의 힘에 의한 것이다. 둘 모두 내압이 오르는 시점을 지나는 공통점을 갖되, 갈등의 양상이 다소 다르다고 할 수 있을 것이다. 발산력의 크기에서는 탄성 강도가 높은 태양상한이 앞설 것이지만, 발산력 발생의 빈도에 있어서는 계지탕증이 우위에 있음이 당연하다.

이상의 내용이 계지탕증의 전형적 형태다. 계지탕증은 태양중풍의 한 경과로서 태양중풍의 원형과 유사한 흐름을 갖는다. 다시 말해 골격근의 긴장 경향이 있되, 그 긴장의 속성이 발동성을 갖는데다가 복강으로부터의 팽창 반발도 강한 편이 아니라 내외간의 힘의 대립이 길게 지속되지 않는 것이 특징이라는 얘기다. 다만 그 경과에 있어서 내외 갈등의 강고함이 다소 강화되는 구간을 갖는다는 점이 오한이나 비명, 건구 등 증상을 나타나게 하는 병리적 바탕이 된다.

● 桂枝湯

○桂枝去皮 3兩, 芍藥 3兩, 甘草炙 2兩, 生薑切 3兩, 大棗擘 12枚
○이 다섯 가지 약에서[右五味] 세 가지를 썰고[㕮咀三味] 물 7승으로 하여[以水七升] 약한 불에 달여 3승을 취하고[微火煮取三升] 찌꺼기를 버린 뒤[去滓] 온도를 적당히 하여[適寒溫] 1승을 복용한다[服一升]. 복용 후 잠시 있다가[服已須臾] 따뜻한 묽은 죽 1승 가량을 마셔서[啜熱稀粥一升余] 약력을 보조하며[以助藥力] 이불을 덮고 1시간가량 몸을 따뜻하게 하여[溫覆令一時許] 온몸에 땀이 나되[遍身漐漐] 살짝 나는 듯한 것이 더욱 좋고[微似有汗者益佳] 물이 흘러내리듯 나게 해서는 안 되니[不可令如水流漓] 병이 낫지 않을 것이다[病必不除]. 만일 한 번 복용으로 땀이 나고 병이 낫는다면[若一服汗出病差] 그 뒤로 복용을 그치고[停後服] 모두 복용할 필요가 없다[不必盡劑]. 만약 땀이 나지 않는다면[若不汗] 다시 그 전대로 복용하는데[更服依前法], 그래도 땀이 나지 않으면[又不汗] 그 다음 복용까지 간격을 약간 줄여[後服小促其間] 반일 만에 세 번 복용을 마칠 수 있게 한다[半日許令三服盡]. 만약 병이 중하다면[若病重者] 하루 낮, 하루 밤에 걸쳐 약을 복용하면서[一日一夜服] 매 시각마다 살펴[周時觀之] 1제를 다 복용하게 한다[服一劑盡]. 병증이 남아있다면[病證猶在者] 다시 복용토록 하고[更作服], 땀이 나지 않으면[若汗不出] 계속하여 2-3제까지 복용하게 한다[乃服至二三劑]. 생냉물이나 미끈미끈한 것, 고기가 든 면, 오신채, 술, 냄새가 심한 것 등은 금한다[禁生冷粘滑肉麵五辛酒酪臭惡等物].

*

처방을 구성하는 다섯 가지 약물의 작용을 알아보는 것으로 계지탕에 대해 그 구조와 방의方意 등을 이해해 보기로 한다.

　먼저 이시진李時珍은 본초강목本草綱目에서 모계牡桂가 바로 목계木桂이며, 계지桂枝는 목계에서 가장 가는 것을 가리키는 것이라 하고 다음과 같이 썼다. '牡桂모계: 時珍曰시진왈 此卽木桂也차즉목계야 薄而味淡박이미담, 去粗皮用거조피용 其最薄者爲桂枝기최박자위계지~.'7)

　본초경本草經은 모계牡桂의 항項에서 '味辛溫미신온, 主上氣咳逆結氣주상기해역결기, 喉痺吐吸후비토흡, 利關節이관절, 補中益氣보중익기'8)라 하여 계지보다는 주로 모계의 본줄기가 갖는 효능을 수록한 것으로 보인다. 다만, 내강의 병리에 대응하는 효능만을 제시하고, 해표解表의 작용을 다루고 있지 않기 때문이다.

　계지桂枝로서의 효능은 '心痛脇痛脇風심통협통협풍, 溫筋通脈온근통맥, 止煩出汗지번출한<別錄>, 去冷風疼痛거냉풍동통<甄權>, 去傷風頭痛거상풍두통, 開腠理개주리, 解表發汗해표발한, 去皮膚風濕거피부풍습<元素>'9) 등의 표현에서 찾아볼 수 있다. 이는 모두 표부의 긴장을 푸는 효능을 적고 있는 것이다.

　동의보감東醫寶鑑 탕액편湯液篇에서는 계지의 항을 따로 두어 '枝者枝條지자지조 非身幹也비신간야 ~取其輕薄而能發散취기경박이능발산~<本草>'이나 '表虛自汗표허자한 以桂枝發其邪이계지발기사~<丹心>, 桂枝氣味俱輕계지기미구경 故能上行發散於表고능상행발산어표<丹心>'10) 등의 내용을 수록하여 계지가 전적全的으로 표부表部에 작용하는 약임을 강조하고 있다.

　표부에 작용한다는 것은 표부에 발생한 긴장을 표부에서 직접 풀어주는 역할을 한다는 뜻이다. 표부가 계지의 작용점이라는 얘기다. 표부의 긴장이 있어도 그 긴장이 내강의 팽창으로부터 비롯된 경우라면 내강의 팽창을 다스림으로서 표부의 긴장을 푸는 효과를 얻을 수도 있을 것이다<15; 桂枝加葛根湯의 葛根해설 참조>. 그러나 계지는 전적으로 표부 약藥이니, 계지가 다스리는 표부의 긴장은 그야말로 표부 자체의 변화에서 유래하는 긴장이라고 할 수 있겠다.

　한편으로 '表虛自汗以桂枝發其邪표허자한이계지발기사', '衛和則表密汗自止위화즉표밀한자지11)'라고 한 단계丹溪의 말은 계지를 땀이 나는 표병表病에 쓴다는 것을 명확하게 밝힌 것이다. 땀이 나는 표병을 다스린다는 것을 상한론의 입장에서 보면 표부의 발동성 긴장에 대해 효능을 갖는다는 말로 해석할 수

---

7) 本草綱目 p.1928
8) 神農本草經 p.106
9) 本草綱目 p.1928
10) 東醫寶鑑 p.738.위
11) 東醫寶鑑 p.738.위

있다. 계지가 태양중풍성의 표병에서 그 표부의 긴장을 푸는데 최적最適의 약藥이라는 말이 된다.

작약芍藥은 계지와 달리 그 작용점이 표부에 있지 않다. 오히려 복부의 내강에 집중하여 영향을 주는 약이라고 할 수 있다. 이 책 287조에서는 태음병太陰病에 작약과 대황大黃을 쓰는 것은 당연한 일일 수 있다 하고, 또 이 두 약을 많이 쓰는 것은 위기胃氣를 약弱하게 하여 쉽게 동요하도록 할 수 있다[太陰爲病脈弱其人續自便利設當用大黃芍藥多宜減之以其人胃氣弱易動故也]고 했다. 또 286조는 태음병으로 뱃속이 그득하고 아플 때 계지가작약탕桂枝加芍藥湯을 쓰고, 복강의 팽창[실實]이 더욱 심해진 경우는 계지가대황탕桂枝加大黃湯을 쓴다고 한다[本太陽病醫反下之因爾腹滿時痛者屬太陰也桂枝加芍藥湯主之大實痛者桂枝加大黃湯主之].

이 두 조문의 내용을 보면 작약과 대황은 모두 복강에서 팽창의 힘이 정상 이상으로 일어나면서 그에 대한 자체적 반발을 유도하여 내적으로 갈등이 조성되는 경향에 대응하는 약인데, 다만 그 약성藥性의 강약에 차이가 있을 뿐임을 알 수 있다.

대황과 마찬가지로 작약이 어혈瘀血을 해소하는 약이라는 점도 그런 약리藥理를 뒷받침한다. 어혈이란 혈류가 정상적인 흐름을 유지하지 못하고 정체한 상황의 산물이다. 월수月水의 불통은 어혈성 병리의 주요 징후로서 어혈이란 용어는 배출되지 못하는 월경혈 자체라는 개념을 포함한다고 본다.

본초경本草經에서는 '主邪氣腹痛주사기복통, 除血痺제혈비, 破堅積파견적~'12)이라 하여 작약의 주된 효능은 사기邪氣로 인한 복통을 주로 다스리고, 혈비血痺를 없애며, 단단히 굳은 걸 푸는 것이라고 했다. 도홍경陶弘景은 '通順血脈순혈맥, 緩中완중, 散惡血산악혈, 逐賊血축적혈, 去水氣거수기, 利膀胱大小腸이방광대소장, 消癰腫소옹종, 時行寒熱시행한열, 中惡腹痛腰痛중악복통요통'13)이라 하여 주로 혈맥을 통하게 하고 어혈을 제거하는 작용으로 정리한다.

동의보감東醫寶鑑에서는 '~主女人一切病주여인일체병 幷産前後諸疾병산전후제질 通月水통월수~'14)라 해서 월경을 통하게 하는 작용이 명기되고 있음을 볼 수 있다.

어혈 등에 관한 이런 내용으로 미루어 작약의 영향력은 복강 안에서도 특히 하부의 골반강에 집중적으로 미치며<132>, 그 영역에서 일어나는 둔화鈍化의 속성을 갖는 병리를 해소하여 그 활동성을 회복하게 하는 효과를 가

---

12) 神農本草經 p.164
13) 本草綱目 p.850
14) 東醫寶鑑 p.727.아래

진 약으로 볼 수도 있다. 둔화를 일으키는 병리는 복강 안에서 평활근 조직의 탄성이 과도하게 높아지는 흐름이 자체적 반발을 초래하니 그 수축 활동이 정상적으로 일어나기 어렵고, 그에 따라 탄성의 힘(팽창세력)과 그에 대한 반발로서의 조이려는 힘이 맞서되, 팽창의 힘이 그 갈등을 주도하는 경과를 말한다. 작약은 비록 대변의 경화鞭化라는 장관腸管의 극단적 둔화에 대해서는 효과를 내지 못한다 해도 자궁 활동이 약화되는 수준의 둔화에는 그 효력을 행사한다는 의미가 된다.

이상에서 작약의 효능은 자궁 운동을 정상화하여 월수月水를 통하게 하고, 복강 전체로 보아서는 불필요한 힘의 대치를 없애 활동성을 강화함으로서 순환 혈류를 개선하는 쪽으로 정리할 수 있을 것이다.

그렇다면 이런 약성藥性을 가진 작약을 계지탕에 쓰는 것은 무슨 이유인가. 계지탕증의 주재인 계지가 발동성의 표부 긴장을 완화하는 약임은 이미 설명했다. 표부 긴장이 민감하다고 하는 것은 긴장이 일어나되 즉각 소멸하고 다시 쉽게 긴장하는 양상이기 때문이다.

민감하게 발생하는 긴장이 복강을 압박할 때, 복강에서는 장관腸管이 그 장력(탄성)을 높여서 그 압박에 대항하게 되는 것이 내외간 상호 대응의 구조일 것으로 본다. 만일 이러한 반발이 없다면 외벽의 압박에 대한 대책이 없는 것과 같아서 그 힘으로 복강이 위축되고 장기가 타격을 입을 수 있을 것이다.

예를 들어 23조에서는 태양병을 사하瀉下한 이후에 팽창세력이 다소 약화되면서 일어나는 '脈促胸滿맥촉흉만' 현상을 다루고 있으며, 65조에서는 지나친 발한發汗으로 이런 반발의 힘(팽창세력)이 약화된 상황에 심하계心下悸가 발생하는 경우를 말하고 있다. 그런 의미에서 장관의 활동이 정상을 유지하는 상황이라면, 표부의 긴장에 대응하여 그 장력을 높임으로서 복강의 위축을 막는 반발이 일어나는 것은 당연한 생리라 할 수 있을 것이다.

만약 복강에 조임의 세력을 일으킬 수 있는 어떤 상황이 잠재해 있다고 생각해 보자. 외벽의 긴장이 발동하여 내강을 압박하게 되면, 내강에서는 그에 대한 반발을 일으켜 상대하게 되는데, 이 경우 이 반발의 힘에 대한 또 다른 반발이 일어나게 되는 상황이 된다.

외벽의 압박에 대한 반발이 팽창력이라 하면, 그에 대한 또 다른 반발은 조임의 힘이다. 잠재해 있던 내적 조임의 힘이 팽창 반발이 일어나는 과정에 발목을 잡는 힘으로 활성화된다는 얘기다.

결과적으로 팽창 반발은 그 힘이 제한된다. 제한된 반발력은 외압으로부터 복강이 위축되는 것은 막았지만, 그 부산물로 내적 갈등이 남게 된다.

팽창하려는 힘과 조이려는 힘 사이의 내적內的 갈등을 말한다. 이와 같은 갈등관계는 복강을 경직시키고 그 활동성을 약화시키는 요인으로 작용한다. 이것이 작약으로 해소해야 하는 복강의 경직이라는 얘기다. 계지로 외벽의 문제를 해결하더라도 남아있는 복강 안의 갈등에 대해서는 작약의 사용이 반드시 필요한 것이다. 안팎에서의 구조적 협력인 셈이다.

이와 같은 맥락에서 결국 계지탕증의 성격은 복강 안에서 작용하는 조임의 힘이 잠재된 상황에서 일어나는 내외 갈등관계로 규정할 수 있다. 내적인 조임의 힘은 평활근의 탄성이 약화되면서 생기는 긴장의 상태로부터 유래하니 허증虛證 속성이다.

감초甘草의 기미氣味와 작용은 '味甘平, 主五藏六府寒熱邪氣, 堅筋骨, 長肌肉, 倍力~'15) 등으로 기록된다. 오장육부五臟六腑에 작용하는 한성寒性, 열성熱性의 사기邪氣를 주치한다는 표현에서 감초가 갖는 포괄적 약효를 읽을 수 있다. 그 작용점이 어느 한 부분에 국한되지 않고 전체에 걸쳐 있는 약이라는 뜻이다. 이런 내용을 토대로 내강과 표부 전체를 대상으로 긴장을 완화하고, 근 활동을 정상화하는 효과를 내는 약으로 해석할 수 있다. '堅筋骨견근골'이나 '長肌肉장기육', '倍力배력' 등의 효능은 오장육부五臟六腑의 한열사기寒熱邪氣가 다스려진 후에 그것을 바탕으로 얻어지는 효과일 것이다.

'溫中下氣, 煩滿短氣, 傷臟咳嗽, 止渴, 通經脈, 利血氣~<別錄>'16)에서 '止渴지갈'이나 '通血脈통혈맥' 등의 표현은 복강의 팽창세력이 주도하는 갈등에 관여하는 효과다. 갈등이란 힘의 대립을 말하는 것이니 그로 인한 활동성의 약화가 그 바탕에 깔린다.

반면에 '溫中下氣온중하기'는 외벽의 긴장을 바탕으로 하는 조임의 세력이 상역上逆을 유발한 경우를 다루는 효능을 표현한다. 조임의 세력은 복강 중심으로부터 주변을 향한 발산하는 힘으로 이어지고, 이 발산력은 바로 상역上逆의 병리가 되니 하기下氣란 상역의 기운을 내리는 것이 된다.

이와 같은 내용을 토대로 감초는 복강에서 일어나는 과도한 팽창세력이나 조임의 세력을 완화함으로서 복강에서 갈등으로 인한 경결硬結이나 상역의 병리가 일어나지 않도록 하는 효과를 낼 수 있음을 알 수 있다. 이것을 흉복 간의 관계, 내외간의 관계를 두루 완충하는 역할로 해석하는 것도 무리가 없겠다. 감초는 한마디로 복강에서 일어나는 과도한 힘, 병리적인 세력의 대립을 폭넓게 완화하고 안정시켜 활동성을 회복하게 하는 약의 대표가 되는 것이다.

---

15) 神農本草經 p.50
16) 本草綱目 p.692

생강生薑에 대해 명의별록名醫別錄에서는 '歸五臟, 除風邪寒熱, 傷寒頭痛鼻塞, 咳逆上氣, 止嘔吐, 去痰下氣'[17]라 한다. 여기서 '咳逆上氣해역상기'는 상역上逆의 힘에 의해 가슴이 압박되는 현상을 의미한다. 상역의 힘이란 복강에서 발산의 힘이 일어났다는 것이고, 발산의 힘이 일어났다는 것은 팽창세력(평활근의 과도한 탄성)과 조임의 세력 사이에 갈등관계가 구성되었다는 말이다. 이 경우, 상역을 유발하는 갈등을 이끄는 힘은 조임이다. 팽창 가운데 조임이 일어났다는 얘기다. 이때 조임세력은 '除風邪寒熱제풍사한열'의 효능을 볼 때, 외벽의 긴장 장력이 된다고 할 수 있다.

조임의 세력이 강화되어 우위에 있는 상황은 상역이 일어나는 조건 중의 하나다. 물론 팽창세력이 강화된 가운데 그 힘에 반발하는 조임(장력)이 급격하게 일어나는 경우도 상역 현상이 일어날 수 있다. 생강은 조임의 세력이 팽창세력보다 강한 상황, 즉 외벽의 긴장 경향이 병리의 주요인인 경우를 다룬다고 할 수 있다.

'止嘔吐지구토'는 생강의 대표적 효능으로 역시 상역 병리에 의한 증상이다. '去痰下氣거담하기'도 마찬가지다, 담痰을 제거한다는 것은 상역의 힘에 의해 흉복의 경계부인 심하心下에 힘이 집중되면서 흐름이 좋지 않아지는 상황을 해소한다는 것으로 해석한다. 담痰이란 결국 강력한 상역 병리에 의해 파생되는 정체停滯와 압박의 문제를 포괄하는 용어일 수 있다고 본다.

'能制半夏南星厚朴之毒능제반하남성후박지독 止嘔吐反胃之聖藥也지구토반위지성약야<湯液>'[18]이라고 한 것은 이와 같이 심하부心下部에 집중되는 상역의 힘에 의한 압박의 병리를 가장 온건하고 폭넓게 다룰 수 있다는 의미로 본다. 반하半夏와 남성南星과 후박厚朴의 독을 제어할 수 있다는 것은? 이들이 각각 상역의 문제를 다스리는 작용을 갖지만 편벽偏僻의 문제가 있을 수 있다. 상역이란 복강에서 발생하는 팽창과 조임이라는 상반된 힘들의 갈등관계를 바탕으로 하는 것이니, 상역을 다스리는 약들은 병리의 경향에 따라 어떤 힘을 얼마만큼의 힘으로 제어할 것인가의 차이를 갖는다. 앞의 세 약들은 각기 어느 한 방면으로 치중된 효과로 제대로 상황을 파악하지 못한 경우는 오히려 힘의 불균형 상태를 초래할 수 있다. 그러나 생강의 경우는 상반된 힘들을 완만하고 고르게 다루어 복강 환경이 안정될 수 있도록 하는 효과로 이들 약에 의한 힘의 불균형을 해소한다는 의미일 것으로 본다.

대조大棗도 또한 복강 환경에 대해 포괄적인 효과를 갖는다. 본초경本草經에서는 '味甘平, 主心腹邪氣, 安中養脾, 助十二經, 平胃氣, 通九竅, 補少氣少

---

17) 本草綱目 p.1621
18) 東醫寶鑑 p.714.위

津液, 身中不足~'19)으로 정리했다. 그 내용은 주로 감초와 같이 복강 전체의 환경을 안정시키는 방면에 효과를 내는 것이다. 안중安中이란 표현이 그것을 단적으로 말해준다. 예를 들어 심복心腹의 사기邪氣란 심하부로 작용하는 상역上逆의 힘을 말하는 것으로 볼 수 있으니, 그것을 해소하는 것이 바로 안중安中이 될 수 있다. 또 '平胃氣평위기'라는 말도 복강 전체의 기운을 고르게 한다는 것이니 평활근의 속성과 활동에 있어서 과도한 탄성이나 긴장이 없도록 한다는 말로 해석할 수 있는 것이다.

'補少氣少津液보소기소진액 身中不足신중부족' 등은 감초에서와 마찬가지로 '安中養脾안중양비' 등의 효능에서 얻어지는 보익補益의 작용이라고 할 수 있겠다.

대조의 폭넓은 작용에 대해 '攣引强急연인강급'을 주치하면서 더불어 흉협의 인통咽痛, 해역咳逆, 상기上氣, 이급裡急, 복통腹痛을 치료하고 분돈奔豚, 번조煩躁, 신동身疼, 경항강직頸項强直, 구타담연口唾痰涎을 치료한다고도 했다.20) 실제 이런 효과들이 대조 하나로 다 얻어진다고 확정할 수는 없겠지만, 그 의미는 복강에서 인후까지, 그리고 표表에서 이裡까지 전반적으로 효과를 낼 수 있는 포괄적인 바탕을 제공한다는 의미로 본다.

계지탕桂枝湯은 발동 요인을 위주로 하는 표부表部의 긴장에 대응하는 처방이다. 이런 종류의 긴장에서 복강 안의 갈등이 나타날 수 있으므로 계지탕은 또한 복강 안의 갈등관계에 대해서도 대책을 갖고 있으니 바로 작약芍藥이 주로 담당하는 역할을 말한다.

사실 계지탕에는 생강, 대조, 감초 등 오히려 복강이 경직되지 않도록 조정하고 완화하는 요소가 많으니 그것을 통해서 태양중풍의 속성을 다시 새겨볼 수 있을 것이다.

14.

太陽病 頭痛 發熱 汗出 惡風者 桂枝湯主之

● 해석

태양병에 머리가 아프고, 열이 나면서 땀이 흐르고, 찬바람이 싫은 경우는 계지탕으로 주치한다.

---

19) 神農本草經 p.136
20) 傷寒金櫃藥物辭典 p.134

● 주 해

　태양병 경과의 '頭痛두통'도 표부 긴장의 일환인 두항부의 긴장을 바탕으로 하는 부분이 있겠지만, 어떤 면에서 표부表部로부터의 외압과 복강 안으로부터의 반발이 맞부딪히면서 조성되는 내외의 갈등 환경에서도 영향을 받을 수 있을 것으로 본다. 내외의 갈등 환경은 복강으로부터의 발산력을 유발하기 때문이다. 다시 말하자면 복강 중심으로부터 발산하는 힘이 일어나 가슴 상부에서 인후咽喉를 거쳐 두부頭部 전체에 영향을 주는 상황이 있을 수 있다는 얘기다.

　1조의 태양병 성립 요건, 또는 성립 기점에서의 형태나 2조의 태양중풍太陽中風 성립 기점에서의 형태에서는 두통이 명시되지 않는다. 태양중풍이 성립될 당시는 발동하는 속성의 표부 긴장 패턴을 갖는 병증의 기본 형태로 다만 외압이 작용하여 기초적 갈등관계에 의한 혈류의 변동이 일어나는 상황을 제시한 것일 뿐, 그로부터 진행하여 발산의 힘에 의한 압박성의 병리가 뚜렷한 상황으로 가는 경과를 반영한 것은 아니기 때문이라고 본다.

　그런 의미에서 '頭痛두통'은 태양병을 확진하는 증상인 '頭項强痛두항강통'과 다른 것이 된다. 두통이 내강의 환경 변화에 의해 발생하는 증상이라면, 두항강통은 근육의 장력이 높아지는 경향인 표부의 긴장 자체를 원인으로 하는 증상으로 구별할 수 있다는 것이다.

　그러나 두통 역시 구조적으로 외압에 의한 내강 환경의 변화가 일으킬 수 있는 현상의 범주에 포함되므로 태양병에서 잘 일어나는 증상 중 하나가 될 것이다.

　태양병에서 열이 나면서 땀이 함께 나는 현상은 중풍中風의 특징이다. 열이 나면서 자연히 땀이 나는 현상은 양명병의 경과에서도 볼 수 있다[~身熱自汗出~<190>]. 그러나 양명병의 '自汗出자한출'은 태양병 경과의 '發熱汗出발열한출'과는 다르다. 땀을 나게 하는 열 현상 자체가 태양병에서는 내외간의 갈등이 출몰하면서 생기는 순환 혈류의 변동을 바탕으로 하는 것이다. 즉 외압에 대한 복강으로부터의 반발이 일어나 갈등이 조성되었다가 그것이 해소되는 구간에 급격하게 순환이 촉진되면서 발생하는 어느 수준 이상의 혈류 증가에 의한 것이라고 할 수 있다.

　양명병에서는 기본적으로 주기성을 갖는 외압이 없이 복강을 확대하는 평활근의 과도한 탄성(팽창력)만 작용한다. 과한 탄성에 맞설 만한 다른 힘이 뚜렷하지 않다는 것이다. 탄성이 높아져 일정 시간 지속되면 더 이상 장력이 작용하지 않아 확대된 상태를 그대로 유지하게 되는 평활근의 가소성可塑性<6>을 바탕으로 하는 현상이다. 그러니 양명병이 조성된 초기로부터 대변의 경화硬化에 이르기 전까지는 복부의 활동성이 크게 제한되지는 않는다. 이런 확대의 상태를 유지하다가 탄성이 극도로 높아지면서 어느 수준에 이르면, 마침내 높은 탄성(팽창세력)에 반발하는 힘이 일어날 수 있다. 이 시점으로부터 평활근의 수축 활동이 방해받기 시작한다. 힘의 대립에 의한 내적 갈등관계가 발생했기 때문이다. 내적 갈등이란 내외간의 갈등이 아니라 복강 자체 내에서 일어나는 힘들 간에 생긴 갈등의 관계를 말한다.

따라서 양명병의 경과가 진행하여 그 극단에서 내적 갈등이 발생하기 전에는 순환량이 늘어날 수밖에 없다. 복강은 장관의 높은 탄성으로 확대되어있고, 그 활동성에 큰 제약이 없기 때문이다. 이런 조건이 양명병 '自汗出자한출' 현상의 바탕이 될 것으로 본다.

오풍惡風은 표층 골격근에서 빈발하는 긴장을 표현하는 것으로 또한 태양중풍의 특색이라고 했다. 이미 규정한 것처럼 오한과 오풍은 강고한 갈등 방면의 변화와 출몰하면서 변동을 보이는 갈등 방면의 변화를 상징하는 양단兩端의 개념이다. 이것을 표부의 지속성 긴장과 발동성 긴장이라는 용어를 써서 설명한 바 있다.

다시 풀어서 말하자면, 오풍은 주로 표부 긴장의 발동 요소에 의한 표한表寒의 병리를 대표하고, 오한은 표부 긴장의 지속 요소에 의한 표한의 병리를 대표한다.

긴장의 발동 요소란 긴장을 일으키고 즉각 소멸하는 방식으로 작용하는 것이고, 지속 요소는 긴장의 발동을 이어 받아 긴장 상태가 어느 정도 유지되는 방식으로 작용하는 것이다. 발동 요소가 주로 작용하는 태양중풍의 경우는 한열寒熱의 표현 주기가 짧은 것이 특징이고, 지속 요소가 주로 작용하는 태양상한의 경우는 그 주기가 길되 한증寒證이 우세한 것이 특징이다. 태양병의 표부 긴장이 일어나는 경과는 이처럼 발동과 지속의 두 개념을 나누어 사용해서 분석하는 것이 이해하기 쉽다.

15.

太陽病 項背强几几 反汗出惡風者 桂枝加葛根湯主之

● 해석

태양병에 목덜미가 뻣뻣한데 오히려 땀이 나면서 찬바람이 싫은 경우는 계지가갈근탕으로 주치한다.

● 주해

'項背强几几_{항배강수수}'는 목덜미로부터 등 쪽으로 내려가는 근육들이 **뻣뻣**한 긴장감일 것이다. '頭項强痛_{두항강통}'에 비해서는 넓고 단단한 속성으로 주로 등 부위 근육들이 긴장하는 경향으로 설명된다.

마황탕증_{麻黃湯證}<36>에는 '身疼腰痛_{신동요통}'이 있다. 마황탕증에서는 주로 몸통의 아래쪽 복강 주위에서 근육의 경직 성향이 잘 보이고, 갈근탕 관련 병증에서는 비교적 몸통의 위쪽, 흉곽 주위에서 근육 경직이 잘 나타나는 것으로 대비되는 것이다.

'汗出惡風_{한출오풍}'의 앞에 '反_반'을 붙인 것은 항배_{項背}의 **뻣뻣함**이 계지탕증_{桂枝湯證}과는 어울리지 않는다는 뜻이다. 이와 같은 항배의 증상이 발생하는 경로를 알아보자.

항배의 근육은 가슴 내강(흉강)의 외벽을 구성하는 근육 계통의 한 부분이다. 흉곽을 둘러싸는 근육들 가운데 뒤쪽에 분포하는 근육들인 것이다. 이 근육들이 특별히 장력이 높아지면서 그 유연성이 약화되는 것은 왜일까.

이때 표부의 어떤 문제가 가슴 주위 근육들만 따로 긴장되게 한다는 방식의 논리는 큰 의미가 없다. 이미 1조에서 부맥_{浮脈}이 전완_{前腕} 부위의 근육 계통만 긴장한 결과의 맥상_{脈狀}이라든지, 두항강통_{頭項强痛}이 목덜미 주변의 근육만 선별적으로 긴장된 상황으로 보아서는 상한_{傷寒}의 논리를 이해할 수 없게 되는 이유를 말했다.

국소_{局所}로 제한된 문제는 병리적 차원에서 대표성을 갖는 증상이 될 수 없다는 것이다. 특정 근육 계통에 대해 긴장이 일어나는 문제의 근거를 전체적 변화에서 찾아야 한다. 표부_{表部} 변화의 원인을 표부에서 찾는 일은 의미가 없다는 뜻이다.

그러니 내외간의 관계로부터 문제의 발단을 점검해 보기로 하자. 내외의 갈등(표리 갈등)이란 복강에서 일어나는 팽창세력과 외벽에서 높아진 내향의 장력 사이의 대립을 말한다.

태양병의 성립 기점에서 볼 수 있는 두항강통_{頭項强痛}이 표부 긴장을 대표하는 것이라면, 그보다 강하고 넓은 긴장인 항배강수수_{項背强几几}는 그만큼 표부 전체의 긴장이 강화된 것이라고 할 수 있을까? 그렇다면 내강에 대한 조임은 한층 더 커지고 갈등의 양상도 더 강고한 것이 되어야 할 것이다. 갈등이 강고하다면 겉으로 나타나는 형세는 열증_{熱證}보다는 한증_{寒證}이 위주가 될 것으로 보아야 한다.

그러나 한증_{寒證}을 위주로 하는 강고한 갈등에 갈근_{葛根}을 군약_{君藥}으로 하는 계지탕_{桂枝湯} 종류의 처방을 써서 주치_{主治}한다는 것은 납득하기 어렵다.

갈근은 '止煩渴지소갈~ 治胸膈熱치흉격열~<本草>', 또는 '~牛津止渴생진지갈 虛渴者非此不能除也허갈자비차불능제야~ 亦治溫瘧消渴역치온학소갈<湯液>'[21]이라 하여 주로 내열內熱을 다스리는 효능이 강하다. 내열이란 팽창세력 위주의 갈등으로 순환이 약화되면서 내강에 혈血의 정류停留가 일어나는 상황을 말한다.

한편으로는 '~身大熱신대열~'[22]을 다스린다 하니 비단 내열 뿐 아니라 순환 증가로 인한 외열外熱에도 작용한다는 뜻이다. 이는 팽창 위주의 갈등이 일어나는 구간과 풀어지는 구간을 갖는 흐름에 대해 효과를 낸다는 말이 된다. 팽창세력이 일어나 복강이 확대되고 혈량血量이 증가되면서 내, 외열이 번갈아 나타나는 상황을 다룬다고 하면 갈근은 열증熱證에 대한 약이 될 수밖에 없는 것이다.

이와 같이 복강의 팽창세력을 맡아서 열증의 바탕을 해소하는 갈근이 주약主藥으로 쓰이는 경우라면 복강에서 팽창 방향으로 힘이 작용하고 있다는 것을 의미한다. 그러면 이 상황에서의 표리간表裡間 대립의 양상은 안에서 팽창세력이 강하고, 밖에서는 그 세력에 외벽이 밀리는 것으로 추정해볼 수 있다.

계지탕증에서 외압에 반발하는 복강의 팽창세력이 작용하고 있었다면, 여기서는 오히려 팽창세력에 대해 표부, 즉 외벽이 밀리지 않으려고 반발하는 모양이 된 것이다. 계지탕증이 능동적인 외압을 바탕으로 한다면, 이 경우는 수동적인 외압에 해당하는 셈이다. 결과적으로 수동적인 외압과 능동적인 팽창세력이 맞서는 상황이니 계지탕증의 경우와 입장이 바뀌었다.

그런데 이 과정에서 팽창세력의 강세로 복강이 확대되면서 그에 대응하는 표부의 반발이 일어나고 있는 구간은 내외 갈등의 정도가 최대가 되는 시점이다. 마치 크게 부풀린 풍선을 누르는 것과 같이 안에서 밖을 향해 압박하는 힘이 최대가 될 것이라는 얘기다. 이것은 계지탕증과는 비교할 수 없는 강한 발산력發散力이다. 복강이 그만큼 크게 팽창했기 때문이다.

이 발산력이 가슴을 향해 압박을 가하고 가슴은 그 압박을 완충하기 위해 흉곽 주위로 힘을 분산하게 될 것이다. 흉곽 주위로 분산된 압박의 힘은 그 힘을 수용하는 흉곽을 둘러싼 모든 근육에 긴장을 유발한다. 그중 머리의 움직임, 척추의 활동 등과 관련되는 항배부의 근육들에 집중적으로 긴장이 몰리게 된다. 이와 같이 항배부에 집중된 근육의 긴장이 바로 항배강수수項背强几几로 나타날 수 있다고 본다.

이는 항배강수수에 대해 본 조문에서 제공하는 정보가 부족하여 갈근을

---

21) 以上 東醫寶鑑 p.726.위
22) 神農本草經 p.160

주약主藥으로 쓰는 계지가갈근탕증桂枝加葛根湯證의 구성을 통해 분석해 본 것이니, 거꾸로 추정한 결과지만 다른 방법이 없으니 불가피한 일이다.

그러면 이미 계지탕증이 성립되어 있는 와중에 복강에서 기원하는 팽창세력 주도의 표리간 갈등이 더해지는 경우를 생각해 보자. 계지탕증의 갈등은 발동성의 외압이 복강을 압박하고, 그에 대응하여 강화된 탄성(팽창세력)이 외압에 반발하는 구조다. 하지만 이 경우 팽창세력은 복강에서 일어나는 또 다른 반발로 그 힘이 제한된다는 점을 이미 고찰한 바 있다.

이때 어떤 변화가 일어나 내적內的인 제한 요소를 뿌리치고 팽창력이 크게 강화되는 움직임이 생긴다. 강해진 팽창세력이 작용하면 그 힘으로 외벽을 정상 범위 이상으로 밀쳐내게 된다. 복강은 따라서 정상 이상의 용적으로 부풀려지게 될 것이다. 복강이 부풀려지니 복벽은 이완의 속성으로 늘어나고 오히려 그 늘어남에 대한 반발로서 복강 주위의 표부는 현재 작용하고 있는 발동성의 긴장 외에 또 다른 긴장을 일으키게 된다. 복벽이 팽창의 힘에 밀려 늘어나는 것에 반발하는 일종의 이완성 긴장 경향이라 할 수도 있겠다.

이와 같은 갈등상태로 어느 정도 확대를 유지하던 복강에 대해 외벽에서 다시 발동성의 긴장을 일으킨다. 원래 가지고 있던 계지탕증 속성의 발동성 긴장으로 복강을 한 차례 조이고 소멸하는 것이다. 이 소멸하는 과정에서 열증熱證이 일어나게 된다.

본문에서 말하는 긴장의 속성이 계지탕증의 그것과 다른 점을 간단히 정리하면 복강의 용적이 정상 수준을 초과하고 있다는 것, 그리고 복강에서 기원하는 팽창세력에 의해 발동성의 긴장 패턴에 약간의 변형이 온다는 것이다. 발동과 소멸의 단선적인 패턴에서 복선적인 구조의 갈등이 일어난다. 여기서 복선적 구조란 외벽의 발동-소멸과 함께 복강의 팽창과 외벽의 반발이 맞섬으로써 이루어지는 갈등이 겹치고 또 지나치면서 함께 작용하는 상황을 의미한다.

계지가갈근탕증桂枝加葛根湯證은 복강이 정상보다 약간 확장된 상태에서 계지탕증 형식의 긴장을 유지하지만 외견상 긴장의 지속시간이 상대적으로 긴 양상을 보이는 것이라고 할 수 있다. 그런 상황이 '汗出惡風한출오풍'과 함께 '項背强几几항배강수수'를 일으킨다.

● 桂枝加葛根湯

○葛根 4兩, 芍藥 2兩, 甘草炙 2兩, 生薑切 3兩, 大棗劈 12枚, 桂枝去皮 3兩(2兩), (麻黃去節 3兩).

○앞의 7종 약재를 가지고[上七味] 물 1말에[以水一斗] 먼저 마황과 갈근을 달여 2승을 줄이고[先煮麻黃葛根減二升] 위에 뜬 거품을 떠내고[去上沫] 다른 약들을 넣어 달여서 3승을 취한다[內以藥煮取三升]. 찌꺼기를 없애고[去滓] 따뜻하게 1승을 마신 뒤[溫服一升] 누워서 약간 땀을 내되[覆取微似汗] 죽을 마실 필요는 없다[不須啜粥]. 나머지는 계지탕의 복용법과 같다[餘如桂枝法].

*

이는 계지탕桂枝湯에 갈근葛根을 가미한 것이다. '項背强几几항배강수수'하면서 '汗出惡風한출오풍'하는 상황을 주치한다. 항배증項背證은 몸통의 상부, 즉 가슴의 주변을 감싸는 근육 계통의 긴장, 강직 현상이다. 앞에서 다루었듯이 이것은 주로 내강의 환경을 반영한다. 강하게 팽창한 복강으로부터 병리 변화가 일어나게 되는 것이다.

팽창한 복강을 압박하는 힘이 강한 발산력發散力으로 작용하면서 가슴을 압박하고, 가슴은 그 압박을 이겨내기 위해 흉곽 주위 근육 계통으로 그 압박을 분산하는 일련의 흐름이 항배증의 원인이라는 얘기다.

본 처방이 계지탕을 바탕으로 하기 때문에 계지탕증의 병리 형식은 그 바탕에 깔려 있지만, 항배강수수를 유발하는 복강의 팽창세력에 가려져 있다. 계지가갈근탕桂枝加葛根湯이 이 문제를 어떻게 해소하게 되는가. 계지탕에 가미되는 갈근의 효과를 분석해서 그 내용을 파악해 보기로 하자.

본초경本草經에서는 갈근葛根에 대해 '主消渴, 身大熱, 嘔吐諸痺~'23)라 기록한다. 소갈消渴을 주치한다는 것에서 복강의 팽창, 확대가 어느 수준 이상이 되고, 갈등 또한 있어서 내강에 정류혈停留血이 생긴 경우를 다룬다는 의미를 찾게 된다.

몸에 크게 열이 난다는 것, 즉 '身大熱신대열'은 갈등이 해소되는 구간에 순환량이 크게 늘어난다는 것이니 역시 복강의 팽창, 그리고 갈등의 상황을 짐작하게 한다. 구토嘔吐는 갈등의 상황으로부터 일어나는 것이니 더 말할 것이 없다.

그런데 '諸痺제비'를 다룬다고 하는 것을 모든 근육들의 총체적 긴장 경향, 또는 높은 장력을 해소한다는 의미로 해석한다면, 갈근이 갖는 효능의 본질이 어느 쪽인가에 대해 의문이 생길 수 있다. 물론 제비諸痺의 효능은 본문의 해설에서 서술한 것과 같이 내강에서 일어나는 팽창세력에 반발하는 표부의 이완성 긴장과 관련 있는 것으로 볼 수도 있다. 그러나 그것을 입증할 근거는 없으니 확정할 수는 없는 일이다.

'療傷寒中風頭痛요상한중풍두통, 解肌發表出汗해기발표출한, 開腠理개주리~'24)라 한

---

23) 神農本草經 p.160

도홍경陶弘景의 서술도 이와 같이 팽창세력에 의한 외벽의 긴장으로 이루어
지는 표리 갈등을 해소하는 작용을 묘사한 것이 된다. '解肌發表해기발표' 등
의 표현을 하고 있으니 계지桂枝나 마황麻黃 등의 작용과 마찬가지로 표부表
部의 문제를 해소하는 효능을 갖는다는 것이다.

여기서 개념을 분명히 하고 넘어가야 할 일이 있다. 비록 같은 해표解表,
또는 발표發表의 효과를 내더라도 그 작용점이 표부表部에 있는가, 아니면 이
부裡部에 있는가를 구분할 필요가 있다는 것이다.

'止煩渴지번갈 開胃下食개위하식 治胸膈熱치흉격열 通小腸통소장'25) 등의 표현을
보면, 갈근은 분명히 가슴과 배의 내강에서 일어나는 팽창세력 주도의 갈
등에 관한 효능을 갖는 것이 명백하다. 그러니 갈근은 이부裡部에 작용점을
가지면서 그 효과가 표부表部로 나타나는 약성藥性을 가진 것이 된다고 할
수도 있다.

그러나 '解肌發表出汗해기발표출한'이라는 표현을 놓고 보면 계지桂枝, 마황麻
黃이나, 소엽蘇葉 등의 효능 표현과 비교해서 전혀 차이점을 발견할 수 없
다. 복강을 작용점으로 하는 약 가운데 발표發表나 해표解表라는 표현을 쓰는
약이 없으며, 표부表部를 작용점으로 하는 약 가운데 이런 표현을 쓰지 않
는 약이 없다.

단지 본초서本草書의 표현만으로 이렇게 판단하는 것은 억지 해석의 문제
가 다분한 것이 사실이다. 그런 차원에서 비록 또 다른 견강부회牽强附會일지
모르나 갈근이 복강의 팽창력을 그 약리藥理의 목표로 하고 있다면 상한론
내에서의 활용 또한 지금보다 훨씬 높은 빈도가 되어야 한다고 생각한다.
겨우 갈근탕葛根湯, 계지가갈근탕桂枝加葛根湯, 갈근황련황금탕葛根黃連黃芩湯 등에
불과한 그 활용은 의문을 품지 않을 수 없는 것이다.

그런 의미에서 갈근이 복강의 과도한 팽창력을 줄이는 효능이 분명히 있
으나 그 작용은 표부의 긴장을 완화함으로써 얻어지는 것으로 해석해야 한
다는 결론에 도달한다.

표부의 긴장이 팽창력을 유발하되 그 반응이 매우 높은 수준으로 일어나
오히려 외벽의 긴장 장력을 크게 압도하며 역전된 갈등 구조를 형성한 경
우가 갈근을 적용할 대상이 된다는 얘기다. 이때 갈근은 그 표부를 풀어서
갈등의 원천을 해소하게 될 것이다. '療傷寒中風頭痛요상한중풍두통~'이라 한
명의별록名醫別錄의 표현도 그런 해석을 뒷받침한다.

정리해 보자. 계지탕은 발동 속성의 표부 긴장과 그에 대응하는 복강 내

---

24) 本草綱目 p.1277
25) 東醫寶鑑 p.726.위

부의 반발을 다룬다. 만일 복강에서 발發하는 반발로서의 평활근 탄성이 과도하여 오히려 외벽을 밀어내면서 복강은 정상 용적 이상을 유지한 채 가슴 쪽으로 강한 압박이 전달되는 상황이 있다면 계지가갈근탕桂枝加葛根湯을 쓴다. 가슴을 향한 강한 압박은 표면상 항배부의 강한 근육 긴장으로 나타난다. 물론 이 경우 표부 긴장의 속성은 반드시 발동 요인에 의한 것이라는 전제가 있어야 한다.

16.

太陽病 下之後 其氣上衝者 可與桂枝湯 方用前法 若不上衝者 不可與之

● 해석

태양병을 사하한 뒤에 치솟아 올라오는 압박이 있는 경우는 이전에 투여한 것과 같은 방식으로 계지탕을 줄 수 있다. 만약 치솟는 압박이 없는 경우는 계지탕을 줄 수 없다.

● 주해

본문은 사하瀉下, 즉 하법下法의 효과에 대해 언급하는 첫 조문이다. 사하는 내장 평활근의 활성이 크게 떨어져 수축 활동이 둔화된 경우에 그 운동을 유발하려는 자극 요법이다. 그러나 사하, 즉 하법의 적용은 대변의 경화가 나타나는 복강에서의 극단적 갈등 상황으로 제한된다. 극단적 갈등이란 평활근의 탄성, 즉 팽창력이 극도로 높아진 끝에 복강 자체에서 그에 맞서는 반발의 힘이 일어나 대립하는 상황을 말한다.

이와 같은 극단적 갈등 이전에도 내외가 대립하면서 대변大便이 곤란한 경우는 있을 수 있다. 그러나 이런 경우에 하법下法을 적용할 수 없다는 것이다.

더구나 표부 긴장이 있는 상태라면 사하는 절대 금기禁忌하는 조치가 된다. 왜 그런가? 이 경우 사하는 표부의 긴장 장력을 더욱 높여서 심화된 내외간의 갈등관계를 조성할 수 있기 때문이다. 표부의 문제를 표증表證 수준으로부터 더욱 심중한 방향으로 끌고 들어갈 가능성이 있다는 얘기다.

여기서 심중한 방향이라고 하면 외벽의 장력이 높아지고 이어서 그에 대응하는 내적인 힘이 일어나 강고하게 대치하는 경향을 말한다. 복강이 위축되거나 확대되는 변형이 있을 수 있으며, 두 힘이 팽팽히 맞선다면 경결의 상황이 조성될 수도 있다. 그러나 경우에 따라서는 그런 부작용, 역작용을 이겨내고 적응하는 수도 있겠다.

이러저러한 사항을 고려해서 내외의 힘이 맞서게 된 이후의 정황을 양측의 변화를 중심으로 보자면, 여러 형태의 국면이 전개될 수 있다.

예를 들어 그 흐름에 따라 외벽으로부터의 조임세력의 힘이 이내 꺾이는 경우도 있겠고, 팽창세력이 크게 약화되는 경우도 있으며, 두 세력이 맞선 채로 강고한 대립의 관계를 이어가는 경우도 있을 것이다.

그러니까 사하의 조치는 장관腸管의 수축 활동을 활발하게 하는 일이 되어야 하며, 복부 전체로 보면 갈등관계가 풀려 정상의 환경으로 돌아오도록 하는 결과를 얻어야 한다.

앞에 서술한 바대로 양명병陽明病에서 팽창세력이 극단적으로 높아진 상황에 그에 대한 반발의 힘이 일어나 '大便鞭대변경'의 지경이 되었다면, 팽창세력이 주도하는 강고한 둔화의 상황이 조성된 것이니 그에 대한 조치로서 사하는 정당하다. 이때 사하를 통해 하리가 일어난다는 것은 복강에 조성된 강고한 갈등이 풀렸다는 것을 의미한다. 이런 효과는 지나친 팽창세력을 제어함으로써 얻어지게 된다.

그러나 태양병을 사하한다면 앞에서 서술한 것처럼 경우에 따라서는 오히려 강고한 갈등을 부추기는 일이 될 수 있다. 초보적인 표리간의 갈등관계로부터 경결의 상황으로 심화될 수 있는 일이다.

극단으로 진행하여 총체적으로 활동성을 폐하는 갈등이 수립되는 경과로 간다면 결흉結胸과 같은 강고한 경결硬結의 문제로 향해 진행할 수 있을 것이다. 실제로 결흉은 시기에 맞지 않은 사하를 원인으로 한다[~소이성결흉자이하지태조고야所以成結胸者以下之太早故也<137>]고 했다.

그러나 본문의 경우와 같이 '氣上衝기상충'이 있다면, 그것은 내외의 힘이 변성하여 강고하게 대립하는 상황으로 발전하지 않았음을 의미하는 것이다. 만일 갈등이 강고하여 잘 풀리지 않게 되었다면 창만脹滿이나 복통腹痛, 또는 심하부心下部의 경통硬痛 등 증상이 일어날 수 있을 것이다.

본문에서 말하는 기상충氣上衝은 가벼운 상역上逆의 힘이 발동한 결과의 증상이다. 마치 한번 조였다가 놓아준 것처럼 일과성一過性 내지 발동성發動性의 압박이 일어났을 따름이라는 것이다.

따라서 단순히 기상충氣上衝만 보인다면 이는 복강 안에서 팽창세력이나 외벽의 조임세력이 키워지면서 강고한 대립의 양상이 일어나지 않았음을 반증하는 현상으로 해석할 수 있다. 긍정적 예후를 판단하는 진단 근거가 될 수 있다는 얘기다.

정리하자면 외벽으로부터의 압박이 작용하고 있는 와중에 사하로 인해 복강의 팽창력이 다소 약화되니, 그 압박의 강도가 약간 높아지면서 단발성의 가벼운 상역 현상이 일어나고 지나갔다는 얘기가 된다. 이는 비록 현재 외압에 반발하는 팽창의 힘이 약화되는 구간이 왔었지만, 그 조임의 작용은 이내 스러지고 외압에 대한 팽창 반발도 다시 일어나고 있다는 것으로 해석된다. 다른 말로 기존의 팽창세력이 사하로 인해 발생하게 된 조임의 작용에 의해 심대한 타격을 입지 않았다는 얘기다.

그러나 본문의 키워드인 이 기상충은 이후로 외압에 대응하여 강화될 팽창세력에 의해 소멸될 증상이니 사실 주요한 병리 요인은 아니다. 물론 표증의 병리가 없어진 것도 아니니 이에 대한 대처가 필요하다.

결과적으로 기상충을 보고 내적內的 갈등이 심화한 것이 아님을 알게 되었으니, 문제의 중심은 아직 내외간, 즉 표리간의 갈등에 있다는 것을 확인한 셈이다. 따라서 기상충으로 계지탕桂枝湯을 줄 수 있는 근거가 확보된다는 결론이다.

참고로 사족蛇足을 하자면 '其氣上衝者可與桂枝湯기기상충자가여계지탕'을 근거로 '氣上衝기상충'을 계지탕의 주치증主治證 가운데 하나로 보는 경우가 있다. 그러나 이 말은 잘못 사하瀉下한 뒤에 나타나는 상충上衝하는 기氣를 보고 내외의 갈등이 여전함을 확인할 수 있었으므로 계지탕을 쓸 수 있다는 것[可與~]이지, 그것이 계지탕증을 확인하는 진단 요건이라거나 또는 이 경우에는 계지탕만을 사용해야 된다는 뜻은 아니니 그 의미를 확실히 해두어야 하겠다. 기상충은 그 자체로 보자면 외압에 대한 반발의 힘이 잠시 약화되는 틈에 일어나는 가중된 압박을 반영하는 증상이다. 압박이 가중되니 일시적으로 상역이 일어나지만 곧 소멸할 것이다.

사하瀉下를 했는데 만일 기氣가 상충上衝하지 않는다면 어떤가. 이미 말했지만 이것은 원래 있던 강한 팽창세력이 사하로부터 나온 긴장의 경향과 세력 간의 강고한 대립 관계를 구성했다는 말이다. 즉 내적 갈등이 어느 수준 이상으로 조성된 상황이라는 뜻이다. 이 경우 이와 같은 강고한 갈등의 양상은 상역보다는 경결硬結의 현상에 더 비중이 있을 것으로 볼 수 있다.

내외 갈등보다 강고한 내적 갈등이 문제의 중심으로 대두되었으니, 여기에 계지탕을 써서는 안 된다. 만약 여기에 내외간의 갈등을 해소할 목적의 계지탕을 쓰면 복강 안의 갈등 구조는 더욱 복잡하게 변화할 수밖에 없을 것이다.

17.

太陽病三日 已發汗 若吐若下 若溫針 仍不解者 此爲壞病 桂枝不中與之也 觀
其脈證 知犯何逆 隨證治之

● 해석

　태양병이 온 지 3일이 되어 이미 땀을 내었는데, 여기에 토법을 쓰거나
사하를 하거나 온침을 써도 여전히 낫지 않는 경우는 괴병이니 계지탕을
주는 것은 맞지 않다. 맥과 증을 살피고 어떤 거슬림이 있었는지를 알아서
증에 따라 다스리도록 한다.

● 주해

　간략하게 말해서, 발한發汗은 주로 표부의 긴장 경향에 목표를 두는 치법
治法이고, 토吐는 특히 복강을 크게 흔들어 가슴을 포함한 몸통 전반에서 억
제된 활동성을 회복하게 하는 치법이며, 하下는 둔화된 장관의 수축 활동을
강하게 유도하는 치법<68>이다. 이 세 방법은 표리表裏와 상하上下를 모두 푸
는 것이므로 이들을 다 시행했다면 더 이상 긴장 요소가 없는 상태가 된
것이다.

　그러나 사하의 경우, 표증이 있을 때는 복강에서 새로운 대립을 유발하
는 부작용이 있을 수 있고, 발한이 적절하지 않으면 오히려 병리적인 내강
환경을 조성하여 다양한 문제를 유발할 수 있으며, 토법吐法은 그에 상당하
는 부작용을 또한 갖고 있어서<127-128> 상황에 맞지 않는 요법은 항상 문
제의 원천이 될 수 있다는 사실도 함께 고려해야 한다.

　거기에다 온침溫針의 요법을 시행했다. 온침은 화치火治의 일종인데 화치는
외벽의 장력을 높임으로서 오히려 복강에서 급격한 팽창력의 강화로 상황
에 맞지 않다면 문제를 일으킬 소지가 큰 치법이다<115>. 이 모든 요법을
시행하고서도 병이 풀리지 않는 것은 육경병증六經病證의 틀로 수용할 수 없
는 것이니 이것을 괴병壞病이라 하는 것이다.

18.

桂枝 本爲解肌 若其人 脈浮緊 發熱 汗不出者 不可與之 常須識此 勿令誤也

● 해석

　계지(계지탕)는 해기에 근본이 있다. 만약 병자가 맥이 뜨면서 팽팽하고 열이 나되 땀이 나지 않는 경우는 줄 수 없다. 항상 이것을 꼭 알아서 실수하는 일이 없도록 한다.

● 주해

　'解肌해기'가 계지桂枝(또는 계지탕)의 핵심 작용이라고 하면, 그것은 외벽의 발동성 긴장과 그에 대한 내강(복강)의 제한된 탄성 반발이 부딪히면서 일어나는 갈등의 상황을 완화하는 것을 말하는 것이다. 말 그대로 단순히 외벽의 긴장을 푼다는 의미만은 아니다.

　같은 맥락에서 태양상한 등의 표부表部를 다스리는 일은 해기解肌라고 하지 않는다는 말이기도 하다. 발동 요인 중심의 갈등 경향으로 순환 혈류의 증가 흐름을 위주로 하는 태양중풍太陽中風 종류의 갈등 완화를 특별히 지칭하기 위해서 해기라는 용어를 적용했다고 보면 되겠다.

　'脈浮緊맥부긴'에 '不可與之불가여지'한 것은 또 지속 요인 위주의 표부 긴장으로 태양상한 계열의 속성이니 해기의 요법을 쓸 수 없다는 것은 당연하다. 표부 긴장에 반발하는 복강의 힘은 주로 평활근의 탄성, 즉 팽창세력인데 태양상한의 경우는 팽창세력이 큰 제한 요인이 없이 강하게 일어나므로 외벽의 압박과 함께 강한 대립 구조를 형상하게 되는 상황이라고 할 수 있다.

　그런 의미에서 태양상한의 경과는 안팎의 두 세력이 강하게 맞서 팽팽한 평형의 상태를 이루고 있다가 한 번씩 그 대립이 풀리는 시점을 갖는 것으로 생각할 수 있다. 대립이 풀리는 것은 내강에서 팽창력이 힘을 잃지 않은 가운데 외벽의 장력이 약화되는 경과가 있어서 안에서 밖을 밀어내 무너지게 한 결과로 보아야 할 것이다. 이런 흐름이 갖는 주된 요점은 외압에 대하여 내강에서 일어나는 팽창의 힘을 제한할 요인이 특별이 없다는 것이다. 이와 같은 추론은 마황탕麻黃湯의 주主재료인 마황麻黃과 행인杏仁의 작용을 근거로 한 내용이다.

　태양중풍(또는 계지탕증)의 갈등 형식은 어떤가. 여기서는 계지탕桂枝湯의 주재료인 계지桂枝와 작약芍藥의 작용을 놓고 생각하기로 한다. 태양중풍에서도 복강은 평활근의 탄성이 어느 수준 이상으로 강해지면서(팽창력 강화) 표부表部의 긴장과 맞선다. 태양상한과 구조적으로 다른 점은 복강에서 팽창력이 일어나는 과정에서 그에 상반되는 조임의 세력이 자체적으로 작용한다는 것이다. 따라서 이 갈등관계의 구조는 내외 갈등이 발생하면서 아울러 복강 자체에 또 다른 내적 갈등을 갖고 있는 형태가 된다. 다른 말로 외압에 대응하는 내강의 팽창력에 제한 요인을 갖고 있는 셈이다.

그런데 이와 같은 내적 제한 요인이 오히려 내외 갈등을 길게 유지할 수 없게 만든다고 하면 좀 의외다. 안으로부터의 팽창력이 제한된다는 것은 외압을 제어하는 힘이 약하다는 것이니 외압이 더욱 강하게 작용할 수 있는 바탕이 만들어진 것으로 생각할 수 있기 때문이다.

그러나 힘의 갈등이라는 차원에서는 두 세력이 맞서 어느 한 쪽으로 쉽게 기울어지지 않는 맞상대의 형태가 될 때, 비로소 본격적인 대립의 틀을 갖춘다는 것이 하나의 원칙이다. 두 힘 중 어느 하나가 다른 힘의 수준에 도달하지 못한다면 양자兩者가 맞서는 대립의 틀은 이내 무너질 수 있다는 얘기다.

태양중풍이나 계지탕증의 내외 갈등관계에서 팽창 반발의 힘이 제한된 상태일 때 외벽의 압박이 빠르게 소멸하는 것은 그런 관점으로도 설명될 수 있을 것이다. 이 상황에서 복강 안에서 행사되는 제한된 팽창세력에 대해서는 작약이 역할을 수행하고, 발동성의 외벽 긴장은 계지가 담당하는 약리의 구조가 적용된다.

그래서 이런 종류의 갈등을 해소하는 작용을 해기라고 한다면, 해기의 작용은 발동성 표부 긴장과 이에 대응하는 평활근의 제한된 팽창 반발이니 이 치법을 지속성 표부 긴장과 특별한 제한 없는 팽창 반발에 의한 내외 갈등을 주된 요인으로 하는 태양상한의 병리에 적용할 수 없다는 것이다.

만일 태양상한의 경우에 이 해기의 요법을 적용하면 상황에 맞지 않아 표부가 풀리지 않고, 복강 안의 팽창세력에 대해서도 그것을 제대로 공략하는 효과를 얻을 수 없어 결국 내적 갈등이 새로운 국면으로 접어들게 할 수 있을 것으로 생각된다.

그러나 해기에 대한 이와 같은 정의를 현실적으로 본다면 결국 양자兩者의 차이가 팽창의 세력과 조임의 세력 중 어느 세력이 상황을 이끌어 가느냐의 문제지, 순수하게 어느 한 세력만 단독으로 일어나 작용한다는 것은 아니므로 상대적인 입장에서 유연함을 가지고 판단해야 할 것으로 보인다.

19.

若酒客病 不可與桂枝湯 得之則嘔 以酒客不喜甘故也

● 해석

주객의 병이라면 계지탕을 써서는 안 된다. 복용하면 구역이 날 것이니 주객은 단맛을 좋아하지 않기 때문이다.

● 주해

계지탕桂枝湯을 복용하여 문제가 해결된다면 그 방식은 발동성 긴장을 중심으로 하는 표리表裡(내외)의 대치 관계가 풀린다는 얘기가 된다. 여기서 표리의 대치란 표부表部는 긴장의 발동을 반복하고, 복강은 그 긴장의 발동에 반발하여 탄성을 높이고 있는 상황을 말한다. 계지탕증에서 복강의 반발이란 표부의 압박에 대해 팽창의 힘(높은 장관의 탄성)을 일으켜 그 용적을 줄이지 않으려는 활동이다. 따라서 계지탕은 처방 가운데 복강의 과도한 탄성을 완화하는 요소를 갖고 있는 처방이 된다.

술은 그 성질이 '大熱대열'하고 전신에 걸쳐 광범위하게 작용한다. 대열은 활동성을 크게 높이고 그에 따라 혈류가 크게 증가되는 상황을 표상한다. '酒能行諸經不止주능행제경부지 與附子相同여부자상동~<湯液>'26)이라 하여 이런 약성藥性이 마치 부자附子와 같다고까지 한다. 그러나 비록 그런 열성熱性과 넓은 작용력을 가졌지만 그 열熱이라는 것이 본질적 바탕을 가진 것이 아니라 일과성으로 촉진된 것에 불과하니 지나치게 마시면 반대로 활동성을 둔화시키는 '濕습'의 문제를 유발하는 부작용을 깔고 있음[本草止言熱而有毒不言其濕中發熱近於相火人大醉後振寒戰慄可見矣<丹心>]27)도 또한 반드시 알아야 한다.

복강에서의 습濕은 복강 안에서 일어나는 모든 움직임에 대해 그 활동성을 둔화시킨다. 활동성의 둔화는 순환을 약화시키니 '人大醉後振寒戰慄可見인대취후진한전율가견'라고 한 앞의 글과 같이 술 마신 뒤 심한 오한惡寒의 증상도 일어날 수 있다.

주객酒客이란 술을 즐긴 지 오래된 사람을 가리킨다. 그렇다면 이들은 대체적으로 평활근 전반의 활동성이 만성적으로 떨어지고, 그 조직이 경직된 바탕을 갖고 있다고 할 수 있다. 이는 내적 갈등이 만성화된 경우와 같다고 하겠다.

---

26) 東醫寶鑑 p.685.위
27) 위의 책, 같은 쪽

　사정이 이와 같은 주객에게 초보적인 내외의 갈등관계가 풀리도록 하는 계지탕을 준다면 어떤 변화가 일어날까. 계지탕은 표부의 긴장을 풀면서 동시에 복강 안에서 일어나는 팽창 성향의 반발하는 힘을 함께 해소한다. 복강 안의 팽창 반발이란 장관의 과도한 탄성에 의한 힘을 말한다. 계지탕에서는 작약이 담당하는 역할이다.

　물론 작약은 제한된 팽창세력을 해소하는 약이니 그 자체로 복강 안에서 일어나는 갈등의 상황에 대처하는 작용을 갖는다. 팽창세력을 제한하는 요인이 있다는 것이 바로 갈등이 존재함을 말하는 것이기 때문이다.

　그러나 계지탕에 있어서 내적 갈등을 해소하는 작용의 강도는 그리 높지 않다. 이 계지탕을 가지고 만성적인 내적 갈등을 갖는 주객의 경직된 복강을 다스리기는 어렵다는 얘기다. 계지탕의 목표는 어디까지나 표증으로서의 내외 갈등을 해소하는데 있으니, 비록 복강 안의 팽창세력을 푸는 효과를 갖는다 해도 그 효과는 내외 갈등을 완화하기 위한 부차적인 목표에 불과한 것이다.

　계지탕이 다루는 복강 내 갈등은 큰 틀의 갈등관계가 아니라 내외간 갈등관계에 포함된 작은 갈등인 셈이다. 계지탕을 구성하는 감초甘草나 대조大棗 같은 약도 갈등을 완화하는 약이지만, 그 약력藥力이 완만하고 온건해서 두텁고 완고한 갈등의 문제를 다루기에는 역부족이다. 이와 같이 계지탕은 주객의 복강을 완화하기에는 부족한 점이 있다. 주객에게는 복강 안의 갈등과 경직에 대해 집중하는 좀 더 강한 약성이 필요하다고 할 수 있다. 계지탕 중 감초나 대조는 감미甘味를 갖는 약들이다. 특히 이런 약들이 갖는 넓고 부드러운 완화緩和의 효능으로 주객의 복강을 완화하기 어렵다는 차원에서 '以酒客不喜甘故也이주객불희감고야'라 한 것으로 보인다.

　'得之則嘔득지즉구', 즉 계지탕을 먹은 뒤에 구역질이 난다는 것은 문제를 해결할 만한 변화를 일으키지 못하고, 살짝 흔들기만 해서 오히려 내적內的인 갈등관계가 요동搖動하는 효과만 냈다는 의미로 보아야 하지 않을까?

20.

喘家 作桂枝湯加厚朴杏子 佳

● 해석

　천증이 있는 사람은 계지탕에 후박과 행인을 가미하면 좋다.

● 주 해

여기서의 '喘家천가'는 계지탕증 속성의 발동성 긴장을 깔고 있으면서 천喘증의 경향을 동반하는 경우를 말한다. 이것은 마황탕증의 '無汗而喘무한이천'과는 상황이 좀 다르다<36>. '無汗而喘무한이천'의 경우는 지속성 긴장을 깔고 있기 때문이다.

천喘증이란 천식Asthma을 말하는 것이 아니라 단순히 숨쉬기가 지장을 받고 있는 상황을 포괄적으로 표현한 말이다. 숨을 들이마실 때(흡기), 횡격막의 하강이 일어나는데 그 하강을 방해하는 어떤 상황으로 그 운동성이 제한되어 있다면 필요한 만큼의 하강이 일어나기 어렵다. 이는 흡기吸氣 때 요구되는 흉강 용적의 확장이 충분치 않은 것으로 결국 흡기의 부족을 초래한다.

이것이 내외 갈등과 관련되는 천喘증의 개요라고 할 수 있는데, 결국 어떤 요소가 호흡 운동을 저해하는 긴장을 갖고 있다는 말이 된다. 본문의 내용이 담고 있는 정보가 충분하지 않으므로 후박厚朴과 행인杏仁의 효능을 통해 그 의미를 해석해 보기로 한다.

한 가지 더 살필 것이 있다면 이와 같은 운동 제한의 양상은 내외 갈등이 유지되는 시간이 상대적으로 짧아 그로 인한 복부 전반의 운동성 약화가 뚜렷하지 않은 계지탕증의 원래 모습을 변화시킬 것이 당연하다는 거다. 오한惡寒, 오풍惡風보다는 발열發熱이 우세하고 한출汗出이 있는 것이 계지탕증인데, 그 위에 천喘증이 덮어씌워지면 발열한출의 기세가 꺾일 거라는 얘기다.

35조의 갈근황금황련탕증葛根黃芩黃連湯證의 경우도 '喘而汗出천이한출'의 양상이 나타나는데 이는 본 계지가후박행자탕증桂枝加厚朴杏子湯證의 상황과 달라 구별을 요한다.

● 桂枝加厚朴杏子湯

○계지탕 처방에[於桂枝湯方內] 후박 2兩과 꼭지를 딴 행인 50개를 넣고[加厚朴二兩杏仁五十個去皮尖] 계지탕과 마찬가지 방법으로 달인다[餘依前法]. 복용법도 계지탕과 같다.

*

처방의 골격은 그대로 계지탕의 구성이 유지된다. 이것으로 보아 계지가후박행자탕증桂枝加厚朴杏子湯證은 발동 요인을 근간으로 하는 표부 긴장의 경향이 문제의 기초가 될 것임을 알 수 있다.

후박厚朴은 주로 복강에서 일어나는 갈등의 경향에 사용해서 그 활동성을 회복하도록 하는 약 중의 하나다. 후박厚朴의 효능에 대해서는 '消痰下氣소담하기, 療霍亂及腹痛脹滿요곽란급복통창만, 胃中冷逆위중냉역, 胸中嘔不止흉중구부지~<別錄>'[28]라 했다. 주로 갈등에 의한 상역의 힘을 다스리고 평활근의 활동을 안정적으로 유지하도록 하는 작용이다.

'療霍亂及腹痛脹滿요곽란급복통창만'의 작용에서 곽란霍亂 현상의 일부一部인 하리下利는 억제되었던 수축 활동이 강하게 일어나는 상황을 말하고, 복통이나 복만은 팽창세력이 강화된 가운데 강력한 조임세력과 함께 경결硬結성의 갈등상태를 유지하고 있음을 의미하는 증상들이다. 그러니까 경결의 상황을 유지하다가 한 번씩 경결이 풀리면서 급격한 활동이 일어나는 상황에 대응하는 약성藥性을 가졌다는 것으로 볼 수 있다.

'消痰下氣소담하기'는 상역병리를 없애는 효능으로 '胃中冷逆위중냉역'이나 '胸中嘔不止흉중구부지'들이 다 같은 표현이다. 이는 경결이 풀리는 국면에서 거슬러 오르는 힘이 가슴을 향해 올라오는 현상에 대한 치료 효과를 말하는 것이니, 위의 갈등 병리가 해소되는 것으로 자연히 얻어지는 것이 된다. 그러니까 후박은 경결의 발생과 소멸을 반복하는 갈등을 해소하는 방식으로 위에 나열한 모든 효능을 발휘하게 되는 것이다.

그런데 이러한 갈등이 생기는 병리적 유래를 알아야만 후박이 효능을 발휘하는 방식을 이해할 수 있다는 점이 또한 중요하다. 그런 차원에서 '主中風주중풍, 傷寒상한, 頭痛두통~'[29]이라고 한 본초경本草經의 기록에서 후박의 작용에 대한 단서가 나타난다. 중풍과 상한을 주치한다는 내용으로 보아 후박은 내외 갈등을 유발하는 외벽의 긴장 장력에 대해 효능을 갖는다는 것이다.

사실 후박이 표사表邪를 제거하는 효능을 갖는다고 하는 것은 의외다. 주로 복강에 작용점을 갖는 약으로 알려져 있기 때문이다. 그러나 이 기록을 근거로 후박을 해표제解表劑로 보아야 한다고 할 수는 없다. 굳이 그 의미를 해석해 보자면, 외벽의 긴장 장력으로 촉발된 내강(복강)의 변화에 대한 효능이라고 해야 할 것이다.

그 경과를 보자면, 외압에 대한 반발이 일어나되 그 반발의 힘이 외압의 힘과 평형을 이루면서 대립을 지속하다가 어느 순간 반발력이 약화되면서 내강에 대한 압박이 심해지고, 시간이 지나면서 다시 반발력이 회복되어 대립의 상태로 가는 흐름이 반복되는 모양으로 추정된다. 대립이 지속되는 구간에서는 복만, 복통 등의 증상이 나타나고, 내강 압박이 심해지는 구간

---

28) 本草綱目 p.1983
29) 神農本草經 p.198

에서는 곽란이나 상역의 증상들을 볼 수 있을 것이다.

결론적으로 후박은 외압이 일어날 때, 복강에서 이런 형식의 반발을 일으킬 수 있는 잠재된 팽창세력을 다스린다고 할 수도 있겠다.

본초경本草經에서는 행인杏仁에 대해 '主欬逆上氣주해역상기, 雷鳴뇌명, 喉痺후비, 下氣하기, ~寒心賁豚한심분돈'[30]이라 했다. 가슴을 압박하는 힘(上逆)에 의한 기침이나 후비 등을 다스리고, 분돈에도 효과가 있다는 것이다.

동의보감東醫寶鑑의 서술도 유사하다. '主咳逆上氣주해역상기 療肺氣喘促요폐기천촉 解肌出汗해기출한~'[31]으로 기록된다. 해기解肌로 땀을 내는 작용을 통해 폐기肺氣의 천촉喘促을 다스린다는 의미로 해석할 수 있겠다. 폐기의 천촉이란 천喘증과 같이 호흡 기능의 장애 증상이다.

명의별록名醫別錄에서 도홍경陶弘景은 '心下急滿痛심하급만통'[32]을 다스린다고 했다.

후비喉痺는 인후를 압박하여 굳게 하는 병증이고, 분돈奔豚은 복강의 아래쪽으로부터 발생하여 위쪽으로 강하게 치밀어 오르는 힘을 말한다.

행인의 주치증인 '咳逆上氣해역상기'와 '喘促천촉', 그리고 '心下急滿痛심하급만통', '喉痺후비', '奔豚분돈'을 놓고 보면 모두 복강에서 일어나 상방으로 가슴 쪽을 향해 거슬러 오르는 상역병리와 관계있는 것들이다.

이들 중 특히 심하급만통心下急滿痛이나 분돈奔豚을 하부 복강에서 일어나는 급격하게 치미는 힘이라고 볼 수 있으니, 여기에는 분명 강력한 조이는 힘이 작용한 것이다. 조이는 힘은 복강의 중심으로부터 발산發散하는 힘을 일으킨다. 이 발산력은 심하 뿐 아니라 가슴의 활동에도 영향을 준다. 호흡운동에 있어서도 발산력이 횡격막의 하강을 방해한다면 해수상기咳嗽上氣가 일어날 수 있을 것으로 본다.

천촉喘促과 후비喉痺도 마찬가지다. 이런 내용에 따라 행인은 복강에 작용하는 강력한 조임세력에 의한 상역의 병리를 완화하는 약 가운데 한 가지로 일단 규정할 수 있겠다.

이와 같은 강력한 상역의 문제를 일으키는 갈등이라면, 그것은 계지탕증과 같은 가벼운 내외 갈등관계라고 하기 어렵다. 내외간의 힘들이 상당한 수준으로 맞서는 강고함이 있을 때 일어날 수 있는 일이라는 얘기다. 그러니 행인을 가미한다는 것은 갈등관계가 강화되었다는 것으로 볼 수 있는 것이다.

---

30) 神農本草經 p.304
31) 東醫寶鑑 p.713.上
32) 本草綱目 p.1730

　그렇다고 해서 행인이 외벽의 긴장 요인을 다룬다는 것은 아니다<39>. 행인이 '時行頭痛시행두통'를 다루는 효능이나 '解肌해기'[33]의 작용을 갖는다는 표현이 있다 해도 그것은 내외의 관계에서 일어나는 현상이요, 작용이니 내적인 변화가 외벽에 영향을 가한 것이라고 해석할 수도 있다는 것이다.

　이와 같은 내용에서 계지탕桂枝湯에 후박厚朴과 행인杏仁을 가하는 것은 발동성의 표부 긴장을 중심으로 내외간의 갈등이 일어난 상황에 복강 안의 환경이 다소 강고하게 달라진 경우를 다스리기 위한 구성이 된다.

　원래 계지탕증은 복강 안에서 일어나는 팽창성의 반발력이 안에서 붙잡는 조임 속성의 힘에 의해 제한되는 것을 특징으로 한다. 반발력이 제한되므로 외압의 힘과 더불어 강고하게 맞서는 대립의 양상이 나타나지 않게 되는 것이다.

　그런데 이 반발력의 제한이 어느 정도 수준으로 줄어든 것이 계지가후박행자탕증의 경우다. 반발력을 제한하는 요인이 약화되니 반발력, 즉 팽창의 힘은 더 커지는 효과가 나타난다. 팽창의 힘이 더 커지니 원래 계지탕증에 비해 내외간 갈등의 강도, 그 강고함이 증가하게 된다.

　계지가후박행자탕증에서 천증이 나타나는 것은 이런 변화에 의한 것으로 해석한다. 물론 그 천증의 강도를 마황탕증에 비길 수는 없을 것이다.

21.

凡服桂枝湯 嘔者 其後 必吐膿血也

● 해석

　계지탕을 복용하고 구역질이 나는 경우는 그 뒤에 반드시 농혈을 토하게 된다.

● 주해

　계지탕桂枝湯은 표리간에 일어나는 힘의 대치 상태를 푸는 것이니, 내외의 갈등을 해소하는 것이라고 할 수 있다. 표부에서는 발동성發動性 긴장을 풀고, 복강에서는 불필요하게 높아진 탄성을 가라앉힌다. 그런데 이런 계지탕을 복용하고 '嘔구'가 나타난다. 이 상황은 뭔가 복강에서 준비된 문제가 있었다고 해야 할 것이다. 계지탕으로는 감당할 수 없는 내강의 갈등 요인이

있다면, 계지탕은 '酒客病주객병<19>'의 경우와 같이 문제를 해결하지 못할 뿐 아니라 오히려 복강을 흔드는 자극으로 작용할 수 있는 것이다.

계지탕증의 병리는 복강의 팽창세력과 외벽의 긴장으로 구성된다. 비록 복강에 팽창세력이 다소 강해져 있으나 내적으로 팽창력의 발목을 잡는 자체의 조임의 세력이 작용하고 있으니 그 힘은 어느 선에서 제한되는 것이 또한 그 특징이다. 물론 이것을 내적 갈등이라고 할 수도 있지만, 이 갈등은 외압이 발생하면서 그에 수반되어 나타나는 것이니 2차적인 것이며, 따라서 그 자체로 강도 높은 갈등이 아니라는 것이다.

이는 다시 말해 계지탕으로는 어느 수준 이상의 강고한 내적 갈등을 감당할 수 없다는 말과 같다. 만약 복강에서 팽창세력이 자발적으로 강하게 생겨나면서 그에 대한 반발이 또한 그에 비등하게 일어나 대립하고 있는 상황이라면, 앞에서 말한 것과 같이 계지탕은 다만 한 차례 복강을 흔드는 자극을 일으킬 뿐 대립을 해소하는 효과를 내지는 못한다는 것이다.

구嘔증은 상역上逆에 의한 횡격막의 반발 증상이다. 복강의 갈등 환경이 자극을 받으니 요동搖動하면서 상역 현상을 유발하게 될 수 있다.

'必吐膿血필토농혈'이라 한 본문의 설명은 열독熱毒이 조성된 바탕 위에 상역의 힘이 일어난 상황을 말하는 것이다. 팽창세력이 주도하는 복강 내의 갈등관계에서는 복강의 확대에 따라 증가한 혈량이 내강에 정류하게 되는 결과가 일어난다. 갈등관계로 순환이 약화되기 때문이다. 내강에 정류한 혈은 시간이 경과하면서 열독熱毒 현상을 일으킬 수 있다. 농혈膿血을 토하는 것은 이와 같이 준비된 열독의 결과물이 계지탕의 자극으로 토출吐出되어 나오는 것으로 본다.

22.

太陽病 發汗 遂漏不止 其人惡風 小便難 四肢微急 難以屈伸者 桂枝加附子湯 主之

● 해석

태양병에 땀을 냈는데 땀이 그치지 않고 흘러내렸다. 병자가 찬바람을 싫어하고, 소변보기 힘들며, 팔다리가 약간 당겨서 굽히고 펴기가 어려운 경우는 계지가부자탕으로 주치한다.

● 주 해

태양병은 표부의 긴장(외압)을 병리의 바탕으로 한다. 표부의 긴장이 발생할 때 복강은 그에 반발하는 저항의 힘을 일으킨다. 표부의 긴장과 복강의 반발은 서로 대치하면서 갈등의 관계를 조성한다(표리간 갈등).

이때 땀을 내는 것은 이 태양병의 대치 상태, 또는 갈등관계를 해제하는 조치다. 표리간表裡間(내외간)의 갈등을 해소하는 것이다. 땀을 내서 갈등관계가 해소되는 과정은?

팽팽하게 맞선 힘이 가라앉으면서 순환이 원활해지는 짧은 구간에 땀이 잠깐 났다가 바로 들어가게 된다. 순환은 복강의 활동성에 영향을 받게 되는 부분이 있는데, 그 짧은 구간에서 흉복부의 활동성은 오히려 정상 이상으로 증폭될 수 있기 때문이다. 땀이 났다가 이내 들어가는 것은 흉복의 활동성이 정상 수준으로 돌아갔다는 것이고, 그를 통해 내외의 갈등이 해소되었음을 확인할 수 있는 것이다.

그런데 이런 경과에서 땀이 '遂漏不止수루부지'하는 것은 어떤 경우일까? 땀은 일반적으로 평균 순환량이 일정 수준 이상으로 증가할 때 난다. 그렇다면 땀을 내고 이제 활동성이 안정되면 병이 나을 것인데, 이 경우에는 순환 혈류가 지속적으로 증가 양상을 보이니 안정을 얻은 상황이 아니다.

이미 서술한대로 순환 혈류가 증가하는 것은 주로 복강에서의 활동성이 정상 이상으로 증폭되는 경과에 의존한다. 복강에서 활동성이 증가하면 우선 하대정맥을 통해 심장으로 올라가는 환류량이 증가하게 되기 때문이다. 순환의 기능에 있어서 복부의 활동성은 환류에 영향을 주는 일종의 부가附加 동력이 되는 셈이다.

'遂漏不止수루부지'는 그러니까 발한을 계기로 해서 일단 복강에서 활동성이 증가하는 어떤 흐름이 일어나고 있다는 것을 말한다. 복강에서 정상 이상으로 활동성이 높아지는 경우는 태양병의 '표리갈등' '소멸구간', 소음병의 경화硬化가 풀리는 구간, 궐음병에서 궐증이 풀리는 구간, 그리고 태양병이 양명병으로 전입하면서 조열潮熱이 일어나는 상황 등을 우선 떠올릴 수 있다. 대개 갈등이 풀리거나 소멸하는 과정으로 정리된다.

여기서 태양병의 갈등 소멸 구간은 땀이 나되 지속적인 것은 아니므로 배제한다. 또 수루부지遂漏不止가 있는 와중에 '其人惡風기인오풍', 즉 오풍惡風이 나타나는 것을 보면 양명陽明 전입의 경우도 제외된다. 오풍은 전형적 양명병에서는 있을 수 없는 증상이기 때문이다. 팽창세력이 강화되면서 그에 대한 반발을 허용하지 않으므로 복부에서 일어나는 활동에 큰 제약을 주지 않는 것이 양명병 성립 기점의 상황인 것이다.

'小便難소변난'은 보통 계지탕증에서는 볼 수 없는 현상이다. 계지탕증은 외압과 복강의 팽창 반발이 맞서다가 풀리기를 반복하는 양상으로 나타나지만, 소변난小便難은 어느 수준 이상의 대립이 유지되면서 생겨난 상당한 수준의 갈등으로 복강에서 하방을 향한 물 흐름이 방해된 상황을 바탕으로 하는 것이다.

특히 소변난, 또는 소변불리는 힘의 대립에 있어서 복강을 조이는 쪽이 우위에 있는 경우가 된다는 점이 중요하다. 이와 같은 대립 관계가 복강을 압박하면서 하방의 물 흐름을 약화시킬 수 있기 때문이다.

예를 들어 소음병의 경과와 같이 경직된 외벽이 관련된 조임 효과가 강하게 작용하고 있는 상황에서도 그에 대응하는 힘이 일어나 대립하는 흐름을 갖는 경우에는 소변불리小便不利를 볼 수 있다. 진무탕증<323>이나 사역산증<325>이 그 방면의 한 사례다. 물론 중요한 것은 이런 대립 관계를 이끄는 힘은 외벽의 경직에 의한 조임 효과라는 점이다.

이상과 같은 추론에서 본문에서 말하는 수루부지遂漏不止는 계지탕증에 땀을 낸 결과로 현재 팽창세력이 작용하고 있지만 경직된 외벽의 장력이 복강의 환경 흐름을 지배하는 진행이 일어나는 상황으로 판단하게 된다.

'四肢微急사지미급'하여 '難以屈伸난이굴신'하는 양상은 복강이 아니라 사지, 즉 골격근 전반에서 일어나는 경직성의 조이기, 즉 근육의 위축성萎縮性 변화를 보여주는 징후徵候라고 생각된다.

이 증상들을 보면 앞의 '小便難소변난'도 역시 복강을 오므리게 하는 힘이 일어나면서 발생하는 갈등, 즉 경직에 의한 조임 효과가 이끄는 복강의 갈등에 의한 증후군의 하나일 것으로 보는 것이 좋다. 복부의 내강 뿐 아니라 사지 및 골격근 전체가 경직되면서 위축의 방향으로 변화하는 경향이 나타나고 있다고 보는 생각이다.

정리하자면 본문은 발한發汗의 조치를 통해 오히려 골격근 전반을 자극함으로써 전신적으로 표부가 경직되는 추세가 일어났는데, 기존의 표리 갈등 관계가 겹쳐 맞물림으로써 복합적이면서 변동의 흐름을 갖는 갈등 양상이 나타난 것으로 볼 수 있겠다. 이런 결과에 비추어 수루부지遂漏不止 현상을 다시 본다면, 다음과 같은 추정이 가능할 것이다.

이미 어떤 준비가 되어 있는 가운데 발한으로 인해 일어난 자극이 모든 근육에 경직을 일으키게 되었다. 이런 추세에 따라 복강의 외벽 또한 경직이 일어나니 복강에서는 이 힘을 극복하려는 일종의 방어력이 일어나 외벽을 향해 밀어내는 압박을 가하게 된다. 그러나 외벽의 경직은 복강에서 일어나는 팽창의 힘에 의해 쉽게 붕괴되지 않는다. 팽창의 힘은 일어났다가 주저앉기를 반복하게 된다.

팽창의 힘이 일어나 강력한 외벽에 부딪히면서 대립하고 있는 동안에 '小便難소변난'이 나타날 것이다. 외벽을 굳게 하고 있는 힘이 강하니 팽창력은 열세를 유지하는 가운데 대립하고 있는 상황이기 때문이다. 이는 마치 소음병 경과의 내외 대립 상황과 같은 것이다. 조이는 방향의 작용이 이끄는 갈등관계는 복강에서 생산된 물이 하규下竅를 향해 내려가는 것을 방해하는 경과가 소변불리小便不利, 또는 소변곤란을 유발하는 것이다.

복강 안에서 팽창의 힘이 일어났다가 주저앉기를 반복하니 비록 계지탕증과 같은 형식은 아니지만 평균 순환량이 증가하는 효과가 나타난다. 계지탕증에서는 외벽의 긴장이 변동의 속성을 나타내는 요인이었다면, 여기서는 복강에서 일어나는 팽창의 힘이 변동을 유발하는 주요인이 되니 상반되는 양상이지만 평균 순환량의 증가라는 차원에서는 공통점을 갖는 것이다.

평균 순환량은 일정 시간 동안의 순환량의 평균을 말한다. 내외 갈등관계가 유지되면서도 순환량이 평균적으로 증가한다는 것은 무엇을 말하는가.

갈등이 발發할 때는 활동성이 순간적으로 주춤하지만, 그것이 풀릴 때는 크게 움직이고, 다시 주춤하기를 반복하니 그 흐름상 크게 움직이는 시점들이 지속되는 효과가 나게 된다는 얘기다. 이와 같은 효과가 곧 수루부지遂漏不止라는 증상이 된다.

외벽의 경직이라는 고착 성향의 변화가 있음에도 불구하고 태양중풍과 같이 오풍惡風이 나타나는 점은 특이하다. 그러나 이 상황은 비록 외벽의 경직이 강고한 속성을 가진다 하더라도 변동 요인으로서 표부 긴장이 동행하는 양상이니 표증表證과 같이 표한表寒의 구간을 갖게 되는 것으로 생각된다.

소음병 경과와 같은 진행에 표증의 내외 갈등이 겹치는 이런 형식의 갈등은 사실 갈등이라 해도, 갈등 이전에 비해 오히려 복강 환경이 회복되려는 움직임을 바탕으로 하는 갈등이라고도 할 수 있다. 탄성을 강화하려는 방향의 힘이 오그라드는 복강을 펴주고 있는 양상이기 때문이다. 이는 마치 소음병의 경과에서 외벽의 경직에 대해 저항하는 팽창세력이 일어남으로서 발생하는 긍정적 갈등의 형태와 같다고 할 수 있을 것이다.

● 桂枝加附子湯

○계지탕에 포炮하여 껍질을 벗기고 여덟 조각을 낸 부자 1매를 넣되[於桂枝

湯方內加附子一枚炮去皮破八片] 나머지는 계지탕 달이는 법과 같다[餘依前法].
○桂枝去皮 3兩, 芍藥 3兩, 甘草炙 2兩, 生薑切 3兩, 大棗劈 12枚, 附子炮去皮破八片 1枚.
○이 여섯 가지 약을[右六味] 물 7승으로[以水七升] 달여 3승을 취하고[煮取三升]
찌꺼기를 제거한 뒤[去滓] 따뜻하게 1승을 복용한다[溫服一升]. 원문에는[本云]
계지탕에 부자를 가미한 것으로[桂枝湯今加附子] 양생하는 방법은 전과 같이
한다고 했다[將息如前法].

*

계지탕桂枝湯으로 발동성 긴장에 의한 내외간의 갈등을 풀되 부자附子를 넣
어 복강을 비롯한 전신의 총체적인 근육 경직성의 병리를 다스리자는 시도
다. 부자는 삼초三焦와 육부六腑에 걸쳐 작용력을 발휘한다고 한다. 그 효능
이 국소에 머물지 않고 광범위하게 전신의 모든 조직으로 영향을 끼친다는
뜻이다. 동의보감東醫寶鑑에서는 의학입문醫學入門을 인용하여 '모든 경락을 흐
르고 부중침에 걸쳐 이르지 않는 곳이 없다[통행제경부중침무소부지通行諸經浮中
沈無所不至]'34)고 했다. 그 성질은 신체의 모든 영역이 위축되고, 모든 내강의
근육 장기들이 경직되는 것을 회복하게 한다[보삼초궐역육부한랭한습위벽타태위백
약장補三焦厥逆六府寒冷寒濕痿躄墮胎爲百藥長].35) 한마디로 부자는 총체적으로 모든
근 조직이 오므리고 굳는 병리에 대한 대응에 불가결하며 가장 본질적 효
능을 가진 약이 된다.

● 비교정리

15조에서는 계지가갈근탕증桂枝加葛根湯證에 대해 계지탕증桂枝湯證의 형식이
유지되면서 복강의 용적이 정상을 넘어 약간 늘어난 상황이 된 것으로 정
리했다. 복강이 약간 커진 상태에서 축소와 확대를 반복하는 것이다. 이에
반해 22조의 경우는 복강이 계지탕증에 비해 약간 위축되어 좁아진 상태에
서 계지탕증 형식의 축소와 확대를 반복하는 상황을 묘사하고 있어서 서로
대조를 이룬다.

---

34) 東醫寶鑑 p.732.下
35) 위의 책. 같은 부분

23.

太陽病 下之後 脈促胸滿者 桂枝去芍藥湯主之 若微惡寒者 去芍藥方中加附子
湯主之

● 해석

태양병을 사하한 뒤에 맥이 촉급하고 가슴이 그득한 경우는 계지거작약
탕으로 주치한다. 만약 오한기가 조금 있다면 작약을 뺀 처방에 부자를 가
미한 처방을 쓴다.

● 주해

사하瀉下를 시킨다는 것은 약藥의 힘을 빌려 하리下利를 유발한다는 것이
다. 하리는 장관 평활근의 수축 활동에 대한 제약이 풀리면서 일어난다. 평
활근의 수축 활동이 둔화鈍化된 상황에서 수축 활동을 촉진하는 자극을 주
어 활성화를 유도하는 셈이다. 여기에는 물론 복강 내압을 올리는 외벽을
작용을 포함한다.

태양병은 외압에 대응하기 위해 복강에서 팽창의 힘이 일어나면서 갈등
관계를 빚게 되는 것이 보통이다. 여기에 사하를 가하게 되면 그 결과로서
복압을 올리려는 외벽의 움직임이 표증 병리와 마주치면서 오히려 외벽의
병리 속성을 변질되게 하고 그로서 갈등관계가 한층 강고하게 될 우려를
가장 우선으로 갖게 된다.

외벽의 변성은 복강 안의 사정을 더욱 강박한 방향으로 내모는 것이니
이는 내외간의 갈등에서 내적 갈등이 더해지는 복합적 갈등관계라고도 표
현할 수 있겠다. 어떤 의미에서는 표병表病에 이병裏病을 더하는 상황의 진행
인 것이다. 이런 논리에 따라서 태양병이 확인되는 상황에서는 사하를 금
기하는 것이 상한론에서 규정하는 치법治法의 원칙 중 하나라고 하는 것이
다.

그러나 본문에서 말하는 '脈促胸滿맥촉흉만'의 경우는 팽창의 힘과 수축하
려는 힘 사이에 강고한 갈등이 일어나 경직, 경결되는 양상과는 다르다. 촉
맥促脈의 형태를 보면 '促急來數喜漸寬촉급래삭희점관'36)이라 하여 빠르게 오다
가 자주 그 리듬을 늦추는 것으로 표현된다. 이는 혈류가 약화된 바탕에서
급격한 변동으로 빠르게 밀려오는 순간을 갖는 맥상脈狀을 의미한다. 경직
이 유지되는 복강에서는 변동성이 적으니 순환이 급하게 늘어날 이유가 없

---

36) 醫學入門 p.381

다.

'脈促맥촉'은 따라서 갈등이 조성되고 완화되면서 혈류가 크게 변화하는 시점이 반복적으로 나타나는 것을 뜻하는 맥으로 읽을 수 있다. 물론 계지탕증이 발동성 긴장을 중심으로 하는 짧은 갈등의 반복을 특징으로 하니 혈류의 변동이 크고 평균 혈류량이 많아 주로 한출을 동반하는 열증을 보이지만, 맥촉하다면 혈류 변동성의 면에서 계지탕증보다 한 단계 더 폭이 크고 급격한 성질의 경과가 있는 것으로 보아야겠다.

또 다른 증상인 '胸滿흉만'이 일어나는 구조를 만드는 요인으로는 보통 가슴을 향한 복강으로부터의 압박을 들 수 있다. 흉복의 내강을 부풀린 풍선이라고 할 때, 마치 그 풍선의 아래 부분을 눌러 위로 팽팽해지게 하는 것과 같은 효과이겠다. 이와 같은 가슴 압박의 사례로는 '太陽與陽明合病태양양명합병 喘而胸滿者不可下천이흉만자불가하~<37>'의 마황탕증麻黃湯證이나 또는 '傷寒五六日中風상한오륙일중풍~ 胸脇苦滿흉협고만~<99>'의 소시호탕증小柴胡湯證 등이 있다.

결론적으로 맥이 촉급하면서도 가슴이 그득하다면 갈등이 형성되고 해소되는 변동의 폭이 커 혈류가 이전보다 급격히 변하고, 가슴을 향한 압박 또한 강화되는 경과가 진행하고 있음을 알 수 있다. 이와 같은 경과는 외압은 여전한데 복강 안으로부터의 팽창 반발의 힘이 약화되어 외압이 작용할 때 복강을 침식하는 정도가 매우 큰 것으로부터 출발한다고 해석한다.

흐름에 따라 외압이 작용을 다하고 소멸하게 되면 복강은 다시 그 용적을 회복한다. 이런 식의 경과에서 복강 용적의 변화를 말하자면, 그 침식과 회복의 변화폭이 매우 크다는 점이 특징이 될 것이다. 복강의 용적이 큰 폭으로 변화한다면 복강의 내압이 크게 변동하게 되고, 가슴을 압박하는 힘도 역시 일어나고 스러지는 폭이 따라서 커지게 되니 그로부터 '흉만' 현상이 일어날 수 있다는 해석이다. 촉맥은 이 과정의 혈류 변화를 반영한다.

이상에서 태양병을 사하시킨 후에 '脈促胸滿맥촉흉만'한 것은 내외의 갈등이 작용하는 가운데 강요된 장관 활동[하지下之]에 의해 팽창의 역량이 감소한 것으로부터 일어나는 갈등의 새로운 모양 가운데 하나로 정리했다.

여기에 계지탕桂枝湯에서 작약芍藥을 배제한 계지거작약탕桂枝去芍藥湯을 쓴다. 작약은 복강에서 일어나는 팽창세력에 대응하는 약 가운데 하나다. 그런데 특징적으로 작약으로 해소하려는 팽창세력은 그에 대한 내적 반발을 달고 있어서 팽창하려는 힘에 자체적으로 제동을 걸고 있는 모양을 갖는다. 이른 바 제한된 팽창력이라고 할 수 있는 것이다.

그런 작약을 뺀다는 것은 계지탕증에서 복강의 제한된 팽창세력에 대응하는 성분을 없앴다는 뜻이다. 복강에 이런 갈등이 없는 상태라는 얘기다.

이 경우는 이미 해석한 바와 같이 태양병을 사하한 뒤에 평활근의 탄성이 약화되면서 팽창 반발이 일어날 수 있는 여력이 감소한 상황이다. 팽창 반발이 강하지 않으니 내적으로 갈등이 일어날 가능성도 적다. 팽창력이 어느 수준 이상으로 일어나야 그에 대한 또 하나의 반발이 일어나 갈등관계가 조성될 수 있기 때문이다. 그러니까 사하로 인해 잠재적 팽창세력이 약화된 것이다.

그렇다고 해서 외벽이 경직되면서 그 장력이 복강에 대해 조임 효과를 내고 있는, 마치 소음병의 경과와 같은 상황은 아니다. 아직 소음병의 성립 기점에 보이는 '脈微細맥미세'하고 '但欲寐단욕매'하는 증상이나 그에 근접하는 현상이 나타나지 않고 있기 때문이다.

'若微惡寒者약미오한자'는 사하瀉下이후 복강에서 팽창세력이 소멸했을 뿐 아니라 좀 더 나아가서 복강을 조이려는 세력이 독주할 기세를 보이는 경우라고 할 수 있다. 외압이 작용할 때 팽창의 반발을 충분히 일으키지 못할 뿐 아니라 오히려 복강을 위축시키려는 세력이 함께 작용하여 웅크린 상태로 경직된 결과다. 이 경우, 외벽 장력의 독주를 막기 위해 부자附子를 가미한 처방을 쓴다. 부자는 내외의 전반에 걸쳐 웅크리고 위축하려는 경향을 다스리는 가장 강력한 약성을 갖는다.

● **桂枝去芍藥湯**
○계지탕에서 작약을 제거하고[於桂枝湯方內去芍藥] 같은 방법으로 달인다[餘依前法].
○桂枝去皮 3兩, 甘草炙 2兩, 生薑切 3兩, 大棗劈 12枚.

*

계지탕에서 작약을 배제했다는 것은 팽창 반발로 유발되는 복강 안의 또 다른 갈등에 대한 대응 요소를 쓰지 않는다는 의미다.

이 처방을 적용할 상황은 본문의 해설에서 서술한 바와 같이 복강에서의 반발력이 약화된 상태에서 표부의 긴장 장력이 작용하는 경우다. 표부의 긴장이 복강을 압박해도 복강은 여기에 즉각 반발하지 못한다. 당연히 복강은 계지탕증에 비해 강하게 조여질 수밖에 없다. 그러나 계지탕증에서의 긴장 압박은 발동성으로서 긴장이 일어났다가도 이내 소멸되기 때문에 조여진 복강은 다시 풀리게 된다. 다만 그 조임의 폭이 크고, 강도가 높아질 뿐 조임과 풀림이 일어나는 형식은 계지탕증과 같다는 얘기다.

이런 상황에서 '脈促胸滿맥촉흉만'이 일어난다. 여기에 만일 작약을 그대로 둔 계지탕을 쓰는 것은 내외간의 힘의 불균형을 더욱 크게 하고 만다. 장관의 높아진 탄성 장력으로부터 유도된 복강 안의 갈등을 해소하는 작약의 작용은 외압에 대한 복강의 반발을 더욱 약화시키는 결과로 나타날 것이니 그 압박 효과가 커질 것은 당연한 일이다.

● 桂枝去芍藥加附子湯

○계지탕 처방에[於桂枝湯方內] 작약을 빼고[去芍藥] 부자 1지枝를 구워서 껍질을 벗기고 여덟 조각을 내서 가미하여[加附子一枝炮去皮破八片] 원래의 방법대로 만든다[如依前法].
○처방의 의의는 본문의 해설을 참조한다.

● 비교정리

계지가부자탕증桂枝加附子湯證<22>은 복부의 내강에 대해 조임의 효과를 일으키는 강화된 외벽의 장력과의 변동하는 대립을 다루고, 계지거작약탕증桂枝去芍藥湯證<23>은 사하瀉下로 과활성을 일으켜 조이게 한 경우를 다룬다. 내강에서 조임이 일어난 것은 마찬가지인데 계지가부자탕증에서는 작약을 사용하고, 계지거작약탕증에서는 작약을 빼는 것은 무슨 이유일까?

작약의 효과는 팽창력에 의해 유발되는 복강 안에서의 내적 갈등관계를 해소하는 것에 초점이 있다. 이 갈등관계로 복강에서의 활동성이 약화되는 것은 당연한 일이다. 작약 같은 부류의 약들은 이와 같은 팽창력 주도의 내적 갈등관계를 해소하여 복강에서의 활동성을 높인다.

계지가부자탕증의 경우는 전신의 근 조직들이 전반적으로 오므리려는 경향이 일어나 복강 또한 조이려는 효과가 발생하고 있으나 그 위에 다시 복구된 내외간의 갈등으로 평활근의 탄성이 높아지는 흐름을 보이면서 복강 내부에 별도의 힘의 대치가 생긴 상태이므로 작약을 쓴다.

그러나 계지거작약탕증에서는 외압이 작용하고 있음에도 불구하고 평활근의 탄성이 약화되어 있는 상황이므로 작약을 쓰지 않는 것이다.

또 계지감초탕증桂枝甘草湯證<65>은 과도한 발한發汗후 '心下悸심하계'가 일어난 상황이다. 계지감초탕은 계지탕에서 작약을 배제한 것뿐 아니라 생강生薑과 대조大棗도 없앤 것이다. 이는 복강에서 일어나는 갈등에 의한 경직 성향의 병리에 대응하는 요소를 더욱 줄인 것이다. 사실 계지탕증 자체도 표리 갈등의 내부에 복강의 내적 갈등을 내포하고 있다.

그렇다면 계지감초탕의 경우, 복강에 대한 거의 모든 안배를 폐기하고, 다만 외압에 의해 일어난 발산發散의 힘이 심하心下를 압박한 결과만을 다루

겠다는 의도로 해석된다. 팽창력과 그에 딸린 내적 갈등을 전혀 고려할 필
요가 없다는 거다.

이는 다른 말로 '脈促胸滿맥촉흉만'은 '心下悸심하계'의 상황에 비해서는 복강
에 갈등 병리의 요인이 상대적으로 강하니 그에 대한 대비로서 생강, 대조
정도를 포함하고 있는 것이고, 심하계는 맥촉흉만에 비해 상대적으로 상역
의 강도가 높다고 할 수 있겠다.

사하한 뒤에 '氣上衝기상충'하는 경과는 계지탕을 그대로 쓰고<16>, 사하한
뒤에 '脈促胸滿맥촉흉만'한 경과는 계지거작약탕을 쓴다<23>. 이들을 보면 태
양병의 경과에서 사하가 미치는 영향이 서로 다른 양상으로 나타나는 것이
다. 물론 두 경우 모두 사하로 인한 수축의 주문이 오히려 팽창의 힘과 강
력하게 맞서면서 강고한 경직을 유발하는 최악의 상황을 맞은 것은 아니
다.

우선 기상충氣上衝의 경우는 외압에 대항하는 팽창의 힘이 작용하고 있는
가운데 사하를 시행했지만, 사하로 인해 발생한 조임 효과가 팽창의 힘과
맞서 팽팽한 갈등을 일으키지 않고 한번 힘을 쓴 뒤에 이내 약화되면서 소
멸하니 바로 이전의 상태인 내외 갈등 구조로 돌아간 것을 의미한다. 기운
이 위로 솟구치는 것은 조임 효과가 일어났다가 소멸하는 순간에 일어나는
현상이다. 조임의 힘은 한 번 콱 쥐었다가 놓아버린 것처럼 작용하고 사라
진 모양이 된 것이다.

맥촉흉만脈促胸滿의 경우는 사하로 인해 발생한 긴장의 세력이 복강에서
일어나는 팽창의 세력을 눌러 약화시키되 외압은 소멸하지 않아서 복강에
대한 압박의 힘이 더 한층 강화된 효과가 나타나는 상황을 의미한다. 외압
에 대응하는 힘이 약화되었으니 상대적으로 외압의 작용이 더 강해질 것은
당연하다.

그러니까 태양병을 사하한 결과로 기상충이 일어나는 것은 조임의 효과
가 이내 사라졌다는 것을 말하고, 맥촉흉만이 일어나는 것은 팽창력이 크
게 약화되었다는 것을 말하는 것으로 두 경우는 상반된 대비를 이룬다. 그
러나 두 경우 모두에서 두 세력이 맞서서 대립을 형성하는 것은 아니라는
공통점을 갖는다.

24.

太陽病 得之八九日 如瘧狀 發熱惡寒 熱多寒少 其人不嘔 淸便欲自可 一日二三度發 脈微緩者 爲欲愈也 脈微而惡寒者 此陰陽俱虛 不可更發汗更下更吐也 面色反有熱色者 未欲解也 以其不能得少汗出 身必痒 宜桂枝麻黃各半湯

● 해석

태양병을 얻은 지 8~9일 만에 학병과 같이 발열과 오한이 동반하되 열이 많고 한기가 적다. 병자가 구역질을 하지 않고 스스로 변을 볼 수 있으며 발작이 하루에 두세 차례씩 일어나더라도 맥이 다소 부드러운 경우는 나으려 하는 것이다. 맥이 미약하면서 오한기가 있는 경우는 음양이 모두 허한 것으로 다시 땀을 내거나 사하하거나 토출하게 해서는 안 된다. (여기서) 얼굴색이 오히려 열성을 띠면 약간 풀리려는 것이며, 만약 소량의 땀을 내지 못하면 몸이 반드시 가려울 것이니 계지마황각반탕을 쓴다.

● 주해

태양병이 성립된 지 8~9일이니 이미 상당한 시간이 흘렀다. 내강과 외벽의 갈등관계가 변질을 일으키기에 충분한 시간이다. 압박과 반발을 유지하다보면 점차 갈등관계의 속성이 굳어지고 뻣뻣해질 수 있을 거란 얘기다.

'如瘧狀여학상'은 발열發熱과 오한惡寒이 섞이지 않고 교대로 일어나는 학병瘧病과 같은 형태를 말한다. 학병과 같다고 하면 긴장이 완고하여 고착, 경직된 성격을 갖게 되었다는 뜻으로 해석한다. 태양병의 초기보다 깊고 두터운 갈등관계가 조성된 것이다.

본문의 경우, 그 형식은 발열과 오한이 교대로 일어나되 오한보다는 발열의 세력이 강하다. 오한보다 발열의 세력이 강한 것은 비록 그 표리간表裡間 갈등이 학병과 같은 경직성을 갖더라도 태양중풍의 기초가 사라지지 않고 있는 양상이라는 거다.

태양중풍의 기초란 팽창의 힘이 상대적으로 온건한 복강 상태가 갖추어진 것을 말한다. 내외의 갈등관계가 다소 고착된 상태를 유지하지만, 외압이 일어나 복강 안에서 반발로서의 팽창력이 일어날 때 맞서서 강한 대립을 구성하지 않으므로 외압이 이내 소멸하면서 순환이 증가하는 양상이 상대적으로 긴 열熱 증상의 구간으로 나타난다는 것이다.

'其人不嘔기인불구'나 '淸便欲自可청변욕자가'는 복강 내면에서 갈등성의 환경 변화가 뚜렷하게 일어나지 않았다는 것을 말한다. 다른 말로 하면 내외 갈등의 국면에 다른 내적內的 갈등 요인이 나타나면서 갈등이 심화되어 그것이 문제의 중심이 되는 상황에 이르지는 않았다는 얘기다.

구증嘔證이 없는 것은 횡격막을 향한 상역上逆의 압박과 같은 발산력의 작용이 뚜렷하지 않다는 것이다. 또 대변이 자연히 배출되는 것은 반대로 장관腸管의 활동에 둔화가 없다는 것이고, 그것은 복강에서 팽창세력이 지나치게 크지 않다는 것(과도한 탄성이 없다는 것)을 뜻한다. 따라서 '不嘔불구'와 '淸便청변'이라는 두 가지 조건으로 복부 내강의 힘의 갈등 문제가 심화되지 않았다는 판단의 근거를 삼을 수 있다는 말이 된다.

'一日二三度發일일이삼도발'을 한열寒熱의 발작 횟수로 본다면 26조의 '一日再發일일재발'에 비해 자주 일어나는 것이다. 원래 학병瘧病이란 완고한 경직의 속성을 갖는다. 이때 완고한 경직이라면 표부 긴장의 속성이 강고해서 잘 풀리지 않는 상태를 말한다. 발작은 한열寒熱이 교대되는 국면을 말하는데, 학병에서 표부 긴장이 강고하게 지속되다가 풀리는 시점을 가리키는 것으로 볼 수 있다.

그러니 '瘧狀학상'으로 하루에 2~3회 발작한다는 것은 2~3차례에 걸쳐 열이 솟았다가 스러지는 일이 있었다는 얘기다. 이는 하루 2번만 발작하는 경우에 비해 상대적으로 자주 일어나는 것이다. 발작이 자주 일어나는 편이 긴장의 강고함이 덜하다고 할 수 있다. 긴장의 강고함이 덜 하다는 것은 병세가 덜 하다는 말이다.

'脈微緩맥미완'은 병의 세력, 갈등의 정도가 무겁고 격렬하지 않다는 것을 말하기 위한 의도의 맥상脈狀 표현이라고 본다. 본문에서는 이것을 비록 표부의 긴장이 완고한 성격으로 변질되었더라도 복강 안의 상태가 크게 불안정하지 않은 상태로 유지되다가 그 후 내외의 대치 관계가 완화되는 와중에 나타나는 맥으로 제시한다.

그러나 '脈微而惡寒맥미이오한'하다면 다른 의미가 된다. 맥이 뜨면서 오한이 일어나는 태양상한 속성의 오한과도 다르다. 맥이 미미하다는 것은 순환을 추진하는 힘이 약화된 것이다. 그런 차원에서 '脈微맥미'는 순환 혈류의 감소를 반영한다고 할 수 있다. 그렇다면 이 오한은 표부 긴장이 약화된 상태에서 다른 원인으로 발생하는 혈류 감소를 바탕으로 하는 것이다 <69, 71>.

표부 긴장은 복강 안의 반발과 함께 갈등이 생기고 없어지는 흐름을 타면서 표부 혈류를 늘어나게 하기도 하고, 경직 상태를 유지하여 혈류를 감소하게도 한다. 내외간의 갈등이 깔린 상태에서 갈등이 완화되는 흐름을 타고 순환 혈류가 늘어나는 구간에 열이 나며, 갈등이 구성되면서 순환 혈류가 감소하는 구간에 오한이 나게 되는 것이다.

그런데 표부 긴장이 약화되었음에도 불구하고 오한이 난다는 것은 표부로부터의 압박에 의해 갈등보다는 복강 자체에서 무언가 내적內的인 힘의 갈등이 일어났다는 것을 말한다. 어쨌거나 오한은 갈등관계로 활동성이 저하되면서 순환 혈류가 감소하는 과정에서 생기는 증상인 것이다.

결과적으로 보면 표부나 내강 전반에 걸쳐 혈血의 감소가 있다면 이것을 '陰陽俱虛음양구허'라고 할 만하다. 표부의 혈류 감소는 전체적으로 보아 순환의 약화를 의미하고, 내강의 혈량 감소는 특히 복강의 위축을 의미한다. 복강 안에서 힘의 갈등이 있되, 전체적으로 위축의 경향을 보인다는 말이 된다. 한汗, 토吐, 하下의 치법은 힘의 갈등관계, 또는 갈등으로 인한 경결硬結 상태를 해소하기 위한 것들이지만, 이와 같이 내외구허內外俱虛의 상황에는 이것들을 시행할 이유가 없다.

그런데 또 '脈微而惡寒맥미이오한'하면서도 오히려 얼굴색은 붉다면[면색반유열색面色反有熱色] 복강이 위축된 것은 아니라는 것을 말한다. 복강이 위축되지 않았는데 '脈微맥미'한 것은 복부 전반의 활동성 약화로 순환이 또한 감소했기 때문이다. 이것은 앞에서 말한 '陰陽俱虛음양구허'의 상황은 아니다. 순환 혈류는 비록 감소되었지만 내강에 편중되어 있는 정류혈停留血을 갖고 있다는 얘기가 된다.

그러면 왜 복부 전반의 활동성이 약화되었을까? 물론 내외의 갈등관계가 소멸되지 않고 있지만, 복강 내부에서도 또한 힘들의 갈등이 강화되는 복합적 갈등 구조가 생겼기 때문으로 보아야 할 것이다.

이 경우는 내적 갈등이 강화되고 있으면서도 표부 긴장 또한 확실히 작용하고 있는 것이니 '未慾解미욕해'로 보는 것이 당연하다. 그런데 이 상황을 풀지 않으면 '身必痒신필양'한다는 것은? 강한 표리 갈등관계가 시간을 끌게 되면서 갈등의 경계면에 대한 자극 효과가 나타나게 되는 것이 아닌가 하는 추정을 한다. '身必痒신필양'자체가 단순한 가려움증, 피부 병리 등을 의미하는 말이 아니라 완고한 표리 갈등을 반증하는 것이라는 얘기다.

● 桂枝麻黃各半湯

○桂枝去皮 1兩16銖, 芍藥, 生薑切, 甘草炙, 麻黃去節 各1兩, 大棗劈 4枚, 杏仁湯浸去皮尖及兩仁者 24個.

○앞의 일곱 종 약물을 가지고[上七味] 물 5승으로[以水五升] 먼저 마황을 넣어 1~2번 끓도록 하고[先煮麻黃一二沸] 위에 뜬 거품을 떠낸 뒤[去上沫] 나머지

약을 넣고 끓여 1승 8홉을 취해서[內諸藥煮取一升八合] 거품을 제거하고 따뜻하게 6홉을 마신다[去滓溫服六合].

*

　계지탕桂枝湯과 마황탕麻黃湯을 합방하되 약의 양을 대폭 줄인 것이다. 우선 보이는 의도는 표부 긴장의 발동요인發動要因과 지속요인持續要因을 한꺼번에 풀되 가볍게 하자는 것이다. 계지가 표부 긴장의 발동 요소를 맡고, 마황은 지속 요소를 담당한다. 작약芍藥은 발동성의 표부 긴장과 연관된 복강 환경으로서 팽창 반발의 힘이 제한된 형태의 복강 내 갈등을 맡고, 행인杏仁은 제한 요인이 없이 일어나는 팽창세력을 담당한다. 작약과 행인은 둘 다 팽창의 힘에 대응하는 약들이지만, 두 약의 작용 범위가 겹치지 않는다는 것이 중요하다.

　이와 같이 계마각반탕桂麻各半湯에서 두 처방을 함께 쓴다는 것은 내외 갈등의 병리가 이쪽저쪽으로 변동하여 그 폭이 넓은 양상을 가진다는 것을 말한다. 이런 변동하는 병리 경과에 대해서는 양편의 효능을 모두 갖춘 조립을 통해 그 효력의 폭을 넓혀줄 필요가 있을 것으로 본다.

　생강生薑은 주로 표부의 긴장에서 유래하여 거슬러 오르는 상역의 압박이 횡격막에 작용하면서 힘의 충돌이 일어나는 문제를 가장 온건하게 다루어 해결하는 약이다.

　감초甘草와 대조大棗는 내강에서 폭 넓게 작용하여 내외 갈등을 완화하는 바탕을 만드는 역할로 쓰인다. 계지桂枝와 마황麻黃이 표부를 맡고, 작약과 행인을 중심으로 감초, 생강, 대조가 복강의 내부 환경을 각각 책임지는 것이다.

　이 처방을 구성하는 약들의 함량은 계지탕이나 마황탕, 그리고 계지이월비일탕桂枝二越婢一湯, 계지이마황일탕桂枝二麻黃一湯 등에 쓰이는 함량보다 많이 적어서 그 강도가 아주 가벼울 것으로 보인다. 비록 표부 혈류가 몰리는 상황이 있어 얼굴색이 붉다 하더라도 그리 높은 정도의 편향이 아니므로 다만 표리의 갈등관계를 가볍게 푼다는 차원으로 사용된다.

　또 한 가지, 앞에서 이미 언급했지만 상반되는 속성을 갖는 두 처방을 합한 것은 병리의 경과에 있어서 그 속성이 큰 변동폭을 갖는 양상에 대응하기 위한 것으로 해석되어야 할 것이다.

　계지탕증은 외압에 반발하되 그 힘이 제한된 팽창력을 가지니 그에 어울리는 발동성의 외벽 긴장이 나타나고, 마황탕증에서는 큰 제한 요인이 없는 팽창세력이 작용하니 외벽으로부터의 압박이 지속성을 띠게 된다. 물론 마황탕증에서도 내적 반발이 일어나는 것이 힘의 원리라고 할 수 있지만,

계지탕증과 비교해서 상대적으로 낮다는 말이다.

만약 외압이 소멸하고 있지 않은 가운데 복강 안에서 갈등이 일어나고 가라앉는 흐름을 반복하는 상황이라면, 외압의 속성도 그에 따라 변동이 일어날 수 있다. 발동성과 지속성 사이를 왕래하는 경과를 보일 수 있다는 말이다. 이것이 이른바 '瘧狀학상'의 병태일 것이라고 해석하는 것이다.

25.

太陽病 初服桂枝湯 反煩不解者 先刺風池風府 却與桂枝湯則愈

● 해 석

태양병에 먼저 계지탕을 복용하고도 답답함이 풀리지 않는 경우는 먼저 풍지와 풍부를 자침하고 나서 계지탕을 주면 낫는다.

● 주 해

계지탕桂枝湯을 복용했는데도 불구하고 오히려[反反] '煩번'이 '不解불해'했다고 한다. 계지탕으로 풀려야 할 번煩이 풀리지 않았다는 것이다. 다른 말로 번煩이 계지탕증에서 생길 수 있는 증상이라는 것이다. 번煩은 '煩躁번조'와는 다른 것이다. 번조煩躁가 대략 가슴 내강에 대한 압박이 어느 수준 이상에 이르러 실제로 가슴을 좁히는 강한 압박 효과가 생긴 상태를 표상한다면, 번煩은 그 이전 단계로 압박을 가하는 초기 단계쯤으로 말할 수 있을 것이다<310>.

계지탕으로 상역성上逆性의 문제라고도 할 수 있는 번煩을 해소하고자 하는 것은 어디까지나 내외 갈등의 차원에서 일어나는 힘에 대한 조치라고 할 수 있겠다. 본문에서는 그 이외에 다른 의미를 찾을 수 없다.

사실 계지탕증에서 번煩증이 나타난다는 내용 자체에 대해 신뢰하기 어려운 점이 있음을 지적해 두어야겠다. 계지탕증과 같이 표증表證성이면서 발동성인 내외 갈등에서는 번증과 같은 강도를 가진 상역이 나타나기 어렵다는 얘기다.

풍지風池와 풍부風府를 자침한다는 것은 어쨌거나 표부表部의 긴장을 완화한다는 차원에서 고려할 수 있는 치법이다. 그러나 침법鍼法에 관한 내용은 삽입된 구절로 상한론傷寒論의 입장은 아니라고 본다. 상한론에서는 여섯 범주의 병증체계, 즉 육경병六經病에 적용하는 침법에 대해 그 원리를 정리한 부분을 찾아볼 수 없기 때문이다.

26.
服桂枝湯 大汗出 脈洪大者 與桂枝湯 如前法 若形似瘧 一日再發者 汗出必解
宜桂枝二麻黃一湯

● 해석

계지탕을 복용하고 크게 땀이 났는데, 맥이 크고 넓은 경우는 계지탕을
그대로 투여한다. 학병과 같아서 하루에 두 번씩 발작하는 경우는 땀을 내
면 반드시 나을 것이니 계지이마황일탕을 쓴다.

● 주해

계지탕은 표부의 발동성 긴장으로 인해 발생한 표증의 표리간 갈등관계
를 다룬다. 발동성 긴장 경향의 특징은 골격근의 긴장이 발동한 뒤 이내
풀리고 다시 발동하는 빠른 발동-소멸의 연쇄로 표현할 수 있다. 표부를 중
심으로 볼 때 긴장이 발동하되 바로 소멸하고, 다시 발동하는 흐름을 짧은
주기로 반복한다는 얘기다.

이것은 오한보다 발열이 위주가 되는 태양중풍太陽中風의 양상과 부합된다.
태양중풍이나 계지탕증桂枝湯證 등에서 표부表部의 발동성 긴장을 볼 수 있는
근거로 중요한 것은 복강에서 일어나는 반발로서의 팽창의 힘이 제한되어
외압의 강도에 미치지 못한다는 것이다.

복강의 탄성 반발이란 외압이 일어나 복벽이 내강을 조였다가 풀리는 과
정에 안으로부터 밖을 향해 밀어내는 평활근의 능동적인 힘이라고 할 수
있겠다. 이는 외벽의 압박으로 복강이 조여지려는 것을 막아주는 힘이다.

그런데 태양중풍이나 계지탕증에서 특징적으로 이 힘은 그 자체에 반발
하는 또 다른 저항을 달고 있다. 이 저항은 팽창의 힘을 제한하는 역할을
한다. 따라서 외압이 일어나 복강을 압박하게 되면, 그에 반발하되 반발력
은 외압에 비해 약할 수밖에 없으니 두 힘이 얽혀 지속적인 대립을 유지하
지 못하는 형태의 내외 갈등을 형성하게 된다. 외압이 복강을 누를 때 강
하게 맞서 대치하지 않고, 다만 약하게 방어하는 자세를 가지니 외압은 한
번 작용하여 짧은 갈등을 일으키고는 그대로 대치하지 않고 비껴 지나가듯
이 소멸되고 만다는 뜻이다. 이 경우에는 그러니 내외 갈등이 길게 지속되

는 일이 없고, 순환 혈류가 감소하는 구간도 짧다고 할 수 있다.

계지탕을 복용하고 땀이 크게 난 것[복계지탕대한출服桂枝湯大汗出]은? 물론 계지탕 자체가 발한發汗의 요법에 쓰는 약 중 하나이다. 비록 계지탕증이 원래 땀이 나는 태양중풍의 범주에 속하지만 땀을 내는 것은 항상 표리, 내외의 갈등관계를 해소하는 요법이 되기 때문이다.

실제로는 땀을 낸다기보다 갈등이 해소되는 과정에서 땀이 난다고 하는 것이 맞는 표현이지만, 표현의 편의상 발한發汗이라 하는 것이다. 또 태양병을 발한한다는 것이 땀을 낸다는 뜻이지만, 계속 땀을 흘리게 한다는 말은 아니다. 병이 풀리는 시점에서 일시적으로 땀이 날 뿐이다.

만일 계지탕 복용 시점에 복강의 팽창 반발(장관의 탄성)이 커져 있어서 복강 용적이 강세를 보였다면 내외 갈등이 풀리면서 땀이 크게 날 수도 있을 것이다. 그러나 '大汗出대한출' 후에 땀이 이내 들어간다면 그것으로 병이 풀리는 것이다.

이때 병이 풀리는 것이 아니라 크게 땀이 나면서 '脈洪大맥홍대'가 있는 상황은? '洪者陽也홍자양야 指下尋之極大지하심지극대 擧之有餘曰洪거지유여왈홍~'37) 이라 하여 홍맥洪脈은 양陽에 속하여 손에 느껴지는 감이 극도로 크되 손을 들어도 넘침이 있는 것이라고 한다. 손을 들어도 넘친다는 것은 혈류량이 크게 늘어난 것을 말하는 것으로 해석할 수 있다.

'大爲病進脈之賊대맥병진맥지적 ~經曰경왈 脈來渾渾革革如湧泉者맥래혼혼혁혁여용천자 病進而危병진이위~'38)라 하여 대맥大脈은 맥이 샘솟듯 힘차게 오는 것으로 병이 진행하는 양상이라 했다. 이는 홍맥洪脈과 상통하여 어울리는 모양이다. 병이 진행한다는 것은 표表의 문제에서 이裡의 문제로 넘어가는 과정이라는 의미로 볼 수 있다.

결과적으로 '脈洪大맥홍대'는 혈관이 표부에서 선명하고, 그 내부가 팽만하여 맥동脈動이 상대적으로 힘차게 느껴지는 양상으로 해석할 수 있다.

그러니 이는 혈류량이 현저하게 증가했으며 따라서 복강에서 팽창하려는 힘이 일어나는 경향이 있다는 것을 드러내는 맥脈이라는 의미로 보일 수 있다.

그런데 이와 같은 맥상은 사실 많은 양의 혈이 쉼 없이 계속 흐르고 있는 경우에 나온다고 보기는 어렵다. 만약 양명병의 혈류증가 상황과 같이 순환이 늘어서 지속적으로 다량의 혈류가 흐르고 있는 상황이라면 다만 실實하게 느껴질 뿐 맥동으로부터 손끝을 때리는 힘찬 압박이 잡히지는 않을

---

37) 國譯王叔和脈訣 p.147
38) 編註醫學入門. 內集卷一 p.389

것이라는 얘기다.

이런 압박이 감지되는 경우라면 혈류가 급증하는 변동이 짧은 주기로 일어나는 현상이라고 보는 것이 오히려 설득력이 있다. 그런 의미에서 홍대洪大의 맥이 나타난다면 무언가 혈류를 제한하고 방해하는 요인이 일어났다가 소멸하는 흐름을 타면서 작용하고 있다는 말이 된다. 전체를 고려하는 입장에서 혈류를 방해하는 요인으로 보자면 당연히 갈등관계라고 할 수 있다. 그러니까 맥홍대는 물론 혈류가 증가하는 맥임이 분명하지만, 그 뒤에 숨은 의미로 보자면 갈등이 생성-소멸하는 흐름과 함께 혈류가 빠르게 증감增減하는 맥상脈狀이라는 결론을 얻게 된다.

그러니 계지탕을 복용한 후에 '大汗出대한출'하는 것은 복강에서 팽창세력이 작용하면서 혈량血量이 증가될 수 있는 바탕이 있다는 뜻이며, '脈洪大맥홍대'하는 것은 표리간 갈등이 유지되면서 순환이 증감하고 있다는 의미가 되는 것이다. 이런 내용에 따라 대한출大汗出과 맥홍대脈洪大를 놓고 보면 본문에서 논하고 있는 바와 같이 계지탕증이 여전하다는 해석이 될 수밖에 없다.

만일 계지탕을 복용한 뒤에 24조에서 서술한 바와 같이 '瘧狀학상'을 보인다면? 이는 이미 고찰한 것과 같이 표리 갈등이 유지되는 가운데 그것을 강고하게 하는 요소로서 복강 안에서의 내적 갈등이 섞여서 함께 작용하고 있는 것으로 해석된다. 발동성의 긴장과 복강에서의 제한된 팽창 반발이 일어나는가 하면, 지속되는 긴장이 복강으로부터의 팽창력과 맞서면서 강고하게 갈등을 유지하는 상황이 이어지기도 한다는 것이다. 표리 갈등의 양상이 계지탕증과 마황탕증이 혼재하는 방식으로 나타나니 두 처방을 섞어서 쓰는 것이다. 또 '一日再發일일재발'로서 표리 갈등의 강도가 '一日二三度發일일이삼도발<24>'에 비해 상대적으로 높으니 처방을 구성하는 약물들의 함량도 계마각반탕桂麻各半湯보다는 높아져야 할 것이다.

● 桂枝二麻黃一湯

○桂枝去皮 1兩17銖, 芍藥 1兩6銖, 麻黃去節 16銖, 生薑切 1兩6銖, 杏仁去皮 16個, 甘草炙 1兩2銖, 大棗劈 5枚.
○위의 일곱 종 약물을 가지고[上七味] 물 5승으로[以水五升] 먼저 마황을 넣어 1~2번 끓도록 하고[先煮麻黃一二沸] 위에 뜬 거품을 떠낸 뒤[去上沫] 나머지 약을 넣고 끓여 2승을 취해서[內諸藥煮取二升] 거품을 제거하고[去滓] 따뜻하게 1승을 마시되[溫服一升] 하루 두 번을 복용한다[日再服].

*

계지이마황일탕桂枝二麻黃一湯은 계지탕과 마황탕을 합방하되 계지탕의 비중이 높은 것이다. 이는 비록 표리간 갈등관계는 비교적 심하지만 복강에서의 내적 갈등이 약화되는 구간은 더 길다는 판단에 의한 것으로 본다.

27.

服桂枝湯 大汗出後 大煩渴不解 脈洪大者 白虎加人蔘湯主之

● 해석

계지탕을 복용하고 크게 땀을 흘린 뒤에 심하게 답답하면서 갈증이 나되 풀리지 않다가 맥이 크고 넓게 나타나는 경우는 백호가인삼탕을 쓴다.

● 주해

계지탕을 복용하고 크게 땀을 흘린 것은 앞 조와 같다. 비록 대한출이 있었지만 이후로 안정되면 병이 풀리는 경과로 진행할 것이다. 그러나 갈등이 풀리면서 상황이 안정되지 못하고 '大煩渴不解대번갈불해'가 생겼다.

여기서 크게 '煩渴번갈'이 생겨서 '不解불해'하다면 다량의 정류혈停留血이 내강, 특히 흉강에 충만한 상황을 반영하는 증상이다. 복강에서 늘어난 혈량血量이 그 전체가 순환 혈류로 흐르지 못하고 내강의 안쪽 전체를 채우고 있다는 것이다. 복강에서 혈량이 크게 늘어나 정류하는 상황은 복강 용적이 정상 이상 수준을 유지한다는 의미가 된다. 이는 표증의 표리 갈등의 바탕만 가지고 일어나기 어려운 일이다.

일반적으로 표증은 표리간에 공방이 일어나면서 내강이 조였다가 풀리기를 반복하니 복강의 용적은 큰 변화가 없는 것이 보통이다. 복강이 크게 키워진 채로 지속되지는 않는다는 얘기다. 결정적으로는 표부로부터 내강에 가해지는 압박이 갈등을 주도한다는 점에서 그렇다. 그렇다면 '大煩渴不解대번갈불해'하는 경과는 표리 갈등이 아니라 복강 안에서 강하게 팽창세력이 일어나면서 오히려 외벽에서 그 힘에 반발하는 조임의 장력이 일어나 강고한 갈등이 발생한 상황으로 보아야 하는 상황이다. 이것을 백호가인삼탕으로 주치한다는 본문의 내용이 내적 환경 변화가 이끄는 새로운 갈등을 염두에 두고 있다는 것을 확인할 수 있는 것이다.

그러니 이것은 계지탕을 먹고 표리 갈등이 풀리는 과정에서 대한출大汗出이 난 뒤에 복강에서 강한 팽창력이 일어나면서 원래의 표부 긴장은 소멸하고, 내외의 반발(조임세력)이 다시 발생하는 진행으로 이어졌다고 추정한다.

여기서 '脈洪大맥홍대'가 나타나는 것은 팽창세력이 크게 성하려는 흐름이 있어 반발하는 세력이 한 번씩 그 저항의 힘을 놓치게 되는 경과일 것으로 본다. 팽창세력을 제어하는 반발의 힘이 약화되는 순간으로부터 복강의 활동성이 높아지고, 따라서 순환이 증가되는 흐름을 타게 되는 것이다. 이렇게 되면 마치 표증으로서의 표리간 갈등의 양상과 같이 갈등이 생성되고 소멸하는 변동의 흐름을 갖게 된다는 얘기다.

● 白虎加人蔘湯

○ 知母 6兩, 石膏碎 1斤, 甘草炙 2兩, 粳米 6合, 人蔘 3兩.
○ 위의 네 가지 약을[上四味] 물 1두로 달여 쌀이 익으면 거품을 제거하고[以水一斗煮米熟湯成去滓] 따뜻하게 1승을 마시는데[溫服一升] 하루에 세 번을 복용한다[日三服].

*

처방 중의 석고石膏는 팽창세력이 급격히 높아지는 흐름에 쓰는 약 가운데 대표적인 것이다. 본초서의 내용을 해석해 보면 복강에서 팽창의 힘이 커지면 외벽으로부터 반발력이 일어나 저항하는데, 팽창력과 반발력 사이에 팽팽한 대립과 대립의 완화 사이를 왕래하는 큰 폭의 변동에 대해 효능을 발휘하는 것으로 서술된다.

대립이 있을 때는 정류혈停留血의 증가가 나타나고, 대립이 풀어질 때는 순환량의 급격한 증가에 의한 열증熱證이 주로 나타난다.

'~喘息咽熱천식인열~<別錄>', '胃熱肺熱위열폐열~<李杲>', '~大渴引飲대갈인음~<元素>'[39] 등은 석고가 해결할 수 있는 정류혈에 의한 증상을 말한 것이고, '除時氣頭痛身熱제시기두통신열, 三焦大熱삼초대열~<別錄>'이나 '~日晡潮熱일포조열~中暑潮熱중서조열<元素>' 등은 순환의 폭발적인 증가에 의한 열증熱證을 다스리는 효능을 쓴 것이다.

지모知母 역시 팽창세력이 강화되는데 그에 반발하는 힘이 맞서는 상황을 다루는 약이다. 지모의 경우는 힘의 대립에 의해 발생한 경직, 경결의 경향으로 활동성이 떨어지니 순환이 약화되고 정류혈停留血이 늘어나는 내열內熱의 문제를 주로 다룬다. '主消渴熱中주소갈열중~'[40]이나 '~治陽明火熱치양명화열~<元素>', '瀉肺火사폐화~ 治命門相火有餘치명문상화유여<好古>'[41] 등이 그런 종

---

39) 本草綱目 p.544
40) 神農本草經 p.169

류의 열熱에 관한 효능을 기록하고 있는 것이다.

상한론에서 백호가인삼탕白虎加人蔘湯을 쓰는 예를 다루는 조문들이 몇 개 있다. 176조에서는 크게 갈증이 나서 몇 되라도 물을 마시려할 정도고, 혀가 마르면서 번조증이 나는 경우[~대갈설상건조이번욕음수삭승大渴舌上乾燥而煩欲飮水數升~]에 이 처방을 쓴다고 했다. 이는 갈증의 정도가 매우 심하다는 얘기로 그만큼 내강에서 늘어난 정류혈停留血이 많다는 뜻이 된다.

177조는 몸에 큰 열은 없으면서도 입은 몹시 마르고 번조가 나는 경우[상한무대열구조갈심번傷寒無大熱口燥渴心煩~]를 말한다. 여기서 '無大熱무대열'하면서도 '口燥渴心煩구조갈심번'하다는 것은 또한 내강에 분포하는 혈량이 정상을 크게 초과했음에도 순환 혈류는 크게 늘지 않았음을 말한다. 이는 복강에서 경결硬結된 환경이 조성되어 순환에 지장을 주고 있다는 의미다.

178조에서는 표증이 없으면서 갈증이 나는 경우[~갈욕음수무표증자渴欲飮水無表證者~]에 본 처방을 쓴다고 했다. 표증은 외압을 말하니 내강의 갈등을 해소하는 백호가인삼탕으로 소기의 목표를 달성했으나 표증이 남은 경우에는 다시 갈등관계가 재발할 우려가 있다는 의미로 본다. 따라서 이 처방에는 그 작용점이 표부에 있어 해표解表하는 것을 본령으로 하는 요소가 충분하지 않은 것을 말하는 것으로 해석하게 된다.

정리해 보자. 석고는 내강, 즉 복강의 팽창세력이 매우 강하고 복강에서 다른 힘이 작용하지 않는 순수한 팽창의 구간이 주主가 되는 경우, 즉 팽창세력이 독주하는 상황에 당연히 써야할 약이다. 그런데 복강에서 팽창의 힘이 강한데 경결된 환경이 조성되어 있다면 그 과잉한 혈량이 잘 순환되어 흐르지 못한다. 대번갈大煩渴이 생겨나는 이유다. 물론 석고도 정류혈에 의한 내열을 다스리는 효능이 없지 않지만, 석고만 가지고 이 상황을 모두 타개하기는 어렵다. 복강의 경결성 환경을 좀 더 완전하게 해소해야 하는 것이다. 지모가 그 역할을 한다. 석고와 지모는 그런 의미에서 한 조로 작용하게 된다.

그런 의미에서 석고의 효능은 주로 외열外熱에 초점이 있고, 지모의 효능은 내열內熱에 초점이 있다고 표현할 수도 있겠다. 석고의 경우 팽창세력이 압도하는 구간이 길어서 주로 순환이 대량으로 증가하는 형태의 열증熱證을 다스리는 반면, 지모는 두 힘이 팽팽하게 대립하는 구간이 길어서 주로 정류혈停留血이 증가하는 상황을 다스리게 된다는 것이다.

인삼人蔘은 어떤 원인으로 인해 외벽에서 경직의 성향이 발생하고, 그에 따라 복강에서 일어나는 팽창의 힘과 대립하는 경향을 바탕으로 갈등이 조

---

41) 以上 本草綱目 p.726

성되는 병리에 대응한다.

일단 외벽의 장력이 높아지면 복강에서는 그 힘을 극복할 필요가 생긴다. 외벽의 높아진 장력은 복부의 활동성을 제한하는 요인이기 때문이다. 따라서 복강에서는 팽창력을 동원하지 않을 수 없다. 이때 동원된 팽창의 힘이 강해서 한 번에 외벽의 장력을 무너뜨린다면 문제는 깨끗이 해결되고 말 것이다. 하지만 동원된 팽창의 힘이 장력에 미치지 못하거나 아니면 거의 비등한 수준이라면, 외벽을 밀치려 하다가 제풀에 주저앉거나 내외간에 대치 상태를 이루게 될 것이 당연하다.

인삼은 이와 같은 경우에 외벽의 장력이 소멸되도록 이끄는 약성을 발휘하는 것으로 해석된다. 따라서 이 경과에서 일어나는 경결과 상역, 변동하는 문제들을 폭넓게 해소하는 효능을 발휘하게 되는 것이다.

처방 전체로 보면 이 구성은 석고와 지모가 팽창세력이 강한 쪽에 작용하고, 인삼은 외벽으로부터 가해지는 조임의 효과로부터 문제가 일어나는 쪽에 대응하는 것으로 정리될 수 있을 것이다.

석고와 지모가 있는 처방에 인삼을 사용하는 의미가 모호하다는 의심이 있기도 하지만, 복강에서 일어나는 힘의 병리는 항상 상대가 있으므로 한쪽으로 몰아서 문제를 해결할 수 없기 때문으로 본다면 그 뜻을 이해하게 된다. 강하고 급격한 힘의 발생은 반드시 그 반대편의 힘을 내포하고 있다는 원리를 말하는 것이다.

비록 팽창의 힘이 복강에서 일어나고 있으나 내외간의 세력 관계를 보자면 두 세력이 비등한 가운데 조이려는 쪽의 힘이 갈등을 끌고 가는 형국을 다스리는 것으로 표현할 수 있겠다.

감초甘草는 부드럽고 완만하게 복강 전체의 경직된 환경을 완화한다. 갱미粳米[평위기장기육온중지리익기제번平胃氣長肌肉溫中止痢益氣除煩][42]도 역시 복강 환경을 편안하게 해서 순환에 지장이 없도록 하는 작용을 한다. 감초나 갱미는 석고, 지모, 인삼을 보조하기 위한 바닥을 만드는 역할로 쓰이고 있다고 본다.

---

42) 東醫寶鑑 p.683.위

28.

太陽病 發熱惡寒 熱多寒少 宜桂枝二越婢一湯 脈微弱者 此無陽也 不可發汗

● 해석

태양병에 발열과 오한이 동반하되 열이 한기보다 많으면 계지이월비일탕을 쓴다. (그러나) 맥이 미약한 경우는 양기가 없으니 땀을 내서는 안 된다.

● 주해

학상瘧狀의 태양병을 다시 거론한다. '瘧학'을 명기하지 않았지만 그 표현으로부터 학瘧의 성질이 유추되는 것이다. 학상瘧狀이란 학병과 같이 완고하고 지속적인 긴장의 경향을 띤 병태를 말한다. 학상을 보이되 발열과 오한이 교대로 발작하는데 열증熱證이 많다. 한증寒證보다 열증이 많아지기 위해서는 표부로 나오는 혈류량, 그러니까 평균적 순환 혈류량이 상대적으로 많아야 한다. 갈등으로 복부 전체가 얽혀 있는 구간보다는 갈등에서 다소 풀려나 있는 구간이 길다는 의미다. 이는 내외간의 갈등관계가 태양중풍의 속성 쪽으로 기울어져 있음을 뜻한다.

'發熱惡寒발열오한'의 학상을 띤다면 지속성 표부 긴장을 위주로 하는 표증인 태양상한 속성을 많이 갖고 있는 것이고, '熱多寒少열다한소'라면 태양중풍의 속성을 많이 갖고 있는 것이니 두 종류의 병리가 섞여있는 것으로 볼 수 있다. 이런 경우가 계지桂枝와 마황麻黃이 함께 필요한 상황임은 이미 계지마황각반탕증桂枝麻黃各半湯證<24>에서 살펴보았다.

이때 맥이 미약하다면 갈등의 강도가 매우 높아 순환이 크게 약화된 상황을 말한다. '無陽무양'에서 양陽이란 활동성을 의미하는 것으로 해석한다. 따라서 무양은 활동성의 저하가 극단에 이른 상황을 말하는 용어가 된다.

발한發汗이란 표리간의 갈등을 풀기 위한 조치다. 땀이 나는 것은 외압과 그에 상대하는 내강의 힘을 가라앉히는 것으로 얻어지는 효과다.

만약 표리간 갈등이 있는 와중에 표부에 경직성 병리 요인이 생긴 경우에 발한을 한다면, 그 자극으로 내강의 갈등관계를 요동치게 하는 결과가 올 수 있다<22, 68, 85 등>. 발한의 자극이 장력이 높아진 표부表部를 풀지는 못하고 더욱 자극한 결과로 오히려 표부 전체의 병리가 더욱 강고해지고 만 것이다. 골격근 전반에 근 기능의 파행跛行이 초래될 수 있다.

● 桂枝二越婢一湯

○桂枝去皮, 芍藥, 甘草 各18銖, 生薑切 1兩3錢, 大棗劈 4枚, 麻黃去節 18銖, 石膏碎 綿裹 14銖.

○위의 일곱 가지 약물을 썰어서[上七味㕮咀] 물 5승으로[以五升水] 먼저 마황을 넣어 1~2번 끓도록 하고[煮麻黃一二沸] 위에 뜬 거품을 떠낸 뒤[去上沫] 나머지 약을 넣고 끓여 2승을 취해서[內諸藥煮取二升] 찌꺼기를 제거하고[去滓] 따뜻하게 1승을 마신다[溫服一升]. 하루 두 번을 복용한다[日再服]. 이 처방은 원래 월비탕과 계지탕을 합해 1승을 마시는 것으로 만들어졌으나[本方當裁爲越婢湯桂枝湯合飮一升], 지금은 한 처방으로 합해져 계지이월비일이 되었다[今合爲一方桂枝二越婢一].

*

계지이월비일탕桂枝二越婢一湯은 계지탕桂枝湯 성분에 마황麻黃과 석고石膏를 가한 내용이다. 석고를 가미한다는 것은 복강이 빠르게 팽창하면서 혈량이 증가하는 상황을 다룬다는 것이고, 마황을 쓴다는 것은 표부 긴장에 지속 요인이 있다는 것을 말한다. 복강에서 팽창의 힘이 강약으로 변동하고, 외압 역시 때로는 능동적으로 복강을 압박하고 때로는 수동적으로 팽창세력에 대한 반발의 힘을 일으키는 상황으로 볼 수 있다.

이 처방에서 행인을 쓰지 않는 것은 복강 안에서 외압에 반발하는 팽창력에 대한 대응의 한 요인을 배제한 것이다. 석고가 있으니 중복의 의미가 있을 것으로 볼 수도 있겠다.

처방의 구성으로 보아 계지탕 성분으로 외압과 복강의 팽창세력이 대응하는 구간을 맡게 하고, 팽창세력이 더욱 강화되면서 외압도 또한 강화되어 표리 갈등의 힘이 높아지는 구간은 마황과 석고가 힘을 발휘하도록 구성한 처방이다. 그러나 약들의 함량이 많지 않으므로 갈등 구조가 크게 강고한 수준은 아니라고 해야겠다.

● 대조정리

복강에서 강한 팽창의 힘이 작용하고 있다는 점에서 본 계지이월비일탕증桂枝二越婢一湯證과 백호가인삼탕증白虎加人蔘湯證<27>은 서로 통한다. 그러나 계지이월비일탕증의 경우는 그 갈등의 중심축이 내외의 관계에 있어 그것을 석고와 마황으로 해소하려 하는 것이고, 백호가인삼탕증의 경우는 갈등의 중심이 복강 자체에 있어서 그 갈등을 석고와 지모, 인삼으로 해소하려는 것이다.

29.

服桂枝湯 或下之 仍頭項强痛 翕翕發熱 無汗 心下滿微痛 小便不利者 桂枝湯
去桂加茯苓白朮湯主之

● 해석

계지탕을 먹고 또 사하를 시행했지만 두항의 강통과 심한 발열은 여전하
였다. (이 상황에서) 땀이 들어가고 심하부가 그득하면서 약간 아프며 소변이
잘 통하지 않는 경우는 계지거계가복령백출탕으로 주치한다.

● 주해

계지탕을 복용한 것은 표부와 내강, 즉 복강이 긴장과 반발의 관계로 대
치하는 구조를 풀고자 한 것이다. 그것을 통해 표리간의 갈등이 해소될 것
이다.

'下之하지'는 복강의 내압을 높여 장관의 수축 활동을 유도한다. 장관의
활성이 저하된 경우에 시행하게 되는 조치다. 장관의 활성이 저하되었다는
것은 곧 장관의 수축 활동이 원활하지 못하다는 것이다. 다른 말로 수축하
기 어려운 것, 즉 탄성이 과하게 높아지면서 자체적으로 반발을 초래하고
내적 갈등을 구성하면서 둔화된 경향을 갖고 있는 상태다.

그러나 태양병의 경우, 비록 표부 긴장(외압)에 대항하는 평활근의 탄성이
작용하고 있다고 해도 그에 대한 사하瀉下는 항상 잘못된 것이다. 보통 평
활근의 탄성이 높아진다고 바로 사하를 요구하는 것은 아니다. 탄성이 정
상을 초과하는 시점으로부터 사하를 요하는 강고한 둔화에 이르기까지는
상당한 거리가 있다.

그 이전에 시행하는 '下之하지'는 과한 활동으로 오히려 근 피로를 유발하
고, 그 결과로 외벽의 병리를 변성하게 하는 경과를 밟게 된다. 결국 표리
간의 갈등관계가 더욱 강고하고 깊어져서 심중한 경결의 문제를 초래할 수
있다.

표부 긴장이 있는 와중에 사하를 시행한 결과, 기상충氣上衝한 경우<16>와
맥촉흉만脈促胸滿한 경우<23>를 이미 고찰하고 지나왔다. 전자前者는 사하에
의해 발생한 조임세력이 발동한 이후로 이내 약화되어 소멸하는 경과였고,
후자後者는 사하한 후에 조임세력과 기존의 팽창세력이 모두 약화되어 다만
표부의 긴장만 남게 되는 경과를 보여주는 것이었다.

본문에서도 '或下之혹하지'의 결과로 어떤 변성이 생기는 경과를 말하려고

하는 것으로 보인다.

계지탕을 쓰고 사하를 시행한 후에 목덜미가 뻣뻣하게 아프고[두항강통頭項強痛] 열이 나는 것[흡흡발열翕翕發熱]은 아직 표부의 긴장이 남아 있는 시점이다. 여기서 '仍잉'은 여전如前하다는 뜻으로 해석하는 것이 좋겠다.

그런데 돌연 땀이 나지 않는다[무한無汗]. 이것은 일종의 돌발적 상황 변화로 볼 수 있다. 여기를 국면전환이 되는 시점으로 봐야 한다는 얘기다. '翕翕發熱흡흡발열'이라면 열증熱證이 심한 것으로 태양중풍의 속성을 갖고 있는 경과인데, 이 상황에 땀이 없다는 사실이 성립하기 어렵기 때문이다.

태양병에서 무한無汗한 것은 내외 갈등 구조가 매우 강고하여 그 얽힘이 쉽게 풀리지 않는 경우로 한정된다. 따라서 무한이라면 발열보다는 오한이 우세하게 나타나는 태양상한이나 마황탕증 등의 특징이다. 갈등관계가 어느 수준 이상으로 강직한 속성이 아니라면 발열과 함께 한출汗出은 자연히 뒤따를 수 있는 것이다.

그런 의미에서 본문의 '無汗무한'부터 상황이 바뀌었다고 보는 것이 좋다. 흡흡발열하다가 무한無汗의 상태로 접어든 것이다. '頭項強痛翕翕發熱두항강통흡흡발열'과 '無汗무한'이후는 의미상 연관이 끊어진다.

무한無汗의 상황으로 넘어가면서 소변이 잘 통하지 않고[소변불리小便不利] 심하부心下部가 그득한 경향이 함께 일어난다면 그것은 더 이상 표부 긴장을 중심으로 하는 표증表證으로서의 내외간의 갈등 문제로 보기 어렵다. 그렇다면 표증이 파하고 내적內的 병리를 중심으로 하는 새로운 갈등관계로 넘어간 것으로 보아야 할까?

심하만미통心下滿微痛은 심하부를 향해 거슬러 오르는 어느 수준 이상의 힘이 작한 결과의 증상이다. 강한 상역上逆의 힘이 일어났다는 뜻이다.

소변불리小便不利는 보통 하규를 통해 배출되어야 할 물이 아래로 흐르기 어려운 상황이 조성되어 있음을 말하는 증상이다. 이는 주로 강고한 갈등관계의 와중에 복강을 조이는 힘이 작용하는 경과에서 잘 일어난다.

심하心下가 만滿하고 통痛하는 것이나 소변불리가 모두 그 강고함에 있어서 어느 수준 이상의 갈등관계가 조성되었다는 말이 된다.

특히 심하의 '痛통'과 관련해서는 거슬러 오르는 힘이 상당히 큰 경우임을 확인하는 현상으로 해석한다. 태음병에서 '自利益甚자리익심', 즉 스스로 하리가 난 뒤에 병세가 더욱 심해지는데 그때 보이는 현상으로 '時腹自痛시복자통'을 들고 있는 것<280>이 한 예가 될 것이다.

정리해 보면 표증表證으로 시작했으나 이제는 강력한 상역上逆의 문제를 포함하는 강고한 갈등관계로 넘어간 것이다. 상황에 맞지 않은 사하를 한 여파일 것이다.

'無汗무한'하면서 '心下滿微痛심하만미통', '小便不利소변불리'하는 현상으로서 본문의 내용과 관련하여 이런 경과를 추정해 볼 수 있다.

굳어서 유연성을 상실한 외벽이 복부의 운동성을 제한하니 복강에서 팽창의 힘을 강하게 일으켜 경직된 외벽을 극복하려는 움직임이 일어나는 흐름이 일어날 것이다.

이 경우 복강에서 강하게 일어난 팽창력이 단단히 굳은 외벽을 허물게 되면 문제는 그것으로 해소된다. 그러나 한번 일으킨 팽창력이 단단한 외벽과 맞서 버티다가 허물지 못하면 급하게 힘이 떨어지는 시점을 맞게 된다.

이 과정에서 내외가 맞서 강고하게 버티는 구간에는 갈등관계와 같은 경과로 '無汗무한'을 내보이고, 힘이 급격히 떨어지는 시점에는 강력한 상역이 발생하게 된다.

중요한 요점은 외벽이 딱딱하게 굳어서 움직임이 크게 제한되는 변화를 했다는 점이다. 이것은 표증表證을 구성하는 외벽의 긴장과는 구별되는 것이다. 외벽의 긴장이 비록 그 작용 시간의 차이는 있으나 공통적으로 생성과 소멸을 반복하는 것으로서 주기성을 갖는 일종의 압박(외압)이라면, 외벽의 경직은 그런 주기적 압박 자극이 아니라 그냥 부동不動의 벽壁과 같은 변성變性이라고 해야 할 것이다. 이런 외벽의 변성에서는 부맥浮脈이 아니라 침맥沈脈이 나타나는 것이 특징이다<68>.

문제는 태양병 경과에서 시행한 잘못된 사하瀉下가 이런 변화를 유도했다는 점이다. 표증表證이 있는 상황에서의 사하는 비단 내적內的 긴장을 일으키는 원인으로 작용할 뿐 아니라 외벽의 경직이 일어나는 과정에도 관여할 수 있다는 것이니 기억해 두어야 할 사항이다.

● 桂枝去桂加茯苓白朮湯

○계지탕에서[於桂枝湯方內] 계지를 빼고[去桂枝] 복령과 백출을 각 3냥씩 더하여[加茯苓白朮各三兩] 이전의 방법대로 달여서 복용한다[餘依前法煎服]. 소변이 통하면 나은 것이다[小便利則愈].

○茯苓 3兩, 白朮 3兩, 芍藥 3兩, 甘草炙 2兩, 生薑切 3兩, 大棗劈 12枚.

○이 여섯 가지 약을[右六味] 물 8승으로[以水八升] 달여 3승을 취하고[煮取三升] 찌꺼기를 버린 뒤[去滓] 따뜻하게 1승을 복용하고[溫服一升] 소변이 통하면 낫는다[小便利則愈]. 원문에서는 계지탕에서 계지를 빼고 복령과 백출을 가미하는 것으로 말한다[本云桂枝湯今去桂加茯苓白朮].

*

백출白朮은 경직의 경향이 있는 모든 근육에 대해 완화하는 작용을 갖는다. 이것은 마치 건강이나 부자의 작용과도 상통하는 것이다.

'主風寒濕痺주풍한습비~'[43]나 '除濕益氣제습익기~ 消足脛濕腫소족경습종~<元素>' 등은 모든 골격근이 총체적으로 경직의 경향을 갖는 것에 대한 백출의 작용을 말하는 것으로 해석한다. 그러고 보면 '主大風在身面주대풍재신면~<別錄>'[44] 또한 근육 전반의 경직 성향을 다룬다는 의미로 보인다. 굳이 그 경직의 원인을 말한다면 몸의 외부에서 작용하는 환경 요인이라는 얘기가 된다.

'健脾强胃건비강위 止瀉除濕지사제습 消食止汗소식지한 除心下急滿제심하급만 及霍亂吐瀉不止급곽란토사부지 利腰臍間血이요제간혈 療胃虛冷痢요위허랭리'[45]라 한 것은 모두 복강에서의 효능을 나열하는 것으로, 그 요지는 강고한 갈등관계를 풀어서 평활근의 정상 활동을 회복하는 기능을 행사하는 약임을 말하려는 것이다. 강고한 갈등관계는 상반된 세력들이 팽팽하게 맞서는 상황이다. 상반되는 세력이라 함은 앞에서 서술한 것과 같이 굳어서 움직이지 않는 외벽과 그것을 극복하려는 복강 안에서의 팽창력을 말한다.

백출은 이와 같은 외벽의 경직과 복강의 팽창력이 맞서는 강고한 갈등관계와 관련한 경과를 주치한다고 할 수 있다.

'霍亂吐瀉곽란토사'나 '心下急滿심하급만' 등의 원인은 이와 같은 강고한 갈등의 변동 양상으로부터 일어나는 증상들이다. 심하心下의 급만急滿은 갈등의 와중에 팽창의 힘이 급격하게 떨어지면서 일어나는 반동성의 상역 현상이라고 할 수 있다. 이것은 마치 강력한 스프링을 늘렸다가 갑자기 놓아버릴 때 순간적으로 원상 복구하는 급격한 움직임과 같다.

본문에서 말하는 '心下滿微痛심하만미통'도 마찬가지다. 표부의 긴장을 바탕으로 하는 표리 갈등관계에서는 이와 같은 급격한 상역이 일어나기 어려운 것이다.

복령茯苓은 백출과는 달리 외부에서 닥쳐오는 환경 요인에 의한 외벽의 경직이 아니라 내적內的인 요인으로부터 전해지는 근육의 긴장 내지는 경직을 중심으로 일어나는 상역上逆과 경결硬結의 문제를 푸는 약 중의 하나다.

'~憂恚 驚邪恐悸 心下結痛~'[46]이라 한 것은 칠정, 즉 정서적인 요인이 몸

---

43) 神農本草經 p.52
44) 以上 本草綱目 p.734
45) 東醫寶鑑 p.721.위
46) 神農本草經 p.110

에 영향을 주어 일어나는 문제를 다스린다는 의미를 담는다. 비록 풍한습의 외기가 작용하지 않았지만 이런 정서 문제도 또한 외벽의 장력을 높이는 요인이 될 수 있다는 얘기다.

'開胃止嘔逆, 善安心神, 主肺痿痰壅,~ 利小便, 下水腫淋結,~'[47) 등으로 서술되는 복령의 효과는 역시 세력 간의 갈등이 생겨 경결硬結이 조성되었다가 풀리기를 반복하는 흐름을 다스리는 작용으로 해석될 수 있다. 경결의 상태가 풀어지는 순간에 상역上逆이 일어나고, 갈등관계가 유지될 때 복강의 기저부가 조임으로써 하방을 향한 물 흐름에 문제가 일어나 정수停水의 병리 등이 나타날 수 있게 된다는 것이다.

'開胃止嘔逆개위지구역'이나 '善安心神선안심신', 그리고 '主肺痿痰壅주폐위담옹' 등의 작용은 모두 복강에서 일어나 가슴을 향하는 상역의 힘에 의한 문제를 해소하는 효과에서 얻어진다.

'利小便이소변'이나 '下水腫淋結하수종임결'은 조임의 힘이 유지되는 와중에 강한 내적 갈등관계가 있는 구간에서 일어나는 복강 내 물 흐름의 장애를 해소하는 작용이다. 물 흐름의 장애는 강고한 갈등관계에서 나오는 경결硬結을 바탕으로 하는 것이다.

이와 같은 내용에서 복령은 외벽의 높아진 장력과 복강의 팽창력을 바탕으로 하는 갈등관계를 완화하는 것으로 정리된다. 이런 효능을 통해 상역의 문제로부터 경결의 문제에 이르는 광범위한 경과를 넓게 다스리게 되는 것이다.

작약芍藥<13>은 복강에서 일어나는 어혈성瘀血性의 병리를 완화한다. 복강의 어혈이란 월경月經이 통하지 않거나 장腸을 통해 출혈出血이 일어나는 경우들을 포함한다. 월경이 불행不行한다면 복강 혈류가 고여 있는 것[정류停留]이고, 출혈이 일어난다면 나가지 않아야 할 것이 유실되는 현상이다. 출혈 또한 혈의 정류를 바탕으로 하는 것이니 둘 다 어혈의 한 현상으로 본다는 얘기다.

사실 어혈성瘀血性의 병리는 물론 혈류의 이상이지만 황달黃疸이나 소변불리小便不利와 구조적으로 다른 의미가 있는 것이니 그 개념상의 구별이 확실해야 할 것으로 본다.

먼저 어혈병리가 복강의 하부下部에 국한해서 활동성이 떨어지는 둔화鈍化<용어>의 현상을 바탕으로 한다면<132>, 황달이나 소변장애의 병리는 복강 전체에서 하방下方을 향한 물 흐름이 불량한 것으로서 경화硬化<용어>에 관계된다.

---

47) 東醫寶鑑 p.739.위

　여기서의 경화硬化는 조임의 힘이 주도하는 복강 내의 갈등관계로서 그 조임의 기점이 복강의 기저부에 있기 때문에 수증水證과 관련을 갖는다. 그러나 어혈병리와 관련되는 둔화는 복강을 확대시키려는 힘이 다소간 작용하는 가운데 활동성이 저하된 것이니 조임의 힘이 주도하는 경화硬化와는 차이를 갖는다.

　이런 논리에 따라서 어혈병리에는 상역上逆 현상이 동반되지 않지만, 황달에서는 상역 현상이 함께하는 경우가 많다는 점이 이해될 수 있겠다.

　어혈병리는 갈등의 상황에 전체적으로 복강이 위축되지 않는다는 조건이 주어지면 성립된다. 복강이 확대되려는 방향(팽창 속성)으로 흐름을 타되, 복강 하부에 둔화鈍化성의 운동 장애가 있는 양상이 어혈의 구성 요건이라는 것이다. 이런 병리의 특징을 놓고 복령茯苓, 백출白朮 등의 작용과 비교할 때, 어혈병리의 바탕에는 평활근의 탄성이 높아지는 흐름이 있다는 결론을 얻게 된다.

　이 처방은 복강에서의 조임세력을 주로 다루지만, 팽창세력이 이끄는 갈등을 제어하는 작약이 있으니 이는 힘들 사이에서 변동하는 내적 갈등관계를 해소하기 위한 편성이라고 할 수 있다. 땀이 들어가면서 표증表證은 이미 풀어졌으니 더 이상 계지를 쓸 필요는 없다고 본 것이다. 표증, 즉 주기성을 갖는 표부의 긴장 대신에 지금은 고착성을 갖는 표부의 경직이 들어선 상황이다.

　이전의 해석들을 참고하자면, 성무기成無己는 소변이 잘 통하지 않으면서 심하心下가 그득하고 약간 아픈 것은 정음停飮으로 결흉結胸의 경과라고 하면서 계지桂枝로는 밖을 풀고 복령茯苓과 백출白朮로는 소변을 통하게 하면서 유음留飮을 흐르게 한다고 했다.[48]

　근래 채인식蔡仁植 역시 소변불리와 심하부의 증상을 수기水氣의 결체結滯로 규정하면서 조문의 처방을 계지거작약가복령백출탕桂枝去芍藥加茯苓白朮湯으로 바꿔야 한다는 주장을 한다.[49] 계지를 빼는 것은 잘못이라는 견해들이다.

　그러나 연변의 김일선은 증후에 표증表證이 있는가의 여부, 그리고 처방에서 계지를 빼야하는지 아니면 작약을 빼야하는지 등에 관해 수많은 주장들이 있었음을 상기하면서 결국 계지를 사용하면 안 된다는 방향으로 자신의 생각을 피력한다.[50] 그것은 문장의 의미상 태양표증太陽表證이 아니고 수음水飮이 정체한 것이 문제의 본질이라는 이유에서다.

---

48) 註解傷寒論 p.172
49) 傷寒論譯詮 pp.32-33
50) 상한론 번역과 해석 p.177

박헌재도 또한 이 병을 수음내정증水飮內停證이라 칭했으나 그 처방에 대해서는 원문대로 계지거계가복령백출탕桂枝去桂加茯苓白朮湯을 그대로 두어 해설하고 있다. 그에 따르면 계지는 표사表邪가 아니므로 사용하지 않고, 건비이수약健脾利水藥인 백출과 복령으로 수음내정水飮內停과 소변불리小便不利를 사용하며 작약으로는 소설疏泄작용을 돕게 하여 심하心下의 통증을 완해緩解한다고 보았다.51)

아무튼 이 조문에 대해서는 이리저리 생각이 갈리는 모양을 볼 수 있다. 그러나 앞에서 논의했다시피 고착성을 띠는 표부의 경직으로 '無汗무한'이 된 상황을 계지탕증桂枝湯證이라고 하기는 어렵다고 생각한다.

따라서 계지桂枝를 처방 중에 그대로 두는 것은 용약用藥의 논리에 어긋나는 것으로 본다는 생각이 가능하다는 판단이다. 이 경우 계지는 표부表部 경직을 가중加重시켜 음증陰證을 고착하게 하는 문제를 갖고 있다고도 할 수 있다. 잘못된 발한發汗, 또는 공표攻表로 인해 오히려 표부가 경직되는 부작용들에 관해서는 계지탕을 사용하고 나서 궐厥증이 일어난 사례<30>나 발한 후에 동경動經<68>, 또는 심하계心下悸<85>가 일어나는 경우들이 서술된다.

복강 내부에서 자체적인 힘의 갈등(내적 갈등)이 작용하고 있으므로 여기에 작약芍藥을 사용하는 것을 부당하다고 할 근거도 없다. 그러나 이와 같은 해석은 다만 이제까지 끌어온 논리적 틀에서 나온 것이니, 치밀한 근거를 통해 실제적인 이해가 요구된다는 생각으로 정리하기로 한다. 또 표부 긴장에서 표부 경직으로 가는 병리의 흐름과 관련해서 이 처방에서 가장 중요한 의미를 갖는 약은 백출白朮로서 그에 대한 용약用藥의 개념을 확고하게 하는 것이 무엇보다 더 중요한 일임은 당연하다.

30.

傷寒 脈浮 自汗出 小便數 心煩 微惡寒 脚攣急 反與桂枝湯 欲攻其表 此誤也 得之便厥 咽中乾 煩躁 吐逆者 作甘草乾薑湯與之 以復其陽 若厥愈足溫者 更作芍藥甘草湯與之 其脚卽伸 若胃氣不和 譫語者 少與調胃承氣湯 若重發汗 復加燒針者 四逆湯主之

● 해석

상한병에 맥이 뜨면서 자연히 땀이 나고, 소변을 자주 보며, 가슴이 답답

하고, 오한기가 약간 있으며, 다리는 팽팽하게 긴장하면서 경련이 일어나는 데 도리어 계지탕을 써서 표부를 공략하려 하지만 이것은 잘못이라. 복용한 뒤 갑자기 궐증이 나고, 목구멍이 마르며, 번조증이 일어나면서 토역하는 경우는 감초건강탕을 주어 양陽을 회복하게 한다. 궐증이 풀리고 다리가 따뜻해지는 경우는 다시 작약감초탕을 주면 다리가 펴진다. 만약 위의 기운이 편안하지 않아 섬어가 일어나는 경우는 조위승기탕을 조금 준다. 만약 거듭 땀을 내고 다시 소침燒鍼을 더한 경우는 사역탕으로 주치한다.

● **주해**

본문은 표증表證에서 병의 상태가 급변하는 경과를 표현한다. 그 변화를 잘 살펴서 바른 조처를 하라는 주문이다.

'脈浮맥부'와 '自汗出자한출'은 태양중풍太陽中風경과의 한 형태로 볼 수도 있을 것이다. 표부表部에서 발發하는 발동성의 긴장으로 간간히 복부의 활동성이 증폭되면서 순환 혈류가 늘어나는 시점들을 갖는 상황으로 본다는 것이다.

그런데 소변이 잦다[소변삭小便數]. 소변을 자주 본다는 것은 복강 안에서의 물 흐름이 약화되는 경과와 개선되는 경과가 왕래하는 와중에 그 활동이 필요 이상으로 자극되는 흐름에 따르는 증상으로 해석해 볼 수 있다. 팽창의 힘과 조임의 작용이 이쪽저쪽으로 변동해 가는 상황에서 나타나는 증상이라는 얘기다. 소변이나 땀, 또는 대변의 경우도 정상 이상으로 많이 나오는 것은 항상 억제되었던 것이 풀리고 있는 경과를 뜻하는 징후다. 22조에서 해석한 '遂漏不止수루부지'의 경우를 상기하자.

여기에 '心煩심번'도 추가된다. 심번은 번조煩躁보다는 약하더라도 가슴에 가해지는 압박에 의한 부담을 의미하는 것으로 해석한다. 따라서 가슴 압박의 증상인 심번은 팽창세력이 있는 복강 안에서 그에 대응하는 조임의 세력이 강화되는 흐름을 타고 있음을 표상한다. 그런 차원에서 소변삭과 심번을 연계해 보면 팽창세력과 조임의 작용이 엎치락뒤치락하면서 오히려 조이려는 세력이 우위로 올라서는 구간을 갖기도 하는 경과를 의미한다.

약간의 오한기惡寒氣가 보이는 것은 조이려는 세력이 병리 흐름을 주도하는 세력으로 부상하는 와중에 갈등관계가 심화되는 경과에서 보이는 증상으로 해석한다<24. '~맥미이오한脈微而惡寒~'참조>.

다리에 나타나는 '攣急연급'은 골격근 전반에 걸친 경직(조임; 오그림)을 뜻하는 것으로 본다. 팽팽한 긴장과 경련의 양상 등으로 근육의 활동이 통제를 벗어난 상태를 의미한다. 22조에서는 '四肢微急難以屈伸사지미급난이굴신'이라 하여 이와 마찬가지 현상으로서 근육의 파행跛行을 표현했다. 이러한 근육의 파행은 몸 전체의 근육이 경직되는 속성으로 굳으면서 그 역할을 수행하지 못하는 상황을 표상하는 것으로 보는 것이다.

이 상황에서 계지탕桂枝湯을 썼다. 그러나 지금 상황은 표증表證으로서의 표리간의 갈등관계가 중심이 아니라 오히려 표부(골격근 전반)에 경직이 구성되면서 병리를 이끌어가는 흐름이라고 할 수 있다. 따라서 계지탕으로 표리간의 갈등이 풀려고 하는 일은 오히려 표부를 자극하여 표부의 경직성 경과를 부채질하는 결과를 초래할 가능성이 있다. 문제를 악화시키기 쉽다는 얘기다.

이렇게 되면 표부는 더욱 경직되고, 복강에서는 그 경직을 극복하기 위해 억지 팽창을 일으켜 대항할 수밖에 없다. 그러나 복강 안에서 일어나는 팽창의 힘이 충분하지 않다면, 외벽에서 작용하는 조임의 세력이 홀로 성盛하여 독주獨走하는 소음병의 경과로 이어지게 될 수 있을 것이다.

외벽에서 매우 강화된 경직, 즉 조임의 효과를 가진 장력이 이끄는 내외 간의 강고한 갈등이 유지되면서 마침내 극단의 경화硬化로 진행하는 흐름이 나타난다. 극단의 경화는 소음병의 종점終點으로 복강이 위축되면서 그 활동성이 극도로 떨어진 상황이니 그 결과로 순환이 빠르게 감소하고, 순환량의 급감은 궐증厥證으로 나타난다.

'咽中乾인중건'은 복강에서 억지로 일으키는 팽창력이 작용하고 있는 동안에 경직된 외벽과의 사이에 갈등관계로 정류혈이 생기면서 일어나는 증상이다. 가슴에서 늘어난 정류혈이 내열內熱을 유발하여 인후咽喉에 열독熱毒이나 건조乾燥의 병리를 초래하게 된 것이다.

'煩躁번조'는 복압의 상승에 따른 상역上逆의 힘으로 가슴이 압박되는 현상의 일환이다. 팽창의 힘이 외벽에 대항하고 있다가 탈력脫力되면서 복압은 급격히 상승하게 된다. 그러니까 이 상역은 단순한 상역이 아니라 경결硬結을 바탕으로 하는 것으로 마치 해머로 때리는 듯한 강한 충격력을 갖는 상역에 의한 것이라고 할 수 있을 것이다<310>. 상역은 상역이되 그 뿌리가 튼튼한 상역인 셈이다.

'吐逆토역'도 역시 급격하게 일어나는 복압의 상승 과정에 동반하는 증상이다. 토역의 경우 지속적으로 일어나는 현상이 아니라 복강이 조여드는 경과가 일어나는 구간에 나타나는 증상일 것이다.

감초건강탕甘草乾薑湯으로 양기陽氣를 회복함으로써 해결해야 할 상황이다. 양기를 회복한다는 말은 경직된 외벽과 복강에서 일어나는 억지 팽창 사이에 일어나는 강고한 갈등관계의 원천을 제거한다는 것으로 이해해야 하겠

다. 즉 이 갈등관계의 가장 중요한 요인은 모든 골격근이 경직되는 움직임
으로서 여기서 외벽의 경직이 유래하는 것이니 이것을 해소하는 것이 제일
의 목표라는 얘기다. 복강 외벽의 경직이 풀림으로서 복강에서는 억지 팽
창을 일으킬 필요가 없게 되니 갈등관계가 원천 봉쇄되는 효과를 얻게 될
것이다. 그 결과로 갈등이 풀리고 활동성이 회복되는 경과는 궐증이 소멸
하는 것을 통해서 알 수 있다.

이후에 작약감초탕芍藥甘草湯을 쓴다는 것은 이제 상황이 변해서 작약이 필
요한 시점이 된 것이다. 감초건강탕으로 외벽의 경직이 풀리고 더 이상 복
강을 압박하거나 복강의 다른 힘을 요구하는 요소가 없어지니 그 경과 상
에 복강 안에서 팽창력이 그에 따른 반발의 힘을 달고 슬그머니 일어나고
있다고 할까? 회복의 흐름을 타고 있는 복강으로 보자면 당연히 생길 수
있는 일일 것이다.

복강의 환경을 개선하기 위해 먼저 건강으로 탄성을 강화하고, 다음으로
작약을 써서 팽창력을 기초로 하는 평활근 자체의 갈등을 해소하는 순서로
용약用藥을 진행한 것이다. 두 힘에 대한 조치가 다 완료되어야 복강의 전
체적인 갈등관계가 해소된다. 흉복강의 활동 리듬이 끊어지지 않고 이어지
며, 순환이 약화되거나 아니면 과도하게 넘치는 일이 생기지 않게 된다. 이
와 같은 정상적 생리 활동의 회복은 하지의 긴장이 완전히 풀어지는 것[기
각즉신其脚卽伸]으로 미루어 알게 된다.

이와 같이 경직의 병리가 해소된 뒤에, 작약감초탕증과 같은 팽창력 주
도의 병리가 일어나되 그 힘이 너무 지나쳐 극단적인 둔화鈍化가 뚜렷하게
나타난다면[위기불화胃氣不和] 그때는 조위승기탕調胃承氣湯을 조금 쓸 수 있다.
장관腸管이 둔화하여 활성이 떨어지는 흐름을 말한다. 그러나 이 상황을 조
위승기탕으로 주치主治한다는 것은 아니다. 병의 진행 과정에서 끼어든 상
황에 불과한 것이기 때문일 것이다. 팽창의 힘이 도를 넘어서 양명병陽明病
속성의 병리가 활동하는 것은 '섬어譫語'를 통해 알 수 있다.

'重發汗중발한'이란 계지탕을 복용했는데 다시 땀을 내는 일이다. '反與桂
枝湯반여계지탕'으로부터 이어지는 말로 본다. 따라서 본문의 '重發汗중발한'은
외벽을 자극하여 경직의 경과를 더욱 빠르게 진행시키는 일이다. '復加燒針
복가소침'도 또한 강력한 외압을 유발할 수 있는 조치가 된다<124>. '重發汗중
발한'에 '復加燒針복가소침'이라면 외벽의 경직성 발작이 우려되므로 여기에 급
히 사역탕四逆湯을 쓰게 되는 것이다.

● 甘草乾薑湯

○甘草炙 4兩, 乾薑炮 2兩.
○이 두 약을 물 3승으로 달여 1.5승이 되면[上二味以水三升煮取一升五合] 찌꺼기는 버리고 두 번에 나누어 따뜻하게 복용한다[去滓分溫再服].

*

감초건강탕에서 감초는 복부 내강 전반에 걸친 가벼운 긴장, 경직 상태를 완화한다. 건강은 전신 근육의 경직 경향으로 일어나는 파행跛行을 푸는 의미가 있다[開五藏六府通四肢關節逐風寒濕痺主霍亂吐瀉療寒冷心腹痛~].[52) 그렇게 함으로서 복부의 활동성을 크게 억누르면서 냉한성의 증상을 유발했던 내외간의 강고한 갈등을 풀자는 것이다.

'開五臟六腑개오장육부'는 복강 안에서의 활동성 약화를, '通四肢關節통사지관절'은 골격근의 경직을 해소하는 효과를 각각 말한다. 사지四肢에서 근육의 경직은 관절을 굳게 하지만 복부에서는 운동성을 제한하는 힘으로 나타난다.

이런 압제로부터 벗어나기 위해 복강에서 일으키는 팽창력은 내외간에 강고한 갈등, 고착성의 갈등관계를 유발한다. 이런 갈등관계의 극단에서 소음병 경과의 경화硬化가 일어난다. 경화로 진행하는 경과에서 자연히 순환이 약화된다. 순환의 약화가 극에 달하면 '厥궐'증을 일으킨다.

'療寒冷心腹痛요한랭심복통'은 경직된 외벽의 장력과 복강의 팽창력이 대립하는 경과에서 나타나는 갈등을 해소하는 작용이다. 이런 갈등에서 심복心腹의 동통疼痛이 나타난다는 얘기다.

외벽의 경직이 병리를 지배하는 이와 같은 상황은 극단적인 국면에서 소음병 경과의 경화硬化를 유발할 수 있을 뿐 아니라 그 갈등이 일어나고 소멸하는 변동의 흐름을 타고 복강 중심으로부터 발산하려는 힘을 일으킨다. 이 발산의 힘은 횡격막을 통해 가슴을 강하게 압박할 수 있다. 이 압박이 어느 선을 넘으면 가슴을 조여들게 하여 '煩번'이나 '煩躁번조<62>'를 일으키는 원인이 된다.

감초건강탕이 '脚攣急각연급'을 다스리는 것과 계지가부자탕桂枝加附子湯<22>이 전신에 광범위한 위축 현상을 표상하는 '四肢微急難以屈伸사지미급난이굴신'을 다스리는 것은 서로 상통하면서도 구별되는 바가 있다. 이 두 경우의 차이를 놓고 보면 특히 작약의 유무에서 그 구성이 갖는 의미를 찾을 수 있다.

---

52) 東醫寶鑑 p.714.위

　계지가부자탕에서는 작약을 쓰고 있지만, 감초건강탕에서는 작약이 없다. 계지탕 종류에서의 작약은 평활근에 의한 팽창 경향이 표부의 긴장과 함께 갈등하는 상황을 완화하는 역할을 한다. 특히 작약 자체로 복강 안에서 팽창세력이 주도하는 갈등관계를 해소하는 효능을 갖는다는 점이 중요하다. 평활근의 과탄성 경향, 즉 팽창세력이 강화되는 흐름이 없거나 앞에 말한 형식의 표증表證이 없는 경우에 작약의 필요성은 감소한다.

　그런 의미에서 작약이 있는 계지가부자탕증은 발동성의 표증表證, 즉 계지탕증桂枝湯證 형식의 외압이 작용하고 있다는 얘기다. 발동성의 외압은 복강에서 갈등을 내장한 제한된 팽창력이 일어나는 상황과 연계된다.

　이 상황은 그러니까 근육 계통이 전반적으로 경직되는 흐름과 함께 주기성을 갖는 외압으로서의 표부 긴장이 혼재하는 다소 복잡한 내외 갈등관계라고 할 수 있겠다. 따라서 총체적 경직에 대한 강력한 조치로 부자附子가 쓰이지만, 한편으로 작약芍藥을 써서 발동성 긴장에 대응하는 팽창세력에 대해 고려를 하는 것도 또한 필요하다.

　감초건강탕증의 경우는 그런 발동성의 외압이 없이 외벽의 경직과 그에 대항하는 팽창력으로 갈등관계가 출몰을 반복하는 것이다. 이 상황을 만들고 주도하는 결정적 요인은 바로 골격근의 경직 경향이므로 그것이 해소되면 복강 안에서 억지로 일으키고 있는 팽창력은 자연히 스러질 것이니 따로 치료할 필요가 없는 것이다. 작약을 쓰지 않는 것은 그런 이유다.

　본문에서는 감초건강탕을 쓴 이후에 작약이 있는 작약감초탕芍藥甘草湯을 쓰는 상황을 예시한다. 감초건강탕을 쓸 당시는 수동적으로 일어나는 팽창의 힘이 있었을 뿐이었으므로 작약을 배제했을 것이나, 외벽의 경직이 해소되고 나면서 자발적인 팽창의 힘이 드러나게 되니 비로소 작약에 대한 수요가 발생하는 경과를 보여주는 것으로 해석해야겠다.

● **芍藥甘草湯**

○白芍藥 4兩, 甘草炙 4兩.
○위의 두 약을 썰어[上二味咬咀] 물 3승으로[以水三升] 달여 1승 반을 취하고[煮取一升半] 찌꺼기를 버린 뒤[去滓] 두 번에 나누어 따뜻하게 복용한다[分溫再服之].

*

　작약감초탕의 작약은 팽창세력이 주도하는 내적 갈등을 완화하여 결국 복부 전반의 활동성을 높이는 효과를 낸다. 복강에서 활동성이 높아짐으로써 혈류의 정체가 풀리게 된다. 감초는 폭 넓은 완화력緩和力을 통해 복강의 가벼운 긴장과 경직을 풀어서 역시 활동성을 높이는 바탕을 제공한다.

궐厥증이 풀리고 발이 따뜻해지는 것[궐유족온厥愈足溫]은 순환 혈류의 추진이 정상적으로 회복되는 현상이다. 그러나 하지 근육이 완전히 풀리게 되는 것[기각즉신其脚卽伸]은 전신의 혈류가 더 좋아지는 것 뿐 아니라 복부 전체가 유연하게 활성화된 상황을 바탕으로 하는 것으로 보인다. 하지는 복강 안의 환경에 영향을 크게 받기 때문이다.

● 調胃勝氣湯

○大黃去皮 淸酒浸 4兩, 甘草炙 2兩, 芒硝 半觔(半升).
○위의 세 약을 썰어[上三味咬咀] 물 3승으로[以水三升] 달여 1승 반을 취하고[煮取一升半] 찌꺼기를 버린 뒤[去滓], 망초를 넣어[内芒硝] 다시 불에 올리고[更上火] 약하게 달여 끓게 한 뒤에[微煮令沸] 조금씩 따뜻하게 복용한다[少少溫服之].

*

앞의 본문에서 외벽의 경직으로 유발된 강고한 복강의 갈등이 풀리고 그 용적과 활동성을 회복하는 것은 경직의 경향이 해소되었기 때문이다. 그러나 이런 경과에서 외벽이 유연성을 회복함으로써 오히려 팽창력을 통제할 시점을 놓치게 될 수 있다는 것이 문제다. 팽창의 힘이 고삐 풀린 말처럼 뛰어오르게 되면, 그것을 계기로 팽창력이 독주獨走한 끝에 극도로 강화되면서 마침내 내적 반발을 초래하고 결국은 극단적 갈등으로서의 둔화鈍化로 이어질 수 있다는 것이다.

팽창세력이 홀로 성하여 독주하다가 극단에 가까울 무렵 그에 맞서는 반발 세력이 일어나 갈등관계를 조성하면 그로부터 대변의 경화鞕化가 일어난다. 이때가 승기탕承氣湯 종류를 써야하는 시점이다.

'譫語섬어'는 혈의 정류가 어느 수준을 넘은 것으로서 이런 극단적인 내적內的 갈등관계가 조성되었음을 표상한다. 따라서 승기탕 종류의 처방을 써서 사하를 시행할 시기에 이르렀음을 말하는 현상 중 하나로 볼 수 있다. 하나의 진단 요점이다.

본초경本草經에서는 대황大黃의 효능을 '主下瘀血血閉, 寒熱, 破癥瘕積聚, 留飮宿食, 蕩滌腸胃, 推陳致新, 通利水穀~'[53)이라 기록한다. 이는 복강 안에서 평활근의 탄성이 극도로 높아지면서 마침내 극단적 갈등관계를 초래한 결과로서 강고한 둔화鈍化가 일어난 상황을 묘사하는 것이다.

---

53) 神農本草經 p.244

　　원래 평활근의 탄성이 정상 이상으로 강화되면서 팽창의 세력이 일어나면 그에 따라 내외의 반발력이 일어나는 것이 보통이다. 그러나 이 팽창의 세력이 초기로부터 워낙 강한 경우라면 내외의 반발력을 떨쳐내고 더욱 강화되는 독주獨走의 흐름을 이어가게 된다. 이런 흐름의 와중에 마침내 복강 자체에서 일어나는 내적 반발의 힘이 맞붙는 시점이 도래한다. 이는 갈등 자체가 강고하여 평활근 전반에 걸쳐 강한 둔화를 일으키는 요인이 된다.

　　그러니까 대황의 적응증이라고 하면 팽창의 세력과 그에 반발하는 내적 조임의 세력이 맞서는 초기의 갈등관계에 기초하는 것이 아니라 팽창의 세력이 독주獨走하는 흐름을 이어가는 와중에 일어난 강고한 갈등, 즉 극단의 둔화가 되는 것이다.

　　'破파~ 留飮宿食유음숙식', '蕩滌腸胃탕척장위', '推陳致新추진치신', '通利水穀통리수곡' 등의 작용은 모두 평활근 활동의 강고한 둔화가 빚어내는 증상들을 다룬다는 표현들이다.

　　'下瘀血血閉하어혈혈폐'에서 혈폐血閉는 월경혈月經血이 배출되지 못하는 상황을 말한다. 여기서의 어혈瘀血은 정류된 월경혈이 된다. 월경혈이 배출排出되지 못하고 정류停留하게 되는 것은 자궁 근육의 활동성이 둔화되었기 때문일 것이다. 평활근의 강고한 둔화가 수곡水穀의 흐름 뿐 아니라 월경혈의 흐름까지 방해한다는 얘기다. 그러나 둔화의 경과를 놓고 보자면 자궁 근육의 둔화는 장관의 둔화에 앞서 일어나는 것이니, 장관의 둔화는 자궁의 둔화를 포함하고 있다고 굳이 말할 수 있을 것이다.

　　'破癥瘕積聚파징하적취'를 평활근 조직의 경결硬結을 의미하는 현상이라고 보면, 이 또한 어혈瘀血이나 숙식宿食 등의 병리와 관계되는 것이다.

　　망초芒硝는 '五臟積聚오장적취, 久熱胃閉구열위폐, 除邪氣제사기, 破留血파유혈, 腹中痰實結搏복중담실결박, 通經脈통경맥, 利大小便及月水이대소변급월수, 破五淋파오림, 推陳致新추진치신<別錄>'[54] 등의 효능을 갖는다. 모두 혈血과 수水와 곡穀의 흐름이 막힌 상황을 묘사한다. 결국 망초도 대황과 같이 평활근의 과한 탄성이 극에 달하면서 강고한 내적內的갈등을 유발해 결국 그 활동이 크게 둔화된 것을 목표로 하는 약 중의 하나가 된다.

　　대황과 망초는 따라서 승기탕承氣湯 계열의 처방에서 함께 짝이 되어 작용한다. 복강에서의 극단적 갈등에 의한 경직과 둔화를 강력하게 풀기 위한 조합組合이라고 하겠다.

---

54) 本草綱目 p.645

● 四逆湯

○甘草炙 2兩, 乾薑 1兩半, 附子生用 去皮 破八片 1枚 (强人可大附子一枚 乾薑三兩).

○위의 세 약을 썰어[上三味咬咀] 물 3승으로[以水三升] 달여 1승 2홉을 취하고[煮取一升二合] 찌꺼기를 버린 뒤[去滓] 두 번에 나누어 따뜻하게 복용한다[分溫再服].

*

사역탕四逆湯에서 건강乾薑이나 부자附子는 주로 골격근의 전반적인 경직에 대응한다. 신체 전반에 걸쳐 경직의 경향이 있으면서 그것으로 복강에서 억지 팽창을 유도하는 수준이 된다면, 내외간에 강고한 갈등이 일어나면서 복부의 활동성을 크게 떨어뜨릴 수 있다.

이렇게 경직된 골격근이 주도하는 갈등의 상황은 발작적인 상역 현상으로 가슴에도 영향을 준다. 강고한 갈등을 바탕으로 하는 강력하고 급격한 상역으로 가슴 때리기가 일어나는 것이다. 이와 같은 경우에 건강과 부자의 조합이 필요하다.

본문의 내용 중 내강의 외벽에서 경직이 일어나고 있는데 거기에 계지탕을 쓴 것은 큰 오류다. 그런데 여기에 다시 발한을 한 것[중발한重發汗], 즉 계지탕을 다시 쓴 것은 넓고 강한 경직이 발작적으로 일어나 모든 근육 활동을 파행跛行에 이르게 하는 급격하고 위험한 변화를 일으킬 수 있을 것이다.

31.

問日證象陽旦 按法治之而增劇 厥逆咽中乾 兩脛拘急而譫語 師日 言夜半 手足當溫 兩脚當伸 復加師言 何以知此 答日 寸口脈浮而大 浮則爲風 大則爲虛 風則生微熱 虛則兩脛攣 病證象桂枝 因加附子 參其間增桂 令汗出 附子溫經 亡陽故也 厥逆 咽中乾 煩躁 陽明內結 譫語煩亂 更飮甘草乾姜湯 夜半陽氣還 兩足當熱 脛常微拘急 重與芍藥甘草湯 微乃脛伸 以承氣湯 微溏則止譫語 故知病何愈

● 해석

묻기를, "증이 계지탕증의 형상이어서 치법에 따라 조치했는데 왜 심해져서 극단에 이르러 손발이 차지고 목구멍이 마르며 두 다리가 강직되고 이어서 섬어가 일어납니까?" 선생이 말씀하시길, "밤에는 손발이 따뜻해지고 두 다리가 펴질 것이다." 선생의 말씀에 더하여 묻기를, "어찌 아십니까?" 대답하길, "촌구의 맥이 위로 뜨고 넓은데 뜨는 것은 풍이고, 넓은 것은 허한 것이라. 풍은 약간 열이 있고 허하면 두 다리가 경련이 나니 병증은 계지탕의 형상이되 그로써 부자와 인삼을 가미하고 그 사이에 계지를 더하여 땀을 낸다. 부자로 경맥을 데우는 것은 망양이기 때문이다. 손발이 차지고 목구멍이 마르며 번조증이 나는 것은 양명이 안으로 맺힌 것이니 헛소리를 하고 번조, 문란하여 다시 감초건강탕을 복용하면 밤에 양기가 돌아와 두 발이 따뜻하나 다리가 아직 약간 뻣뻣하다. 더하여 작약감초탕을 주니 좀 있다 다리가 펴진다. 승기탕으로 약간 변이 통하면 헛소리가 그치니 병이 어떻게 낫는지를 안다."

● 주 해

내용에 중복이 있는 것으로 보아 앞 조條에 대한 부연敷衍으로 볼 수 있는 조문이다. 양단陽旦은 계지탕증桂枝湯證을 말한다.[55)56)] 전체 증證을 보아 계지탕으로 처방했다는 얘기[안법치지按法治之]다. 궐역厥逆하고 목구멍이 마르며 양 다리가 강축强縮하고 헛소리는 하는 증상들도 앞 조에서 말한 그대로다.

'兩脛拘急而譫語양경구급이섬어'라 할 때 섬어는 복강이 위축의 방향으로 경직되면서 순환이 악화되고, 그 영향으로 가슴에 부담이 높아지는 상황[발한다약중발한자망기양섬어發汗多若重發汗者亡其陽譫語~<221>]이니 여기서는 망양亡陽과 연관되는 증상일 수 있다.

망양이란 외벽이 경직되면서 그에 대응하는 팽창의 힘이 급히 일어나고 소멸하기를 반복하면서 빠르게 악화의 경과로 빠져드는 흐름을 말하는 것이기 때문이다<290>.

전체적으로 복강이 조이고 경직되면서 망양의 경과가 진행되는데 그 과정에서 궐역厥逆이 보이는 흐름으로 극단을 향해 내달리는 상황을 표현한다. 망양과 궐역은 모두 복부 활동성의 악화나 극단적 외벽 경직의 환경, 또는 그 과정이 급격한 상황에서 일어날 수 있는 현상들이다.

궐역은 복강의 경결硬結이나 경화硬化의 상태에서 순환 혈류가 급격히 감소하는 과정에 일어나는 하나의 극단 현상이다. 부자附子, 건강乾薑을 쓰는 것은 급히 외벽의 경직을 해소하기 위한 조치가 된다.

---

55) 註解傷寒論 p.176
56) 傷寒論譯詮 p.36

변태양병맥증병치법 중

辨太陽病脈證幷治法 中

32.

太陽病 項背强几几 無汗惡風者 葛根湯主之

● 해석

태양병에 목덜미와 등이 뻣뻣하고, 땀이 없으면서 바람이 싫다면 갈근탕으로 주치한다.

● 주해

'項背强항배강'한 증후는 목덜미에서 등 쪽으로 뻗치는 근육의 경직에 의한 증상이다. 이것은 두부頭部의 무게를 견디고 균형을 유지하는 기능에 난조가 생긴 두항강통頭項强痛과 다른 것으로 보아야 한다.

그냥 어깨 정도가 아픈 것이 아니라 몸의 등 쪽 근육 전반의 강직 현상을 위주로 하는 것일 수 있다. 15조에서 이미 살펴보았지만 이런 강직은 순수하게 표부表部에서만 유래한 것은 아니다. 즉 가슴의 내강으로부터 일어나는 외향外向의 압박에 흉곽 주위의 근육 계통에 이완 속성의 긴장이 유발되는 경과를 가질 수 있다는 것이다. 땀이 나지 않는 것은 표증表證의 표리간表裡間에 갈등관계가 강고하기 때문이다.

● 葛根湯

○葛根 4兩, 麻黃去節 3兩, 桂枝去皮 2兩, 芍藥切 2兩, 甘草炙 2兩, 生薑 3兩, 大棗劈 12枚.
○위의 일곱 가지 약을 썰어[上七味咬咀] 물 1두로[以水一斗] 먼저 마황과 갈근을 달여[先煮麻黃葛根] 2승이 줄면[減二升] 거품을 떠내고[去沫] 나머지 약들을 넣어서[內諸藥] 달여 3승을 취한 뒤[煮取三升] 찌꺼기를 제거하고[去滓] 따뜻하게 1승을 복용하고는[溫服一升] 이불을 덮고 땀을 조금 내는데[覆取微似汗] 꼭죽을 마실 것은 없다[不須啜粥]. 나머지는 계지탕 복용법을 따르니[餘如桂枝法] 양생에서 금기까지를 다 그렇게 한다[將息及禁忌].

*

갈근탕은 계지탕桂枝湯의 성분이 그대로 유지된 위에 갈근葛根과 마황麻黃이 더해진다. 갈근은 표부의 긴장을 완화함으로서 복강에서 일어나는 강한 팽창의 세력(과도한 탄성)을 원천적으로 차단하는 효능을 갖는다. 갈근을 쓰는 이 상황은 외벽의 긴장 장력에 반발하는 팽창의 힘이 복강을 확대시켜 오히려 외벽이 그에 대한 반발을 일으키는 역전된 갈등이라 할 수 있다. 결국 갈근의 청열清熱 효과는 해표解表에서 얻어지는 것이 된다<15>.

갈근이 복강의 팽창세력, 즉 장관의 과도한 탄성으로부터 유래하는 힘을 해소한다고 하지만, 작약勺藥이나 대황大黃 등과 확연히 다른 점은 그 작용점이 외벽에 있다는 것이다.

작약이나 대황은 그 약리의 작용점이 갈근과 달리 복강의 팽창력 자체에 있으나, 그 작용을 놓고 보면 갈근과 마찬가지로 평활근의 지나치게 높은 탄성(팽창의 세력)을 해소하는 약들이다. 그러나 갈근이 맡는 팽창성의 병리가 열증성熱證性이면서 발산發散의 경향을 갖는 쪽으로 작용한다면, 작약이나 대황은 높은 탄성과 연관되는 어혈瘀血 병리에 대응하는 작용을 위주로 한다는 점이 다르니 약리에 있어서 작용점의 차이를 되새겨볼 수 있지 않을까 한다.

'治天行上氣嘔逆, 開胃下食~<甄權>'라고 한 갈근의 효능에서 '上氣嘔逆상기구역'을 다스리는 것이나 '開胃下食개위하식'하는 작용 등은 복강에서 일어난 힘이 가슴을 압박하는 발산의 병리[상역上逆]를 완화하는 작용으로부터 얻어지는 것이다.

이와 같은 발산의 병리라는 것은 보통 팽창의 세력에 대응하는 조임의 세력이 일어나거나 아니면 조임의 세력에 대응하는 반발의 팽창세력이 일어나는 갈등의 결과에서 보이게 된다. 어떤 힘에 대해 반발하는 상대적인 세력이 일어나는 경우, 내강의 중심으로부터 밖을 향한 일종의 누르기가 생기게 되는 것이다.

이런 논리로 보아 발산의 병리에 대한 효능을 갖는 갈근은 평활근의 탄성이 높아져 있는 바탕(팽창력 강화)에 외벽으로부터의 반발의 압박이 일어나면서 생기는 갈등관계를 다스리게 된다고 정리할 수 있다. 복강 안에서 강화된 팽창의 세력에 대해 외벽에서 긴장을 일으켜 방어하는 형태의 갈등이 생긴 것이다.

해표解表의 방면에서 계지桂枝와 마황麻黃이 함께 쓰인다. 계지는 긴장의 발동 요인을 맡고, 마황은 지속 요인을 맡는 것이다. 마황탕麻黃湯<36>에도 계지는 함께 들어간다. 긴장이 발동하여 지속되더라도 다시 새로운 긴장이 발동한다고 생각할 수도 있겠다.

그러나 여기에 마황탕 재료인 행인杏仁은 함께 쓰지 않는다. 왜일까? 행인은 외압에 반발하여 복강에서 팽창의 힘이 강하게 일어나 강고한 갈등관계를 형성할 때 쓰는 약이다. 그러니까 마황麻黃이 외벽의 긴장 장력을 해소하고, 행인은 반발로서의 강한 팽창력을 풀게 되는 구조가 마황탕의 골격이 된다.

그런데 갈근의 경우, 외벽의 장력이 높아지면서 복강으로부터 팽창의 힘을 유발하여 내외간에 얽히고 풀리기를 반복하는 경우를 다스리니 팽창의 힘은 외벽의 장력에 딸린 힘이 된다. 외벽의 높은 장력이 작용하지 않으면 따로 일어나지 않을 힘이라는 얘기다. 마치 경직된 외벽과 유사한 구조의 병리다. 그러나 경직 성향은 삼음의 병리이니 서로 같을 수는 없다. 다만 단순한 표증의 긴장 장력에 비해 상대적으로 좀 더 강한 힘을 가졌다고 할 수는 있을 것이다. 그러니 외벽의 장력만 해소하면 별도의 조치가 없어도 팽창력은 자연히 소멸하게 되는 관계에 있다고 할 것이다.

반면에 마황과 행인의 경우, 외벽의 조임은 복강의 반발을 부르고, 복강의 팽창력 역시 외벽의 반발을 부르는 구조로 대립하는 것으로 생각된다. 두 힘은 서로 독립된 것이니 외벽의 긴장 장력이 소멸되어도 복강의 팽창력은 남아있게 되며, 반대로 팽창력이 소멸되어도 외압은 계속 작용하는 양상일 거라는 추정이다.

작약芍藥<13>은 그 성질로 보아 복강에서의 팽창세력, 즉 평활근의 과도한 탄성을 억제하는 쪽으로 작용한다. 그러나 작약의 경우는 갈근과 달리 팽창세력이 작용하면서 즉각 그에 대한 내적內的 반발을 유발하여 복부 전체가 낮은 수준에서 둔화되는 경향을 다루게 된다. 팽창의 힘이 장관의 내경을 키워 복강을 확대시키기 보다는 그 팽창세력에 반발하는 장력과 함께 갈등하면서 굳어지게 하는 쪽으로 작용하는 경우를 말한다.

이는 초기에 팽창의 세력이 월등히 강하지 않은 상황이기 때문이라고도 해석할 수 있다. 만일 팽창의 힘이 압도적이라면 그에 상대되는 장력의 반발을 뿌리치고 그 세력을 확장할 것이다. 그러나 이와 같은 복강의 둔화는 비록 팽창세력에 바탕을 두고 있으나 그 힘으로 복강을 키우는 쪽보다는 갈등관계에 의한 활동성의 저하로서 혈血이 복강에 정체하도록 하는 방향으로 경과를 이끌게 된다.

이 처방에서 갈근과 작약을 함께 쓰는 것은 복강의 팽창세력을 해소하는 데 힘을 합한다는 의미가 있을 것이다. 각각 맡은 역할이 있다는 얘기다. 굳이 양자兩者를 비교 정리한다면 갈근은 평활근의 과도한 탄성에 기초하는 팽창세력 그 자체에서, 작약은 과도한 탄성에 기초하는 둔화의 방면에서 효능을 발휘한다고 할 수 있을 것이다.

구체적으로 갈근은 팽창력이 일어나는 초기에 그 강도가 높아 즉각적인 반발력이 따라붙지 못하므로 복강의 용적을 키우지만 둔화는 일으키지 않는 경우를 담당하고, 작약은 팽창세력이 지속적으로 작용하되 일어나는 초기에 그 힘 자체가 압도적으로 강한 것은 아니어서 즉각 그에 대한 반발의 세력이 일어나게 되므로 둔화된 상태를 유지하는 경과를 담당하게 된다는 애기다.

33.

太陽病與陽明合病者 必自下利 葛根湯主之

● 해석

태양병과 양명병이 합병한 경우는 반드시 하리가 자연히 날 것이니 갈근탕으로 주치한다.

● 주해

양명병陽明病은 평활근의 탄성이 강화되기 시작하면서 팽창세력을 일으키되, 그 힘이 발단으로부터 강해서 그에 대한 반발을 허용하지 않는 경향, 즉 팽창세력이 독주하는 흐름을 갖게 된 것을 기본형으로 한다<188>. 여기에 표부 골격근의 긴장으로 높아진 체강 외벽外壁의 장력張力이 함께 하는 것이 태양양명합병太陽陽明合病이 될 것이다. 복강에서는 정상 이상으로 용적을 키우는 팽창세력이 작용하고, 밖에서는 팽창의 힘에 대응하여 복강을 압박하는 긴장 장력이 조성된 상태다.

이때 '自下利자하리'는 다른 조치를 취하지 않았는데 스스로 변便이 풀리는 것을 말한다. 장관腸管의 활성화가 자연히 일어난 것이다. 갈등 상황에서 평활근의 활동이 제한되어 있다가 갈등이 풀어지는 시점에 봇물이 터지듯 지나친 활동이 일어나는 것이 그것이다. 그렇다면 이것은 이 자체로 보자면 갈등관계가 풀리는 것이므로 병적인 것이 아니라고 할 수 있지만, 갈등관계만이 아니라 팽창세력이 성하여 독주獨走하는 경과도 양명병의 범주에 속하는 상황이다. 지금은 태양양명의 합병이므로 자하리로 갈등이 풀렸다 하나 팽창세력에 대한 제어가 필요할 수 있는 경과라는 얘기다.

이런 논리에 따라 태양양명의 합병에 갈근탕을 적용하는데, 이는 갈근탕이 복강의 팽창세력과 외벽의 긴장을 동시에 풀 수 있는 구조를 갖고 있다는 얘기가 되는 것이다. 이런 효과는 32조에서 상세히 논論하고 있다.

34.

太陽與陽明合病 不下利 但嘔者 葛根加半夏湯主之

● 해석

태양과 양명이 합병했는데 하리가 없고 다만 구역질이 나는 경우는 갈근가반하탕으로 주치한다.

● 주해

태양양병의 합병이 '自下利자하리'를 통해 확인되는 경우<33>를 외압의 자극, 또는 내강 자체에서의 반발에 의해 일시적으로 둔화가 풀리면서 장관의 활성이 크게 높아진 것이라고 하면, 하리下利가 없이 다만 '嘔逆구역'의 증후를 보이는 합병의 경우는 외압의 자극이 복벽을 통한 복강의 압박(발산력)으로 나타나고, 그 압박이 다시 횡격막의 긴장으로 나타난 것이라고 할 수 있겠다. 횡격막의 긴장은 복압이 높아져 가슴 쪽으로 거슬러 오르는 상역의 힘이 일어난 결과다. 이 상역의 힘이 심하부에 작용하여 횡격막을 아래에서 위로 압박하니 그로 인해 긴장이 발생하면서 '嘔구'증이 일어나게 되는 것이다.

'自下利자하리'가 있는 경우는 장관의 활동이 일어나는 것이며, 그 자체가 갈등이 풀리는 경과로서 오히려 팽창세력이 독주하는 흐름이 우려되는 상황이라고도 할 수 있다. 그러나 다만 '嘔구'증만 있다는 것은 팽창세력과 조임세력이 갈등관계를 유지한다는 것으로서 어떻게 보면 팽창세력의 독주를 막고 있는 상황으로 해석할 여지가 있다. 그러나 이 자체의 갈등 구조를 해소하기 위한 조치가 또한 요구되는 것이니 여기에 갈근가반하탕을 쓴다.

● 葛根加半夏湯

○葛根 4兩, 麻黃去節湯炮去黃汁 焙乾稱 3兩, 生薑切 3兩, 甘草炙 2兩, 芍藥 2兩, 桂枝去皮 2兩, 大棗劈 12枚, 半夏洗 半斤(半升).

○위의 여덟 가지 약을[上八味] 물 1두로 먼저 마황과 갈근을 달이되[以水一斗先煮麻黃葛根] 물 2승이 줄면[減二升] 흰 거품을 걷어내고[去白沫] 나머지 약을 다 넣어서[內諸藥] 달여 3승을 취한다[煮取三升]. 앙금을 제거하고[去滓] 따뜻하게 1승을 복용하고서[溫服一升] 이불을 덮고 약간 땀을 낸다[覆取微似汗].

*

갈근탕葛根湯에 반하半夏를 가한 처방이다. 반하는 '消心腹痰熱滿結소심복담열만결',57) 즉 심복心腹에 담열痰熱이 가득한 것을 없앤다. '心腹痰熱심복담열'이라 하면 심하부心下部에 정류혈停留血이 몰릴 수 있게 만들어진 복부의 환경을 의미하는 것으로 해석한다.

예를 들어 팽창세력이 작용하는 바탕에 그에 맞서는 강한 조임의 세력이 일어나 맞서는 경우가 혈의 정류, 그리고 정류된 혈의 상방 몰리기를 가능하게 하는 상황이라고 할 수 있다. 이와 같이 정류된 혈이 심하心下로 몰리는 현상이 심복心腹의 담열痰熱과 관련된다는 얘기다.

반하가 심복의 담열을 주치한다면 높아진 탄성(팽창력)과 그에 대응하여 반발의 힘으로 작용하는 조임의 세력 간에 일으키는 갈등을 다스린다는 뜻이다. 만일 복강에서 충분한 팽창의 세력이 작용하고 있지 않았다면 혈의 정류도 없고 따라서 담열이 만결滿結할 수 있는 여건도 발생할 수 없기 때문이다. 그러니까 구토嘔吐를 그치게 하는 반하의 작용은 팽창력을 완화함으로서 그에 대한 반발(조임)의 힘과 함께 갈등관계로 얽히는 상황이 일어나지 않도록 하는 차원에서 발휘된다고 해석한다.

'咳嗽上氣해수상기 心下急痛堅痞심하급통견비 時氣嘔逆시기구역~<이상 別錄> 下肺氣하폐기 開胃健脾개위건비 止嘔吐지구토 去胸中痰滿거흉중담만~<이상 甄權>'58) 등의 내용을 보면 반하의 작용은 주로 상역上逆의 방면을 향한다. 강고한 갈등관계로 상역의 병리가 나타나 심하부와 폐계肺系에 대해 지속적인 압박을 가하는 경우에 이 약을 사용할 수 있다는 것을 말해주는 것이다.

갈근<15>은 평활근의 과한 탄성에 의해 복강이 확대되고, 그 팽창하는 힘에 대한 외벽의 반발이 일어나 갈등관계가 구성되면서 복부의 활동성이 약화되고 가슴과 배의 내강에 혈의 정류가 일어나는 상황을 처리한다.

갈근이 풍한성風寒性의 두통을 다스리는 것[주풍한두통主風寒頭痛]59)과 마찬가지로 반하가 상한의 한열을 주치하는 것[주상한한열主傷寒寒熱]60)도 복강으로부터 유래한 힘에 의해 외벽의 반발 장력이 발생하는 병리와 관계가 있다고 본다. 갈근이나 반하가 해표解表한다 하더라도 엄밀하게 보면 그 작용점이 표부表部에 있는 것이 아닐 수 있다는 얘기가 된다. 그런 차원에서는 두 약이 모두 복부 내강의 팽창하는 힘을 제어하는 것으로부터 해표解表의 효과를 얻는다고 할 수도 있을 것이다.

---

57) 東醫寶鑑 p.733.위
58) 本草綱目 p.1193
59) 위의 책 p.726.위
60) 東醫寶鑑 p.733.위

갈근의 경우는 복강이 팽창하면서 외벽의 장력과 맞서 갈등관계가 일어 나되 팽창세력이 강약으로 변동하게 되므로, 순환이 증가하는 구간과 가슴 쪽으로 혈血 정류의 경향이 있는 구간이 나타나는 경우를 맡고, 반하의 경 우는 주로 표리간의 갈등이 심하부心下部를 압박하는 상역의 힘으로 작용하 는 경우를 맡는다.

평활근의 탄성을 제어할 수 있는 약력의 강도, 즉 팽창세력을 누르는 힘 으로 보자면 갈근이 반하보다 더 강하다고 할 수 있겠다. 복강에서 일어나 는 팽창세력이 강할수록 갈등으로 인한 혈의 정류와 같은 열성熱性의 병리 가 강하니 소갈消渴이나 신대열身大熱, 흉격열胸膈熱 등을 다루는 갈근의 약성藥 性<15>이 심복담열만결心腹痰熱滿結을 다루는 반하의 약성보다 강할 것으로 보 는 것이다.

갈근과 반하를 함께 사용하면 복강 환경을 병리적으로 변화시키는 평활 근의 과한 탄성(팽창세력)을 넓은 범위에서 풀어주게 되니 복강과 흉강, 그리 고 표부의 갈등관계를 전체적으로 완화하는데 상승의 효과를 낼 것이다.

작약芍藥, 계지桂枝, 마황麻黃 등은 갈근탕에서의 역할과 같은 것으로 본다. 다만 갈근과 작약, 반하가 함께 쓰이니 갈근가반하탕의 경우는 복강에서 일어나는 갈등의 문제를 폭넓게 다룰 수 있게 된다.

갈근으로는 팽창세력이 강하게 일어나 외벽을 세게 누르되 그 힘이 오래 가지 않는 경우를, 반하로는 갈근이 다루는 경우보다는 약하지만 외벽을 압박하는 힘을 갖되 그 힘이 상대적으로 길게 가는 경우를 다룬다고 할 수 있겠다. 작약은 팽창의 세력이 일어나되 복강 자체에서 반발의 장력이 즉 각 따라 붙어 내적 갈등관계를 유지하는 경우를 다룬다는 것이 두 약과는 다른 점이다.

결과적으로 모두 혈血의 정류停留를 다루되 갈근과 반하는 팽창세력에 대 응하여 외벽의 장력이 작용하게 되므로 상대적으로 상역의 힘이 강해 정류 혈이 상방으로 몰리는 경우를 다스리고, 작약은 내적 갈등만 작용하므로 상역의 힘이 약하되 활동성을 떨어뜨리는 둔화의 효과가 커서 주로 복강의 아래쪽에 혈이 정류하게 되는 경우를 다스린다. 한편으로 상역을 해소하는 반하의 작용은 생강生薑과 함께 함으로써 상승의 효과를 갖는다는 의미가 있다.

35.

太陽病 桂枝證 醫反下之 利遂不止 脈促者 表未解也 喘而汗出者 葛根黃連黃
芩湯主之

● 해석

태양병의 계지증에 대해 의사가 거꾸로 사하했는데 이어서 하리가 그치
지 않으면서 맥이 촉급한 경우는 표증이 풀리지 않은 것이다. 숨을 헐떡이
면서 땀이 나는 경우는 갈근황금황련탕으로 주치한다.

● 주해

'桂枝證계지증'은 계지탕증桂枝湯證을 말하는 것으로 해석한다. 계지증의 경
우 표부와 복강의 갈등관계가 엎치락뒤치락하면서 줄다리기를 하는 상황이
다.

일반적으로 이 상황에 사하瀉下는 옳은 치법이 아니다. 표리表裏가 서로 갈
등관계에 있기 때문이다. 표부의 긴장이 있는 상태에서 사하를 시도하는
것은 더욱 강고한 갈등관계를 유발하는 일이 될 수 있다. 사하로 인해 외
벽의 장력이 강화되면서 일어나는 갈등관계는 이미 표증表證의 수준을 떠나
깊어진 것이다.

'利遂不止이수부지', 즉 하리下利가 그치지 않고 계속되는 현상이 생기는 것
은 어떻게 해석하는가?

하리는 장관腸管이 정상 이상으로 활성화한 상황의 표현이다. 만일 장관
의 과도한 활성화가 계속 일어난다면 하리가 그치지 않을 수 있겠다. 이것
은 장관의 활동이 억제되었다가 풀리기를 반복하는 경우를 말하는 것이다.
무엇이든 억제되었다가 풀리는 시점에는 정상보다 높은 움직임이 일어나기
마련이다.

그렇다면 장관의 과한 움직임이 되풀이되는 것이니, 이는 앞에서 말한
과도한 활성화가 계속 일어나는 현상과 같은 것으로 보아야 하지 않을까?

사실 이와 같이 장관의 활동성이 정상보다 높아지는 흐름이 반복되는 일
은 여러 경우가 있을 수 있겠다. 장관 활동이 억제된 것이 복부 전체의 활
동성이 떨어져 있는 상황과 통한다고 할 때, 그 강고함에 있어서 어느 수
준 이상의 갈등관계가 생기고 소멸하는 변동의 흐름은 모두 '利遂不止이수부
지'를 일으킬 수 있기 때문이다. 갈등이 생기고 소멸하는 과정이 되풀이 되
면 하리와 그치기가 번갈아 나타나게 될 것인데, 겉보기로는 마치 '利遂不
止이수부지'하는 것과 같은 양상으로 보이게 된다는 것이다.

그러니 계지증桂枝證을 '醫反下之의반하지'한 이후에 하리가 그치지 않는 상황은 우선 변동하는 갈등이 조성된 것으로 정리할 수 있다.

하지 이후로 나타날 수 있는 변화 가운데 두 경우의 사례를 살펴보기로 하자. 먼저 표부表部의 병리로서 외벽의 장력이 변성하는 경우와 복강 안의 병리로서 팽창력이 변성하는 경우를 정리해 본다.

앞에서 외벽의 긴장 장력이 작용하고 있는 표증表證의 상황에서 하지下之를 통해 외벽의 경직이 초래되는 경우들을 여러 차례 살펴왔다. 하지를 통해 복강의 내압이 높아지면서 평활근의 과한 활동을 유도하는데, 복압을 높이는 과정에 외벽의 장력이 개입되면서 이미 가지고 있던 외벽 자체의 병리가 굳는 양상으로 변성한다는 얘기다. 이렇게 되면 복강 전체로 보아서는 조임의 효과가 강화되는 경과로서 계지증과는 전혀 다른 음증陰證의 국면이 된 것이다.

외벽의 경직은 팽창력을 유도하고, 팽창력은 외벽을 밀치면서 버티다가 탈력하면서 주저앉게 되는데, 이후 복부의 활동성을 회복하기 위한 생리적 요구에 의해 팽창력은 다시 일어난다. 이러한 경과는 앞에서 쓴 내용과 같이 변동하는 갈등의 양상이니 이수부지利遂不止현상이 동반할 수 있다.

이번에는 반대로 외벽의 병리는 그대로 있고, 복강 안에서 팽창의 힘이 강화되는 변성變性의 경우를 생각해보자. 표증表證이 있는 상황에서 하지下之를 시행한 결과 복강의 팽창력이 높아진다면, 팽창의 힘은 외벽을 밀치면서 복강을 확대시키는 방향으로 작용하게 될 것이다.

이때 계지증으로서의 외벽의 긴장 장력이 아직 살아있으니, 발동성의 리듬을 타면서 팽창력의 독주를 허용하지 않을 것이다.

원래의 계지증에서 팽창력이 보강된 형태의 표리간 갈등이 되었다는 얘기다. 복강의 팽창력과 외벽의 긴장 장력 사이에 좀 더 강화된 대립이 일어났다가 가라앉기를 반복하게 된다. 대립이 강화되니 복부의 활동성이 떨어지고, 대립이 완화되는 구간에서는 하리下利가 일어난다. 이렇게 되면 사실 계지증의 원형과는 상당히 다르지만 외벽의 긴장 장력이 작용하고 있으니 아직 표증의 범주에 있다고 할 수 있는 것이다.

대립, 즉 갈등이 작용하고 있을 때는 복부 전반의 활동성이 떨어지니 그에 따라 장관腸管의 움직임도 약화되는 것이 당연하다. 그러나 갈등이 완화, 소멸하면 장관의 움직임이 살아난다. 이때 억제되었던 움직임이 재개되는 경과는 마치 봇물이 터지는 것과 같이 정상의 수준에 비해 크게 활성화된 것이니 그것이 하리로 나타나게 된다는 얘기다.

이 상황 역시 변동성의 갈등으로 이수부지利遂不止가 가능하다. 맥이 촉促

하다는 것은 '促者急也촉자급야 脈數時一止맥삭시일지 復來曰促복래왈촉'[61]이라 하여 빠른 리듬과 함께 한 번씩 맥동이 휴지休止할 수 있는 맥으로 표현된다. 이는 순환 혈류가 급격한 증가와 약화弱化 사이에서 변동하는 형태의 맥상脈狀이다. 표리간表裡間의 갈등이 일어나 활동성이 저조한 경과가 있을 때 순환이 약화되고, 갈등이 해소되는 흐름을 탈 때는 복강에서 가슴으로 혈류가 쇄도한다는 의미다. 따라서 맥이 촉급促急한 것도 또한 발동성의 외압外壓이 지속되고 있음을 알 수 있는 근거가 된다<23>. 촉급한 맥은 '表未解표미해'의 표상이 된다는 것이다.

따라서 계지증을 하지下之하여 이수부지利遂不止하더라도 맥촉脈促하다면 아직 표증의 범주에 걸쳐 있는 것으로 볼 수 있다. 앞에서 이수부지利遂不止의 사례로 제시한 두 경우 가운데 후자後者가 맥촉한 상황과 부합되는 것이다.

이런 바탕 위에서 천증喘證이 나타나면서 땀이 흐른다면[천이한출喘而汗出]?

천증은 보통 표부表部로부터 흉복의 내강을 향해 압박해 오는 강고한 긴장과 그에 상응하는 내적 팽창력이 강고한 갈등관계를 이루고 있을 때 일어난다. 이런 종류의 긴장은 주로 마황탕麻黃湯의 마황麻黃과 행인杏仁이 담당하는 것이다.

물론 계지가후박행자탕증桂枝加厚朴杏子湯證<20>의 천증은 그 출발점이 계지탕증에 있는 것이 좀 다르다. 내강과 외벽의 밀고 당김, 즉 운동이 일어나는 병리로부터 변천한 것이라는 얘기다. 복부 운동에 뚜렷한 감약減弱을 일으키지 않는 태양중풍이 굳어지는 쪽으로 변하게 되었다.

여기서 복부 운동이란 복강의 내부에서 일어나는 운동과 복벽의 운동 등을 아울러서 말하는 것이다. 복부의 운동성이 좋지 않으면 호흡에 문제가 생기는 것이 당연하다.

이와 같은 활동성의 저하에도 불구하고 땀이 나는 것이 이 상황의 특징이다. 계지가후박행자탕증의 경우 원래 발열과 한출이 있었으나 천喘증이 끼면서 그 기세가 약화되었을 것이라고 추정했었다. 보통 표부가 경직성으로 긴장되어 천증이 일어날 정도로 움직임이 제한되는 갈등이 있다면 표부로 나오는 순환 혈류가 많을 수 없다.

그러나 갈등에 의한 활동 제한이 있더라도 그 갈등이 대체적으로 지속되는 속성이 아니라 변동의 흐름을 타는 경우는 갈등이 완화되는 구간에서 땀을 볼 수 있을 것이다.

이는 양명병 속성의 '自汗出자한출<190>', 또는 '汗出濈濈然한출즙즙연<194>' 등과는 다르지만 복강을 확대시키는 팽창의 힘이 있다는 차원에서 공통점이

---

61) 醫學入門 內集卷一 p.381

있다. 초기의 양명병은 복강의 확대와 함께 다른 힘의 개입이 없어서 자연히 순환량이 늘고 그에 따라 한출이 일어난다.

그러나 갈근황련황금탕증葛根黃連黃芩湯證의 경우는 안에서 팽창하는 힘이 급격하고 그 힘에 대응하는 외벽의 장력이 맞서 부딪히는 과정에 갈등이 강약으로 변동하는 흐름을 타고 땀이 난다는 점이 다를 것으로 본다.

이는 계지증을 완전히 떠난 것이다. 외벽의 긴장 장력이 작용하여 갈등을 이끄는 상황은 아니라는 것이다. 오히려 복강에서의 팽창력이 외벽을 더욱 강하게 밀치니 외벽이 수세에 몰려 반발의 장력을 일으키고 있는 상황이다. 팽창력이 힘이 다해 퇴조하면서 확대 상태의 복강이 원상으로 돌아오면 외벽의 반발은 자연히 해소되고, 팽창력이 재충전하여 다시 일어나는 경과에서 외벽의 반발 장력도 다시 강화된다. 흐름의 키key는 팽창력에 있으며, 외벽의 반발 장력은 팽창력의 변화 흐름에 달려있는 수동적인 요인이라는 것이다. 이런 경과에서 갈등이 강한 구간에서는 천喘증이 일어나고 약화되는 흐름에서는 땀이 나게 된다.

● 葛根黃連黃芩湯

○葛根 半斤, 甘草炙 3兩, 黃芩 2兩, 黃連 3兩.
○위의 네 가지 약을[上四味] 물 8승으로[以水八升] 먼저 갈근을 달이되[先煮葛根] 물 2승이 줄면[減二升] 나머지 약을 다 넣고[入諸藥] 달여서 2승을 취한 뒤[煮取二升] 찌꺼기를 버리고[去滓] 두 번에 나누어 따뜻하게 복용한다[分溫再服].

*

갈근황련황금탕葛根黃連黃芩湯에는 행인杏仁이 없고 마황麻黃도 없다. 천喘증이 있지만 마황탕증麻黃湯證이나 계지가후박행자탕증桂枝加厚朴杏子湯證의 천증과는 다른 종류의 천증이라는 얘기다. 어떤 상황인가. 갈근황련황금탕의 분석을 통해 알아보자.

황금黃芩과 황련黃連은 모두 청열淸熱의 효과를 가진 것들이니 복강의 확대(평활근의 과도한 탄성: 팽창세력)를 다루는 약들이다. 복강이 확대되는 것은 복강에서 혈량이 정상 이상으로 늘어나는 것을 의미하므로 전체적으로는 열증熱證성의 병리를 형성하게 된다는 얘기다.

황금은 한열寒熱이 왕래往來하는 상황을 해소하는 효능[治熱毒骨蒸寒熱往來解熱渴~][62)]을 갖는다. 이는 다른 말로 복강이 확대된 상태에서 그 활동성이 제한되었다가 풀리고, 다시 제한되는 변동의 경향을 보이는 경우를 다스린다

---

62) 東醫寶鑑 p.728.아래

는 얘기다.

'諸熱黃疸, 腸澼泄痢, 逐水, 下血閉~<本經>'[63]에서는 황금이 정수停水와 어혈瘀血의 병리를 함께 다룬다고 보는 것을 알 수 있다. 원래 정수와 어혈의 병리는 그 바탕이 각각 달라서 정수는 조임의 세력이 이끄는 갈등관계에서, 그리고 어혈은 팽창의 세력이 이끄는 갈등관계에서 발생하게 된다. 황금이 이 두 방면에 대해 모두 효능을 갖는다면 상대적인 두 힘이 번갈아가면서 경과를 지배하는 상황을 다스릴 수 있다는 뜻으로 해석된다.

이런 경과는 평활근의 탄성이 높아진 바탕에 점차 그에 반발하는 상대적인 힘이 일어나 대립을 조성하고, 다시 점차 스러져가는 흐름을 반복한다는 의미다.

황련黃連은 황금과 같이 평활근의 과한 탄성(팽창세력)과 그에 반反하는 장력이 함께 하는 변동성의 갈등 상황을 다스리지만, 황금에 비해 활동성이 떨어지는 구간이 길고 활동성을 회복하는 과정이 급격한 경우를 주로 담당하게 된다.

팽창세력이 이끄는 갈등의 시간이 길다는 뜻이다. 이와 같이 팽창세력이 주도하여 지속되는 변동성 갈등관계는 정류혈에 의한 내열 뿐 아니라 그 발산하는 힘에 의한 압박(상역 병리)으로 가슴을 지나 두부 내강의 환경에도 영향을 줄 수 있을 것이다. 눈의 통증, 눈물 등의 증상을 다스리는 작용[~目痛眥傷泣出 明目~,[64] 主明目止淚出~點赤眼昏通~][65]은 갈등이 급격하게 풀리는 시점이 있는 경우와 관련되는 것으로 황련의 약성과 부합하는 것이다.

황금과 황련은 이와 같이 약성에 차이가 있으나 팽창력에 의한 복강의 확대를 바탕으로 한다는 것에 공통점이 있으니, 이 두 약을 함께 쓰는 의의는 복강을 확대하는 팽창의 힘을 넓게 다룬다는 쪽에 있다고 생각된다.

갈근 또한 팽창력으로 복강이 확대되고, 그에 따라 늘어난 혈류가 가슴으로 몰려 정류하는 문제를 다룬다. 갈근의 경우는 원래 표부의 긴장 장력으로부터 복강의 확대가 초래되었으나, 팽창력이 매우 강해 오히려 표부의 반발을 초래하는 반전의 형식으로 표부와 연관을 갖는다.

복강의 확대가 표부의 반발을 초래한다는 것은 무엇을 말하는가? 평활근의 탄성이 높아지면서 복강에 팽창의 세력이 작용하는데, 그에 반발하는 복강 자체에서의 장력이 일어나 이 팽창의 힘과 맞서게 되는 것은 내적內的 갈등관계가 성립된 것이다. 그 초보적인 형태는 계지탕증桂枝湯證에서 볼 수

63）本草綱目 p.780
64）神農本草經 p.79
65）東醫寶鑑 p723.아래

있으며 작약与藥이 그것을 담당하게 된다.

내적 갈등관계가 뚜렷하면 상대적으로 표리간表裡間의 갈등관계는 심하지 않다. 내적 갈등이 팽창력의 발목을 잡으므로 외벽을 압박하는 힘이 제한되기 때문이다.

그러니 내적 갈등이 뚜렷하지 않으면서 팽창의 힘이 강화되는 흐름을 보일 때, 외벽에 대한 압박은 최고치가 될 것이다. 평활근의 탄성이 높아지면서 팽창세력이 일어나는 초기에 그 세력의 강도가 어느 수준 이상으로 높다면 내적 반발이 맞붙을 여력이 없을 것이다. 이 경우 팽창세력은 안에서 손실되는 힘이 없이 전적으로 외벽을 압박하게 되니 그 힘이 강할 수밖에 없다는 것이다. 강한 팽창력은 결국 외벽의 장력을 유발하니 이는 외벽의 수동적 장력으로 자발적인 외벽의 긴장 장력이 복강을 압박하는 일반적인 표증表證의 표리 갈등의 경과와는 다른 것이다.

갈근과 황금, 황련을 놓고 보면 이들은 함께 쓰여 팽창의 세력이 주도하는 힘의 대립을 풀되, 그 효능의 범주가 매우 큼을 알 수 있다. 각기 맡은 영역에서 작용하되 그 영역이 서로 크게 겹치지 않기 때문이다.

다시 말하자면 팽창의 힘이 강하되 초기에 이미 반발을 불러 갈등이 뚜렷한 경우는 황금이나 황련이 담당하고, 팽창세력이 어느 수준 이상으로 높아지면서 복강의 확대가 일어나고 그에 따라 외벽의 반발이 일어나면서 얽히고 풀리는 변동성의 갈등관계가 구성되는 경우는 갈근이 담당하는 것으로 정리된다.

황금과 황련은 복강에 작용점이 있어서 팽창력 자체를 완화하는 쪽으로 반응하고, 갈근은 표부에 작용점이 있어서 팽창력이 발동하는 근거를 없애는 쪽으로 효과를 낸다.

감초는 약한 수준에서 복강의 경직을 완화하는 기초로 쓰인다. 세 약의 합공으로 생기는 이차적인 긴장 내지 갈등을 부드럽게 풀어서 처리한다는 의미로도 해석될 수 있을 것이다.

36.

太陽病 頭痛 發熱 身疼腰痛 骨節疼痛 惡風 無汗而喘者 麻黃湯主之

● 해석

태양병에 머리가 아프고, 열이 나며, 몸이 쑤시고 허리가 아프며, 바람을 싫어하고, 땀이 없으면서 숨을 헐떡이는 경우는 마황탕으로 주치한다.

● 주해

두통은 복강에서 일어나는 발산發散의 힘을 바탕으로 하는 가슴과 두개골강의 환경 변화를 반영한다<14>. '發熱발열'은 표리간의 갈등관계에서 갈등이 완화되는 구간에 순환이 증가하면서 일어나는 증상이다.

'身疼腰痛신동요통'에서 '身신'은 몸통을 말하는 것으로 본다. '身疼신동'은 따라서 몸통이 아픈 것, 즉 흉복강의 외벽이 아픈 것으로 해석하게 된다. 흉복강의 외벽이 아프다는 구체적인 표현으로 '身疼신동'을 쓰고 있는 것은 흉복의 내외 사이에 갈등의 강도가 크다는 것, 또는 강고함을 말하려는 의도로 생각된다. 다른 말로 하면 외벽의 긴장이 일어나되 그 긴장이 지속적이고 강도도 또한 강하다는 말이 된다. 그것이 몸통 주변의 근육통으로 나타날 수 있는 수준이 된다는 뜻이다.

'骨節疼痛골절동통'은 몸통 주변의 근육들 뿐 아니라 사지관절四肢關節을 잡아주는 근육들 역시 강한 긴장이 일어나 있다는 뜻이다. 그러니까 이는 골격근 전체의 긴장, 특히 지속성을 갖는 긴장이 있음을 말한다.

비록 표부의 긴장, 즉 반복되는 주기성의 외압 형식을 갖고 있지만, 이 갈등은 그 지속 시간이 발동성 긴장에 비해 길어서 마치 고착성을 갖는 표부의 경직과도 가까운 형태를 보이는 것이다.

표한表寒의 형식에는 '惡風오풍'과 '惡寒오한'의 두 종류가 있다. 이미 오풍惡風이 주로 발동 요인에 의한 긴장에서 나타나고, 오한惡寒은 지속 요인을 위주로 하는 긴장에서 나타나게 된다고 추론했었다<14>.

이들과 관련해서 조문을 참고하면 태양상한太陽傷寒에서 오한이 나타나는데<3>, 계지탕증桂枝湯證에서는 오한과 오풍이 함께 나타나고<13>, 태양중풍太陽中風과 마황탕증麻黃湯證에서는 오풍이 보인다. 태양중풍에서는 표부 긴장, 즉 외압에 대한 복강의 반발 반응이 상대적으로 약한데 반해<14> 태양상한의 경우는 강력하고 지속적인 외압에 대응하는 복강의 반발 또한 강하다<3>.

네 증證을 놓고 보면 계지탕증과 태양중풍이 마황탕증과 태양상한에 비해 상대적으로 복강에서의 반발, 즉 팽창력이 약한 것이 당연하지만, 그 안에서도 계지탕증이 태양중풍에 비해 팽창력은 좀 더 강한 편이고<13>, 마황탕증은 태양상한에 비해 팽창력이 다소 약하다고 할 수 있겠다.

표부 긴장에 대한 이와 같은 반발의 힘(팽창력)에 관해서는 '嘔구'증의 유무도 참고할 사항이 된다. '嘔구'증은 복강에서의 힘의 변화를 표상하는 것이기 때문이다. 계지탕증에서 '乾嘔건구'가 보이고 태양상한에서는 '嘔逆구역'이 있는 반면, 태양중풍이나 마황탕증에서는 '嘔구'증을 명시하지 않고 있는 것이다.

이와 같은 고찰을 근거로 오한을 내외간에, 또는 복강 안에서 일어나는 힘들의 대립 관계로 경결硬結되는 현상이 상대적으로 강할 때 일어나는 현상이라 하고, 오풍을 그 경결이 약할 때 일어나는 현상으로 규정할 수 있겠다.

열熱이 나는데도 불구하고 땀이 없는 것은 단위 시간당 표부의 순환량이 어느 수준 이상을 넘지 못함을 말한다. 이는 앞에서 표부 긴장(외압)의 형식이 지속요인 위주로 일어나기 때문으로 정리했다.

외압이 일어나 바로 소멸하지 않고 지속되므로 그에 의한 갈등으로 순환량이 감소하되, 감소를 유지하는 구간이 상대적으로 길다. 그 갈등이 풀리는 시점에 순환량이 정상 이상으로 증가하겠지만, 일정 시간을 놓고 평균 순환량을 고려하면 땀을 흘릴 수 있는 양에 이르지 못한다는 얘기다.

이는 발동-소멸 형식의 계지탕증에서 평균 순환량이 한출의 수준에 있는 것과 대조되는 상황이다.

그런데 이와 같이 강직하고 길게 지속되는 표부의 긴장이 바로 천증喘證의 원인이 된다. 물론 표부 긴장만이 아니라, 표부 긴장과 그에 상대하여 복강 안에서 일어나는 팽창 반발 사이에서 일어나는 갈등관계를 가지고 말하는 것이다.

이미 해석해 온 것과 마찬가지로 여기서의 천喘증은 기관지 평활근의 수축으로 일어나는 질병으로서의 천식asthma을 말하는 것이 아니라, 복벽과 흉곽의 운동이 골격근 수준에서 제한되는 상황을 통해 일어나는 호흡의 장애를 말한다. 골격근 수준의 운동 제한이란 흉곽이 확장되고 축소하는 호흡과정을 눌러서 그 운동의 폭을 좁힌다는 말이다.

특히 이와 같은 흉곽의 운동에는 복벽을 형성하는 근육들의 협조와 견제가 동시에 이루어져야 한다. '身疼신동'과 '腰痛요통'을 유발하는 정도의 표부 긴장이 있는 것은 복벽의 움직임이 정상을 유지할 수 없는 상태다. 근육 활동의 역학으로 볼 때, 복벽과 요배부의 근육은 상호 관계가 있으며 복벽의 긴장은 요통을 구성하는 주요 요소가 될 수 있는 것이다. 결국 요통은 복벽의 긴장과 함께 하는 것이며, 복벽의 긴장이 바로 천증을 일으키는 결정적 요인이라는 말이다.

● 麻黃湯

○麻黃去節 3兩, 桂枝去皮 2兩, 甘草炙 1兩, 杏仁湯炮 去皮尖 70個.

○위의 네 약을[上四味] 물 9승을 가지고[以水九升] 먼저 마황을 넣고 달여[先煮麻黃] 2승으로 줄면[減二升] 위에 뜬 거품을 걷고[去上沫] 나머지 약을 넣고[內諸藥] 달여서 2.5승을 취한 다음[煮取二升半合] 앙금을 제거하고[令去滓] 따뜻하게 8홉을 복용한 뒤[溫服八合] 이불을 덮고 땀을 내게 한다[覆取微似汗]. 꼭 죽을 마실 필요는 없고[不須啜粥] 나머지는 계지탕 복용법과 같게 하고[餘如桂枝法] 편안히 양생하게 하라[將息].

*

마황麻黃은 계지桂枝와 더불어 표부表部를 그 작용점으로 하는 약 가운데 하나다[主中風傷寒頭痛溫瘧發表出汗~去表上之寒邪瀉衛實去榮中寒].[66] 계지가 표부 긴장의 발동 요인을 해소한다면 마황은 상대적 입장에서 지속 요인을 다룬다. 지속 요인이란 발생한 표부 긴장을 일정 시간 끌고 가는 병리 요인을 말한다.

이미 서술해 온 바와 같이 표증表證에서 열은 나는데 땀이 나지 않는 현상은 강력하면서 지속되는 표부 긴장을 바탕으로 한다. 따라서 땀이 날 상황에서 땀이 나지 않는 현상에 대해서는 마황을 빼놓고 얘기할 수 없다.

행인杏仁은 가슴의 활동성이 제한되면서 숨을 헐떡이는 호흡 생리의 장애를 주로 다스리는데 이 작용은 기육肌肉을 풀어서 땀을 내는 효과로부터 나온다[主咳逆上氣療肺氣喘促解肌出汗~].[67]

실제로 행인의 작용은 외압에 대응하여 복강에서 일으키는 팽창력을 제어하는 방면에 있다. 외압에 대한 반발의 의미를 갖는 팽창력이 일어나되 그 힘에 대한 제한 요인이 뚜렷하지 않을 때 내외간의 갈등관계는 강고한 속성을 갖게 된다. 다시 말해 팽창력이 강하게 일어나 외압과 비등한 강도가 되면 두 힘이 얽혀 병리적으로 평형을 이루게 된다는 뜻이다<32. 杏仁해설참조>. 이 평형 관계가 강고한 갈등, 또는 지속성을 갖는 내외 갈등인 것이며, 이것이 천증의 기초이다.

마황도 '發表出汗발표출한'의 효과를 갖고 행인도 '解肌出汗해기출한'의 효과를 가지니 양자兩者는 해표解表에 있어서 서로 협조할 수 있는 약으로 판단된다.

표부 긴장의 지속 요인을 다루는 마황의 작용에 제한이 없는 팽창세력이 일어나 강고한 내외 갈등이 일어난 경우를 내적으로 다스리는 행인을 함께

---

66) 東醫寶鑑 p.727.위
67) 東醫寶鑑 p.713.위

쓸 수 있다는 얘기다

계지는 표부 긴장의 발동發動 요소를 전담하는 약으로 이미 규정했다. 긴
장이 발생하는(start) 과정만을 맡는 것이다. 긴장의 발동과 지속持續을 나누
어 보는 관점<14>은 표부 긴장의 구조상 그 병리적 효과가 다르게 나타나
는 것에서 생긴다.

긴장의 발동은 시간적으로 짧은 압박이고, 지속은 긴 압박이다. 짧은 긴
장, 즉 긴장의 발동 요소는 짧지만 빈번하게 일어나니 과민한 경향이라고
하겠다. 반면에 지속 요소는 긴장을 길게 끌어가면서 경직은 아니지만 경
직의 속성으로 가깝게 가는 경향을 보인다.

발동 요소는 반복되는 조임으로 마치 복강을 때려주는 효과와 같은 것이
라고 할 수 있고, 지속 요소는 유지되는 긴장으로 압박 효과, 또는 활동 제
한 효과가 뚜렷하다. 때려주는 효과는 마치 하나의 자극 같은 것이니 반대
로 활동을 유발하는 쪽으로 작용하는 것처럼 보일 수 있다.

계지桂枝를 써야하는 표증表證의 경우는 갈등의 생성과 소멸이 반복되니
그로 인해 순환 혈류의 증가가 상대적으로 클 것이라는 점은 이미 여러 차
례 정리되었다. 반면에 표부 긴장의 지속 요소를 담당하는 마황麻黃을 써야
하는 경우는 표부表部의 압박 효과로 인해 순환 혈류가 크게 늘지 못하고
따라서 '無汗무한'을 특징으로 한다.

마황탕에서는 표부 긴장의 발동 요인을 다루는 계지를 함께 쓴다. 비록
지속 요인이 작용하여 표리 갈등이 상대적으로 길게 유지되지만, 병리의
바탕이 표부 긴장에 있다면 주기성을 갖고 반복되는 형태가 기본이 되므로
계지를 써서 발동 요인을 함께 다루어주어야 한다는 논리로 생각된다.

37.

太陽與陽明合病 喘而胸滿者 不可下 宜麻黃湯

● 해석

태양과 양명의 합병에 숨을 헐떡이면서 가슴이 그득한 경우는 사하시킬
수 없으니 마황탕을 쓴다.

● 주해

태양병太陽病과 양명병陽明病이 함께 있는 것은 팽창세력의 독주獨走에 의한

복강의 확대[양명陽明]와 표부 긴장에 의한 외압[태양太陽]이 함께 갖추어진 상황이다.

천증喘證은 내외간의 갈등관계가 강고하여 복벽의 활동성이 상당 수준 제한된 상태에서 일어나는 증상이다. 복벽 운동의 제한은 호흡 운동을 제한하는 요인으로 작용하여 그 범위를 줄이기 때문이다. '胸滿흉만'은 호흡 운동이 방해되는 경과에서 가슴 부담이 늘어나는 것을 반영하는 증상이다. 이와 같이 증가된 가슴의 부담은 확대되려 하는 복강을 누르는 외벽의 압박이 안으로부터 강한 발산력發散力을 일으켰기 때문일 것이다.

사하瀉下는 둔화鈍化된 장관을 활성화시킴으로써 수축 활동을 일으키는 조치다. 그러나 경우에 따라 과도한 외벽의 장력을 일으켜 복강을 조이려는 효과가 일어날 가능성을 갖는다.

외벽의 긴장이나 경직에 의해 복강이 조이거나 조이는 효과를 내고 있는 상황에서 사하를 시행한다면 본질적으로 잘못된 것이다. 긴장이나 경직을 막론하고 외벽의 문제는 항상 복강에 대해 팽창의 힘을 요구하는데, 사하에 의해 조임의 효과가 강화되는 흐름이 생기면 두 힘 사이에 강고한 갈등관계가 급격히 일어날 수 있기 때문이다. 외압이 있는 상태에서 사하를 금기하는 것은 상한론에서는 반드시 지켜져야 할 하나의 원칙으로 규정된다.

마황탕을 쓰는 것은 태양양명합병으로서 평활근의 높은 탄성이 그 바탕에 있으니 당연한 일이다. '제한된' 반발력을 일으키는 계지탕증과 대조적으로 마황탕증은 제한 없는 팽창 반발을 일으키기 때문이다.

제한 없는 팽창력은 외압의 힘과 비등하게 맞서 지속되는 병리적 평형상태를 이루니 천喘증이 나타나는 것이 그 특징이다.

그러나 이런 힘의 대립을 해소하는 것으로 태양양명합병의 상황의 전체가 모두 다스려질 수는 없다. 복강에서 작용하는 팽창의 세력이 단순한 마황탕증의 경우보다 크기 때문이다. 팽창세력에 대한 추가적 조치를 요할 수 있다는 얘기다.

본문에서 '마황탕주지麻黃湯主之'라 하지 않고 '宜麻黃湯의마황탕'이라고 한 것도 이것이 시급한 문제를 해결하기 위한 방침이지 근본을 완전하게 다스리는 일은 아님을 말해준다.

38.

太陽病 十日以去 脈浮細而嗜臥者 外已解也 設胸滿脇痛者 與小柴胡湯 脈但浮者 與麻黃湯

● 해석

태양병이 10일이 되어 소멸해 가는데, 맥이 뜨고 가늘면서 눕기를 좋아하는 경우는 표부가 이미 풀린 것이다. 만약 가슴이 그득하고 옆구리가 아프다면 소시호탕을 주고, 맥이 다만 뜨기만 하는 경우는 마황탕을 준다.

● 주해

태양병 상태로 10일이 흐르면 내외간內外間(表裡間)의 대치 상태가 장기화하면서 어떤 형식이든 그 병리 구조에 변화가 생길 수 있다. 예를 들면 외압에 의한 반발로서의 저항이 점차 커지면서 복강에서 팽창세력(탄성)이 강화하는 방향으로 변하기도 하고, 반대로 외압이 소멸하면서 팽창 경향이 따라서 없어지고 조이려는 경향만 남아 복강이 위축되는 등으로 변모할 수 있을 거라는 얘기다.

본문에서는 10일이 흘러 태양병이 '去거'했다고 한다. '脈浮細맥부세'에서 '細세'한 맥은 혈관을 통과하는 혈류가 줄어 가늘게 잡히는 것이니 여기서는 전체적으로 순환 혈류의 감소를 의미하는 것일 수 있다.

'~關上脈細數者관상맥세삭자 以醫吐之過也이의토지과야~<127>'라는 표현이 있다. 관부關部는 촌부寸部와 척부尺部 사이에 있는 것으로 경계의 영역을 의미하는 경우가 있다. 촌부寸部가 표부表部를 표상하고, 척부尺部가 내강을 표상한다면 관부關部는 횡격막의 상태를 반영하는 맥리脈理 구조가 그것이다.

그렇다면 관상關上의 맥이 가늘고 빠른 것이 토법이 과한 까닭이라는 말은 복압을 높여 횡격막의 긴장을 유발한 상황이 있다는 것으로 해석될 수 있다. 횡격막의 긴장과 관련하여 정맥의 환류還流가 방해되고, 그에 따라 순환이 원활하지 못하게 되는 상황이 이어졌다는 것이다.

본문에서의 세맥細脈도 소시호탕증小柴胡湯證의 상황으로 횡격막의 긴장과 연관되어 순환량이 줄어드는 방향으로 변화되는 경과로 해석한다.

보통 순환 혈류는 복강의 용적 자체가 줄면서 그에 따라 줄어들 수도 있겠지만, 주로 복부의 활동성이 떨어지면서 감소하게 된다. 그런데 태양병이 '去거'했으므로 여기에 외압이 작용하고 있는 것은 아니다. 외압 요인이 없이 복강의 내적 환경 변화만으로 순환 혈류가 감소하고 있다는 얘기다. '浮

浮'맥이 있는 것은 태양병의 잔재일 것이다.

외압의 소멸을 확진할 수 있는 또 하나의 수단으로 '嗜臥기와'를 제시한다. 눕기를 좋아한다는 것은 순환 혈류의 감소[맥세脈細]와 관련된 복강의 내적 환경 변화에서 유도되는 증상으로 보인다. 즉 복강에서의 힘의 대립에 의한 갈등관계의 표상 중 하나라는 것이다. 그렇다면 '脈浮細맥부세'와 '嗜臥기와'는 서로 연계된 증상들로서 따로 나타나는 것들이 아닐 것이다.

여기에 '胸滿脇痛흉만협통'이 있다면? '胸滿흉만'이란 가슴을 압박하는 복강으로부터의 발산력이 작용한다는 것이다<23>.

'脇痛협통'은 흉복강의 변화에 수반하는 문제로서의 옆구리 증상이라고 할 수 있겠다. 이것을 옆구리 부위에서 따로 일어나는 어떤 개별적 상황으로 본다면 육경병 형식과 같은 큰 틀에서의 관점은 아니다.

그런 의미에서 늑골에 부착부를 갖는 횡격막의 상태에 주목할 필요가 있다. 횡격막은 흉복의 경계로서 내강 전체를 이루는 큰 틀의 구조 중 하나이기 때문이다. 만일 이 횡격막에 긴장이 발생한다면 그 부착 부위가 당겨질 것이 당연하고, 그중에 특히 늑골 방면의 당겨짐이 곧 협통의 원인으로 작용할 수 있을 것이다.

늑골은 호흡에 따라 상하로 운동하게 되는데 횡격막에 의해 잡아 당겨진 상태에서는 그 운동이 매끄럽지 못하며, 운동의 폭도 제한될 수 있다. 당겨짐 자체로도 통증을 유발할 수 있을 것이지만, 이와 같은 제한 요인은 호흡 운동에 따라 통증을 증가시킬 수도 있을 것이다.

횡격막의 긴장은 어떤 상황에서 가장 높아지는가. 횡격막의 생리적인 수축은 그 중앙부에 위치하는 건의 중심(중심건 central tendon)이 아래쪽으로 끌어당겨지는 양상으로 일어난다.[68] 예를 들어 호흡 운동에 있어 흡기는 늑골이 거상되면서 횡격막의 중심부는 하강하는 동작으로 이루어진다. 횡격막의 수축을 통해 흉강이 확장되는 과정이다.

그런데 호흡 운동과 무관하게 횡격막 영역인 흉곽하부나 복강상부의 둘레가 커진다면 그 과정에서 횡격막은 강제 이완을 일으킬 수 있을 것이다.

이 이완은 수축 상태에서 풀리는 이완이 아니라 수동적으로 이완을 당하는 것이다. 둘레에서 잡아당기니 횡격막이 강제적으로 늘어난다는 것이다. 강제 이완은 긴장을 유발한다. 일종의 이완성 긴장이다.

이 경우 횡격막은 이완되어 있지만 마치 수축하는 것처럼 중앙부가 약간 하강하는 모양이 될 것이다. 늑골의 거상은 동반하지 않지만 흉곽의 형태가 변화하면서 그 둘레가 키워지는 변화에서와 마찬가지로 횡격막의 중앙

---

68) 관절생리학Ⅲ p.140

부가 하강한다는 얘기다.

만약 이와 같이 중심부가 하강하는 양상의 횡격막 이완이 있는 긴장의 상태에서 복강으로부터 발산력이 높아진다면? 발산력의 일부인 상역의 힘은 이완성으로 긴장된 횡격막을 다시 압박하게 될 것이다. 이 상황은 늘어나는 것에 저항하고 있는 횡격막에 대해 늘어나도록 하는 힘을 더하는 것과 같다. 둘레에서 잡아당겨 늘려놓고서 다시 그 중앙부를 밀어 올리는 움직임이기 때문이다. 당연히 횡격막은 최대의 이완성 긴장 상태가 될 것이다.

이 경우 횡격막이 일으키는 긴장은 부착하는 모든 지점에 당김의 압박을 최대로 키우고, 그중 지지가 약한 협륵부脇肋部에서 가장 큰 당김의 효과가 일어나게 된다.

따라서 '脇痛협통'이 일어난다는 것은 횡격막의 이완성 긴장이 가장 강한 상황이라는 추정이 가능하다. 또 횡격막 둘레가 커지는 것은 상부上部 복강의 확대를 의미하니 이 상황은 전반적으로 복강의 확대가 있는 상태에서 일어나는 발산력의 강화를 의미한다.

여기서 발산의 힘이 일어나는 경과는 팽창세력에 대응하는 반발의 세력이 작용한 결과임은 당연한 사실이다. 그런데 이와 같은 강한 발산의 힘이 복강에서 일어나는 반발의 세력으로 인해 발생할 수 있을까?

본문에서 확실히 언급되지 않지만, 여기에는 표부로부터의 장력 또한 작용할 가능성이 있다고 생각된다. 비록 '外已解외이해'라 해서 표증으로서의 표부 긴장이 소멸했음을 말했으나 팽창세력이 강하니 다시 그에 대한 반발로서의 수동적 장력이 발생할 수 있다고 보는 것이다.

외벽으로부터의 조임세력이 있다 해도 팽창세력이 강하게 유지되고 있으므로 복강은 다소 확대되어 있으나 그 활동성은 떨어져 순환 혈류는 감소한 상황이다.

'脈浮細而嗜臥맥부세이기와'로부터 상황의 진행을 정리해 보자. 총체적으로 표부 긴장이 거의 풀어지고 있는 것이니 '外已解외이해'라고 표현한다.

'外已解외이해' 이후로 복강에서는 평활근의 과한 탄성(팽창세력) 경향이 일어난다. 만일 과한 탄성이 강한 힘으로 독주하여 복강이 확대될 뿐, 그것을 제지할 다른 힘이 없는 경우는 양명병으로 진행하는 경로를 탈 수 있을 것이다.

그러나 평활근의 과한 탄성으로 복강에서 팽창의 세력이 일어나면서 그에 대한 반발이 동반한다면 그것은 양명병의 진행이 아니다. 복강의 팽창에 대한 반발은 외벽이 그 장력을 높임으로서 발생한다.

　　이런 대립의 상황이 복부 전체를 경직시키고 활동성을 떨어뜨리는 결과로 이어진다. 이때 횡격막의 이완성 긴장이 높아지면서 '胸滿脇痛흉만협통'이 일어나니 그 증상을 보고 복강의 현재 상태를 추정할 수 있다.

　　복부의 활동성이 떨어지면 비록 복강에 혈血이 충만했다 하더라도 순환 혈류의 증가로 이어지기 어렵다. 따라서 혈血은 내강을 채운 상태로 정류停留하게 된다.

　　복강이 확대되고, 운동성은 떨어져 가슴과 배의 내강에 정류하는 혈血이 충만하다. 정류혈과 운동성의 저하로 인한 둔화 성향의 병리는 내강 전반에 부담을 주는 요인으로 작용한다.

　　이 경우 소시호탕小柴胡湯<99>을 줄 수 있다. 소시호탕은 보통 복강에서 팽창력이 강화되는데 여기에 외벽의 반발이 따라 붙어 갈등이 일어난 상황을 다스린다. 이때 외벽의 반발은 팽창력에 딸린 힘으로서 복강은 항상 정상 용적 내지 확대 상태를 유지하게 된다. 소시호탕에 대해서는 99조에서 다시 살핀다.

　　본문의 내용에서 맥이 다만 '浮부'한 것은 '細세'맥이 동반하지 않는다는 것을 말한다. 위에서는 세맥細脈을 횡격막의 긴장과 관련된 순환의 약화로 해석했다. 이와 같은 횡격막의 변화는 이미 거론한 바 있는 협통이 일어나는 갈등 병리의 경과와 맥을 함께 하는 것이다.

　　팽창세력과 그에 대응하는 외벽의 수동적 장력 사이에 일어나는 갈등관계가 그 바탕에 있다는 얘기다. 갈등관계의 병리가 작용하되 팽창세력이 그 경과를 이끄는 상황이니, 복강에 위축이 있는 것은 아니지만 갈등의 문제로 인해 순환이 약화된 상태다.

　　그런데 세맥細脈이 없이 부맥浮脈만 있다는 것은 이런 형식의 내적內的 갈등관계가 없는 것이니, 다만 표리간表裡間의 갈등이 지속되고 있는 것으로 판단할 수 있다.

39.

太陽中風 脈浮緊 發熱惡寒 身疼痛 不汗出而煩躁者 大靑龍湯主之 若脈微弱 汗出惡風者 不可服 服之則厥逆 筋惕肉瞤 此爲逆也

● 해석

　　태양중풍에 맥이 뜨면서 팽팽하고, 열이 나면서 오한이 있으며, 전신이 아픈데 땀이 나지 않으면서 번조증이 일어나는 경우에는 대청룡탕으로 주치한다. 만약 맥이 미약하면서 땀이 나고 찬바람을 싫어하는 경우라면 복용할 수 없으니, 복용하면 궐역이 일어나고 근과 육이 경련하게 되며 이는 역증이다.

● 주해

13조에서 태양중풍太陽中風의 계지탕증桂枝湯證을 설명했지만 본문에서는 태양중풍과 관련된 다른 양상, 즉 대청룡탕증大靑龍湯證을 제시한다.

보통 태양중풍은 외벽의 긴장이 발동성이고 그에 대응하는 복강의 반발이 제한된 힘으로 일어나 작용하는 것을 특징으로 한다. 이런 특징에 따라서 내외간의 갈등이 지속되지 않으니 '脈緩맥완'은 그것을 표상한다<2>.

그런데 본문의 '脈浮緊맥부긴'은 태양중풍의 일반적 맥상脈狀과는 거리가 있다. 오히려 내외간의 강고한 힘의 대립을 바탕으로 하는 지속성 긴장을 특징으로 하면서 '脈陰陽俱緊맥음양구긴<3>'한 태양상한太陽傷寒에 가깝다고 해야 한다.

'發熱惡寒발열오한'은 표부 긴장을 중심으로 내외간의 갈등관계가 있는 태양병의 특징적 현상이다. '身疼痛신동통'은 몸통 주위가 아픈 것이니 내외간에 갈등의 강도가 높고 지속적이라는 것을 시사한다. 비록 태양중풍 속성으로 시작되었으나 현재의 경과는 태양상한의 '體痛체통<3>'이나 마황탕증麻黃湯證의 '身疼腰痛신동요통<36>' 등과 같은 계열의 병증 형태가 된 것으로 보아야 할 것이다.

그런데 '不汗出불한출'하면서 '煩躁번조'가 함께 나타난다. '不汗出불한출'이라 한 것은 원래 태양중풍의 경과로서 땀이 나야 하는데 지금 그 속성이 변질되어 나고 있지 않다는 표현으로 의미상 '無汗무한<32, 36>'이라는 말과는 그 표현의 차이로 구별되는 것이라고 본다.

보통 땀이 나지 않는 것은 순환 혈류가 일정 수준 이상으로 증가하지 않는 것을 의미한다. 표리 갈등의 상황에서 땀은 일정 시간 동안의 평균 순환량이 어느 수준 이상으로 증가된 시점으로부터 나게 된다. 갈등이 풀리면서 순환이 급격하게 회복하는 흐름이 자주 일어나는 상황일 것이다. 예를 들어 마황탕증의 경우에도 갈등이 풀리면서 순환이 급증하는 시점을 갖지만, 내외간의 대립이 상대적으로 강고하여 그 갈등이 잘 풀리지 않으니 평균 순환량으로 보아 땀이 날 수준에 미달할 것은 당연한 일이다.

전체적으로 내용상 본문에서 제시하는 병증의 형태는 태양중풍으로 출발했으나 변성하여 그 갈등관계가 보다 강화된 상황으로 해석된다. 내외간의 갈등이 강화된 것은 주로 복강 안의 환경 변화와 관련된다. 그 변성의 출발을 복강에서의 강화된 팽창력으로 본다는 얘기다. 팽창력이 급격하게 강화됨에 따라 외벽의 힘과 맞서면서 상반된 힘이 얽혀 강고한 갈등관계가 형성되었다. 복강은 정상, 또는 그 이상의 용적을 유지하는 가운데 굳어진 모습이다.

앞에서 '煩躁번조'는 어느 수준 이상의 급격한 가슴 압박을 의미한다. 가슴에 대한 압박이란 가슴의 내강을 위협하는 힘이다.

이때 가슴을 압박하는 주요인은 복강에서의 변화라고 할 수 있다. 표증이 작용하고 있는 상태에서 크게 높아진 팽창력이 외벽을 밀쳐내니 외벽은 그 힘에 반발하는 장력을 일으켜 방어하게 된다.

이와 같은 안팎의 대립이 어느 수준 이상으로 높은 강도를 가질 때 번조가 일어날 수 있을 것이다. 다만 단순한 외벽의 압박만으로 번조가 일어나지는 않는다. 구조적으로 복강의 변화가 가슴을 어느 수준 이상으로 크게 압박하기 위해서는 복강에서 팽창세력이 커지면서 외벽이 또한 강하게 내강을 눌러야 한다는 것이다. 안에서 팽창이 강하게 일어나되, 밖에서는 팽창에 의해 내강이 제약 없이 확대되지 못하도록 눌러서 방어하는 모양이다. 그렇게 되면 복강 안에서 뻗어 나오는 팽창의 힘은 복벽 쪽으로는 빠져 나갈 곳을 찾지 못하고, 대신 가슴 쪽을 향해 압박의 힘을 뻗게 된다. 그 힘만큼 가슴은 눌린다. 그 힘이 번조를 유발할 정도로 커진 것이 대청룡탕증大青龍湯證이다.

이어지는 '脈微弱맥미약'의 상황은 이와 반대의 형국이다. 외벽이 경직되면서 그 장력에 팽창력을 일으켜 대항하려 하지만, 본질적으로 약하여 극복하지 못하는 것으로 복강 위축의 우려가 있는 순환 약화의 상황이라고 할 수 있다.

함께 나타나는 '汗出惡風한출오풍'에서 '汗出한출'은 순환 혈류가 어느 수준 이상으로 증가하는 구간을 갖는 상황을 말한다. '惡風오풍'은 복부의 활동성을 침해하지 않는 긴장, 강고하지 않은 긴장에서 주로 나타난다.

겉보기로는 발동성의 긴장을 바탕으로 하는 태양중풍 속성의 표증으로 보이지만, 여기서의 한출은 망양의 속성에 가까운 것으로 경직된 외벽을 극복하려는 팽창력의 발동이 이어지되 점차 그 힘의 바탕을 소진해가는 경과로 보아야 할 것이다.

따라서 '脈微弱汗出惡風맥미약한출오풍'의 상황은 외벽의 경직이 강고한데다가 그에 대응하는 팽창력은 약한 소음병의 경과로서 복강에서 강력한 팽창세력이 일어나는 대청룡탕증大青龍湯證의 경우와는 상반된 것이다. 당연히 대청룡탕을 쓸 수 없다. 대청룡탕은 그런 강력한 내외 긴장으로 생긴 큰 압박의 힘에 의해 가슴이 찌그러지는 것을 막는 약이다. 다른 말로 강력한 두 힘, 즉 외압과 팽창세력을 해소한다.

만약 '脈微弱汗出惡風맥미약한출오풍'에 대청룡탕을 쓴다면 복강은 급격히 위축의 경과가 생기면서 소음병의 말기라 할 수 있는 극단의 경화硬化로 빠지게 될 것으로 본다. 그 급격한 위축의 결과가 '厥逆궐역'이다. 조임의 효과만 홀로 남아 복강을 밀어붙이는 상황이다.

'筋惕肉瞤근척육순'은 대청룡탕에서 팽창력을 제어하는 요소가 전신에 영향을 끼쳐 근육 활동에 지장을 주어 파행跛行을 초래한 결과이다. 이와 같은 결과를 '逆역'이라 한다.

● 大靑龍湯

○麻黃去節 6兩, 桂枝去皮 2兩, 甘草炙 2兩, 杏仁去皮尖 40個, 生薑切 3兩, 大棗劈 12枚, 石膏碎 如鷄子大.

○위의 일곱 약물을[上七味] 물 9승으로[以水九升] 먼저 마황을 달여[先煮麻黃] 물 2승이 줄면[減二升] 위에 뜬 것을 걷어내고[去上沫] 나머지 약을 넣고 달여서 3승을 취한 뒤에[內諸藥煮取三升] 앙금을 없애고[去滓] 따뜻하게 1승을 복용한다[溫服一升]. 약간 땀을 내는데[取微似汗] 땀이 많이 나는 경우는[汗出多者] 박분방으로 닦아낸다[溫粉樸之]. 한번 복용해서 땀이 난다면[一服汗者] 더 이상 복용하지 않는다[停後服]. 땀이 과하여 망양이 되면[汗多亡陽] 허해져서 오풍이 나며[遂虛惡風] 번조로 잠을 자지 못하게 된다[煩躁不得眠也].

○앞에서 '溫粉樸之온분박지'에 대해 온분방溫粉方을 쓴다는 것이 아니라 『의방고醫方考』 박분방樸粉方을 쓴다는 것이라 했으며, 박분방이란 용골龍骨, 모려牡蠣, 갱미粳米를 등분하여 가루 낸 것을 복약 후에 한다汗多할 때 바르는 것(樸)을 말한다.69)

*

대청룡탕大靑龍湯은 마황탕麻黃湯에 석고石膏를 가하고 생강生薑과 대조大棗를 추가한 것이다. 이 처방은 두 가지의 목표를 갖는다고도 할 수 있다. 일면으로 견고하고 강력한 외벽의 긴장(외압)을 푸는 것이고, 다른 한편으로는 강력한 복강의 팽창력을 제어하자는 것이다.

석고石膏<27>는 복강에서 일어나는 강한 팽창의 힘(과한 탄성)을 해소한다. 팽창력을 해소하는 효력이 가장 강한 약 중의 하나라고 할 수 있을 것이

---

69) 傷寒論譯詮 pp.45-46

다. 178조에서는 석고와 지모知母가 주성분인 백호탕白虎湯을 표증表證이 있을 때는 쓸 수 없다고 했다[傷寒脈浮發熱無汗其表不解者不可與白虎湯~].

여기서 표증이란 표부의 긴장이 병리 경과를 이끌고 있는 상황을 말한다. 이 경우 복강의 팽창력은 외압에 대한 반발로서 일어나는 힘에 불과하다. 외압에 딸린 힘이란 얘기다.

그런 차원에서 복강의 팽창세력에 강력하게 대응하는 석고의 효능을 고려하면 이와 같은 경계警戒에 수긍이 가는 면이 있다. 능동성의 외압이 작용하고 있는 상황에서 석고가 든 약을 써서 팽창세력의 소멸에 집중한다면, 외압은 해소되지 않을 것이고 오히려 복강의 반발력을 크게 약화시켜 위축 방향의 압박이 복강을 훼손하게 될 가능성이 높을 것으로 추정된다는 얘기다. 그렇지 않더라도 외압이 살아있으니 최소한 그 외압에 대한 반발로서의 팽창세력이 다시 일어나 갈등이 재발되는 경과가 있을 수 있겠다.

대청룡탕증은 표증의 경과에서 평활근의 탄성이 급격하게 강화되면서 오히려 외벽을 밀어붙이는 상황이 되니 외벽 역시 장력을 키워 강고한 대립을 이루는 양상을 보인다.

대청룡탕의 주재료인 석고는 이와 같이 팽창력이 급격하게 증가하는 흐름을 그치게 하는데 작용하는 효능을 갖는 것으로 생각된다. 만약 복강의 확대로 증가한 혈血이 조임의 힘이 일어나면서 갈등관계가 생기게 되면 순환이 약화되면서 가슴으로 몰리는 상황이 일어나고, 갈등이 일어나지 않는다면 순환량이 빠르게 증가하면서 그 자체로 열증熱證의 바탕이 된다. 열증을 해소하는 석고의 기능은 이와 같이 팽창세력이 강화되면서 복강이 확대되고 순환이 폭증하는 상황을 완화하는 것으로부터 얻어진다고 할 수 있겠다.

마황과 계지는 표증, 즉 외압을 해소한다. 마황으로는 긴장의 지속 요소를 없애고, 계지로는 발동 요소를 푼다. 행인은 평활근의 과도한 탄성, 즉 내적 반발에 의한 제한이 없이 일어나는 팽창 반발의 힘을 완화한다. 그렇게 함으로써 강고한 갈등의 고리를 푸는 역할로 쓰이는 것이다. 대청룡탕의 경우 행인의 양은 마황탕보다 적다. 그 이유는 물론 갈등 요소를 푸는데 행인을 필요로 하지만, 처방 중에 팽창에 대응하는 더 강력한 성분인 석고가 포함되어 있기 때문으로 본다.

마찬가지로 석고가 있으니 제한된 팽창 반발에 대한 효능을 갖는 작약을 쓸 필요가 없는 것 또한 당연하다. 이는 중복일 뿐 아니라 그 작용의 방향도 약간 다른 것이다. 작약이 해소하는 팽창 반발은 복강을 확대하는 힘으로 작용하기보다는 어느 수준으로 굳어서(낮은 수준의 내적 갈등) 외압에 대해 반발의 힘을 행사하는 약으로 규정한 바 있다.

대신 마황의 양이 마황을 쓰는 다른 약들에 비해 많은 것은 약간 확대된 상태로 강고하게 경직된 복강에 대해 외압이 작용하므로 이 상황이 표부 긴장을 더욱 질기게 유지하도록 한다는 것을 고려한 것이 아닐까 한다.

이런 강고한 갈등관계를 다루는 처방에 생강生薑과 대조大棗가 들어가는 것은 왜일까? 복강의 용적이 정상을 상회하는 큰 팽창력이 일어나 대립 관계를 유지했다면 그 대립이 해소된 뒤에도 여파가 남을 수 있다는 우려로 생각된다.

생강은 외벽의 장력에 대해 팽창으로 반발하되, 그 반발이 외벽의 장력에 미치지 못하는 것이다. 대조도 또한 낮은 수준의 경결을 부드럽게 푸는 완화하는 약성을 갖는다. 이런 약성들은 이들이 복강 용적에 변화를 일으킬 수 있는 강한 힘들이 작용한 뒤에 남아 있는 작은 문제를 정리하는 역할들로 사용될 수 있음을 보여준다.

예를 들어 마황탕麻黃湯에는 내외간 대립의 강고함에 있어서 생강과 같이 상대적으로 낮은 상황을 다루는 성분이 없다. 이는 마황탕증이 계지탕증에 비해 상대적으로 강고한 갈등관계를 갖는 병이지만, 복강 용적을 변화시킬 정도의 힘들이 작용한 상황은 아니기 때문이다. 마황이나 행인은 외압과 팽창 반발이 대등한 관계를 갖는 표증에 있어서 각각 내외를 담당하는 약들인 것이다.

그러나 계지탕증桂枝湯證을 보면 복강 안에 비록 제한되어 있다 하나 팽창의 힘에 바탕을 둔 경미한 어혈성 병리가 조성되어 있는 경우이니, 그 갈등관계는 마황탕증에 비해 상대적으로 덜 강고하지만 생강과 대조를 써서 갈등 해소 후의 여파를 가볍게 다루려는 의도를 내포하고 있다고 보는 것이다.

40.

傷寒 脈浮緩 身不疼 但重 乍有輕時 無少陰證者 大靑龍湯發之

● 해석

상한병에 맥이 뜨면서 부드럽고, 몸은 아프지 않고 다만 무겁기만 하면서 한 번씩 가벼울 때가 있는데 소음병 증후가 없는 경우에는 대청룡탕으로 발산해 준다.

● 주해

맥이 '浮緩_{부완}'한 것에서 '浮_부'맥은 표부 긴장의 경향이 있다는 것이다. '緩_완'한 맥으로는 표부 긴장으로 유도되는 갈등의 속성이 강고함을 갖지 않는다는 의미다.

'身不疼_{신불동}'은 몸통의 통증이 없는 것이다. 골격근 중에서 몸통 주위의 골격근을 특히 한정해서 통증이 없음을 말하는 것이다. 이것은 팔, 다리 등 다른 골격근에는 통증이 있다는 것을 말하려는 게 아니라, 몸통을 이루는 골격근에 장력 변화가 없다는 것을 강조하려는 의도의 표현이다. 몸통을 둘러싼 골격근에 장력 변화가 없다는 것은 복강에서 유래하는 외벽을 향한 강한 팽창성 압박이나 외벽 자체의 장력 변화들이 없다는 것을 말한다.

표증에서 외벽 자체의 장력 변화란 태양상한<3>이나 마황탕증<36>에서 나타나는 지속성 긴장을 의미한다. 이 경우들에서 '體痛_{체통}'이나 '身疼腰痛_{신동요통}' 등의 몸통 통증이 있다는 것이 그 근거다. 지속성을 띠지 않는 표부 긴장이 있는 거라면 계지탕증이나 태양중풍을 들 수 있다. 발동성 긴장이다.

그러나 '身不疼但重_{신불동단중}'도 긴장의 한 형태다. 물론 긴장의 강도가 높지 않지만 잠재한 긴장의 씨앗이 있는 것과 같은 상황을 말하는 증상이라는 거다.

이미 '身重_{신중}'이 복강이 팽창하면서 외벽과의 사이에 강고한 긴장이 유발되는 구간을 갖는 상황에서 나타날 수 있음을 7조의 '風溫_{풍온}'에서 살펴본 일이 있다. 소음병_{少陰病}의 '但欲寐_{단욕매<288>}'도 표부의 경직을 극복하기 위해 복강에서 억지 팽창을 일으키면서 내외 사이에 강고한 갈등관계가 일어나는 것을 표상하는 증상이다. 그렇다면 '身重_{신중}'이 있는 상황도 또한 갈등의 속성이 그리 만만하지 않은 것이라고 할 수 있는 것이다.

앞의 39조의 경우 태양중풍에서 '脈浮緊_{맥부긴}'이 나타나는 예외적인 경우를 말했으나. 본문에서는 이와 연계하여 태양상한으로 시작된 경과에서 '脈浮緩_{맥부완}'이 나타나는 예외를 보여주고 있다. 태양중풍에서 '脈浮緊_{맥부긴}'이 나타나는 경과가 급격하게 일어난 탄성(팽창세력) 증가를 바탕으로 한다면, '脈浮緩_{맥부완}'경과가 나타나는 태양상한의 바탕은 어떤 모양일까.

표리_{表裡}의 갈등 구도에서 맥_脈이 '緩_완'한 것은 내외간 힘의 맞서기가 뚜렷하지 않은 것을 말한다. 이는 대립의 과정이 길게 시간을 끌지 않는 경우라고 할 수도 있을 것이다. 태양중풍의 '脈緩_{맥완<2>}'은 대립이 잘 드러나지 않기 때문일 것이다. 반대로 '緊_긴'맥은 대립의 강도가 높아 갈등의 구간이 긴 경우가 되겠다.

그렇다면 태양상한의 경과에서 '脈浮緩맥부완'하는 것은? 현재 '緊긴'이 없으므로 안팎의 힘이 강하게 부딪혀 대치하는 시간이 길지 않다는 것이다. 결국 이것은 현재 힘의 대립이 일어나는 상황이 아님을 말해주는 것이다.

원래 태양상한이 있어서 외압이 지속되고 있다고 해 보자. 어느 순간 내외간에 대립이 조금 누그러져서 상호간 압박이 감소했다고 하면, 이 상황은 내외가 다 큰 갈등이 없는 모양이다.

물론 갈등을 유발하는 힘의 원천이 내재하여 소멸하지 않고 있는 것이니 어느 순간 폭발적으로 강화될 수도 있을 것이다. 현재는 비록 내외 갈등이 뚜렷하지 않고 다만 '但重乍有輕時단중사유경시'하는 양상이지만….

그렇다면 비록 '但重단중'하더라도 태양상한의 경과에서 나타나는 '脈浮緩맥부완'은 태양중풍의 '脈緩맥완'과 동일하게 볼 수는 없고, 팽창의 힘을 갈무리한 조정의 시기에 나타나는 일시적 완화의 맥으로 볼 필요가 있다.

그러나 '身重신중'이 한편으로는 소음병 속성의 내강 위축의 가능성을 갖고 있음도 또한 고려해야 한다. 만약 소음병이 아니라는 소견만 확실하다면 위의 규정이 틀리지 않을 것이다. 그럴 때는 대청룡탕으로 복강의 팽창 요인과 그에 따른 내외 갈등의 가능성을 말끔히 해소하는 것이 필요하다. '無少陰證者무소음증자 大靑龍湯發之대청룡탕발지'이 그것을 말한다.

참고로 계림고본桂林古本에는 '太陽中風 脈浮緊~<39>'에서 '中風중풍'이 '傷寒상한'으로 되어 있고, '傷寒 脈浮緩~<40>'에서 '傷寒상한'이 '太陽中風태양중풍'으로 되어 있다.70)

두 조문의 성격이 완전히 반대로 쓰이고 있는 것이다.

물론 맥脈의 성질로 보아서는 계림고본식으로 서술하는 것이 타당하다. 그러나 태양중풍이나 태양상한을 논한다 해서 항상 그 성립 기점을 가지고 말하는 것은 아니니, 어떻게 규정하든 양자 모두에서 그것은 핵심적 문제가 아니라고 볼 수도 있다. 다만 병이 성립되는 기점과 변천하는 경과를 고려하는 관점이 항상 필요하다 하겠다.

---

70) 桂林古本 傷寒雜病論 p.103

41.

傷寒表不解 心下有水氣 乾嘔發熱而咳 或渴 或利 或熱 或小便不利小腹滿 或
喘者 小靑龍湯主之

● 해석

　상한병에 표가 풀리지 않았는데 심하부에 수기가 있어 마른 구역질을 하
고 열이 나면서 기침을 한다. 때로 갈증이 나기도 하고, 하리가 있기도 하
고, 열이 나기도 하고, 소변이 통하지 않으면서 아랫배가 그득하기도 하고,
숨을 헐떡거리기도 하는 경우는 소청룡탕으로 주치한다.

● 주해

　'傷寒表不解상한표불해'는 표증表證이 아직 있다는 것이니, 표부의 긴장이 풀
리지 않고 있음을 말하는 것이다. 표부의 긴장은 내강을 압박하는 외벽으
로부터의 힘이다. 심하心下의 '水氣수기'는 가슴과 배의 경계면, 즉 횡격막과
연접한 상복부의 공간空間에 물의 기운氣運이 있다는 뜻으로 읽힌다. 그런데
이것을 소리나 느낌으로 알 수 있는 그 영역의 물의 존재라고만 해석하면
설명을 위해 동원한 상징적 표현을 실제實際로 만드는 것이 되고 만다. '水
氣수기'는 실제보다는 상징의 요소가 많다는 얘기다. 여기서 중요한 것은 이
심하의 수기가 구체적으로 무엇인지를 밝히려는 노력일 것이다. 어떤 의도
를 가지고 그렇게 표현했는가 하는 것이다. 본문의 내용을 통해 '心下有水
氣심하유수기'의 실체를 생각해 보기로 하자.

　'乾嘔건구'는 심하부에서 위胃에 대한 압박이 작용하면서 일어나는 현상이
다. 이때 위의 압박은 복강 구역區域에서 일어나는 갈등의 관계에 기인한다.
이 갈등은 표리 사이의 관계, 또는 복강에서 일어나는 힘들 사이의 관계에
서 일어날 수 있는 것이다. 일단 계지탕증에서 일어나는 '乾嘔건구' 또는 태
양상한에서 제시되는 '嘔逆구역'증 등은 다 표리 사이의 갈등을 주요 기반으
로 하는 증상들이다.

　이 경우, 표리의 갈등이란 외압에 대해서 복강으로부터 반발하는 힘이
일어나 맞서고 있다는 것을 의미한다. 복강의 반발은 주로 평활근으로 이
루어진 장관腸管의 부풀기, 즉 팽창하려는 경향을 말한다.

　'發熱而咳발열이해'에서 '發熱발열'은 '表不解표불해'하니 당연한 현상으로 표증
表證의 경과에서 일어나는 발열이다. '咳해'는 가슴 공간에 대한 압박이 작용
하고 있음을 말하는 것으로 해석한다. 가슴에 대한 압박은 상역 현상으로

서 복강에서 팽창세력에 대응하여 외벽의 조임세력이 일어나거나, 아니면 외벽의 장력(조이기)에 대응하여 팽창세력이 일어나는 등 상반된 힘의 작용으로 발산하려는 힘이 생겨나는 것에 기인하는 것이다.

실제로 해咳는 외벽의 경직에 의한 조임 효과를 중심으로 하는 소음병의 경과에서 일어나기도 하고, 복강 안에서의 팽창 경향을 위주로 하는 양명병의 경과에서도 일어날 수 있다.

본문에서 해咳는 표불해表不解한 상황과 연관되는 하나의 증상으로 제시된다. 표부表部에서 기원하는 힘이 복강을 압박한 결과로 발생하는 상역上逆을 의미한다는 뜻이다. 그러니 여기서 해咳는 표부의 긴장이 작용하여 복강을 누를 때, 그 힘이 가슴에 영향을 주어 해咳가 일어날 수 있도록 하는 상황이 되었음을 말하는 것이다.

본문의 '或渴혹갈'은 갈증이 있을 수 있다는 가능성이니 필수적으로 나타나는 증상은 아니다. 갈증은 흉복의 내강에 정류停留하는 혈血에 의한 현상이다. 혈의 정류는 열성으로 내열의 바탕이 되기 때문이다. 그러니 혹갈或渴은 내강에 정류하는 혈이 있을 수 있다는 의미를 갖는다.

'或利혹리'에서 이利는 갈등이 풀리는 흐름을 타고 일어나는 평활근의 과도한 활동으로부터 일어나는 증상이다. 막혀있던 것이 풀리는 것은 마치 둑이 무너진 것과 같이 일시적으로 넘쳐나는 양상으로 나타나게 되는 것이다.

'或熱혹열'은 표리간의 갈등관계가 풀리면서 그 흐름을 타고 순환 혈류가 증가되는 상황이 생길 수 있다는 것을 말한다. '利이'나 '熱열'은 외벽이나 복부의 활동이 상대적으로 제한되지 않는 상황이고, '渴갈'은 갈등관계로 인해 복부의 움직임에 제한이 있는 상황이다.

'小便不利소변불리'는 갈등이 강고하여 복강에서의 물 흐름에 지장이 있는 낮은 수준의 경화硬化 상황으로부터 일어나는 정수停水의 증상이다. 보통 경화성의 갈등은 조임의 효과가 주도하는 병리 흐름을 말하는 것이다. 갈등의 형태를 말하자면 조임의 세력과 팽창의 세력이 팽팽히 맞서되 조임이 그 대립을 이끄는 상황이라고 할 수 있을 것이다.

'小腹滿소복만'은 팽창한 아랫배가 조이면서 압박을 느끼는 상태다. 소변불리小便不利와 소복만小腹滿은 같은 부류의 증상으로 복강에서의 강고한 갈등관계를 표상하는 것들이다.

'或喘혹천'은 천喘증의 유발 가능성이다. 천증이란 보통 체강의 외벽, 즉 흉벽과 복벽의 움직임에 제한이 있어서 호흡 운동에 지장을 갖는 것이다. 천증은 표부의 지속적 긴장, 또는 강한 긴장을 주로 하는 복강 내외의 갈등이 있는 경우에 발생하는 것이 일반적이다.

천증이라면 주로 마황탕증麻黃湯證<36>과 같이 강고한 표리 갈등관계에서 나타나는 것이 보통이다. 마황탕증이 아니라도 계지가후박행자탕증桂枝加厚朴杏子湯證도 그런 예에 해당한다. 그러나 예외적으로 팽창세력이 주도하는 내강 환경의 변화를 중심으로 천증이 일어나는 경우로서 갈근황련황금탕증葛根黃連黃芩湯證<35>의 경우를 들 수 있다.

갈근황련황금탕증의 경우는 오히려 복강에서 발생한 평활근 팽창의 세력이 표부에서 긴장을 유발한 경우라고 해석한다. 밖에서 유래하는 자발적 긴장이 아니라 안에서 영향력을 가해서 일으킨 수동적 긴장에 의한 천증이라고 할 수 있겠다.

이런 상황들을 종합해 보면 소청룡탕증小靑龍湯證의 '心下有水氣심하유수기'는 표부에서 기원하는 힘, 즉 외벽의 장력과 복강으로부터 일어나는 기운들이 함께 작용하여 복강에 갈등 환경을 조성하는데, 그 경과의 하나로서 위쪽으로 급격히 거슬러 오르는 힘[발산력發散力: 상역上逆]이 일어나고 있는 상황으로 정리할 수 있겠다.

그 힘은 횡격막을 압박하고 횡격막은 다시 그 힘에 반발하면서 심하에 '水氣수기'가 형성될 조건이 만들어졌다고 보는 것이다. 이는 소청룡탕의 해석에서 다시 살피도록 하자.

이와 같은 심하유수기心下有水氣는 계지거계가복령백출탕증桂枝去桂加茯苓白朮湯證<29>의 '心下滿微痛심하만미통'과 비교될 수 있다. 심하만미통은 심하에서 힘의 충돌이 강한 경과를 표상한다. 아래에서 거슬러 오르는 힘과 그 힘에 맞서는 상부의 저항이 강하게 부딪힘으로써 일어나는 증상이라는 것이다. 여기서 상부라고 하면 복부의 경계인 횡격막의 영역이다. 말하자면 상역의 힘과 횡격막의 반발이 맞서게 된 상황이다.

이렇게 상역에 대해 횡격막이 저항하는 문제는 어떻게 일어나는가. 횡격막 자체의 반발력이 강하기 때문이라고 하면 문제는 복잡하다. 횡격막의 강약은 여기서 논외로 한다. 중요한 것은 내외 갈등의 형식이다.

보통 외벽으로부터의 압박 자극 같은 것이 있어도 복강이 쉽게 침식당하지 않는 경우는 반발할 수 있는 팽창의 힘이 약하지 않기 때문이라고 할 수 있다. 외벽에서 동일한 압박이 전해져도 그 압박에 대해 반발하고 버티는 힘의 강약에 따라 복강의 형편이 달라질 수 있다는 것이다.

압박에 대해 복강이 강하게 반발하고 잘 버티며, 버티다가 힘이 빠지더라도 기본적인 탄력이 있는 경우는 큰 위축으로 이어지지 않는다. 이 경우, 복강이 쉽게 허물어지지 않으니, 급격한 탈력脫力의 과정에서 일어나는 상역의 힘이 오히려 횡격막으로 몰리는 현상이 생길 것으로 본다. 횡격막이 상역에 저항할 만한 여건이 된다고 할 수도 있겠다. 만약 탈력하는 과정에 복강이 크게 위축되는 경우라면 횡격막이 그 힘을 받을 수 없다는 얘기다.

결론적으로 복강이 상대적으로 탄력적이고 힘이 있는 경우에 횡격막 영역, 즉 심하에서의 충돌이 뚜렷하다는 것이다.

그런 맥락에서 심하만미통의 경우가 심하유수기의 경우보다는 심하에서의 충돌 양상이 뚜렷하고 따라서 상대적으로 복강의 경결이 더 심하다는 의미가 될 수 있다. 물론 심하유수기에서 심하에서의 힘의 충돌이 없다는 것은 아니지만 상대적으로 덜 하다는 것이다. 심하유수기의 경우는 복강이 덜 굳어있으니 외벽으로부터의 압박과 같은 힘이 작용할 때 복강의 침식이 상대적으로 더 하게 될 것이다.

두 경우에서 모두 외벽의 힘이 작용하는 갈등이 있으므로 그 조임 효과에 의해 복강에서의 물 흐름이 원활하지 않으니 소변불리小便不利와 같은 정수의 문제가 나타날 수 있을 것이다. 물론 심하유수기에서 조임의 효과가 더 강할 것이니, 그에 따라 경화硬化의 속성[낮은 경화硬化]도 강하고 정수停水의 병리 또한 더욱 뚜렷할 것이 당연하다.

중요한 것은 복강 안에서의 반발이 약화되는 구간에 복강이 더 크게 조이는 이와 같은 상황에서 상역의 효과가 더 위쪽에서 나타날 것이라는 사실이다. 본문의 '咳해'증은 그런 차원으로 이해할 수 있겠다.

참고로 본문의 내용 가운데 소청룡탕증小靑龍湯證에서 갈渴증의 가능성이 있다는 서술이 있어서 복강에 팽창의 세력이 있고 그 용적이 또한 정상 이상이 되는 구간을 갖는다고 할 수도 있지만, 황달黃疸이나 번조煩躁 등이 제시되지 않는 것은 팽창세력이 작용하고 있다 해도 그것이 정상의 범위를 크게 넘어서는 것은 아닐 것이다.

복강의 확대는 정상 수준의 용적으로부터 더 키워지는 변화를 말하기도 하지만, 외벽의 긴장이나 경직, 내강에서의 자체적 조임에 의해 조였다가 풀어지는 활동도 또한 확대 방향의 움직임이라고 할 수 있다. 소청룡탕증의 경우는 복강의 확대가 대략 정상범위 안에 있지만 반하半夏나 오미자五味子 등이 쓰이는 것은 복강의 확대 효과를 갖는 팽창세력에 대응하자는 의미가 있는 것이니 경미한 범위에서 정상의 용적을 넘어서는 구간들이 종종 일어날 수 있는 것으로 본다.

● 小靑龍湯

○麻黃去節 3兩, 芍藥 3兩, 五味子 半升, 乾薑 3兩, 甘草炙 3兩, 半夏湯洗 半斤, 桂枝去皮

3兩, 細辛 3兩.

○앞의 여덟 가지 약을[上八味] 물 1두로[以水一斗] 먼저 마황을 달여[先煮麻黃] 물 2승이 줄면[減二升] 위에 뜬 것을 제거하고[去上沫] 나머지 약을 넣어[內諸藥] 달여서 3승을 취한 뒤[煮取三升] 찌꺼기를 버리고[去滓] 따뜻하게 1승을 복용한다[溫服一升].

*

소청룡탕증小青龍湯證은 소청룡탕의 구성으로 볼 때 표리表裡의 대치 관계가 때에 따라 변화하면서 매우 불안정하게 요동하는 양상을 갖는다. 표부의 긴장이 때로는 짧게, 때로는 길게 변동하면서 복강에 대한 압박 자극을 가하고, 복강은 그 압박에 대해 반발하는 표증의 형태를 보이는 흐름도 있다.

그러다가 외벽이 강고한 경직의 양상을 보이면서 복강에서는 팽창의 힘이 일어나 경직된 외벽을 극복하고 운동을 유지하려는 흐름이 나타나기도 한다. 이런 흐름에서 복강의 팽창력이 약해져 급격하게 탈력脫力하는 경과는 강한 상역上逆 현상의 바탕이 된다.

현실적으로 보아서는 이렇게 외벽의 긴장[표증表證]과 경직을 왕래하는 변화무쌍함이 더 자연스러운 현상일 수 있을 것으로 본다. 내외의 갈등, 조화의 흐름은 시시각각의 상황에 따라 다변多變하는 것이기 때문이다.

소청룡탕에서 쓰이는 약들의 효능과 그 역할들에 관해서 알아보자.

우선 마황과 계지는 함께 작용하도록 하여 표부 긴장의 발동 요인과 지속 요인을 해소한다. 복합적이며 변동의 속성을 갖는 갈등관계 속에서 긴장의 형식이 이리 갔다 저리 갔다하므로 함께 써서 모든 상황을 대비하는 것이다. 외압에 대해 광범위한 대비를 하는 것이다.

작약芍藥을 쓰는 것은 표부의 긴장이 작용하고 있으며, 그 긴장이 비록 발동과 지속의 속성을 넘나들고 있지만 그 잘 변화하는 양상을 놓고 볼 때 복강에서의 팽창 반발이 외벽을 향해 크고 견고하게 작용하는 것은 아니라고 보는 관점일 것으로 본다. 작약은 팽창력을 일으키되 그 힘에 대한 자체적인 반발을 달고 있는 것과 같은 경우를 다스리니 이른바 제한된 팽창력을 다루는 약으로 규정했었다.

계지탕에서 안팎의 갈등을 해소하는 짝인 계지桂枝와 작약을 함께 쓰고 있는 반면에 마황탕의 짝인 행인杏仁<36>은 쓰지 않는다. 앞에 서술한 것과 같이 이는 내외가 강고하게 대립하여 고착의 양상을 유지하는 상황이 아니기 때문일 것으로 해석한다. 하지만 천喘증이 주요 증상이라면 행인을 제외할 수 없을 것이다. 천증은 고착적인 내외 갈등을 표상하니, 천증이 있다면 복강에서 일어나는 팽창 반발의 성질이 작약으로 감당할 수 없는 것이기 때문이다.

반하에 대해서는 '主傷寒寒熱주상한한열~'71)이라는 서술에서 그 작용의 방향을 짐작할 수 있다. 이는 반하가 표부의 문제, 즉 외압과 관련이 있는 상황에 대한 효능을 갖고 있음을 말한다. 그러나 반하가 해표를 주主로 다스리는 약이라고 하기는 어렵다. 본초로서의 효능을 전체적으로 고려할 때는 오히려 내강에서의 변화를 해소하는 쪽에 초점이 있다는 것이다.

그런 의미에서 반하半夏의 작용은 표부의 긴장이 발생하는 것을 계기로 평활근의 탄성이 빠르고 강하게 높아지는 경향을 다스리는 것으로 분석된다.

외압이 팽창세력을 강화시키는 촉매의 역할을 한 경우라는 얘기다. 이는 앞서 고찰했던 행인이나 후박 등에서도 확인했던 내용이다.

반하는 주로 이와 같은 내외內外 갈등의 경과에서 발산發散의 힘에 의한 상역上逆의 병리를 다루는 방면으로 효과를 갖는다. 복강에서 상역이란 마치 부풀려진 풍선을 압박할 때 눌리지 않은 쪽으로 불룩해지는 모양이 되는 상황과 같다. '~咳嗽上氣해수상기, 消痰涎소담연, 開胃健脾개위건비, 止嘔吐지구토, 去胸中痰涎거흉중담연~'72)과 같은 표현들이 모두 상역에 의한 증상을 해소하는 효능들이다.

오미자五味子는 반하와 같이 풍한의 외기에 의해 촉발되는 것은 아니지만, 내적으로 보아서는 팽창세력이 강하게 일어나면서 어느 수준에 이르니 그에 반하는 조이려는 세력과 함께 갈등관계를 형성한 경우를 다스린다고 할 수 있다. 반하와 비교하자면 오미자는 좀 더 경결의 문제를 해소하는 쪽으로 치우치는 것이 '補不足, 強陰<本經>'이나 '補虛勞<甄權>', '煖水藏, 壯筋骨<大明>'73) 등의 표현에서 나타난다. 경결로 음기陰氣나 혈血의 유통이 나빠지고 그에 따라 조직의 자양滋養이 불량한 상황에 대한 효능들이기 때문이다.

물론 오미자도 '~治咳嗽上氣치해수상기'의 효능을 가져서 상역의 문제를 다스리지만, 상역에 대해 반하와 같이 폭넓고 강한 효과를 내는 것으로 볼 수는 없다. 반하가 오미자에 비해 변동의 폭이 큰 병리에 적용할 수 있다는 의미로 볼 수 있겠다.

'~止消渴除煩熱지소갈제번열~'74)의 효능을 보면 팽창의 세력이 강하게 작용하는 갈등관계에서 일어나는 혈의 정류 현상에 대한 효능을 기록한 것이

---

71) 神農本草經 p.242
72) 東醫寶鑑 p.733.위
73) 以上 本草綱目 p.1239
74) 以上 東醫寶鑑 p.725.위

다. 이것을 보면 오미자가 팽창세력 자체를 다루는데 있어서 반하보다 다소 우위에 있을 수도 있다는 추정을 하게 된다.

세신細辛도 반하와 같이 팽창의 세력에 대해 내외가 공조하는 강력한 조임의 세력이 맞서는 경우의 갈등에 대한 작용을 갖는 것으로 기록된다. 세신의 경우는 이러한 작용이 한층 강해서 상역의 힘이 인후부咽喉部를 넘어 두면부頭面部까지 영향력을 행사하는 것을 볼 수 있다.

'~百節拘攣백절구련, 風濕痺痛풍습비통, 死肌사기~75)'이라는 표현에서는 세신이 표부의 경직에 대한 효능을 갖추고 있음을 알 수 있다. 건강이나 백출과 같은 방면이다.

또 '溫中下氣온중하기, 除喉痺齆鼻제후비옹비~76)'는 세신도 반하半夏처럼 상역의 힘을 다스리되 더 강한 효과를 갖는다는 것을 보여주는 표현이다. 상역의 병리 작용은 조이려는 세력이 강화되는 흐름에서 잘 나타나는 것이니, 경과상 그런 흐름을 갖는 경우에 효과를 발휘할 수 있다는 말이 되겠다.

이상의 내용을 정리해 보면 표부表部의 병리 변화에 대한 구성의 측면에서 계지桂枝와 마황麻黃은 주로 표부의 긴장, 즉 주기성을 갖는 외벽의 긴장 장력을 해소하는 역할로 쓰이고, 건강乾薑과 세신細辛은 고착성을 갖는 외벽의 경직을 다스리는 역할로 쓰인다.

그렇다면 소청룡탕은 다만 표증表證으로서의 표부 긴장만 다스리는 것이 아니라, 표증을 넘어 내강에 본질적인 변화를 유발하는 요인으로서의 표부表部 문제, 즉 표부의 경직 성향까지 계산에 넣고 있는 구조가 되는 것이다.

만일 이와 같이 표부가 경직되면서 복강의 내부에서 큰 팽창의 세력이 억지로 동원될 조짐이 뚜렷한 경우에 대해 일반적인 해표解表의 방식으로 표리 갈등을 해소하려는 시도는 위험할 수 있다.

30조에서는 '脚攣急각련급'의 경향이 있을 때 계지탕을 써서 표부를 자극한 결과 표부의 경직이 더욱 고착되고 그에 따라 복강에서는 불가피한 팽창의 힘이 크게 일어나면서 그 갈등관계가 매우 강고해진 결과로 '厥궐'을 유발한 내용을 다루었다. 복강의 변화를 세심히 고려하지 않는 표리 갈등의 완화[발한發汗]는 일방적인 진행을 초래하는 결과를 빚을 수 있으므로 주의해야 한다는 내용이다.

소청룡탕은 이렇게 표증表證을 다루면서도 더 안쪽으로 영향을 가하는 문제를 함께 다룬다는 목표를 갖는 처방이다. 따라서 처방구성의 방면에서도 폭넓은 특성이 나타난다. 한 예로 작약芍藥과 건강乾薑을 함께 쓰는 것도 상

---

75) 神農本草經 p.67
76) 東醫寶鑑 p.722.아래

한론에서 특별한 용약用藥가운데 하나로 흔히 나타나지 않는 것이다.

30조에서는 감초건강탕甘草乾薑湯 이후에 작약감초탕芍藥甘草湯을 써서 건강과 작약을 함께 쓰지 않았다. 사실 상한론 처방에서 작약과 건강을 같이 쓴 경우는 거의 없다. 있다면 복부 내강에서 조이는 힘이 작용하면서 가슴으로 혈류가 몰려 순환의 추진에 장애가 생긴[수족궐역手足厥逆] 어려운 상황에 대처하는 마황승마탕麻黃升麻湯<364> 정도지만 이 처방에 사용되는 작약과 건강의 함량은 현재 용량으로 환산해서 약 2.5푼(≒0.75g)에 불과하다<약물 중량의 환산에 대해서는 김일선의 책77) 참조>.

이 두 약은 사실은 원래 잘 어울리지 않는 면이 있는 것으로 보인다. 복강에서 일어나는 팽창력의 강도가 제한되어 있는 경우는 발동성의 외압과 병리적 짝을 이룬다. 이런 형식의 팽창력에 대해 작약이 효과를 낸다.

만약 외벽이 경직되어 그 움직임이 방해되는 경우, 흉복강은 그 운동 장애에 의해 큰 제약을 받게 된다. 따라서 경직된 외벽을 해결하기 위해 내적으로 상당한 팽창의 힘을 일으켜야 하는 요구가 일어나는 것이 당연하다.

이렇게 일어난 팽창의 힘에 의해 외벽이 경직을 풀고 유연성을 회복하게 되면 문제가 없으나 그 전까지는 내외간에 힘의 대립이 생기고 그로 인한 병리가 작용하게 될 것이다. 이런 형식의 대립에서 외벽을 포함한 전신의 근육들이 경직되는 문제에 대해 건강이 쓰일 수 있다.

그러니 작약과 건강의 역할은 서로 상당한 거리가 있는 것들이 된다. 물론 병리 경과에 있어서 그 성질이 고정되어 한 현상만 나타나는 경우는 드물다. 이런저런 변동을 하면서 서로 성질이 다른 증상들이 혼재되어 나타나는 것이 보통이라는 거다. 그러나 작약의 역할과 건강의 역할이 한꺼번에 필요한 경우는 특별하다. 이 두 약이 함께 쓰여야 하는 상황은 그 변동 폭이 매우 크다는 뜻이기 때문이다.

이런 맥락에서 소청룡탕증이 그 안에 다양한 양상을 포함하는 넓은 범주의 병리 구조를 갖는 것임을 알 수 있다. 표부에서 일어나는 장력의 강도가 큰 폭으로 변화하니 그에 대응하는 복강의 팽창력 또한 크게 움직일 수밖에 없는 것이다. 이 와중에 나타날 수 있는 증상들 역시 매우 다양할 것임은 당연한 일이다.

---

77) 상한론 번역과 해석 p.785

42.

傷寒 心下有水氣 咳而微喘 發熱不渴 服湯已渴者 此寒去欲解也 小青龍湯主之

● 해석

상한병에서 심하부에 수기가 있는데 기침을 하면서 약간 숨을 헐떡이고, 열이 나되 갈증은 없으면 소청룡탕으로 주치한다. 약을 먹고 갈증이 일어나는 것은 한기가 소멸하면서 풀리려고 하는 것이다.

● 주해

이미 41조에서 살펴보았지만 심하心下의 수기水氣는 내외간의 갈등관계에 기초하는 복강에서의 경화硬化성향과 그런 환경을 바탕으로 해서 심하부에서 흉부를 향해 올라오는 상역上逆의 힘을 바탕으로 한다. 이런 기전은 가슴 쪽에서 '咳해'를 일으키는 요인으로 작용하기도 하니 심하의 수기水氣와 해咳는 사실 한 뿌리에서 나오는 가지들과 같은 것이라고 할 수도 있겠다.

경미한 천喘증도 함께 보일 수 있다. 흉곽 주위의 긴장과 함께 횡격막의 상하 운동 또한 반발에 부딪히게 되기 때문이다. 그 와중에도 발열이 있는 것은 표리간의 갈등이 출몰하면서 순환 혈류가 증감하는 상황[표증表證]은 소멸하지 않고 계속 있다는 표현이 된다.

이런 의미들을 가지고 심하心下의 수기水氣를 심하에 물이 고인 것으로만 보고, 소청룡탕을 그 물에 대한 대책으로 이해하는 것은 본질에 대한 깊은 이해를 막는 것이라고 할 수 있다.

앞의 41조에서 해석한 것처럼 '心下有水氣심하유수기'는 내외간에, 그리고 복강 안에서의 힘들 사이에 일어나는 병리적 역학 관계가 빚어낸 현상의 한 단편일 뿐이라는 생각이다. 그렇다면 심하의 물은 설명을 위해 도입한 개념으로 실체의 전부가 될 수는 없는 것이다.

그렇다면 '水氣수기'는 어떻게 설명될 수 있을까. 소청룡탕은 표리간에 일어나는 대립과 풀림의 흐름, 또 복강 자체에서 평활근의 속성 변화에 따라 일어나는 팽창세력과 조임의 세력 간에 변동하는 경과를 다스리는 구조로 되어 있다. 심하유수기心下有水氣의 관점에서 이와 같은 역학 관계의 병리적 중심점은 결국 횡격막 구역區域이 될 수 있다. 복강 안에서의 압력 환경 변화는 가슴과의 관계에서 그 경계면인 횡격막을 향해 작용할 것이기 때문이다. 횡격막을 자극하는 압박이 발동하고 소멸하는 상황은 심하부에서의 움직임들로 표현될 수 있다. 심하부가 올라가고 내려가기를 반복하도록 하는 움직임들을 말한다. 의지와 관계없이 일어나는 이런 움직임은 물소리를 내는 주범이 될 수 있다고 본다.

물론 이 물 자체는 복강을 조이려는 세력이 주도하는 갈등으로 발생하는 복강의 경화성 변화와 관련되기도 한다. 복강에서의 경화로 인한 하방下方의 물 흐름의 장애를 말하는 것이다. 그러나 심하유수기가 물 흐름의 장애가 관련되지만, 원활히 흐르고 배출되지 못한 이 물이 곧 물소리의 물 자체는 아니라는 얘기다.

이런 상황에서 병이 풀리며 나타나는 갈渴은 무슨 현상인가. 소청룡탕을 먹고 체강의 외압과 심하부로 치미는 복강 기원의 힘들이 다 가라앉았다고 하자. 이것이 '寒去한거'다. 한寒이란 외기外氣의 한사寒邪, 즉 외벽의 긴장과 더불어 평활근의 긴장 속성을 말하는 것으로 둘 다 복강을 조이게 하는 요인들이다.

한寒이 소멸했다면 이제 정상적인 혈류가 가슴과 배의 내강에 빠르게 채워진다. 개선의 과정이 오히려 일시적으로 내강에 혈류가 늘어나는 효과를 일으키게 되는 것으로 판단한다. 이것은 평활근의 과한 탄성, 즉 팽창세력이 강화되면서 진행을 이어가고 있는 상황이 아니므로 곧 소멸할 것이고, 따라서 '欲解욕해'의 과정이 되는 것이다.

43.

太陽病 外證未解 脈浮弱者 當以汗解 宜桂枝湯

● 해석

태양병에서 외증이 풀리지 않았는데 맥이 뜨면서 약한 경우는 당연히 땀을 내서 풀리도록 한다. 계지탕이 좋다.

● 주해

태양병의 외증外證은 발열發熱과 오한惡寒으로 대표된다. 이 경우 발열과 오한은 표부, 골격근 영역의 긴장 경향, 즉 외압外壓을 바탕으로 한다. 맥이 뜨는 것 또한 요골동맥radial artery을 받치는 근육과 건tendon들이 주기적으로 긴장을 이어가고 있기 때문으로 정리한 바 있다. 맥이 뜨면서 약한 것은 근육들의 긴장이 일어나되 이내 소멸하는 태양중풍 성격의 긴장이라는 것을 의미하는 것으로 본다는 것도 이미 해석한 내용이다. 계지탕桂枝湯을 쓰는 것이 당연하다.

　원래 계지탕증이 한출汗出이 있는데 '汗解한해'라고 하는 것은 땀 자체가 중요한 것이 아니라 땀을 내게 함으로서 표부의 긴장과 내강의 반발을 푸는 것이기 때문이다. 나왔던 얘기의 반복일 뿐이다.

44.

太陽病 下之 微喘者 表未解故也 桂枝加厚朴杏子湯主之

● 해석

　태양병에서 사하를 일으킨 뒤에 약간 숨을 헐떡이는 것은 표증이 풀리지 않은 것이다. 계지가후박행자탕으로 주치한다.

● 주해

　'瀉下사하'는 하리下利를 유발하는 조치로 복부에서 장관의 수축활동을 일으킨다. 그런데 태양병은 표부의 긴장으로 외벽으로부터의 압박[외압外壓]이 복강에 작용하는 상태다. 사하가 필요한 상황은 아니다. 그런데 만일 외압이 작용하는 상황에서 사하를 시행하면 어떻게 될까.

　사하에 의해 촉구된 장관腸管의 수축 운동이 과하게 되면 근육들의 피로도가 높아지고, 그에 따라 긴장이 유발된다. 이런 긴장의 흐름은 평활근이나 골격근을 가리지 않는 것으로 각각 다른 영향 관계를 가질 것이지만, 어떤 경우든 복강을 조이거나 운동을 방해하는 결과를 초래하게 된다<16, 23, 29 등>.

　이런 상황 하에서 복강은 극복을 위한 반발의 힘을 일으키게 되는데, 이로써 내외 사이에 갈등관계가 새롭게 조성될 수 있다. 새로운 갈등관계가 어느 수준 이상으로 강고하여 고착적 속성을 갖게 되는 경우, 흉복부의 움직임 전체를 제한하는 효과를 일으킨다. 흉복부 전반의 움직임이 어느 수준 이상으로 방해될 때, 천喘증이 나타나게 된다.

　후박이나 행인은 외벽에 의한 자극을 계기로 일어난 팽창세력을 완화하는 효과가 있어 이와 같은 경우, 계지탕을 보완하여 강고한 갈등을 해소하는 방면으로 작용하게 된다. 여기서의 강고한 갈등은 계지탕증에 비하여 다소 강화된 팽창력이 작용한 결과이기 때문이다.

● 대조정리

20조에서는 '喘家_{천가}'라 해서 계지탕증에 천喘증이 더해져 일어나는 경우를 계지가후박행자탕_{桂枝加厚朴杏子湯}으로 다스릴 수 있음을 말하고 있다. 본문에서는 계지탕증을 사하한 뒤에 일어나는 천喘증으로 범위를 국한하고 있지만 결국 해법은 같다. 20조의 경우는 계지탕증에서 특별히 다른 요인이 가해지지 않은 가운데 자발적으로 팽창세력이 강화되면서 내적 갈등이 강고해진 결과이고, 본문의 경우는 팽창세력 강화의 요인으로 사하라는 행위가 특별히 지정된 차이가 있다고 할 수 있겠다.

45.

太陽病 外證未解 不可下之 下之爲逆 欲解外者 宜桂枝湯

● 해석

태양병에 외증이 풀리지 않았으면 사하할 수 없다. 사하하면 역증이 되니 외증을 풀려고 하면 계지탕을 쓴다.

● 주해

외증_{外證}이 해소되지 않았는데 사하_{瀉下}하는 것은 앞에서도 논했지만 복강의 내외에서 상반되는 힘의 대치로 강고한 갈등의 상황을 유발할 수 있는 일이다. 계지탕증_{桂枝湯證}에서 외벽의 압박은 높아진 평활근의 탄성, 즉 팽창세력을 통해 반발하게 된다. 이때 사하는 인위적으로 근육들의 긴장을 일으켜 안팎에서 조임의 방향으로 힘이 작용하게 하는 조치가 될 수 있으므로 그로 인해 힘의 대립 상황이 변질되고 강화될 우려가 있다는 얘기다.

평활근에서 일어나는 팽창세력으로 확대하려는 복강에 조임의 힘을 가하는 것은 마치 부풀린 풍선을 누르는 것과 같아서 복강에서 증가된 내압이 가슴을 향해 치솟는다. 그것을 두고 역_逆이라 한다. 표증_{表證}이 있을 때는 먼저 해표_{解表}하는 것이 필수라는 것은 상한_{傷寒} 치료의 큰 원칙이다.

46.

太陽病 先發汗不解 而復下之 脈浮者 不愈 浮爲在外而反下之 故令不愈 今脈
浮故知在外 當須解外則愈 宜桂枝湯

● 해석

　태양병을 먼저 땀을 냈으나 풀리지 않아 다시 사하했는데 맥이 뜨는 경
우는 낫지 않은 것이다. 뜨는 것은 병이 밖에 있는 것인데 오히려 사하를
해서 낫지 못한 것이다. 지금 맥이 뜨니 병이 밖에 있음을 말하는 것이다.
바깥을 풀어주면 병이 나을 것이니 계지탕을 쓴다.

● 주해

　맥이 위로 뜬다는 것(浮脈)은 표증表證이 있다는 것이다. 표증이란 표부表部
의 긴장에 의한 표리간表裏間의 갈등을 말한다. 표부의 긴장은 가슴과 배를
둘러싸는 외벽의 긴장 장력이 높아지되 주기성을 갖고 복강을 압박하는 것
이다.

　외벽의 긴장 장력이 높아진다는 것은 전체 골격근의 긴장 상태를 의미하
는 '脈浮맥부'에 의해 대표되는 것이다. 맥이 뜨는 것은 요골동맥을 바닥에
서 지지하는 근육 및 탄력 조직들이 주기적으로 긴장을 일으키는 상황을
반영하는 것이고, 이 영역의 긴장은 곧 골격근 전체의 긴장을 반영하는 것
이기 때문<1>이다.

　태양병을 발한發汗한 것은 당연한 조치지만, 그것으로 표리 사이의 갈등
관계가 해소되지 않았다. 계지탕증의 경우 표리 갈등이 여전如前하다는 것
은 표부의 긴장뿐 아니라 평활근의 팽창 반발(과도한 탄성) 또한 그대로 작용
하고 있다는 뜻이다. 평활근의 팽창 반발은 특히 장관腸管을 구성하는 평활
근의 탄성이 정상 이상으로 불필요하게 높아져 있다는 뜻이다.

　이때 장관의 활동은 가볍게 둔화鈍化되어 있을 수 있다. 계지탕증의 경우
는 팽창세력을 제한하는 내적 갈등이 있으니 더욱 그렇다. 그런 둔화가 '而
復下之이복하지'의 동기動機일 수 있을 것이다. 그러나 그것은 상황을 잘못 판
단한 것이다.

　지금 장관 활동의 둔화, 즉 복강에서의 갈등 상황은 외벽의 압박이라는
배후의 문제로부터 유래하는 것이니 그 문제가 없어지기 전에는 근절될 수
없는 것이다.

　외압이 근본이고, 장관의 둔화는 표면 증상이라는 얘기다. 근본을 방치하

고 표면을 없애려 하는 것은 잘못이다. 더구나 44조나 45조에서 논의했던 것처럼 이 상황의 사하는 오히려 강고한 갈등 환경을 유발하는 계기가 될 수 있다. 장관의 활동성이 더욱 불리해지는 상황이다.

만약 장관의 둔화가 본질적인 문제라면 사하의 조치는 정당하다. 사하에 의해 장관이 수축하려는 힘이 생길 때, 팽창하려는 반대의 힘은 무리 없이 소멸할 것이다. 하지만 그 팽창세력이 외압이 장관에 영향을 준 결과라면 장관을 조정하는 것으로 없어지지 않는다. 비유하자면 이때 장관은 외벽의 그림자와 같은 성격의 것이므로 반드시 그 주인인 외벽을 먼저 다스려야 하는 것이다.

47.

太陽病 脈浮緊 無汗 發熱 身疼痛 八九日不解 表證仍在 此當發其汗 麻黃湯 主之 服湯已微除 其人發煩 目暝 劇者必衄 衄乃解 所以然者 陽氣重故也

● 해석

태양병에 맥이 뜨면서 팽팽하고, 땀이 없으며, 열이 나고, 전신이 아프다. 8~9일이 지났으나 표증이 여전히 있다. 이것은 마땅히 땀을 내야 하는 경우로 마황탕으로 주치한다. 약을 먹고 조금 가셨는데 병자가 발번發煩하면서 눈앞이 어둡다. 병이 극단에 이르면 코피가 날 것인데 코피가 나면 풀리게 된다. 그 까닭은 양기가 겹치기 때문이다.

● 주해

맥이 뜨면서도 팽팽한 경우[맥부긴脈浮緊]의 태양병은 표리간 갈등의 속성이 뻣뻣하고 질긴 것이라고 할 수 있다. 표부의 긴장 상태로 시간을 끄는 지속 요인이 작용하고 있다는 말이기도 하다. 발열이 있지만 땀이 나지 않는 것은 이와 같이 뻣뻣하고 질긴 긴장 상태와 관계된다. 이런 종류의 긴장은 복강을 조이는 활동(발동 요인)보다는 조이고 있는 상태(지속 요인)에 가까운 것으로서 순환량이 감소되어 있는 구간을 가질 수 있기 때문으로 해석한다.

몸이 아픈 것은 원래 그 속성이 그렇거니와 골격근의 긴장이 시간을 끌면서 깊고 두터워지는 것도 한 요인이 된다. 더구나 8~9일이 지나도 표증이 지속되고 있다는 것은 이와 같은 긴장의 경향이 고착화하는 양상을 내비치는 것이다. 긴장의 지속 요소가 여실히 작용하고 있으므로 마황탕麻黃湯을 쓰는 것은 당연한 일이다.

마황탕증은 지속적이고 강력한 외벽의 압박이 복강 안에서 일어나는 팽창의 힘과 강고한 대립의 관계를 유지하는 상태를 기본으로 한다. 내외의 두 세력이 비등하여 쉽게 그 대립을 풀지 못하는 것이다.

여기에서 마황탕을 복용한 뒤에 강고한 대치 상태가 좀 풀렸다. 대립이 풀리니 복강은 그 활동성을 회복하려 하는 상태라고 해 보자[복탕이미제服湯已微除].

그러나 외벽에서 높은 장력(긴장)을 일으키려 하는 경향이 완전히 소멸한 것은 아니어서 흐름에 따라 어느 순간 다시 외벽의 조임이 반전反轉, 반동反動하는 양상으로 강하게 일어난다면?

활동성을 회복하려던 복강에 대해 지속성을 가진 강한 외압의 힘이 압박한다. 이 압박이 이전의 압박보다 더 큰 힘을 갖고 있다고 하면, 복강에서는 이에 맞서 좀 더 강력한 팽창의 힘을 일으켜 대응한다. 힘의 대립은 이전보다 더욱 강경하여 활동성은 더 악화되고, 그에 따라 순환은 더욱 억제되는 경향을 보이게 될 것이다.

순환되지 못하는 혈血은 내강에 정류停留하니 가슴과 배의 전반은 정상이상의 혈량血量으로 충만하게 된다. 결과적으로 수그렸다가 다시 일어나는 힘은 혈을 내강에 정체停滯, 또는 정류停留하도록 하는 역할을 하게 된 것이다. 특히 복강은 갈등의 현장現場이니 혈의 정류는 가슴에서 더욱 뚜렷할 것이며 갈등으로 고착된 복강은 가슴 활동을 억제하는 힘으로 작용할 것이다. 이와 같은 압박과 혈의 정류가 '發煩발번'과 '目暝목명'으로 나타난다.

이 상황에서 만일 '衄血뉵혈'이 보인다면? 뉵혈은 가슴에 몰리는 혈의 정류가 늘어나고 복강으로부터 가해지는 압박이 증가하는 추세와 관련이 있을 것이다. 가슴 혈류가 증가하고 그 내압이 상승하면서 뉵혈의 바탕이 조성되는 것이다. 발번發煩과 목명目暝의 병리가 심화되어 뉵혈로 이어지게 되는 거다.

뉵혈은 이렇게 힘들이 대립하는 가운데 어느 순간 일어나는 현상이다. 출혈이라는 현상으로 보아 그 순간이라는 것은 가슴 쪽으로 몰리는 압박과 혈血의 정류가 더욱 늘어날 때가 될 것이다. 가슴으로 더욱 강한 압박과 많은 혈이 몰리기 위해서는 복부의 갈등이 더욱 강화되어가되, 그 가운데 복강의 용적이 다소간 확대되는 경향이 있어야 한다. 이 말은 내외가 팽팽히 맞서고 있는 가운데 안에서 밖을 향해 밀치는 힘, 즉 평활근의 팽창세력(탄성)이 조금 강해진다는 뜻이다.

이와 같은 경과는 대등한 힘의 균형이 무너지는 현상이 나타난다는 의미다. 바로 이 붕괴의 순간에 뉵혈이 터지는 것으로 보아야 할 것이다. 그러니 이 붕괴는 또 외압이 소멸이 시작되는 순간이라는 의미도 갖는다. 그렇다면 이 과정에서 뉵혈은 표증表證이 해소되는 시점에 나타나는 지표指標와 같은 것이 된다.

정리하자면 마황탕증麻黃湯證의 상황에서 뉵혈衄血이 생기는 것은 복강이 활동성을 회복했다가 다시 고착되는 과정을 거치면서 가슴의 압박과 흉강내 정류혈停留血의 증가가 일어났다는 것인데, 그 바탕에는 외압에 맞서게 될 충분히 강한 팽창세력이 잠재적으로 준비되어 있는 상황이었다는 얘기다.

이 과정을 양기陽氣가 겹쳤다고 표현하는 것[양기중고야陽氣重故也]은 무슨 의미인가. 이상의 해석에 따르자면, 두 양기 중 하나는 복강에서 일어나는 강력한 팽창의 세력이고, 다른 하나는 외벽으로부터 가해지는 장력일 것으로 해석한다. 두 세력이 맞닥뜨리는 강고한 대립을 서로 다른 양기의 대결로 보는 관점이라는 생각이다.

48.

太陽病 脈浮緊 發熱身無汗 自衄者愈

● 해석

태양병에 맥이 뜨면서 팽팽하고 열이 나면서 땀이 없는데 자연히 코피가 나는 경우는 낫는 것이다.

● 주해

맥이 '浮緊부긴'하면서 '無汗무한'하는 것은 마황탕증麻黃湯證이다. 마황탕증에서 스스로 코피가 터져 나오는 경우를 병이 낫는 과정이라고 한 것은 47조의 내용과 같다. 코피는 앞에서 설명한 것처럼 복강에서 팽창하려는 힘(과도한 탄성)이 커져서 외벽의 압박을 무너뜨리는 순간에 나타난다. 마황탕증의 병리인 내외간의 강고한 갈등관계가 붕괴되는 현상이라는 거다.

본문에서는 마황탕을 썼던 47조와 달리 다른 조치를 취하지 않았음에도 불구하고 복강에서 외압에 반발하여 팽창하는 힘이 자발적으로 강화되어 마침내 외압을 극복하는 결과를 얻은 것이라고 할 수 있겠다[자뉵自衄].

49.

二陽併病　太陽初得病時　發其汗　汗先出不徹　因轉屬陽明　續自微汗出　不惡寒
若太陽病證不罷者　不可下　下之爲逆　如此　可小發汗　設面色緣緣正赤者　陽氣
拂鬱在表　當解之熏之　若發汗不徹　不足言　陽氣拂鬱　不得越　當汗不汗　其人煩
躁　不知痛處　乍在腹中　乍在四肢　按之不可得　其人短氣但坐　以汗出不徹故也
更發汗則愈　何以知汗出不徹　以脈濇故知也

● 해석

　이양二陽의 병이 아우르는 것은 태양병을 처음 얻을 때 땀을 냈으나 땀이
나되 확실히 풀리지 않아 그 진행으로 양명병에 도달한 것이니 조금씩 땀
이 자연히 나고 오한기가 없다. 여기서 만약 태양병증이 완전히 소멸하지
않았으면 하법을 쓰지 못하니 사하하게 되면 역증이 일어난다. 이 경우는
약간 땀을 낼 수 있다.

　그러나 가령 얼굴색이 전반적으로 붉은 경우는 양기가 표에 쌓여있는 것
이니 마땅히 (表를) 풀어야 할 것이다. 만약 땀내기를 했는데도 문제가 해소
되지 않아서 (풀렸다고) 말하기에 족하지 못한 경우는 양기가 맺혀서 안에
쌓일 뿐 넘어가지 못하는 상태이니 땀이 나는 것이 당연한데도 나지 않는
다. 여기서 병자가 번조증이 나고 아픈 곳을 알지 못하여 뱃속이 아팠다가
팔다리가 아팠다가 하며 눌러도 찾을 수가 없거나 숨이 짧고 다만 앉아 있
으려고만 하는 것은 땀이 난 뒤 들어가지 않은 까닭이니 다시 땀을 내면
나을 것이다. 땀이 난 뒤 들어가지 않은 것을 어떻게 아느냐면 맥이 껄끄
럽게 나오기 때문이다.

● 요지

　발한發汗한 뒤에 나타나는 경과를 표리 갈등이 풀리면서 병이 낫지 못하
고 그대로 양명병으로 직행하는 경우와 양명병이 되었으되 표부의 긴장이
완전히 없어지지 않은 경우[이양병병二陽併病]로 나누어서 제시한다. 이양병병
二陽併病의 경우에 병세가 좀 무거울 때 잘 다루지 못하면 다시 복강에서 더
욱 강고한 갈등관계를 구성하는 방향으로 발전할 수 있다.

　처음에 태양병이 양명병으로 전변하는 경우나 이양병병에서 강고한 갈등
관계로 병이 깊어지는 경우가 모두 '汗出不徹한출불철'에 의한 잘못된 경과이
니 해표의 과정이 엄밀하게 진행되어야 함을 강조하는 것이다.

● 주해

태양병이 있을 때 발한發汗을 하는 것은 발한을 통해 표부의 골격근 긴장과 복강의 반발을 완화하려는 시도다. 그러나 발한을 시도했지만, 발한을 통한 표리간 갈등 완화의 과정이 순조롭게 진행되어 문제가 풀리지 못하고 오히려 커지는 일도 있을 수 있다.

47조에서는 마황탕麻黃湯을 써서 결국은 병이 풀려가는 과정을 제시했다. 본문에서는 태양병의 상황이 자연히 회복하는 과정으로 흐르지 못하고, 양명병으로 발전하거나 이양병병二陽倂病이 되는 진행을 말하여 문제의 심각성을 일깨운다.

발한發汗이 한 번에 문제를 해결하지 못하는 경우를 이해하기 위해 해표解表에 대해서 생각해 보자. 이미 수차례 서술되었다시피 땀을 낸다는 것이 표부의 긴장만을 염두에 둔 조치는 아니다. 태양병이 표부表部의 병이라 해도 실제로는 표부와 내강[이裡], 특히 복강 환경과의 병리적 상호 관계가 작용하기 때문이다. 표부와 복강은 서로 대응하는 구조이니 표부가 정상적인 장력의 범위를 넘어 복강을 조이는 압박으로 작용할 때 복강은 그에 반발할 수밖에 없다.

또 복강의 확대나 위축이 도를 넘을 경우에 표부는 생리적으로 그에 대한 반발의 힘을 발생하기도 할 것이다. 이것은 복강의 압력 환경, 용적 등이 어느 정도 수준을 넘지 않도록 견제하는 기능이다. 그런 의미에서 이것도 일종의 항상성을 유지하기 위한 생리 중 하나라고 해야 할 것이다.

따라서 병을 다루는 입장에서는 표부와 복강이라는 두 영역을 함께 고려하지 않으면 안 된다. 표부만 고려한다면 예를 들어 표부가 풀리는 과정에서 오히려 복강이 위축되거나 아니면 오히려 더욱 확대되는 경우, 또는 고착적인 경직 상태가 되는 경우 등이 있을 수 있다.

표부 긴장이 풀리면서 복강 안에서 팽창 방향의 반발 또한 없어지니, 이때 표부에 경직성 변화의 속성이 내재해 있던 경우는 복강이 빠르게 위축될 수 있다. 반대로 표부 긴장과 팽창 반발을 해소하려는 시도에서 표부 긴장은 소멸했으나 평활근의 팽창세력을 제어하는 데는 성공하지 못해서 팽창의 세력이 복강을 압도하는 경우가 있을 수 있다. 복강에서 이미 평활근의 강한 팽창세력(탄성)이 잠재해 있던 상황을 말한다. 백호가인삼탕증白虎加人蔘湯證<27>에서도 그런 상황의 일면을 엿볼 수 있다.

해표解表의 과정에서 땀은 표부가 풀리고 내강 또한 팽창이 가라앉으면서 일시적으로 흘리는 것이 되어야 한다. 만일 이 와중에 땀이 났는데 이내 땀이 들어가면서 몸이 편안해지지 않는다면 그것도 병이 나은 것이 아니다.

표부의 긴장, 즉 외압이 있을 때는 복강을 향해 주기적으로 압박의 힘이 작용한다. 그런데 해표의 조치로 그 압박이 해소되면 외압에 반발하고 있던 평활근의 과도한 탄성도 완화되어 적당한 탄력 수준이 되니 복강은 그 활동성을 회복한다. 이렇게 되면 자연히 복강에서 순환의 흐름을 타고 움직이는 혈류도 늘어나면서 정상화된다. 표리간의 갈등이 풀리니 복부의 활동성도 좋아져 순환 혈류가 증가한다는 것이다. 그러나 그 과정에서 혈류가 일시적으로 급히 증가하게 되는데 이때 땀이 나게 된다. 그러나 표리가 모두 풀리고 정상의 용적과 움직임을 회복하면 늘어났던 순환 혈류도 또한 정상적 용량으로 돌아간다.

여기서 만일 이 해표의 과정을 통해 표리 갈등이 완전히 풀리는 경로로 직행하지 못하고[한선출불철汗先出不徹], 다른 길로 빠지게 된다면? 땀이 나는 것은 표리간의 갈등이 풀리면서 그동안 억제되었던 순환이 회복되는 경과를 말한다. 갈등이 풀린다는 것은 밖에서는 외벽의 긴장 장력이 풀리는 것이고, 안에서는 평활근의 과도한 탄성이 회복된다는 것이다. 그런데 태양병이 풀리는 경과를 거쳐 양명병이 되는 흐름은 외벽의 긴장만 풀리고 내강의 팽창세력은 오히려 커졌다는 의미가 된다.

이런 식으로 팽창세력이 강화하는 것은 팽창에 반발하는 외벽의 장력을 떨쳐내고 홀로 성盛하여 독주獨走하는 양명병 성립의 기점과 같은 양상이다. 문제는 표리간 갈등이 풀리는 과정에 복강 안의 팽창세력에 대한 제어가 소홀했다는데 있다. 이는 팽창세력이 크게 일어날 잠재력이 이미 내재해 있었다는 얘기가 될 수도 있다. 표리간 갈등을 푸는 일이 그리 만만한 일이 아니며 경우에 따라서는 매우 정교한 관리를 요할 수 있다는 의미를 담는 내용이다.

양명병이 되니 '續自微汗出속자미한출'하면서 '不惡寒불오한'하게 되는 것이 당연하다. 오한惡寒은 태양병의 성립 요인이며, '不惡寒불오한'은 보통 양명병이 되었다는 진단 근거로 제시된다<190>. 오한이 없다는 것은 순환 혈류가 약화되는 구간이 없다는 뜻이고, 그것은 복강의 활동성이 정상 수준 이하로 내려가는 일이 없다는 것이며, 팽창의 힘 이외에 다른 힘이 따라 나와 갈등을 일으키지 않는다는 말이 되기 때문이다. 한마디로 팽창세력이 독주獨走하는 흐름이다.

본문의 내용에 따르면 양명병이 성립될 경우, 순수하게 양명병의 경과를 밟는 경우와 이양병병二陽幷病의 경과로 이어지는 경우가 갈린다. 이양병병이란 양명병과 태양병이 공존하는 상황을 말한다. 비록 양명병 수준의 팽창세력이 일어나고 있으나 표부의 긴장이 완전히 허물어지지 않고 잔재하는 상황을 말한다. 그것을 '太陽病證不罷태양병증불파'라고 한다. 엄격히 말하면 이양병병이라고 해도 진정한 양명병의 요건이 갖추어진 것은 아니다.

표부 긴장이 있을 때 사하할 수 없다는 것이 상한치법의 원칙이라고 한 것은 이미 말한 대로다. 이 경우 '不可下불가하'하고 '下之爲逆하지위역'이라 한 것이 그것이다. 표부 긴장이 작용하고 있는 경우, 사하로 인해 외벽의 장력이 변화하면서 장관腸管의 수축 활동이 촉구되는 과정에 갈등관계가 심화深化될 수 있음을 말하는 것이다.

팽창세력이 작용하고 있는 상태에서 외벽의 조이는 힘이 강하게 발생하니 외부를 향하는 압력(발산력)이 높아져 사방으로 터져 나갈 듯 팽팽하게 된다. 복강의 내부로부터 일어나는 이 외향外向의 힘은 하리를 통해 하방으로 빠져나가지 못하면 횡격막 방향으로 가장 강하게 작용한다. 외벽 전체는 긴장으로 장력이 높아져 있기 때문이다. 마치 부풀린 풍선을 누르는 효과와 같은 것이다. 그 힘이 횡격막을 밀쳐 올리게 되니 그것을 역증逆證<45>이라 한다.

그러니까 역逆이 된다는 것은 내적內的으로 강고한 갈등이 구성되면서 경화硬化나 둔화鈍化를 바탕으로 하는 강력한 상역이 일어나게 된다는 뜻이겠다. 여기서 경화나 둔화는 둘 다 강고하고 팽팽한 갈등관계에서 활동력이 크게 약화되는 현상을 말하는 것이다. 다만 조임세력이 주도하는 강고한 갈등을 경화라 표현하고, 팽창세력이 주도하는 강고한 갈등을 둔화라 표현하여 구별해 두려는 것이다.

이렇게 사하시키는 것이 그런 문제점을 갖고 있다면, 복강이 팽창하고 있는 상황에서 태양병 속성의 표부 긴장이 잔재하는 경우에 어떤 조치를 할 수 있는가. 본문에서는 가볍게 땀을 내는 방식으로 대응할 것[여차가소발한如此可小發汗]을 주문한다. '小發汗소발한'이 땀을 약간만 내는 것이라면 말 그대로 표부의 압박을 조금만 줄이는 것을 의미하는 것일까? 아니면 '不能得少汗出 身必痒<24>'이라 한 구절을 토대로 계지마황각반탕桂枝麻黃各半湯 같은 처방을 쓰는 것, 또는 소음병 경과에서 아직 이증이 없음을 확인하고 미발한微發汗의 의미로 마황부자감초탕麻黃附子甘草湯을 쓰는 것<309>을 말하는가.

외벽 경직의 장력이 이끄는 문제와는 상관이 없으니 여기서는 계지마황각반탕을 쓰는 상황을 의미하는 것으로 해석한다. 그러니 '小發汗소발한'이란 가벼운 발한의 조치를 의미하기보다는 복강에서 일어나는 변화에 대해 폭넓게 대처하여 그 병리 변화의 전체를 놓치지 않게 하자는 의미가 있다고 할 수 있겠다. 순전한 팽창세력으로부터 크게 제한된 팽창세력에 이르기까지 모든 범주를 감당할 수 있도록 하자는 얘기다.

이 상황에서 얼굴로 붉은 혈기가 감도는 것[면색연연정적面色緣緣正赤]은 순환되지 못하고 가슴에 정류하는 혈血이 있음을 말한다. 내외간의 갈등관계로 인해 복부에서 활동성이 떨어져 있기 때문이다. 혈의 정류를 '陽氣拂鬱양기불울'이라 한 듯하다.

복부의 활동성 약화는 순환을 약화시킨다. 여기에 해표解表가 필요한 것은 당연한 일이다. 그런데 '熏之훈지'라 한 것은 '火治화치'의 하나로 여기에 이것을 적용해야 한다는 것은 무언가 일반적 해표로는 잘 풀리지 않는 강고함이 있다는 것을 말해 준다.

이런 와중에 발한發汗을 했는데도 증상이 없어지지 않아[불철不徹] 문제가 해소되기에 족하지 않다[부족언不足言]고 하는 것은 강고함이 있다고 했다시피 이내 풀리지 않는 갈등관계가 여전히 살아 있다는 말이다. 양기가 '拂鬱불울'한 상황, 즉 혈의 정류가 풀리지 않고 있다.

'不得越부득월'이란 말도 확대된 복강에 충만한 혈류가 순환되지 못하는 양상을 표현한다. 양기陽氣가 어느 경계를 넘지 못한다고 한 것은 혈류에 의한 온기溫氣가 전신으로 펼쳐지지 못하는 것을 묘사한 것으로 풀이한다. 확대된 복강에 정류한 혈血을 보면 당연히 땀이 나야하는데 그렇지 못하니 '當汗不汗당한불한'이다.

양기陽氣가 표表에서 불울拂鬱한 시점에서도 이미 갈등관계가 강고한 상황이 조성되었다고 볼 수 있는데 '發汗不徹발한불철'이후에 더 심중한 갈등이 된 것으로 보아야겠다.

'其人煩躁기인번조'는 복강 안의 팽창을 강한 외압이 누르니 가슴이 심하게 압박되면서 일어나는 증상이다. '不知痛處부지통처'는 외압을 비롯한 표부의 긴장이 전체적으로 심하다는 것을 말한다. 전신 근육의 문제라고 해야 할까? '乍在腹中乍在四肢사재복중사재사지'란 표현은 안팎의 긴장 관계가 팽팽히 맞서고 있다는 의미다. 내외의 갈등이 심하니 표부表部나 장관腸管이나 모두 장력이 극도로 높아진 상태가 되었다는 것이다.

'按之不可得안지불가득'이라고 한 것은 그 통증이 타박상 등과 같이 아픈 자리가 뚜렷한 것이 아니라 전신에 퍼진 긴장 경향에 의한 것이기 때문일 것이다.

'其人短氣但坐기인단기단좌'에서 '短氣단기'는 심한 갈등관계로 흉복부의 운동성이 크게 제한되니 그럴 수밖에 없다. 마황탕증麻黃湯證의 '喘천'증과 같은 상태일 것이다. '但坐단좌'는 이 상태에서 누우면 횡격막이 가슴 쪽으로 더

올라가기 때문에 그로 인한 부담을 줄이기 위한 자구책일 거라는 생각이
다. 횡격막이 올라가면 기왕에 생긴 번조煩躁가 더 심할 것이고, 호흡도 또
한 더욱 곤란해질 것이다.

마지막으로 이런 상황이 결국은 모두 '汗出不徹한출불철'에 의한 것이라고
다시 한 번 규정한다. 처음에 '太陽病初得病時태양병초득병시'나 '陽氣拂鬱在表
양기불울재표' 당시에 모두 해당되는 얘기다. 땀을 냈는데 증상이 없어지고 병
이 물러가지 않았으며, 오히려 팽창세력이 독주하는 빌미를 주었거나 아니
면 갈등관계가 한 단계 더 강고해진 결과가 되고 말았다.

'濇脈색맥'을 통해서 이 상황을 알 수 있다는 것은 물론 소통되지 못하고
막혔다는 뜻이 있겠지만, 맥의 '濇색(=색嗇)'함에서 '가진 것을 풀지 않고 그
대로 가지고 있는 모양'을 읽을 수 있다는 상징적인 의미로 새겨본다.

50.

脈浮數者 法當汗出而愈 若下之 身重 心悸者 不可發汗 當自汗出乃解 所以然
者 尺中脈微 此裡虛 須表裡實 津液自和 便自汗出愈

● 해석

맥이 뜨고 빠른 경우에는 땀이 나면서 낫게 되는 것이 원칙이다. 만약
사하하여 몸이 무겁고 가슴이 두근거리는 경우는 땀을 내서는 안 되고, 자
연히 땀이 나면서 풀려야 한다. 그 까닭은 척중尺中의 맥이 미미하기 때문
인데 이것은 속이 허한 것이니 겉과 속이 모두 실해져서 진액이 자연히 정
상화되고 그 와중에 문득 저절로 땀이 나면서 낫는 것이다.

● 주해

'心悸심계'는 심하계心下悸나 제하계臍下悸와 같은 맥락에서 심장을 자극하는
급격한 압박이 일어나는 상황을 표상하는 것으로 해석한다. '身重신중'은 강
고한 표부의 긴장이 있는 상황의 표상이라고 할 수 있다. 맥이 부삭浮數한
경과로부터 출발했지만 하지下之로 인한 복강 환경의 변화가 역으로 표부에
영향을 줄 수 있으므로 신중身重과 연계될 수 있다.

따라서 신중과 심계가 보인다면 그것은 표리간의 문제를 바탕으로 가슴
과 배의 내강, 특히 복강 환경에 급격한 변화의 흐름이 일어나는 상황에
처했다고 할 수 있을 것이다.

땀을 내서 풀어야 할 표증表證의 상황인데 사하瀉下를 한 것이 원인이다. 사하는 장관腸管, 또는 복벽의 수축 활동을 유도하는 조치다. 외압에 대한 반발로 평활근이 팽창하는 힘이 일어나고 있는데 그 와중에 내외적으로 조임의 힘을 유도한 것이다.

전신全身의 혈류에 있어서 복강 환경이 차지하는 의미에 관해 생각해 보자. 큰 흐름으로 보아 혈류는 가슴과 배의 경계면인 횡격막을 중심으로 위, 아래로 나누어진다. 상부上部의 순환은 가슴에서 주로 머리, 상지로 뻗어 나가며 다시 가슴으로 돌아오는 흐름이다. 하부下部의 순환은 횡격막 아래로 내려온 혈류가 배 전체와 하지를 돌고 다시 배로 돌아왔다가 가슴으로 올라가는 흐름이다.

눈 여겨 볼 부분이 하부의 순환에 있다. 요점은 배에서 가슴으로 올라가는 혈류에 영향을 주는 요인이 많아 이 흐름이 항상 일정하지 않을 수 있다는 점이다.

배는 내강을 가진 하나의 통桶이다. 건강한 배는 적절한 운동을 통해 내강을 일정하게 유지한다. 그러나 배의 내부 환경이 변화에 따라 그 용적도 변화하는 상황이 생길 수 있다. 좁아질 수도 있고 넓어질 수도 있을 것이다. 배의 혈류는 배의 내강 용적에 따라 그 양이 변화한다. 용적이 커지면 복강 혈류도 늘고 용적이 작아지면 함께 줄어든다.

따라서 하부 순환은 전체 혈류량에 변화를 줄 수 있는 중요한 변수가 된다. 가슴에서 아래로 내려갔던 혈류가 다시 가슴으로 돌아오는 것이 항상 일대일이 아니라는 것이다. 단위 시간에 가슴으로 돌아오는 혈류가 많을 수도 있고 적을 수도 있다. 혈류에 영향을 주는 다른 요인이 작용하지 않는다면 단위 시간동안 배에서 가슴으로 올라오는 혈류량이 많으면 순환량이 늘고, 적으면 부족하게 된다.

복강에서의 혈류 순환 환경 변화는 외벽의 장력에 의해서도 큰 영향을 받는다. 외벽에서 정상보다 큰 이상 긴장 장력이 작용하면 복강의 내면을 향해 조이는 힘이 발생한다. 위에서도 말했지만 복강에서는 그 힘에 대한 반발로서 평활근의 변성으로 팽창을 통한 반발력을 일으킨다. 외압의 조이는 힘과 복강의 반발하는 힘은 맞서서 팽팽히 대치할 수 있다. 그 대치 상태가 팽팽한 경우 복부의 활동성, 내지 몸통 전체의 활동성은 떨어지게 된다. 몸통의 활동성이 떨어지는 것은 혈류 순환을 약화시키는 요인이다.

그런 차원에서 외벽의 긴장이 발동과 소멸을 반복하는 출몰出沒의 방식이냐, 아니면 대치 상태를 지속하는 고착적固着的인 방식이냐의 차이도 혈류를 변화시키는 중요한 변수가 된다. 이에 따라 순환 혈류가 늘어나느냐, 아니면 가슴 쪽에 몰려 편중된 상태가 되느냐가 결정되는 것이다. 발동성의 긴장은 복부의 활동성을 크게 제한하지 않으므로 순환 혈류를 약화시키지 않는다. 그러나 외벽의 지속성 긴장은 활동성을 제한하므로 평균적으로 순환량을 줄이는 효과를 낸다. 물론 이런 표리간의 갈등 뿐 아니라 내적 갈등 역시 순환을 약화시키는 요인으로 작용하는 것이 당연하다.

본문으로 돌아가서, 사하를 시킨 후 '心悸심계'와 '身重신중'이 나타나는 것은 앞에서 설명한 것과 같이 복강의 급격한 변화가 그 원인이다. 그 상황을 보면 다음과 같다.

외벽의 조임이 작용하고 있는 가운데 사하로 인해 복압을 높이려는 복벽의 힘이 일어나게 된다. 외벽에는 복강을 조이는 긴장 장력 위에 다른 힘이 추가되는 것이다. 이렇게 되면 외벽의 장력은 긴장 당시보다 더욱 커진다. 강화된 장력은 그 자체로 복부를 구속하여 그 활동성을 떨어뜨리게 된다. 복강에서는 이 상황을 타개하기 위해 팽창의 힘을 일으킨다.

새로운 갈등관계가 구성된 것이다. 외벽의 장력이 갈등의 흐름을 우위에서 이끌고 있다. 이 상황에서 팽창력이 일어나 외벽의 장력에 반발하다가 힘이 다해 탈력하게 되면 그 과정에서 강력한 상역이 일어나니 갑작스런 압박이 가슴을 향해 밀어닥치는 양상이 나타난다. 이런 강력한 상역의 힘이 심계心悸를 일으키는 요인으로 작용할 것이다.

팽창력이 탈력한 뒤 그 힘을 회복하는 동안 복강은 위축 상태를 유지할 수 있다. 외벽의 장력은 높은데 복강 안에서 대응하는 힘은 약해서 반발하지 못하고 있기 때문이다. 이와 같은 복강 위축의 경향을 표상하는 맥상이 '尺中脈微척중맥미'일 것이다. 척맥尺脈은 맥의 후미後尾로서 척맥이 충만하지 못한 것은 순환 혈류가 충실하지 못하다는 것을 의미한다. 따라서 맥이 '浮數부삭'하더라도 '尺中척중'에서 미미하다면 그것으로 복강이 경화硬化의 속성으로 위축되고 있다고 추정할 수 있다.

이 상황에 대해 '不可發汗불가발한'이라 한 것은 무슨 이유인가. 발한이란 표리의 긴장과 반발이 대치하는 갈등관계를 해소하자는 목표를 갖는다.

그러나 경우에 따라서 발한의 자극은 표부의 장력을 더욱 높여 경직을 유발하는 결과를 초래하기도 하니 주의해야 한다. 표리 갈등을 풀기 위해 계지탕을 복용하고 나서 어떤 경로를 거쳐 '심하만미통心下滿微痛<29>'이 일어나거나 '궐厥<30>'이 나타나는 경우들이 그 사례라고 할 수 있다.

이런 경우, 복강에서 자연 회복이 일어나야 한다고 하는 것은 인위적 조정을 요하는 상황이 아니며, 만약 조정이 개입되면 오히려 악성惡性의 변화를 할 수 있는 경과라는 얘기다. 여기서 '自汗出자한출'이 있는 것은 복강이 그 용적과 활동성을 회복하면서 일시적으로 일어나는 현상일 것이다.

51.

脈浮緊者 法當身疼痛 醫以汗解之 假令尺中遲者 不可發汗 何以知其然 以營
氣不足 血少故也

● 해석

　맥이 뜨면서 팽팽한 경우는 몸에 통증이 있는 것이 병리상 당연하고 의
사는 땀을 내서 풀게 된다. 만약 척맥의 부위에 지맥이 보인다면 땀을 내
서는 안 된다. 왜냐하면 영기가 부족하여 혈이 적은 것이기 때문이다.

● 주해

　50조와 같은 내용의 반복이다. '脈浮緊맥부긴'한 것은 표증表證의 수준에서
표리간의 갈등이 강직한 것, 그러니까 내외가 강고하게 굳어진 상태를 말
한다. 이 경우는 발한發汗으로 풀어주는 게 당연하다. 그러나 이때 '尺中遲척
중지'한 것은 50조의 '尺中脈微척중맥미'와 같은 것으로 이런 상황에서는 땀을
낼 수 없다.
　이는 그 바탕이 허증성虛證性이라는 것을 표상한다. 여기서 허증이란 외벽
이 굳어서[경직硬直] 조임의 효과를 일으키는데 팽창력은 약해서 복강의 용
적이 정상 이하로 위축되려 하고, 그 활동성이 또한 약화되고 있는 것을
말한다. 전체 혈량血量도 감소하고, 순환량도 줄어들었다는 뜻으로 그것이
'營氣不足영기부족'이나 '血少혈소' 등으로 표현된다.

52.

脈浮者 病在表 可發汗 宜麻黃湯

● 해석

　맥이 뜨는 경우는 병이 표부에 있어 땀을 낼 수 있으니 마황탕을 쓴다.

● 주해

　맥이 위로 뜨는 것은 표부에 긴장 상태가 있는 것을 반영한다. 발한發汗

은 표부의 긴장을 푸는 것이니 여기에 당연한 조치가 된다. 그러나 판단의
자료가 부족하니 본문의 내용만 가지고 마황탕麻黃湯을 쓰는 것이 좋다는
확진은 하기 어렵다.

53.

脈浮而數者 可發汗 宜麻黃湯

● 해석

맥이 뜨고 빠른 경우는 땀을 낼 수 있으니 마황탕을 쓴다.

● 주해

앞의 52조와 마찬가지로 본문도 위로 뜨는 맥脈과 표증表證의 연관를 말
한다. 다만 맥이 빠르다는 조건이 추가되었다. 여기서 맥이 빠른 것은 가슴
으로 올라오는 혈류가 늘어나고 있는 상황을 반영한다. 그러나 마찬가지로
이것만 가지고 마황탕증麻黃湯證이라고 단정할 수는 없다. 골격근 계통의 뻣
뻣하고 질긴 긴장을 표현하는 증상이 제시되지 않은 것이다. 마황탕麻黃湯의
용법에 대해서는 36조의 마황탕증을 참고하는 것이 좋다.

54.

病常自汗出者 此乃營氣和者 外不諧 以衛氣不共營氣和諧故爾 以營行脈中衛
外脈外 復發其汗 營衛和則愈 宜桂枝湯

● 해석

항상 저절로 땀이 나는 경우는 영기가 건전하되 표부[외外]가 부조화한
것[불해不諧]이니 이는 위기가 영기와 함께 어울리지 못하는 까닭이다. 그로
써 영기는 맥의 안쪽을 흐르고 위기는 맥의 바깥쪽을 지나므로 다시 땀을
내서 영기와 위기가 조화를 얻으면 나을 것이니 계지탕을 쓴다.

● 주해

발열發熱과 한출汗出이 있는 계지탕증을 영기營氣와 위기衛氣의 개념을 사용
해서 설명한다. 요지는 계지탕증을 영營과 위衛가 화합하지 못하는 상황으

로 보고, 조화를 이루도록 하는 방법을 제시하는 것이다. 따라서 '營行脈中
衛外脈外영행맥중위외맥외'는 영위營衛의 원래 모양을 말하는 것이 아니라 영營과
위衛의 부조화, 하나 되지 못함, 또는 분리分離, 분열分裂의 상태를 말하기 위
한 표현이 될 수 있을 것이다.

　땀은 순환이 강화될 때, 즉 순환 혈류량이 많을 때 나게 된다. 본문에서
'病常自汗出者병상자한출자'는 따라서 평소 혈류가 정상 이상을 유지하고 있다
는 뜻이 된다.

　이것을 '營氣和영기화'라고 한다면 순환 혈류가 많은 것이 곧 영기가 양호
한 것[실實=강강強强]이라는 얘기다. 그러나 그럼에도 불구하고 이 상황, 즉 [병상
病常] 자한출自汗出은 또한 '外不諧외불해'로서 밖은 영기화營氣和의 분위기에 편
승하지 못한다는 것을 의미한다.

　나누어서 보자면 순환 혈류가 많은 것은 영기화지만, 땀이 나는 것은 위
기衛氣가 영기營氣의 충만함에 어울리지 못하기 때문이다. '以衛氣不共營氣和
諧故이위기불공영기화해고'라는 것이다. 그렇게 되면 그것이 바로 '營行脈中衛外
脈外영행맥중위외맥외'가 된다. 이것은 영營과 위衛가 떨어져서는 안 된다는 의미
다. 그런 뜻에서 '營衛和영위화'란 영기와 위기가 맥脈의 내외로 나뉘지 않고
하나로서 흐름을 이룬다는 얘기가 된다.

　영기는 충만한데 위기가 이에 부응하지 못하여 영위 조화가 안 되는 경
우, '復發其汗복발기한'이 영위營衛를 조화하도록 하는 법이다. 이미 땀이 나고
있지만, 다시 땀을 낸다는 말이다. 여기서 이미 나는 땀은 순환량이 과하게
늘어난 것을 바탕으로 하는 것이지만, 다시 땀을 내는 것은 내외의 운동성
을 개선하자는 목표를 갖는 것이다.

　그러니 땀이 나고 있는 상황에서 다시 땀을 내는 것은 땀이 부족하다거
나 더 내자는 말이 아니라 병리의 바탕에서 그 근본을 바로잡자는 얘기가
될 것이다.

　계지탕증을 놓고 보면 땀이 나지만 계속 흐르는 것은 아니고, 내외 갈등
이 풀리는 구간에만 나는 것이다. 갈등관계가 다시 구성되면 오한惡寒, 오풍
惡風이 일어나면서 땀이 들어간다. 내외간에 갈등이 출몰하되 갈등이 풀리
는 구간이 길게 나타나는 것이 계지탕증의 본성인 것이다.

　그러니 계지탕증에서 땀이 나는 것 자체가 문제의 핵심은 아니다. 땀이
나다가 다시 갈등의 국면으로 돌아가는 병리 구조가 문제다. 그래서 발한發
汗은 이런 갈등의 병리 자체를 털어버리려는 시도가 되는 것이다. 만약 발
한을 통해 갈등의 구조가 모두 해소되고 나면 더 이상 땀은 나지 않게 된
다. 복강의 용적이나 그 활동성이 정상의 수준으로 돌아가 유지될 것이기

때문이다. 이것이 본문에서 말하는 영위화營衛和일 것으로 본다.

본문에서 영기營氣와 위기衛氣를 나누어 말하고 있는 것은 '自汗出자한출'의 현상을 알기 쉽게 설명하기 위해서 순환의 생리를 기혈氣血의 양대 방면에서 도식화한 것으로 본다. 실제로는 표리간表裡間의 갈등이 해소되면 혈류는 자연히 정상으로 돌아가고 따라서 적절한 표부 순환이 이어질 것이다. 위기衛氣가 정상화되면 영기營氣는 그에 따라 자연히 정상으로 돌아갈 것이라는 애기다. 이와 같은 시각에서 영기, 위기는 실제를 표현한 것이기 보다는 병리 구조를 간편하게 말하려고 하는 도구로 쓰였다고 보는 것이다.

55.

病人臟無他病 時發熱自汗出而不愈者 此衛氣不和也 先其時發汗則愈 宜桂枝湯

● 해석

병자가 장에 다른 병이 없는데 때때로 열이 나고 자연히 땀을 흘리면서 낫지 않는 경우는 위기가 어울리지 못한 것이니 그에 앞서 땀을 내면 나을 것이다. 계지탕을 쓰는 것이 마땅하다.

● 주해

54조에 이어 '自汗出자한출' 현상을 영위론營衛論으로 설명한다. 발한發汗이란 표부表部, 즉 외벽의 긴장과 그로 인한 내강의 반발을 완화하여 표리表裡의 갈등관계를 푸는 것을 목표로 한다. 외벽의 긴장이 완화되어 갈등이 해소되면 증감增減으로 변동하던 순환 혈류가 다시 정상을 찾겠지만 그 과정에서 땀이 날 수 있다.

발한이란 원래 '無汗무한'인 마황탕증麻黃湯證에서 쓸 용어겠지만, 사실은 표부의 긴장을 완화한다는 차원에서 계지탕증이건 마황탕증이건 가리지 않고 쓰는 것으로 보면 될 것이다.

'病人臟無他病병인장무타병'이란 어느 수준 이상의 평활근 병리, 또는 내강 환경의 변화가 없다는 것을 말한다. 태양병 범주에서 벗어나지 않고 있다는 뜻이 되겠다. 그러므로 '時發熱自汗出而不愈시발열자한출이불유'하는 것은 표병의 병리가 유지되고 있는 상태로서 계지탕증 형식의 내외 갈등에 의한 혈류의 변동성[시時~]을 말하는 것이라고 할 수 있다. 출몰하는 갈등을 말한다.

　'自汗出자한출'이 있는 경우를 '衛氣不和위기불화'라고 한 것은 54조의 내용과 같은 표현으로, 영위營衛가 각각 맥중脈中과 맥외脈外로 나뉘어 흐르지 않고 하나가 되는 것을 '營衛和영위화'로 해석했었다. 그렇게 되면 복강용적, 복부의 활동성, 순환 혈류가 모두 정상화되어 태과太過나 부족不足이 없게 될 것이라는 얘기다.

　계지탕증의 특징 가운데 하나는 갈등관계의 변동성에 있다. 쉽게 갈등이 생겼다가 쉽게 가라앉고, 다시 생기는 병리의 진행을 말한다. 물론 이것은 표부 긴장의 발동성, 또는 복강 유래의 제한된 팽창 반발 등을 바탕으로 하는 변화다. 본문에서 '先其時선기시'에 '發汗則愈발한즉유'라고 한 것은 이런 변동의 리듬을 염두에 두고 한 말이 아닐까 한다.

　갈등이 풀려 열熱이 나고 땀이 나는 상황에서 다시 갈등이 일어나 오한惡寒, 오풍惡風이 생기는 상황으로 넘어가는데 이 시점에서 발한을 시도하라는 것이다. 발한은 갈등을 해소하여 변동하는 병리의 사슬을 끊는 것이며, 이 시점이 발한을 시도하는 적기適期라는 것을 말하려는 의도라고 보는 것이다. 발열發熱, 한출汗出이 있는 상황에서 다시 발한을 한다는 것의 중복성重複性, 그 부담으로부터 벗어나려는 생각이 읽힌다.

　만일 그런 것이라면 사실 그 시점은 결정적인 것이 아니라고 본다. 발열과 한출이 있는 상황에서라도 문제의 본질적인 해소를 위해 발한을 하는 일은 중복이 아니다. '自汗出자한출'의 땀과 발한으로 나오는 땀은 다르기 때문이다.

　영위론營衛論을 상한 이론의 원판이라고 보기는 어렵다. 상한 조문에서 영위營衛를 논한 곳은 51, 54, 55, 98조 이외에는 없다. 그 내용 또한 주로 계지탕의 용법을 설명하기 위한 논리에 불과하다. 따라서 상한 원문을 주석하기 위한 글이 편입된 것이라는 의심78)은 당연한 것이라고 본다.

56.

傷寒 脈浮數 不發汗 因致衄者 麻黃湯主之

● 해석

　상한병에 맥이 뜨면서 빠른데 땀을 내주지 않아서 코피가 터지는 상황이

─────────────

78) 傷寒論譯詮 p.56

된 경우는 마황탕으로 주치한다.

● 주해

맥이 뜨는 것[浮]은 표부 골격근의 긴장, 빠른 것[數]은 가슴 혈류의 증가 국면을 각각 의미한다. 태양병에서 '脈浮數맥부삭'이 있는 경우는 표리 갈등이 있으면서 복강 안에서 팽창세력이 어느 수준 이상으로 강화되는 흐름이 있는 경우로 해석된다.

팽창세력의 강화로 복강 확대의 경향이 일어나고, 따라서 혈량이 증가하게 된다. 혈량이 증가하면 순환량이 증가해야 하는데 만약 표리 갈등이 강고하여 잘 풀리지 않는 경우라면 이 경우 갈등이 높아지면서 내강에 혈의 정류가 발생할 것이다. 외압이 작용하고 있으므로 정류혈은 가슴으로 몰린다.

이때 발한을 통해 갈등을 풀어주지 않으면 정류혈이 빠르게 늘어나고 결국 뉵혈이 터져 나오게 될 것이다. '不發汗불발한'이면 '因致衄인치뉵'이라는 표현이 그것을 말한다.

정류혈의 증가와 표리간의 갈등에 의한 상역의 힘이 함께 작용한 결과다. 보통 마황탕증麻黃湯證은 표리간의 갈등이 강고하여 잘 풀리지 않는 것을 특징으로 한다. 따라서 이런 흐름이라면 전반적으로 마황탕증의 갈등 양상이라고 할 수 있을 것이다. 이 경우 뉵衄은 병이 풀리는 경과<47, 48>이지만 뉵혈衄血 전후의 흐름을 포괄하여 '麻黃湯主之마황탕주지'라 한 것으로 본다.

57.

傷寒 不大便 六七日 頭痛有熱者 與承氣湯 其小便淸者 知不在裡 仍在表也 當須發汗 若頭痛者 必衄 宜桂枝湯

● 해석

상한병에 대변을 못 본지 6~7일이 되어 머리가 아프고 열이 나는 경우는 승기탕을 투여한다. 이때 소변이 맑은 경우는 병이 안에 있지 않고 아직 밖에 있는 것이니 땀을 내는 것이 당연하다. 머리가 아프다면 반드시 코피가 터질 것이다. 계지탕을 쓰는 것이 마땅하다.

● 주해

'不大便불대변'은 대변을 배설하기 힘든 것으로 평활근의 탄성이 높아지면서 어느 수준 이상에서 반발이 일어나 갈등관계가 조성된 둔화鈍化의 상황이라고 할 수 있다. 그러나 극단적 갈등관계에 의한 변의 경화鞕化와는 구별되는 상황이니 주의해야 한다<222>. 불대변不大便과 대변경大便鞕은 사실 그 레벨이 같지 않다는 얘기다. 물론 불대변도 장관腸管의 기능이 정상적으로 이루어지지 못하는 상태로 복강에서의 활동성이 크게 떨어졌음을 말하는 증상이라는 것은 당연하다.

이 상태가 6~7일이 되었다면 팽창세력이 주도하는 내적 갈등관계가 길게 시간을 끌면서 복부 내강이 확대된 상태를 유지했다는 것이다. 복강의 확대는 일단 혈량을 증가시키는 한 요인으로서 작용할 수 있다. 하지만 갈등관계로 순환량은 감소하고 대신 내강에 정류하는 혈이 늘어나게 될 것이다.

여기서 '頭痛有熱두통유열'은 팽창세력이 강화되면서 마침내 표부의 긴장이 허물어지고 있다는 것을 의미하는 것으로 현재 상태가 이열裡熱임을 확진하는 진단 요점이 되는 것으로 보인다. 유열有熱을 둑이 무너지듯 막혔던 순환이 풀려나오는 '潮熱조열'과 같은 현상으로 본다는 것이다. 물론 그 열의 세기가 조열만큼은 아니겠지만, 그 형식은 같을 수 있다는 얘기다.

따라서 비록 표리 갈등관계로 출발했지만 불대변不大便 6~7일에 두통유열頭痛有熱이 함께 한다면 그것은 이미 표리 갈등의 구조에서 팽창세력이 이끄는 극단의 내적 갈등 구조에 가까운 것이 되었다고 본다는 것이다. 본문에서 두통유열을 확인하고 승기탕承氣湯을 주는 것이 그런 진단적 의미에서일 것이란 얘기다. 그러나 이때 승기탕을 쓰는 것은 줄 수 있다는 것, 투여할 수 있다는 것[여與~]이지 본질을 다스리는 일[~탕주지湯主之]은 아니다.

여기서 '其小便淸者기소변청자'는 또 하나의 단서다. 소변이 맑은 것은 열증이 아니라는 것, 즉 복강에 정류혈停留血이 많지 않다는 것을 의미하는 것으로 본다. 복강에 정류혈이 많지 않은 것은 복강에서 팽창세력이 독주하거나 또는 어느 수준 이상에서 갈등관계를 구성하지 않았다는 것이다. 소변의 청탁淸濁으로 복강 환경의 속성을 변별辨別할 수 있다는 얘기다.

맑은 소변의 팽창세력이 강하지 않은 것을 말한다면, 탁한 소변은 반대로 팽창세력이 강하고 따라서 복강에 정류혈이 많거나 순환량이 많은 이열裡熱의 병리, 그러니까 양명병陽明病의 병리가 작용하고 있다는 것을 의미한다.

결론적으로 만약 '不大便六七日불대변육칠일'에 '頭痛有熱두통유열'하더라도 '小

便淸소변청'이라면 그것을 통해 '知不在裡仍在表지부재리잉재표'다. 소변이 맑다면 두통유열은 내외의 갈등관계로 인한 내압의 변화로 두통이 생긴 것이고, 갈등의 출몰로 한열寒熱이 교대로 나타나는 가운데 열熱이 보이는 것으로 판단할 수 있다는 것이다. 따라서 이것은 표리 갈등으로 인한 현상이니 당연히 발한發汗으로 처리해야 한다.

'若頭痛者必衄약두통자필뉵'은 56조에서 설명된 것과 같이 복강으로부터 발생한 압박이 가슴을 거쳐 두개골강에 전달된 것인데, 두통이 있을 정도라면 그 압박과 혈血 편중偏重이 뉵혈로 나타날 수 있을 것이라는 얘기다.

뉵혈은 표부의 강고한 긴장, 강고한 표리 갈등관계를 중심으로 하는 마황탕증麻黃湯證의 전유물은 아니다. 짧은 주기를 갖는 표리 갈등의 출몰을 특징으로 하는 계지탕증桂枝湯證에서도 뉵혈이 있을 수 있다는 것이다. 갈등이 고착되지 않아, 생기고 없어지는 것을 반복하더라도 갈등이 조성된 구간에는 복강에서 발산發散의 힘이 일어나 상역上逆하게 되고, 그 동안에는 혈血의 편중偏重 또한 생길 수 있다는 얘기다.

다만 마황탕증의 뉵혈이 팽팽하게 맞서던 대립의 평형이 깨지는 과정을 표상한다는 점이 계지탕증의 뉵혈과 다른 것이라고 할 수 있을 것이다. 계지탕증의 뉵혈은 가벼웠던 갈등관계가 강고해지는 방향으로 약간 돌아가는 상황에서 보일 수 있을 것으로 추정한다.

58.

傷寒 發汗而解 半日許 復煩 脈浮數者 可更發汗 宜桂枝湯

● 해석

상한병에 땀을 내서 병이 풀렸는데, 한나절이 지나 다시 가슴이 답답하고 맥이 뜨면서 빠른 경우는 다시 땀을 낼 수 있으니 계지탕을 쓴다.

● 주해

발한을 통해 내외간內外間의 긴장 관계가 해소되었는데 겨우 한나절이 지나니 다시 '煩번'이 일어난다. 번煩은 복강으로부터 유래하는 상역의 병리에 의해 가슴의 압박이 어느 수준 이상이 될 때 느끼는 증상이다. 그러나 이번煩은 가슴의 부담이 있으나 대청룡탕증大靑龍湯證의 '煩躁번조'보다는 부담이 적은 초기적 상태를 가리키는 것으로 본다.

번煩이 있으면서 맥脈이 '浮數부삭'한 것은 해소되었던 표부의 긴장이 다시 일어나고 복강에서는 평활근의 탄성이 높아지면서 팽창세력이 강화되고 있는 상황을 말한다. 안팎에서 서로를 향한 압박이 일어나는 셈이다. 이렇게 되니 발산력發散力이 생기고 그 발산력으로부터 번煩이 일어나게 된 것이다.

표부 긴장이 발동과 소멸을 반복하는 것은 표리간의 갈등이 일어나고 가라앉는 것이니 갈등이 가라앉을 때마다 순환량이 회복되는 경과가 일어날 것이다. 활동성이 개선되기 때문이다. 발동과 소멸의 주기가 빠르게 돌아올수록 혈류량의 증가가 뚜렷할 것이다. 순환이 강화될 때는 심장으로 가는 정맥 환류가 늘어나니 이 상황에서 맥脈의 '數삭'함을 볼 수 있을 것이다.

처음에 '發汗而解발한이해'한 것은 표리간表裡間의 갈등이 해소되었다는 뜻이다. '半日許復煩반일허복번'은 갈등이 해소된 뒤에 다시 복강에서 발산력發散力이 생겨 가슴을 압박했다는 것인데, 맥이 '浮數부삭'하다면 이와 같이 복강이 경직된 상황이 아니라는 뜻이다. 그런 맥락에서 번煩이 있고 맥이 부삭浮數하다면 이것은 외압이 작용하되 내외간에 강고한 대립을 형성하지는 않는 계지탕증桂枝湯證의 병리 흐름으로 볼 수 있겠다.

59.

凡病 若發汗 若吐若下 若亡血 亡津液 陰陽自和者 必自愈

● 해석

모든 병에 땀을 내거나, 토출이나 사하를 시켜 혈과 진액을 손실했다고 해도 음과 양이 자연히 편안해지면 반드시 낫는다.

● 주해

한토하汗吐下는 긴장과 갈등을 풀기 위한 자극 요법이라고 할 수 있다. 땀을 내는 것은 표부表部, 골격근의 긴장을 풀어 표리간의 갈등을 해소하자는 것이다.

토吐하게 하는 것은 예를 들어 '邪結在胸中사결재흉중<362>'이라 하여 가슴에 병이 있는 경우를 풀기 위한 것이라고 하지만 실은 강고하게 변하는 복강의 갈등 환경을 일거에 회복시켜 그 운동을 유발하는 것이라고 할 수 있다. 복강에서의 경결硬結은 가슴의 움직임에 악영향을 주는 직접적 요인이기 때문이다.

하법下法은 팽창세력의 독주를 견제하면서 형성된 복강의 둔화 상태에 대해 자극을 가해 평활근의 수축 활동을 유도하는 것이다.

그 과정에서 땀, 구토물, 수분을 포함한 대변이 몸에서 빠져나간다. 이것을 망혈亡血, 망진액亡津液이라고 표현했지만 이런 손실[망亡]을 실제 탈수脫水, 실혈失血와 같은 물질적 손실로 보아야 할까? 표현과 실제적 의미 사이에서 고민이 요구된다<60>.

본문에서는 '陰陽自和者必自愈음양자화자필자유'라 했다. 음양陰陽이 화和한다는 것은 표리表裏, 기혈氣血의 문제를 함께 말한 포괄적인 표현이다. 비록 몸에서 물질적 손실이 일어났다 하더라도 활동성과 흐름에 있어서 안정을 회복하면 큰 문제가 없다는 것이다.

이와 같은 본문의 내용은 한토하汗吐下의 치법이 그런 저런 손실이 있음에도 불구하고 시급한 문제를 해결하기 위해 시행되는 것이지만, 그 손실 자체로 결정적인 문제를 초래하는 것이 아님을 말하고자 하는 것으로 해석한다. 충분히 감수할 수 있으니 그런 손실이 두려워 한토하를 미룰 일은 아니라는 것이다.

60.

大下之後 復發汗 小便不利者 亡津液故也 勿治之 得小便利 必自愈

● 해석

크게 설사시킨 후에 다시 땀을 내고 소변이 통하지 않는 경우는 진액을 손실했기 때문이다. 다스리지 않고 놔두어 소변이 통하면 반드시 낫는다.

● 주해

본문의 경우도 59조와 같이 사하瀉下나 발한에 의한 '亡津液망진액'이 큰 문제가 아님을 말하고자 하는 의도가 있다고 본다. 크게 사하를 하고 그 위에 다시 발한을 하더라도 마찬가지다. 필요하다면 그런 치법도 구사할 수 있어야 한다는 얘기다. 그러나 그렇지 않은 경우들도 있으니 그 내용은 61조 이후에서 예시된다.

사하瀉下는 복강의 내압을 높임으로써 장관腸管에 대하여 수축 활동을 촉구하는 조치다. 복부 전체를 대상으로 그 움직임을 활성화하는 것이 목표다.

　　양명병陽明病의 위가실胃家實의 경과가 진행하다 보면 마침내 팽창세력에 대한 복강에서의 자체적 반발이 생겨나면서 장관의 활동이 일어나기 어려운 수준으로 둔화鈍化되는데, 이 상황에서 사하는 극도로 둔화된 장관 평활근 조직을 자극하여 운동을 일으킨다.

　　그러나 표부에 경직의 속성이 내재된 경우, 사하는 결과적으로 외벽의 장력을 높여서 복강을 조이고 복압을 높이니 그로 인해 상역上逆의 힘이 일어나는 쪽으로 작용할 수 있다.

　　발한發汗은 내외간의 갈등을 해소하려는 시도다. 외압과 복강의 반발 사이에 생긴 갈등을 말한다. 갈등이 풀리면 가슴과 배의 활동성이 개선될 것이다. 물론 경우에 따라서 발한의 자극이 외벽을 경직시키는 요인으로 작용할 수 있다는 점<50>은 항상 유의해야 할 사항이다.

　　먼저 사하를 한 후에 발한하는 것은? 외벽의 장력을 높인 이후 다시 한번 외벽을 자극한 것일 수 있다. 외벽을 경직되고, 그 후에 복강에서는 팽창력을 일으켜 반발하는 경과가 이어질 것이다. 외벽이 경직되면 흉복부의 운동성을 크게 저해하므로 복강에서는 팽창력을 억지로 일으켜 외벽을 밀어냄으로써 그 경직을 풀려는 시도가 생길 수 있다는 것이다. 경직된 외벽과 복강에서 끌어올려진 팽창의 힘이 대립하게 되면, 그로써 강고한 갈등관계가 구성된다.

　　이때 '小便不利소변불리'가 나타나는 것은 팽창력이 외벽을 다 밀쳐내지 못하고 간신히 버티는 경과의 한 단면이다. 소변불리는 복강 하부에서 조임이 힘이 이끄는 갈등관계로 낮은 수준에서 경화硬化성의 변화가 일어난 상황을 바탕으로 생기게 되기 때문이다.

　　조임 효과의 강화와 관련되는 경화는 사실 가볍지 않은 것일 수 있다. 극단적 경화는 소음병에서 조임의 세력이 지나치게 견고하여 독주獨走하는 경과에서 볼 수 있다.

　　그런 의미에서 여기서 생기는 소변불리는 눈여겨 관찰해야 할 대상이다. 그런데 본문에서는 이를 오히려 문제가 심중한 방향으로 진행하지는 않을 상황임을 의미하는 현상으로 본다. '勿治之물치지'라 하는 말이 이 소변불리를 보고 문제가 크지 않음을 확인했다는 얘기다. '大下之後復發汗대하지후복발한'의 부작용이 선명하게 나타나지는 않았다고 판단한다는 것을 의미한다.

　　이 경우에 그렇다면 그대로 두어 점차로 경직된 상태가 풀리도록 하면 문제가 해결될 것으로 예상한다. 이 경우, 소변이 통하는 것은 복강 안의 갈등 요소가 소멸했다는 징후로 받아들인다.

　　그러나 소변불리를 내세워 말하려는 본문의 의도는 사실 다른 곳에 있다.

59조나 본문에서 말하는 '亡津液망진액'에 대한 소견所見은 이제까지 말한 대로다. 상한론傷寒論에서 진액津液을 거론하는 조문條文은 10여 개가 있는데, 보통 망진액亡津液으로 위중건조胃中乾燥하여 대변경大便鞕에 이르지 않는다면 큰 문제를 삼지 않는 것을 볼 수 있다. '物治之물치지<59, 60>'하거나 표리表裏를 관리하여 자화自和하도록 유도하는 것<50>이 목표가 될 뿐이라는 것이다.

망진액亡津液이 직접적 조치를 요要하는 경우는 모두 대변大便의 곤란困難과 관계되는 예들이다. '不大便而嘔불대변이구'하는 경우, 소시호탕小柴胡湯으로 상초上焦가 통通하고 진액津液이 내려가 위중胃中이 화和하면서 병이 낫기도 한다<240>.

망진액으로 위중건조胃中乾燥<189, 212> 내지 대변인경大便因鞕<254>하거나, 땀이 많이 나는 것으로서 진액외출津液外出하여 위중조胃中燥<223>하거나, 아니면 땀을 내서[발한發汗] 진액월출津液越出함으로서 대변난大便難<228>하는 등의 사례들은 승기탕承氣湯 종류로서 조치해야 할 경우들이다. 결국 망진액을 통하여 제시하려는 문제는 궁극적으로 대변경大便鞕, 또는 위중건조胃中乾燥 등의 병태로 귀결되는 것을 볼 수 있다.

그런데 여기서 대변경大便鞕을 장관腸管의 내강內腔이 건조한 까닭이라고 해석한다면, 진액의 손실로 일어난 소변불리에 대해 '勿治之물치지'해야 할 근거는 무엇인가. 소변불리도 망진액과 같은 흐름이면 당연히 경계해야 할 상황이 아니냐는 얘기다.

본문에 따르면 강하게 사하瀉下를 시키고 또 거기에 얹어서 땀을 내게 되면 진액이 손실되어 소변이 통하지 않는 것으로 설명하고서, '勿治之물치지'라 하고, '陰陽自和음양자화'면 '必自愈필자유'라 한 것은 망진액으로 인한 소변불리는 큰 문제가 아니기 때문이라는 의미가 명백하다.

그러나 소변불리도 진액의 손실이고, 진액의 손실은 곧 대변경大便鞕이라는 방치할 수 없는 상황으로 이어진다면 그냥 놔두어서는 안 될 상태라고 할 수밖에 없다.

이와 같은 추론에서 더 나아가 망진액과 위중건조의 관계는 그 상징적 표현을 벗어나 실제적 해석을 요한다는 생각을 할 수 있다. 진액의 손실로 위중胃中이 말라서 변便이 굳게 된다는 표현을 액면 그대로 받아들이기 어렵다는 얘기다. 진액의 문제는 상징적인 것으로 대변이 굳은 것을 표현하는 수사修辭일 뿐, 실제의 기전으로 볼 수는 없다는 생각이다. 이것을 현실적으로 그 의미를 확실히 해석하는 것에는 문제가 있을 수 없다. 본래의 의도를 훼손하는 것이 아니라는 뜻이다.

그런 의미에서 대변이 굳는 것은 말라서 통하지 못하는 것이 아니라 운동성이 불량해 짐에 따라 대장大腸의 장관腸管 안에서 지체하는 시간이 길어지기 때문에 마르는 것이라고 해석한다.

그렇다면 대변의 곤란에서 진액의 문제는 현상을 보아 말한 표현에 지나지 않고, 실제로는 장관 운동성의 문제가 본질이 되는 것이다. 진액이라는 요소 자체를 보는 시각으로 이 논리를 보강하는 노력은 잘못하면 사상누각沙上樓閣이 될 수 있지 않을까? 이 문제에 관해서는 양명병의 위가실胃家實 현상에서 다시 논의하기로 하자.

결론적으로 본문의 소변불리小便不利는 외벽의 경직을 포함하는 병리 변화에 편승해서 조임의 효과가 일어나고 있는 상태이니, 그것을 통해 조임과 상반된 요소인 팽창의 힘은 과하지 않다는 근거로 볼 수 있는 징후가 된다. 따라서 소변불리가 있다면 현재의 병리 경과가 대변경大便鞭으로 향해서 진행하고 있는 것은 아니라고 판단하게 된다는 얘기가 된다. 그것이 소변불리의 상황을 '勿治之물치지'한다는 말의 근거라는 뜻이다.

한 가지 더 사족蛇足을 하자면, '大下之後復發汗대하지후복발한' 이후에 소변불리가 나타나는 것은 비록 양명의 극단을 향한 경과가 아니라는 점에서는 좋은 징후일지 모르나 소음병이 악화되는 방면의 경과라면 이 또한 좌시할 일이 전혀 아니라는 점이다. 문장의 초점이 양명병의 악화에 있으니 그런 서술이 없지만, 그런 점을 염두에 둔다면 이 역시 설명이 보강되어야 할 내용일 것이라고 본다.

61.

下之後　復發汗　必振寒　脈微細　所以然者　以內外俱虛故也

● 해석

사하한 뒤 다시 땀을 내는 경우, 어김없이 오한이 심하고 맥이 미미하면서 가늘다면 그 까닭은 안팎이 모두 허하기 때문이다.

● 주해

이미 앞 조문에서도 말한 것처럼 사하瀉下로 복부를 자극하여 외벽의 장력을 높이려는 것은 평활근의 수축 운동을 일으키자는 것이다. 평활근의 탄성이 지나치게 높아 그에 대한 복강 자체에서의 반발(내적반발)이 일어나면서 강고한 갈등이 조성된 상태로 수축이 활발하지 못한 경우에 '下之하지'가 필요하다. 그러나 만일 평활근이 정상적으로 수축 활동을 하고 있거나 특히 전반적으로 긴장의 경향을 갖고 있는데 하지下之하는 것은 잘못된 일이다.

이 경우의 하지下之는 직접적으로는 평활근의 피로를 부르고, 평활근의 피로는 긴장의 경향을 드러나게 하여 장관腸管의 내경內徑을 조이는 경과를 초래할 것이다. 복강 전체로 보면 위축하려는 경향이 일어나는 것이다.

발한發汗하는 것은 결과적으로 내강과 외벽의 갈등관계를 푸는 것이다. 그러나 사하로 복강 외벽을 자극한 상태에서 다시 외벽에 대한 자극으로 표리간의 갈등을 풀려는 시도는 그 자체로 잘못된 조치일 수 있다.

이미 앞의 조문에서 서술한 바와 같이 사하나 발한의 자극이 표부의 경직으로 이어질 수 있다는 것이 중요하다. 표부의 경직은 흉복부의 운동을 전체적으로 약화시키는 요인이니 복강에서 팽창력을 유도하고 두 힘 사이에 강고한 갈등관계를 일으킬 수 있다. 이때 팽창의 힘이 일어나 경직된 외벽을 밀어내고 그 운동성을 회복한다면 문제가 없으나 그렇게 되지 못하고 힘에 밀려 주저앉는 경과로 진행한다면 그것이 바로 '內外俱虛내외구허'의 상황이다. 내강은 조여지고 위축되려 하면서 간간히 경화硬化가 일어나고, 그 결과로 순환 혈류가 감소함에 따라 표부의 혈류 또한 줄게 되기 때문이다.

내외內外가 공共히 허한 것은 또 혈血의 허虛함을 의미하는 것이다. 내강의 안에 분포하는 혈血도 부족하고, 순환을 따라 표부로 나오는 혈血도 부족하다는 얘기다.

'振寒진한'은 오한惡寒과 같은 맥락으로 해석할 수도 있으나 이는 순환 혈류의 감소뿐 아니라 표부 전반에 조성된 경직의 경향이 함께 작용한 결과일 것이다. '脈微細맥미세'는 혈관을 지나는 혈류가 충만하지 않다는 것을 표상한다. 이것은 주기성을 가지고 반복적으로 일어나는 긴장으로 요골동맥을 거상하는 효과가 소멸했다는 것이다. 즉 표부의 긴장이라는 경과를 지나 이제는 표부의 경직이라는 상황에 봉착했다는 것으로 볼 수 있는 하나의 표상이다.

62.

下之後　復發汗　晝日煩躁　不得眠　夜而安靜　不嘔不渴　無表證　脈沈微　身無大
熱者　乾薑附子湯主之

● 해석

사하하고 다시 땀을 내고는 낮에는 번조가 일어나서 잠을 자지 못하고,
밤에는 편안해지면서 구역질이나 갈증이 보이지 않는다. 표증이 없으며, 맥
은 가라앉고 미미하면서 몸에 큰 열증이 없는 경우에는 건강부자탕으로 주
치한다.

● 주해

'下之하지'하고 다시 땀을 내는 것은 61조와 마찬가지다. 61조와 같다면
그 결과는 '內外俱虛내외구허'의 상태가 될 것이다.

'煩躁번조'는 가슴을 크게 압박하는 상황을 표상한다. 이때 가슴의 압박은
조임 효과가 커지면서 그에 따른 복압의 상승을 바탕으로 생길 수 있다.
그렇다고 복강이 실제 좁아져야만 번조煩躁가 일어나는 것은 아니다. 대청
룡탕증大靑龍湯證<39>의 경우 등에서는 복강의 축소가 일어나지 않고도 번조
가 일어날 수 있다.

대청룡탕증은 비록 복강이 좁아지지 않았지만, 복강에서 일어나는 강한
팽창의 힘과 그 힘에 반발하는 외벽의 장력, 그리고 지속성持續性인 긴장 압
박의 힘이 함께 부딪히면서 강력한 힘의 대치가 생긴 상황이다. 이러한 강
력한 힘의 대치는 밖을 향한 발산發散의 힘을 유발하고, 발산력은 가슴을
침식해 들어가면서 그 활동성을 크게 제한하는 것으로 번조를 일으키는 바
탕을 형성한다. 그런 의미에서 번조는 복강이 좁아지는 것으로부터 일어난
다고 하기보다는 가슴을 침식하고 제약하는 복부의 환경 변화로부터 유래
하는 거라고 하는 것이 좋겠다. 물론 번조라면 이러한 압박이 어느 수준
이상이 될 때 일어나는 현상이다.

'晝日煩躁주일번조'는 밤보다 낮에 복강을 조이는 세력이 이끄는 갈등관계
가 강하게 일어난다는 것을 의미한다. 낮은 생리적 움직임이 다양하게 일
어난다. 복강 안에서는 그 내압을 높이는 요구가 많을 수 있다. 소화나 배
설, 그리고 상대적으로 증가한 호흡, 순환 등이 모두 그렇다.

이미 복강의 외벽이 경직된 상황이라면 더 강한 조임의 효과가 일어날
수 있는 기간이다. 조임의 효과에 대응하는 팽창의 힘은 따라서 더욱 강화

되고 내외간의 갈등이 한층 강고해질 것이다

이와 같은 갈등이 어느 수준 이상이 되면 경결硬結을 깔고 있는 상역의 병리가 강하게 작용하여 흉강의 활동성을 제한하고 압박하는 효과를 내게 된다. 흉강에 대한 이런 압박의 경향이 번조煩躁의 원인이다.

반면에 '夜而安靜야이안정'은 생리 작용 전반이 감소한 구간으로 특히 복강 내압을 높인다든지 하는 요구가 상대적으로 줄어든다. 복부의 내외에서 갈등의 강도를 높이는 움직임이 잦아들었다는 것이다. 그렇다면 '不嘔不渴불구불갈'은 당연하다. '嘔구'증이 없는 것은 갈등관계가 그만큼 강하지 않다는 것이고, '不渴불갈'은 또한 내강의 확대와 심한 갈등관계가 없다는 말이다. 갈등관계가 강고하지 않으니 경결이나 상역이 없거나 약하여 '安靜안정'될 수밖에 없다.

그러니 여기서 '無表證무표증'이라는 것은 표부에 아무런 병변이 없다는 것을 말하는 것은 아니다. 표증이 없다는 것은 표부의 긴장이 없다는 것이다. 표부의 긴장은 주기성을 갖고 반복되는 외벽의 긴장을 말한다. 외벽의 긴장은 복강을 향해 조이는 작용을 행사한다.

그러나 본문에서 '晝日煩躁주일번조'를 일으키는 병리는 복강을 향해 반복해서 조임의 힘을 가하는 긴장이 아니라, 고착화되어 운동을 방해하는 경직인 것이다. 이것은 표부의 병변이면서도 그 현상으로 보아 표부의 문제라기보다는 이미 내강의 문제라고 볼 수도 있을 것이다. 실제로 이 표부경직의 문제는 삼음병의 공통적 병리 바탕을 형성하고 있다. 그런 의미에서 이 경과를 '無表證무표증'이라 하는 것이며, 이것은 맥상脈狀에서도 확인되는 일이다.

'脈沈微맥침미'에서 '沈침'은 표증이 없음을 말하고, '微미'는 혈류의 힘이 약弱하다는 것으로 비활동성을 띠는 상황을 표상한다. '無表證脈沈微무표증맥침미'는 따라서 표리간의 변동성 갈등 구조가 없고, 복강은 어느 수준 이상으로 위축되는 구간을 갖는 경과가 조성되었다는 것을 확인하는 진단 요점이 된다.

여기에 '身無大熱신무대열'은 순환 혈류가 감소되어 있으며, 어떤 흐름을 타고 증감增減할 일이 없다는 뜻이다. 이 상황에서 몸에 크게 열熱이 없는 것은 당연한 일이겠다. 순환 혈류가 어떤 흐름을 타고 증감한다는 것은 내외간의 갈등관계가 생겼다가 없어지기를 반복하고 있다는 말이다.

사실 '無表證脈沈微무표증맥침미'로도 상황을 확인하는데 충분하지만 '身無大熱신무대열'이라는 단서를 하나 더 제시해서 만전을 기한다. 혹시라도 복강의 내부에 예기치 못한 팽창 활동(평활근 탄성 강화)의 가능성이 있지 않을까 하는 우려 때문이라고 본다.

● 乾薑附子湯

○乾薑 10兩, 附子生用去皮破八片 1枚.
○위의 두 약을[上二味] 물 3승으로 끓여서 1승을 얻되[以水三升煮取一升] 거품
을 제거하고[去滓] 한 번에 마신다[頓服].

*

　건강乾薑이나 부자附子는 모두 근육들의 경직, 위축의 경향을 광범위하게
완화하는 약들이다. 건강은 골격근의 경직으로 외벽이 굳어지면서 그에 대
응하여 상황을 극복하려는 복강 안의 팽창장력과 맞서 강고한 갈등관계를
구성하는 경우를 다스리는 약 중의 하나다.

　건강의 효능에 대해 본초경本草經에는 '胸滿咳逆上氣흉만해역상기, 溫中止血온
중지혈, 出汗출한, 逐風濕痺축풍습비, 腸澼下痢장벽하리'79)라고 기록한다.

　여기서 강고한 갈등의 관계가 풀리면서 급격히 활성화된 장관腸管의 수축
활동 자체가 '下痢하리'의 원인이며, 갈등이 일어나면서 나타나는 발산發散의
힘[상역上逆]에 의해 '胸滿咳逆上氣흉만해역상기'가 나타날 수 있다.

　이때 건강의 역할은 뻣뻣하게 굳어서 복강으로부터 반발을 유발하는 외
벽을 풀어줌으로써 복강이 운동성을 유지하지 못하고 경결硬結의 방면으로
흐르는 경과를 다스리는 작용이라고 할 수 있겠다.

　부자附子는 굳어지고 조여드는 경향이 온 몸의 모든 근육 계통에서 나타
나는 경우를 광범위하게 다스리는 약의 대표로 보인다. 본초경本草經에서는
'主風寒咳逆邪氣주풍한해역사기, 溫中온중, 金瘡破癥堅積聚금창파징견적취, 血瘕
혈가, 寒濕한습, 踒躄拘攣위벽구련, 膝痛不能行步슬통불능행보~'80)라고 쓴다. '寒濕踒
躄한습위벽'에 대한 효과는 골격근에 발생하는 경직과 위축의 병리를 다룬다
고 할 만하다. 물론 '通四肢關節통사지관절',81) 즉 사지의 관절을 통해주는 효
과 등으로 보면 건강의 경우와 상통하지만 더욱 강하고 포괄적이다.

　의학입문醫學入門에서는 '通行諸經통행제경, 浮中沈無所不至부중침무소부재',82) 즉
모든 경락經絡을 통행하고 부중침浮中沈의 모든 영역에 이르지 못하는 곳이
없다고 하여 그 광범위하고 강력한 속성을 표현했다.

　따라서 건강과 부자를 함께 쓴 것은 골격근 경직의 속성으로부터 비롯되

---

79) 神農本草經 p.158
80) 위의 책 p.239
81) 東醫寶鑑 p.732.아래
82) 東醫寶鑑 p.732.아래

는 모두 갈등관계를 완화하여 그 활성을 높이겠다는 의도를 반영하는 것이라고 해석한다.

63.

發汗後 身疼痛 脈沈遲者 桂枝加芍藥生薑各一兩人蔘三兩新加湯主之

● 해석

땀을 낸 후에 몸이 아프고, 맥이 가라앉으면서 느린 경우는 계지가작약생강각일량인삼삼량신가탕([이하以下 작생삼신가탕芍生蔘新加湯)으로 다스린다.

● 주해

땀을 내서 표리表裏의 갈등관계를 해소하였다. 표부表部의 긴장, 즉 주기성을 갖고 반복되는 외벽의 지나친 장력을 풀어서 부드럽게 하고, 외벽의 압박에 대항하던 내강의 힘도 풀어서 편안하게 했다는 뜻이다.

'身疼痛신동통'은 몸통이 아픈 것이다. '身신'이란 팔다리나 두면부頭面部, 경항부頸項部를 제외하고 가슴과 배의 내강을 감싸는 영역을 따로 말한다. 여기서 몸통이 아픈 것은 새로운 갈등관계가 발생한 것이다.

이미 발한發汗을 통해 내외간의 갈등을 풀려는 시도가 있었다. 이제 표부 긴장의 병리가 계속 남아서 '身疼痛신동통'을 유발하고 있는 것은 아니라는 것이다.

'脈沈遲맥침지'에서 '沈침'맥은 이미 표부表部의 긴장이 없다는 의미다. '遲지'맥은 순환이 약화되는 상황을 말하는 맥 가운데 하나다.

따라서 '沈遲침지'를 함께 보면 이미 표증表證은 소멸했고, 다른 갈등의 문제로서 순환을 억제하는 복강으로부터의 변화가 작용하고 있음을 말해 준다. 순환 억제는 갈등관계가 활동성의 약화로 이어짐으로써 일어나는 것이기 때문이다.

상황은 발한 후에 표부 긴장이 주도하는 내외간內外間, 즉 표리 사이의 갈등[표증表證]이 풀렸지만, 병이 다 나은 것이 아니라 발한의 자극으로 표부의 일부一部인 몸통의 외벽을 구성하는 골격근 계통이 경직되는 성향으로 변화하면서 다른 국면의 표리 갈등관계가 구성된 것으로 해석할 수 있다.

이렇게 되면 누차 서술한 것처럼 경직된 외벽이 흉복부의 운동을 제한하니 그 억압을 극복하기 위해 복강 내부로부터의 팽창력이 일어나게 된다.

이 팽창의 힘은 외벽의 힘과 대립하면서 갈등관계를 길게 유지할 수도 있고, 이내 주저앉아 복강이 급격하게 압박되는 결과를 초래할 수도 있으며, 한 번에 외벽을 밀쳐내고 경직을 해소하는 쪽으로 작용할 수도 있을 것이다. 외벽의 힘과 복강으로부터의 팽창력이 대등하다면 첫 번째의 경우와 같이 지속되는 갈등관계가 나타나게 될 것이다.

본문에서 '身疼痛신동통'은 앞에서 서술한 것처럼 몸통의 외벽이 아픈 것으로 이와 같이 지속되는 강고한 갈등관계의 소산이라 본다.

● 桂枝加芍藥生薑各一兩人蔘三兩新加湯(以下 芍生蔘新加湯)

○桂枝去皮 3兩, 芍藥 4兩, 甘草炙 2兩, 生薑切 4兩, 大棗劈 12枚, 人蔘 3兩.
○이 여섯 약을[右六味] 물 1두 2승으로[以水一斗二升] 달여 3승을 취하고[煮取三升] 찌꺼기를 제거한 뒤에[去滓] 따뜻하게 1승을 복용한다[溫服一升]. 본래 계지탕이라 하는데[本云桂枝湯] 여기에 작약과 생강과 인삼을 가한 것이다[今加芍藥生薑人蔘].

*

계지桂枝는 원래 표부表部에서 일어나는 발동성의 긴장을 전적으로 다루는 약이다. 그러나 본 처방에서 계지桂枝는 외벽의 긴장 반발에 대한 조치의 역할도 한다고 할 만하다. 본래 계지탕에서는 외벽에서 능동적으로 일어나는 발동성의 긴장을 없애기 위해 계지를 사용했으나, 여기서는 복강에서의 환경변화가 외벽에 영향을 끼쳐 발생한 수동적 긴장을 풀기 위한 방편으로 계지를 쓰는 의미 또한 있다고 해석할 수도 있다는 얘기다.

물론 침맥沈脈이 보이는 마당에 표부 긴장이 능동적으로 작용하고 있다고 할 수 없기 때문에 이런 추정을 하게 되지만, 이에 대해서는 좀 더 깊은 고찰이 요망된다.

작약芍藥은 이 처방의 주약主藥이다. 작약은 평활근의 탄성이 정상 이상으로 강화되면서 팽창의 세력으로 작용하는데, 그 세력이 그에 대응하는 반발의 장력을 압도할 정도로 크지는 않은 상황을 다스린다. 팽창의 힘이 일어나되, 그에 대응하는 장력이 맞서면서 강고한 내적 갈등을 형성하는 경우를 담당한다는 뜻이다. 복강이 확대되는 방향으로 진행하기보다는 경직硬直으로 둔화鈍化되는 방향을 향해 가는 경우라고 하겠다.

이 경우, 그 영향력은 일단 하부 복강 쪽으로 향하면서, 어혈瘀血 병리를 일으키게 된다고 할 수 있다. 압박성 병리가 아니라 굳는 속성의 병리로서 상역上逆보다는 결체結滯, 결경結硬 등의 문제가 주로 일어나기 때문이다.

어혈병리의 속성은 주로 복강 영역의 둔화鈍化와 함께 하는 것이다. 이와 같은 둔화성의 팽창 경향은 비록 외벽을 밀어내 복강을 확대시키는 쪽으로 작용하지는 못하더라도, 복강 내외의 운동성을 제한함으로써 외벽에 대해 진퇴의 운동을 방해하는 효과를 낼 수 있다.

생강生薑은 복강의 내압이 올라 상역上逆하는 힘이 일어나는 상황을 다루는 약 중의 하나다. 복압을 올리는 것은 복강 안에서의 조임의 세력과 외벽으로부터의 압박이다. 생강의 경우는 주로 외벽으로부터의 압박이 작용하고 내강에서는 그에 대한 반발이 자연스럽게 일어나면서 상역이 조성되는 상황을 다스리는 것으로 생각된다. 이때의 팽창력은 작약芍藥이나 행인杏仁의 경우만큼 크지 않으며 따라서 외압이 일시적으로 복강을 침식하게 되면서 상역이 일어난다는 얘기다. 이런 이유로 생강은 독자적으로 외압을 해소하거나 내강의 팽창력을 푼다기보다는 대립을 완화하는 해표解表의 보조약으로 생각하는 것이 좋을 듯하다.

인삼人蔘은 복강 환경을 안정적으로 이끌어 복부 전반의 활동성을 정상화시키는 약 중에 대표적인 것이다<27. 백호가인삼탕白虎加人蔘湯>. 복강 환경의 안정은 평활근의 탄성이 적절하고 긴장이 없는 상태로 활동성이 정상범위를 유지하는 것으로부터 얻어진다. 긴장도 없고 탄성이 과하지도 않은 상태다.

본초경本草經에서 '主補五臟주보오장, 安精神안정신, 定魂魄정혼백, 止驚悸지경계, 除邪氣제사기, 明目명목, 開心개심, 益智익지~'83)라고 한 것이 전반적으로 복강 환경의 안정과 관련된 인삼의 효능을 말하는 것으로 본다.

이런 인삼의 효능은 주로 외벽의 장력이 높아지는 경향에 대응하여 팽창력이 일어나고, 다시 그 팽창력과 외벽의 장력 사이에 갈등관계가 구성되는 것을 차단함으로서 얻어지는 것으로 보인다.

'療腸胃中冷요장위중냉, 心腹鼓痛심복고통, 胸脇逆滿흉협역만, 霍亂吐逆곽란토역, 調中조중, 止消渴지소갈, 通血脈통혈맥, 破堅積파견적, 令人不忘영인불망.<別錄>'84)에서 복강에서 일어나는 여러 가지 증상들은 모두 갈등관계에 의한 평활근 활동의 파행跛行으로부터 비롯되는 것이다.

소갈消渴은 내강에 정류혈停留血이 생긴 것을 표상한다. 정류혈은 복강에서의 갈등이 활동성을 약화시키고, 활동성의 약화가 순환에 영향을 줌으로서 일어난다. 이 소갈을 그친다는 것은 결국 복강에서의 갈등관계를 해소한다는 얘기다.

한편으로 소갈에 대한 효능을 갖추었다는 것은 비록 인삼이 조임의 세력

---

83) 神農本草經 p.49
84) 本草綱目 pp.701-702

이 주도하는 갈등을 다루더라도 복강이 위축되는 방향과는 좀 다르다는 말이 된다. 소갈은 어느 수준 이상의 정류혈이 생겨야만 일어나는 증상이기 때문이다. 이렇게 복강을 압박하고 조이는 세력이 주도하는 갈등이라 하더라도 큰 위축이 일어나지 않는 경우를 다스린다는 것은 인삼 효능의 본질은 갈등관계로 복강 환경이 경결과 상역 사이에서 이리저리 변동하는 양상을 다루는 데 있다는 것을 알 수 있다.

'~心腹鼓痛심복고통, 胸脇逆滿흉협역만, 霍亂吐逆곽란토역, 調中조중~' 등의 효능은 모두 상역의 병리를 해소하는 것으로부터 얻어진다. 이 상역의 병리는 서술한 바와 같이 조임의 힘이 이끄는 갈등관계에서 조임에 대응하는 내적 반발이 무너지면서[탈력脫力] 일어나게 되는 것이다.

이 처방을 이루는 핵심 요소는 작약과 인삼, 생강이라고 할 수 있다. 대략적으로 정리하자면 작약은 내적 갈등의 원천인 팽창의 세력을 완화하고, 인삼과 생강은 안팎에서 조이려는 효과를 풀어서 해소한다. 계지는 수동적으로 일어나는 표부의 긴장을 담당하고, 감초와 대조는 복강 안에서의 활동성을 안정적으로 유지할 수 있는 토대를 만드는 역할로 쓰인다.

결론적으로 말해 작생삼신가탕芍生蔘新加湯은 외벽의 병리로서 표부 긴장의 문제가 좀 더 경직의 방향으로 진행한 상황을 다루는 처방 중 하나다. '身疼痛신동통'은 내강을 둘러싸는 외벽의 골격근이 경직에 가까운 변화를 일으킨 결과로 볼 수 있겠다.

물론 백출이나 건강, 부자 등과 같은 약이 없으므로 경직의 경향이 전신의 표부에 걸쳐 광범위하게 일어난 것은 아니지만, 최소한 몸통을 둘러싼 골격근 영역에 생겨있다는 얘기다.

64.

發汗後 不可更行桂枝湯 汗出而喘 無大熱者 可與麻黃杏仁甘草石膏湯

● 해석

땀을 낸 뒤에 계지탕을 다시 쓰지 못할 수 있는데, 땀이 나면서 천증이 있더라도 크게 열은 없는 경우에는 마황행인감초석고탕(이하 마행감석탕)을 쓸 수 있다.

● 주 해

표증表證에서 땀이 나더라도 계지탕桂枝湯을 쓸 수 없다는 것은 예외적이다. 계지탕은 땀이 나는 표증에 전용專用하는 약이기 때문이다. 본문의 경우는 계지탕증의 땀이 아니라는 것을 말한다. 땀은 나지만 크게 열熱이 나지 않는 것이 다르고, 더구나 천喘증까지 있으니 계지탕증과는 근본적으로 다르다.

천증으로 보자면 마황탕이 주약主藥으로서의 대표성을 가진다. 천증은 흉곽 주위 및 복벽을 구성하는 근육들의 뻣뻣한stiff 긴장, 또는 복강에서의 경직된 환경 등으로 흉곽이나 복벽의 활동성이 어느 수준 이하로 떨어진 것을 기본 병리로 한다.

그런 의미에서 본문에 예시되는 경우와 같이 '無大熱무대열', 즉 땀은 나더라도 열이 크게 나지 않는 경우는 계지탕증의 병리바탕과는 다른 것이 된다. '無大熱무대열'과 '汗出한출~'은 서로 모순되는 증상으로 보인다. 땀이 나는데 열이 많지 않다는 것이니 그렇다. 땀은 보통 열이 어느 수준 이상이 되었을 때 나는 것이니 땀이 난다면 열이 동반하는 것이 당연하기 때문이다.

본문에 제시된 '汗出而喘한출이천'의 조건을 가지고 내강과 외벽의 상황을 그려보자. 땀이 나고 있는 것은 순환량이 어느 수준 이상으로 늘어났다는 의미다. 또 천증은 복강이나 복벽, 흉곽의 운동성이 내외간 힘들 사이의 대립으로 인해 크게 제한된 상황을 말한다.

결과적으로 외벽이 강한 장력으로 누르고 있는 상태에서도 순환량이 증가할 수 있다는 것이니, 그렇다면 그 강한 외벽의 긴장 장력을 이겨내고 복강이 그 용적과 활동성을 회복하는 구간이 있다는 얘기로 풀이된다. 그 구간에서 복강은 정상 이상의 용적에 도달할 것이다. 그 동안만은 내강 안에서의 팽창 압박이 강한 외벽의 장력을 약간 밀쳐낼 수 있게 된다.

그렇다면 '汗出而喘한출이천'은 복강이 외벽과 팽팽한 대치를 하고 있는 상태에서 한 번 씩 강한 팽창을 일으키고 있는 상황이라는 결론이다. 마황탕증의 구조에서 간헐적으로 키워지는 복강 용적만 더해진 모양이다.

정리해 보면, 본문의 내용은 발한 이후에 계지탕증의 바탕이 변모하여 다른 형식의 표리 갈등관계가 조성된 것을 제시하는 것이라고 할 수 있다.

우선 복강에서의 팽창의 힘이 더 강화되었고, 그렇게 된 이유로는 표부의 긴장이 더 강고해진 것을 들 수 있을 것이다.

땀이 있으므로 발한 이후로 그 자극에 의해 표부 병리가 경직의 수준에 도달했다고 할 수는 없으나, 긴장 상태가 남아있되 그 긴장이 발생하여 스러지기까지의 시간이 매우 길어졌다는 해석이 가능한 것이다.

　마행감석탕으로 주치主治한다고 하지 않고 '可與麻黃杏仁甘草石膏湯가여마황행인감초석고탕'이라고 한 것은 이 상황이 독자적 양상의 병리 현상이라기보다는 경과상의 병증, 또는 일과성一過性 현상이기 때문이 아닐까 한다. 천喘증이 있으면서도 땀이 난다든지, 땀이 나면서도 '無大熱무대열'한 것 등의 증상이 그런 속성을 말해주는 것이다. 그런 의미에서 '可與麻黃杏仁甘草石膏湯가여마황행인감초석고탕'라고 한 본문의 병증을 마행감석탕증麻杏甘石湯證으로 말할 수 없으므로 한출이천증汗出而喘證 등으로 표기해야 하겠지만, 편의상 마행감석탕증으로 표기하기로 한다.

● 대조정리

　63조와 마찬가지로 땀을 내서 표리의 갈등관계를 해소했다. 발한發汗 이후 작생삼신가탕증芍生蔘新加湯證<63>의 경우에는 경직된 외벽과 복강으로부터의 팽창의 힘이 대립하는 새로운 형식의 갈등관계가 조성되는 경과로 흐른 것이다.

　그런데 64조의 마행감석탕증의 경우는 발한을 했더라도, 그 자극이 외벽을 경직시키는 수준에 이르지는 못하고 다만 그 긴장의 속성이 매우 높은 강고함을 갖는 선에 그친 것으로 정리된다.

　땀이 나지 않는[불한출不汗出] 대청룡탕증大靑龍湯證의 경우는 복강 내부의 팽창세력이 매우 강하지만 외벽의 긴장 압박이 또한 강하게 맞서면서 그 대립이 거의 풀리지 않고 있다는 점이 마행감석탕麻杏甘石湯을 투여하는 본문의 상황과 다르다고 할 수 있다. 팽창의 세력이 강한만큼 더욱 강고한 내외 대립을 유지하는 것이 상역의 병리가 일어나 번조煩躁가 나타나게 하는 바탕인 것이다.

　마행감석탕을 쓰는 경우는 내외가 팽팽히 대치하여 고정된 양상을 보이는 구간이 길어 복벽이나 흉곽의 운동성이 크게 제한되므로 천喘증이 나타나되, 그 힘의 대립이 대청룡탕증보다는 완고하지 않다.

　대청룡탕증에서 천증에 대한 서술이 없으나 비록 복강이 내외의 문제들로 인해 위축될 상황이 아니더라도 갈등의 강고함으로 인해 천증이 나타날 소지는 역시 갖고 있을 것으로 생각된다.

　사실 처방의 구성으로 본다면 대청룡탕과 마행감석탕의 실제적 구별은 쉽지 않다. 마황麻黃, 행인杏仁과 석고石膏가 두 처방에서 모두 갖추어져 있기 때문이다. 마황, 행인으로 내외간 갈등 및 내적 갈등을 해소하려는 의도와 석고로 급격히 강화되는 평활근의 탄성에 대응하려는 의도가 '不汗出而煩

躁불한출이번조'의 상황이나 '汗出而喘한출이천'의 상황에 모두 필요하다는 것이다.

다만 본문의 '汗出而喘한출이천'은 한출이 있으면서도 천喘증이 함께 있는 특이성을 갖는 경우로 제시하고, 마행감석탕을 만들어 급한 문제를 가볍게 해결하고 가는 사례로 기술하여 끼워 넣은 것일 수도 있겠다고 생각해본다. 특이성이라고 하는 것은 한출은 순환이 강화된 상태를 바탕으로 하고, 천증은 표리 갈등이 높아 활동성이 감소하므로 오히려 순환의 약화가 동반할 가능성이 높으니 서로 엇갈려 다소 모순의 양상이라고 볼 수 있기 때문이다. 그러나 마행감석탕증은 발한 이후에 나타날 수 있는 현상의 한 예로서 작생삼신가탕증과 대비되는 경우를 제시하기 위해 의도된 상황이라는 생각도 가능하지 않을까 한다.

계지탕증의 한출과 비교할 때, 마행감석탕증의 경우가 팽창세력의 급증으로 간혹 일어나는 대립의 붕괴를 통해 땀이 난다면, 계지탕증은 팽창세력의 증가가 아니라 팽창세력의 완화를 수반하는 갈등의 해소를 통해 땀이 나게 된다. 마행감석탕증에서 나는 땀은 간헐적으로 나는 소량의 한출이겠지만, 계지탕증의 경우는 한출을 더욱 빈번하게 볼 수 있을 것이다.

천증을 중심으로 본다면, '喘而汗出천이한출'이 나타나는 갈근황련황금탕증葛根黃連黃芩湯證<35>과의 비교도 필요할 것이다. 간략하게 보자면 이 '喘而汗出천이한출'은 증상이 나타나는 유래가 복강 안에 쏠려있는 반면, 본문의 '汗出而喘천이한출'은 외벽의 변화가 경과를 이끄는 상황을 바탕으로 한다.

'喘而汗出천이한출'의 경우 평활근의 탄성(팽창의 힘)이 높아지는 급격한 흐름에 따라 팽창세력과 그에 대응하는 외벽의 반발 장력이 맞서 발산發散의 힘이 나타나는데, 이때 외벽에서는 다만 수동적 장력만을 일으키게 된다고 할 수 있다. 그러나 본문의 '汗出而喘한출이천'에서는 장관 탄성의 급격한 강화 이전에 강화된 외벽의 긴장이 능동적으로 작용하고 있는 상태이므로 복강에서 일어나는 팽창의 힘은 부분적으로 수동적인 것이 된다.

● 麻黃杏仁甘草石膏湯

○麻黃去節 4兩, 杏仁去皮尖 50個, 甘草炙 2兩, 石膏碎綿裹 半斤.
○위의 네 가지 약을[上四味] 물 7승에 먼저 마황을 넣고 달여 2승을 줄이고 [以水七升先煮麻黃減二升] 위에 뜬 가루를 없앤 뒤[去上沫] 다른 약을 모두 넣고 달여 2승(3승)을 취한다[內諸藥煮取二升(三升)]. 거품을 떠내고 따뜻하게 하여 1승을 마신다[去滓溫服一升].

*

본문에서 이 경우, 계지탕을 쓸 수 없다는 것은 계지탕으로는 효과를 보지 못하니 병의 진행을 막지 못한다는 말일 뿐 아니라, 어쩌면 외벽을 경직시키는 계기가 될 수 있다는 점을 경고하는 말이라는 게 더 설득력을 가질 수 있다. 계지탕도 본래 표부 긴장의 발동 요인과 그에 맞서는 복강의 팽창 반발을 해소해서 밀고 밀리는 갈등관계를 해소한다. 계지로 표부 긴장의 발동을 가라앉히고, 작약으로 복강의 팽창 반발을 완화하게 되는 것이다.

그러나 이와 같은 자극이 표리간 갈등을 풀기에 족하지 않다면, 그로 인해 표부 병리의 심도를 높이는 결과를 초래할 수 있다는 것이다.

계지의 경우, 외벽 장력의 발동을 주치할 뿐 지속되는 장력에 대해서 쓰는 약이 아니고, 작약의 경우는 팽창에 대한 복강 자체의 반발(조임)로 제한되어 있는 팽창력에 대해 효과를 갖고 있으나 순수한 팽창세력의 강한 발동에 대응하는 효과를 내지는 못한다.

마행감석탕麻杏甘石湯에서 마황麻黃과 행인杏仁은 지속적으로 안을 조이는 외벽의 힘과 복강에서 제한 없이 일어나는 팽창의 힘을 함께 해소할 목표를 갖는다.

석고石膏는 강력하게 일어나는 평활근의 과도한 탄성(팽창세력)을 해소하는 약이다. 석고는 팽창의 세력이 그에 대응하는 반발 장력을 따돌리고 복강을 급격하게 확대시키는 수준에 이른 경우를 해소한다. 이런 경우에 복강은 내외 갈등에도 불구하고 정상 이상의 용적으로 팽창할 수 있다.

마황과 행인은 바닥에 깔린 복합적 갈등관계를 풀고, 석고는 복강 안에서 강력하게 일어났다가 가라앉기를 반복하는 강한 팽창의 힘을 해소한다.

그러니까 마행감석탕도 외벽의 힘과 복강의 팽창세력이 맞서는 대립의 병리를 다루는 처방이 된다. 복강 안에서 일어나는 팽창의 힘은 대응하는 장력의 힘을 배제할 수 있는 정도이며, 바탕에 깔린 갈등관계는 흉복의 활동성을 크게 떨어뜨릴 수 있는 수준이다.

65.

發汗過多 其人叉手自冒心 心下悸 欲得按者 桂枝甘草湯主之

● 해석

발한을 심하게 하고 나서 병자가 가슴이 두근거려 두 팔로 가슴을 감싸

누르고자 하는 경우는 계지감초탕을 쓴다.

● 주 해

땀을 내는 것은 표증表證을 풀자는 것이니 결국 표리表裡(내외) 사이에 힘의 대치 관계를 해소하자는 행위다. 구체적으로 내강을 누르는 표부의 긴장과 외벽을 향한 복강 내부의 팽창세력 사이에 생기는 힘의 충돌, 갈등을 풀자는 것이다.

그런데 '叉手自冒心차수자모심'하는 것은 가슴에 부담이 생겼다는 것으로 갈등관계가 여전히 해소되지 않았거나 오히려 더 심해졌다는 상황의 표현이다. 내외 갈등은 복강에서 발산發散의 힘을 일으켜 가슴을 압박할 수 있기 때문이다.

'心下悸欲得按심하계욕득안'은 심하부心下部에서 느끼는 '悸계'가 심하여 가만히 있을 수 없다는 얘기다. 이것은 곧 순환 생리의 불안정한 양상에 의해 흔들리는 모양이라고 하겠다. '悸계'는 어떤 문제를 토대로 일어나는 증상인가를 고찰해 보자.

발한發汗을 과다할 정도로 시행했다. 여러 번에 걸쳐 땀을 냈다는 뜻으로 본다. 그러나 계悸가 일어나고 '叉手自冒心차수자모심'한다면 갈등관계가 풀리지 않은 것이다.

발한은 평활근이나 외벽[표부表部]을 대상으로 자극을 가하는 것이다. 이 자극이 여러 차례에 걸쳐 반복되었다면 평활근이나 표부 골격근에 피로가 생기고, 과민한 상태가 되었을 수 있다.

표부의 긴장이 과민하게 발동하고, 복강에서는 그에 대한 반발이 빠르게 일어나고 있다면 표리 갈등이 재연되는 상황이다. 원점으로 돌아간 것이다.

만일 발한의 자극이 표리 갈등을 해결하지 못하고 변성을 일으키되 표부의 긴장을 변화시키는 방면이 아니라 복강에서 일어나는 팽창의 힘을 변화시키는 쪽으로 작용했다면?

발동성 긴장과 제한된 팽창 반발이라는 원래 계지탕증의 속성에서 팽창 반발이 홀로 소멸한 경우를 말한다. 외벽에서 긴장이 발동하여 복강을 압박하되 복강에서는 그에 대해 반발이 약한 상태다. 그렇게 되면 원래의 계지탕증에 비해 외압에 의한 복강의 위축 범위가 커질 것이다.

이 외압은 계지탕증 속성의 발동성 긴장 요인의 작용이니 긴장의 발동에 의해 복강에 조임이 일어나되, 복강으로부터의 강한 반발이 없으니 그 압박이 한번 일어날 때마다 복강은 크게 오그리게 될 것이다. 그러나 외벽 긴장이 소멸하면 복강은 다시 본래의 용적을 회복한다. 비록 팽창력은 약화되었다 하더라도 평활근의 장력은 정상 범위에 있기 때문이다.

결과는 복강의 오그리기(위축)과 복구가 큰 폭으로 일어나는 상황이 되었다. 발동성 긴장이 주기적으로 일어나는 흐름에 따라 복강이 크게 위축되는 구간과 복구되는 구간이 있는 셈이다.

복강의 급격한 위축이 일어나는 구간에서는 복압이 빠르게 오르고, 높아진 복압은 가슴을 압박하니 '叉手自冒心차수자모심'의 증상이 일어날 수 있다. 또 위축되었다가 다시 복구되는 일이 큰 폭으로 되풀이되니 '心下悸欲得按심하계욕득안'의 증상이 생긴다.

● 조문비교

작생삼신가탕증芍生蔘新加湯證<63>과 마행감석탕증麻杏甘石湯證<64>이 표증에 대한 발한發汗의 조치에 의해 외벽의 병리 속성이 변화하는 경과를 제시하는 조문들이라면, 본문의 계지감초탕증桂枝甘草湯證은 발한에 의해 내강에서 일어나는 힘의 속성이 변화하는 경과를 보여주는 것이다.

● 桂枝甘草湯

○桂枝去皮 4兩, 甘草炙 2兩.
○위의 두 약을[上二味] 물 3승으로 달여 1승을 남기고[以水三升煮取一升] 거품을 제거한 뒤에 한 번에 마신다[去滓頓服].

*

계지감초탕은 반발로서의 팽창(탄성 높이기)이 뚜렷하게 일어나지 못하는 복강을 향해 빈번하게 발생하는 외압, 즉 발동의 속성으로 홀로 성盛한 표부 긴장에 집중한 처방이다. 긴장은 매우 쉽게 발동하고, 이내 소멸하는 속성이다.

작약芍藥이 없는 것은 팽창 반발(높아진 평활근의 탄성)로부터 기원하는 내적 갈등으로 복강 안의 경결이 뚜렷하게 일어나지 않고 있기 때문이다. 여기서 이렇게 반발의 힘이 강하게 일어나지 않는 것은 물론 복강을 조이는 힘에 크게 눌리는 현상을 보이게 되지만, 눌린 이후로 정상 상태로 복귀할 수 있는 것은 또한 정상 범위에서의 반발이라 할 수도 있다.

생강生薑이나 반하半夏 등을 포함하지 않는 처방의 내용으로 볼 때, 구역嘔逆을 유발하게 되는 상역의 힘이 없다는 것이고, 이는 물론 표부의 긴장이 작용하더라도 전반적으로 팽창이나 조임의 세력이 강하게 일어나지 않아 갈등 또한 뚜렷하지 않다는 의미이기도 하다. 팽창의 세력이 강하게 일어나지 않으므로 그에 반발하는 조임의 세력이 발생할 근거가 없는 것이다.

구역嘔逆과 관계되는 발산의 힘은 복강에서 일어나는 갈등이 어느 정도의 강도를 갖고 있을 때 조성될 수 있다. 강도가 약한 경우는 말할 것도 없고, 강고하여 움직이지 않는 팽팽한 대립 역시 횡격막의 긴장에 이르지 못하는 것이다.

반대로 변동의 속성이 지나쳐 힘이 발생한 뒤 유지維持되는 시간이 매우 짧은 경우도 마찬가지다. 변동성이 지나치다는 것은 힘이 빈번하게 발생하되 바로 소멸하는 상황을 말한다. 한번 일어났다가 이내 소멸하는 긴장에 의한 밀어올리기로는 횡격막의 강한 반발이 일어날 수 없는 것이다. 지속되는 힘은 강력하고 질긴 속성을 갖고, 변동하는 힘은 민감한 속성을 갖는다고 할 수도 있겠다.

계지桂枝의 역할을 특히 강조한 계지감초탕桂枝甘草湯은 이러한 변동성의 표부 긴장, 즉 발 동요인의 극대화에 적용하는 것으로 정리한다.

66.

發汗後 其人臍下悸者 欲作奔豚 茯苓桂枝甘草大棗湯主之

● 해석

땀을 낸 뒤에 배꼽 아래에서 동계가 일어나는 경우는 분돈이 되려는 것이니 복령계지감초대조탕으로 주치한다.

● 주해

발한의 자극이 표리 갈등을 해결하지 못할 경우, 그 갈등의 속성을 변질시킬 수 있는 사례가 이어진다. 본문은 발한시킨 후에 제하臍下, 즉 아랫배에서 '悸계'가 일어나는 것을 다룬다. 제하계는 그 쪽에서 무언가 압박이 작용하고 있다는 얘기다. 65조에서 다룬 심하心下의 계悸가 외벽의 압박에 고스란히 노출된 상태에서 상역上逆의 힘에 의해 횡격막이 압박되면서 일어난 증상인데 반해 제하臍下의 계悸는 아랫배를 압박하는 무슨 힘이 작용하고 있다는 거다.

'悸계'는 보통 불안정한 순환을 표상하는 것으로 본다. 그런 맥락에서 심하계心下悸와 함께 제하계臍下悸도 압박으로 강요되는 순환과 같은 경우로서 순환기에 대한 불안정 요인이 있는 상황으로 해석한다. 제하臍下의 계悸라면 복부대동맥이나 하대정맥과 같은 큰 혈관들에 대한 압박 자극이 자연스런 혈류血流에 거슬리는 힘으로 작용한다는 애기일 수도 있겠다.

아무튼 복강이 조이는 것은 복벽의 압박과 같은 힘이 일어나고 있다는 말이다. 그러나 복강의 조임이 바로 솟구치는 상역上逆의 병리로 이어지지 않고 제하, 즉 복강의 하부를 압박하고 있는 상황을 유지한다는 것이 본문의 요지다. 복강에서의 조임 활동이 곧바로 상역 병리로 이어진다면, 그 즉시 심하로 압박이 발생하여 '心下悸심하계<65>'를 일으키게 되겠으나 그렇지 못하다는 것이다.

조임의 힘이 발생하되, 그에 대한 반발이 동반하여 서로 얽히게 되면 상역보다는 경결로서 그 힘이 복강 자체에 작용하게 된다고 보아야겠다.

그러나 만일 여기에 어떤 힘이 가세하게 된다면, 오르지 못했던 힘이 폭발적으로 솟구칠 가능성을 내포한다. 이것을 '欲作奔豚욕작분돈'이라 한다. 분돈奔豚이란 신腎의 적積으로서[신지적명왈분돈腎之積名曰奔豚~][85] 아랫배로부터 치밀어 오르는 강한 압박감으로 해석된다.

결국 계悸의 위치가 심하心下인가, 아니면 제하臍下인가는 상역이 어느 정도의 수준으로 일어나느냐에 달려있다. 또 상역의 강도는 조임의 세력이 어느 정도의 효과를 내는가의 문제다.

특히 심하心下의 계悸나 분돈奔豚과 같은 경우라면 그 상역의 힘이 강할 뿐 아니라 그 동태가 급격해서 위로 쳐올리는 어퍼컷 펀치와도 같은 위력을 갖는다고 할 수 있을 것이다. 이 정도의 위력을 갖기 위해서는 외벽의 긴장이 발동했는데 내적으로 무방비 상태이거나<65> 아니면 외벽의 경직을 극복하기 위해 복강에서 일어난 팽창의 힘이 외벽을 밀치면서 강경하게 버티다가 급격히 탈력脫力하면서 주저앉는 순간<30. 煩躁吐逆>을 생각할 수 있겠다.

● 조문비교

계지감초탕증桂枝甘草湯證의 심하계心下悸는 외벽으로부터의 조임[표증表證]이 작용하되 그에 대응하는 복강 안에서의 반발이 약하므로 강력하고 빠른 단발성의 상역이 일어난다.

본문의 복령계지감초대조탕증茯苓桂枝甘草大棗湯證의 제하계臍下悸는 비록 '欲作욕작'한다고 해도 아직 분돈奔豚이 일어날 만큼 강한 상역의 힘이 생기지 않으니, 내외간의 대립이 있되 급격한 상역이 생기는 상황은 아니다.

계지감초탕증이 땀을 낸 뒤에 내강의 힘이 스러지고 그 주도권이 외벽

---

85) 東醫寶鑑 p.486 아래

쪽으로 기울어지는 세력 불평형 상태를 다루었다면, 본문이 복령계지감초대조탕증은 내외의 두 힘이 맞서서 대립을 유지하면서 자칫 복강 안의 힘이 허물어지려는 우려가 있는 상황을 말한 것이다.

● 茯苓桂枝甘草大棗湯

○茯苓 半斤, 甘草炙 3兩, 大棗劈 15枚, 桂枝去皮 4兩.

○위의 네 약을[上四味] 감란수 1두로[以甘瀾水一斗] 먼저 복령을 달여[先煮茯苓] 물이 2승 줄면[減二升] 다른 약을 다 넣고[內諸藥] 달여서 3승을 취하고 나서 [煮取三升] 찌꺼기를 없애고[去滓] 따뜻하게 1승을 복용하되[溫服一升] 하루 세 번 한다[日三服].

○감란수를 만드는 법은[作甘瀾水法] 물 2두를[取水二斗] 큰 항아리에 부어두고 [置大盆內] 국자로 저어서[以杓揚之] 물 위에 구슬 같은 방울 5~6천 개가 생기면 취하여 쓴다[水上有珠子五六千顆相逐取用之].

*

군약君藥인 복령은 '主胸脇逆氣주흉협역기, 憂恚우에, 驚邪恐悸경사공계, 心下結痛심하결통, 寒熱한열, 煩滿咳逆번만해역, 口焦舌乾구초설건, 利小便이소변'[86]이라 하여 상역上逆에 대한 효능과 함께 정수停水에 대해서도 개선의 작용을 한다.

'胸脇逆氣흉협역기'나 '心下結痛심하결통', '寒熱煩滿咳逆한열번만해역' 등은 상역에 의한 증상들이다. '利小便이소변'의 작용은 정수를 해소하는 효능을 말한다. 정수란 조임의 작용이 팽창력과 강고하게 대립하여 하방下方을 향한 물의 흐름에 장애가 생긴 상황이다.

복령은 외벽의 표부에 국한해서 발생한 경직과 그것을 극복하기 위한 복강에서의 팽창력이 갈등관계를 이루면서 상역과 낮은 수준의 경화硬化를 유발하는 경우에 효능을 갖는 약 중의 하나다. 그 효능상 복령의 특징은 상반되는 세력 사이의 대립 시간이 지속되다가 한 번 씩 급격하게 풀어지는 구간이 있는 경우에 대응할 수 있는 작용을 한다는데 있다.

팽창력이 버티면서 대립을 유지하다가 급격히 탈력脫力하는 과정과 같은 흐름이다. 그 대립이 유지되는 구간에는 경화硬化와 정수의 병리가 일어날 수 있고, 대립이 풀리는 구간에서는 급격한 상역의 병리가 나타날 수 있다.

이와 같은 방식으로 작용하는 효능은 복령이 '臍下悸제하계'가 보이면서 '欲作奔豚욕작분돈'하는 상황을 다스리는 군약이 될 수 있는 근거라고 할 수 있겠다.

---

86) 神農本草經 p.110

계지桂枝를 쓰는 것은 복강을 조이는 외벽으로부터의 힘(긴장 장력)을 다루기 위한 것이라고 할 수 있다. 그러나 본문의 경우, 외압이 병리의 주요인이 되기보다는 외벽에 형성된 경직성의 병리 변화가 경과를 끌고 간다고할 수 있다.

감초甘草와 대조大棗는 복강 안의 활동성과 관련해서 그 환경을 안정되게유지할 수 있도록 기초를 제공하는 역할로 쓰인다.

67.

發汗後 腹脹滿者 厚朴生姜半夏甘草人蔘湯主之

● 해석

땀을 낸 뒤에 배가 팽팽하게 부풀어 그득해지는 경우는 후박생강반하감초인삼탕으로 다스린다.

● 주해

땀을 내서 내외간[표리간表裡間]의 갈등을 해소하려는 시도가 있었다. 그러나 그 시도는 성공하지 못했다. 발한發汗 후에 일어나는 '腹脹滿복창만'은 복강 안의 환경이 악화된 것을 말하기 때문이다.

'脹滿창만'은 겉으로는 팽팽하나 속이 빈 것으로 고창鼓脹이라 하기도 한다[~經曰鼓脹是也以其外雖堅滿中空無物有似乎鼓其病膠固難以治療~<丹心>].[87]

본문에서 말하는 '腹脹滿복창만'은 또 '臍下悸제하계<66>'와 대비되는 의미가있는 것으로 보인다. '臍下悸제하계'가 복강에서 일어나는 세력 간의 갈등관계에서 발생과 소멸 사이를 왕래하면서 자체적인 압박을 생산하는 것이라면 '腹脹滿복창만'은 세력 간의 갈등관계가 상호 작용을 하면서 좀처럼 풀리지 않는 고착적 경과를 보이는 경우로 볼 수 있다는 것이다.

'發汗後腹脹滿발한후복창만'은 그렇다면 땀을 낸 후에 복강 안에서 이전보다더 강한 갈등관계가 조성되었다는 것이다. 팽창 반발이 작용하고 있는 복강 안에서 갈등이 강해졌다면 조임세력의 강도가 높아졌다는 의미가 될 것이다. 그 과정은 아래와 같이 추정된다.

태양병[계지탕증桂枝湯證] 당시에는 평활근의 탄성을 높여 외압에 반발하는구조의 병리가 작용하고 있었다. 계지탕증에서 이 반발은 복강 자체의 조

---

87) 東醫寶鑑 p.501 위

임세력에 의해 그 강도가 제한된 것이지만, 외압에 대해 복강이 위축되지 않도록 방어하는 기능에는 문제가 없다.

여기에 (계지탕을 써서) 땀을 내게 되면 외압과 그에 대한 제한된 반발이 모두 해소되어 정상적인 흉복부의 활동성을 회복하는 것이 보통이다.

그러나 발한 이후에 내외의 갈등은 해소되지 않고 그 자극으로 오히려 긴장이 심화하는 양상으로 변모했다. 본문의 경우에는 표부 긴장에 대한 반발로서 복강에서 팽창력이 더욱 강하게 일어났는데, 오히려 외벽이 이에 반발하게 되는 반전된 형태의 갈등이 된 것이다. 이는 마치 경직된 외벽에서 나타나는 상황과 마찬가지로 팽창의 힘이 일어나 외벽을 밀치려고 하는 양상을 보인다.

표증表證 당시보다 더 고착 쪽으로 기울어지는 표부 긴장과 복강에서 강화된 팽창의 힘이 대립하는 상황이 바로 '發汗後腹脹滿발한후복창만'이라는 얘기다.

● 厚朴生薑甘草半夏人蔘湯

○厚朴去皮 炙 半斤, 生薑切 3兩, 半夏洗 半斤, 人蔘 1兩, 甘草炙 2兩.
○이 다섯 가지 약을[上五味] 물 1두로[以水一斗] 달여 3승을 취하고[煮取三升] 찌꺼기를 제거한 뒤에[去滓] 따뜻하게 1승을 복용하기를[溫服一升] 하루에 세 번 한다[日三服].

*

복강 안의 팽창력이 강화됨에 따라 외벽의 장력이 강화되는 상황에서 일어나는 창만감脹滿感을 다스리는 처방이다. 그러나 이 경우 창만은 팽창의 힘이 극단에 도달한 상황에서 일어나는 갈등과는 거리가 있으므로 여기에 승기탕承氣湯 종류의 처방을 쓸 수 없는 것은 당연하다.

후박厚朴은 외벽의 긴장 장력에 반발하는 팽창의 힘이 일어나되, 그 힘이 반발의 정도를 넘어서 오히려 외벽을 압박하여 그로부터 역전된 갈등이 일어나는 경우를 다스리는 약 중의 하나다.

처음에는 외압이 주도하는 표증의 갈등관계였으나 팽창력이 오히려 외벽을 밀치면서 복강을 확대시키고 얼마간을 버티다가 힘을 빼고, 다시 강화되는 흐름을 지속하게 되는 갈등 상황이다. 갈등의 주도권은 팽창의 힘에 있는 것이다.

이와 같은 갈등관계는 팽창력이 빠질 때 복압이 빠르게 상승하면서 급격한 상역 현상을 일으키기도 하지만, 후박의 경우 상역보다는 주로 경결硬結의 방향, 즉 둔화의 병리 쪽으로 기우는 상황에 대해 효과를 내는 부분이 강하다고 할 수 있다. 팽창력이 외벽을 밀치고 버티는 구간이 상대적으로 긴 갈등경과에 대한 효능이 강하다는 얘기다.

'溫中益氣, 消痰下氣, 療霍亂及腹痛脹滿, 胃中冷逆, 胸中嘔不止, 泄痢淋露, 除驚, 去留熱心煩滿, 厚腸胃.<別錄>'88)에서 '溫中益氣온중익기' 등의 작용은 복강 안에서의 활동성을 높이는 작용으로 경결을 푸는 방면이라 할 수 있다.

'消痰下氣소담하기'나 '胃中冷逆위중냉역', '胸中嘔不止흉중구부지' 등은 상역의 힘을 해소하는 작용에 대해 쓴 것들이다.

특히 '療霍亂及腹痛脹滿요곽란급복통창만'이란 힘의 대립 상황이 변동하는 모습을 표현한 것이다. 힘의 대립으로 굳어 있는 경과가 있다가 팽창의 힘이 탈력脫力하면서 갈등이 풀리고 상대적으로 활동성이 나아지니 그 시점에서 급박한 활동들이 일어나는 경과로 변화하는 흐름을 말한다.

이와 같이 팽창력의 변화가 병리의 흐름을 이끌되 외벽의 반발로 더 이상 세력을 키우지 못하고 경결과 풀림을 반복하는 갈등관계에서 둔화의 비중이 높을 때 후박厚朴을 군약君藥으로 하여 대응하게 되는 것이다.

생강生薑은 주로 외압의 조임세력과 복강에서의 팽창력이 맞서되, 복강의 힘이 열세인 대립 상황을 다스린다. 이 상황에서는 복압이 올라가니 그로 인해 상역 현상이 일어나 횡격막의 긴장이 유발될 수 있다.

복강에서 팽창하는 힘이 열세劣勢라는 점에서 후박과는 다른 입장이다. 생강은 복강이 눌려 그 용적이 감소되는 상태의 갈등관계를 다루기 때문이다.

후박이 다스리는 경과가 복강에서 팽창세력이 강화된 바탕을 갖고 있는 점과 달리 생강이 다스리는 경과는 팽창의 힘이 약하여 그 갈등의 강도가 높지 않다는 얘기가 될 수도 있다. 다만 외압에 대한 반발로서의 상대적으로 약한 팽창력이 일어나 상역을 중심으로 하는 갈등양상을 보일 뿐이라는 얘기다.

'歸五臟, 除風邪寒熱, 傷寒頭痛鼻塞, 咳逆上氣, 止嘔吐, 去痰下氣.<別錄>'89)에서 '頭痛鼻두통비색'이나 '咳逆上氣해역상기'를 다스리기, 구역嘔逆이나 구토嘔吐를 그치게 하는 작용 등은 모두 힘의 방향이 위上를 향하는 상역上逆의 증상들로 앞에서 서술한 생강의 효능을 짐작할 수 있게 한다.

반하半夏는 외벽의 긴장 압박에 대한 반발의 팽창력이 맞서되 팽창의 힘이 우위에 있는 비중이 높은 경우를 다룬다는 점에서 후박과 유사하다. 두 힘 사이의 대립이 상대적으로 더 강고한 경우를 다스릴 수 있는 것은 후박

---

88) 本草綱目 p.1983
89) 本草綱目 p.1621

일 것이다. '腹痛脹滿복통창만'은 갈등의 강고함이 어느 수준 이상으로 높을 때 일어날 수 있기 때문이다.

그런 맥락에서 반하는 후박에 비해 갈등관계의 강고함이 덜 한 경우를 다스리니 고착의 성질보다는 변동의 성질을 갖는 병리에 대해 상대적으로 강한 효과를 보일 것이다. 외벽의 긴장에 의한 압박과 복강 안에서 일어나는 팽창의 힘이 서로 꽉 맞물려 얽혀 있기보다는 양자 사이에 밀고 밀리는 갈등관계의 경과에 대해 적용성이 높다는 얘기다.

이런 경과에서는 두 힘이 팽팽히 맞서는 구간은 짧고, 팽창의 힘에 의해 외벽의 긴장 장력이 밀려나는 구간과 외압이 다시 복강을 침식해 들어오는 구간이 번갈아 선명하게 나타날 것이다. 전자前者의 구간에서는 정류혈停留血의 병리가 주로 나타나고, 후자後者의 구간에서는 상역 현상이 잘 일어날 수 있다.

'主傷寒寒熱 消心腹痰熱滿結 咳嗽上氣 消痰涎 開胃健脾 止嘔吐 去胸中痰涎 療瘡墮胎'90)에서 '消心腹痰熱滿結소심복담열만결'이란 복강 안에 정류한 혈이 상역의 힘에 의해 상방으로 몰리려는 경향을 없앤다는 뜻이다. '咳嗽上氣해수상기'나 '止嘔吐지구토', '去胸中痰涎거흉중담연' 등은 모두 상역의 힘과 관련된 반하의 효능을 말하는 내용이다.

인삼人蔘은 복강으로부터 촉발된 것으로서 표부表部(외벽)의 장력이 높아지면서 조임 효과가 일어나고, 그로 인해 복강에서 다시 반발력이 일어나면서 생긴 갈등관계에 대해 완화의 효능을 갖는 약이다<27>.

68.

傷寒 若吐若下後 心下逆滿 氣上衝胸 起則頭眩 脈沈緊 發汗則動經 身振振搖者 茯苓桂枝白朮甘草湯主之

● 해석

상한병에 만약 토법을 쓰거나 하법을 쓴 뒤에 심하부가 거슬러 오르는 힘에 그득해지고, 그 기운이 가슴을 압박하며, 일어나면 어지럽고, 맥이 가라앉으면서 팽팽한데, (여기에) 땀을 내면 경맥을 동요하게 되니 몸이 떨리고 흔들리는 경우에는 복령계지백출감초탕으로 주치한다.

---

90) 東醫寶鑑 p.733.위

● 주해

태양병에 토법吐法이나 하법下法을 쓰는 것은 그 자체로 문제를 유발할 가능성이 있다. 외압이 작용하고 있는 와중에 복강 안의 환경을 크게 흔들 수 있는 요법을 사용하는 것은 내외간의 병리 관계를 고려하지 않은 독단을 의미하는 것이기 때문이다.

토법, 또는 하법을 썼는데 역시나 복강으로부터 내압의 급변이 일어나고 있다. '心下逆滿심하역만'은 횡격막을 압박하는 상역上逆의 힘을 말한다. '氣上衝胸기상충흉' 역시 같은 맥락이다. 갈등관계의 와중에 복강에서 무언가 강한 힘이 일어나 횡격막을 때렸다는 것이다.

그런데 이때 맥이 '沈緊침긴'한 것에서 침맥沈脈은 표부 긴장의 해소, 긴맥緊脈은 갈등관계가 있음을 각각 상징한다. 표부, 즉 외벽의 긴장에 의한 압박은 이미 풀렸다고 하는데 갈등관계는 아직 있다는 얘기다. 그렇다면 그 갈등은 어디서 온 것인가?

'起則頭眩기즉두현'은 일어날 때 어지럽다는 것으로 그 증상의 바탕에 복강으로부터 내압이 오르고, 그 영향으로 가슴의 내압 역시 상승하는 변화가 있다는 뜻으로 읽힌다. 가슴의 내압이 오르면 인후를 거쳐 두면으로 압박의 힘이 작용하게 되는 것이다. 물론 여기에는 일어서는 동작에 따른 골격근의 긴장 발생이라는 변수도 고려해야 할 요인이다.

상황을 종합하면 토하吐下의 요법을 시행하면서 복강을 조이는 세력이 강하게 일어나 갈등을 유발하면서 상역上逆현상을 일으키고 있는 것으로 정리해 볼 수 있다. 그런데 '心下逆滿심하역만', '氣上衝胸기상충흉' 현상을 일으키는 상역의 강도는 일반적인 표증表證의 내외 갈등에서 쉽게 볼 수 있는 것은 아니다.

특히 내적으로 일어나는 갈등관계에서는 그런 강도의 상역이 일어나기 힘들다. 복강 자체에 한정된 힘의 갈등관계가 상방을 향해 때리는 듯한 급격한 상역을 창출하기 어렵다는 것이다. 그렇다면 비록 맥이 침긴沈緊하다 해서 표부의 긴장 요인을 배제한 상황이지만, 무언가 급격한 상역을 유발할 수 있는 다른 힘이 작용할 가능성을 생각하지 않을 수 없다.

이미 고찰한 바 있는 계지거계가복령백출탕증桂枝去桂加茯苓白朮湯證<29>의 '心下滿微痛심하만미통'을 참고하면, 이는 표증인 계지탕증으로부터 땀이 나지 않는 표부 경직의 상태로 넘어가는 경과에서 나타나는 양상으로 정리한 바 있다.

이미 서술했던 것처럼, 표부 경직이란 표부의 긴장과는 구별되는 개념으로서 같은 내외의 갈등이되 그 형식이 전혀 다른 것이다. 내강을 압박하지 않되 돌처럼 굳어서 흉복부의 활동을 제한하는 것이 바로 표부의 경직이다. 표부의 경직은 그것을 극복하고 활동성을 회복하기 위해 복강으로부터 팽창의 힘을 유발하는 요인이 된다. 비록 복강을 향한 압박으로 작용하지 않지만 유연성을 상실함으로서 다른 형식의 갈등이 생기게 된다는 것이다.

팽창력과 경직된 외벽이 팽팽한 갈등관계를 유지하다가 만약 팽창의 힘이 떨어져 저항의 힘을 풀게 되면 마치 반동反動의 힘과 같은 강한 상역이 일어날 수 있는 것이다.

이와 같은 새로운 갈등 형식을 본문에 대입하면 상한에 토하의 요법을 시행한 후에 나타나는 급격하고 강력한 상역의 현상을 이해할 수 있다. 토하를 거치면서 표부에 강고한 경직이 발생한 것이 그 발단이라는 얘기다. '心下逆滿심하역만'이나 '氣上衝胸기상충흉', 그리고 '起則頭眩기칙두현'이 모두 이런 유래를 갖는 상역의 힘에 의한 증상들이 된다.

여기에 다시 땀을 내면? 땀을 낸다는 것은 표증이 있을 때 외벽의 압박과 그에 따른 내강의 반발을 동시에 푼다는 얘기다. 표증의 경우라면 몸의 활동성이 정상화되는 결과를 얻는다.

그러나 지금 상황은 표부에서 경직이 조성된 채로 복강에서는 억지로 일으킨 팽창의 힘과 대치하고 있는 경과다. 이때 발한發汗은 복강을 압박하는 외벽의 긴장을 푸는 조치이지만, 그것으로 외벽의 경직을 풀 수는 없다. 오히려 그 과정에서 경직을 더 강고하게 하는 결과를 초래할 수 있다.

그렇게 되면 복강에서 팽창력의 요구는 더 높아지고 내외간의 대립 강도는 더욱 높아지게 될 것이다. 문제를 해결하지 못하는 자극은 오히려 문제를 키울 수 있다는 얘기다. 긴장을 경직으로, 가벼운 경직을 무겁고 강고한 경직으로 변하게 한다.

본문에서 '動經동경'이란 이와 같이 전반적으로 경직이 심해진 골격근이 통제를 벗어나 전신全身에 동요動搖가 일어나는 상황을 말한다.

'身振振搖신진진요'는 이와 같은 경직성의 근육 병리에 의해 일어나는 골격근의 파행跛行으로 해석한다.

● 조문비교

제하계臍下悸를 목표로 하는 영계감조탕증苓桂甘棗湯證<66>은 상대적으로 가볍고 제한적인 외벽의 경직에 의한 갈등관계로서 그 증상이 상역上逆보다는 주로 경결硬結의 방면으로 나타나고, 심하역만心下逆滿 등을 목표로 하는 영계출감탕증苓桂朮甘湯證은 더 강고한 외벽의 경직을 중심으로 하는 갈등관계로서 주로 강한 상역을 일으키게 된다. 두 처방을 놓고 볼 때, 그 구성 상 백출白朮의 유무가 큰 차이를 갖는다고 하겠다.

그런 의미에서 영계출감탕증의 경우는 골격근 전반의 경직 경향과 함께 외벽의 경직이 일어나는 상황이니 그 경직의 뿌리가 깊다고 할 수 있으며, 영계감조탕증의 경우는 복강에서 일어난 변화가 외벽에 영향을 가해 외벽의 영역에서 제한된 경직이 일어나는 형태이니, 상대적으로 보아 그 뿌리가 얕은 것이 된다. 이 두 병리 양상을 보면, 근육의 경직성 변화가 어디에서 기원하는가의 문제로부터 그 속성이 갈라지는 사례가 되는 것이다.

● 茯苓桂枝白朮甘草湯

○茯苓 4兩, 桂枝去皮 3兩, 白朮 3兩, 甘草炙 2兩.
○위의 네 약을[上四味] 물 6승에 달여 2승을 얻은 뒤[以水六升煮取二升], 거품을 제거하고[去滓] 세 번에 나누어 따뜻하게 복용한다[分溫三服].

*

복령계지감초대조탕茯苓桂枝甘草大棗湯에 비해 계지의 용량이 조금 줄었다. 이는 표부의 경직을 위주로 보고 거기에 같이 작용하는 표부의 긴장 장력은 부속되는 것으로 다루려는 의도일 것이다.

처방에서 복령茯苓은 복강의 내적인 변화가 그 외벽을 경직 성향을 갖는 방향으로 변화시켜 갈등을 유발하는 경우를 다루는 약이다. 복령이 군약君藥으로 사용된다는 점으로 미루어보면 갈등이 일어나되, 그것이 외벽의 경직을 포함하는 것임을 의미하는 것이다.

백출白朮은 외벽 뿐 아니라 골격근 전반에 경직이 조성된 상황에 그 경직에 의한 조임 효과가 복강에 영향을 주는 경우를 다스리는 약 중의 하나다. 복령과 같이 내강에서 일어나는 변화의 결과로 외벽이 경직되는 경과가 아니라 애초에 외벽이 경직된 바탕을 다룬다는 얘기다.

복령이 다스리게 되는 경우와 비교할 때, 그 경직의 속성이 상대적으로 강고하여 고착의 경향을 보이는 것이 보통이다.

본문에서 '動經동경'으로 '身振振搖신진진요'하는 경우를 해소하는 데는 이와 같은 형태의 갈등 구조에 따라 근육 계통 전반의 파행을 완화하는 백출의 광범위한 작용이 중요한 역할을 할 것이 당연하다. 본문의 상황이 그만큼 폭넓은 근육 활동의 문제를 갖고 있는 것이라고 볼 수도 있겠다.

이와 같은 맥락에서 복령과 백출은 그 작용의 구조는 다르지만, 외벽의 경직이 주도하는 갈등관계에 대해 함께 사용하여 상승의 효과를 낼 수 있을 것임이 당연하다. 본문에서 서술하는 '心下逆滿氣上衝胸심하역만기상충흉'과 같은 증상 또한 팽창의 힘이 급격히 탈력하면서 심하부를 때리는 듯한 강한 상역上逆병리가 일어난 결과이고, '心下滿微痛심하만미통'하면서 '小便不利소변불리'가 동반되는 경우<29> 역시 같은 갈등 구조로서 복강에서 일어나는 경결硬結을 바탕으로 하는 상역의 병리가 되므로 이들을 함께 쓰는 사례가 된다.

69.

發汗 病不解 反惡寒者 虛故也 芍藥甘草附子湯主之

● 해석

땀을 냈으나 병이 풀리지 않고 오히려 오한이 있는 경우는 허한 까닭이다. 작약감초부자탕으로 주치한다.

● 주해

발한發汗으로 표부의 긴장을 풀었다. 그런데 오한惡寒이 생기는 것은 일반적으로 표부表部가 풀리지 않았음을 말하는 것이다. 오한은 보통 표부의 긴장이 작용하고 있음을 뜻하는 증상이기 때문이다. 표부의 긴장을 풀었는데 긴장이 다시 생긴 것인가?

이 경우의 오한은 태양병에서 내외간 갈등을 유발하는 표부表部의 긴장이 아니라 그것과는 성질이 다른 표부 전체의 폭넓은 경직에 의해 복부 전체가 군으면서 그로부터 순환이 약화된 결과로 보아야 할 것이다.

표부 긴장이 내강을 조이는 장력이 주기성을 갖고 반복적으로 발생하는 형태라면, 표부의 경직은 내강을 조이지 않더라도 고착의 양상으로 흉복부의 움직임을 방해하는 형태를 갖는 것으로 구별한다.

이 상황에서 복강은 그 정상적인 움직임을 유지하기 위해서 팽창의 세력을 작위적으로 일으켜야 하는 과제를 떠안게 된다. 결과적으로 다른 형태의 내외 갈등이 구성되었다고도 할 수 있겠다. 그러나 이 경우는 그 갈등이 생기고 소멸하는 변동의 속성과 구별되는 것으로서 좀처럼 풀리지 않는 고착적 갈등의 속성을 갖는다는 차이를 갖는다. 이와 같은 고착적 갈등으로부터 순환 감소가 따르고, 그것이 오한을 나타나게 하는 바탕인 것이다.

현재 일어나고 있는 문제의 핵심, 즉 병리를 이끌고 있는 요인은 총체적 경직의 경향이다. 비록 그 경직을 극복하고 정상적인 움직임을 일으키기 위해 복강에서는 팽창의 힘을 일으키고 있으나 그것은 어디까지는 수동적인 속성의 억지 세력이라는 얘기다. 팽창의 힘이 자발적으로 일어나는 경우가 아니라는 뜻이다. 이것은 팽창세력이 병리를 이끄는 경과의 대표인 양명병과는 구별되는 것으로 전혀 실實증이 아니다. 또한 이미 서술한대로 표부 경직의 고착적 속성에 기인하는 순환 감소의 경향은 이 상황을 '虛故허고'라 하기에 충분한 것이다.

본문에서는 비록 오한이 있더라도 그것이 반복되는 외벽 긴장의 발생을 위주로 하는 일반적 표증表證이 아니라 고착성을 갖는 경직에 의한 갈등의 경향에 기초하는 것으로서 허증虛證으로 판단해야 할 경우가 있음을 말한다. 본문과 같은 경우는 표증의 내외 갈등이 점차 강고해지는 흐름이 있는 상황을 오판誤判하고 해표解表로 문제를 처리하려 했으나 그 조치가 오히려 외벽의 장력을 강화시키는 부작용으로 나타난 것으로 분석된다.

한편으로 71조에서는 이런 경과와 대조적으로 표증表證에서 변화한 내적 갈등의 상황으로서 승기탕承氣湯을 써야 할 경우를 기술記述한다.

● 芍藥甘草附子湯

○芍藥 3兩, 甘草 炙 2兩, 附子 炮 去皮 破八片 1枚.
○위의 세 가지 약을[已上三味] 물 5승으로[以水五升] 달여 1승5홉을 취한 다음[煮取一升五合] 찌꺼기를 제거하고[去滓] 세 번에 나누어 따뜻하게 복용한다[分溫三服].

*

작약감초탕芍藥甘草湯에 부자附子를 가加해서 만든 처방이다.

부자는 표부 전반, 즉 몸 전체의 모든 골격근이 경직되면서 그 동작을 제한하는 경우에 적용하는 약의 대표가 된다.

작약芍藥은 복강의 팽창세력, 높아진 평활근의 탄성(팽창세력)을 가라앉힘으로서 내적 갈등 해소의 한 축을 담당한다. 팽창세력에 대한 작약의 효과는 탄성이 필요 이상으로 높아지면서 이내 그에 대한 복강의 자체적 반발이 일어나 대립하는 경우로 집중된다.

이와 같은 대립의 상황은 주로 복강 안에서 경직되는 경향, 가벼운 수준의 둔화 병리를 조성한다. 석고石膏 등이 갖는 팽창세력에 대한 작용의 경우, 팽창하여 복강의 용적을 키우는 쪽으로 진행하는 속성을 갖는 반면, 작약의 경우는 평활근의 탄성이 높아지면서 활동성을 약화시키는 쪽으로 작용하는 상황을 주로 다스리는 것으로 보이게 된다는 얘기다.

감초甘草는 복강 내의 갈등을 완화하여 활동성을 회복하고 유지하기 위한 기초를 만드는 약으로 작용한다.

작약감초부자탕芍藥甘草附子湯은 복강뿐 아니라 표부의 전반에 걸쳐 모든 근육의 경직이 광범위하게 일어나 근육과 관절의 활동을 제한하는 경우에 쓸 수 있는 처방 중 하나다. 이는 처방 중 포함된 부자의 효능에 의존하는 것이다.

복강 안에서는 팽창의 힘을 일으켜 외벽의 경직을 극복하려는 작용, 반대로 팽창의 힘에 반발하는 움직임이 복강 안에서 일어나 복잡하게 얽히면서 고착적인 환경이 조성된다. 이 상황은 활동성의 저하로 순환의 효율을 크게 떨어뜨리는 것이니 비록 표부의 긴장[표증表證]이라는 표증 요인이 없어도 오한惡寒이 나타날 수 있는 바탕인 것이다. 여기서 표증이 없다는 것은 맥이 뜨지 않는다는 것과 같은 것으로 보면 되겠다.

70.

發汗 若下之 病仍不解 煩躁者 茯苓四逆湯主之

● 해석

땀을 내고, 사하를 했는데 병이 여전히 풀리지 않고 번조가 나는 경우는 복령사역탕으로 주치한다.

● 주해

발한發汗으로 표리간[내외간內外間]의 갈등관계를 해소했다. 그 뒤에 다시 사하瀉下함으로써 평활근의 활동을 유도했다[약하지若下之]. 내외의 갈등이 없는 상태에서 '下之하지'한 것은 장관의 수축 활동이 요구되는 상황이 있었기 때문일 것이다.

한하汗下의 시도가 있은 뒤에 '病仍不解병잉불해'하되, '煩躁번조'가 있다면 갈등관계가 있되, 표리간表裏間의 갈등이 이전 그대로 있는 상황은 아니다. 번조煩躁는 복강에서 기원하는 발산發散의 힘이 강력한 상역上逆의 병리를 일으켜 가슴을 강하게 압박하는 상황을 바탕으로 하는 증상이다.

복강에서 강력하고 빠른 조임의 활동이 일어난 것인데 이와 같은 효과는 마치 상복上腹의 심하부心下部를 올려 치는 듯한 것으로서 외벽의 경직이 개입된 갈등관계가 아니면 보기 힘든 경우라고 하겠다.

다만 표부 긴장을 중심으로 하는 초기初期적 내외 갈등만으로는 번조가 일어나기 어렵다는 얘기다. 대청룡탕증大靑龍湯證<39>의 경우는 비록 표부의 경직이 조성되지는 않았으나 복강에서 일어나는 거센 팽창의 힘이 표부 긴장의 속성을 강고하게 변화시켰기 때문에 번조가 일어날 수 있다고 본다.

감초건강탕증甘草乾薑湯證<30>의 경우는 표부 골격근 전반의 경직이 구성된 상태에서 번조가 일어나는 것이니 다시 말할 것이 없다. 이 경우, 경직을 다스리는 효과는 건강乾薑으로부터 나온다.

본문의 경우도 번조煩躁가 나타났다면 강한 팽창력이 작용하는 가운데 그 영향으로 표부 긴장의 속성이 강고한 것으로 변성했거나 아니면 표부(골격근 계통)의 전반적 경직에 의해 촉발되는 강한 팽창세력이 작용하면서 복강 안에서 간헐적으로 강한 발산發散의 힘을 일으킬 수 있는 구조가 조성되었다는 말이 된다. 어떤 경로로 이와 같은 발산의 힘이 일어났는지는 복령사역탕茯苓四逆湯을 해석하면서 알아보기로 한다.

● 茯苓四逆湯

○茯苓 6兩, 人蔘 1兩, 甘草炙 2兩, 乾薑 1兩半, 附子生用 去皮 破八片 1枚.
○위의 다섯 가지 약을[上五味] 물 5승으로[以水五升] 달여 2승을 취하고[煮取二升] 찌꺼기를 제거한 뒤[去滓] 따뜻하게 7홉을 복용하기를[溫服七合] 하루 세 번 한다[日三服].

*

복령茯苓은 내적으로 일어난 어떤 자극이 외벽에 작용하여 외벽을 경직되도록 한 상황으로부터 유도되는 병리 경과를 다스리는 약 중의 하나다. 이 경우, 갈등이 팽팽하여 쉽게 풀리지 않다가 한 번 씩 팽창의 힘이 떨어져 주저앉으면서 반동反動성의 상역上逆의 병리에 의해 불안不安이 유발되는 경우는 복령의 전문 분야라고 할 수 있을 것이다. 복령이 심신을 안정시킨다는 것[선안심신善安心神][91]이 그것이다. 당연히 상역의 병리는 주로 상방上方으로 작용하게 되는데, 특히 급격하고 강한 상역으로 가슴이 압박되는 경우는 정서에 영향을 줄 수 있는 것이다.

복령은 '利小便이소변'[92]의 효능을 갖는다. 내적 갈등이 팽팽함을 유지하되 하복부 영역에서 경화硬化 속성의 경결이 조성되면 소변불리小便不利를 포함한 정수停水의 문제가 생길 수 있다. 하규下竅를 통해서 빠져 나가야 할 물이 제 길로 내려오는데 방해가 되기 때문이다.

따라서 '利小便이소변'의 효능은 경화硬化의 바탕인 조임의 효과를 해소하는 것으로부터 얻어진다. 조임의 효과란 경직된 외벽에 대응하는 팽창의 힘이

---

91) 東醫寶鑑 p.739.위
92) 神農本草經 p.110

일어난 맞서고 있는 동안 발생하는 경결硬結의 병리를 바탕으로 마치 복강을 조이는 듯한 작용이 생기는 것을 말한다. 비록 외벽이 능동적으로 복강을 압박하지 않지만 내외간의 상호 작용이 그런 효과를 낸다는 것이다.

인삼人蔘은 본질적으로 외벽의 경직 성향을 완화하는 역할을 한다. 외벽의 경직 경향은 복강 안에서 필연적으로 저항 속성의 팽창력을 일으키고, 결국 힘의 대립에 의한 갈등 상황으로 이어진다. 외벽의 경직에 대한 반발이 일어나는 경과에 따라 다른 현상이 나타난다. 반발이 일어나 갈등이 팽팽하다면 경결의 양상을 보일 것이고, 양자兩者 사이의 갈등이 풀리는 흐름에서는 주로 상역上逆 현상이 나타날 것이라는 얘기다.

이런 맥락에서 인삼의 용도는 표부의 경직을 바탕으로 하는 갈등관계로부터 경결과 상역 등 병리가 형성되는 여러 단계에 걸쳐 광범위한 것으로 규정된다.

부자附子는 전신에 걸쳐 폭넓게 작용하여 모든 근육 활동에 경직성 변화가 조성되고 그에 따라 근육과 관절의 기능이 제한되는 경우를 다스리는 약 가운데 가장 강력한 레벨의 효과를 갖는다. 이러한 근육 경직은 내강의 외벽으로부터 가슴과 배의 움직임을 제한하는 갈등 유발 요인으로 작용하게 되니 부자는 특히 복강에서의 활동성 저하, 침체의 경향에 대해 반드시 필요한 약이 된다. 부자와 건강은 함께 작용하여 그와 같은 경직 경향을 다루는 약의 잘 어울리는 조합組合을 이룬다고 할 수 있다.

감초甘草 또한 어떤 경로가 되었든 힘의 대립을 바탕으로 하는 복강의 경결이 조성되어 그 활동성이 저하된 상황을 온건하고 폭넓게 완화하는 역할로 쓰인다. '主五臟六腑寒熱邪氣오장육부한열사기'93)를 다스리는 기능이 그것을 의미하는 것이다.

이와 같은 해석을 통해 본 복령사역탕茯苓四逆湯은 내외에서 골격근과 평활근의 속성이 복잡하게 변화하면서 강고한 갈등과 폭발적인 상역上逆을 유발하는 구간이 있는 상황에 쓰인다. 상역을 폭발적이라 하는 것은 그 힘의 역류가 매우 급격한 것을 말하는 것이다. 그런 차원에서 복령사역탕을 쓰기 위해서는 번조煩躁를 확인하는 일이 반드시 필요하다 할 것이다.

---

93) 神農本草經 p.50

71.

發汗後 惡寒者 虛故也 不惡寒 但熱者 實也 當和胃氣 調胃承氣湯主之

● 해석

땀을 낸 뒤에 오한이 있는 경우는 허하기 때문이다. 오한이 없고 다만 열증만 있다면 실한 것이니 위의 기운을 부드럽게 해야 한다. 조위승기탕으로 주치한다.

● 주해

땀을 내고 난 뒤에 일어나는 오한惡寒이 허증虛證이라 하는 것은 이미 69조에서 말한 것과 같다. 표부表部의 긴장이 해소되었지만 다시 근육 전반에 걸친 경직성 변화와 그에 대응하는 복강의 힘 사이에 강고한 대립對立이 일어나 순환이 크게 약화된 것이 원인이다.

표부의 경직을 바탕으로 일어나는 이와 같은 대립의 한 편에는 평활근의 변성變性으로 발생하는 팽창의 장력이 있다. 병리적으로 팽창세력이라는 실증요인實證要因이 있다는 것이다. 그러나 이 팽창의 힘은 경직된 외벽에 대응하여 복부의 활동성을 유지하기 위해 억지로 일으킨 힘이다. 외벽의 경직에 의한 장력에 부속된 힘이라는 것이다.

이 팽창의 힘으로 실제 복강이 확대되거나 혈류가 증가하는 것이 아니라 그 경직을 이겨내지 못하는 한, 오히려 순환은 약화되고 복강이 위축되는 효과가 생길 소지를 갖고 있으므로 이를 허증虛證이라 하는 것이 당연하다.

오한이 없이 열熱만 있는 경우는 어떤가. 이는 전혀 다른 방면으로 복강의 용적이 키워지면서 그 활동성이 크게 제한되지 않는다는 것을 말한다. 순환이 강화되었다는 것이기 때문이다.

힘들 사이의 갈등관계가 없는 가운데 팽창의 힘이 단독으로 키워지면서 그 독주獨走가 병리를 이끌고 있다는 것이니 팽창 자체가 실증성實證性 기반으로부터 생긴다고 할 수 있다. 실증성의 팽창력이 지속적으로 작용하는 와중에 그것이 어느 수준을 넘게 되면 그로부터 자체적 반발 요인이 발생하게 된다.

이 경우, 위기胃氣를 편안하게 해야 한다고 하면서 조위승기탕調胃承氣湯<30>을 제시한다. 대황大黃과 망초芒硝가 든 조위승기탕은 팽창의 세력이 어느 수준을 넘어 반발의 세력을 초래한 결과로 둔화鈍化가 심중한 상황에 대응하는 승기탕의 한 종류다.

팽창의 세력이 독주하다가 어느 한계에 도달하면 그에 대한 내적 반발이 일어나면서 이른바 극단적 갈등이 조성되니, 그 갈등은 강고한 둔화의 병리로 이어지는 것이 양명병 후기後期의 경과다.

조위승기탕은 강직되어 활성이 크게 둔화된 평활근을 자극하여 그 운동을 촉구하는 처방 중 하나다. 본문에서 말하는 위기胃氣의 불화不和는 따라서 이미 평활근이 둔화된 활성 저하의 상태를 의미하는 것이다. 팽창세력이 독주하는 흐름이 어느 수준 이상이 되어 마침내 그에 대한 반발력이 복강 자체에서 일어났다는 얘기다. 이 상황에 조위승기탕을 써서 평활근의 활성이 높아지면, 장관腸管의 수축 활동이 일어나고 그와 발맞추어 복강 안의 팽창세력이 진정될 것이다.

72.

太陽病 發汗後 大汗出 胃中乾 煩躁不得眠 欲得飲水者 少少與飲之 令胃氣和 則癒 若脈浮 小便不利 微熱 消渴者 五苓散主之

● 해석

태양병을 땀을 낸 후에 크게 땀이 나고 위중胃中이 마르는데, 번조가 나서 잠들지 못하며 물을 마시려 하는 경우는 조금씩 마시도록 주어서 위기胃氣를 편안하게 하면 곧 낫는다. 만약 맥이 뜨고 소변이 통하지 않으며 열이 조금 나고 소갈이 있는 경우는 오령산으로 주치한다.

● 주 해

땀을 낸 것은 표부 긴장을 바탕으로 하는 표리表裡의 갈등을 풀자는 것이다. 그러니까 표증表證으로서의 표리 갈등이란 외벽의 긴장에서 나오는 장력에 의한 압박과 그에 대한 내강(복강)의 반발이 맞서서 대치하는 상황을 말한다. 갈등이 풀리면 땀이 조금 난 후에 원래의 정상 상태로 돌아가게 된다.

그런데 땀이 크게 나면서 '胃中乾위중건'하는 것은 발한發汗을 계기로 안에서 팽창하는 세력이 강하게 발發해서 독주로 이어지고, 결국 강고한 둔화를 일으키는 내적 갈등의 극단을 향해 가는 상태로 볼 수 있다. 위중胃中이 건乾하다는 것은 장관 평활근의 활동성이 불량하여 대변이 곤란한 상황을 말하기 때문이다.

　　팽창의 힘이 정상 이상으로 높아지는 초기에 그에 대한 외벽으로부터의 반발의 장력이 일어나는 경우라면, 더 이상의 강화를 제어하여 극단으로 흐르게 하지는 않을 것이다. 물론 이 때도 내적 반발을 불러서 평활근 운동에는 둔화가 있을 수 있으나 이 경우는 비교적 쉽게 풀리는 가벼운 둔화, 또는 낮은 단계의 둔화가 된다.

　　그러나 초기에 팽창세력이 내외의 모든 반발 세력을 떨쳐내고 급격하게 강해지는 경과는 결국 팽창세력의 독주獨走와 그에 이어지는 강고한 둔화를 예고한다. 이 강고한 둔화가 위중건胃中乾이며 대변경大便鞭이라는 것이다.

　　'煩躁不得眠번조부득면'하는 것은 가슴에 대한 강한 압박이 작용한다는 말이다. 이 압박은 흉벽胸壁이나 인후咽喉 등으로부터 올 수 있는 것이 아니니 복강으로부터 거슬러 올라오는 힘이라고 해야 할 것이다. 현재 복강이 팽창의 힘에 의해 확대의 추세를 보이는 와중에 '煩躁번조'가 있다는 것은 확대되는 복강에 대해 그에 반反하는 장력이 일어나 그 내압內壓을 올리고 있다고 할 수 있다. 팽창세력이 독주獨走하는 경과가 장력의 발생으로 차단되었다는 얘기다.

　　평활근의 과도한 탄성이 팽창의 힘으로 작용하여 복강을 확대시키는 경과가 진행되는 가운데 반발의 장력이 일어나니 팽창의 힘과 반발 장력이 맞서면서 발산력이 생기고, 발산력은 상방上方으로 작용해서 가슴을 압박하게 된다는 의미다.

　　이때 강하게 일어나는 팽창력에 대한 반발의 장력은 복강 자체에서 일어나는 것은 아니다. 내부적인 갈등으로 번조와 같은 현상이 생기기 어렵기 때문이다. 팽창의 힘에 대응하여 외벽의 장력이 높아지는 변성이 있을 수 있다는 것이다. 안에서 밀치는 힘이 외벽을 압박하니 외벽은 그 힘에 반발하면서 맞서게 된다는 얘기다.

　　'大汗出대한출'이 있은 뒤에 '胃中乾위중건'이 나타나는 것은 양명병 경과의 진행이라고 할 수도 있을 것이다. 그러나 여기에 '煩躁不得眠번조부득면'이 발생한 상황은 양명병의 진행을 막는 힘의 등장을 의미한다. 경과는 더 이상 양명병으로 발전해가지 않는다.

　　'欲得飮水욕득음수'는 현재 내외간 갈등이 일어나 있으나 매우 강고하여 그 예후가 불량한 것은 아니라는 것을 표상하는 진단 요점이다. 물을 마실 수 있다는 것이니 비록 팽창세력이 독주하는 와중에 반발이 일어나 그 갈등관계로 인해 가슴이 압박되는 상황이 있었지만, 그 진행상 더 이상 갈등이 강화되지 않았다는 뜻이 된다는 얘기다.

　　'少少與飮之소소여음지'는 평활근 활동을 점진적으로 안정할 수 있도록 하자는 의도일 것이다. '胃氣和위기화'가 바로 그것이다. 이제 시간이 지나면서 남은 갈등 정도는 안정만 유지하면서 서서히 풀려갈 것이다.

그런데 다시, 여기서 맥이 부浮하되 소변이 불리不利한 상황이 생긴다면 그 형세가 전혀 다른 쪽으로 흐르는 것이다. 소변이 잘 통하지 않는 것은 복강 안에서 하방을 향한 물 흐름이 불량한 경과에서 일어나는 증상이다. 소변불리로부터 복강 안의 환경이 어느 수준 이상으로 경화硬化되어 복강 안에서 일어나는 제반 활동이 제한된 것으로 볼 수 있다는 얘기다.

소변불리를 일으키는 경화硬化의 문제는 물론 상반된 두 세력이 팽팽히 맞서는 강고한 대립으로 주로 조임의 세력이 병리를 이끌어가는 경우에 일어나는 것으로 규정한 바 있다.

맥이 부浮한 것은 표부의 긴장(表證), 즉 외압이 작용하고 있는 상황임을 말한다. 소변불리와 함께 부맥이 보인다는 것은 경화를 일으킨 내적 환경 변화와 표리의 갈등관계가 서로 얽혀 있다는 얘기가 될 수 있다.

외압은 항상 복강의 반발을 유발하는 경향을 갖는다. 복강에서의 반발이란 외벽의 압박에 대응하는 팽창 방향의 힘을 말한다. 그렇다면 경화를 유발한 두 세력 중 하나인 팽창세력이 외압에 의해 일어나는 것일 수 있으니 서로 얽혀있다는 것이다.

'微熱미열'과 '消渴소갈'은 이와 같은 갈등관계가 현재 어떤 형태를 갖고 있는가를 보여주는 증상들이다. 미열微熱은 순환이 가볍게 증가하고 있음을 말하는 증상이고, 소갈消渴은 혈의 정류가 있음을 말하는 증상이니 서로 엇갈리는 면이 있다. 그러나 이는 두 세력이 맞서다가 풀리다가 하면서 변동의 양상을 보이는 것으로 이해하면 되겠다.

갈등이 강고한 양상을 보이는 구간에서는 순환이 약화되고 그런 흐름에 따라 정류혈停留血이 발생한다. 갈등이 약화되는 구간에서는 반대로 순환이 강화되고 따라서 혈의 정류가 감소한다. 미열은 후자後者의 경우를 표상하고, 소갈은 전자前者의 경우를 표상하는 것이다. 이런 미열과 소갈은 변동하는 흐름을 갖는 갈등의 와중에 복강 용적이 정상 수준 아래로 떨어지지 않고 있음을 말해주는 증상들이기도 하다.

● 五苓散

○猪苓皮去 18銖, 澤瀉 1兩6銖半, 茯苓 18銖, 桂去皮 半雨, 白朮 18銖.
○위의 다섯 가지 약을 가루로 만들어[上五味爲末] 미음에 타서 복용하는데[以白飮和服] 사방 한 치의 숟갈로 하되[方寸匕]94) 하루에 세 번 복용한다[日三服]. 따뜻한 물을 많이 마셔[多飮煖水] 땀을 내면 낫는다[汗出愈].

*

　오령산五苓散이라는 처방에 있어서 가장 중요한 문제는 몸에서 물을 버리는 것이 자유롭지 못한 현상이다. 여기서 물이란 일종의 대사 산물로서의 수분을 말한다. 당연히 소변을 통해 배설되어야 할 물이다.

　문제 해결의 요점은 복강 안에서의 물 흐름, 특히 하방下方을 향한 흐름을 원활하게 유지시키는데 있다. 복강에서의 물 흐름이 개선되기 위해서는 복강 안의 환경이 안정되어야 한다. 복강 안에서 강고한 힘의 대립이 있을 때 하방으로의 물 흐름은 방해된다. 강고한 힘의 대립이란 상반되는 힘이 팽팽하게 맞서 쉽게 풀어지지 않는 상황을 말한다. 이와 같은 힘의 대립으로 복강 안에서의 근육 장기 활동성이 제약되는 것은 물 흐름의 장애와 같은 선상線上에 있는 것이다.

　오령산은 그런 상황을 타개한다는 목표로 입방되었다. 그 구조를 보자.

　우선 백출白朮은 비교적 적은 양을 쓴다. 백출은 물론 경직된 외벽으로 인해 복부의 움직임이 제한되고, 그 제한을 극복하기 위해 복강으로부터 병리적인 팽창의 힘이 일어나는 경우를 다스리는 약 중의 하나다. 굳은 외벽과 그 외벽을 향한 복강으로부터의 팽창세력이 맞서는 강고한 갈등관계를 풀어 모든 흐름을 개선하는 역할을 한다는 것이다.

　이런 갈등의 와중에 특히 복강의 하부로부터 조임의 힘이 다소간 우세를 보이는 구간이 나타나면 그로 인해 하규下竅를 향한 복강에서의 물 흐름이 약화되면서 정수停水의 병리가 일어난다. '~消痰水소담수~<別錄>', '~利小便이소변~<大明>', '~消痰逐水소담축수~<元素>', '~心下水痞심하수비~<好古>'[95] 등의 표현은 모두 정수에 관련된 이와 같은 백출의 작용을 말하고 있는 것이다.

　복령茯苓 또한 소량을 사용한다. 복령의 효능도 외벽의 경직과 복강에서의 팽창세력이 서로 대립하면서 경결의 구간과 상역의 구간을 갖는 병리경과를 해소하는 것으로 정리될 수 있다. 요약하면 외벽의 경직이 이끄는 갈등관계를 없앤다는 얘기다. 백출과 달리 애초부터 표부 전반의 경직이 조성된 경우의 갈등을 다루는 것은 아니지만, 복령의 이수 작용 역시 외벽의 경직을 기초로 복강의 활동성이 크게 떨어지는 구간을 없애는 것으로부터 얻어지는 것이다.

　'~利小便이소변~<本經>', '~膈中痰水격중담수, 水腫淋結수종임결~<別錄>', '~利小便이소변~<元素>'[96] 등이 정수停水에 관련된 복령의 효능을 말하는 내용이다.

---

94) 傷寒論譯詮 p.67
95) 本草綱目 p.734
96) 本草綱目 p.2147

저령猪苓의 경우도 마찬가지로 '~利水道이수도~'97)라거나 '~治淋腫脚氣치임종각기~<時珍>'98) 등 정수停水의 문제에 대한 효능을 갖는다. 그러나 저령은 '解傷寒溫疫大熱해상한온역대열, 發汗발한~<甄權>'99)이라 하여 외벽으로부터의 긴장 장력이 조임의 세력으로 작용하는 경우를 강력하게 다룬다는 것이 복령과 다른 점이다.

외벽의 경직이 아니라 긴장 장력이 작용하고 있는 가운데 복강에서 강고한 경결을 유발할 수 있다는 것은 그만큼 복강에서 팽창력이 강하게 일어나고 있다는 말이 된다.

택사澤瀉는 '主風寒濕痺주풍한습비~'100)라거나 '~筋骨攣縮근골연축<大明>'101) 등의 표현에서 골격근 전반의 경직을 다스리는 작용이 있음을 알 수 있다. 골격근의 경직은 특히 외벽을 굳게 하여 복강으로부터 팽창 방향의 저항을 일으키게 하는 병리 요인이다.

'除濕之聖藥也제습지성약야, 然能瀉腎연능사신, 不可多服久服불가구복다복~<湯液>'102)이라고 한 글에서 확인되는 것과 같이 저령猪苓과 마찬가지로 택사澤瀉 또한 제습除濕의 효과가 매우 강하다. 여기서 제습의 효과란 습기濕氣, 즉 물을 말린다는 표현이지만, 물을 어떤 방식으로 말리냐는 실제적 차원에서 복강에 발생한 경결硬結 요인을 없애 활동성을 강화시키는 작용으로 해석한다.

이때 경결은 경직된 외벽과 그에 맞서는 팽창의 힘 사이에 일어나는 일종의 강고한 갈등관계가 원인이다.

그런 맥락에서 약리藥理상 제습除濕이라는 것은 결국 활동성을 높이는 것이라는 것을 이해해야 한다. 그러니 습濕은 몸 안에 고인 '물'을 가리킨다기보다는 물이 흐르고 배출되는 생리를 방해하는 경결硬結성의 병리 요인을 총칭한다는 식의 해석이 좋겠다는 생각이다.

힘의 대치를 해결하니 경결의 병리가 소멸하고, 경결이 소멸하니 활동성이 높아지는 것이다. 세력 간의 맞서기가 해소되면서 용적이 정상을 유지하고 활동성이 좋다면 순환 혈류가 늘어 자양滋養의 효과가 커질 것이다. 본초경本草經에서 '~養五臟양오장, 益氣力익기력, 肥健비건~'103) 등으로 표현한 것

97) 神農本草經 pp.202-203
98) 本草綱目 p.2156
99) 위의 책 같은 쪽
100) 神農本草經 p.65
101) 本草綱目 p.1349-1350
102) 東醫寶鑑 p.722.위
103) 神農本草經 p.65

들이 모두 이와 같은 의미의 자양 효과를 말하는 것으로 본다.

오령산을 구성하는 다섯 가지 약 중에서 네 가지 약이 강고한 갈등에 의한 경결硬結성의 문제를 다스리는 약이다. 복령茯苓과 저령猪苓을 함께 놓고 보자면 외벽의 경직으로 유도되는 갈등과 외벽의 긴장에 의한 갈등을 각각 해결한다. 복령과 저령이 같이 하면 그만큼 갈등에 의한 경결을 다루는 폭이 넓어지게 된다는 의미가 있다.

백출白朮은 근육 계통의 경직에 따른 복강 환경 변화와 관련된 문제를 폭넓게 다룬다는 점이 특별하다. 경직된 외벽과 그에 맞서는 내강의 팽창력 사이에 일어난 고착적인 갈등을 다스리니 이는 택사와 같은 계열의 효능인 것이다.

처방 중의 계桂가 육계肉桂라면 조임의 세력이 이끄는 갈등의 병리에 대응하기 위한 편성이 된다. 육계에 대한 명의별록名醫別錄은 '利肝肺氣이간폐기, 心腹寒熱冷疾심복한열냉질, 霍亂轉筋곽란전근, 頭痛腰痛出汗두통요통출한, 止煩止唾지번지타, 咳嗽鼻齆해수비옹, 墮胎타태, 溫中온중, 堅筋骨견근골, 通血脈통혈맥, 理疏不足이소부족, 宣導百藥선도백약, 無所畏무소외~<別錄>'[104]로 기록된 것이 전한다.

내용을 보면 육계는 갈등관계로 복강이 경결되려는 경향을 회복하도록 하는 약 중의 하나다. 비록 수증水證, 수병水病에 대한 효과가 직접 언급되지 않았지만, 그 바탕에서 흐름의 강화에 기여할 수 있는 역할로 쓰일 수 있을 것이다.

이상과 같은 오령산의 구성은 전반적으로 복강을 압박하는 내외의 갈등을 제어하기 위한 목표를 갖고 있음을 보여준다. 특히 하방을 향한 물 흐름을 방해하는 조임의 효과에 집중한다.

이 조임의 효과는 팽창력과의 사이에 갈등관계를 유지하면서 다양한 병리를 일으킬 수 있되, 반드시 정수停水의 문제를 끼고 있는 경우를 오령산증으로 본다.

73.

發汗已 脈浮數 煩渴者 五苓散主之

● 해석

발한이 끝나고 난 뒤 맥이 뜨고 빠른데, 번과 같이 나타나는 경우는 오

---

104) 本草綱目　p.1927

령산으로 다스린다.

● 주해

오령산증五苓散證에 대한 서술이 이어진다. 발한發汗을 종료했다는 것은 표리表裏의 갈등관계가 풀리면서 정상의 장력 수준으로 돌아간 것을 말한다.

그러나 그 이후에도 맥이 부삭浮數한 것은? 부맥浮脈은 반복되는 표부의 능동적 긴장을 의미하는 맥상이다. 삭맥數脈은 일단 복강에서 가슴으로 올라오는 혈류의 증가를 의미하는 것으로 해석해 둔다. 이는 표리간 갈등이 있으면서도 복강이 그 활동성을 유지하고 있다는 것이니, 복강에서의 팽창 세력이 오히려 외압을 밀어내고 있음을 말하는 것이 된다. 거꾸로 말하면 복강에서는 팽창의 힘이 강하게 일어나는데, (맥이 浮하니)외압 또한 소멸하지 않은 것으로 볼 수 있다는 얘기다.

이 상황에서 번갈煩渴이 일어난다. 번갈에서 번煩은 가슴에 대한 압박이 증대하는 양상이요, 갈渴은 정류혈停留血이 늘어나는 경과를 말한다. 가슴에 대한 압박의 증가는 주로 복강에서 기원하는 상역上逆 병리를 바탕으로 한다. 복강에서 발산력發散力이 생겼다는 얘기다. 여기서 발산력의 발생은 힘의 대립이 어느 정도 이상의 수준이 되었다는 것을 의미한다. 이 경우, 복압이 높아지므로 가슴에 대한 압박은 높아질 수밖에 없다.

갈渴은 힘의 대립에 의한 갈등관계가 순환을 약화시키고 그에 따라 정류혈이 발생한 상황을 표상한다. 번갈로서 상역이 있는 힘의 대립을 확인하게 되었다는 뜻이다.

발한發汗을 했지만 그것으로 표리간의 갈등관계가 완전히 풀리지 않았다는 것이다. 이는 발한으로 오히려 표부의 병리가 강고해졌음을 말한다. 이미 표증을 벗어나고 있는 갈등에 대해 발한의 조치를 가한 오류다.

높아진 외벽의 장력은 팽창세력을 부르고, 팽창력이 일어나 외벽과 갈등관계를 형성하니 표증 당시보다 한층 강고해진 양상이다.

팽창력은 복강을 밀쳐내면서 버티다가 힘이 빠져 주저앉고, 다시 일어나는 흐름을 반복한다. 이 와중에 경결의 구간이 높은 비중을 갖는다면 정류혈에 의한 갈증이 뚜렷하게 나타날 것이다.

이런 형식의 강고한 대치 관계는 복강을 조이는 효과가 상대하는 두 힘중 한 방면이 되니, 그 흐름상 조임 효과가 지배하는 구간이 높은 비중을 갖는다면 소변불리가 주증으로 나타나게 될 것이다.

본문의 내용은 이와 같은 병리 속성이 오령산과 잘 어울린다는 것이다.

74.

傷寒 汗出而渴者 五苓散主之 不渴者 茯苓甘草湯主之

● 해석

상한병에 땀이 나면서 갈증이 있는 경우는 오령산으로 다스리고, 갈증이 없는 경우는 복령감초탕으로 다스린다.

● 주해

본문의 내용에서 오령산증五苓散證과 복령감초탕증茯苓甘草湯證은 땀이 난다는 공통점을 갖는다. 땀이 난다는 것은 순환 혈류의 증가를 의미한다. 순환 혈류가 지속적으로 증가되는 상황은 보통 복강에서의 활동성이 정상을 유지하되 복강이 확대되어 정맥 환류가 늘어나 있는 양명병 속성의 경과에서 볼 수 있다. 또는 계지탕증과 같이 발동성의 긴장이 작용하는 경우, 표리 갈등이 해소되는 구간에서 오히려 활동성이 높아지면서 땀이 날 수도 있다. 이는 갈등관계로 잡혀 있다가 풀려나면서 생기는 일과성의 순환 증가에 의한 현상이다.

표증이 아니라도 내외간에 다른 형식의 갈등관계가 있다가 풀리기를 되풀이하는 상황이 있다면, 그 역시 계지탕증의 경우와 마찬가지로 일과성의 순환 증가가 일어날 수 있을 것이다. 어떤 갈등을 막론하고 생기고 풀리기를 되풀이하는 일이 있는 경우라면, 그 흐름에 따라 순환이 증가하는 구간을 갖게 된다는 얘기다.

오령산증五苓散證의 본질은 주로 외벽의 경직 상황과 같이 장력이 높아져 있는 가운데 팽창세력이 키워지면서 발생한 갈등관계의 조임 효과를 해결하는 쪽에 있다.

그런데 이런 갈등관계는 힘의 기울기나 그 지속성에 따라 강약의 흐름을 가질 것이다. 갈등관계의 강도가 약화되는 구간에서는 순환이 증가하고, 강화되는 구간에서는 감소하는 경과가 진행될 거라는 말이다. 갈등의 약화는 대립하는 두 세력 중 어느 한 세력이 약화되는 흐름으로부터 올 것이다.

외벽의 경직이 주도하는 상황이라면 억지로 일어난 팽창력이 탈력하면서 갈등이 완화될 수 있을 것이다. 갈등이 풀리면서 순환이 증가하는 것은 당연하다. 이때 일과성으로 순환량이 늘되, 어느 수준 이상의 증가는 한출汗出로 나타나게 될 것이다.

땀이 나면서도 또한 갈渴이 있는 것은? 갈渴증이 있다는 것은 정류혈停留血

이 어느 정도 이상으로 발생한 상황을 표상한다. 복강에서 힘들의 대립에 의한 갈등이 조성되어 있는 가운데 갈등이 완화되는 구간에 순환량이 증가되면서 땀을 볼 수 있었다면, 갈등이 높아지는 구간에서는 정류혈에 의한 갈渴증을 볼 수 있을 것이다. 땀과 갈증을 함께 볼 수 있는 것은 이와 같이 갈등의 흐름이 강고한 구간과 느슨한 구간을 갖는 경과라고 할 수 있다.

갈등의 속성이 상당한 수준의 강고함을 창출할 수 있는 역량을 갖고 있는 상태라고 바꾸어 말할 수도 있다. 상당한 수준이란 갈渴증을 유발할 정도의 정류혈을 생산할 수 있는 수준을 말한다.

땀과 갈증이 함께 있는 경우와 땀만 있고 갈증은 없는 경우는 결국 갈등의 강도 차이로 갈라지게 된다. 갈등이 있어서 순환이 억제되어 있다가 갈등이 약화되면서 순환이 일과성으로 증가하는 현상은 공통적으로 갖고 있지만, 갈등이 강화되면서 정류혈이 크게 늘어나는 현상은 '汗出而渴한출이갈'의 경우에만 있을 수 있다는 것이다.

오령산증은 외벽에 강한 장력이 형성된 가운데 복강 안에서 상당한 수준의 팽창세력이 일어나 외벽을 밀치고 복강을 확대시키는 상황을 바탕으로 한다. 그러나 복강의 확대에도 불구하고 힘들 간의 갈등이 강하여 복강에는 조임 효과가 나타나는데, 그러면서도 또한 강한 팽창력이 바탕에 있었으므로 갈渴증이 일어날 근거가 있는 것이다.

그러나 '不渴불갈'의 경우는 그 갈등관계의 속성상 팽창력의 발현이 오령산증 만큼은 되지 않는 것으로 보아야 한다. 복강이 오령산증 수준으로 확대되지 않은 상태의 갈등관계를 말한다. 이런 갈등 구조에서 그것이 풀리는 구간에는 활동성이 증가하므로 땀이 나지만, 갈등이 다시 구성되더라도 갈渴증이 일어나지는 않는다는 것이다.

● 茯苓甘草湯

○茯苓 2兩, 桂枝去皮 2兩, 生薑切 3兩, 甘草炙 1兩.
○위의 네 가지 약을[上四味] 물 4승으로[以水四升] 달여 2승을 줄이고[煮去二升] 찌꺼기를 제거한 뒤에[去滓] 세 번에 나누어 따뜻하게 마신다[分溫三服].

*

처방 중의 복령茯苓은 내강에서 기원하는 어떤 자극이 외벽을 경직하게 하면서 일어나는 갈등관계를 다스리는 약 중의 하나다. '~利小便이소변~'과 같이 물 흐름 장애의 병리를 다루거나, '~心下結痛심하결통~',105) '~心腹脹滿심

---

105) 以上 神農本草經 p.110

복창만~<甄權>'106) 등과 같이 상역의 문제를 다루는 것은 복령이 해결할 수 있는 갈등의 범위가 넓은 것이라고 할 수 있다.

소변불리小便不利와 같은 정수停水 속성의 병리 경과는 갈등이 강고한 경결硬結의 경과에 나타나고, 상역上逆의 문제는 갈등이 어느 한 쪽으로 기울어지는 경우에 나타나기 때문이다.

계지桂枝는 발동성의 표부 긴장(외압)을 해소하기 위해서 사용한다. 외압은 복부의 내강을 조이는 장력으로서 언제나 팽창 방향의 반발을 요구하는 것이다.

생강生薑은 내외간 갈등관계의 영향으로 상역上逆이 일어나 횡격막 근에 유발한 긴장을 완화할 목적으로 쓴다. 생강은 그러나 외벽의 긴장 장력을 밀쳐낼 만큼의 강한 팽창력이 일어나는 경우에는 쓰지 못한다. 반하半夏나 후박厚朴 등이 갖는 만큼의 강공强攻에는 그 효력이 미치지 못한다는 것이다.

다만 외벽의 긴장 장력에 대해 약한 수준의 반발을 일으켜 주로 횡격막 쪽을 향한 경미한 상역의 병리를 일으키는 경우를 다스리는 효과를 가질 뿐이라고 하겠다.

복령감초탕茯苓甘草湯은 비록 조임 효과를 일으키는 갈등이 있어 순환 생리를 불안정하게 하고 한편으로 복강에서 하방下方을 향한 물 흐름의 장애(停水)를 일으키고 있지만, 그 대립 요인 간에 갈등의 강도가 높지 않아 그에 따른 병리 경과도 심중하지 않은 경우를 담당하도록 입방된 처방으로 정리할 수 있겠다. 갈등의 강도가 높지 않다는 것은 팽창력이 오령산증五苓散證만큼 강하지 않고 따라서 그에 맞서는 외벽의 장력도 그렇게 강고하지 않다는 뜻이다. 팽창세력이 비교적 약하니 갈渴증을 일으킬 만한 혈의 정류가 일어나지 않는 것이다. 이런 갈등관계에 대해서는 오령산五苓散에서 백출白朮이나 택사澤瀉의 약성을 떠올리면 쉽게 이해될 수 있는 일이다.

75.

中風 發熱六七日 不解而煩 有表裡證 渴欲飮水 水入則吐者 名爲水逆 五苓散主之

● 해석

중풍증으로 열이 나기를 6~7일이 흘렀는데 풀리지 않고 번煩이 일어나고 표증과 이증裏證이 다 있다. 갈증으로 물을 마시려 하되 물이 들어가면 바로 토하는 경우를 수역이라 하며 오령산으로 다스린다.

● 주해

표증表證이 일정기간 지속되다가 '不解而煩불해이번'하는 것은 가슴을 압박하는 요인이 발생했다는 것으로 갈등이 깊어지거나 좀 더 복잡해졌다는 것을 의미한다.

보통 표증의 구성 요소인 단순 외압과 그에 대한 반발만으로 번煩증이 생기기는 어려울 것이다. 그러니까 번은 복강 안으로부터의 발산력發散力이 어느 선을 넘었다는 것을 말해주는 증상이다. 번증이 일어날 정도로 발산력이 강화되는 것은 표리 갈등 외에 내외에서 또 다른 변화가 일어났기 때문이라고 보아야 할 것이다.

'有表裏證유표리증'이라 한 것이 그것을 말하는데 이는 표리 갈등이 있으면서도, 복강 안에서는 별도의 변화가 일어나고 있다는 뜻이다.

보통 표증表證의 표리表裏 갈등도 크건 작건 간에 그 내강內腔 자체에 다른 갈등을 갖고 있게 된다. 예를 들어 계지탕증桂枝湯證의 경우, 외압에 반발하는 복강의 팽창력은 그 자체로 내적 반발을 달고 있다. 물론 마황탕증麻黃湯證의 경우에는 외압에 대응하는 팽창의 세력이 강하게 일어나니 상대적으로 그에 대한 내적 반발이 뚜렷하지 않지만 반발이 전혀 없다고는 할 수 없을 것이다.

대청룡탕증大靑龍湯證의 경우는 계지탕증과 같은 내적 갈등에서 팽창의 세력이 돌연 강화되면서 복강 안에서 뿐 아니라 내외간에도 강고한 갈등이 일어나는 복합적인 문제를 갖고 있는 경우다.

본문에서도 마찬가지로 6~7일의 시간이 흐르는 동안 복강에서 세력 판도가 변화하면서 어떤 갈등의 기초가 준비된 상황을 말하려는 것으로 해석된다.

'渴欲飮水갈욕음수'는 그 자체만으로 볼 때는 내외간의 갈등으로 혈의 정류가 일어나되, 그 갈등으로 인해 복강 내압이 크게 상승하는 상황은 아니라는 것을 말한다.

그러나 '水入則吐수입즉토'하는 '水逆수역'증은 차원이 다른 것으로 복압이 오르면서 복강 중심으로부터 발산력이 커진 상황이다. 이는 복강을 압박하는 요인이 강화되는 구간이 있음을 의미한다.

앞서 살펴본 바와 같이 이는 어떤 계기로 외벽의 경직이 생기고 그 경직에 대응하는 팽창의 힘이 일어나 맞서면서 새로운 갈등관계가 성립되는 상황이다. 여기서 팽창의 힘이 외벽의 경직으로 생긴 장력을 무너뜨릴 만큼 강하지 못하다면 시간이 흐른 뒤 힘이 **빠져** 주저앉았다가 다시 일어서는 변화를 반복하게 될 것이다. 이런 경과는 복압을 오르내리게 하면서 주기적인 상역上逆 작용을 일으키니 그로 인해 심하부心下部에 긴장이 발생한 결과가 바로 '水逆수역'인 것이다.

이와 같이 외벽에 경직이 있으면서 복강에서는 팽창의 반발이 일어나는 경우가 오령산五苓散을 쓸 수 있는 상황이다. 뒤에 다시 나오게 되겠지만, 이는 경직된 외벽의 장력과 복강의 팽창력이 비등한 태음병의 병리 형식과 상통하는 바가 있다.

76.

未持脈時 病人 叉手自冒心 師因敎試令咳而不亥者 此必兩耳無所聞也 所以然者 以重發汗 兩耳無所聞也

● 해석

맥을 보지 않았는데 병자가 양팔로 가슴을 감싸니 (그것을 보고) 선생께서 교시하되 기침을 하도록 시켰는데 기침하지 않는 경우는 두 귀가 들리지 않는 것이다. 그 이유는 거듭해서 땀을 내어 귀가 들리지 않게 된 것이다.

● 주해

'叉手自冒心차수자모심'이란 앞에서 이미 서술된 것이지만<65> 가슴을 향한 급격한 압박이 반복되면서 심장을 자극하는 상황을 표상하는 것으로 본다.

표증表證으로서의 외압과 그것에 대응하는 높아진 평활근의 탄성(팽창세력)을 발한發汗을 통해 해소하는 것은 지극히 당연한 조치다. 그러나 그 발한이 과도할 때는 상황에 따라 다른 문제를 유발하게 된다. 과도한 발한, 또는 적절하지 못한 발한은 표부의 긴장을 강고하게 변화시키거나 또는 경직을 유발할 우려가 있다.

그러나 이 조문이 계지감초탕증桂枝甘草湯證의 부연이라면, 표증表證 당시에 복강에서 높아져 있던 평활근의 탄성(팽창력)은 정상으로 돌아왔지만 외벽의 감수성이 높아져 쉽게 긴장을 발하는 경우를 말하는 것이다.

이렇게 되면 발동성으로 외압이 일어날 때, 복강에서는 팽창 방향의 반발로 압박을 즉각 강하게 튕겨내지 못하고 일단 고스란히 받아들이면서 급격한 복압의 상승 국면을 맞게 된다. 그러나 평활근의 장력이 정상 범위에 있으므로 비록 즉각적인 반응을 일으키지는 않았지만 방어의 힘으로서 반발이 일어나게 된다.

그 시점에서 복강은 다시 용적을 회복하고 복압도 정상으로 돌아갈 것이다. 복강 내부는 급격한 복압 상승이 일어났다가 이내 소멸하는 변동성 환경이 조성되는 것이다. 그 상황이 '叉手自冒心자수자모심'을 유발한다.

이와 같은 급격하고 반복되는 복압의 승강升降은 그 압박의 힘이 가슴에 도달하는데 그치지 않고 몸의 가장 위쪽인 두부頭部에 이를 수 있다. 두부에 도달한 압박은 두부, 안면顔面의 안쪽 내강의 환경에 영향을 주니, 그로부터 청각聽覺의 둔화鈍化가 생길 수 있다고 보는 것이다. 본문에서 '兩耳無所聞양이무소문'을 강조해 말하는 것은 복강 환경의 변화로부터 일어나는 압박의 힘이 두부에 미칠 수 있다는 점을 알리기 위한 것이다.

결국 본문에서 말하고자 하는 것은 '叉手自冒心자수자모심'하는 사람이 있다면 두부頭部의 압박 여부를 살펴야 하며, 만약 상황이 그렇다면 그것은 과도한 발한으로 복강으로부터 일어나는 내압內壓 상승의 병리를 확인하는 일이 된다는 것으로 정리한다.

77.

發汗後 飮水多 必喘 以水灌之 亦喘

● 해석

땀을 낸 뒤에 물을 많이 마시는 경우는 반드시 숨이 가쁘게 된다. 물을 뿌려도 또한 숨이 가빠진다.

● 주해

발한發汗을 했다는 것은 표리의 갈등관계가 풀리면서 원래의 정상적 표리 관계로 돌아가게 했다는 말이 된다. 그러나 만약 갈등이 풀리지 못한다면 발한의 자극은 갈등관계를 새로운 국면으로 몰고 갈 가능성을 갖는다.

보통 표부의 문제는 긴장이 더 강고해지거나 경직되는 변화를 보인다. 긴장이 더 강고해진다는 것은 갈등이 유지되는 시간이 길어진다는 것이며, 경직되는 경우는 갈등관계가 고착되는 것을 뜻한다.

'飮水多음수다'는 통상 마시는 물의 양을 초과한 것이다. 물을 많이 마신다는 것은 갈증이 나는 것을 말한다. 갈증은 혈의 정류가 있다는 것이고, 혈의 정류는 갈등관계가 구성되어 순환이 불량해졌음을 뜻한다.

따라서 '飮水多_{음수다}'는 앞에서 서술한 바와 같이 발한_{發汗}을 통해서 갈등관계가 더 강고해졌음을 의미하는 것이다. 표부_{表部}의 유연성이 나빠졌다는 얘기다. 흉복부의 운동성이 감소하는 것은 당연하다. 가슴이나 배의 움직임이 어느 수준 이하로 떨어질 때 천_喘증이 일어나게 된다.

내외 갈등이 강고해지는 경과인 麻黃湯證_{마황탕증}<36>이나 갈근금련탕증_{葛根芩連湯證}<35>의 경우에서 모두 천증을 볼 수 있었으나, 본문에서는 발한을 계기로 갈등이 높아져 천증을 유발한 경우라고 할 수 있겠다.

'以水灌之_{이수관지}'는 물을 붓는다는 뜻으로 보아 심한 갈증으로 물을 붓듯이 마셔대는 것으로 해석한다. 그렇다면 이것은 '飮水多_{음수다}'의 경우보다 갈증의 강도가 더 높은 것이다. 갈증의 강도가 더 높다는 것은 갈등관계의 강고함이 더 높다는 것이니 표부는 그만큼 더 굳은 것이고, 흉복부의 운동성은 더욱 떨어진 것이다. 여기서 천증이 일어나는 것은 당연한 결과라고 하겠다.

78.

發汗後　水藥不入口　爲逆　若更發汗　必吐下不止

● 해석

땀을 낸 후에 물이나 약을 넘기지 못하는 것은 역_逆이니 만일 다시 땀을 내면 반드시 토하고 설사하기를 그치지 못할 것이다.

● 주해

발한_{發汗}은 표리_{表裡} 사이의 갈등관계를 해소한다. 그러나 '發汗後_{발한후} 水藥不入口_{수약불입구}'라면 발한을 했지만 갈등관계가 해소되지 못하고, 어떤 이유에선가 복강 안의 발산_{發散}력이 매우 강한 상황이 되었다는 뜻이다.

이것은 발한이 표리 갈등을 해소하지 못했다는 것을 뜻하는 경과다. 발한이 갈등관계를 다른 국면으로 넘어가게 하는 계기로 작용한 것이다.

바로 앞의 조문<77>에서 서술했지만 잘못된 발한의 경우 표부의 긴장을 오히려 더 강고하게 하거나 경직을 유발할 수 있다는 점에 대한 내용이다. 이렇게 강고해진 갈등관계에 의해 복압이 오르고 발산력이 나타나는 경우다. 발산력은 상역의 병리로 작용하여 심하부心下部를 누르니 '水藥不入口수약불입구' 현상을 보이게 된다. 이를 가리켜 '爲逆위역'이라 한다.

여기에 '更發汗갱발한'하게 되면? 표부의 병리가 더욱 강화될 것이 당연하다. 그 결과로 만일 표부에 경직이 조성되었다면 그 경직에 맞서 복강에서는 팽창의 힘이 일어나게 될 것이다. 팽창의 힘은 외벽의 경직을 극복하기 위한 것으로서 그 경직이 극복되지 않는 이상 그 발생을 반복하게 된다.

팽창력이 일어나 외벽을 밀치다가 힘이 빠지면[탈력脫力] 주저앉고, 얼마 후에 다시 일어나는 부침浮沈의 경과를 반복한다는 것이다.

팽창력이 일어나 대립하다가 탈력脫力하는 순간은 복압이 가장 높아지는 시점이다. 급격한 힘의 변화에 의한 현상이다. 탈력한 직후로부터 복강 안에서 평활근의 활동성은 고점을 지나게 된다. 갈등 구간에서 제한되어 있던 움직임이 폭발적으로 일어나는 구간을 갖는다는 얘기다.

본문의 '吐下不止토하부지'에서 토역吐逆은 복압이 최고점일 때 나타나고, 하리下利는 움직임이 제한되었다가 풀리는 구간에서 보이는 현상이다. 토하吐下가 부지不止하는 것은 이런 병리 주기가 계속된다는 얘기다.

그런 맥락에서 '更發汗갱발한' 이후에 나타나는 '吐下不止토하부지'는 반복되는 발한으로 표부가 경직되는 변화의 사례를 제시한 것으로 해석한다.

79.

發汗吐下後 虛煩不得眠 若劇者 必反覆顚倒 心中懊憹 梔子豉湯主之 若少氣者 梔子甘草湯主之 若嘔者 梔子生薑湯主之

● 해석

땀을 내고, 토하고 설사하게 한 뒤에 허번으로 잠을 자지 못하고, 극단에 이르면 바닥에 넘어져 구르고, 가슴 속에 오뇌가 있으면 치자시탕으로 다스린다. 기운이 없으면 치자감초탕으로 다스리고, 구역질이 나면 치자생강탕으로 다스린다.

● 주해

발한은 표리간表裡間의 갈등을 풀기 위한 조치다. 토하吐下도 내적 갈등을 유발하는 요인을 해소하려는 것이다. 내적 갈등이란 복강 안에서의 갈등을 말하는 것으로 이는 팽창의 세력과 조임의 세력 사이의 빚어지는 대립을 말한다. 이미 72조의 오령산증에서도 발한 후의 복강 내 갈등에 관해 살펴 보았지만 본문에서는 또 다른 유형의 갈등을 제시한다.

발한發汗과 토하吐下를 거치면서 번煩증이 일어난다. 번煩은 번조煩躁의 전단 계라고도 할 수 있다. 구체적으로 표현하자면 복강으로부터 가슴이 압박되 지만 압박의 느낌으로 괴로울 뿐 행동을 통한 어떤 발작發作을 일으키지는 않는 정도라고 본다.

'傷寒脈浮自汗出小便數心煩微惡寒脚攣急反與桂枝湯欲攻其表此誤也~<30>' 에서 번煩은 보통 갈등이 일어나면서 거슬러 오르는 힘으로 작용하여 가슴 을 압박하는 과정에서 일어나는 것으로 해석했다.

그런데 번은 번이되 허번虛煩이란 무언가. 허번은 번이 있되 심하부心下部 를 눌러보니 연軟한 경우[~按之心下濡者爲虛煩也~<383>]라고 한다. 심하부는 횡 격막 영역이다.

따라서 허번이란 횡격막의 긴장이 강하지 않은 상황에서 일어나는 번을 의미한다. 이미 토吐했으므로 그것으로 횡격막이 긴장이 풀렸을 가능성도 있지만, 본문에서는 지금 현재 횡격막을 향한 힘의 압박이 없거나 있어도 강하지 않다는 의미를 전하는 말이라고 생각된다. 즉 복압에 의한 상역上逆 의 병리가 심하지 않은 상황의 번이다.

그러나 허번이지만 '反覆顚倒반복전도'를 끼고 있으니 병리 경과의 전체가 가벼운 상태라고 할 수는 없다. 그렇다면 이것을 번증으로만 단정하여 다 만 번조 전 단계로 일어나는 가슴 압박 증상이라고 하기에는 그 강도가 지 나친 면이 있다.

'心中懊憹심중오뇌'는 어떤 증상인가.

허번도 가슴에서 일어나는 증상이지만, 심중의 오뇌도 또한 가슴 증상이 다. 가슴을 압박하는 발산의 힘 이외에 다른 병리 요인이 있어서 가슴에 부담을 더 얹는다는 얘기가 된다.

동의보감東醫寶鑑에서 인용한 의학입문醫學入門의 말에 의하면, 번조煩躁에서 번煩이란 가슴 속이 괴로워[오뇌懊憹] 토吐하려 하는 모양이고, 조躁란 손을 흔 들어대고 발을 요동搖動하며 동작이 편안하지 않은 것[煩乃心中懊憹欲吐之貌躁則 手掉足動起臥不安]107)을 말한다. 또 번조煩躁란 가슴이 몹시 괴로워서 잠자지 못하는 것이며, 오뇌懊憹란 답답하고 괴로워서 가슴을 펴지 못하는 모양[煩躁 者懊憹不得眠也懊憹者鬱悶不舒之貌]108)이라고 해서 오뇌를 번조에 포함하는 증상 으로 표현한다.

---

107) 東醫寶鑑 p.391.아래
108) 위의 책, 같은 쪽

본사방本事方에서는 위胃가 말라서 대변大便이 찬 겨우는 필히 헛소리를 하는데 번煩도 없고 조동躁動하지도 않으며 한증寒證도 없고 통증도 없는 것은 심중이 오뇌하기 때문[胃中燥大便堅者必譫語也非煩非躁非寒非痛所以心中懊憹也][109]이라고 했다. 이것은 겉으로 표현되는 다른 증상이 없이 다만 흉중胸中이 몹시 답답한 상황을 말하는 것이다.

오뇌는 번조와 같이 심흉의 부담을 뜻하는 증상이되, 얼핏 번조에 비해 정적靜的인 양상으로 나타난다는 얘기로 보인다. 그러나 크게 봐서 일단 번조와 오뇌는 다 같이 심장의 부담을 말하는 증상으로 규정해 두기로 한다.

한편, 잠을 자지 못하는 것에 대해서도 위胃가 순조롭지 않으면 누워도 편안하지 않으니 이것이 밤에 잠들지 못하는 까닭이라[胃不和則臥不安此夜所以不得眠也~<本事>][110]고 해서 '不得眠부득면'을 '胃不和위불화'에 의한 것으로 규정한다.

위胃가 불화不和한 것은 소화관(평활근)이 팽창 방향으로 강직하여 수축 활동이 원활하지 못한 것을 말하니, 이것은 양명병 속성의 극한적極限的 갈등을 향해 가면서 복강이 확대되고 내강에 정류停留하는 혈량血量이 증가한 것이다. 이것을 잠을 자지 못하는 현상의 바탕으로 제시하는 것이다.

이와 같은 본사방本事方의 내용을 통해 보자면 오뇌懊憹는 위불화胃不和로 대변이 곤란한 상태, 즉 상한론의 위가실胃家實 불갱의不更衣 상황<188-189>과 연관지어볼 수 있다. 이것은 즉 복강에서 평활근의 탄성이 과도하게 높아지면서 팽창의 힘이 복강을 지배하는 상황을 말한다.

번煩과 갈渴이 주主증상으로 나타나는 오령산증五苓散證에서는 팽창의 세력이 경직의 경과를 갖는 표부와 대립하는 관계를 이루게 된다<72>. 이와 같이 표부의 경직이 발생하여 복강을 조이는 효과가 일어나면서 그것이 병리의 흐름을 끌고 가는 양상이다. 비록 복강에서는 팽창의 힘이 강하게 일어났더라도 이와 같이 표부의 강고한 경직의 상태가 그 우위에 서있게 되는 것이다. 사실은 경직이 일어난 상황에서 팽창력은 그것을 극복하기 위해 생겨나는 부속적 힘이라고 해야 할 것이다.

그러나 팽창의 힘이 복강 환경을 압도하면서 병리를 끌어가는 경우는 이와 다를 것이다. 우선 복압이 상승하기보다는 팽창세력에 의한 복강의 확대가 뚜렷한 구간을 가질 것이다. 이 구간은 팽창세력이 독주獨走하는 경과로 복강의 확대에 따라 혈량血量이 증가하는 흐름이 일어난다.

증가된 복강 혈량은 곧 순환 혈류의 증가로 이어진다. 아직 여타餘他의

---

109) 東醫寶鑑 p.392.위
110) 東醫寶鑑 p.392.위

갈등 요인이 뚜렷하지 않아 순환이 약화될 갈등의 상황이 아니기 때문이다. 마치 양명병의 기점, 초기의 양상과 같다.

그런데 이 상황에서 갑자기 순환량이 증가한다면 큰 심장의 부담에 의한 가슴 증상이 일어날 수밖에 없다. 이와 같이 급격한 혈류량 증가를 바탕으로 하는 심장의 부담을 오뇌懊憹라고 하면, 이것은 번조와는 다른 종류의 부담이 된다. 번조가 가슴을 압박하는 힘[상역上逆]이 어느 수준 이상으로 발생하는 경우에 나타나는 가슴의 부담이라면, 오뇌는 정맥 환류량venous return 이 급증하면서 일어나는 심장의 부담이라고 표현할 수 있겠다.

오뇌와 번조의 양자兩者가 이렇게 구분된다면 혈血의 흐름과 분포에 있어서 확실히 구별되는 상황을 표상하는 대비적 증상이라고 해야 할 것이다.

본문에서는 오뇌의 양상과 함께 하는 가슴의 증상을 허번虛煩이라 해서 번조와 구분지은 것도 그런 의미를 갖는다고 본다. 비록 번증과 같은 양상의 가슴 부담이 보이지만, 번증과는 다른 어떤 것을 표현하기 위한 의도라는 말이다.

또 허번부득면虛煩不得眠이 발한토하후發汗吐下後에 나타나는 것이라 한 것은 팽창세력이 독주獨走할 수 있는 기초가 형성되어 있는 와중에 이러한 조치들을 거치면서 팽창의 독주와 팽창 주도의 갈등이라는 이중의 문제 상황이 조성되었다는 의미로 해석된다.

이어지는 부분은 혈류가 가슴으로 쇄도하는 상황을 바닥에 깔고 거기에 끼어드는 다른 부차적인 문제들, 또는 부담을 키우는 문제들을 예시한다.

먼저 '少氣소기'는 호흡 운동의 제한에 따른 호흡량의 감소를 의미한다. 복부의 내강과 외벽, 그리고 횡격막 등 호흡에 관여하는 근육 요소들의 긴장을 완화할 필요가 발생한 경우다. 오뇌의 병리 바탕에 갈등의 구간이 길어지는 것으로 주로 활동성이 저하되는 것을 주 증상으로 하는 경우라고 하겠다.

다음으로 '嘔구'증이 있는 것은 또한 횡격막을 중심으로 상하에서 힘의 충돌이 일어나는 것, 즉 횡격막 긴장의 심화라는 조건이 하나 더 얹힌 상황을 말한다.

'少氣소기'나 '嘔구'는 팽창세력이 지배하는 병리 구조에서 긴장 요인이 약간 높아진 경우들이다. 병증의 큰 줄기는 변하지 않지만 그 성격이 조금 다른 것들이다.

● 梔子豉湯

○梔子劈 40枚, 香豉綿裏 四合.

○두 가지 약을[十一味] 물 4승으로[以水四升] 먼저 치자를 달여[先煮梔子] 2승 반을 얻은 뒤[得二升半] 두시를 넣어[內豉] 달여서 1승 반을 취한다[煮取一升半]. 찌꺼기를 없애고[去滓] 두 번에 나누어 복용한다[分爲二服] 따뜻하게 해서 한 번 복용하고[溫進一服] 토하게 되면 그친 후에 복용한다[得吐者止後服].

*

처방 중의 치자梔子는 복강이 팽창하여 혈량이 증가하면서도 조이는 힘이 함께 작용하여 혈血이 가슴으로 몰려 정류하는 경우를 다스리는 약 중의 하나다.

'主胸心大小腸大熱胃中熱氣心中煩悶去熱毒風利五淋通小便除五種黃病止消渴治口乾目赤腫痛面赤酒皰齇鼻白癩赤癩瘡瘍殺䗪虫毒'[111]에서 '大小腸大熱대소장대열'이나 '胃中熱氣위중열기'란 복강의 확대로 혈량이 증가하는 상황을 말하는 것으로 해석한다. '利五淋이오림'이나 '通小便통소변'은 팽창의 세력으로 복강이 확대되면서도 그에 대한 반발로 갈등이 일어나 하방을 향한 물 흐름이 원활하지 않은 경향[정수停水]을 해소하는 효능이다.

이 경우의 정수停水는 애초에 조임의 세력, 또는 조임의 효과가 강하여 상대적으로 복강 위축 성향의 병리를 이끌어가는 상황과는 달리 복강의 혈량血量이 증가되어 있으므로 열성熱性을 띠게 된다.

'除五種黃病제오종황병'이란 열성을 띠는 정수停水의 경향과 관련되는 황달黃疸을 해소하는 효능을 말한다.

또 '止消渴지소갈'의 작용이나 '治口乾치구건, 目赤腫痛목적종통, 面赤면적, 酒皰齇鼻주포사비' 등 얼굴 쪽으로 오는 열증熱證을 다스리는 효능들은 모두 가슴에 몰린 정류혈停留血에 대한 작용을 바탕으로 한다.

결국 치자梔子를 쓰는 상황은 팽창세력의 강세로 복강의 용적이 정상 이상의 수준에 있으면서, 그 위에 갈등이 강약으로 변동하는 경우로 정리된다.

특히 '主胸心주흉심'이라 한 것은 그런 병리 경과에서 가슴의 부담이 높은 것이 치자를 적용할 수 있는 확진의 요건이라는 것을 말하는 표현으로 보인다.

'主傷寒頭痛주상한두통, 寒熱瘴氣한열장기, 發汗발한, 通關節통관절'[112]이라 했으니 두시豆豉는 표부表部의 긴장을 주로 풀어주는 약으로 규정되는 경향이 있다. 그 작용에 있어서 계지桂枝나 마황麻黃 등과 같이 그 작용점이 표부에 있다는 얘기다. 그러나 '瘴氣장기'에 대한 작용이라든지, '通關節통관절'의 효능을

---

111) 東醫寶鑑 p.742.아래
112) 東醫寶鑑 p.686.위

보면 두시가 다루는 표부 긴장은 그 강도가 높으며, 경직의 병리와도 겹치는 부분이 있다고 본다. 관절의 움직임에 영향을 줄 정도의 문제를 다룬다는 점에서 그렇다. 그런 까닭에 두시에 대해 '~煩躁滿悶번조만민~<別錄>, ~除煩躁제번조~<藥性>'[113]라 하여 번조를 다스리는 데 있어서 주요한 의미를 갖는 약으로 규정하고 있다. 심중의 오뇌를 없앤다고 한 직접적 표현[거심중오뇌의생용지去心中懊憹宜生用之][114]도 있다.

치자梔子와 두시豆豉는 공동으로 작용하여 복강에서 팽창의 힘을 중심으로 일어나는 갈등을 푼다. 치자시탕梔子豉湯의 경우는 이와 같은 갈등의 양상 가운데 팽창의 힘이 압도하여 복강의 용적을 키우고 순환을 폭주하게 하는 경향을 주로 담당하게 된다. 그러나 병리의 경과에 따라 갈등이 높아지면서 정류혈이 증가하는 구간이 있을 수 있으니, 치자시탕의 용도는 정류혈에 의한 내열內熱의 문제를 다루면서도 순환이 급증하는 구간을 갖는 경우라고 정리된다.

이와 같은 의의로서 경직된 외벽의 장력이 병리 흐름을 주도하면서 팽창력과의 대립에 기초하는 상역上逆의 병리와 순환의 약화, 가슴 정류혈停留血의 증가 등을 주로 다루게 되는 오령산五苓散과는 대비되는 구별점을 갖는다.

● 梔子甘草豉湯

○치자시탕에 감초 2량을 가미해서[於梔子豉湯方內加甘草二兩] 치자시탕의 복용법과 같이[餘依前法] 토하게 되면 그친 뒤에 복용한다[得吐止後服].

○梔子劈 40枚, 香豉綿裹 4合, 甘草 2兩.

○이 세 가지 약을[右三味] 물 4승으로[以水四升] 먼저 치자와 감초를 달여[先煮梔子甘草] 2승 반을 취한 뒤[取二升半], 두시를 넣어 다시 달여 1승 반을 취하고[內豉煮取一升半] 찌꺼기를 버린 후[去滓] 2회 분량으로 나누어[分二服] 따뜻하게 복용한다[溫進一服].

*

호흡과 관련되는 근육 운동, 특히 횡격막의 운동이 제한될 때 '少氣소기'가 일어난다. 치자시탕증梔子豉湯證을 갖추고 있으면서 이러한 제한이 있는 경우는 복부 내강 전반의 경결을 온건하게 해소한다는 의미로 감초甘草를 가미加味하는 치자감초탕梔子甘草湯을 쓴다.

---

113) 本草綱目 p.1528
114) 위의 책, 같은 쪽

● 梔子生薑豉湯

○치자시탕에 생강 5량을 가미해서[於梔子豉湯方內加生薑五兩] 치자시탕의 복용법과 같이[餘依前法] 토하게 되면 그친 뒤에 복용한다[得吐止後服].

○梔子劈 40枚, 香豉綿裹 4合, 生薑 5兩.

○이 세 가지 약을[右三味] 물 4승으로[以水四升] 먼저 치자와 생강을 달여[先煮梔子生薑] 2승 반을 취한 뒤[取二升半], 두시를 넣어 다시 달여 1승 반을 취하고[內豉煮取一升半] 찌꺼기를 버린 후[去滓] 2회 분량으로 나누어[分二服] 따뜻하게 복용한다[溫進一服].

*

원래 치자시탕증梔子豉湯證에서는 횡격막의 심한 긴장이 없는 것이 특징이다. 팽창의 힘이 복강 환경을 압도하니 조이려는 힘이 강하게 맞서지 못하기 때문이다. 그것을 허번虛煩이라고 한다.

그러나 만약 조임의 힘이 조금 강하게 일어나는 구조가 만들어져 있다면 상황이 다를 것이다. 치자시탕증에서 조임의 힘이 강화된다면 그것은 주로 외압의 영향이겠다. 팽창의 세력이 주도하는 내적 갈등의 병리 경과에서 조임의 힘이 돌연 팽창세력을 압도하는 상황은 생각하기 어렵다.

팽창의 세력이 강화되면서 외벽의 대응이 일어나고 있는 상황이다. 그 결과로 발산發散의 힘이 일어나는 구간을 갖게 된다.

이 경우에는 적절한 완충이 이루어져 횡격막의 긴장이 완화되도록 조정한다는 차원에서 생강生薑을 더한다. 생강은 외벽의 힘이 복강을 압박할 때 복강의 반발이 일어나 대립하되, 그 반발이 낮은 수준에 머무는 상황을 다스리는 약이다. 치자시탕에 생강을 가미하는 것은 팽창의 힘이 가장 낮은 구간에 대한 효능을 보강하는 의미를 갖는다고 할 수 있을 것이다.

80.

發汗 若下之而煩熱 胸中窒者 梔子豉湯主之

● 해석

땀을 내고, 만약 사하를 해서 번열이 나고 가슴 속이 막힌 듯한 경우는 치자시탕으로 다스린다.

● 주해

　　발한發汗으로 표리表裡의 갈등을 완화했다. 그런데 무슨 이유에선지 여기에 다시 사하瀉下를 시도한다. 그 결과로 '煩熱번열'과 '胸中窒흉중질'이 생겼다.

　　'煩熱번열'은 가슴을 압박하는 복강으로부터의 상역上逆에 열증熱證이 함께하는 증상이다. 열증은 번煩에 동반하는 것으로 복압의 상승에 따라 가슴에 몰리는 정류혈停留血에 의한 증상이라고 할 수 있다.

　　따라서 '煩熱번열'로 본 상황은 팽창세력이 독주獨走하고 있는 와중에 복강을 조이는 세력, 또는 조이는 효과가 일어나 복압을 올리고, 그에 따라 가슴 압박[상역上逆]과 함께 혈의 가슴 정류[상일上溢]가 일어난 것이라고 할 수 있다.

　　'胸中窒흉중질'은 가슴이 막힌 듯한 느낌을 표현하는 말로 보인다. 그런데 번이 있는데 다시 흉중胸中의 질(색)감窒塞感을 말한 것은 중복이 아닌가? 이것은 79조에서 말한 '虛煩허번'과 '懊憹오뇌'사이의 관계를 가진 용어들로 보아야 할 듯하다. '虛煩허번'이나 '煩熱번열'은 상역에 의한 가슴 압박을 표현하는 것이고, '心中懊憹심중오뇌'나 '胸中窒흉중질'은 급증한 순환 혈류로 인한 심장의 부담을 말하는 용어로 해석한다는 얘기다.

　　그렇다면 본문의 내용 역시 79조와 같은 것이다. 발한 후에 팽창의 세력이 강화되고 있는 와중에 그에 반발하는 외벽으로부터의 장력, 즉 조임세력 또는 조임의 효과가 일어나면서 그 갈등이 강약으로 변동하는 상황이 조성된 것이다.

　　사하瀉下는 복압을 올리는 조치로서 이러한 갈등이 일어나는데 기여하는 계기로 작용한다. 사하가 갈등을 일으키는 계기가 되었다는 것은 사하로 인해 복압이 오르는데 그 복압에 저항하는 평활근의 반발이 일어나는 경과를 말하는 것이다. 이후 평활근의 반발은 오히려 외벽의 압박을 밀치고 강화되는 흐름을 타게 된다.

81.

傷寒 五六日 大下之後 身熱不去 心中結痛者 未欲解也 梔子豉湯主之

● 해석

　　상한병이 온 5~6일에 크게 사하를 한 후 열이 그치지 않고 심중이 맺힌 듯 아픈 경우는 아직 풀릴 조짐이 아니니 치자시탕으로 다스린다.

● 주 해

우선 상한병이 생겨 그 상태로 5일에서 6일이라는 시간이 흐르면 어떤 변성變性이 일어날 수 있다는 점을 생각해야 한다. 주로 복강에서 평활근의 탄성이 필요 이상으로 높아지면서 팽창의 세력이 높아지는 변화를 많이 볼 수 있다.

이 시점쯤에 강하게 사하瀉下를 시행했다[대하지大下之]. 사하를 강하게 촉구했다면 복압이 크게 올랐다는 것이다. 그런데 급격하고 과도한 복압은 평활근을 자극하여 오히려 탄성을 강화시키는 방향으로 변성을 이끌 수 있다. 팽창력이 강화되면서 갈등의 새로운 국면이 열리게 된다는 얘기다.

그 결과로 '身熱不去신열불거'할뿐 아니라 '心中結痛심중결통'이 일어난다. '身熱不去신열불거'는 원래 있던 열증熱證이 없어지지 않는 것으로 순환 혈류가 증가된 상태로 줄지 않는다는 의미를 갖는다. '心中結痛심중결통'은 물론 가슴에 맺힌 듯한 통증을 말하는 것으로 '心中懊憹심중오뇌<79>', 또는 '胸中窒흉중질<80>'과 같은 맥락에서 가슴으로 쇄도하는 순환 혈류의 증가로 심장의 부담이 커진 상황을 반영하는 표현으로 해석한다.

본문은 79조나 80조의 내용과 달리 발한發汗의 과정이 없이 다만 5~6일의 시간 동안 증상이 유지된 것만으로 복강 환경이 갈등 양상으로 변화된 상황으로부터 시작한다. 여기에 사하瀉下를 가하니 팽창력과 조임 작용이 맞서면서 치자시탕증梔子豉湯證의 형식이 성립된다.

82.

傷寒下後 心煩腹滿 臥起不安者 梔子厚朴湯主之

● 해석

상한병에 사하한 후 심번하고 배가 그득하며 눕고 일어나는 것이 불안정한 경우는 치자후박탕으로 다스린다.

● 주 해

사하瀉下를 시행한 후에 '心煩심번'이 일어난다. 심번과 더불어 같이 나타나는 '腹滿복만'은 복압을 올리는 복강 환경의 변화를 표상한다. 그러니 일반적으로 복만은 조임의 힘이 주도하는 경과에서 주로 나타난다.

그러나 '臥起不安와기불안'이 있다면 이 경우의 복만은 조임의 힘이 강화되면서 복강이 위축되는 상황은 아니다. 약간의 팽창세력이 작용하는 와중에 그에 대응하는 장력으로서 조임의 힘이 발생한 경우라고 할 수 있겠다.

'臥起不安와기불안'한 것은 일상 동작이 불안정한 것으로 본다. 이는 '心中懊憹심중오뇌<79>', '胸中窒흉중질<80>', '心中結痛심중결통<81>' 등과 같은 맥락脈絡으로 순환 혈류가 급증하면서 가加하는 심장의 부담을 표현하는 말로 해석한다.

순환 혈류의 급증도 이 상황들과 마찬가지 경과로 일어난다. 즉 팽창세력이 복강 환경을 주도하여 복강이 확대되는 가운데 그에 대한 장력이 일어나면서 갈등관계가 조성되는데, 이 갈등이 강약으로 변동하는 흐름의 과정에서 갈등 약화의 국면에 일어나는 현상이라는 것이다.

다만 본 증證을 치자시탕증梔子豉湯證과 비교한다면, 갈등의 강도가 높아 강고한 구간의 비중이 더 크다는 것이라고 하겠다. 평활근 긴장의 정도가 강하여 팽창과 조임의 양쪽에서 보면 상대적으로 약간 조임 쪽으로 쏠린 형태의 갈등관계를 갖는다고 할 수 있다.

● 梔子厚朴湯

○梔子劈 14枚, 厚朴姜炙 4兩, 枳實水浸 去穰 炒 4枚.
○위의 세 가지 약을[已上三味] 물 3승 반으로[以水三升半] 달여 1승 반을 취하고[煮取一升半] 찌꺼기를 제거한 뒤에[去滓] 두 번에 나누어 복용한다[分二服]. 따뜻하게 한 번 복용한 뒤에[溫進一服] 토하게 되면 그친 후에 복용한다[得吐者止後服].

*

치자후박탕증梔子厚朴湯證은 복강에서의 힘의 대립 관계가 치자시탕증梔子豉湯證에 비해 한층 심화深化된 경향이 있는 것으로 판단할 수 있다. 내외 갈등에 따른 복강 내의 강고한 경결과 상역 등을 가스리는 후박厚朴과 지실枳實이 처방을 구성하고 있기 때문이다.

'主積年冷氣주적년냉기, 腹中脹滿복중창만~<本草>'115)라는 표현에서는 후박厚朴이 복강에서 일어나는 강고한 갈등 상황을 완화하는 약이라는 것을 시사한다. 그러니까 '溫中益氣온중익기, 消痰下氣소담하기, 療霍亂及腹痛脹滿요곽란급복통창만, 胃中冷逆위중냉역, 胸中嘔不止흉중구부지~<別錄>' 등의 효능은 강화된 팽창의 세력과 그에 반발하는 조임의 힘이 맞서서 갈등관계를 빚는 과정을 해소하는 것으로부터 얻어진다.

---

115) 東醫寶鑑 p.743.위

그런데 '主中風주중풍, 傷寒상한, 頭痛두통, 寒熱한열~'116)이라고 한 본초경本草經의 내용을 볼 때, 후박은 표부의 긴장 압박을 푸는 효능을 바탕으로 작용한다는 사실을 알 수 있다. 그러니 후박이 외압이 작용하면서 그에 대한 반발로서 팽창세력이 일어났으나 그 경과를 보면 오히려 팽창력이 외벽의 장력을 능가한 경우, 즉 반전된 갈등 형태를 다스린다는 해석의 근거가 된다.

지실枳實도 또한 복강의 내외에서 반전된 갈등을 다스리는 약이다. 원래는 외벽의 조임에 대한 반발로 일어난 팽창력이 외벽의 장력을 압도하는 힘을 갖는 역전을 말한다.

'主大風在皮膚中주대풍재피부중~'117)이나 '解傷寒結胸해상한결흉~<甄權>' 등의 표현에서 표부表部의 긴장 병리와 관련된 지실의 작용을 알 수 있으며, '除胸脇痰癖제흉협담벽, 逐停水축정수, 破結實파결실, 消脹滿소창만, 心下急痞痛逆氣심하급비통역기~<別錄>'118) 등으로 표현되는 지실의 효능에서 상역上逆과 경화硬化로 이어지는 복강 안의 갈등 속성에 대한 작용을 읽을 수 있다.

평활근의 탄성이 높아지고 있는 와중에 그에 대한 내외 공조의 반발이 일어나되, 그 경과 상 갈등이 강약으로 변동하면서 순환량이 급증하는 구간을 갖고 있는 경우가 치자시탕증梔子豉湯證의 기본형이다. 물론 갈등관계가 뚜렷한 경우에는 순환이 강화될 수 없으니 확대의 경향을 보이는 내강에 정류혈停留血이 발생할 것이다. 치자시탕증의 경우, 상반되는 힘이 팽팽히 대립하여 강고한 갈등이 지속되기보다는 짧은 갈등이 되풀이되는 모양으로 나타나므로 특히 순환량이 정상 이상으로 늘어나 있는 구간을 가질 것으로 보는 것이다.

그러나 치자후박탕증梔子厚朴湯證의 경우는 갈등의 속성이 힘의 대립 방면으로 많이 기울었다. 팽창의 힘이 치자시탕증梔子豉湯證에 비해 다소 낮아졌다는 얘기가 된다. 여기에 대응하기 위해 치자후박탕은 지실枳實과 후박厚朴으로 강고한 갈등 상황에 대응하는 작용의 비중을 높인 것이다.

---

116) 神農本草經 p.198
117) 위의 책 p.197
118) 本草綱目 p.2079

83.

傷寒 醫以丸藥大下之 身熱不去 微煩者 梔子乾姜湯主之

● 해석

상한병에 의사가 환약을 써서 크게 사하했다. 몸에 열이 가시지 않고 약간 번증이 일어나는 경우는 치자건강탕으로 다스린다.

● 주해

환약丸藥을 사용했다는 것이 특기 사항이지만, 사하瀉下로 인해 열증熱證과 번조煩躁가 생기는 것은 계속 이어지는 치자시탕증梔子豉湯證 종류와 같은 상황이다. '身熱不去신열불거'는 증가된 순환 혈류가 사하를 시행한 후에도 지속되고 있다는 말이다. 이것은 81조의 '大下之後身熱不去대하지후신열불거' 상황과 같다.

거기에 '微煩미번'이 동반한다. 번煩증과 지속적인 신열身熱이 확인되었으니 치자탕梔子湯의 구성 요건이 완성되었다고 할 수 있다.

● **梔子乾薑湯**

○梔子劈 14枚, 乾薑 2兩.
○위의 두 가지 약을[上二味] 물 3승 반으로[以水三升半] 달여 1승 반을 취하고 [煮取一升半] 찌꺼기를 제거한 뒤에[去滓] 두 번에 나누어 복용한다[分二服]. 따뜻하게 한 번 복용한 뒤에[溫進一服] 토하게 되면 그친 후에 복용한다[得吐者止後服].

*

건강乾薑은 골격근의 경직을 기초로 하는 외벽의 병리를 다스리는 약 중의 하나다. 외벽이 경직되어 복부의 움직임이 제한되니 복강에서는 팽창의 힘을 일으켜 상황을 극복하려 하게 되는데 그 과정에서 일어나는 강고한 갈등을 해소한다는 의미다.

건강이 주치하는 대상을 본초경本草經에서는 '主胸滿咳逆上氣주흉만해역상기, 溫中止血온중지혈, 出汗출한, 逐風濕痺축풍습비, 腸澼下痢장벽하리~'119)라고 기록하고 있다.

경직된 외벽과 안에서 일어나는 팽창의 힘을 주축으로 하는 강고한 갈등이 일어났다가 풀리는 구간에 장벽하리腸澼下痢가 나타나고, 갈등이 유지될

---

119) 神農本草經 p.158

때는 주이려는 힘이 흐름을 주도하면서 복강을 압박하니 그에 따라 복압이 올라가면서 해역상기咳逆上氣 등 상역上逆 현상이 일어나는 것이다.

치자건강탕梔子乾薑湯은 평활근의 과도한 탄성을 조절하여 복강의 팽창세력을 제어하는 치자梔子의 효능과 그 상대편에서 내외간의 강고한 갈등을 유발하는 표부 근육의 경직을 풀어주는 건강乾薑의 작용이 짝을 이루는 처방이다. 그러나 처방의 내용을 보면 본래의 치자시탕증梔子豉湯證보다는 복강의 확대가 크지 않고, 순환량의 증가도 큰 폭이 아닐 것임을 알 수 있다. 외벽의 경직이 작용하고 있기 때문일 것이다.

치자의 용량에 있어서 치자시탕에 비해 본 치자건강탕이나 앞의 치자후박탕梔子厚朴湯은 큰 차이가 있는 것이다. 치자시탕이나 치자감초시탕梔子甘草豉湯, 치자생강시탕梔子生薑豉湯이 모두 40매枚를 쓰고 있지만 치자후박탕梔子厚朴湯이나 치자건강탕梔子乾薑湯에서는 14매에 불과하다. 이 두 처방에서 두시豆豉는 제외되었다.

치자시탕의 경우는 팽창의 세력이 복강을 압도하고 그에 대한 외벽의 대응 요인이 발동하는 형식으로 강고한 갈등보다는 복강의 확대를 중심으로 하는 변동 속성의 병리가 나타나니 대량의 치자가 함께 필요했던 것이다.

그러나 치자후박탕증이나 치자건강탕증의 경우는 치자시탕증의 명맥만 유지할 뿐 사실 외벽으로부터 강고한 조임, 또는 외벽의 경직에 의한 조임 효과가 일어나 팽창세력의 비중이 많이 줄어든 상황이라고 해야 하겠다.

84.

凡用梔子湯 病人 舊有微溏者 不可與服之

● 해석

치자탕을 쓰는 모든 경우에 있어 병자가 오랫동안 변을 무르게 보고 있다면 주어서 복용하게 할 수 없다.

● 주해

'舊有微溏者구유미당자'는 가벼운 설사를 장기간 계속하는 경우다. 이는 장관 평활근이 과도한 활동을 지속하고 있다는 의미다. 장관이 수축 활동을 지속하는 것은 갈등관계가 일어났다가 풀리는 변동을 계속하고 있다는 말이다. 갈등이 풀릴 때 활동성이 크게 증가하기 때문이다.

'微溏미당'으로 보아 갈등관계가 심중한 것은 아니다. 그렇다면 이때 갈등관계의 속성은 팽창의 세력이 이끄는 갈등이기보다는 조임의 세력이 이끄는 경우의 갈등일 것으로 본다. 조임의 세력이 갈등을 이끈다는 것은 팽창력이 쉽게 주저앉는 약한 본질을 갖고 있다는 것이다.

이런 경우는 팽창의 힘이 복강을 지배하는 치자시탕증梔子豉湯證과 복강 환경의 기본이 다르다. 비록 복강에 대한 조임의 작용이 일어나고 있다는 공통점을 갖는다 해도, 주도권을 갖고 환경을 지배하는 힘의 관점에서 보면 완전히 상반된 입장이다.

만일 평소 팽창력의 근본이 약해져 있는 상황에 치자탕梔子湯을 쓴다면, 그 결과로 소음병의 경과와 같이 복강이 위축되면서 극단적 경화硬化의 방향으로 진행하는 흐름을 피할 수 없을 것이다.

85.

太陽病 發汗 汗出不解 其人仍發熱 心下悸 頭眩 身瞤動 振振欲僻地者 眞武湯主之

● 해석

태양병에 발한을 했는데 땀은 흘렸지만 풀리지 않고, 병자가 여전히 열이 나고 있다. 이때 심하가 두근거리고, 어지러우며, 몸에 경련이 일어나면서 땅바닥에 쓰러질 듯 전신이 흔들리는 경우는 진무탕으로 다스린다.

● 주해

땀을 내서 표증表證의 표리表裡 갈등을 해소했는데도 '其人仍發熱기인잉발열'이다. 여전히 열熱이 가시지 않는다는 거다. 그렇다면 '仍發熱잉발열'은 표증이 지속되는 것을 말하는 것인가, 아니면 다른 병리 경과에서의 발열인가?

표증이 지속되고 있다면 발한發汗으로 땀이 났으나 표증이 풀리지 않은 것이다<26>. 그러나 한출汗出을 통해 표증이 이미 소멸했다면, 다른 경과의 발열이다.

발한의 자극이 외벽의 장력을 오히려 높이면서 내적으로 팽창력을 유발하여 한층 깊어진 갈등 형태로 발전한 상황에도 발열은 있을 수 있다. 이 경우의 발열은 팽창의 힘이 외벽의 장력을 이겨내지 못하고 일어났다가 주저앉기를 반복하는 과정에서 일어나는 것이다. 이런 양상은 소음병의 형식과 같은 것으로 이 과정에서 땀이 날 정도로 팽창력이 기복起伏하는 변동이 심하다면 그것은 망양亡陽의 경과<290>라고 할 수 있다.

그 가능성은 낮지만 증상으로만 본다면, 어떤 계기를 통해 아예 양명병으로 전변轉變한 것일 가능성도 배제할 수 없다. 발열은 순환의 강화를 말하고, 순환이 강화되는 흐름은 어떤 종류든 갈등이 있다가 풀리는 시점을 통과하면서 나타나거나 아니면 갈등이 없이 복강이 확대하면서 혈류의 자연스런 흐름이 늘어나는 경우에 생기게 되기 때문이다.

여기서 '心下悸심하계'가 보이는 것은?

'心下悸심하계'는 심하心下의 증상으로 가슴 영역과 관련이 있지만, 번갈煩渴이나 오뇌懊憹 등과는 구별되는 다른 형식의 자극이다. 오령산증이나 치자시탕증에서 일어나는 현상은 아니라는 거다.

심하心下의 계悸는 보통 복압이 올라가면서 횡격막을 통해 가슴을 압박하되, 그 자극이 급격히 발생하고 이내 소멸하는 상황에 기초한 증상이다. 번갈이나 오뇌가 힘의 갈등관계에 의한 경직된 복강 환경이 기초가 되어 가슴에 영향을 끼친 경우라면, 심하계는 경직보다는 강한 상역의 힘이 작용해서 가슴을 때리는 방면의 영향을 가한 경우<65>라고 할 수 있는 것이다.

그런 맥락으로 보자면 복부에서 팽창력과 조임의 작용이 엇갈리면서 일어나는 병태病態를 오령산증과 치자시탕증으로 나누어 제시하고, 이어서 본 진무탕증眞武湯證을 내보이는 것이다.

이와 같이 심하의 계悸증이 강력하고 급격한 압박이 가슴을 때리는 상황이라면, 이 압박은 구조적으로 복강으로부터 오는 상역上逆의 힘이 아닐 수 없다. 그런 종류의 상역이 발생했다는 것이다. 이렇게 강력한 상역 현상이 일어나는 경우를 생각해 보자.

'仍發熱잉발열'의 증상을 놓고 추정 가능한 경과의 하나로서 양명 전입의 상황을 예시하였으나 상역 현상으로 보아 이 상황은 배제한다. 양명병의 기점이라면 상역의 힘이 일어날 수 없기 때문이다.

또 표리 갈등이 그대로 있는 경우라면 상역이 있을 수도 있으나, 복강으로부터의 반발이 작용하고 있는 한 심하의 계悸를 유발할 정도의 강한 상역은 일어나기 어렵다.

그렇다면 남은 가능성은 경직된 외벽과 그에 관련된 내적 팽창력의 상호 관계가 있겠다. 외벽이 경직되어 흉복부의 움직임을 제한하는 경우, 내강에서는 그 제한 요인을 극복하기 위해 팽창의 힘을 억지로 일으킬 수밖에 없다. 그러나 동원된 팽창의 힘에도 불구하고 외벽의 경직이 극복되지 못하는 경우 팽창력은 버티다가 주저앉고 마는 탈력脫力의 순간을 맞게 된다.

이 급격한 탈력의 시점에서 복강에서는 강한 상역의 힘이 일어나 가슴을 때릴 수 있다는 얘기다.

그러니 땀을 냈으나 '仍發熱잉발열'한데, 여기에 심하계心下悸가 나타나는 경과는 발한으로 외벽의 경직이 발생한 상황으로 정리된다.

'頭眩두현'도 이런 경과의 복압 상승에 따라 가슴의 내압이 상승하면서 다시 두부頭部를 향해 전해지는 힘을 바탕으로 한다. 급격하게 높아진 복압이 가슴을 압박하니 한 쪽에서는 인후부咽喉部를 거쳐 두부頭部의 내강까지 뻗어 올라가고, 다른 한 쪽에서는 흉곽의 주변을 압박하는 두항이나 견배의 근육 경직이 원인을 제공하고 있다는 해석이다.

'身瞤動신순동'하고 '振振欲僻地진진욕벽지'하는 것은 전신의 근육 활동이 불안정하여 통제가 되지 않는 상황의 표현이다. 이런 교란의 바탕에는 바로 위에서 말하는 골격근 전반의 경직된 상태가 자리하고 있는 것이다.

영계출감탕증苓桂朮甘湯證<68>은 외벽의 장력과 복강의 팽창력이 맞서 대립하다가 팽창력이 탈력脫力하는 과정에서 발생하는 큰 폭의 내압 변동이 심하心下에 도달하고, 그 압박의 파장이 두부頭部에 이른다는 점에서 본 진무탕증과 공통의 기반을 갖는다. 영계출감탕증에서도 그 상태에서 땀을 내게 되면 오히려 경직을 가중시키는 요인으로 작용하여 '身振振搖신진진요'와 같이 골격근 전체가 혼란에 빠지면서 파행跛行하게 되는 상황에 처한다.

● 조문비교

외벽의 경직을 중심으로 안팎에서 두 방향의 힘이 맞선다는 점은 오령산증五苓散證의 기본 바탕과 공통성을 갖는다. 그러나 오령산증이 외벽의 경직에 의한 조임의 효과와 내강의 팽창세력이 비등比等하여 팽팽한 대립을 거의 유지하는 경우라면, 진무탕증眞武湯證은 대등한 입장의 강고한 갈등관계가 아니라 팽창력보다는 조임의 작용(외벽의 장력)이 강하여 자꾸 그 쪽으로 기울어지는 경향을 갖는다는 점이 다르다.

● 眞武湯

○茯苓 3兩, 芍藥 3兩, 生薑 3兩, 白朮 2兩, 附子炮 去皮 破八片 1枚.
○위의 다섯 가지 약을[上五味] 물 8승으로[以水八升] 달여 3승을 취하고[煮取三升] 찌꺼기를 제거한 뒤에[去滓] 따뜻하게 7홉을 복용하되[溫服七合] 하루 세 번을 한다[日三服].

*

복령茯苓은 복강의 어떤 상황이 외벽에 영향을 주어 외벽을 경직시키고, 외벽의 경직에 대한 반발로서의 팽창의 힘이 일어나 대응하면서 상역上逆과 경결硬結을 유발하는 경우를 해소하는 약 중의 하나다.

상역이 일어날 때는 심하心下와 가슴에 폭넓은 압박을 가하고, 경결硬結이 일어날 때는 물 흐름에 장애를 주어 정수停水의 문제가 발생하게 된다. 힘의 대립이 복압을 높여 발산, 상역의 병리를 일으키는 경우는 구역嘔逆과 폐위肺痿, 불안不安 등의 증상이 일어난다.

정수停水란 물의 정체로 소변이 잘 통하지 않고 수종水腫이나 임병淋病 등을 일으키는 병리를 말한다. 동의보감東醫寶鑑 탕액편湯液篇에서는 이런 경우들을 주치하는 복령의 작용을 '開胃止嘔逆개위지구역, 善安心神선안심신, 主肺痿痰壅주폐위담옹, 伐腎邪벌신사, 利小便이소변, 下水腫淋結하수종임결, 止消渴지소갈, 療健忘요건망'120)으로 요약한다.

작약芍藥은 높아진 평활근의 탄성(팽창력)을 다루는 약이다. 평활근의 탄성이 어느 정도로 높은 것은 활동성을 높여주는 것이므로 그 선까지는 생리적인 것이다. 그러나 지나치게 과도하여 그 선을 넘게 되면 오히려 정상적인 수축 활동을 방해한다.

평활근의 탄성(팽창력)이 과하게 되면 보통 내외에서 그에 대한 반발의 장력이 일어나 복강 안에서 갈등관계를 조성하게 된다. 내적 반발의 경우, 그 힘은 탄성이 높아지면서 즉각적으로 일어나기도 하고, 그렇지 못한 경과도 있는데 작약은 전자前者의 경우를 다스리는 역할로 쓰인다. 이 경우, 높아지는 탄성과 그에 대한 반발이 함께 하여 갈등이 조성되니 장관腸管이나 자궁子宮, 방광膀胱 등 복강 내 근육 장기의 수축 활동이 다소 둔화된다. 이와 같은 둔화는 특히 여성에서 자궁의 활동 억제에 따른 월경月經 장애와 관련될 수 있다. 월경 장애의 문제는 어혈瘀血 병리의 표현이며, 따라서 어혈은 그 개념상 과도하게 높아진 평활근의 탄성과 관련되는 내적內的 갈등의 문제와 같은 맥락에서 보아야 할 것이다.

작약은 '通順血脈통순혈맥, ~散惡血산악혈, ~逐賊血축적혈~<別錄> ~婦人血閉不通부인혈폐불통~<甄權> ~女人一切病여인일체병, 胎前産後諸疾태전산후제질~<大明>'121) 등의 내용에서 보는 것과 같이 어혈을 푸는 효능을 가지며, 이것은 넓은 의미로 복강에서 강화되는 팽창세력을 제어하는 역할이라고 할 수 있다.

생강生薑은 외벽의 긴장에서 유래하는 조임의 세력이 작용하여 복강의 내압을 올리는 상황을 다스리되, 높은 복압의 영향력이 거의 상역上逆의 방면으로 작용하는 경우에 맞는 약이다. 복강을 조이려는 힘이 일어나면서 그에 대한 반발이 함께 하되, 이 갈등관계는 두 힘 간의 팽팽한 대치 상태가

120) 東醫寶鑑 p.739.위
121) 本草綱目 p.850

아니라 조임의 힘이 이끌어 상황을 변화시키는 것이니 주로 가슴 쪽을 향해 밀어 올리는 힘으로 작용하게 된다는 것이다.

'~咳逆上氣해역상기, 止嘔吐지구토, 去痰下氣거담하기<別錄> ~療咳嗽時疾요해수시질, 和半夏화반하, 主心下急痛주심하급통, ~下一切結氣實하일체결기실, 心胸擁隔冷熱氣심흉옹격냉열기, ~治中熱嘔逆치중열구역, 不能下食불능하식<甄權>'122) 등에서 조임의 힘이 이끄는 상역의 문제들을 해소하는 생강의 효능을 확인할 수 있다.

백출白朮은 골격근 전반의 경직에 동반하여 외벽이 경직되는 흐름이 나타나 복부의 활동을 제한하는 경우를 해소하는 약이다. 외벽이 경직되면 복강에서는 팽창의 힘이 일어나 외벽을 밀어냄으로써 그 활동 범위를 회복하려는 노력이 생겨나게 된다. 이런 상황에서 강고한 갈등과 급격한 상역이 일어나는 경과가 발생한다. 백출은 외벽의 경직을 완화하여 이런 병리 경과를 원천으로부터 해소하는 역할을 하게 되는 약 중의 하나인 것이다.

'健脾強胃건비강위'123)한다는 말은 이러한 갈등을 완화하여 평활근의 활동 효율을 높이면서 복강의 환경 전반을 여유있게 한다는 의미로 해석한다.

'~除心下急滿제심하급만, 霍亂吐下不止곽란토하부지~<別錄>'이나 '治心腹脹滿제심복창만, 腹中冷痛복중냉통, ~止嘔逆지구역<甄權>'124) 등의 표현은 갈등관계가 급격하게 풀리는 시점에 일어나는 강력한 상역 현상을 해소하는 효능을 말하는 것이다.

부자附子 역시 골격근 전체에 발생하는 경직을 폭넓게 다스리되, 그 약의 힘이 가장 강력한 수준에 있는 것이라고 할 수 있을 것이다. 본초경本草經에서 '~寒濕한습, 踒躄拘攣위벽구련, 膝痛不能行步슬통불능행보~'125)라 한 것은 골격근의 경직에 따라 관절이 펴지지 않아 동작과 활동이 일어나지 못하는 상황을 의미하는 것이다.

반면에 '~心腹冷痛심복냉통, 霍亂轉筋곽란전근, 下痢赤白하리적백~<別錄> 溫暖脾胃온난비위, ~補下焦之陽虛보하초지양허<元素> 除臟腑沈寒제장부침한, 三陽厥逆삼양궐역~<李杲>'126) 등은 이러한 경직이 복강에 끼친 영향을 정리한 것들이 된다.

탕액편湯液篇에서는 '補三焦厥逆보삼초궐역, 六府寒冷육부한랭, 寒濕痿躄한습위벽~<本草>', '通行諸經통행제경 浮中沈無所不至부중침무소부지<入門>'127) 등의 표현을 싣고 있는데, 이는 삼초三焦와 육부六腑, 그리고 수족手足에 이르기까지 부중

122) 위의 책 p.1621
123) 東醫寶鑑 p.721.위
124) 本草綱目 p.734
125) 神農本草經 p.239
126) 本草綱目 p.1161
127) 東醫寶鑑 p.732.아래

침浮中沈의 모든 영역에 걸쳐 이와 같은 부자의 효능이 미치지 않는 곳이 없다는 것이니 광범위하고 강력한 약력을 말한다.

처방의 구조상 진무탕眞武湯의 작용은 근육 활동의 파행과 그것을 바탕으로 하는 갈등으로 강한 상역 현상이 일어나는 경우를 다스리는 처방으로 볼 수 있다. 이때 상역의 힘은 간헐적으로 일어나 가슴에 강한 압박을 가함으로써 특징적 증상인 심하계心下悸를 유발한다.

그런 맥락에서 본문이 압박에 의한 가슴 부담을 다스리는 법을 제시하고 있는 반면, 앞에서 다룬 치자시탕의 경우는 복강 환경을 지배하는 팽창의 세력에 의해 과잉 혈류가 가슴으로 몰리게 되면서 일어나는 가슴(심장)의 부담을 다스리는 처방으로 제시되는 것은 서로 대조를 이룬다.

복강에서 일어나는 팽창과 조임의 엇갈리는 활동으로 내압의 변화가 큰 폭으로 일어나고, 상승된 복압이 횡격막을 통해 가슴으로 전달되어 병증을 일으키는 것이다.

진무탕은 영계출감탕苓桂朮甘湯<68>과 그 목표가 유사하다. 처방 구성에서도 진무탕은 영계출감탕의 계지桂枝를 작약芍藥으로 대체한 뒤에 부자附子를 가한 것이니 그 기본적 의의는 상통하는 바가 있다. 물론 복강에서 일어나는 상반된 힘의 갈등을 다룸에 있어서 양자兩者가 가진 약력藥力의 크기는 같을 수 없다. 영계출감탕의 약력으로는 진무탕을 따라올 수 없다는 얘기다.

86.

咽喉乾燥者 不可發汗

● 해석

목구멍이 마른 경우는 발한할 수 없다.

● 주해

86조에서 92조까지는 발한發汗을 해서는 안 되는 경우를 예시한다. 이미 63조 이후로 발한에 의한 여러 형태의 병리 변화를 계속 다루어왔다. 그중에 발한으로 표부의 긴장이 심화하거나 경직이 발생하는 중요한 사례들이 포함되어 있다.

따라서 그런 문제들을 다룬 말미에 발한에 의해 오히려 문제가 강화되고 확대되어 위험한 지경에 이를 수 있는 경우들에 대해 일괄적으로 정리해 둘 필요성이 제기되는 것이 어찌 보면 당연하다고도 할 수 있을 것이다.

인후咽喉가 건조한 것은 소양병少陽病의 성립 요건이 돼<271>, 보통 가슴에 정류혈停留血이 늘어나는 상황을 표상한다.

가슴에서 늘어난 정류혈은 확대된 복강을 압박하는 힘이 일어나 상대적으로 복강의 내압이 높아진 결과로 나타나는 현상이다. 이 상황은 예를 들어 치자시탕증梔子豉湯證이 발생하는 과정에서 볼 수 있는 현상이다. 이것은 단순한 표증表證, 즉 주기성을 갖고 일어나는 표부의 긴장과 복강에서 일어나는 그에 대한 반발의 힘이 맞서는 기초적인 내외 갈등의 상황이 아니다. 표증에서는 복강의 용적이 확대되거나 갈등관계가 고착화하는 현상이 있을 수 없는 것이다.

만약 이런 상황에 발한의 요법을 쓰게 되면, 표부의 문제를 키우면서 그에 따라 복강 환경을 크게 악화시키는 결과로 이어질 수 있을 것이다.

인후건조자咽喉乾燥者의 경우를 말한 본문으로부터 임가淋家<87>, 창가瘡家<88>, 뉵가衄家<89>, 망혈가亡血家<90> 등을 보면, 공통적으로 복강에서 일어나는 어느 수준 이상의 팽창의 힘을 바탕에 깔고 있으면서 그 위에 조임 방향의 장력이 가세하여 맞선 상황들이다. 평활근의 탄성(팽창의 세력)이 강화된 가운데, 그에 반발하는 장력이 발동하고 있다는 뜻이다. 이는 표리 사이의 갈등관계가 일어나는 초기 경과를 넘어 좀 더 복합적이고 강고한 문제가 형성된 경우들이라고 할 수 있겠다.

이런 상황이라면 팽창의 세력과 조임의 세력, 모두를 감안해서 주의 깊은 해소의 과정이 필요하다. 이 과정이 어긋나면 조임의 세력만 약화되는 경우, 팽창의 세력이 강화하게 되고, 팽창의 세력이 약화되는 경우는 조임의 세력이 강해지는 결과가 빚어지게 되기 때문이다.

결국 이 조문들에서 말하는 '不可發汗불가발한'이란 그것이 어느 쪽을 제어하려고 하든, 복강에서 작용하는 상반되는 두 힘을 적절히 다루지 않고 한쪽만을 해소하여 불균형을 유발하는 폐단을 지적하는 것일 수도 있겠다.

표증으로서의 표리表裏 갈등이 있지만, 이미 그 진행상 갈등관계가 깊어지면서 내적內的 환경에 어느 수준 이상의 변화가 있다면, 그런 내강 변화들에 대한 충분한 조치와 함께 해표解表가 이루어져야 한다는 뜻이다.

87.

淋家 不可發汗 發汗必便血

● 해석

임병이 있는 사람에게 땀을 낼 수 없다. 땀을 내면 반드시 변혈이 있을 것이다.

● 주해

임가淋家는 소변 배출이 곤란한 상태를 포함하는 하복 영역의 고질적 문제를 갖는 병자病者를 말한다. 임병淋病의 바탕은 팽창세력의 강화에 있으나 그와 함께 조임의 작용이 강한 속성의 병리를 갖는다고 할 수 있다.

팽창세력이 강한 바탕이 있으므로 경결의 변성이 일어나면서 복강에는 정류혈이 생길 수 있고, 따라서 소변의 장애와 함께 열성熱性의 병리가 동반하게 되는 것이다. 오령산증五苓散證은 소변불리小便不利를 포함하는 것<72>으로 임병淋病의 바탕과 상통하니 발한發汗을 금禁하는 것이 당연하다.

만약 그런데도 불구하고 임가淋家에 대해 발한의 요법을 시행하면? 물론 일차적으로 외벽의 경직성 변화가 우려되는 사항이다. 외벽의 경직은 복강 안에서 기복起伏의 흐름을 일으키는 팽창력의 발생으로 이어진다. 임병 당시에 확대의 경향이 있던 복강에 이와 같은 변동의 흐름이 작용하면 장관腸管의 활동성이 증감增減으로 변화하면서 하리下利의 경향이 생길 수 있다. 하리와 함께 복강 안에 정류한 혈血이 배설되니 그것을 혈변血便이라 한 것으로 본다.

88.

瘡家 雖身疼痛 不可發汗 發汗則痓

● 해석

창병이 있는 사람은 비록 몸통의 주변이 아프다 하더라도 땀을 낼 수 없다. 땀을 내면 곧 강직[痙痓]이 일어난다.

● 주해

창가瘡家도 또한 혈血의 편중偏重을 바탕으로 한다. 혈이 몰려 정류停留하는

쪽으로 열성熱性, 창양종독성瘡瘍腫毒性의 변화가 일어날 수 있는 것이다. 이른
바 열독熱毒을 말하는 것이다. 이는 확대된 복강에서 힘의 갈등이 생기면서
그 운동성이 저하될 때 볼 수 있는 현상이다. 복강의 확대는 혈량을 증가
시키고, 운동성의 저하는 순환을 약화시키며, 약화된 순환이 혈의 정류로
이어지기 때문이다.

'身疼痛신동통'은 표부表部, 특히 몸통 주변 골격근의 강고한 긴장 경향이
있을 수 있음을 의미하는 경우가 있다. 만약 그렇다면 표부의 긴장을 푸는
발한이 필요한 상황이다. 그럼에도 불구하고 창가瘡家라면 발한할 수 없다.

86, 87조와 마찬가지로 복강 내부에 작용하는 팽창력의 크기가 표증 수
준을 넘은 이 경우의 발한은 외벽의 병리를 심화深化시키는 조치가 될 수
있기 때문이다. 표부 긴장의 심화, 또는 경직의 발생은 정류혈停留血을 증가
시켜 창독성瘡毒性 변화가 더 깊어지는 결과를 초래할 수 있을 것이다.

본문에서는 경痙이 생길 것이라 했는데, 성무기成無己 등은 '痓치'로 쓰기도
한다.128) 경痙이든 치痓든 표부 전반의 병리가 강고해지면서 파행跛行의 방향
으로 흐르는 징후로 이해한다.

89.

衄家 不可發汗 汗出 必額上陷脈急緊 直視不能瞬 不得眠

● 해석

코피가 나는 사람에게 땀을 내서는 안 된다. 땀이 나면 이마 쪽의 혈관
[액상함맥額上陷脈]이 팽팽해지며 눈동자가 고정되고 눈을 깜빡이지 못하며 잠
을 잘 수 없다.

● 주해

내외간의 대립이 팽팽한 마황탕증麻黃湯證 속성이라면 코피가 나는 것이
내외內外(表裡) 갈등이 풀리는 조짐이 된다. 평활근의 탄성이 더욱 강화되면
서 마침내 외압을 제쳤다는 말이기 때문이다<47>. 오히려 평활근의 높은 탄
성과 발동성의 외압이 작용하는 계지탕증 속성의 내외 갈등에서 코피는 강
한 탄성이 유지되면서도 그에 반발하는 장력이 발동하여 대립하고 있다는
말이 된다<57>.

128) 註解傷寒論 p.216

'衄家뉵가'를 반복되고 지속되는 양상의 코피라고 하면, 한번 터지는 코피와는 개념이 다를 것이다. 코피가 난다는 것은 일반적으로 복강 팽창이 일어나면서 흉강으로 정류혈停留血이 늘어나는 것을 바탕으로 한다고 해석한다. 정류혈이 생기는 것은 복강이 확대된 상태로 갈등이 생겨 순환이 약화되었기 때문이다.

그렇다면 '衄家뉵가'는 평활근의 탄성이 높은 반면, 그에 대한 반발이 일어나 조임의 작용을 일으키는 갈등 양상을 바탕으로 하는 현상 중 하나일 것이다. 복강에서 팽창의 세력과 조임의 세력이 맞서고 있다는 얘기다. 결론적으로 이 역시 치자시탕증梔子豉湯證의 오뇌懊憹 등과 병리의 맥脈을 같이 하는 것이며, 경우에 따라서는 오령산증五苓散證의 번갈煩渴과 같은 병리 구조에서도 나타날 수 있는 현상으로 생각된다.

땀을 내면 그 자극으로 표부가 경직되는 변화가 일어날 수 있다. 표부의 경직이란 전체 골격근이 굳는 방면으로 변성하는 흐름과 함께 내강의 외벽 또한 굳어져서 결과적으로 몸통에서 일어나는 운동을 제한하게 되는 상태를 말한다. 달리 말하자면 골격근의 긴장이 고착성을 갖게 되는 변화라고도 할 수 있겠다. 이 경우, 외벽은 표부 긴장의 상태와 달리 주기성을 갖고 내강을 압박하지는 않지만 내강이 확대되는 생리적 활동을 방해한다. 그렇게 되면 내강에서는 경직된 외벽을 허물기 위한 팽창의 힘이 일어나 외벽과 대립하는 양상을 취한다. 이는 태양병의 내외 갈등에 비해 강고함이 크게 높아진 갈등이라고도 할 수 있겠다.

'額上陷脈急緊액상함맥급긴'이란 이마 쪽에 평소 가라앉아 있던 혈관[함맥陷脈]이 솟아올라 팽팽한 모습을 띤다는 것으로 해석한다. 이는 내외간에 갈등의 강고함이 높아지는 흐름을 반영하는 현상일 것이다.

경직의 강도가 심화되면 '直視不能瞬직시불능순'으로 안구의 운동이나 눈꺼풀의 움직임에도 영향을 주게 될 것으로 생각된다. '不得眠부득면' 또한 근육 전반의 경직과 심한 갈등관계의 소산일 것으로 본다.

90.

亡血家 不可發汗 發汗則寒慄而振

● 해석

혈 손실이 일어난 경우를 발한하면 안 된다. 땀을 내면 심한 오한으로 덜덜 떨게 될 것이다.

● 주해

'亡血망혈'이란 출혈出血 등의 손실로 인한 혈부족血不足 상태를 말하지만, 보다 폭넓게 보자면 복강이 위축된 상태를 바탕으로 하는 혈량의 감소로 해석할 수도 있을 것이다. 복강의 위축이란 소음병 속성의 경과로서 복강을 둘러싸는 외벽의 경직을 타개하기 어려운 경향을 바탕으로 하는 것이다.

여기에 발한發汗을 시도하면 그 자극으로 외벽의 경직이 확실히 자리 잡는 경과가 생길 수 있을 것이다<68>.

'寒慄而振한율이진'은 순환 약화에 의한 오한惡寒 증상만 말하는 것이 아니라, 강고한 표부 경직에 의한 전신 근육활동의 파행跛行을 의미하는 증상일 수도 있다는 얘기다. 따라서 이것은 영계출감탕증苓桂朮甘湯證의 '身振振搖신진진요'나 진무탕증眞武湯證의 '身瞤動振振欲僻地신순동진진욕벽지'등과 일맥상통一脈相通하는 현상일 수 있다.

91.

汗家 重發汗 必恍惚心亂 小便已 陰疼 與禹餘粮丸 闕

● 해석

땀을 흘리고 있는 사람을 또 발한하게 되면 반드시 의식이 흐려지고 심중이 어지러울 것이며, 소변을 보고난 뒤에 음부가 아플 것이다. 우여량환을 쓴다.

● 주해

땀을 흘린다는 것은 순환량이 많다는 것을 의미한다. 순환량이 많다는 것은 우선 복강이 확대된 상태로 활동성의 제약이 없는 양명병陽明病의 경우가 있겠고, 두 번째로 발동성의 표부表部 긴장을 갖는 계지탕증桂枝湯證의 경우 등이 있겠다.

계지탕증에서는 당연히 계지탕을 쓰니, 이것은 땀이 나고 있는데 다시 발한發汗하는 것이지만 여기에 오류가 있을 수 없다.

양명병의 경우에서는 '重發汗중발한'하면 평활근의 탄성을 극단에 이르게 하여 대변경大便鞭을 일으킬 수 있다고 했다<212>. 그러나 본문에서는 대변大便에 대한 말은 없고, '小便已陰疼소변이음동'이 일어난다고만 한다. 물론 '恍惚心亂황홀심란'이나 '小便已陰疼소변이음동'이 복강의 팽창을 의미하는 증상일 수는 있지만 본문의 '汗家重發汗한가중발한'이 양명병에 대한 발한이라고 하기는 어렵다.

사실 '汗家한가'라고 하면 양명병이나 계지탕증으로 한정할 수는 없다. 오히려 평소 땀을 잘 흘리는 경우라고 하는 것이 나을 것이다. 그러나 평소에 땀을 잘 흘릴 수 있는 바탕은 순환량에 달려 있으니, 한가汗家라면 순환량이 증가할 수 있는 구조가 되어 있지 않으면 안 된다. 그래서 양명병이나 계지탕증을 떠올릴 수밖에 없는 것이다. 양명병의 형식은 복강이 확대된 상태로 활동성이 제한되지 않은 것이며, 계지탕증의 형식은 복강이 위축되지 않은 상태에서 내외갈등이 출몰하는 것이다. 이것은 한가汗家라는 상황이 어떤 한 가지 형태의 병리 바탕으로 정리되기 어렵다는 얘기가 된다. 그런 의미에서 다른 정보가 없이 발한을 금해야 할 상황으로 다만 한가汗家를 제시하고 있는 점은 의문이 남는다.

우여량환禹餘粮丸의 처방 구성은 알 수 없으나 우여량은 주로 어혈瘀血에 대한 효능을 갖는다. 본초경本草經에서도 '~下赤白하적백, 血閉癥瘕혈폐징하~'129)라 했으며, '療小腹痛結煩疼요소복통결번동<別錄> 主崩中주붕중<甄權>'130) 등의 기록에서도 그 작용을 확인할 수 있다.

92.

病人有寒 復發汗 胃中冷 必吐蚘

● 해석

병자가 한寒증이 있는데 오히려 발한하게 되면 위중이 냉해져 회를 토하게 된다.

● 주해

'有寒유한'이라는 것은 한증寒證이 있다는 것이니, 복강의 활동성을 어느 수준 이상으로 방해하여 경결硬結의 속성을 포함하는 병리 변화를 말하는

---

129) 神農本草經 p.41
130) 本草綱目 p.590

것으로 해석한다. 이런 경과에 계지탕桂枝湯 종류를 써서 발한發汗하는 것으로 위축을 급격하게 심화시킨 사례가 제시된 바 있다<30>. 물론 마황탕麻黃湯의 경우도 마찬가지지만 발한을 통해서 해소되지 못할 갈등을 발한으로 처리하려고 할 때, 그 발한의 자극에 의해 표부의 문제가 심화되는 흐름은 이미 여러 차례 언급되었다.

평소 이런 한증寒證을 갖고 있는 와중에 발한을 하면, 발한으로 경결을 포함하는 문제가 해소될 수 없는 것은 당연하다. 이 경우 발한의 자극은 오히려 표부의 문제를 더욱 강고하게 하니, 표부의 경직이 조성될 가능성이 있다. 한증의 경과는 보통 표부 골격근 전반의 경직을 포함한다. 한증은 주로 삼음병三陰病에서 볼 수 있는데, 삼음병은 공통적으로 표부의 경직을 병리의 기본 바탕으로 하기 때문이다<280>.

그렇다면 한증에서의 발한은 표부의 경직을 더욱 심화시키고, 따라서 갈등의 강도 또한 크게 높아지는 흐름을 갖게 될 것이 또한 당연하다.

그러니 '胃中冷위중냉'이란 '有寒유한'의 상태가 한 단계 더 진행한 것이 된다. '吐蚘토회'는 꼭 회를 토한다는 말이 아니더라도 이런 병리 경과가 복강을 위축시키고, 그 위축에 따른 복압의 상승이 상역上逆의 병리로 작용해서 구역嘔逆, 구토嘔吐를 일으키는 상황을 말하는 것으로 해석한다.

93.

本發汗而復下之 此爲逆也 若先發汗治 不爲逆 本先下之而反汗之 爲逆 若先下之治 不爲逆

● 해석

발한을 하고 다시 하법을 쓰는 것은 치법에 어긋나는 일이나 먼저 발한으로 다스리려는 것은 어긋난 것이 아니다. 먼저 하법을 쓰고는 반대로 발한을 시키면 어긋나는 것이지만 먼저 하법을 써서 다스리려 한 것은 어긋난 것이 아니다.

● 주해

발한發汗이나 하지下之는 다 힘의 갈등을 해소하자는 데 목표가 있는 조치들이다. 발한은 표리간의 기초적인 갈등관계를 풀자는 것이고, 하지는 복강 안에서 팽창세력이 주도하는 갈등관계가 구성되면서 일어난 극단적 둔화鈍

化를 풀자는 것이다.

상황이 표증表證에 속하는 내외의 갈등관계라면 갈등관계의 속성을 밝혀서 그에 맞는 해표解表의 조치를 하면 되고, 표증을 벗어나 복강 자체를 중심으로 일어나는 편파적인 힘의 폭주暴走나 상반되는 힘의 갈등이 있다면 역시 그 속성을 밝혀서 맞는 조치를 가하면 될 것이다.

그러나 애초에 상황을 명확하게 밝히지 못해 발한이나 하지下之를 시행한 후, 다른 갈등이 드러나면서 또 다른 조치가 요구된다면 그것은 그 자체로 잘못된 치법이다. 요要는 힘의 갈등이나 편벽偏僻을 근본적으로 밝혀 본질을 해소하는 것이라고 할 수 있다.

94.

傷寒 醫下之 續得下利 清穀不止 身疼痛者 急當救裡 後身疼痛 清便自調者 急當救表 救裡宜四逆湯 救表宜桂枝湯

● 해석

상한병에 의사가 사하를 시켰는데 이어서 하리가 일어나 그치지 않으면서 몸통의 외벽이 아픈 경우는 서둘러 내강을 다스리고 그 후에 외벽의 동통을 다루어야 한다. 변이 시원하게 통하는 경우는 서둘러 외벽을 다스려야 한다. 내강을 다스리는 데는 사역탕을 쓰고, 외벽을 다스리는 데는 계지탕을 쓴다.

● 주해

사하瀉下는 둔화된 평활근의 수축 활동을 촉구하는 요법이다. 그것을 통해 장관腸管의 수축 활동이 일어나는 것이다. 그런데 '續得下利清穀不止속득하리청곡부지'하는 것은 장관 평활근이 정상의 수준을 넘어서 오히려 과도하게 된 것이다.

청곡清穀이란 곧 곡穀을 청圊한다는 것이다. 그러니 '清穀청곡'하기를 '不止부지'한다는 것은 변便을 볼 때마다 소화되지 않은 설사물이 배출된다는 것으로 장관이 매우 예민해진 상황을 말하는 것이다. 갈등이 일어나고 소멸하는 주기가 매우 짧은 것이라고 볼 수도 있겠다. 그 횟수가 지정되어 있지 않지만 하루에 여러 번 배변이 일어난다. 이것은 무언가 평활근의 활동을 일으키는 자극이 사라지고 있지 않다는 얘기다.

갈근황련황금탕증葛根黃連黃芩湯證<35>이 형성되는 과정을 생각해 보자. 계지탕증桂枝湯證에 대해 하지下之를 가한 이후에 '利遂不止이수부지'가 이어지니 본문의 '淸穀不止청곡부지'와는 하리가 지속된다는 공통점을 갖는다. 이를 복강에서 팽창의 세력과 조임의 작용이 엎치락뒤치락하면서 갈등이 강약으로 변동하는 틈바구니에서 과도한 활동이 지속되는 양상으로 해석했다. 그러나 갈근황련황금탕증葛根黃連黃芩湯證의 이수부지는 팽창력이 우위에 있는 내외 갈등관계의 변동성 경과이고, 본문에서 말하는 청곡부지淸穀不止는 팽창력이 열세에 있는 소음병 경과의 변동 흐름이라고 할 수 있으니 양자는 본질적으로 다른 양상이라고 하겠다.

여기에 '身疼痛신동통'이 동반한다. 이는 외벽을 구성하는 표부의 강고한 긴장, 또는 경직 성향을 바탕으로 하는 증상이다. 작생삼신가탕증芍生蔘新加湯證<63>에서는 표증表證의 경과에서 일어나는 팽창력의 강화가 표부에서 일으킨 경직성의 변화가 주원인이었다면, 여기서는 외벽 자체의 경직이 동통疼痛의 바탕이 된다.

그러면 신동통이 있는 상황에서 청곡淸穀을 부지不止하는 경우는 어떤 경과인가? 비정상적 활성화의 차원에서 본다면, 어떤 종류의 자극이 계속 작용하고 있다고 볼 수밖에 없다. 그렇다면 그 자극은 하지下之의 과정에 외벽의 경직이 발생하고, 복강에서는 그 경직에 반발하는 팽창의 힘이 일어나면서 매번 충돌할 때마다 그 자극으로 청곡淸穀하는 것이라는 해석이 가능하다.

갈근황련황금탕증葛根黃連黃芩湯證의 이수부지利遂不止가 복강의 팽창력을 중심으로 일어나는 변동 양상이라면, 본문의 청곡부지淸穀不止는 외벽의 경직을 바탕으로 하는 변동 양상이라는 구별도 가능하겠다.

이상의 내용을 놓고 볼 때, 설사 표증表證으로 보이는 신동통의 증상이 있더라도 그것이 표부表部에서 자발적自發的으로 일어나는 긴장이 아니니 '急當救裡급당구리', 즉 서둘러 복부의 활동을 제한하면서 복강을 위축시키는 방향으로 끌고 가는 병리의 진행을 막아야 한다는 결론을 얻는다.

이 경우, 만일 표부 긴장으로 인한 동통疼痛을 목표로 해서 해표解表를 시도한다면 어떻게 될까. 93조에서 말한 것처럼 '逆역'이 일어난다. 역逆이란 구체적으로 거슬러 오르는 힘, 즉 상역上逆을 말한다. 해표는 표부 긴장에 의한 외압을 해소하려는 조치로서 표부가 경직되는 흐름이 있는 상황에서는 오히려 표부를 자극하여 경직을 더욱 강화시킬 우려가 있기 때문이다.

갈등관계의 변동 경향에 따른 평활근의 과도한 활동[청곡부지淸穀不止]이 안정되고 나서도 동통疼痛이 있다면 그 때 해표를 시도한다.

'淸便自調청변자조'는 복강에서 과한 조임의 세력이나 팽창의 세력이 없다는 것, 즉 증폭된 힘의 갈등관계가 없는 상황이니 이때는 신동통身疼痛을 보아 표증表證으로서의 내외간 갈등을 해소하는 치법治法을 쓸 수 있다. 이때의 동통은 표부의 긴장이 내강을 압박하고, 내강은 그에 반발하는 그야말로 표증에 의한 표리간의 갈등관계가 생겨있다는 것을 의미하는 현상이기 때문이다.

사역탕四逆湯<30>은 골격근의 경직을 해소함으로써 내강에서 일어나는 운동을 제한할 수 있는 요인을 없애는 데 가장 의미를 갖는 처방이다. 이 경우의 골격근 경직은 반복되는 외압으로 내강에 영향을 끼치는 표증表證의 그것과는 구별되는 것으로, 위축이나 경련 등의 골격근 파행跛行과도 연계되는 것이다.

계지탕桂枝湯<13>은 발동성의 표부 긴장과 평활근의 과도한 탄성(팽창 방향의 반발)으로 구성되는 표증表證을 해소하는 기본 처방의 의의를 갖는다.

95.

病發熱頭痛 脈反沈 若不差 身體疼痛 當救其裡 宜四逆湯

● 해석

열이 나면서 두통이 있는데 맥은 반대로 가라앉았다. 병이 낫지 않으면 몸통이 아픈 것은 안의 문제를 해결하는 것이 마땅하니 사역탕을 쓴다.

● 주해

'發熱頭痛발열두통'은 보통 태양병太陽病에서 잘 나타나는 증상이다. 태양병의 발열은 내외간의 갈등이 생겨 순환이 증감하는 와중에 일어난다. 두통은 갈등관계 상황과 유관한 두항의 긴장, 또는 복압이 오르면서 일어나는 상역上逆의 병리를 바탕으로 한다.

그러나 이때 맥脈이 침沈하다는 것은 표부表部의 긴장이 없다는 것을 뜻한다. 일견一見 발열 두통만 보면 표증表證으로 볼 수 있는데, 맥은 오히려 가라앉으니 '脈反沈맥반침'이라 한 것이다.

요골동맥radial artery은 요측橈側 혈관신경통로131)에 얹혀 있으므로 만일 요측 혈관신경통로를 이루는 근육과 힘줄 등이 주기적으로 긴장하는 흐름이

---

131) 생생원색해부학 Ⅱ. p.318

있다면, 그 움직임이 혈관 자체를 위로 떠오르게 할 것이나 그와 같은 반복되는 움직임이 없다면 가라앉게 되는 것이다. 맥이 가라앉아 있다면 혈관이 내려앉은 것으로 이는 따라서 주기성을 갖는 골격근의 긴장이 없다는 것의 표상이 될 수 있는 것이다.

그러면 발열 두통이 있으면서 맥은 오히려 가라앉은 것은 무슨 상황인가? 갈등관계가 있으나 맥이 가라앉는다는 점에서 이는 복강 자체에서의 힘의 갈등(내적 갈등)이나 또는 표부의 긴장이 아니라 표부의 경직에 의한 갈등이 있는 것으로 볼 수밖에 없다. 표부의 경직은 고착적인 속성을 갖는 외벽을 중심으로 복부의 활동성이 크게 방해되는 병리를 유발한다.

표부의 경직으로 일어나는 강고한 갈등관계를 해소하기 위해 사역탕四逆湯<30>을 써서 경직을 풀어준다. 이 조치는 복강에서 팽창의 힘을 일으켜야 하는 요구 자체를 없앰으로써 갈등을 원천적으로 막는 일이다. 표부가 유연하니 복부의 운동성이 방해받지 않기 때문이다.

96.

太陽病 先下之而不愈 因復發汗 以此表裡俱虛 其人因致冒 冒家 汗出自愈 所以然者 汗出表和故也 得裡未和 然後復下之

● 해석

태양병에 먼저 사하했으나 낫지 않아 다시 발한하니 표리가 모두 허해졌다. 병자가 모冒증이 생기는데, 모증이 있는 사람은 땀이 나면 스스로 낫는다. 왜냐면 땀이 나서 표부가 편안해지기 때문이다. 내강이 풀리지 않았다면 다시 하법을 쓴다.

● 주해

태양병을 사하瀉下시킨 것은 원칙적으로 잘못이다. 태양병은 기초적 수준의 표리간表裡間 갈등이지 사하를 요구하는 복강에서의 힘의 극단적 갈등이나 편벽偏僻이 아니기 때문이다.

사하는 보통 복강을 조이는 결과를 초래한다. 복압을 높이기 위한 외벽의 활동이 일어나는데, 그 자극이 필요한 경우가 아니라면 오히려 복강을 압박하는 결과로 이어질 수 있다는 의미다.

이렇게 된 상황에 다시 발한發汗을 시도하는 것은 잘못된 일이다. 사하로 인해 기초적인 내외 갈등관계를 이미 벗어난 것으로 보아야 하기 때문이다. 그러니 발한 후에 표부의 경직이 일어날 가능성이 크다. 표부의 경직은 그에 반발하는 팽창의 힘을 일으키되, 팽창력이 경직의 굴레를 벗어버리지 못한다면, 외벽은 복강에 대해 조임의 효과를 내게 된다. 복강은 내외간의 강고한 갈등으로 경결되는 구간과 위축 상태가 유지되는 구간을 갖는 소음병 속성의 병리 흐름에 휘말린다. 전체적으로 보아 복강의 용적이 축소되었으니 복강 혈량血量이 감소했고, 갈등관계가 강고하니 순환량도 감소했다. 안팎으로 혈량이 감소한 것이다. 이것을 '表裏俱虛표리구허'라 한다.

'其人因致冒기인인치모'하는 것은 이와 같은 갈등관계로 복압이 높아진 것에 기인하고, 순환이 감소하면서 가슴에 정류혈停留血이 생긴 점도 한 몫을 더한다. 모冒는 열증熱證을 포함하는 증상이기 때문이다.

이때 외벽의 경직이 완화되는 경과가 있다면 복강은 점차 그 용적과 활동성을 회복하게 될 것이다. 외벽이 유연하게 되니 복강에서 팽창의 힘을 억지로 일으킬 필요도 없어 갈등관계가 자연히 해소된다. 갈등관계가 해소되는 흐름은 순환량의 증가로 이어진다. 순환량이 늘어나니 겉에서는 일과성의 한출汗出로 나타날 수 있다.

이것은 자연히 일어나는 몸의 회복기능이니 '汗出自愈한출자유'가 되는 것이고, 또한 '冒家모가'가 스스로 풀리는 과정이다.

이렇게 되면 순환 혈류가 늘어나니 겉이 풀린 것이다. '汗出表和한출표화'가 그것을 말한 것이다. 반면에 이때의 '得裏未和득리미화'는 상황이 역전되어 이제는 팽창의 세력이 주도권을 잡은 경과를 묘사하는 것으로 해석된다.

평활근의 탄성(팽창의 힘)이 어느 선을 넘어 팽창력의 독주가 이어지면서 이제 반대로 팽창력에 반발하는 내적인 움직임이 일어나는 상황에 이른 것이다.

팽창세력이 독주하여 어느 수준 이상이 되면 그에 대한 자체적 반발이 일어나지 않을 수 없다. 팽창세력이 그 부근에 도달하면 매우 강고한 갈등이 일어나면서 극단적 둔화의 경과를 밟게 된다. 이 경우는 다시 사하를 시행해야 하는 상황이다.

97.

太陽病未解　脈陰陽俱靜　必先振慄　汗出而解　但陽脈微者　先汗出而解　但陰脈微者　下之而解　若欲下之　宜調胃承氣湯

● 해석

　태양병이 풀리지 않았는데 맥이 음양의 영역에서 다 안정되면 반드시 몸을 떨다가 땀이 나면 풀린다. 양맥만 미微하다면 먼저 땀을 흘리면 풀리고, 음맥만 미微하다면 사하하면 풀릴 것이다. 사하시키려고 하면 조위승기탕을 쓴다.

● 주해

　'太陽病未解태양병미해'한데 '脈陰陽俱靜맥음양구정'이란 내외의 기초적 갈등관계가 풀리지 않고 있는데, 활동성이 크게 약화된 상황이 조성되었다는 의미로 본다. '靜정'을 안정 상태를 의미하는 것이 아니라 갈등관계로 인해 움직임이 적은 상태로 해석한다는 얘기다.

　그러니 맥이 '靜정'한 것은 활동성이 약함을 표현하는 것으로 보고, 음양陰陽에서 음陰은 내강을 의미하고 양陽은 외벽을 의미하는 것으로 해석한다. 그러니 음양의 맥이 모두 활동성의 약화를 표출한다는 것은 갈등관계로 안팎에서 모두 움직임이 불량하다는 것으로 보아야 할 것이다.

　이와 같은 갈등관계는 태양병의 경과에서 표리간의 기초적 갈등관계가 풀리지 않고, 오히려 강고하게 변화한 결과다. 표부는 경직되고 복강에서는 그것을 극복하기 위한 팽창의 힘이 일어나 대립을 유지하는 경과로 볼 수 있겠다.

　여기에서 '必先振慄필선진율 汗出而解한출이해'는 이와 같은 갈등이 있는 상태에서 복강으로부터 팽창의 힘이 솟아나 외벽의 경직을 무너뜨리는 과정을 표현한 것으로 보인다.

　팽창의 힘이 강하게 일어나 경직된 외벽을 밀어붙이니 외벽은 그 강력한 힘에 저항하게 되는데, 이 과정에서 '振慄진율'이 일어난다는 것이다. 외벽이 풀리기 직전에 보이는 막바지 저항이라고 할 수도 있겠다.

　그리고 마침내 경직이 풀어지면 그동안 억눌렸던 움직임이 풀리고, 활동이 나아지니 순환이 빠르게 개선된다. 급격한 순환의 개선은 마치 봇물이 쏟아지듯 순환량을 일시적으로 증가시킨다. 이 과정에서 한출汗出이 나타나고, 그것은 이미 갈등관계가 풀린 것을 의미한다.

이런 갈등관계에서 '但陰脈微者단음맥미자'와 '但陽脈微者단양맥미자'와 상반되는 상황이다. 이는 갈등관계를 이끄는 영역이 표리表裡 가운데 어느 곳인가에 따라 다른 조치를 필요로 한다는 것을 말하기 위한 구분이다. 내외의 양편에 있어서 힘이 어느 쪽으로 실리느냐를 가지고 서로 다른 병리 경과를 설명하는 것이다.

내용을 보자면, 양맥陽脈이 미미한 것은 갈등관계를 이끄는 중심 요인이 표부表部에 있는 경우를 말한다. 이 경우는 위에서 서술된 바대로 표부에 경직이 조성된 상황이다. 따라서 '先汗出而解선한출이해'도 이미 살펴본 대로다.

음맥陰脈이 미미한 경우는 '下之而解하지이해'라 한 것으로 보아 복강 안에서의 팽창력이 과도하게 높아지면서 마침내 내적 반발을 부른 상황을 말하는 것으로 보인다. 높은 팽창력으로 표부의 문제는 이미 무너지고 과도한 팽창의 경향이 내적으로 반발을 초래하여 평활근의 극단적 둔화가 조성되었다는 얘기다. 조위승기탕調胃承氣湯<30>은 평활근의 수축 활동을 촉구하는 처방이다.

98.

太陽病 發熱汗出者 此爲營弱衛强 故使汗出 欲救邪風者 宜桂枝湯

● 해석

태양병에서 발열과 함께 땀이 나는 경우는 영기가 약하고 위기가 강한 것이므로 땀이 나게 되는 것이다. 풍사를 다스리는 데는 계지탕을 쓴다.

● 주해

계지탕桂枝湯의 용법을 '營弱衛强영약위강'의 병리로 설명했으나 이는 '營氣和영기화'한데 '衛氣不和위기불화'한 상태로 설명한 54조와 55조의 내용과 맞지 않는다. 앞에서는 '自汗出자한출'이 '營氣和영기화'한 바탕에서 일어난다고 하여 혈류의 공급이 부족하지 않은 것으로 해석했으나 여기서는 오히려 '營弱영약'이라고 말한다. 상한론의 논지와 어긋난 문장이 삽입된 것으로 보는 견해가 많아 자세한 고찰은 생략한다.

99.

傷寒 五六日 中風 往來寒熱 胸脇苦滿 黙黙不欲飮食 心煩喜嘔 或胸中煩而不
嘔 或渴 或腹中痛 或脇下痞鞕 或心下悸 小便不利 或不渴 身有微熱 或咳者
小柴胡湯主之

● 해석

　　상한병 경과에서 5~6일이 지나 중풍이 발하여 한열이 왕래하는데, 가슴
에서 옆구리 쪽이 심하게 그득하며, 멍한 상태로 먹으려 하지 않고, 가슴이
답답하면서 구역질이 잘 난다. 가슴 속이 답답하되 구역질은 안하는 경우
도 있고, 갈증이 날 수도 있으며, 뱃속이 아플 수도 있고, 옆구리 아래로
비경痞鞕이 생길 수도 있으며, 가슴 아래에서 두근거림을 느끼고 소변이 잘
통하지 않는 경우도 있고, 갈증이 없으면서 몸에 약하게 열이 나기도 하며,
기침을 하는 경우도 있는데 소시호탕으로 주치한다.

● 주해

　　본문은 소시호탕증小柴胡湯證을 정리한 것으로 그 내용을 보면 나타날 수
있는 거의 모든 증상들이 다 나열된 듯 번잡하다. 소시호탕의 용도가 매우
넓다는 의미로 해석할 수도 있을 것이다. 그러나 그렇게 다양한 증상을 일
어나게 할 수 있는 변화가 어떤 바탕에서 생기는가를 고찰하지 않고, 나열
된 증상들만을 보아 소시호탕을 적용할 수는 없다.

　　흉胸, 복腹, 협부脇部 및 체강 외부의 골격근 영역에 이르기까지 다양한 증
상을 표출하는 소시호탕증이란 것이 과연 어떤 병리적 바탕을 갖고 있는
가. 본문의 내용을 따라가면서 살펴보기로 하자.

　　상한병傷寒病을 얻어서 5~6일이 지났다. 상당한 시간이 흐른 것이다. 표
부 골격근의 긴장 경향과 그에 대한 복강의 반발로 갈등이 생긴 상황에서
어떤 변화가 일어날 수 있는 시간의 경과다. 여기에 '中風중풍'이라고 한 것
은 태양상한증太陽傷寒證(이하 상한)이 깔린 상태에서 태양중풍성太陽中風性(이하 중
풍)의 표부 긴장이 재차 형성된 것을 뜻하는 것으로 해석할 수도 있고, 맨
앞의 '傷寒상한'이라는 표현을 태양병을 대표하는 포괄적 의미의 용어로 보
아 지금 유지되고 있는 태양병의 속성이 중풍성中風性이라는 말로 해석할
수도 있겠다. 두 해석의 상황이 약간 다르지만 중요한 것은 현재 중풍의
속성을 갖고 있다는 점이라고 생각해 보자. 일단 중풍은 상한에 비해 표부
긴장이 변동의 속성을 띠며 복부 활동성이 좋은 편이다.

'往來寒熱왕래한열'이란 한寒과 열熱이 교대로 나타난다는 뜻이다. 태양병의 경과에서는 한열이 교대로 나타나는 것을 기본으로 한다. 주기성을 띠고 반복되는 표부의 긴장을 바탕으로 내외의 갈등관계가 구성된 상태이기 때문이다. 태양상한太陽傷寒에서도 발열發熱과 오한惡寒, 또는 오풍惡風이 번갈아 나타나지만 주로 태양중풍太陽中風에서 그런 교대交代의 특성이 더 현저하게 보인다.

태양상한의 경우는 긴장의 지속 요인이 작용하여 그 긴장이 얼마간 강직한 속성을 가지므로 오한이 발열을 압도하는 경우가 대부분일 것이지만, 태양중풍의 경우는 표부表部가 주기적으로 긴장하되 발동의 속성을 가지니 오히려 열증熱證이 더 뚜렷하게 보일 것이기 때문이다.

그러니까 여기서 왕래한열往來寒熱이라고 표현한 것은 태양중풍의 특징으로서, 한과 열이 교대로 나타나는 주기성이 태양상한에 비해 상대적으로 뚜렷하기 때문일 것이다.

참고로 이 왕래한열을 소시호탕증의 특징적 열형熱型으로 보는 관점에 대해서는 다소 의문을 갖는다. 본문의 내용을 바탕으로 그런 해석이 나오는 것이지만, 우선 상한론의 논리상 왕래한열의 열형이 태양중풍 등의 열형과 특별히 구분되는 병리적 근거가 없다. 태양중풍 역시 발열과 오풍을 왕래하는 열형을 갖기 때문이다.

또 왕래한열을 소시호탕증의 열형이라고 하면, 소시호탕증을 변동의 흐름을 갖는 갈등으로 간주하는 것과 같다. 그러나 본문의 내용을 통해서 보더라도 소시호탕증이 이쪽저쪽으로 변동하는 양상의 갈등관계를 갖는 병증은 아니다. 물론 이런저런 다양한 양상이 나타날 개연성을 갖는다고 할 수는 있으나 변동성의 갈등이라고 보기는 어렵다는 판단이다.

그런 차원에서 차라리 문장의 해석에 있어 '往來寒熱왕래한열'을 '中風중풍'에 붙여 놓고 보면 별다른 오해의 소지가 없이 태양중풍의 열형으로 간주할 수 있다고 보는 것이 필자의 의견이다. 태양중풍이야말로 발동성의 표부 긴장을 바탕으로 하는 표리 갈등의 경과이니 그 양상이 변동의 흐름으로 나타날 것이 당연하기 때문이다.

그런 맥락에서 본문은 상한병의 와중에 중풍이 일어나 한열이 교대로 나타나는 상황을 기점으로 해서 발생하는 새로운 경과를 설명하고 있는 것이 된다. 본문에서 '胸脇苦滿흉협고만'부터는 중풍의 경과 위에 별도의 흐름으로 파생한 상황, 즉 소시호탕증小柴胡湯證으로서의 증상들이 된다.

먼저 '心煩심번'에 대해 생각해 보자. 심번은 가슴 쪽을 향해 가해지는 압박을 표상하는 증상이다. 이는 주로 복부 영역에서 팽창의 세력[내內]과 조임의 세력[外邪]이 맞서면서 일어나는 발산發散의 힘, 즉 상역上逆 병리를 포함하는 복압 상승에 의해 일어나게 된다. '心煩심번'의 경우, 복압 상승에 의한 가슴의 부담이 '煩躁번조'보다는 크지 않지만, 자각적으로 느끼는 명확한 부담이 있는 상태일 것이다.

'喜嘔희구'도 마찬가지로 복강에서 일어나는 발산發散의 힘이 상역 병리를 일으키는 상황에 나타나는 증상이다. 위쪽上을 향한 압박이 횡격막을 누르고, 횡격막은 그 힘에 반발을 일으키는 힘의 갈등이 심하부心下部 횡격막 라인에서 일어나고 있는 상황의 표현이다. 그 갈등의 영향이 위胃를 압박하는 자극에 의해 '喜嘔희구'하는 것은 상한의 '嘔逆구역<3>'이나 계지탕증의 '乾嘔건구<13>', 소청룡탕증의 '乾嘔건구<41>' 등과 동일한 병리의 작용이다.

'默默不欲飮食묵묵불욕음식'의 증상도 당연히 이러한 심하부에서의 갈등관계와 연관된다.

흉협胸脇의 증상은 소시호탕증의 특징 중 하나라고 할 수 있겠다. '胸脇苦滿흉협고만'이란 가슴과 옆구리가 고통스럽게 그득하다는 뜻인데, 이것은 어떤 경결된 덩어리와 같은 병리적 실체를 가지고 말하려는 의도는 아니라고 본다. 몸 전체나 흉복강胸腹腔 전체가 관여된 어떤 변화에 의한 현상이 진단 요점으로서의 가치가 있기 때문이다. 그렇다면 '胸脇苦滿흉협고만' 역시 뭔가 보이지 않는 힘의 작용에 의한 증상을 말하는 것으로 해석되어야 한다.

가슴은 복부로부터 일어나는 상역上逆 병리의 영향을 받게 된다. 복강에서 발산력發散力이 일어나면 횡격막을 통해 가슴으로 전달되기 때문이다. 옆구리 또한 횡격막 근육의 부착부를 포함하는 영역으로서 상역하는 발산의 힘에 의해 횡격막이 압박될 때 그 힘의 영향을 받는 곳이다.

그렇다면 복강에서 상역의 힘이 발생하고 그 상역에 대한 횡격막의 반발이 일어나되, 이 대립하는 힘들이 옆구리의 횡격막 부착부를 잡아당기고, 가슴의 내강을 '苦滿고만'하게 할 수준만큼 크다면 이제 '胸脇苦滿흉협고만'이 일어날 수 있는 병리가 구성되었다고 할 수 있을 것이다. 이때 횡격막의 반발이란 상역에 의해 횡격막 근육이 강제로 이완되는 상황에서 더 이상 이완되지 않으려는 장력張力이 일어나는 것을 말한다. 횡격막 근육의 이완성 긴장 장력이라고도 표현할 수 있겠다.

복강 안에서 일어나는 발산력(상역)과 횡격막의 반발이 팽팽히 맞서면서 어느 수준 이상으로 당겨질 경우, 횡격막의 부착부는 그 압박으로 고통을 받을 수밖에 없다. 이 압박이 협부의 '苦滿고만' 증상으로 표현되는 것이다.

이 상황은 상역의 힘이 작용하되 복강의 용적이 정상 수준을 상회하는 경우에 해당한다. 복강이 커져서 그 둘레가 확대되면 횡격막도 늘어나 그

면적이 커지고, 횡격막이 넓어진 상태에서 장력이 높아지는 경우, 그 부착 부위에 대해 가해지는 힘 역시 더욱 강해질 것이다. 횡격막이 넓어졌다는 것은 이미 어느 정도 이완에 저항하는 장력을 높이고 있다는 것이기 때문이다. 그렇다면 복강의 용적이 증가해 있는 상태로 상역이 일어나는 것이 '胸脇苦滿흉협고만'의 발생 조건이 된다. 다른 말로 하면 비위축성非萎縮性으로 복압이 상승해 있다고 할 수도 있겠다.

복강의 용적은 왜 증가해 있는가. 본문의 내용을 통해 추론하자면, 상한이 시간이 경과하면서 외벽의 조임을 떠나기 위한 방편으로 팽창력을 키우는 변성이 있었던 것으로 볼 수 있다. '傷寒五六日中風상한오륙일중풍'이라는 표현이 이런 변성의 경과를 말하는 것이라고 해석한 것이다.

평활근의 과한 탄성(팽창세력)이 태양병의 수준을 넘어서면서 이제 표리간表裡間의 갈등보다는 오히려 복강 안에서 새로 일어난 힘에 의한 갈등이 병리의 흐름을 끌고 가는 상황이 되었다고도 할 수 있다. 새로 일어난 갈등이란 팽창의 세력이 작용하는 와중에 그에 반발하는 외벽의 장력이 일어나 대립하는 상황이다.

참고로 이와 같은 갈등관계가 조성된 복강에서 상역上逆이 일어날 때 오히려 경결硬結의 양상이 나타나 순환이 약화되고, 상역이 해소될 때 경결이 풀려 순환이 강화되는 흐름은 외벽의 높은 장력으로 조임의 효과가 주도하는 갈등의 구조와는 정반대의 양상으로 나타난다.

조임의 효과가 이끄는 갈등관계가 구성된 상태에서는 힘의 대립이 강고하여 팽팽히 맞설 때 복강이 경결의 속성을 보이면서 순환이 약화되는데 이때는 상역이 없고, 팽창력이 약화됨에 따라 조임의 힘이 우위로 나서면서 대립이 약화되는 전기轉機가 일어날 때 상역의 힘이 크게 발동하면서 경결도 약간 풀리는 것을 볼 수 있었기 때문이다.

이 상황에서 병리 진행의 구간별로 특정의 시점에서 각기 다른 현상들이 일어날 수 있다. 먼저 '或胸中煩而不嘔흉중번이불구', 즉 가슴에 번煩이 있으면서도 구嘔증이 없기도 하다는 것은 '心煩喜嘔심번희구'와 상대되는 증상이다. '心煩심번'과 '胸中煩흉중번'이 상대되고, '喜嘔희구'와 '不嘔불구'가 상대된다.

가슴과 심하부心下部를 놓고 보면 그 표현상 '胸中煩而不嘔흉중번이불구'는 가슴 쪽으로 병리의 압박이 크고, '心煩喜嘔심번희구'는 심하부 쪽으로 압박이 크다고 할 수 있다. 심번보다는 흉중번이 가슴 압박이 더 심할 것이고, 횡격막에서 아래쪽으로 압박이 강할 때 '嘔구'증이 일어나므로 희구喜嘔에서 심하부 압박이 클 것이기 때문이다.

여기서 가슴 쪽으로 압박이 큰 경우는 횡격막이 위쪽으로 더 많이 올라간 것이고, 심하부 쪽으로 압박이 큰 경우는 횡격막의 반발이 아래쪽으로 더 강하게 작용한 것이라고 할 수 있다. 앞에서 '胸脇苦滿흉협고만'을 고찰하면서 복강의 둘레가 커져 있으면 횡격막이 이미 늘어나 있기 때문에 (stretched) 상역의 힘에 의해 상방의 압박이 주어질 경우 그 부착부에 부담이 더 커질 거라는 추정을 해 보았다. 같은 논리로 상역의 강도가 같다고 할 때, 횡격막이 넓어져 있는 경우가 그렇지 않은 경우에 비해 더 쉽게 반발을 일으키게 될 것이라고 할 수 있다.

이런 가정에 따른다면 두 경우에서 다 상역의 힘이 일어나되 '心煩喜嘔심번희구'의 경우가 '胸中煩而不嘔흉중번이불구'의 경우에 비해 복강이 더 확대된 상태가 된다.

그런 의미에서 '心煩심번'에서 '喜嘔희구'하고 '胸中煩흉중번'에서 '不嘔불구'할 수밖에 없으며, '胸中煩而不嘔흉중번이불구'가 나타나는 시점은 시호증柴胡證이 유지되는 가운데 가슴의 용적이 가장 작아지는 시점이 될 것이다.

'或渴혹갈'은 대개 순환 혈류는 감소하면서 가슴에 분포하는 혈血이 증가하는 상황에 나타나는 증상이다. 내강에 정류하여 순환되지 못하는 혈량血量이 어느 수준 이상이란 거다. 복강의 용적은 약간 확대되는 경향이 있지만, 복부 전체의 활동성은 떨어져 있는 상태다.

'腹中痛복중통'은 평활근의 갈등 속성이 높아질 때 일어나는 증상으로 해석한다. 평활근의 탄성력과 그에 대응하는 장력 사이에 대립각이 뚜렷해지는 경우다. 상반되는 힘이 부딪힌 결과가 통증으로 나타난 것이다. 팽창하려는 복강에 대해 조이려는 힘이 억제하고 있는 양상이다. 따라서 팽창의 세력에도 불구하고 복강은 확대되지 못하는 상태라고도 할 수 있겠다.

'脇下痞鞕협하비경'은 표현 자체로 보아 협부脇部 영역의 긴장이 '胸脇苦滿흉협고만'에 비해 더 심한 경우다. 횡격막의 부착부에 더 강한 압박이 작용하고 있다는 뜻이다. 횡격막 부착부를 잡아당김으로서 압박하는 것은 횡격막 근육 자체다. '脇下痞鞕협하비경'의 경우는 따라서 횡격막의 긴장이 가장 강할 때 일어나는 일이다. 횡격막의 긴장이 강하다는 것은 근육을 억지로 늘리려는 힘이 가장 강화되었다는 것이고, 이 상황은 앞에 말했던 것처럼 복강의 용적이 가장 커져 있는 경우에 해당한다.

'胸脇苦滿흉협고만'도 복강 용적이 확대된 경우에 나타날 수 있는 증상이지만 '脇下痞鞕협하비경'의 경우에 그 확대의 폭이 가장 클 것이라고 할 수 있다.

'心下悸심하계'와 '小便不利소변불리'는 함께 나타나는 것으로 되어있다. '心下悸심하계'는 상역上逆 병리에 의한 증상이다<65, 85>. '小便不利소변불리'는 혈의 대사 산물로서의 물水의 하방下方 흐름이 원활하지 못한 것을 말하는 것으로 해석한다.

상황은 복강에서 활동성을 크게 떨어뜨리는 강한 갈등이 있는 것으로 볼수 있다. 평활근의 탄성이 강화된 만큼 그에 반발하는 장력이 강하게 일어나 작용하면서 갈등을 유발했다는 거다. 약간 확대된 상태로 경결된 복강에서는 정류혈이 생길 수 있고, 예를 들어 여기에 소시호탕증의 일반적 평균보다 높은 팽창력이 생겼다가 그 힘이 풀리면서 강한 조임 효과가 발생하는 경과가 있다면, 급격한 상역의 힘이 발發하는 것과 동시에 복강에서의 흐름이 약화되면서 물의 배설이 불량해질 수 있다.

복강 전체로 본다면 '心下悸심하계'와 '小便不利소변불리'가 나타나는 국면은 확대와 축소의 어느 한 쪽으로 기울지 않은 대신에 팽팽한 대립 상태에서 이쪽저쪽으로 변동變動을 일으키는 상황으로 볼 수 있다. 이 변동은 조임의 세력과 팽창의 세력이 주도권을 주거니 받거니 하는 과정으로, 변동이 없는 팽팽한 대립의 상황보다 오히려 발산發散의 힘이 증폭하는 효과를 낼 수 있으니 그 힘이 가슴을 자극하여 '心下悸심하계'를 유발하게 되는 것으로 추정한다. 여기서 조임의 세력이라고 하면 복강에서 발생한 장력뿐 아니라 외벽의 긴장도 포함되는 것으로 보아야 한다. 그러나 심하계心下悸를 유발하는 이 경과가 소시호탕증의 전형적 요건은 아니니, 이를 소시호탕이 갖는 변동성 병리 속성으로 볼 일은 아니라는 것은 앞서 정리했던 바와 같다.

'不渴불갈'하면서 '身有微熱신유미열'하는 상태는 내강에 정류한 혈이 점차 순환 혈류로 전환되는 구간에 나타나는 현상이다. 팽팽히 맞서던 상반되는 힘의 균형이 깨지면서 복부의 활동성이 개선되는 와중에 볼 수 있을 것이다.

● 小柴胡湯

○柴胡 半斤, 黃芩 3兩, 人蔘 3兩, 甘草 3兩, 半夏洗 半斤, 生薑切 3兩, 大棗劈 12枚.
○위의 약들을[上七味] 물 1말 2되에[以水一斗二升] 달여 6되가 되게 해서[煮取六升] 찌꺼기는 버리고[去滓] 다시 달여[再煎] 3되를 만든다[取三升]. 따뜻하게 1되를 마시되[溫服一升] 하루에 3회 복용한다[日三服].

*

시호柴胡와 황금黃芩은 팽창의 세력이 주도하는 갈등관계를 다스린다. 시호는 외벽의 긴장이 유발한 팽창력이 오히려 외벽의 조이는 힘을 밀치면서 커진 경우를 맡는다. 팽창력이 긴장 장력을 압도하는 갈등으로서 외벽의 입장이 반전되어 수세에 몰리는 상황이라 할 수 있겠다. 황금은 다른 요인이나 계기가 있어서가 아니라 본연의 팽창력이 주도하는 병리의 흐름을 맡는다고 할 수 있다. 이 경우, 팽창력의 강화는 내외의 반발을 유도하면서 갈등관계를 조성하게 된다.

본초경本草經에서는 '主心腹주심복, 去腸胃中結氣거장위중결기, 飮食積聚음식적취, ~推陳致新추진치신'[132)이라 해서 시호가 복강의 갈등을 다스리는 약임을 밝히고 있다. 이는 강한 팽창의 힘에 외벽의 반발 장력이 작용하여 갈등관계를 형성한 바탕에서 일어나는 증상들이다.

'~除虛勞寒熱제허로한열, 解肌熱해기열, 早晨潮熱조신조열~<本草>'[133)에서는 시호가 가진 청열淸熱의 효능을 부각시키고 있다. 이는 갈등이 풀리는 경과에서 나타난다.

'除傷寒心下煩熱제상한심하번열,~ 大腸停積水脹대장정적수창~<別錄>'[134)에서는 시호가 수기水氣, 또는 수질水疾과 관련한 효능이 있다고 한다. 수기는 또한 복강에서의 강고한 갈등에 의해 일어나는 증상이다. 상한을 해소한다는 말에서는 표부의 병리에 대해서 작용하고 있음을 보여준다.

이런 내용들은 시호가 상한傷寒 등 외감外感의 문제가 일어난 것을 기화로 해서 팽창의 힘이 강화되는 경과를 해결하는 약이라는 추정을 확인하게 한다.

황금黃芩에 대해서는 본초경本草經에서 '主諸熱黃疸제열황달, 腸澼泄痢장벽설리, 逐水축수, 下血閉하혈폐, 惡瘡疽蝕火瘍악창저식화양'[135)이라고 기록된다. '黃疸황달'에 대한 효능이나 '逐水축수'의 작용 등을 보면 시호와 마찬가지로 복강에서의 힘의 갈등을 다룬다. 그런데 특히 '血閉혈폐'를 내리는 효능은 파혈破血의 작용으로 팽창세력이 주도하는 둔화鈍化의 병리를 다스리는 것이니, 이는 팽창력에 맞서는 내적 반발의 힘이 작용하면서 갈등관계를 조성하는 상황에 대한 약리라고 할 수 있을 것이다.

그러나 '腸澼泄痢장벽설리'에 대한 효과도 있어서 강하게 일어나는 수축 활동을 다스리기도 하니, 이는 힘의 갈등관계가 풀리는 구간에서 나타나는 증상이기 때문이다.

이상의 내용에서 시호와 황금은 함께 시호탕증柴胡湯證에 대응하는 약리 구조를 그대로 갖춘 것으로 볼 수 있다. 시호탕증 자체가 복강 내에서 일어나는 힘의 갈등이되, 갈등의 두 요인 중 팽창의 세력이 우위를 점하면서

---

132) 神農本草經 p.58
133) 東醫寶鑑 p.721.아래
134) 本草綱目 p.786
135) 神農本草經 p.173

반발하는 조임의 세력이 일어나 대립하는 경우이기 때문이다.

인삼人蔘은 내적인 이유로 외벽의 장력이 높아지면서 갈등관계를 이루는 경우를 다스리는 약藥의 대표代表다<27>. 이 경우, 내외간의 갈등 요인은 양자 사이에 그 힘이 비등한 지점으로부터 좌우로 변동할 수 있으니, 인삼은 갈등의 다양한 형태를 광범위하게 해소할 수 있는 효능들을 갖는다. 물론 이 방면으로 작용하는 약들이 많지만, 인삼이 가장 포괄적이고 집중적인 효능을 가진 것으로 간주되기 때문에 대표라 하는 것이다.

시호탕증은 복강 안에서 팽창세력 위주의 갈등이 일어나지만, 인삼은 팽창과 조임의 중심에서 이쪽저쪽을 포괄하는 갈등 완화의 기능을 갖추고 있으니, 다양한 문제를 일으킬 병리의 바탕을 가졌다고 할 수 있는 시호탕증에 적용될 가치가 충분하다고 하겠다.

감초甘草는 또한 복강의 환경을 조화롭게 하여 그 활동성을 정상으로 유지하고 순환을 적절하게 관리하는 역할을 한다<13: 桂枝湯>. 도홍경陶弘景은 '人蔘爲藥切要인삼위약절요, 與甘草同功여감초동공'136)라 해서 인삼이 감초와 같은 기능을 갖는다고 한 바 있다. 이런 감초의 효과는 또 대조大棗와도 상통하는 부분이 있다. 대조도 또한 복강 내의 갈등을 완화하여 복강 환경을 안정시키며 그로 인해 보익과 자양의 효과가 일어날 수 있다는 얘기다.

반하半夏는 외벽의 긴장을 계기로 하여 팽창세력이 크게 강화되는 형태의 갈등 구조를 다스리는 약 중의 하나다. 그 점에서는 시호의 약성과도 상통한다. 이런 갈등의 경우는 복강에서는 원래 팽창의 세력이 강하게 일어날 바탕이 잠재해 있다고 할 수 있겠다. 이런 구조 하에서 외벽의 긴장 장력과 복강 안의 팽창력이 일진일퇴하면서 변동하는 모습을 보이는 경과가 반하의 효능과 잘 어울린다.

이와 같은 병리의 흐름은 갈등이 조성되는 구간에 혈의 정류가 일어나고, 갈등이 약화되는 구간에 상역의 힘이 생기면서 복강에 정류했던 혈이 심하부와 가슴으로 몰려서 편중하게 되는 경과가 나타난다.

'~消心腹痰熱滿結소심복담열만결~<本草>'137)의 효능이 심하부로 몰리는 혈血의 편중에 대한 것이고, '消痰소담, 下肺氣하폐기, 開胃建脾개위건비, 止嘔吐지구토, 去胸中痰滿거흉중담만~<甄權>'138) 등의 표현이 상역上逆에 대응하는 약리를 보여준다.

시호와 반하는 공통적으로 표부의 긴장 병리를 바탕으로 구성되는 팽창

---

136) 本草綱目 p. 702
137) 東醫寶鑑 p.733.위
138) 本草綱目 p.1192

력 우위의 병리에 적용한다. 시호에 대해서는 '主傷寒寒熱往來天行時疾~<本草>'139)라 하고, 반하는 '主傷寒寒熱~<本草>'라 기록되는 내용이 그 근거가 된다. 이는 소시호탕의 방의에 외벽의 긴장, 즉 외압에 대응하는 효력을 포함시키고 있는 것으로 볼 수 있는 근거이기도 하다.

전체적으로 소시호탕小柴胡湯은 복강 안에서 일어나는 힘들의 갈등관계, 또는 복강 내외의 갈등관계를 복합적으로 다루되, 큰 흐름은 주로 팽창의 세력을 억제 조절하여 갈등을 완화하는 작용이 포함되어 있다.

팽창세력과 그에 대응하는 조임의 세력이 있어 상호간에 다양한 영향력을 주고받으면서 밀착된 병리 구조를 가지는 경우를 다룰 수 있으니 그 응용의 폭이 넓다.

따라서 시호와 황금이 쓰이는가 하면, 다른 한편으로 인삼과 반하가 쓰이는 등의 편성을 취하게 된 것으로 본다. 이와 같은 갈등 구조는 때로 가슴으로 몰리는 혈류에 의해 가슴의 부담을 높이기도 하고, 때로는 넘치는 표부 혈류로 인해 열증熱證을 유발하는 등 흐름에 따라 다양한 가능성을 갖는 일종의 증후군을 형성한다.

100.

血弱氣盡 腠理開 邪氣因入 與正氣相搏 結於脇下 正邪分爭 往來寒熱 休作有時 黙黙不欲飮食 臟腑相連 其痛必下 邪高痛下 故使嘔也 小柴胡湯主之

● 해석

혈이 약하고 기가 다하여 주리가 열리니 사기가 따라 들어와 정기와 서로 부딪혀 옆구리 아래에 맺힌다. 정기와 사기가 다투니 한열이 왕래하여 쉬고 발작하는 것이 주기를 갖는다. 멍한 상태로 먹고 마시려 하지 않는 것은 장부가 서로 연계되어 있어 그 고통이 아래로 내려가기 때문이다. 사기는 높고 고통은 낮으므로 구역질이 일어난다. 소시호탕으로 다스린다.

● 주해

소시호탕小柴胡湯의 증상들을 사기邪氣의 침입과 그 활동하는 양상으로 설명하고 있다. 그러나 그런 설명들은 실제를 그대로 표현했다기보다는 다만 일어난 증상을 도식화圖式化하듯이 그려 본 것에 불과함을 알 수 있다.

---

139) 東醫寶鑑 p.721.아래

사기邪氣는 '血弱氣盡혈약기진', 즉 기혈氣血이 다 약화된 상태에서 주리腠理를 통해 들어온다. 여기서 기혈의 약화는 '開腠理개주리', 즉 주리가 열린 상태를 설명하기 위해 제시된 논리라고 본다. 기혈이 약화되어 신체의 방어 기전이 작동하지 못한다는 얘기로 해석될 수 있다.

주리가 열렸다는 것도 사기가 들어오는 관문이 개방되었다는 것을 말하기 위한 표현이다. 몸의 바깥에 나쁜 기운[사기邪氣]이 있어서 그것이 안으로 들어오는 과정이다. 그 기운이 주리가 열린 상태에서 일단 몸에 들어오면 몸 안에서 활동하는 정상적인 힘[정기正氣]이 대항한다.

'腠理開邪氣因入주리개사기인입'은 표부表部에 머물던 사기邪氣가 몸 안으로 들어왔다는 말이다. 이 말은 태양병의 표부 긴장이 소멸했다는 것이며, 그 대신 복강 내부를 큰 폭으로 변화시키는 갈등이 일어났다는 의미로 해석할 수 있다.

그래서 이裡(내강)의 영역에서 정기正氣와 사기邪氣가 서로 겨루는 가운데 옆구리 아래에서 그 충돌하는 힘이 맺혔다. 협만脇滿, 협통脇痛이 일어나는 원인일 것이다. 그런데 왜 다른 곳이 아니고 협하脇下에 맺히는가. 정사正邪의 겨룸은 구체적으로 어떤 상황을 말하는 것인가. 그런 문제들에 대한 정보는 다루어지지 않고 있다.

'正邪分爭정사분쟁', 즉 정기와 사기가 엎치락뒤치락하는 와중에 주기성을 가지고 쉬었다가 발작하는 현상[휴작유시休作有時]이 '往來寒熱왕래한열'의 근거로 제시되었다. 한열이 왕래하는 것을 소시호탕증小柴胡湯證의 한 형태로 규정하고 있는 논리다. 그러나 그 역시 무엇 때문에 그런 일이 일어나는지, 그 실체가 무엇인지, 태양병 경과의 한열 형태와는 어떻게 다른지 등에 관한 논의는 없어서 이렇게 보는 근거는 분명하지 않다.

'默默不欲飮食묵묵불욕음식'은 '臟腑相連장부상련', 즉 장臟과 부腑들이 서로 연계가 있기 때문이라고 한다. 하나의 문제가 도미노식으로 연쇄 반응을 일으키는 과정이라는 뜻일까?

구嘔증이 일어나는 것은 사기邪氣는 위에 있고 통증은 아래에 있기 때문이라고 한다. 원인은 위에 있고 그 작용은 아래에 있다고 바꾸어 말할 수도 있겠다. 그것이 역상逆上하는 병리를 유발하여 구嘔증이 된다는 차원으로 정리해 본다. 그러나 이 역시 거슬러 오르는 힘의 실체를 말하기보다는 그 현상을 그리고 있는 것이다.

결론적으로 이 조문을 보면 상한론의 원래 조문이라기보다는 원문을 주석하고 부연敷衍하는 듯한 인상을 받는다. 물론 다른 조문을 부연한 조문이 있을 수 있다. 그러나 그 내용이 상황의 표현에 그치고 있으며 근거가 박

약한 논리들이 포함되어 장중경張仲景이 자신의 글을 직접 부연한 것이라고 보기는 어려울 것이다.140)

101.

服柴胡湯而渴者 屬陽明 以法治之

● 해석

시호탕을 복용하고 갈증이 나는 것은 양명에 속하니 원칙에 따라 다스릴 것이다.

● 주해

갈渴증은 가슴에 정류혈停留血이 증가하는 상황을 표상한다. 정류혈의 증가는 본질적으로 내강이 확대되었으나 순환은 약화된 상황을 말한다.

시호탕柴胡湯을 복용했는데 갈증이 난다는 것은 따라서 순환은 약화되고, 가슴 정류혈은 증가하는 상황이 되었다는 것을 말한다. 시호탕은 복부에서 일어나는 갈등이 복강과 외벽, 복강과 흉강의 대립으로 영향력을 행사하는 것을 해결하는 처방이라고 할 수 있다.

시호탕을 복용했다는 것은 이와 같은 대외對外, 또는 대흉對胸의 압박이 없어졌다는 뜻이다. 다른 말로 복강에서 일어나는 힘의 갈등이 정리되어 발산發散의 힘이나 혈血의 정류停留 등이 전반적으로 해소되었다는 거다.

그런데 시호탕은 복용했음에도 불구하고 오히려 가슴으로 편중偏重되는 혈량血量은 더 증가되거나 최소한 원래의 시호탕증 정도로 유지되고 있다. 힘의 갈등이 지속되는 가운데 복강이 약간 확대된 상태를 유지하거나 아니면 더욱 확대되었을 가능성이 있다는 얘기다.

본문에서 '屬陽明속양명'은 양명병陽明病의 전형을 말하는 것은 아니다<249>. 비록 팽창세력이 독주獨走하는 양명병의 일반형一般型은 아니더라도 복강의 환경을 주도하는 힘이 팽창세력이 되었기 때문에 양명병의 범주로 들어온 것으로 볼 수 있다는 의미로 해석해야 할 것이다.

---

140) 傷寒論譯詮 p.82

102

得病六七日 脈遲浮弱 惡風寒 手足溫 醫二三下之 不能食而脇下滿痛 面目及
身黃 頸項强 小便難者 與柴胡湯 後必下重 本渴飮水而嘔者 柴胡不中與也 食
穀者噦

● 해석

병을 얻은 지 6~7일에 맥이 느리고 위로 뜨면서 약한데 오풍, 오한하면
서 손발은 따뜻하다. 의사가 두세 번 사하시키니 밥을 먹지 못하고, 옆구리
아래가 그득히 아프며, 얼굴과 눈 그리고 전신에 황달기가 오고, 목 주위가
뻣뻣하며, 소변보기가 힘들다. 이 경우, 시호탕을 주면 뒤에 반드시 아래가
무겁다. 본래 갈증이 있더라도 물을 마시면서 구증이 일어나는 것은 시호
탕을 주기에 맞는 상황은 아니다. 음식을 먹으면 딸꾹질[얼噦]이 난다.

● 주해

태양병이 시간이 흐르면서 변화한다. 6~7일은 병의 성질이 변할 수 있
는 충분한 시간이다. 맥이 느린 것은 순환 혈류가 충분하지 않다는 것으로
표부 혈류의 감소를 의미하고, 약한 것은 혈관의 긴장도가 높지 않은 것을
말하는 것으로 해석한다.

부맥浮脈은 표부의 긴장이 작용하고 있는 표상으로 보는 것이 해석의 원
칙이다. 이 상황에서의 '惡風寒오풍한'이 표부 긴장을 바탕으로 하는 내외 갈
등이 있음을 보여주는 증상이다. 갈등으로 순환이 감소하는 구간에서 나타
나는 현상인 것이다.

'手足溫수족온'은 궐厥 현상이 없다는 뜻이다. 궐증은 보통 상반되는 세력
사이의 갈등관계가 극단에 이르러 평균 순환량이 어느 수준 이하로 떨어졌
을 때 보이는 현상이다. 본문에서는 '惡風寒오풍한'으로 순환이 약화되는 구
간을 갖고 있지만, 그 갈등관계가 강고함의 극단에 이른 것은 아니라는 것
을 말한다.

여기에 2~3번의 사하瀉下를 시도한 것은 복강을 조이는 효과를 낸다. 복
압을 높이려는 과도한 활동으로 인해 근육의 피로가 유발되고, 그것이 장
력의 강화로 이어질 수 있기 때문이다. 복강을 조이는 작용이 발생하면 그
내압內壓의 변화로 심하부心下部 쪽으로 치받아 올라가는 상역上逆의 힘이 나
타난다. 사하가 상역의 계기로 작용한 것이다.

이때 '不能食而脇下滿痛불능식이협하만통', 즉 먹을 수 없고 옆구리 아래가 그

득하면서 아파진다. 옆구리가 아프다는 것은 횡격막의 장력이 높아지는 긴장의 표상이다. 그러나 지금의 협하증脇下證은 시호탕증柴胡湯證의 조건을 갖추지 못했다.

팽창한 복강에서 횡격막은 이완성의 긴장 상태에 있는데 여기에 조임세력의 강화가 일어나 상역하는 힘이 작용하고, 그에 대한 횡격막의 반발이 일어나면서 중앙부로부터 하방을 향한 압박이 생기는 상황이 시호탕증의 긴장이다.

물론 협하脇下에 부착하는 횡격막이 수축하여 당겨지면서 그곳에 '滿痛만통'이 있는 현상은 시호탕증과 같지만, '不能食불능식'하게 되는 것은 심하부에 작용하는 압박이 어느 수준 이상이라는 것으로 시호탕증의 구조와는 다른 것이다.

이렇게 된 것은 '醫二三下之의이삼하지'에 따른 결과다. 복강에 대한 조임의 효과가 강화되면서 복강을 위축시키려 하는데, 여기에 이러한 조임 효과에 대응하는 반발이 일어나 대립하게 되면서 그에 따른 발산력이 일어난 상황이라는 것이다. 팽창의 세력이 바탕을 형성하는 시호탕증의 병리와 달리 조임의 효과가 병리를 이끄는 경과다.

횡격막은 긴장 상태지만 중심 건의 위치로 보자면, 시호탕증에 비해 가슴 쪽으로 더 올라가 있을 것이다. 이와 같은 중심 건의 상대적 상승은 복강이 시호탕증에 비해 더 조여져 있기 때문이다. 이렇게 되면 횡격막의 긴장이 높아지고, 따라서 심하부에 대한 압박의 힘도 강해질 것이니 그렇게 해서 '不能食불능식'의 바탕이 조성된다고 보는 것이다.

'面目及身黃면목급신황', 즉 황달黃疸기가 있는 것은 역시 조임의 효과가 이끄는 복강 안의 갈등으로 복강에서 물의 하방 흐름에 장애가 있다는 것이며, 아울러 그 전에 생겨있던 정류혈停留血이 심하心下의 위쪽으로 쏠리는 문제도 함께 작용할 것으로 본다. 물 흐름의 장애가 있으니 이것은 당연히 '小便難소변난'이 일어나는 바탕이 된다.

목덜미의 긴장 증상인 '頸項强경항강'은 표부表部의 긴장에 의한 것이 아니라 큰 폭의 복압 변화와 그에 따른 흉강 환경의 변화가 안으로부터 영향을 준 결과로 보아야 할 듯하다.

본문은 비록 협하脇下의 증상 등이 있더라도 소시호탕증小柴胡湯證이 아닌 경우를 말하기 위한 것이다. 조임의 힘이 이끄는 병리 경과에서 갈등이 조성된 경우에도 시호탕증과 같은 협하증이 올 수 있어서 그 점에 변별辨別을 요要하는 것이다. 협하증은 횡격막이 늘어나면서 그 부착부가 당겨지는 현상인데 시호탕증에서는 그 둘레가 확대되면서 늘어나고, 본문의 경우에는 가슴 쪽으로 밀려올라가면서 늘어나는 차이가 있다는 얘기다. 만일 이 경우에 팽창 요소에 비중을 두는 소시호탕을 처방하게 되면 증상이 심화할 수밖에 없다.

'下重하중'은 평활근의 수축 활동이 일어나면서도 배변排便의 작용은 오히려 장해되는 상황으로 해석한다. 정류혈停留血이 하부 복강에 정체하면서 일어나는 후중後重과 의미가 상통하는 부분도 있으나 여기서의 의미는 비효율적인 수축 활동의 의미로 보는 것이 좋겠다. 평활근이 수축 활동을 일으키되, 유효 수축에 이르지 못하는 과민한 장관 활동의 결과로 보는 것이 좋겠다.

갈渴증은 소시호탕증 경과의 어느 특정 구간區間에 나타날 수 있는 증상이다<99>. 가슴의 내강으로 정류혈이 몰리는 구간을 말한다. '本渴飮水而嘔者본갈음수이구자 柴胡不中與也시호불중여야'는 본래 갈증이 있는 것을 보아 시호증으로 오인할 수 있지만 그렇다 하더라도 물을 마시면 구嘔증이 일어나는 경우는 시호증이 아니라는 거다.

이 '飮水而嘔음수이구'는 위의 '不能食불능식'과 같은 맥락의 증상이다. 시호증에는 원래 구嘔증이 있지만 '飮水而嘔음수이구'나 '不能食불능식'은 시호증의 구嘔증 병리와는 다른 것으로 보아야 한다는 얘기일 수 있다. 복강이 좁혀진 상태에서의 갈등관계와 확대가 있는 상태에서의 그것이 비교되는 점이라는 거다. 결국은 복강 안에 힘의 갈등이 있되, 우위에서 그것을 이끄는 것이 조임의 세력인가, 아니면 팽창의 세력인가의 차이가 관건이다.

그러니까 '飮水而嘔음수이구'의 상황이 시호증과 맞지 않다는 것은 당연하다. 시호증은 어디까지나 팽창의 세력이 주도하는 복강환경이 기본이 되기 때문이다. '噦얼'은 횡격막의 경련 발작을 표현하는 것으로 본다.

물을 마시는 것으로 구嘔증이 일어난다면, 밥을 먹었을 때의 상역上逆의 강도는 더욱 강할 것이다. '食穀者噦식곡자얼'은 그런 의미에서 강력한 발산력發散力에 의한 심중한 압박이 심하부心下部로 몰리고 있는 상황을 표현하는 말이 된다.

'飮水而嘔음수이구'나 '食穀者噦식곡자얼'은 본문<102>이 갖는 의미를 강하게 드러내는 표현들이다. 본문이 갖는 가장 중요한 의미는 겉으로 보아 시호증<99>과 같아 보이지만 실제로는 시호증이 아닌 사례를 내보이는 것이다. 이때 그 결정적 차이점은 복압의 강도에 있다. 이 내용은 다시 다음의 조문<103>에서 나온다.

본문이 복강의 위축으로 복압이 높아지는 상황도 시호증처럼 보일 수 있으니 주의하라는 내용을 담고 있는데, 103조는 시호증보다는 복압이 높더라도 역시 시호증인 경우를 제시한다.

103.

傷寒四五日 身熱惡風 頸項强 脇下滿 手足溫而渴者 小柴胡湯主之

● 해석

상한병이 온 지 4~5일이 지나면서 열이 나고 오풍이 있었는데, 목덜미가 뻣뻣하고, 옆구리 아래가 그득하며, 손발이 따뜻하면서 갈증이 나는 경우는 소시호탕으로 다스린다.

● 주해

말 그대로 99조가 '傷寒五六日中風상한오륙일중풍'으로 태양상한太陽傷寒에서 태양중풍太陽中風으로 변성하는 과정을 거치면서 시호증이 성립되는 경과를 다루었다면, 본문에서는 태양상한 자체로 시호증이 되는 경과를 다룬 것이라고 할 수 있다. 본문의 '傷寒상한'을 포괄적 의미가 아니라 태양상한으로 국한해서 보는 경우의 얘기다.

태양상한은 태양중풍에 비해 상대적으로 복강에서 일어나는 팽창세력이 강하다. 원래 외압에 대한 팽창 방향의 반발이 일어날 때, 복강에서 팽창력의 발목을 잡는 세력이 없기 때문이다. 복강으로부터의 반발력이 강하니 외압과 더불어 병리적 평형 관계, 즉 강고한 표리 갈등관계를 구성하고 있는 형태다.

여기서 '身熱惡風신열오풍'은 4~5일간 지속되고 있는 상한傷寒의 경과에 포함되는 증상이다. 상한의 경과 중에 병의 성격이 전환되기 직전의 상태를 설명하고 있다는 뜻이다. 이런 문장 구조는 '往來寒熱왕래한열'이 '中風중풍'의 경과를 서술한 것<99>과 같은 형식이다.

본문에서는 '頸項强경항강'이후로 이어지는 증상들이 소시호탕증에 해당하는 것들이고, '身熱惡風신열오풍'은 아직 상한의 경과 상에 있을 때 내보이는 증상이라는 것이다.

이 '身熱惡風신열오풍'은 병든 처음부터 그랬든, 아니면 4~5일이 거의 다 되는 말미에서 그랬든 상한임에도 불구하고 발열이 뚜렷한 경우를 의미하는 설명으로 볼 수 있다. '惡風오풍'도 지속성 긴장의 강고한 성질과는 거리가 있다. 상한은 어디까지나 상대적으로 강고한 갈등을 바탕으로 하니 그 속성상 발열보다는 오한이 강조되는 병인 것이다<3>. 그러니 신열오풍은 상한이 그다지 강하지 않은 갈등을 갖고 있다는 의미가 된다.

'頸項强경항강'은 목의 앞면과 뒷면이 다 뻣뻣하다는 뜻이고, '脇下滿협하만'은 부유 늑골floating ribs을 포함한 하부 늑골 근방이 전체적으로 압박되는 느낌이다. 이것은 복강이 확대되면서 늘어난 횡격막이 복압의 상승에 따라 상역의 힘에 밀려올라지면서 다시 이완성의 긴장이 발생한 결과로 보인다. 횡격막 근육이 최대로 늘어나 버틴다는 얘기다. 이때 복압이 상승하는 것은 팽창의 이면에 있던 조임의 힘이 일어나면서 대립하는 경과에 의한다.

이렇게 횡격막의 부착부가 당겨지는 현상은 흉곽 주변 전체로 영향을 준다. 그런 의미에서 '頸項强경항강'의 진원지震源地도 협하脇下의 횡격막 둘레일 수 있다. 그러나 다른 한편으로 높은 복압이 가슴 공간을 압박하고, 그 압박이 흉곽 상부의 외곽인 경항부로 전달되는 과정을 따라 경항강頸項强이 일어난 것으로 볼 수도 있다.

어느 편이건 경항강은 복강에서 힘의 갈등이 있되 그에 따라 복압이 상승하는 것을 바탕으로 한 증상이다. 협하만脇下滿도 또한 상승된 복압을 기초로 하는 증상이니 따로 말할 것이 없다.

결국 시호증에 '胸脇苦滿흉협고만<99>'이 있었다면, 본문의 시호증에서는 '頸項强脇下滿경항강협하만'이 있다. 이들은 각각 태양중풍으로부터 변성의 과정을 거친 시호증과 태양상한으로부터 변성을 거친 시호증을 대표한다고 할 수도 있겠다. 갈등의 강약으로 보자면 전자前者가 후자後者에 비해 상대적으로 낮은 속성을 가질 것이다. 그러나 '傷寒상한'과 '中風중풍'이라는 단어에 얽매여 해석이 편협해지는 감이 없지 않으니, 한편으로는 태양상한과 태양중풍의 구별을 떠나 유연하게 생각하는 것이 좋겠다는 생각이 있다.

그런데 본문의 경항강頸項强, 협하만脇下滿이 시호증이라는 확진은 사실 아직 뚜렷하지 않다. 102조의 내용 중에서도 '脇下痛滿협하통만'과 '頸項强경항강'이 있었으나 시호증이 아니었다는 점을 상기해야 할 것이다.

'手足溫수족온'은 음증陰證이 아니라는 전제로 확인해야 할 사항의 하나다. 다음에 서술되는 '渴갈'이 바로 이 병이 소시호탕증이 되는 것을 확정하는 증상이라고 할 수 있다. 이 갈渴은 정류혈의 표상 중 하나이니 순환의 약화, 그리고 그 진행상에 복강이 확대되는 구간이 있음을 표상한다. 다른 말로 하자면 병의 속성상 팽창의 힘이 우위에서 작용하는 경과를 갖고 있다는 것이고, 그것이 '本渴본갈'하더라도 '飮水而嘔음수이구'의 증상을 갖는 102조의 사례와 다른 점이 된다는 뜻이다.

그런 맥락에서 앞의 102조는 '頸項强경항강', '脇下滿협하만' 및 갈渴증 등이 있어서 겉모습은 마치 시호증柴胡證처럼 보이는데 그렇지 않은 경우를 예시하여 신중한 확인을 요구하는 의도를 내보였다면, 본문에서는 반대로 이런 증상들을 포함하고 있으면 일단 시호증으로 볼 수 있다는 의미를 갖는다.

시호증의 바탕은 복강에서 팽창의 세력이 일어나 있는 가운데 그에 대한 반발 내지 반발의 요인으로서 조임 방향의 힘이 또한 대치하는 상황이다.

104.

傷寒 陽脈澁 陰脈弦 法當腹中急痛 先與小建中湯 不差者 與小柴胡湯主之

● 해석

상한병에서 양맥이 깔깔하고 음맥이 활시위와 같으면 뱃속이 당기면서 아픈 것이 원칙이니 먼저 소건중탕을 쓰고 낫지 않으면 소시호탕을 투여한다.

● 주해

맥脈의 음양陰陽이 어느 부위를 말하든지 양맥陽脈은 표부表部를 표상하고, 음맥陰脈은 내강을 표상한다고 보는 것이 좋겠다는 생각이 있다. 그렇게 본다면 양맥이 삽澁한 것은 표부表部의 혈류, 즉 순환 혈류가 감소하고 있다는 뜻으로 표리간表裡間의 갈등, 또는 복강 안에서의 힘의 갈등이 심한 상황을 상징하게 된다. 음맥陰脈이 '弦현'한 것, 즉 활시위와 같이 팽팽한 것은 내강에서 일어나는 어떤 종류의 갈등으로 특히 갈등의 경과로서 횡격막의 긴장이 발생한 상황을 표상하는 것으로 규정한다.

횡격막의 긴장이란 시호증에서 나타나는 현상으로서 복강이 확대 상태로 조여지면서 발산력이 일어나고 있다는 뜻으로 볼 수 있다.

이와 같은 양삽음현陽澁陰弦의 기초에서 복강 내부에서 평활근의 탄성이 높아지는 흐름이 있되, 그 발목을 잡는 자체적 반발이 또한 즉각 발생한 결과로 내적 갈등의 경향을 선명하게 보인다고 하면 계지탕桂枝湯 바탕을 깔고 있는 소건중탕小建中湯을 써야 한다.

'腹中急痛복중급통'은 강력한 내적 갈등이 있다는 표현이다. 그런데 이 갈등의 원인인 팽창력의 발동은 외벽의 긴장으로부터 유래한 것이니 소건중탕을 쓴다는 것으로 이해한다.

그런데 복중腹中의 급통急痛이 소건중탕으로 해소되지 않는다면, 소시호탕

小柴胡湯을 쓰라 한 것은 무슨 이유인가. 소시호탕은 복강을 확대시키는 팽창력을 바탕으로 갈등이 발생한 상황을 다루는 처방이다<99>. 그러나 작약芍藥을 주약主藥으로 하는 소건중탕은 팽창력이 작용하지만 그 힘이 복강을 확대시키는 방향으로 진행하지 않는다. 문제는 팽창의 힘을 중심으로 하는 갈등관계가 생겨 복통을 일으키되 복강의 평균 용적이 확대되었는가의 여부에 있다. 복강이 확대되지 않은 갈등의 경과에 대해서는 소건중탕이 효과를 내지만, 복강이 이미 확대되어 있다면 작용하지 못하니 그때는 소시호탕을 써야 한다는 말이 되겠다.

● 小建中湯

○桂枝去皮 3兩, 甘草炙 3兩, 大棗劈 12枚, 芍藥 6兩, 生薑切 3兩, 膠飴 1升.
○위의 여섯 가지 약을[上六味] 물 7승으로[以水七升] 달여 3승을 취한 뒤[煮取三升] 찌꺼기를 없애고[去滓] 교이를 넣어[内膠飴] 다시 약한 불에 올려놓아[更上微火] (교이가) 풀어지면[消解] 따뜻하게 1승을 복용하되[溫服一升] 하루에 세 번을 한다[日三服]. 구역의 기운이 있는 경우는 건중탕을 쓸 수 없으니[嘔家不可用建中湯] 그 단맛 때문이다[以甛故也].

*

소건중탕은 계지탕桂枝湯의 바탕을 깔고 있다. 계지탕증은 표부의 긴장에 의한 압박이 복강을 누르는데 복강 안에서는 제한된 팽창의 힘으로 반발하는 형식의 갈등을 갖는다. 이런 갈등관계에서는 두 힘이 맞설만한 대등한 관계가 아니니 갈등이 생겼다가 바로 소멸하는 것을 특징으로 한다.

계지탕은 이런 경우의 표리 갈등을 처리한다. 발동성의 표부 긴장을 계지가 맡고, 제한된 팽창 반발을 작약이 담당하는 식이다.

이와 같은 계지탕에 작약芍藥을 배倍로 하고 교이膠飴를 가한 것이 소건중탕이다. 작약을 크게 늘린 것은 복강의 팽창세력이 크게 강화된 경우를 표적標的으로 한다는 의미다.

그러나 팽창력이 강하다 해서 복강을 크게 확대시키는 것은 아니다. 이 경우, 강화된 팽창은 그만한 반발을 부르고 두 세력 간의 갈등이 팽팽하게 일어나 복강은 강고한 대립 상황으로 고착되는 경향을 가질 뿐인 것이다.

작약이 해결할 수 있는 팽창력의 속성이 이런 것이다. 이와 같이 강고한 갈등은 복통을 유발할 개연성을 가진다.

105.

傷寒中風 有柴胡證 但見一證 便是 不必悉具

● 해석

상한병이 중풍의 속성을 가질 때, 시호증이 있다는 것은 단 하나의 증상만 있어도 바로 그것(시호증)이니 다 갖출 필요는 없는 것이다.

● 주해

'傷寒中風상한중풍'을 태양상한太陽傷寒과 태양중풍太陽中風을 함께 말한 것이라고 보기보다는 문맥상 태양상한이 태양중풍으로 변성한 상황으로 보거나 또는 '傷寒상한'을 표병表病을 대표하는 용어로 보아 중풍의 속성을 갖는 태양병을 말하는 것으로 해석하는 것이 좋을 것 같다.

99조에서도 '傷寒五六日中風상한오륙일중풍~'이라 하여 상황의 변화를 말하는 모양새를 보인다. 그런 의미로 보면 본문은 99조의 내용을 토대로 쓰인 것이라고도 할 수 있을 듯하다.

태양중풍은 외벽 긴장의 압박에 대응하는 복강의 팽창성 반발이 작용하는 병의 일종이다. 외벽의 긴장이 발동하여 밖에서 누를 때 조여들지만, 팽창세력이 발동하는 복강은 이내 압박을 밀어내고 그 용적을 유지한다. 본문에서 태양중풍에 '柴胡證시호증'을 구성하는 증상이 하나만 추가되어도 시호증을 확진한다고 한 것은 태양병의 복강 환경이 일반적으로 팽창 방향의 세력을 바탕에 깔고 있기 때문으로 보인다.

여기서 시호증이라면 시호증의 전형典型을 구성하는 증상들의 집합을 말하는 것으로 '胸脇苦滿흉협고만', '默默不欲飲食묵묵불욕음식', '心煩喜嘔심번희구' 등을 들 수 있다. 이것은 상한에서 중풍으로 가면서 소시호탕증을 구성하는 99조의 내용을 참고로 한 것이다.

106.

凡柴胡湯病證而下之 若柴胡證不罷者 復與柴胡湯 必蒸蒸而振 却發熱汗出而解

● 해석

시호탕증에 사하를 했는데 만약 시호증이 소멸하지 않은 경우는 다시 시호탕을 투여한다. 반드시 몸에 후끈후끈함을 느끼면서 떨리다가 그치고 발열과 함께 땀이 나면서 풀린다.

● 주해

시호탕증은 복강에서 팽창하는 세력과 그에 반발하는 외벽의 장력 사이에 일어나는 갈등관계를 바탕으로 한다. 물론 오령산증五苓散證도 팽창과 조임의 대립을 바탕으로 한다. 그러나 시호탕증의 경우, 팽창과 조임이 맞서되 팽창의 힘이 복강의 환경을 이끌게 되지만, 오령산증은 조임의 효과가 병리의 진행을 끌고 가는 경향이 있다. 두 경우 모두 복강에서 팽창세력이 강세를 유지하지만 오령산증에서는 외벽에 경직의 경향이 조성되나, 시호탕증은 그렇지 않다는 차이를 말하는 것이다.

이런 구조에서 오령산증은 '小便不利소변불리<72>'나 '煩渴번갈<73>' 등이 주로 나타나고, 시호탕증의 경우는 '胸脇苦滿흉협고만<99>'이나 '頸項強脇下滿경항강협하만<103>' 등이 주 증상으로 나타나게 된다.

사하瀉下는 둔화의 바탕에서 평활근의 수축 활동을 유도하는 조치다. 시호탕증 같은 경우는 상반된 힘들이 맞서 있는 상황이니 어느 한 쪽의 힘을 덜어내는 조치를 할 경우, 그 대립의 균형이 무너지면서 다른 방면으로 기울어지는 부작용을 초래할 가능성이 있다. 예를 들어 시호탕증에 대한 사하의 조치는 복부에서 조임의 힘을 강화시켜 새로운 갈등관계를 일으킬 수 있다는 얘기다.

그런데 사하를 시행한 뒤에 '柴胡證不罷시호증불파'하다면 평활근의 탄성을 약화시키는 조치를 가했지만 아직 팽창의 세력과 외벽의 반발 세력 사이에 대립이 계속되고 있다는 뜻이다. 팽창의 세력이 무너지지 않았다는 뜻이다.

그렇다면 상황은 사하瀉下 이전과 다를 것이 없다. '復與柴胡湯복여시호탕'이라 했는데 여기에 시호탕을 쓸 수 있는 것은 당연하다.

시호탕을 쓰면 약간 확대된 채로 경직(힘의 대립)되어 있던 복강이 풀려 활동성이 개선된다. 활동성의 개선은 곧 순환의 증가로 나타난다. 그러나 힘의 대립이 풀리는 과정에 아직 늘어난 혈류가 전신에 통하기 직전에는 '必蒸蒸而振필증증이진', 즉 오한惡寒과 발열發熱이 나타날 수 있을 것이다. 아직 순환이 풀리지 않아 정류혈停留血이 있되, 조금씩 빈틈이 생기기 때문으로 본다. '却發熱汗出而解각발열한출이해'는 그러다가 순환이 본격적으로 풀려 전신으로 쇄도하는 시점을 맞으면서 완전히 벗어나게 된다는 것이다.

107.

傷寒二三日 心中悸而煩者 小建中湯主之

● 해석

상한병이 2~3일이 지나면서 심중에 두근거림과 번증이 생기는 경우는
소건중탕으로 다스린다.

● 주해

상한傷寒 5~6일에 중풍으로 변성하면서 소시호탕증小柴胡湯證으로 진행하고
<99>, 상한 4~5일에 소시호탕증이 된다면<103>, 본문에서 상한병이 2~3일
된 것은 시간의 경과로만 볼 때 병의 흐름이 유지되는 초반의 끝 무렵 쯤
이 되겠다. 아직 표리간表裡間의 갈등 구도가 큰 폭으로 변화할 시기는 아니
라는 것이다. 표리간 갈등 구도가 큰 폭으로 변화한다는 것은 복강 환경이
확대나 위축의 어느 한 방향으로 자리 잡으면서 표리간의 갈등관계의 속성
이 변화하는 상황을 말한다.

그런데 심중心中에 '悸계'와 '煩번'이 있다는 것은 어떤 압박의 힘이 가슴
쪽으로 작용하고 있다는 뜻이다. '傷寒二三日상한이삼일'로 아직 표리간의 갈
등 구도가 변모할 시점은 아니지만 복강에서 발산發散의 힘이 커졌다는 의
미가 된다.

복강에서 일어나는 발산의 힘은 팽창된 상태의 복강을 조이는 경우에 가
장 커진다. 물론 음병陰病에서 조임의 효과가 복강을 지배하여 복강이 위축
될 때도 복압이 높아지면서 발산의 힘이 일어난다. 그러나 팽창을 바닥에
깔고 있는 상태에서 어떤 조임의 작용이 강하게 일어나 그 팽창을 압도할
때가 상대적으로 더 높은 발산력을 가질 거라는 말이다. 이런 강한 발산력
이 작용할 때 '煩번'을 일으키기 쉽고<73, 75>, '心下悸심하계'도 쉽게 일어날
수 있을 것이다<85>.

상한傷寒, 즉 태양상한의 경우는 외벽의 긴장이 발생하면 그에 대응하는
반발 팽창이 일어나되, 그 팽창력이 일어나는 과정에서 특별한 제한 요인
이 없다. 팽창의 힘이 제한 없이 일어날 수 있다는 것은 그만큼 팽창의 효
율이 높고 힘이 강하다는 뜻이다. 이런 강한 팽창의 힘은 긴장 장력과 함
께 대등하게 맞서서 대립을 쉽게 풀지 않는다. 두 힘이 거의 평형을 이루
게 되니 내외 갈등의 구간이 길어진다는 애기다.

내외 갈등이 강고하게 얽히면 복부의 활동성이 크게 떨어지는 경결의 상

황이 조성된다. 별다른 움직임이 일어나지 못하고 고착되는 양상이다.

만약 이 상황에서 대립을 유지하는 두 힘의 평형이 깨진다면 경결의 상태도 무너지게 될 것이다. 평형의 붕괴는 팽창의 힘이 더 강화되거나 외벽에서 조이는 장력이 강화되는 경과를 말한다.

이런 정리를 토대로 본문의 내용과 같이 급격한 상역이 일어날 수 있는 경우를 생각한다면, 후자와 같은 형식으로 외벽의 조임 효과가 급격히 증가하는 흐름이 될 것이다.

이 상황을 소건중탕小建中湯으로 주치한다는 본문의 내용을 토대로 한다면 이런 흐름은 상한傷寒 형식의 표리 갈등이 중풍中風의 형식으로 전환되는 와중에 일어나는 것으로 보아야 할 것이다. 소건중탕은 계지탕桂枝湯을 바탕으로 하는 처방이기 때문이다.

소건중탕에 작약芍藥의 함량이 계지탕에 비해 크게 높아진 것은 계지탕증보다 복강 안에서의 갈등이 강고해진 상황을 반영한 것으로 해석된다<104>.

그러니까 상황은 외압에 대한 반발의 팽창이 작동하고 있는 와중에 그 팽창의 힘에 대한 복강 자체에서의 반발이 일어나 그 힘을 덜어내는 경과가 생긴 것이다. 대립하는 힘의 양편이 거의 대등하여 내외가 강고한 갈등을 유지하고 있다가 안쪽에서 버티던 힘이 살짝 빠진 것과 같다. 힘이 덜어내진 만큼의 상역이 빠르게 이어지는 것이 당연하다. 급격한 상역 현상은 횡격막을 거쳐 가슴을 때린다. 이 움직임이 '悸而煩계이번' 현상일 것으로 본다는 얘기다. 팽창력의 변화로 볼 때는 태양상한 형식의 갈등이 태양중풍 형식으로 전환했다는 서술이 가능할 것이다.

108.

太陽病 過經十餘日 反二三下之 後四五日 柴胡證仍在者 先與小柴胡湯 嘔不止 心下急 鬱鬱微煩者 爲未解也 與大柴胡湯 下之則愈

● 해석

태양병이 생겨 10여 일이 지나면서 도리어 두세 차례의 사하를 시행했다. 그 후 4~5일이 되었는데 시호증이 여전히 있는 경우는 먼저 소시호탕을 투여한다. 구역질이 그치지 않고, 심하부가 당기며, 답답하여 약간의 번증이 나는 경우는 아직 풀리지 않은 것이다. 대시호탕을 주어 하리를 일으키면 낫는다.

● 주 해

태양병이 성립된 지 10여일이 지났다면 이미 자연 경과로서 그 성질이 변한 것으로 보아야 한다. 외압이 일어나 표리 갈등이 일정 시간 이상 지속되면 복강 내의 평활근 조직이 그 자극에 대한 반발로서 팽창성의 변화를 더 강하게 일으킬 수 있다는 뜻일 수도 있다.

본문에서 사하瀉下를 하고 또 4~5일이 지났는데 '柴胡證仍在시호증잉재'라고 한 것은 아무 조치도 취하지 않았지만, 이미 10일이 경과할 무렵부터 복강에서 팽창의 세력을 바탕으로 하는 시호증柴胡證의 골격이 갖추어져 있었다는 얘기가 된다.

여기에 사하를 시행한 것도 아마 팽창력이 강화되면서 평활근의 활동성을 제한하는 내적 갈등의 징후가 있었기 때문일 것이다. 아무튼 두세 차례의 사하를 통해서도 평활근이 과도한 탄성을 풀지 않아 팽창의 경향이 해소되지 않고 있다. 시호증柴胡證, 즉 팽창의 힘을 중심으로 하는 대립의 경과가 있으므로 일단 소시호탕小柴胡湯을 써서 외압을 포함하여 복강 안에서의 갈등에 대해 화해를 시도하는 것은 당연한 일일 것이다.

그런데 소시호탕을 복용한 후에도 문제가 해결되지 않는다. '嘔不止구부지'는 상역의 압박이 더욱 강화된 상태일 수 있다. 복강의 팽창이 더욱 심해짐에 따라 내외에서 일어나는 반발과의 사이에 힘의 갈등도 더 깊어졌기 때문일 것이다.

'心下急심하급'도 또한 마찬가지다. 횡격막 영역에서 대치하는 힘이 매우 팽팽해서 횡격막 근육에서는 거의 강직성의 변화가 일어날 지경으로 느껴진다는 것이다. 그 정도라면 결흉結胸에서도 멀리 떨어져 있지 않아 보인다.

'鬱鬱微煩울울미번'은 이와 같이 팽창이 심화하고 갈등이 커지면서 순환이 악화되고, 그 결과로 가슴에도 정류혈이 늘어나는 경과에 따라 일어나는 증상이다.

상황은 소시호탕으로는 감당할 수 없는 수준의 강도 높은 갈등을 갖고 있으니, 이 강고한 갈등을 완화하는 요소를 더욱 강화시킨 치법治法을 요要한다고 할 수 있다.

● 大柴胡湯

○柴胡 半斤, 黃芩 3兩, 芍藥 3兩, 半夏洗 半斤, 生薑切 5兩, 枳實 4枚, 大棗劈 12枚, 大黃 2兩.
○위의 여덟 가지 약을[上八味] 물 1두 2승으로[以水一斗二升] 달여 6승을 취하고[煮取六升] 찌꺼기를 제거한 뒤[去滓] 다시 달여[再煎] 따뜻하게 1승을 복용하

기를[溫服一升] 하루 세 번 한다[日三服].

*

소시호탕小柴胡湯에서 인삼人蔘과 감초甘草를 빼고 대황大黃과 지실枳實, 그리고 작약芍藥을 넣은 처방이다. 복강에서 일어나는 힘의 갈등을 풀되, 평활근의 자체적 갈등(내적 갈등)을 누그러뜨리는 성분을 강화한 구성을 갖는다. 소시호탕과 승기탕承氣湯의 정신을 아우르는 것이 된다.

시호柴胡와 황금黃芩은 함께 작용하여 팽창력이 강해진 갈등 상황을 해결하는 역할을 한다. 이와 같은 힘의 갈등관계에서 '胸脇苦滿흉협고만'이나 '心煩喜嘔심번희구' 등 상역上逆의 증상이 나타나게 된다.

대황大黃은 복강에서 평활근의 탄성이 강화되어 극에 달한 경우를 다스리는 약 중의 하나다. 장관을 구성하는 평활근은 어느 정도 탄성이 강화되면서 그로 인해 장관의 내경이 확대되어 있다 하더라도 평활근 자체가 갖는 가소성plasiticity<6>에 의해 정상적인 활동이 가능하다. 그러나 그 한계를 넘어서면 평활근 자체의 활동이 정상적으로 이루어지지 않는 상황에 이른다.

이런 경과가 이어지면서 평활근의 활동이 거의 일어날 수 없는 어느 시점으로부터 대변의 경화鞭化가 나타나게 된다. 이것은 한마디로 평활근 자체의 갈등이 극단에 이른 상황이라고 할 수 있겠다. 다른 말로 하자면 평활근의 극단적 둔화鈍化가 된다.

작약芍藥도 대황과 마찬가지로 평활근의 자체적 갈등으로 발생하는 둔화를 해결하는 효능을 갖는다. 작약의 탄성 완화력은 물론 대황의 수준에 미칠 수는 없다.

작약은 평활근 자체의 갈등으로 그 활동에 지장이 생기는 초기 단계의 둔화를 담당하고, 대황은 둔화가 극단에 이른 단계를 맡는다는 해석이 가능하다.

이런 약리에 따라 대황은 대변의 경화鞭化를 해소할 수 있으나, 작약은 혈맥血脈을 통하게 하고 어혈瘀血을 내릴 뿐 대변경大便鞭을 다스리지 못한다.

그러나 이 두 약은 팽창세력을 다스리는 방면에서 협조를 통해 상승의 효과를 낼 수 있을 것이다.

지실枳實은 팽창세력과 조임세력이 비등하게 얽히면서 강고한 갈등관계를 조성하는 경우를 다스리는 약 중의 하나다. 그 갈등의 성질이 강고하다는 것은 활동성을 크게 떨어뜨린다는 것이다. 그런 병리적 토대 위에 담음痰飲과 정수停水, 경화硬化 그리고 상역上逆의 문제들을 일으키는 경우가 지실의 표적이 된다.

'除胸脇痰癖, 逐停水, 破結實, 消脹滿, 心下急痞痛逆氣~<別錄>'141)라고한

지실의 효능 기록에서 그런 내용을 읽을 수 있다. '除胸脇痰癖제흉협담벽'과 '逐停水축정수'는 각각 담음과 정수의 문제에 대한 효능이고, '破結實파결실'은 경화의 문제, '消脹滿소창만'이나 '心下急痞痛逆氣심하급비통역기' 등은 높아진 복압에 의한 상역의 문제에 대한 효능이다. 경화硬化나 정수停水와 같은 문제는 특히 복강에서 갈등의 강고함이 가장 높은 수준이 되었을 때 일어난다. 즉 상반되는 힘의 대립이 팽팽히 맞서 한쪽으로 쉽게 기울지 않는 상황을 말한다. 두 힘 중 어느 한 힘이 압도적인 경우에는 경화나 정수가 일어나지 않을 것이다.

상역의 문제는 다르다. 주로 조임의 힘이 클 때 나타나는 것이 상역이다. 그것이 내적 바탕을 갖는 조임이든, 외압과 함께 작용하는 조임이든 마찬가지다. 담음은 상역과 정수가 어우러진 상황에서 나타나는 현상으로 본다.

반하半夏는 외압이 발생하여 복강을 압박하는 것을 계기로 평활근의 과한 탄성에 의한 팽창 반발의 힘이 일어나면서 갈등관계가 일어나는 경향을 주치한다고 생각된다.

시호柴胡도 유사하지만 외벽의 긴장에 의한 조임의 세력을 압도하는 팽창의 잠재력이 있는 상황에서 복강은 오히려 확대되는 양상을 보이는 갈등관계를 이루게 되는 경우를 다스리는 것이다.

갈등관계에 있어서 평활근의 높은 탄성으로 팽창세력이 우위에 있지만 외벽의 압박이 여기에 맞서면서 갈등을 유지하고 있으니 상역上逆의 문제가 일어나게 된다.

반하의 효능으로서 '消痰소담, 下肺氣하폐기, 開胃建脾개위건비, 止嘔吐지구토, 去胸中痰滿거흉중담만~<甄權>'142) 등의 기록은 모두 이와 같은 방식의 상역 현상을 거론한 것이다. 반면에 '~消心腹痰熱滿結소심복담열만결~<本草>'이라한 것은 반하가 확대된 복강에서 발생한 정류혈停留血의 문제를 다룬다는 의미다.

생강生薑도 '~去痰下氣거담하기, 止嘔吐지구토, 除風寒濕氣제풍한습기, 療咳逆上氣喘嗽요해역상기천수'143)라 하여 상역의 문제를 다루되, 이 상역의 문제는 반하와 달리 외벽으로부터의 조임세력이 복강을 압도하는 환경을 바탕으로 일어나는 것이다.

내적으로 팽창세력이 크게 강화된 바탕이 없이 돼 벽의 압박에 대한 반발이 일어나 표리간의 갈등관계가 조성되는 상황으로부터 생긴 상역이라는 것이다.

---

141) 本草綱目 p.2079
142) 本草綱目 p.1193
143) 東醫寶鑑 p.714.위

이상 지실과 반하와 생강의 세 약은 모두 상역의 문제를 다스리되 앞에 고찰한 결과와 같이 그 작용의 범주가 각각 다르다. 이들은 협조 관계를 통해 상역 현상을 폭넓게 다루는 효과를 내게 될 것이다.

소시호탕小柴胡湯에서 쓰였던 인삼人蔘은 대시호탕大柴胡湯에서는 빠진다. 인삼은 근육 전반의 탄성을 기르는 약으로 간주할 수 있겠다. 근육의 탄성이 약하면 복강 안에서 일어나는 사소한 자극에도 그 외벽에 경직 성향이 일어날 수 있다. 외벽의 경직은 복강에서 팽창의 힘이 강화되도록 하는 요인이다. 경직을 극복하고 복부의 운동성을 회복하기 위해서다.

이런 인삼의 역할은 팽창의 세력과 조임의 세력이 변동의 흐름을 갖는 소시호탕증에서는 병리의 한 축을 담당할 수 있었으나, 대시호탕증에서는 불필요한 기능일 것이다.

어떤 변성을 민감하게 일으킬 수 있는 상황이라기보다는 강고한 갈등이 고착된 쪽에 가깝기 때문이다. 이런 강고함은 내외간의 갈등관계뿐 아니라 내적으로도 평활근 자체가 기능적으로 얽혀 기능을 행사하지 못하는 상황을 포함한다.

109.

傷寒十三日不解 胸脇滿而嘔 日晡所發潮熱 已而微利 此本柴胡證 下之已不得利 今反利者 知醫以丸藥下之 非其治也 潮熱者實也 先宜小柴胡湯而解外 後以柴胡加芒硝湯主之

● 해석

상한이 13일이 되었는데 풀리지 않고, 가슴과 옆구리가 그득하면서 구역질이 나다가 저물 무렵 파도가 밀려오듯이 열이 퍼진다. 하법을 쓰고서 약간의 하리가 나타난다. 이것은 본래 시호탕증으로 하법을 쓰고서도 하리를 일으키지 못했는데, 지금 하리가 있는 것은 의사가 관장을 해서 사하를 시킨 것이니 맞는 치법이 아니다. 조열은 실증이니 먼저 소시호탕으로 외부를 풀고, 나중에 시호가망초탕으로 주치한다.

● 주해

상한傷寒이 13일이 경과한 시점에 병이 풀리지 않았다면 앞 조문에서 말했다시피 태양병이 변해서 시호증柴胡證이 될 개연성을 갖는 상황이라고 하겠다. 갈등관계가 지속되면서 복강 안에서는 팽창의 힘이 세력을 키웠다는 뜻이다.

'胸脇滿而嘔흉협만이구'는 이미 시호증이 성립된 거다. 이는 시호증의 전형 증상이다. 팽창의 세력이 강화되니 복강이 확대의 방향으로 변화가 일어나는 과정에 힘의 대립에 의한 갈등이 표출되는 현상인 것이다.

조열潮熱은 급격한 순환의 강화를 의미한다. 순환을 약화시키던 갈등의 문제, 즉 복강에서 맞서던 팽창과 조임의 대립 관계가 갑자기 약화 내지 소멸한 시점에 볼 수 있는 현상이다.

본문의 경우에는 평활근에 의해 일어나는 팽창하려는 힘으로 복강의 확대가 급격하게 일어나면서 그에 대한 반발의 장력이 소멸하여 팽창세력만 홀로 남아 독주獨走하는 시점의 상황을 표상한다고 해야겠다.

평활근의 팽창세력을 제한하고 있던 조임의 세력이 제어의 끈을 놓친 것으로부터 유발된 상황이라고 생각된다. 조임의 힘이 주저앉고 오로지 팽창하는 힘만 남아있는 것이다.

그렇게 되면 내외의 갈등이나 복강 안에서의 힘의 갈등이 없으니 순환을 약화시킬 요인이 없게 된다. 확대된 복강에 충만한 과잉의 혈(정류혈)이 복부의 운동성 회복과 함께 순환의 경로로 쏟아져 나가는 상황이 바로 조열潮熱이다.

순환량이 늘어나니 그 과정에 표부 혈류도 역시 급증한다. 이와 같은 과도한 혈류에 의한 열 증상은 온 전신에 마치 파도가 밀려오듯이, 강물이 범람하듯이 퍼져가는 양상으로 나타난다. 이것을 조열이라 표현하는 것은 그런 의미로 보는 것이 좋겠다.

이와 같은 열熱이 다시 썰물처럼 빠져 나가는 것은 팽창세력이 진정되었기 때문이고 조임의 힘이 놓쳤던 제어의 끈을 잡았기 때문이다. 다시 복강 내부가 시호탕증 속성의 갈등관계로 돌아간 것이다. 이 상황에서 약간의 하리下利가 일어난다. 이 하리는 그동안 억제되어 있던 평활근의 활동이 터져 나온 것으로 그것은 억제 요인이 없어졌기 때문이다. 팽팽한 갈등관계가 풀리면서 조금 과한 활동이 일어난 것이라는 뜻이다.

시호증柴胡證에서는 원칙적으로 복강 안팎에서 일어나는 힘의 갈등관계를 해소하는 것이 기본이다. 이런 갈등이 있는 상황에서는 단순하게 사하를 시도한다고 해서 복강이 활성화되지 않는다[하지이부득리下之已不得利].

조이려는 방면의 힘은 방치해 두고 팽창의 세력만 다루는 것이니 그 갈등이 풀리지 않을 것은 당연한 일이다. 여기서의 이利, 불리不利는 단순히 대변의 통通, 불통不通만을 지칭한 것은 아니다. 평활근의 안정된 활동성을 확보한 상태로 유지되는 복강의 정상화를 의미한다.

'已而微利이이미리'는 따라서 하법下法을 써서 얻어지는 효과가 될 수 없다. 시호증은 하법으로 낫지 않는 것이다. '微利미리'는 그야말로 관장 요법을 시행한 결과로 보고 있다. 다만 일시적 움직임을 유발했을 뿐이라는 얘기다.

조열潮熱이 있었다는 것은 이미 말한 대로 복강의 팽창세력이 어느 선을 넘었다는 뜻이다. 조열이 지나간 마당에 소시호탕으로 문제가 모두 해결될 수는 없다. 먼저 소시호탕으로 복강 내외의 갈등을 풀고, 나중에 소시호탕에 망초芒硝를 가해서 갈등의 소멸과 복강 활성화를 동시에 촉구해야 한다.

● 柴胡加芒硝湯

○소시호탕에[於小柴胡湯方內] 망초 6량兩을 더해[加芒硝六兩] 전과 같은 방법으로[餘依前法] 복용하되 낫지 않으면 다시 복용한다[服不解更服].
○柴胡 半斤, 黃芩 3兩, 人蔘 3兩, 甘草 3兩, 半夏洗 半斤, 生薑切 3兩, 大棗劈 12枚, 芒硝 6兩.
○위의 7가지 약을[上七味] 물 1두 2승에 달여[以水一斗二升] 6승을 얻은 뒤[煮取六升], 앙금을 걷어내고[去滓] 다시 달여[再煎] 3승을 얻어[取三升] 따뜻하게 1승을 복용하되[溫服一升] 하루에 세 번 한다[日三服].

＊

망초芒硝는 대황大黃과 마찬가지로 평활근 자체의 갈등관계가 극도로 강화되면서 마침내 평활근 활동에 둔화가 극심해진 경우를 다루는 약이다.

'~破五淋파오림, 推陳致新추진치신<別錄>'144)이라고 한 망초의 효능은 극단적으로 강고한 갈등관계를 표현해 주는 것으로 볼 수 있다. 팽창과 조임이 대립하여 팽팽히 맞설 때 복강 내에 정수停水나 수질水疾 또는 임병淋病 같은 증상이 일어날 수 있기 때문이다. 그런 까닭에 만일 복강의 팽창세력이 뚜렷한 병증에서 소변불리小便不利, 황달黃疸, 수병水病 등이 동반하는 경우가 있다면 반드시 망초를 써야 할 것이다.

여기에 승기탕承氣湯 종류의 처방을 쓰지 않고 소시호탕小柴胡湯에 망초芒硝를 가加하는 것은 팽창과 조임의 갈등을 바탕에 깔고 있는 와중에 팽창의 힘이 극성해지는 구간을 갖는 상황에 대응하기 위해서라고 할 수 있다. 극단의 팽창세력과 그에 따른 극단의 갈등이 강고하게 형성되어 쉽게 변동하지 않는 상황이라면 승기탕 쪽의 처방을 써야 한다.

---

144) 本草綱目 p.645

시호가망초탕증_{柴胡加芒硝湯證}과 같은 변동의 흐름에서 팽창의 힘이 극성의 수준에 도달했다는 것은 조열_{潮熱}이라는 현상을 통해서 알게 된다. 조열이 하나의 진단 지표가 되는 셈이다.

110.

傷寒十三日不解　過經譫語者　以有熱也　當以湯下之　若小便利者　大便當鞭　而
反下利　脈調和者　知醫以丸藥下之　非其治也　若自下利者　脈當微厥　今反和者
此爲內實也　調胃承氣湯主之

● 해석

상한병이 13일이 지나도 풀리지 않고 섬어가 발작했었다면 열이 있는 것이다. 마땅히 탕약으로 사하시킬 상태다. 만약 소변이 잘 통한다면 대변이 굳는 것이 상례이지만 오히려 하리가 있으면서 맥도 평안하다면 환약을 써서 관장시킨 것으로 추정된다. 이것은 원칙에 맞는 치료가 아니다. 만약 스스로 하리가 일어났다면 맥에 다소간 빈 구석이 있는 것이 당연한데 오히려 평안한 경우라면 이것은 내실한 것이니 조위승기탕으로 다스린다.

● 주해

앞의 109조와 같은 문맥을 갖는다. 즉 복강의 확대 경향을 확진했다면, 그것에 대응하는 치법을 쓰는 것이 당연한데[당이탕하지當以湯下之], 변통_{便通}만을 위한 관장_{灌腸} 요법을 시행하는 것은 잘못된 치법이라는 요지다. 다만 앞 조문이 시호증_{柴胡證}을 깔고 있는 복강 팽창의 문제를 다룬 것에 반해 본 조문은 시호증에 대한 언급이 없이 단순하게 팽창력에 의한 복강 확대만 다루고 있다는 차이를 가질 뿐이다.

태양병이 나타나 시간이 흐르면 복강 안에서 외압에 대한 반발이 점차 강화되면서 시호증으로 전변할 수 있는데, 반발로 일어나는 복강의 팽창이 경우에 따라서는 바로 양명병_{陽明病}에 이를 수도 있다는 의미가 된다.

13일은 상당한 시간의 경과인데 병이 낫지 않았다면 병의 속성이 전변, 변화하기에 충분한 시간이다. 섬어_{譫語}는 양명병의 표상 중 하나로 양명병을 확인하는 요건이 될 수 있는 것이다.

13일이 흐르면서 109조에서는 조열_{潮熱}이 지나가고, 본 조문에서는 섬어가 지나간다. 조열이나 섬어는 모두 양명병의 범주에 포함되는 증상들일 수 있다. 복강에서 팽창세력이 조임의 힘을 압도하여 굴복시킨 시점에 조열이 나타난다면, 섬어는 팽창세력이 극성하고 그에 따른 강고한 갈등이 일어나 순환이 크게 악화되면서 내강에 정류혈停留血이 폭증하는 기점에 나타나는 현상이라고 할 수 있다. 섬어는 순환이 억제되면서 정류혈이 늘고, 조열은 순환이 급격히 회복되면서 혈류량이 늘어나는 차이가 있다는 얘기다.

'若小便利者약소변리자 大便當鞕대변당경'에서 팽창력이 커진 복강에서 소변이 이利하는 것은 조임의 세력이 맞서서 팽팽한 갈등을 일으키는 상황은 아니라는 뜻이다. 두 세력이 팽팽하다는 것은 조임의 힘이 일어나 반대편의 힘과 어느 수준 이상의 갈등 강도를 유지하니 복강의 평균 용적은 대개 정상, 또는 그 이하가 되고 그 와중에 소변불리小便不利, 임병淋病 등이 일어날 수 있는 것이다. 그래서 보통 복강에 갈등이 있는 와중에 소변의 이利는 조임의 세력 보다는 팽창의 세력이 우위에 있을 가능성을 갖는 것이다.

팽창의 세력이 우위에 있으면서 강화되다 보면 결국 극단의 갈등으로 변경便鞕하게 되는 상황이 이어질 것이니, 앞과 같은 논리가 성립되는 것이다.

'過經譫語과경섬어'한 상황이니 팽창의 세력이 이미 극단에 이른 것이라고 할 수밖에 없고 따라서 '大便當鞕대변당경', 즉 대변이 굳는 것이 당연하다는 말이다.

이때 '反下利脈調和者반하리맥조화자'는 하리를 하면서도 맥이 충실하다는 것이니 일반적인 하리의 상황과는 다른 것이다. 보통 하리는 갈등이 풀리는 경과에서 일시적으로 일어날 수 있으며, 장관의 수축 활동이 정상 이상으로 강화된 상황이니 혈류는 경과에 따라 급격한 강약의 변동 양상을 보일 수 있을 것이다. 처음 하리가 터질 때는 급류가 나타나다가 그 시점이 지나면 약화된 흐름을 보일 거라는 얘기다.

그러나 안정성이 높은 조화의 맥을 보이는 것은 이런 경과가 아니라는 뜻이다. 뒤에 나오는 '若自下利者약자하리자 脈當微厥맥당미궐'이란 문구가 그것을 말해준다. 하리가 자연히 일어나는 경우라면 맥에 빠지는 곳이 반드시 있을 것이라는 말이다.

그렇다면 '反下利脈調和반하리맥조화'의 경우는 하리가 일어나되 복강의 위축이 일어나는 일반적인 하리가 아님을 말하려는 의도를 갖고 있는 것으로 해석된다.

그래서 이것은 '知醫以丸藥下之지의이환약하지'라는 것이다. 이 경우 하지下之에 쓰이는 환약丸藥이라는 것은 하법下法에 의한 환약이 아니라, 관장灌腸을 위한 환약이니 일반적 하지가 아닌 것이다. 따라서 이것은 '非其治비기치'일 수밖에 없다.

사실 문제는 환약을 썼다는 것이 아니라 팽창세력의 강화에 의한 복강의 확대를 처리하지 않은 것이다. 그것을 두고 제대로 된 치료가 아니라고 한 것이다. 복강이 실實한 것[차위내실야此爲內實也], 즉 팽창된 상태가 그대로 있는 것이다.

'今反和者금반화자'가 바로 '丸藥下之환약하지'한 경우이니 '脈調和맥조화' 자체가 팽창의 세력이 압도적으로 높다는 것[차위내실야此爲內實也]이다. 팽창이 압도한다는 것은 조임세력이 약하다는 것이니, 이것은 팽창세력이 극단에 가깝게 키워졌음을 말한다고 하겠다. 이때는 '調胃承氣湯主之조위승기탕주지'가 당연한 조치다.

조위승기탕調胃承氣湯<30>의 구성은 대승기탕大承氣湯에서 지실枳實과 후박厚朴을 빼고 감초甘草로 대신한 것이다. 그렇게 보자면 외벽으로부터 전달되는 조임의 힘을 동기動機로 하는 갈등에 대응하는 요소를 배제한 것이 된다.

대승기탕으로 보면 강하게 팽창의 힘을 해소함과 아울러 외벽의 긴장 요인을 함께 다루어 극단적으로 강고한 갈등을 형성하는 모든 요소에 대해 강력히 대응하자는 내용이다. 이를 양날을 가진 칼과 같다고 하면, 조위승기탕은 복강의 팽창세력과 그에 대한 반발을 위주로 내적 갈등에 집중해 한길을 파자는 구성이라고 할 수 있겠다.

앞에서 조위승기탕의 경우는 이와 같은 극단의 갈등 직전의 상태, 아직 강고한 대립이 일어나지 않았지만 갈등의 전초가 다져지기 시작하는 시점을 담당하고, 대승기탕은 이미 강고한 극단적 갈등이 갖추어진 상태를 담당한다.

111.

太陽病不解 熱結膀胱 其人如狂 血自下 下者愈 其外不解者 尚未可攻 當先解外 外解已 但小腹急結者 乃可攻之 宜桃仁承氣湯

● 해석

태양병이 풀리지 않은 채로 열이 방광에 맺혀 병자가 발광하듯 하다가 혈이 자연히 내리면[하혈下血] 병이 낫는다. (그러나) 표부가 풀리지 않았다면 사하[공攻]를 할 수 없으니 먼저 표부를 풀고, 표부가 풀린 다음에 아랫배에 당기는 결체만 남았을 때 사하할 수 있는 것이다. 도인승기탕을 쓴다.

● 주해

태양병이 풀리지 않고 지속되는 와중에 시호증柴胡證<109>이나 승기탕증承氣湯證<110>이 일어날 수 있다. 그런데 '熱結膀胱열결방광'이라 하니 방광이라는 영역에 열熱이 뭉치는 쪽으로 변성했다는 얘기가 된다. 열은 내외를 막론하고 혈분포의 증가와 관련되는 것은 이미 규정해왔다. 순환량이 증가하면 외표外表로 발열이 보이고, 정류혈停留血이 증가하면 내열內熱이 생긴다는 얘기다.

따라서 열이 안으로 뭉친다는 것은 결국 정류혈停留血을 발생시키는 둔화의 경향, 또는 갈등의 경향이 있다는 의미로 해석해야 할 것이다.

그런데 현재 '太陽病不解태양병불해'의 상황이니 이것은 아직 시호증이라고 단정할 수도 없고, 승기탕증이라고 할 수도 없다. 군이 태양병이 불해不解하고 있다는 전제를 하지 않아도 시호증의 경우 복강의 팽창세력으로 정류혈에 의한 열증熱證이 있을 수 있으나, 이 정류혈이 특정의 영역에 맺혀서 흩어지지 않는 형태를 갖지는 않는다. 승기탕증의 경우도 방광膀胱이라는 한정된 구역에서 일어나는 '熱結열결'의 상황이라고는 할 수 없다.

'其人如狂기인여광'에 대해 성무기成無己는 '爲未至於狂但不寧爾위미지어광단불령이'145)라 하여 아직 광증狂證에 이르지는 않았으되, 다만 편안하고 안정된 상태는 아닌 것으로 설명한다. 열결熱結에 의한 불령不寧일 것이다.

이때 '血自下혈자하'란 혈血이 밖으로 나오는 것을 말하니 정상적인 혈의 배출이 자연히 이루어지는 것을 말한다. 여기서 정상적인 혈의 배출이란 월경혈月經血을 말하는 것으로 보아야겠다. 월경이 막혀 있다가 다시 통하게 되었다는 뜻이다.

월경이 막혔다는 것은 자궁 근육이 경직되면서 그 활성이 떨어진 것을 의미하는 것으로 해석한다. 복강에서 평활근의 탄성은 팽창의 세력이라고 할 수 있는데, 이 팽창의 세력이 어느 수준 이상으로 높아지면, 그로부터 정상적인 수축 활동이 둔화된다. 이와 같은 둔화는 복강 안의 모든 근육 장기에 영향을 가한다. 이런 흐름에 따라 자궁의 활동 또한 정상적으로 이루어지지 못하게 되는 것이다.

'血自下혈자하'는 그렇다면 평활근의 탄성이 높아지는 것을 바탕으로 형성된 내적 갈등이 풀리면서 정상으로 돌아온 것을 의미한다. 그러므로 '下者愈하자유'라 한다. 자궁의 활동뿐 아니라 전체 평활근의 활동성이 회복되는 징후로 보아야 할 것이다.

---

145) 註解傷寒論 p.234

'血自下혈자하'가 없다면 하법을 써서 평활근의 내적 갈등을 푸는 치법을 쓸 수 있다. 그러나 현재 표부表部의 긴장이 있는데 그것은 그대로 두고 복강의 팽창세력에 대한 조치에 들어가는 것은 다른 변형을 일으킬 수 있는 가능성을 갖는다.

그렇다면 먼저 표부의 긴장을 풀어야 한다는 것은 원칙에 해당하니 '其外不解者기외불해자 尙未可攻상미가공 當先解外당선해외'는 따로 설명할 필요가 없는 일이다.

'先解外'한 뒤에 '外解已외해이', 즉 표부가 완전히 풀린 상태에서 '但小腹急結단소복급결'한 경우는? 소복은 아랫배를 말하고, 급결急結이란 팽팽한 경직 상태를 의미하니 이는 아랫배에 팽팽한 경직이 온 것이다. 이는 복강에서 평활근의 탄성이 전반적으로 높아지는 가운데 특히 자궁이 있는 복강 하부, 골반 영역에서 근육의 활동성이 특히 둔화되고 굳어지는 경향이 생긴 것으로 해석한다. 당연히 혈폐血閉, 즉 경폐經閉가 뒤따를 수 있다.

이것을 '乃可攻之내가공지'라 한 것은 '小腹急結소복급결' 자체가 복강 내 평활근 전반의 탄성이 과함을 상징하는 증상이기 때문이다. 그러나 특히 문제의 중심으로 소복小腹을 가리켜 말하고 있으니, 이 경우는 대소승기탕大小承氣湯이나 조위승기탕調胃承氣湯이 아닌 도인승기탕桃仁承氣湯을 써서 대응해야 하는 것이 된다.

이런 내용을 토대로 평활근의 갈등 경과에서 혈폐血閉는 변폐便閉, 대변의 경화鞕化에 이르기 전 단계로 규정해 볼 수 있을 것이다.

● 桃仁(桃核)承氣湯

○桃仁去皮尖 50個, 桂枝去皮 2兩, 大黃 4兩, 芒硝 2兩, 甘草炙 2兩.
○앞의 다섯 가지 약을[上五味] 물 7승으로[以水七升] 달여 2승 반을 취하고[煮取二升半] 찌꺼기를 없앤 뒤[去滓] 망초를 넣고[内芒硝] 다시 약한 불에 올려 끓여서[更上微火沸] 내려두고[下火], 식전에[先食] 따뜻하게 5홉을 복용하기를[溫服五合] 하루 세 번 한다[日三服]. 약간 하리가 나는 것이 당연하다[當微利].

*

본초경本草經에서는 도인桃仁의 효능을 '主瘀血주어혈, 血閉瘕邪혈폐하사, 殺小蟲살소충~'146)이라고 적고 있다. 주로 어혈瘀血이나 혈폐血閉, 그러니까 월경불통의 문제를 다루는 약이라는 거다.

도홍경陶弘景은 '通月水통월수'라 하고 장원소張元素는 '治血結血秘血燥치혈결혈

146) 神農本草經 p.303

비협주, 通潤大便통윤대변, 破畜血파축혈'147)이라 하여 모두 혈血의 결체結滯, 폐색閉塞을 해소하는 파혈破血의 약藥으로 규정하고 있다.

이런 내용을 토대로 도인桃仁이 복강 내 평활근의 탄성 과도, 또는 팽창력 강화를 바탕으로 하는 자체 갈등의 결과인 활동성의 둔화를 다스린다고 보는데 다른 문제가 없을 것이다.

그러나 도인이 극도로 강고한 둔화를 의미하는 대변의 경화鞭化와 같은 수준을 다스리는 약은 아니다. 둔화를 다스림에 있어서 대황과 같은 강도를 갖고 있지 못하다는 것이다. 도인은 다만 평활근 병리 가운데 특히 골반 내의 문제, 대표적으로 자궁 근육의 경직을 풀고 활성을 높이는 쪽에 집중하는 약이 된다.

이는 작약이 어혈瘀血을 다스리지만 변의 경화鞭化를 다스리지는 못하는 것과 같다. 이런 추정은 팽창세력이 이끄는 내적內的 갈등으로 조성되는 둔화의 경과에 있어서 그 강고한 수준으로 보자면 어혈瘀血이 낮고, 변경便鞭이 더욱 진행된 높은 단계라는 생각으로 이어진다.

대황大黃은 평활근의 탄성이 극도로 높아지면서 극단적인 갈등을 초래하여 매우 강고한 둔화를 일으킨 상황을 다스리는 약 중의 하나다. 팽창세력이 이끄는 갈등에 의한 둔화의 정도가 최대의 범주에 있을 때 쓰는 대표적인 약이다. 팽창의 세력이 매우 강하므로 복강의 확대가 일어나고, 확대되어 있으면서 갈등이 조성되어 있다면 정류혈停留血의 발생으로 이어지니 곧 열증熱證의 양상을 띠게 되는 것이다.

망초芒硝는 대황과 같이 복강에서 평활근의 탄성이 극단적으로 높아지면서 갈등이 발생하고 그로 인해 평활근이 둔화된 경우를 주치하는 약이다. 승기탕承氣湯 계열, 또는 함흉탕陷胸湯에서 대황과 망초는 짝을 이루어 복강 안에서 일어나는 과도한 팽창의 세력을 억제, 완화하는 쪽으로 쓰이게 된다.

처방에 계지桂枝를 쓰고 있는 것은 표부表部의 긴장이 작용하고 있다는 말이 된다. 본문에서 '其人如狂기인여광'의 증상이 있는 것은 복강에서 팽창하는 힘에 외벽이 반발하는 힘이 맞부딪혀 발산發散의 힘이 일어나기 때문이라고 할 수도 있을 것이다. 따라서 여기서 말하는 외벽의 긴장은 능동적으로 복강에 영향을 주는 병리 요인이라기보다는 복강의 팽창세력에 따라 수동적으로 일어나 복압을 올리는 요인으로 볼 수도 있을 것이다.

---

147) 以上 本草綱目 p.1742

112.

傷寒八九日下之 胸滿煩驚 小便不利 譫語 一身盡重 不可轉側者 柴胡加龍骨牡蠣湯主之

● 해석

　상한병의 경과가 8~9일이 되어서 사하를 시행했다. 가슴이 그득하고 번경煩驚하며, 소변이 잘 통하지 않고, 섬어가 발하며, 몸 전체가 다 무거워 돌아눕지 못하는 경우는 시호가용골모려탕으로 다스린다.

● 주해

　태양병은 시간이 지나면서 보통 외압에 대한 복부 내강의 반발력이 일어나 팽창의 세력이 부상浮上하는 경향을 갖는다. 8~9일이 지나 사하瀉下를 시도하는 것은 그것을 보았기 때문일 것이다. 물론 복강의 팽창세력이 있어서 사하를 했겠지만 몸의 형편이 사하로 해결될 상황은 아니었다. 사하로 해결할 문제는 양명병의 극단적 갈등에 따른 평활근의 강고한 둔화다. 이것은 팽창의 세력이 독주하면서 결국 극極에 달하여 차원이 다른 강고한 갈등이 조성된 상태다.

　팽창의 힘이 우위에 서기 시작하면서 즉각 그에 맞서는 반발의 힘이 일어나는 초기적 갈등상태가 아니라는 얘기다. 이와 같은 초기 갈등의 상황에서 사하하는 것은 오히려 힘의 평형을 깨뜨리는 일이 될 가능성이 크다.

　'胸滿煩驚흉만번경'은 팽창세력이 강화된 복강에서 어떤 반전이 일어나 그 힘이 가슴을 강하게 압박한 상황을 설명하는 것으로 보인다. '煩驚번경'은 물론 가슴에 대한 압박이지만, 여기서 경驚이라고 한 것은 가슴에 대한 압박이 급박하게 일어나 거의 때리는 듯한 충격을 주는 상황이라고 할 수 있겠다.

　이와 같은 조임은 상한이 8~9일이 되면서 평활근의 탄성이 강화되는 쪽으로 변성이 일어나 있는데, 여기에 사하瀉下를 시킨 것이 발단이 되어 커지게 된 것이다. 사하는 복강 외벽의 근육에 대해 과過한 활동을 요구하고 그에 따라 장력이 높아지면서 그에 따른 부작용을 유발하게 된다. 즉 복강을 조이는 힘, 또는 운동을 방해하는 요인으로 작용한다는 것이다.

　'小便不利소변불리'는 갈등관계로 복강에서 하방下方의 물 흐름에 장애가 생기면서 일어나는 증상이다. 이 갈등관계에는 앞에서 말한 복강을 조이는 힘이 개입되면서 형성된 것이다.

'譫語섬어'두 또한 복강에서의 갈등관계에 의해 일어나는 증상이다. 이는 특히 양명병의 경과에서 팽창세력의 극단적인 강화와 그에 따른 극한의 갈등으로 정류혈이 최대치에 이른 상황을 표상한다.

소변불리나 섬어는 모두 복강에서의 갈등이 뚜렷함을 의미하는 증상들이다. 물론 소변불리는 주로 조임세력이 주도하는 낮은 단계의 경화硬化 상황을 바탕으로 하고, 섬어는 팽창세력이 주도하는 극단적인 둔화 속성의 갈등관계를 바탕으로 한다.

따라서 소변불리에서 섬어로 간 것은 세력 간의 전세가 뒤집어진 것이라고도 할 수 있을 것이다. 또한 경화와 둔화가 엄격히 구분되어 서로 왕래하지 않는 것이 아님을 말하는 것이기도 하다.

어쨌든 소변불리와 섬어가 보이는 경과라면 팽창세력과 조임세력이 매우 강한 기초를 갖고 있으면서 변동성의 갈등 양상을 보이는 상황이라고 정리할 수 있을 것이다.

'一身盡重不可轉側일신진중불가전측'은 근육 전반이 긴장, 경직 상태로 빠져든 상황을 표현하는 서술로 보인다. 그런 의미에서 이는 비록 그 병리적 기반은 다르지만 그 현상의 측면에서 '四肢微急難以屈伸사지미급난이굴신<22>'이나 '身瞤動振振欲僻地신순동진진욕벽지<85>' 등의 표현과 상통한다고 하겠다.

직접적으로는 하지下之에 의해 근육 계통 전반에 걸친 경직의 경향이 발동한 것을 주主 원인으로 하여 외벽과 골격근 영역 전체가 파행跛行의 상태에 빠졌다고 할 수 있을 것이다.

● 柴胡加龍骨牡蠣湯

○半夏洗 2合, 大棗劈 6枚, 柴胡 4兩, 生薑 1兩半, 人蔘 1兩半, 龍骨 1兩半, 鉛丹 1兩半, 桂枝去皮 1兩半, 茯苓 1兩半, 大黃 2兩, 牡蠣煨 1兩半.

○위의 11가지 약을[上十一味] 물 8승으로[以水八升] 달여서 4승을 취하고[煮取四升] 대황을 바둑돌 모양으로 썰어 넣어[內大黃切入碁子] 다시 한 두 차례 끓인 뒤[更煮一二沸] 찌꺼기를 없애고[去滓] 따뜻하게 1승을 복용한다[溫服一升].

*

시호가용골모려탕은 소시호탕小柴胡湯에서 황금黃芩과 감초甘草를 빼고 대황大黃, 복령茯苓, 용골龍骨, 모려牡蠣, 연단鉛丹, 계지桂枝의 6가지 약을 더해서 만들어진다.

용골龍骨에 대해서 본초경本草經은 '主心腹鬼疰, 精物老魅, 咳逆, 泄痢膿血, 女子漏下, 癥瘕堅結, 小兒熱氣驚癇' 등의 효능이 있는 것으로 기록한다. '女子漏下여자루하'나 '癥瘕堅結징하견결'을 다스리는 효능은 어혈瘀血에 관련된 것들이다. 여기서 어혈이란 복강 하부의 골반 영역에서 자궁 등 근육 장기의 과도한 탄성으로 자체적인 갈등이 유발되고 그에 따라 활동성이 둔화되며, 조직이 경직된 상황을 말한다.

'泄痢膿血설리농혈'은 팽창세력이 강화된 바탕에 그에 대응하는 조임세력이 일어나면서 갈등이 생기고, 그 결과로 정류혈停留血이 발생했는데 그 갈등이 강약으로 변동하면서 한 번씩 지나친 장관腸管의 활동을 유발하게 되는 흐름에서 나타나는 증상이다. 이와 같이 과도한 장관의 활성은 강고한 갈등이 풀리는 시점에서 나타나는 현상이다. 마치 막아두었던 물이 터져 나오는 양상과 같은 것이다. 이것을 안정하게 하는 것은 그런 변동 속성의 갈등을 해소하여 진정의 효과를 얻는다는 뜻이다.

변동의 흐름에 따라 강력한 상역 현상이 용골의 약리에서 가장 중요한 부분이 되는데, 이런 상역이 일어나는 바탕에는 무어라 규정할 수 없고, 그 정체를 알 수 없는 작용이 외벽의 장력을 크게 높인 상태에서 다시 그것을 극복하기 위한 강한 팽창의 힘이 일어났다가 급격하게 탈력脫力하는 경과가 있는 것으로 추정된다. 심복귀주心腹鬼疰를 주치한다든지, 정물노매精物老魅를 다스린다고 표현한 본초경의 기술記述은 이와 같은 미지未知의 작용을 묘사하는 것으로 생각된다. 칠정七情이라든지 노권勞倦과 같은 문제도 아니고 외감外感의 병사病邪도 아니니 그 실체를 알 수 없다는 것이다.

'咳逆해역'에 대한 효능이 있다는 것도 이와 같은 탈력의 과정에서 복강에 조임의 힘이 작용하여 상역이 일어나고 있는 정황을 말한다. 거슬러 오르는 힘이 가슴을 압박하니 그 힘으로 호흡기에 자극을 가하여 해수咳嗽를 유발하게 된다는 것이다.

용골이 '~汗出止汗, 縮小便溺血, 養精神, 定魂魄, 安五臟<別錄>'한다 하고, '逐邪氣, 安心神, 止夜夢鬼交, 虛而多夢紛紜, 止冷痢, 下膿血, 女子崩中帶下<甄權>'라 했으며, '懷孕漏胎, 止腸風下血, 鼻洪吐血, 止瀉痢渴疾, 健脾, 澁腸胃<日華>'[148]라 한 기록도 있다.

도홍경陶弘景과 견권甄權과 일화자日華子의 서술은 공통적으로 정신혼백精神魂魄을 안정시키는 효능과 각종의 무도한 출혈出血, 한출汗出, 설정泄精, 대하帶下, 유뇨遺尿, 설변泄便 등을 그치게 하는 이른바 고삽固澁의 효능으로 정리된다.

이런 비정상적인 유실遺失, 유출流出의 병리도 갈등관계의 급격한 출몰 흐름과 관련된다. 갈등이 강고하게 유지되는 경과에서는 순환이 억제되면서 혈류나 물 흐름이 제한되고, 갈등이 빠르게 풀리는 구간에서는 막혔던 것이 크게 뚫리듯이 순환이 폭증하고 물 흐름이 급격하게 증가한다.

---

148) 本草綱目 p.2377

갈등이 빠르게 풀리는 구간은 강화된 순환에 의해 열증熱證으로서의 한출汗出이 나타날 수 있으며 설변泄便이나 유뇨遺尿 또한 나타날 수 있다. 반면에 갈등이 심화되는 구간에서는 갈등 양상에 의해 혈血의 정류停留와 정수停水의 병리가 발생하니 그로부터 붕루崩漏, 대하帶下와 같은 증상들이 일어나게 된다.

결론적으로 용골은 무언가 외벽에 작용하는 힘이 외벽의 장력을 크게 높인 상태에서 팽창의 힘이 강하게 일어났다가 갑작스런 탈력의 형식으로 힘을 풀면서 복강 환경을 요동하게 하는 경과에 대해 진정鎭靜의 효과를 갖는 약 가운데 하나다. 이런 발작적 활동으로부터 유래하는 변동성의 상역上逆 병리로 정신精神과 혼백魂魄이 동요動搖하게 되는 것으로 보인다는 얘기다.

연단鉛丹에 대해 왕호고王好古는 '澁可去脫而固氣삽가거탈이고기'라 했고, 이시진李時珍은 '鉛丹體重而性沈연단체중이성침, ~故治驚癇癲狂고치경간전광, 吐逆反胃有奇功토역반위유기공'[149]이라 썼다. 왕호고는 특히 유실되는 것을 막아 견고한 기운을 유지하도록 한다는 점을 강조했고, 이시진은 그 침중沈重한 속성으로 거슬러 오르는 기운을 억제해서 안정의 효과를 얻게 된다는 점을 강조했다. 이시진의 말을 참고하면 정신혼백精神魂魄의 불령不寧의 원인은 바로 상역의 기운임을 말하는 것이 아닐까 한다. 이는 '吐逆反胃有奇功토역반위유기공'이라는 표현에서도 확인할 수 있다. 상역의 기운에서 그 원인을 찾는 것은 팽창 주도의 병리에 대해 강약으로 변동하면서 압박을 가하는 조임의 세력을 문제의 핵심으로 보기 때문일 것이다.

이런 내용을 토대로 연단은 용골의 약성과 유사한 것으로서 유실遺失에 대한 고삽固澁의 효과와 정신혼백에 대한 안정의 작용을 갖추고 있는 약임을 알 수 있을 것이다.

모려牡蠣는 뭉치고 굳은 것을 풀고 유실遺失을 수렴收斂하는 주主약이다[牡蠣 爲軟堅收斂之劑入足少陰經<總錄>].[150] 도홍경은 모려의 효능에 대해 '除留熱在關 節營衛, 虛熱去來不定, 煩滿心痛氣結, 止汗止渴, 除老血, 療泄精, 澁大小腸, 止大小便, 治喉痺咳嗽, 心脇下痞熱.<別錄>'[151]로 정리하고 있다.

여기서 '虛熱去來不定허열거래부정'이란 순환이 증감하면서 열이 왕래하는 것을 말한다. 이때 허열虛熱이라고 하는 것은 순환량이 증가되는 구간을 갖지만, 이는 전체 혈량이 변동하는 흐름에 따른 것이니 증가된 혈량의 실체가 유지되지 않는다는 뜻으로 볼 수 있다.

---

149) 以上 위의 책 p.478
150) 東醫寶鑑 p.704.아래
151) 本草綱目 p.2520

이런 현상은 복강이 위축되지 않으면서 그 안에서 힘의 갈등관계가 왕래하는 상황에서 일어난다. 갈등이 조성될 때는 순환이 약화되고, 갈등이 해소될 때는 순환이 회복, 증가되기 때문이다.

'止汗止渴지한지갈', '療泄精요설정', '澁大小腸삽대소장', '止大小便지대소변' 등 유실되는 현상들에 관한 효능들에서 볼 때, 모려는 용골과 마찬가지로 이와 같은 갈등의 왕래를 안정시키는 역할로 사용될 수 있음을 알 수 있다.

복령茯苓도 용골이나 모려와 마찬가지로 변동하는 갈등을 완화하는 작용을 하는 약 중의 하나다. 갈등이 강고할 때는 소변이 불리한 경과를 보이고, 갈등이 완화되면서 조임의 세력이 드러날 때는 상역의 병리가 나타나게 된다. '利小便이소변'은 강고한 갈등을 완화하는 작용이고, '主胸脇逆氣주흉협기~心下結痛심하결통'152) 등은 상역을 해소하는 효능이다.

대황大黃은 팽창의 세력이 극한에 도달하여 극단적인 갈등관계를 형성하는 경우를 다스리는 가장 강력한 약이다.

계지桂枝는 표부의 긴장을 풀기 위해 들어간다. 표부의 긴장은 내강에서 일어나는 힘의 갈등관계와 엮여있는 요인이다. 외압 자체는 복강을 압박하는 조임의 힘이며, 이 조임의 힘이 작용하면 복강으로부터 팽창 속성의 반발이 일어나는 구조이기 때문이다.

시호가용골모려탕柴胡加龍骨牡蠣湯은 갈등의 강약으로 변동의 흐름을 갖는 복강 환경을 안정시키는 의도를 갖는 소시호탕의 방의를 유지하면서, 그 변동의 폭과 강도가 한 단계 더 높은 경우를 다스린다는 목표를 갖고 힘을 키운 처방이라고 생각된다. 그러나 용골, 모려, 연단 등의 약을 써서 고삽의 기능을 부여한 것이나 거기에 복령까지 가세하여 진정의 효과를 갖도록 한 것은 이미 소시호탕의 범위를 크게 벗어난 것이 되었다.

여기에 소시호탕 중의 황금黃芩이 빠진 것은 용골, 모려, 또는 복령이나 대황 등과의 역할 중복을 피하기 위해서가 아닐까 한다. 그 효능이 일치해서가 아니라 약리적으로 힘의 균형을 잡는다는 차원에서 그렇다는 것이다.

감초 역시 그 필요성이 뚜렷하지 않게 되었다고 해석한다. 강한 팽창세력과 그에 따라 일어나는 조임의 힘이 불규칙적이고 강력하여 복강 환경이 큰 폭으로 요동하는 상황을 다스려 안정하게 하는 것이 이 처방의 목표인 만큼 이미 처방 내용 자체가 감초의 안정 기능을 초월해 있다는 얘기다.

본 처방의 작용에 대한 이해는 앞에서 서술한 용골, 모려, 또는 연단의 효능이 갖고 있는 핵심적 약리를 파악하는 것으로부터 얻어진다고 하겠다.

---

152) 以上 神農本草經 p.110

113.

傷寒 腹滿 譫語 寸口脈 浮而緊 此肝乘脾也 名曰從 刺期門

● 해석

상한병에 뱃속이 그득하고, 섬어를 일으키며, 촌구의 맥이 뜨면서 팽팽하다. 이것은 간이 비에 올라탄 것으로 종從이라고 하는데 기문을 자침한다.

● 주해

상한병의 경과에서 복만腹滿과 섬어譫語가 있다면 복강 안의 팽창세력이 극단적으로 강하면서 거기에 대응하는 조임의 힘에 의해 강력한 갈등관계가 조성되어 있다는 뜻으로 해석될 수 있다<112>. 본문의 경우, 물론 상한병이므로 표부表部로부터 전해지는 압박에 의한 복강의 조임이 있을 수 있다.

'寸口脈浮而緊촌구맥부이긴'하다는 것이 바로 상한의 내외 갈등이 유지되고 있다는 말이다.

이것을 '肝乘脾간승비'라 하는 것은 어떻게 해석해야 할까. 해석의 방향은 여러 쪽으로 열려 있다는 생각이다. 원래 이 글을 쓴 입장에서는 하나의 명확한 의미를 담고 있었겠지만, 지금에 와서 그것을 확인하고 증명하기는 어려운 일이다.

이 주석註釋에서 간승비肝乘脾를 해석하는 방향은 당연히 복강의 팽창을 중심에 두는 쪽이 된다. 간肝은 장혈臟血의 기능을 상징하는 기관이다. 비脾는 복강에서 일어나는 운동, 활동과 관련되는 기능의 상징이다. 비의 작용이 정상으로 유지될 때 복강 내 근육 장기의 활성 또한 정상을 유지할 것이다.

여기서 간이 비를 올라탄, 다른 말로 간이 비를 압도하는 상황은 어떤 현상을 보일 것인가. 기능적 해석으로 보아 간이 압도하는 형세는 복강에 분포하는 정류혈停留血의 증가로 나타나고, 비가 압도당한 것은 평활근 활동의 둔화로 나타날 것이다. 그렇다면 간승비는 평활근이 둔화하면서 복강이 팽창하는 것을 표현한 말이 된다.

이것을 '從종'이라고 한 것은 간승비의 영향력이 발휘하는 효과를 두고 쓴 표현이다. 즉 복강의 팽창은 가슴으로 영향을 주게 되니 그 결과는 상하간의 관계로 나타난다는 의미다.

그러나 이와 같은 표현은 상한론의 내용에 비추어 생소한 점이 있다. 장기의 기능을 두고 이론을 펼치기보다는 표리와 흉복의 큰 틀을 가지고 논리를 구성하는 것이 상한론의 형식이다. 이 글은 상한의 이론에 대해 나름대로의 분석을 가한 타인他人의 글이라고 판단할 수밖에 없다.

114.

傷寒發熱 嗇嗇惡寒 大渴欲飮水 其腹必滿 自汗出 小便利 其病欲解 此肝乘肺也 名曰橫 刺期門

● 해석

상한병에 발열하고, 오싹오싹한 오한의 기운이 있으며, 목이 심하게 말라 물을 마시려 하는 경우 반드시 뱃속이 그득할 것이다. 자연히 땀이 나면서 소변이 통하면 병이 풀리려는 것이다. 이것은 간이 폐를 올라탄 것으로 횡橫이라 하고 기문을 자침한다.

● 주해

발열發熱과 오한惡寒이 있는 것은 표부의 긴장이 내강을 압박하는 태양병의 갈등 형식에서 나타날 수 있는 증상이다. 여기에 '大渴欲飮水대갈욕음수'하는 것은 내강에 정류혈停留血이 크게 증가했음을 말한다. 정류혈의 증가는 복강이 갈등상태에 빠져있다는 것을 의미한다. 복강에 갈등이 있으니 '其腹必滿기복필만'이다.

이때 '自汗出자한출'은 순환의 증가를 의미하는 현상이다. 순환의 증가는 갈등이 풀리고 있다는 것을 의미한다. '小便利소변리'는 팽창에 대항하는 조임의 힘이 약화되거나 소멸했다는 것이니 이 또한 갈등의 해소를 의미한다. '其病欲解기병욕해'하는 것은 당연하다.

본문에서도 113조와 같은 형식으로 상한傷寒의 복만腹滿을 '肝乘肺간승폐'로 표현했다. 다만 본 조문에서는 복강의 팽창에 바탕을 두는 정류혈의 급증을 다루었다는 차이가 있다. 간肝이 폐肺를 올라탔다는 것은 113조에서 풀어 본 내용과 마찬가지 형식으로 해석된다. 복강에 충만한 혈이 가슴으로 밀려가게 되는데, 상한병의 경과이므로 이런 현상의 역학 관계는 내강과 외벽의 상호 작용에 바탕을 두는 것이다. 이 내외간의 압박 병리를 '橫횡'이라고 했다.

본 조문 역시 113와 마찬가지로 상한론의 표현 방식과는 다른 점을 갖는

다. 침법鍼法을 논한 것도 또한 그 근거가 전혀 제시되지 않아서 수용하기
어렵다.

115.

太陽病二日 反躁 反熨其背而大汗出 火熱入胃 胃中水竭 躁煩 必發譫語 十餘
日 振慄自下利者 此爲欲解也 故[→若]其汗 從腰以下不得汗 欲小便不得 反嘔
欲失溲 足下惡風 大便鞕 小便當數 而反不數及不多 大便已 頭卓然而痛 其人
足心必熱 穀氣下流故也

● 해석

태양병이 생긴 지 2일에 보통과는 다르게 번조가 나는데 반대로 그 등에
위법을 쓰니 크게 땀이 나면서 화열이 위胃로 들어가 위중의 물이 마르고
번조증이 나면 반드시 섬어가 온다. 열흘 정도 지나서 몸이 크게 떨리면서
자연히 하리가 나면 이것은 병이 풀리려고 하는 것이다. 그런데 만약[약기한
若其汗][153] 땀이 허리 아래로는 나지 않고, 소변을 보려 해도 나오지 않는데
구역의 기운이 있으면서 소변을 흘리기도 하고, 발쪽으로 차가운 것이 싫
다. 대변이 굳으면 소변이 잦은 것이 당연한데 오히려 잦지도 않고 양이
많지도 않은 것이다. 대변이 풀리면서 머리가 흔들리고[탁졸→도掉] 아파오는
데 병자가 발바닥이 뜨거우면 곡기가 아래로 흐르는 까닭이다.

● 주해

'躁조'란 번조煩躁로 가슴에 대한 압박이 급격하고 과도한 것을 말한다. 이
는 '煩번'이나 '心煩심번' 등의 증상보다 한층 강한 압박이라고 할 수 있다.
이 압박은 외벽이나 가슴의 위쪽에서 오는 것이 아니라 주로 복부로부터
가해지는 것이다.

태양병이 생긴지 2일 만에 조躁증이 오는 것이 일반적 흐름은 아니다. 그
럴 수 있는 것은 복강 안에서 팽창의 힘이 강하게 일어날 소지가 이미 있
었던 것이다. 일반적인 양상과 다르므로 '도리어[반反]' 조躁한다고 했다.

이 상황에서 위법熨法을 가했다. 위법이란 눌러 덥게 하는 치법治法으로 예
를 들면, 달구어진 기와[와瓦] 같은 열체熱體로 몸을 누르거나 붙여 반응을
일으키는 것[154]이다.

---

153) 桂林古本 傷寒雜病論 p.118

　그 작용은 주로 복부의 내강에서 팽창의 세력을 급하게 강화하도록 하는 것으로 보인다. 팽창의 세력이란 평활근의 높아진 탄성을 의미한다. 이런 급격한 팽창은 외벽의 영향에 의한다.

　강한 열 자극에 외벽의 장력이 빠르게 높아지면서 그에 대한 급격한 반응이라는 얘기다. 이후 126조까지 이런 화열火熱의 자극에 의해 급조된 내외의 반응이 계속 다루어진다. 그 내용은 모두 외벽 장력의 급격한 변화가 팽창력을 빠르게 일으키도록 함으로써 일어나는 현상들을 정리하고 있는 것이다.

　위법熨法을 쓴 후에 크게 땀이 났다. 땀이 난 것으로 표부表部의 높아진 장력이 풀리고 문제가 해결되는 것인가? 그렇지 않다. 이때의 대한출大汗出은 복강에서의 팽창세력이 급격하게 일어나면서, 일시적으로 강화된 외벽의 장력을 따돌리고 홀로 성盛한 구간을 지나고 있다는 말이 된다. 비록 일시적인 현상이지만 마치 태양병에서 양명병으로 전입해 들어가는 상황과 같다.

　위법熨法을 쓰기 전부터 이미 복강의 안에서는 팽창의 경향이 진행되고 있었다. 태양병이 성립된 지 2일 만에 조躁증이 있었다는 것이 그 근거다. 조증은 가슴에 대한 압박이 어느 수준 이상으로 작용하고 있었다는 것이다.

　이는 태양상한의 경과에서 표증의 내외 갈등이 다소 변성하는 경향을 보이는 흐름이다. 복강에서의 팽창력이 다소 높아지면서 정상 용적 이상으로 확대되려 하는데, 그 와중에 복강을 압박하는 외벽의 긴장 장력이 아직 살아있는 상황을 의미한다. 여기에 외벽의 장력을 빠르게 강화시키면서 그에 따라 팽창력을 급격히 커지게 하는 열 자극 요법이 어떤 효과를 일으킬 것인가는 명약관화明若觀火하다.

　'火熱入胃화열입위'에서 위胃는 소화관 전체, 또는 복강 전체를 의미하는 것으로 해석한다. 그렇다면 화열火熱이 복강으로 들어갔다는 것인데, 이는 복강이 확대되는 양상을 의미한다. 복강의 확대는 곧 복강에 혈량이 증가한 것이다. 그러니 실제로는 혈량의 증가가 곧 화열이라는 얘기다.

　'胃中水竭위중수갈'은 복강, 또는 장관腸管 안의 물이 말랐다는 것인데, 이를 통해 대변의 '鞕경'을 말하려는 것이다. 이는 비유적인 어법으로 진액津液의 관점에서 말한 것이다. 실제로는 극단적 갈등으로 평활근의 수축 활동이 심하게 둔화되어 배변에 장애가 있는 상황을 표현한 것으로 이해한다.

　이때 나타나는 '躁煩조번'은 가슴이 상당한 수준으로 압박되고 있다는 것

154) 상한론 번역과 해설 p.312

이므로 복강이 확대되는 추세와 함께 그 팽창력에 맞서는 외벽으로부터의 강한 압박이 함께 하고 있음을 말한다.

이는 화열火熱의 자극 이전에 이미 자리 잡고 있던 힘이다. 화치로 형성된 높은 장력과 관련해서 팽창력이 크게 발달하기 전의 상황이란 것이다. 이 양자 사이에 성립된 강고한 갈등관계가 조번躁煩으로 나타난다는 얘기다. 복강이 확대된 상태로 갈등이 극도로 팽팽한 상황이다.

이 갈등은 흉복부의 활동성을 떨어뜨리니 순환량은 줄고, 내강에 정류하는 혈량은 늘게 된다. 복강 내 환경의 악화로 정류혈은 가슴으로 편중되어 몰리게 된다. 어느 수준 이상의 많은 양의 정류혈이 가슴에 몰릴 때 '譫語섬어'가 일어난다. 섬어는 극도로 강고한 갈등을 표상한다.

그런데 여기서 '振慄自下利진율자하리'가 보인다. 즉 몸이 떨리면서 대변이 풀리는 것인데, 하리下利가 나는 것은 갈등이 완화되면서 장관의 수축 활동이 정상 이상으로 활성화되는 과정을 말한다. 운동을 막고 있던 장애가 풀리니 과한 움직임이 일어나는 것이다.

진율振慄은 외벽을 비롯한 표부表部에 조성된 강고한 장력이 풀리면서 일시적으로 발생하는 근육의 파행跛行성 경련 같은 것이라고 생각된다. 대변이 풀리는 것을 10여 일이 지나면서라고 한 것은 위법에 의해 가중된 내외 갈등이 풀리는데 그만큼의 시간을 요한다는 말이 될 수도 있다.

병이 풀리는 과정은 진율자하리振慄自下利로 나타나지만 땀도 나게 될 것이다. 그러나 땀이 나되 그 땀이 전신에 걸쳐 시원하게 나지 않고 '從腰以下不得汗종요이하부득한'하다면 그것은 병이 풀리는 땀이 아니다.

상체로만 땀이 나는 것은 순환의 증가가 아니고 정류혈停留血의 축적에 의한 내열內熱의 표현이라는 뜻이다.

그러니 땀이 나더라도 갈등의 경과는 여전하다. 복부의 활동성 저하는 허리로부터 하지 전반에 근육의 긴장 상태를 조성한다. '足下惡風족하오풍'도 이런 현상의 연장선에 있다고 본다. '欲小便不得욕소변부득'하거나 '欲失溲욕실수'도 마찬가지다. '反嘔반구', 즉 소변은 잘 나오지 않으면서 오히려 구역질만 나는 것도 확대된 복강을 조이는 외압으로 상역上逆 병리가 일어났기 때문이다.

결국 '大便鞕대변경'한 것은 팽창력이 어느 선을 넘으면서 내적 반발을 초래한 결과로 보아야겠다. 이 상황은 팽창의 힘이 압도적인 가운데 반발이 일어나는 것이니, 복강이 조여서 하방의 물 흐름에 문제가 되지는 않을 것이다. '小便當數소변당삭'하다면 팽창력이 강해서 반발의 힘을 털어내듯이 우위에 올라서는 경과가 반복되는 흐름으로 보아야겠다. 내적 반발까지 일어낳지만 팽창의 힘은 줄어들지 않고 있다는 뜻이다.

　그런데 이 시점에 소변이 '反不數及不多반불삭급부다'하다면, 즉 자주 보지도 않고 양이 많지도 않다면 이제 팽창력과 반발 세력의 대립이 역전되는 것으로 해석된다. 소변이 삭數하거나 자리하는 것은 팽창력이 우위에 있는 상황이지만, 삭數하지 않고 불리不利한 흐름이 있다면 반발의 세력이 오히려 우위를 빼앗은 상황이 된다는 얘기다.

　그런 경과에서 '大便已대변이'한다. 팽창력의 기세가 꺾이니 극한의 갈등이 풀리고 있다는 뜻이다. 이런 강고한 갈등이 풀리는 과정에서 복압의 변화에 따른 상역 현상이 일시적으로 일어날 수 있다. '頭卓然而痛두도연이통'은 상역에 의한 증상으로 생각된다.

　'卓然탁연'에서 '卓탁'은 높이 솟은 모양을 형용하는 글자로 뜻이 잘 통하지 않는다. 성무기成無己는 '陽氣降下頭中陽虛故卓然而痛'이라 하여 양기陽氣가 아래로 내려가 머리 쪽에 양기가 허虛하게 된 까닭에 '卓然탁연'하다 했으니155) '卓탁'을 '特특'으로 보아 머리가 멍하다는 의미로 해석하는 것156) 등은 그런 의미를 담고 있는 것으로 보인다. 이 '特특'을 특수特殊하다는 뜻으로 보아 무어라 형용할 수 없는 두통으로 해석157)하기도 하지만 그 의미가 명확해 보이지는 않는다.

　강고한 내외의 갈등이 풀리니 허리와 하지로 번졌던 근육의 긴장이 풀린다. 발바닥의 열감을 말하는 '其人足心必熱기인족심열'은 그 과정에서 느끼는 증상으로 보인다. 이것을 '穀氣下流故也곡기하류고야', 즉 곡기穀氣가 아래로 흐른 까닭이라고 표현하는 것은 대변이 통하면서 순환 혈류가 정상화되는 것으로 보는 관찰 방식을 서술한 걸로 본다.

　본문은 복강 안에서 평활근 팽창의 소인素因을 갖고 있었던 태양병에 화치火治의 일종인 위법熨法을 쓴 결과를 설명한 것이다. 본문의 내용에서 화치는 외벽의 장력을 높이면서 평활근의 탄성을 빠르게 강화시키는 결과를 초래하는 것임을 알 수 있다. 그 결과로 내외에 강경한 대립의 관계가 급격하게 형성되게 된다. 상황에 맞지 않으면 자칫 더욱 강고하고 심화된 갈등으로 빠질 수 있다는 것이다.

　화치는 급격한 반응을 일으키는 요법으로 임기응변의 방법 이외에 본치로 적용하기는 어렵지 않을까 하는 생각이 있다. 만일 평활근의 탄성이나 외벽의 장력이 강화될 요인이 있는 경우의 표증表證에 화치를 쓴다면, 급격

---

155) 註解傷寒論 p.238
156) 傷寒論譯詮 p.92
157) 상한론 번역과 해석 p.313

한 변화로 문제를 일으킬 가능성이 높다.

116.

太陽病中風 以火怯發汗 邪風被火熱 血氣流溢 失其常道 兩陽相熏灼 其身發
黃 陽盛則欲衄 陰虛則小便難 陰陽俱虛竭 身體則枯燥 但頭汗出 劑頸而環 腹
滿微喘 口乾咽爛 或不大便 久則讝語 甚者至噦 手足躁搖 捻衣摸床 小便利者
其人可治

● 해석

태양병 중풍에 화치로 밀어붙여 땀을 냈다. 풍사가 화열을 쐬니 혈기가
흘러넘쳐 그 적절한 범주를 넘어선다. 두 양기가 서로 태우니 황달기가 일
어나는데 양이 성하면 뉵혈이 나고, 음이 허하면 소변이 어렵다. 음양이 모
두 허하여 고갈하면 몸이 마른다. 머리에서만 땀이 나고 목 아래로는 흘리
지 않으며, 배가 그득하고 숨을 약간 헐떡이며, 입이 마르고 목구멍이 헐
며, 대변이 통하지 않을 수도 있는데 오래되면 섬어가 난다. 심해지면 딸꾹
질이 나고, 손발을 내두르며, 옷자락이나 이부자리를 더듬는데 소변이 통하
면 나을 수 있다.

● 주해

태양중풍太陽中風에 화열火熱의 치료를 한 사례다. 이전 조문과 마찬가지의
결과다. '以火怯發汗이화겁발한'이란 화열의 치법을 구사하여 땀을 냈다는 것
인데, 이것은 발한發汗이지만 해표解表의 발한과는 다르다.

굳이 말하자면 '火怯發汗화거발한'이란 열 자극을 통해 복강 안의 팽창세력
을 일으켜 그 힘으로 표부의 긴장을 무너뜨리는 효과를 내도록 하려는 것
이다. 그러나 이 과정에서 팽창의 힘이 일어나는 것은 화열로 강화된 외벽
의 장력에 대한 반발의 의미가 있는 것이니 외벽의 변화를 고려한다면 그
렇게 단순한 입장이 아니다. 반면 해표의 발한은 표부의 긴장뿐 아니라 내
강의 반발도 함께 다루어 양면에서 갈등을 완화하는 요법이다.

'火怯화거'는 갈등을 빚는 두 요인을 화해시키는 것이 아니라 힘을 키워
정체된 갈등을 폭파하자는 방식과 같다고 할 수 있겠다. 이것을 두고 해표
라고 하기는 어렵다. 일종의 극약 처방이니 꼭 필요한 경우가 있다면 신중
히 결정해서 써야 할 것이다.

태양중풍太陽中風은 발동성의 표부表部긴장을 일으킨다. 발동성 긴장은 외압이 발동하여 지속되지 않으므로 그 점에서 본다면 복강을 누르는 힘이 지속성 긴장에 비해 약한 편이라고도 할 수 있다. 복강 안에서의 팽창 반발이 상대적으로 약해서 표부의 긴장이 맞서서 대립을 지속할 만한 여건이 되지 않기 때문이다. 이 상황에서 복강 안의 팽창세력을 조장했다면, 그 팽창력은 상대적으로 더 빠르게 복강을 확대시키는 결과를 빚을 것으로 보인다.

'邪風被火熱사풍피화열'은 이와 같은 '火怯화겁'의 영향으로 복강이 급격하게 확대되어 혈량血量이 급증한 상황을 말한다. 복강 혈량이 늘어나니 '血氣流溢혈기유일'하다. 화겁으로 외벽의 장력이 강화되었으나 복강 안에서의 팽창력이 워낙 강하게 밀어붙이니 일시적으로 힘의 대립이 무너지는 경과가 일어난 것이다. 현재 순환이 크게 증가했다고 해서 갈등관계가 풀리는 흐름이 아니다. 오히려 더 큰 갈등이 일어나기 직전의 상황이다. 이를 '失其常道실기상도'라 표현한다. 순환이 상도常道에 맞게 적당히 늘어나면 병이 풀리는 것으로 볼 수 있는데 그 수준을 넘어섰다는 얘기다. 물론 겉으로 나타나는 현상을 비유적으로 말한 것이지만, 그 이면에는 화겁火怯의 조치가 잘못되었음을 지적하는 의도가 있을 것으로 생각된다.

이후 '兩陽相熏灼양양상훈작'이 보인다. 두 방면의 양陽의 작용이 서로 데우고 달군다는 표현인 '兩陽相熏灼양양상훈작'은 내외에서 증가하는 혈량을 의미하는 것으로 본다. 순환이 급격히 늘어났다가 그 세력을 회복한 외벽의 장력이 복강을 강하게 밀어붙이니 마침내 강한 대립이 조성되는 단계다. 아직은 순환량이 정상 이하로 감소할 단계는 아니니, 정류혈만 늘어나는 것이 아니라 순환량도 정상 이상의 수준을 유지하는 것으로 해석한다.

그런 과정을 통해 '發黃발황'이 일어난다. 발황發黃은 복강을 확대시키려는 팽창의 세력과 그에 반反하는 외벽으로부터의 조이려는 세력이 서로 대립하는 정황을 바탕으로 한다. 상반되는 세력 간의 대립은 갈등을 유발하고, 갈등은 순환을 약화시키므로 복강 내에서의 혈류가 나빠지고 정류停留가 생기면서 발황의 병리가 조성되는 것이다.

'衄血뉵혈'과 '小便難소변난'으로 '陽盛양성'과 '陰虛음허'를 구분한 것은 혈血의 편중偏重을 가지고 말하고 있는 것이다. 사실 양자兩者는 동전의 양면과 같은 것이다. 뉵혈은 혈이 가슴 이상으로 몰린 것이고, 소변난은 복강의 혈류와 하방下方으로의 물 흐름이 약화된 것이기 때문이다. 전신에 고르게 분포해서 역할을 다해야할 혈이 순환되지 못하고, 가슴 쪽으로 쏠린 것을 위와 아래로 나누어 말하는 것이다. 가슴 쪽으로 일어나는 혈의 몰림이 열성熱性

을 가지니 '陽盛양성'이라 한 것이고, 복강에서의 혈류 약화가 전신_{全身}적으로 음기_{陰氣}를 공급하지 못하여 음_陰 부족한 모양이니 '陰虛음허'라 한 것으로 이해하면 될 것이다.

'陰陽俱虛竭음양구허갈', 즉 음양이 모두 말랐다는 것은 정류하는 혈량을 중심으로 말한 것이 아니라 순환을 가지고 말한 것으로 보인다. 표리_{表裏}에서 모두 혈류가 순환의 흐름을 타지 못한다는 의미다. 혈류가 감소하니 조직에 대한 자양이 약화되어 신체 조직의 퇴행[신체측고조_{身體則枯燥}]이 뒤따르는 것은 당연하다.

'但頭汗出劑頸而環단두한출제경이환'이나 '腹滿微喘복만미천', '口乾咽爛구건인란'은 모두 순환의 약화와 가슴 쪽에서의 혈의 정류를 표상하는 증후들이다. 혈의 정류란 복강의 혈이 순환을 따라 표부를 비롯한 전신으로 퍼지지 못하고 머물러 있다가 복강 내압의 상승과 같은 변수에 따라 주로 가슴에 몰리면서 내열_{內熱}의 경향을 보이는 상황을 말한다. 이와 같은 혈의 정류는 순환을 약화시키는 활동성의 저하가 있다는 말이고, 활동성의 저하가 있는 것은 무언가 힘의 대립이 있고 그에 의한 갈등이 조성되었다는 것을 의미한다.

여기서는 급격하게 일어난 팽창의 세력과 그에 대응하는 외벽의 강화된 장력이 맞서면서 갈등관계를 조성한 상황으로 본다. 복강이 확대된 상태에서 갈등 구조가 형성되어 있는 것이며, 이는 '反熨其背반위기배<115>'에 의해 발생한 상황과 대략 같다.

'腹滿복만', 즉 배가 팽팽하다고 한 것도 갈등에 의한 내적 영향의 경과를 표상한다. '微喘미천'도 이런 갈등으로 흉복부의 운동이 제한된 상태에서 호흡 운동을 위한 완충을 허락하지 않는 증상이다. 횡격막이나 복벽, 그리고 흉곽의 움직임이 방해받고 있다는 말이다.

'口乾咽爛구건인란'은 복강에서 힘의 대치가 유지되는 가운데 순환되지 못하고 가슴에 몰려 있는 정류혈로 일종의 열독_{熱毒}이 발_發한 상황이다.

'或不大便혹불대변'은 현재 장관_{腸管} 평활근의 탄성이 과도한 상태(팽창세력)를 유지하고 있지만 때로 도_度를 넘는 팽창세력에 대한 내적 반발이 일어나는 구간에서 장관의 활동에 장애가 생기는 상황을 말한다. 이 구간의 갈등이 꼭 극단적 갈등으로서 팽창력이 극도에 이른 상황으로 볼 필요는 없다. 극단적 갈등의 이전에 때 이른 내적 반발이 일어날 수도 있다는 얘기다.

'久則譫語구즉섬어'는 길게 끌면 정류혈의 가슴 몰림이 극대화될 수 있다는 얘기다. '甚者至噦심자지얼 手足躁搖수족조요 捻衣摸床염의모상'은 열_熱과 압박에 의한 혼미_{昏迷}와 근 활동의 교란_{攪亂}을 말하는 것으로, 가슴에 편중되는 정류혈과 복강에서 생기는 상역上逆 병리가 심해진 결과다.

이 상황에서 '小便利소변리'는 무엇을 의미하는가? 원래 팽창력을 불러온 외벽의 강한 장력이 수그러들고 있다는 뜻이다. 강한 장력이 풀리니 복강에서 지속적으로 팽창의 힘을 생산할 일이 없다. 내외의 갈등관계가 점차 풀려갈 조짐임을 알 수 있다.

소변이 통하는 것을 보고 그런 정황을 읽을 수 있으니, '其人可治기인가치'와 같이 그것을 통해 예후를 판별하는 진단의 요점이 되기도 한다.

117.

傷寒脈浮　醫以火迫劫之　亡陽必驚狂　起臥不安者　桂枝去芍藥加蜀漆牡蠣龍骨救逆湯主之

● 해석

상한병에 맥이 뜨는데 화치를 써서 몰아붙이면 망양으로 반드시 의식이 흐려지고 눕고 일어나는 것이 불안정하니 계지거작약가촉칠모려용골구역탕으로 다스린다.

● 주해

맥이 부浮한 것은 표부의 긴장이 있다는 것을 말한다. 즉 외벽으로부터 내강을 조이는 힘이 작용하고 있다는 뜻이다. 이 경우 발표發表를 하는 것이 일반적 치법이다.

이때 화火를 쓰는 치법은 어떤가? 화치火治는 강력한 열 자극을 사용해서 외벽의 장력을 높이니 그로 인해 복강 안의 팽창세력이 유발되고, 그 힘으로 하여 다시 표부를 밀어내는 연쇄 작용이 일어나도록 하는 방법이다.

그러나 이는 오히려 갈등관계를 더욱 강고하게 하고 극단으로 몰아대는 치법治法으로서 임시적 방편方便과 같고, 하나의 극약劇藥 처방이라고 할 수도 있을 것이다. 부수려 해도 부서지지 않는 고착固着적 병리가 있을 때 잠시 사용할 수 있을지는 몰라도 일반적인 표증表證에 대해 화법火法을 쓴다는 것은 사실 어불성설語不成說이다.

화치火治의 결과로 망양亡陽이 일어났다. 망양이란 그 자체가 복강을 쥐어짜는 조임이 일어나고 있다는 것이다. 쥐어짠다는 것은 조였다가 풀었다가를 반복하는 모양이다. '病人脈陰陽俱緊병인맥음양구긴 反汗出者亡陽也반한출자망양야~<290>'라 하여 맥이 음양陰陽의 영역에서 모두 긴緊하되 땀이 나는 경우를 망양이라 했다. 외벽의 경직으로부터 일어나는 조임의 효과가 압도적인 우위에 있는 와중에 팽창의 힘이 기복起伏하면서 변동의 흐름을 보이니 순환이 막혔다가 트이기를 반복하면서 땀이 나게 되는 것이다.

긴맥緊脈은 갈등을 의미하는 맥脈이다. '陰陽俱緊음양구긴'이란 내외간의 갈등이 조성되었다는 의미가 된다. 내외간의 갈등에 대해 특히 '俱緊구긴'이라 한 것은 안팎에서 모두 강고한 긴장이 있어 서로 팽팽한 대립을 풀지 않고 있다는 것을 강조하기 위함일 것이다.

이 상태에서 복부의 내강에 대한 압박이 심해져서 쥐어짜는 효과가 생긴다면 그야말로 망양이 된 것이다. 망양은 복강이 위축되면서 극단적 경화硬化의 경로에 접어든 상태를 말하기 때문이다.

본문에서 망양을 거론한 것은 화치에 의해 복강 안에서 급격한 팽창세력의 강화가 일어나지만<115, 116> 그와 상대적으로 이 팽창세력의 원천이라 할 수 있는 강화된 외벽의 장력을 중심으로 발생하는 문제를 거론하기 위한 것으로 보인다.

물론 본문의 경우에도 '火迫화박'에 의해 복강에서의 팽창세력이 거세게 일어나지만, 그 힘을 압도하는 강한 외벽의 장력이 그 병리 흐름을 주도하고 있는 점이 이전의 사례들과 다르다.

이런 갈등 구조에 있어서는 갈등에 의한 순환의 약화 등이 당연히 따르게 되겠으나 더욱 중요한 것은 팽창의 힘이 외벽의 장력에 굴복하면서 탈력하는 시점에 가슴을 때리는 강하고 급격한 상역의 힘이 일어날 수 있다는 점이라고 하겠다. '驚狂경광'으로 '起臥不安기와불안'하는 증상이 그런 정황을 말하는 것이다.

경광驚狂은 가슴에 대한 급격한 상역에 대한 대표적 표상이라 할 수 있다.

기와불안起臥不安은 역시 가슴에 생기는 부담으로 일어서고 눕는 자세가 곤란한 것이니 그런 동작 자체가 심장, 순환기의 부담을 가중시키는 요인이기 때문으로 볼 수 있다.

기와가 불안한 것에 대해서는 골격근의 장력이 높아지면서 발생하게 되는 근 활동의 파행跛行이나 불안정에 의한 것이라는 해석도 있을 수 있을 것이다.

앞에서도 '手足躁搖捻衣摸床수족조요염의모상<116>'이라 해서 혼미昏迷와 파행적 근육 활동을 예시하고 있다. 또 비록 화법火法은 아니지만, 하지下之로 인해 복강 안에서 강한 조임이 일어나면서 결국 경화硬化에 이르는 상황에서

'一身盡重不可轉側일신진중불가전측<112>'의 증상을 보이게 되는데, 이 역시 근 활동의 파행이 나타나는 한 예라고 할 수 있겠다.

● 桂枝去芍藥加蜀漆牡蠣龍骨救逆湯

○桂枝去皮 3兩, 甘草炙 2兩, 生薑切 3兩, 牡蠣熬 5兩, 龍骨 4兩, 大棗劈 12枚, 蜀漆洗,去腥 3兩.

○이 약들을 가루 내고[上爲末], 물 1두 2승으로[以水一斗二升] 촉칠을 먼저 달여서[先煮蜀漆] 2승이 줄면[減二升] 다른 약들을 넣어서[內諸藥] 달여 3승을 얻고[煮取三升] 찌꺼기를 제거한 뒤에[去滓] 따뜻하게 1승을 복용한다[溫服一升].

*

계지탕桂枝湯에서 작약芍藥을 빼고 용골龍骨, 모려牡蠣와 촉칠蜀漆을 넣은 처방이다. 촉칠은 상산常山의 싹으로 가슴 부담을 해소하기 위해 사용된다. 도홍경陶弘景은 '療胸中邪結氣요흉중사결기, 吐去之토거지<別錄>'[158]라 하여 가슴에 맺힌 사기邪氣를 배출하기 위해 토출吐出을 유도하는 약藥으로 설명한다. 토출이란 동체胴體의 전반을 크게 움직이도록 하는 것으로 가슴과 배의 내외에 조성된 강고한 경화硬化를 일거에 풀어버리는 요법이 된다.

그런데 사실 '胸中邪結氣흉중사결기'라고 하는 것이 가슴에 있는 물질적 실체를 말하는 건 아닐 것이다. 따라서 '吐去之토거지'한다고 것이 그 자체를 배출하는 것이라고 생각하는 것은 표면적 발상이라고 본다. 그보다는 가슴을 압박하여 강고한 경직을 만드는 기운을 풀기 위한 수단으로 토법을 이해해야 할 것으로 생각한다. 몸통 전체를 풀어주는 방향으로 작용이 일어나면 그 결과로 횡격막의 긴장이 해소되는 효과가 나타난다. 이는 토출이 요구되는 상황은 횡격막에 강한 긴장이 형성된 상태임을 말한다.

본초경本草經에서는 '瘧及咳逆寒熱, 腹中癥堅痞結, 積聚邪氣~'라 해서 촉칠은 오히려 복강의 문제에 초점이 있는 약으로 규정한다. '腹中癥堅痞結복중징견비결'과 '積聚邪氣적취사기'를 해소함으로써 가슴을 압박하고 그 운동을 크게 방해하는 요인을 없애는 효과를 얻는다는 뜻이다. 가슴의 문제는 결국 복강의 변화로부터 유발된다는 얘기다.

용골龍骨과 모려牡蠣는 평활근 활동의 안정성을 회복하여 복강 환경의 동요動搖를 가라앉히는 약들이다. 복강에서 갈등이 일어나고 가라앉으면서 변동의 흐름을 보일 때, 하리下利, 유뇨遺尿, 유정遺精, 도한盜汗, 출혈出血 등 각종 유실遺失의 증상들이 나타나고 정신精神이나 혼백魂魄을 불안정하게 하는 원인으로 작용할 수 있다. 이들이 이런 효과를 낼 수 있는 것은 알 수 없는

---

158) 本草綱目 p.1151

이유로 인해 외벽의 장력이 크게 높아지면서 복강에서 팽창력을 유도하고 그로써 갈등관계를 형성하는 병리에 관여하기 때문이다. 이 과정에서 팽창력이 탈력하면서 급격한 상역이 일어나 정신, 혼백과 관련된 증상이 나타날 수 있는데 이는 화법의 부작용과 상통하는 현상인 것이다<112: 柴胡加龍骨牡蠣湯>.

계지탕桂枝湯에서 작약芍藥을 뺀 것은 비록 팽창의 세력이 급격하게 일어나 먼저 우위를 점했더라도 현재의 상황은 조임의 세력이 내외에서 공조하여 강하게 복강을 조이면서 위축시키고 있기 때문이다. 이 경우 팽창의 세력을 제어하는 약은 당장 필요한 것이 아니라는 판단이 되었을 것으로 보인다.

생강生薑은 외벽의 긴장이 복강에서 반발의 팽창력이 일어나 갈등을 구성하되, 외벽의 힘이 우위에 있는 상황에서 구역의 증상을 유발하는 상역 현상이 있을 때 사용하는 약 중의 하나다.

감초甘草와 대조大棗는 특히 복강 내 조직의 유연함, 완화 등을 더하기 위한 의미로 쓰일 것이지만, 촉칠蜀漆의 사용으로 내강이 크게 흔들리면서 이차적으로 일어날 수 있는 동요動搖를 안정시켜 정상적인 활동성을 유지하도록 달래주는 의미도 또한 있는 것으로 보인다.

시호가용골모려탕柴胡加龍骨牡蠣湯이나 계지거작약가촉칠모려용골구역탕桂枝去芍藥加燭漆牡蠣龍骨救逆湯은 둘 다 불안정한 내외 관계로 인한 급격한 상역 병리를 다스리는 처방이라고 할 수 있는데, 앞의 것은 시호증柴胡證을 사하瀉下시키면서 얻어진 갈등관계에 의한 상역上逆을 다스리고, 뒤의 것은 잘못된 화치火治로 인해 일어난 상역을 다스린다는 차이가 있다.

118.

形作傷寒 其脈 不弦緊而弱 弱者必渴 被火者 必譫語 弱者 發熱 脈浮解之 當汗出癒

● 해석

몸에 나타나는 현상들을 보면 상한의 모습인데 맥은 팽팽하지 않고 약하다. (맥이) 약한 경우는 반드시 갈증이 나는데, 화치에 노출되면 섬어가 생긴다. (화치의 영향이) 약한 경우는 열이 나는데 맥이 뜬다면 풀릴 것이니 땀이 나면 낫는다.

● 주 해

맥이 '弦緊현긴'한 것은 긴장, 갈등의 양상을 표상한다. 여기서 긴맥緊脈을 주로 골격근의 긴장으로 보고, 현맥弦脈을 횡격막 근의 긴장으로 보는 것은 이미 서술했다. 그러나 '弱약'맥은 사정이 다르다. 이는 혈류의 약화를 나타내는 맥 가운데 하나다. 순환 혈류량이 줄어든 상태와 관련된 정황이라는 얘기다.

본문에서 약맥弱脈이 있는 것을 보고 반드시 갈渴할 것이라 한 것은 어떤 논리일까? 순환 혈류가 감소했으니 내강에 정류停留하는 혈량血量이 늘어날 것이 당연하다. 내강에 정류하는 혈량이 증가하면서 주로 가슴에 편중되는 양상이 있을 때 갈渴이 생기게 된다. 이와 같은 혈의 내강 정류는 힘의 갈등에 의한 것이다.

그런 맥락에서 '形作傷寒형작상한'인데 맥에 '弦緊현긴'이 보이지 않고 다만 약맥弱脈이 있다면, 그것은 표증의 내외 갈등을 벗어나 내강에 그 이상의 변화가 발생한 것으로 판단하게 된다.

여기에 화치火治를 가하는 것은 외벽의 장력을 급격히 높이고, 그에 따라 복강 안에서 팽창력이 빠르게 강화되는 경과를 일으킨다. 이미 갈등은 표증의 수준을 벗어나고 있다. 여기에 대한 화치火治는 마치 타고 있는 불에 기름을 끼얹는 일과 같을 수 있다.

복부에서의 갈등이 급격히 강화되면서 순환이 크게 약화되고, 그 결과로 정류혈이 큰 폭으로 늘어난다. 섬어譫語는 이와 같이 확대된 복강에서 크게 늘어난 혈량이 강고한 갈등으로 순환되지 못하여 가슴으로 몰린 것으로부터 일어나는 증상이다.

이때 '弱者發熱약자발열'이라고 하면 갈등의 정도가 약한 경우를 말하는 것이다. 갈등이 강고하지 않으니 간혹 순환의 증가가 일어나면서 발열이 나타날 수 있다.

부맥浮脈이 함께 하는 경우는 표부表部의 긴장 장력이 있음을 말해주는 것이다. 내외간의 표증의 갈등이 조성되어 있다는 얘기다. 표증이 중심 병리이니 그 갈등을 해소하는 것, 즉 '解之해지'로 '汗出한출'이 일어나면 낫게 된다.

119.

太陽病 以火熏之 不得汗 其人必躁 到經不解 必淸血 名爲火邪

● 해석

태양병에 화훈火熏을 가했는데 땀을 내지 못하면 병자는 반드시 조躁증이
일어날 것이다. 경맥을 자극해도 풀리지 않으면 반드시 청혈淸血해야 한다.
이것을 가리켜 화사火邪라 한다.

● 주해

'火熏화훈' 역시 '火劫화겁'으로 강고한 갈등관계를 조성할 가능성을 갖고
있다. 복강이 팽창하면 혈량이 증가할 것이다. 혈량의 증가에도 불구하고
'不得汗부득한'하는 것은 이와 같은 강고한 갈등관계로 흉복부의 활동성이
크게 떨어졌기 때문이다. 이와 같은 강고한 갈등관계는 가슴을 압박하면서
'躁조'증을 유발할 수 있다.

'淸血청혈'이란 복강 안의 갈등을 제어하여 혈류血流가 정상을 회복하도록
조정하는 조치를 말한다. 이것도 화치火治를 잘못 사용하여 내외간에 급격
하고 강고한 갈등을 일으킨 것이니 '火邪화사'라 할 수 있는 것이다.

120.

脈浮熱甚 而反灸之 此爲實 實以虛治 因火而動 必咽燥吐血

● 해석

맥이 뜨고 열이 심한데 거꾸로 뜸을 썼다. 이것은 실증인데 실증을 허증
으로 대응했다. 화기로 인해 동요가 일어나니 반드시 목구멍이 마르고 피
를 토할 것이다.

● 주해

맥이 부浮하면서 열熱이 심한 것은 표증表證의 내외 갈등이 있는데 그 활
동성이 불량한 구간이 짧다는 것으로 볼 수 있다. 표부의 긴장이 짧게 작
용하고 소멸하는 태양중풍의 속성이 있다는 얘기다. 그 와중에 복강의 용
적이 정상을 상회한다면 그 열熱이 더욱 심할 수도 있겠다. 표증의 내외 갈
등이 강약으로 변동하는 흐름을 타면서, 확대된 복강에서 늘어난 혈血로 순

환의 증가폭이 커진다는 얘기다.

'灸之구지'는 외벽의 장력을 빠르게 높이고 그에 따라 복강 안에서 팽창의 세력이 급격하게 일어날 수 있는 화치火治의 방법 중 하나다. 매우 강고하고 다스리기 어려운 심중한 갈등이 있을 때 잠시 사용할 수 있는 치법이라고 할 수 있다.

그런데 현재 상황은 표증 가운데서도 갈등이 강고하지 않으니 전혀 그런 흐름이 아니다. '此謂實차위실'이란 복강을 확대시키는 팽창의 힘이 정상 수준 이상으로 커져 있다는 뜻이다. '實실'은 '虛허'와 상대적 입장에서 복강의 용적이 늘어났다는 의미로 해석한다. 여기에 '灸之구지'하는 것은 결과적으로 팽창력을 기르는 일이니 그야말로 '實以虛治실이허치'다. 이미 팽창의 세력이 강한데 거기에 힘을 더 보태 문제를 가중시킨 것이다.

외벽의 장력에 맞서서 팽창력이 급격히 강화되면서 양자 사이에 강력한 갈등이 일어나게 되는데, 이 경과는 복강이 확대되면서 순환이 약화되는 것이니 한편으로 정류혈이 크게 늘어나는 현상이 동반한다. 큰 폭으로 늘어난 정류혈은 내열內熱의 병리를 일으키게 되니 그것을 '因火而動인화이동'이라 하여 화火가 동요動搖하는 것으로 표현한다. 가슴에 혈이 몰리니 '咽燥吐血인조토혈', 즉 목구멍이 마르고 피를 토하는 증상의 기초가 만들어지는 것이다.

121.

微數之脈　愼不可灸　因火爲邪　則爲煩逆　追虛逐實　血散脈中　火氣雖微　內攻有力　焦骨傷筋　血難復也

● 해석

약간 빠른 맥에도 뜸은 삼가 시행할 수 없으니 화火가 사기邪氣로 작용하면 번역煩逆이 되기 때문이다. 이는 허虛함을 쫓아가면서 실實함을 몰아내는 것이니 혈이 맥 중으로 흩어진다. 화의 기운이 비록 약해도 안으로 밀어붙이기에는 유력한 것이니, 뼈를 태우고 근육을 상하게 하며 혈의 회복이 어렵다.

● 주해

역시 '火治화치'에 대한 경계를 담은 조문이다. 119조에서 말한 '火邪화사'

가 발發하는 상황이다. 본문에서도 '因火爲邪인화위사'라는 표현을 쓴다. 복강에 정류한 혈血이 거슬러 올라가서 가슴에 부담을 주는 것이다.

'煩逆번역'이란 배에서 가슴을 향한 압박이 작용하는 병리를 뜻한다. 복강에서 일어나는 갈등으로 상역上逆의 힘이 일어나고 있음을 말하는 것이다.

'焦骨傷筋초골상근'은 혈血이 가슴에 몰리면서 순환량은 감소하는 상황을 표상한다. '焦骨초골'이라 해서 근골筋骨 쪽으로 혈류가 몰려 열증熱證을 일으키는 것이 아니다. 근골의 입장에서 보면, 진음부족眞陰不足이나 모혈耗血 등으로 골수骨髓의 영양이 고갈하는 등 소모적 병태를 의미하는 것일 수 있다.

'血散脈中혈산맥중'이란 혈이 순환의 경로로 유출되지 못하고 가슴에 정류하는 것을 표현한 말로 본다. 혈이 혈관 안에서 흩어져 버렸다는 것은 순환의 과정에서 어디론가 누출되었다는 표현이기 때문이다.

122-123.

脈浮 宜以汗解 用火灸之 邪無從出 因火而盛 病從腰以下 必重而痺 名火逆也
欲自解者 必當先煩 乃有汗而解 何以知之 脈浮故知汗出解也

● 해 석

맥이 뜨는 것은 마땅히 땀을 내서 풀어야 하는 것인데 화법으로 뜸을 하면 그 사기가 나갈 곳이 없으며 (오히려) 화기로 인해 성해진다. 그 결과로 허리로부터 아래쪽으로 반드시 무거우면서 저린데 이것을 '火逆화역'이라 한다. 자연히 풀리려는 경우는 먼저 번이 있고 이어서 땀이 나면서 낫게 된다. 어떻게 알게 되는가 하면 맥이 위로 뜨기 때문에 땀이 나면서 풀어질 것을 아는 것이다.

● 주 해

'欲自解者욕자해자'부터는 123조로 나누어지지만 내용이 연계되어 나눌 필요가 없는 것이 당연하므로[159] 여기서는 하나로 묶어서 다룬다.

맥이 뜨는 것은 표부表部에 긴장이 있다는 것이며, 그 긴장 장력의 작용과 복강에서의 반발이 내외간에 갈등을 일으키고 있다는 얘기다. 따라서 이 상황은 기본적으로는 표부 긴장에 대한 완해緩解의 조치가 요구되고, 결과적으로 내외 갈등이 풀려야 한다. 그것이 발한發汗에 의한 해표解表이다.

---

159) 傷寒論譯詮 p.96

　그런데 여기에 '火灸화구'를 했다. 결과는 외벽의 장력이 급격히 높아지고, 그에 따라 복강에서는 팽창의 세력이 빠르게 키워지는 흐름이 일어난다. 내외간에 강고한 긴장이 조성된 것이다.

　팽창력은 외벽의 장력을 밀치고 복강의 용적을 확보하려 한다. 그러나 그 힘이 다하면 주저앉으면서 복강은 외벽의 장력에 노출되어 위축될 위기에 놓인다. 필요에 따라 팽창력은 다시 일어나 외벽과 대립한다.

　이와 같은 경과에서 팽창력이 외벽을 밀치고 있는 동안은 강고한 갈등의 구간인데 이 구간에서 복강은 정상 이상의 용적을 유지할 수 있다. 이때 복강의 확대는 곧 혈의 증가를 말한다. 혈의 증가가 바로 열熱이고 '邪氣사기'다.

　이때 '邪無從出사무종출'이란 총체적으로 보면 애초에 내외간 갈등이 풀리지 않고 오히려 내강에서는 팽창의 세력이 급격히 키워지는 경과를 말하는 것으로 본다. 구체적으로 '邪사'는 내외간 갈등으로 붙잡혀 있는 정류혈停留血, 자체라고 볼 수도 있겠다. 정류혈이란 복강 팽창으로 혈량이 증가하되, 가슴으로 몰릴 뿐 순환의 흐름을 통해 흐르지 못하는 병리적 요소인 것이다.

　이 상황은 '因火而盛인화이성', 즉 화치火治로 인한 결과로 이 또한 119조의 '火邪화사'와 같은 것이다. 마찬가지로 복강이 확대되는 구간을 갖는 강고한 갈등관계, 그리고 순환의 약화와 동반되는 혈의 정류로 정리되는 상황이다. 이런 상황의 바탕에는 역시 강화된 외벽의 장력과 그에 대응하여 복강 안에서 억지로 일으키는 팽창력으로 조성되는 갈등이 있다. 이런 갈등이 화치로 인해 유발되는 대표적 부작용이라고 할 수 있을 것이다.

　이 갈등이 복강에서 일으키는 병리는 가슴과의 관계 외에도 복강 안의 모든 움직임을 약화시키고, 굳어진 배의 내강으로부터 그 주위의 근 계통과 특히 하지下肢 전체를 경직시키는 경향이 생긴다. '病從腰以下必重而痺병종요이하필중이비'는 허리와 하체를 형성하는 제반 근육들의 경직과 기능 장애를 표현하는 말이다. 이것을 '火逆화역'이라 한다.

　병이 풀리려면 갈등이 완화되면서 활동성이 회복되어야 한다. 갈등이 완화되는 과정은 먼저 외벽의 장력이 한 걸음 후퇴하는 것으로 개시될 것이다. 그 과정에서 갈등의 균형이 깨지면서 가벼운 상역 현상이 일어날 수 있으니, 그때 '煩번'증이 생길 수 있다[필당선번必當先煩]. '有汗而解유한이해'란 갈등이 풀리면서 마치 열린 수문으로 물이 쏟아지듯 순환이 크게 증가하는 구간을 지나게 되니 이 경과에서 일어나는 현상일 것이다.

　'脈浮故知汗出解也맥부고지한출해야'란 이 상황이 표부表部 긴장 병리를 내포하

고 있었다는 것을 말하는 것이다. 즉 현재의 강화된 갈등 구조의 바탕이
표증表證으로서의 내외간의 갈등 문제라는 얘기다.

124.

燒針令其汗 針處被寒 核起赤者 必發奔豚 氣從小腹 上衝心者 灸其核上 各一
壯 與桂枝加桂湯 更加桂三兩

● 해석

소침燒針을 써서 땀을 냈는데 침 자리에 한기가 들어와 빨갛게 솟아오른
경우는 반드시 분돈奔豚을 일으켜 기운이 아랫배로부터 가슴으로 솟아오른
다. 이때는 그 솟아오른 부분 위에 뜸을 한 장씩 뜨고 계지가계탕에 다시
계지 3냥을 가해서 투여한다.

● 주해

침針을 자입刺入하고 그 위에 불을 붙이는 것을 소침燒針이라 한다. '燒針令
其汗소침영기한'이라 했으니 침을 통해 화열火熱의 기운이 안으로 들어가 땀을
낼 의도다. 땀을 낸다는 것은 표부表部의 긴장을 풀고 표리간의 갈등을 해
소하겠다는 것이다.

그런데 표부의 긴장을 풀기 위해 '火治화치'를 할 경우, 때에 따라 외벽의
장력이 크게 높아지면서 복강 안에서 팽창력이 급격하게 키워지는 상황을
유발할 수 있다. 복강에서 일어난 강력한 팽창으로 외벽은 일시 밀려나면
서 표부의 장력은 다소 약화된다. 그런데 그 후에 다시 강한 긴장이 발생
한다. 팽창에 의한 자극으로 원래의 힘을 회복한 것이다. 본문에서는 '針處
被寒침처피한'이라고 했다.

'核起赤핵기적'이라면 발적發赤이 있으면서 그 자리에 융기隆起가 생기는 것
이다. 이는 '針處침처'에 강한 긴장이 생겼다는 것을 의미한다. 외벽의 장력
이 그만큼 강고하다는 뜻으로 생각한다.

'奔豚분돈'이란 '氣從小腹上衝心기종소복상충심'을 말한다. 즉 복강에서 급격하
고 강력한 내압內壓이 생겨 아랫배로부터 가슴까지 치솟는 기운을 느끼는
현상이다. 다른 말로 하자면 복압이 급격히 상승하되, 복강의 외벽은 장력
이 높아서 복압에 의한 힘이 위쪽으로 집중되는 상황이다.

'燒針소침'을 가해서 '奔豚분돈'이 일어나는 이 과정도 전형적인 화치火治의

부작용이다. 외벽의 장력에 대항하던 팽창력이 탈력하면서 일어나는 급격하고 강력한 상역의 현상이라는 것이다.

● 桂枝加桂湯
○계지탕에 다시 계지를 2량 더하여 총 5량을 넣고[於桂枝湯方內更加桂二兩共五兩] 계지탕 제법과 같이 달인다[餘依前法].
○桂枝去皮 5兩, 芍藥 3兩, 甘草炙 2兩, 生薑切 3兩, 大棗劈 12枚.

*

계지탕桂枝湯에서 계지桂枝의 양을 늘린다는 것만 보아도 계지가계탕桂枝加桂湯은 표부表部에서 가해지는 장력이 강화된 경우를 다루려는 의도를 가진 처방임을 알게 된다. 본문의 내용에 따라 추정한다면 화치火治로 인해 복강에서 강한 팽창의 힘이 일어났지만, 그 힘의 바탕에는 크게 강화된 외벽의 장력이 있다는 말이 된다.

원래 계지탕증桂枝湯證이었을 때 표부와 복강의 힘이 동등했다면 소침燒針을 가한 직후로부터 외벽의 장력이 높아짐에 따라 팽창의 세력이 급격히 강화되니 오히려 팽창의 힘이 일시적으로 외벽을 압도하고, '針處被寒침처피한'으로부터 다시 외벽의 장력이 그 힘을 회복했다고 해야 할 것이다. 결과적으로 내외간의 갈등이 강고해졌다.

계지탕증과 다른 점은 운동성이 떨어져 경직된 상태라는 점이다. 계지탕증은 흉복부의 활동성이 오히려 증폭되는 구간을 갖는다. 발동성의 외압과 그에 대응하는 평활근의 탄성이 만들어내는 리듬 때문이다.

그러나 외벽의 장력이 매우 높고, 복강 안으로부터의 팽창의 세력이 거세니 한 단계 높아진 갈등의 상황은 비록 발동성 긴장이라 하더라도 활동성이 증폭되는 구간을 갖기 어렵다. 강화된 갈등은 오히려 압박의 병리 효과를 키우면서 '奔豚분돈'을 일으키는 동력을 생산하게 된다.

125.
火逆下之 因燒針 煩躁者 桂枝甘草龍骨牡蠣湯主之

● 해석
화역火逆에 대해 사하를 시행했는데 소침燒針에 의해 번조증이 있는 경우는 계지감초용골모려탕으로 주치한다.

● 주해

'火逆화역'은 화치火治에 의해 생긴 역逆증이다. 역증이란 상역上逆 병리로서 배에서 가슴으로 작용하는 압박을 의미한다.

화치에서 문제가 되는 점은 외벽의 장력을 크게 높이면서 급격한 팽창력을 일으켜 내외간에 강고한 갈등을 빚는 것이다. 이런 강고한 갈등관계에 의해 흉복부의 활동성이 크게 감소하게 된다.

소침燒鍼에 대해서는 124조에서 정리했다. 소침을 시행하고 나서 '鍼處被寒침처피한'하게 되면 이어서 외벽의 장력이 힘을 회복하여 급상승하는 상황이 온다. 팽창력은 힘을 다해 외벽을 밀치다가 일정시간이 지나면 급격하게 탈력脫力하게 된다. 이 탈력의 과정에서 복강 안에서는 '奔豚분돈'과 같은 강력한 상역 현상이 발생한다.

본문에서는 '下之하지'에 이어 '燒針소침'을 시행한 상황이다. 하지下之는 장관의 수축 활동을 촉구한 것이고, 소침燒針은 외벽의 장력을 빠르게 키운 것이다. 하지는 평활근을 수축하게 하고, 소침은 결국 평활근의 탄성을 크게 높이게 되니 상반된 조치라고 할 수도 있으나, 하지나 소침이 모두 복압을 높이는 것으로 작용을 시작한다는 점에서 결국은 같은 계열의 작용이 일어난 것이다.

그로 인해 '煩躁번조'가 생겼다. 번조는 상역 병리가 가슴을 압박하되 그 압박의 효과가 번煩이나 심번心煩 등의 수준을 넘어 급격하고 강력할 때 일어나는 증상이다.

하지下之로 평활근의 긴장이 고조되는 경향이 생겨있는 상황에서 다시 탄성을 높이는 자극[소침燒針]이 들어왔다. 조임의 세력이 깔린 위에 팽창의 세력이 일어나면서 내적內的 갈등이 빚어지는 한편, 이 팽창의 세력과 외압 사이에 밀고 당기는 내외간 힘의 갈등이 발생한다. 강력한 팽창의 세력이 일어나니 여기에 대응하는 내외의 조임세력들이 발생하여 힘을 합하게 된 것이다.

비록 팽창세력이 강력하지만 이렇게 일어난 조임세력 또한 강하니 복강으로부터의 발산력이 매우 커진 것이다. 발산력은 곧 상역의 힘으로 그 힘이 매우 강하니 번조煩躁의 바탕이 된다. 두 세력 간에 밀고 밀리는 복합적 갈등관계가 지속되면서 발산력에 의한 가슴 압박도 강약으로 변동하는 흐름을 타면서 계속될 것이다.

● 桂枝甘草龍骨牡蠣湯

○桂枝去皮 1兩, 甘草炙 2兩, 牡蠣熬 2兩, 龍骨 2兩.

○앞의 약들을 가루내고[上爲末] 물 5승으로[以水五升] 달여 2승 반을 취한 뒤 [煮取二升半] 찌꺼기를 없애고[去滓] 따뜻하게 8홉을 복용하기를[溫服八合] 하루 세 번 한다[日三服].

*

계지桂枝는 표부의 긴장을 풀고, 용골龍骨과 모려牡蠣는 급격한 충동성의 상역을 유발하는 갈등관계를 완화함으로써 번조를 다스리게 된다.

계지는 표부의 발동성 긴장을 다스린다. 발동성의 긴장은 병리 경과에 있어서 변동을 유발하는 기초다. 짧은 주기를 반복하는 외압의 원천이기 때문이다. 계지가 쓰임으로서 변동성의 바탕을 완화하는 의미를 가질 수 있다고 본다.

용골과 모려는 시호가용골모려탕柴胡加龍骨牡蠣湯, 계지거작약가촉칠모려용골구역탕桂枝去勺藥加蜀漆牡蠣龍骨救逆湯 등에서 살펴본 것처럼 힘의 대치로 발생하는 복강 내부 환경의 불안정성을 바로잡는 진정鎭靜의 효과를 발휘한다.

같은 맥락에서 계지감초용골모려탕桂枝甘草龍骨牡蠣湯은 내외간의 갈등 경과에서 급격하게 발생하는 동요動搖를 가라앉히는 처방 중의 하나로 정리된다.

126.

太陽傷寒者 加溫針 必驚也

● 해석

태양병 상한의 경우에 온침을 쓰면 반드시 경驚증이 온다.

● 주해

화치火治는 외벽의 장력을 높이니 그에 따라 복강의 팽창력이 급격하게 일어나 결국 강고한 대립 관계를 이룰 수 있는 행위다.

태양상한이란 표부의 긴장이 발동하여 일정 시간 지속되는 속성의 병증이다. 여기에 화치火治 중의 하나인 온침溫針을 쓰면 복강에서 급격히 일어나는 팽창의 힘이 이미 바닥에 깔려있는 외벽의 장력과 맞서면서 강고한 갈등이 일어난다.

팽창력은 외벽의 장력을 극복하여 그것을 넘어서려는 안간힘을 쓰니 강화된 장력과 강고한 대치 관계가 만들어진다. 팽팽하게 대립하던 갈등관계는 팽창력이 힘을 다하는 시점에 급격하게 무너진다. 이렇게 팽창의 힘이 빠르게 탈력하면서 급격한 상역 현상이 일어난다.

결국 이런 급격한 상역을 포함하는 갈등관계에서 가슴에 대한 압박이 일어나게 되고, 이 상황에서 '必驚필경'이 생겨난다. 안팎이 팽팽하게 대립하다가 안쪽의 힘이 급하게 무너져 내리는 경과 때문이다.

127.

太陽病 當惡寒發熱 今自汗出 不惡寒發熱 關上脈細數者 以醫吐之過也 一二日吐之者 腹中饑 口不能食 三四日吐之者 不喜糜粥 欲食冷食 朝食暮吐 以醫吐之所致也 此爲小逆

● 해석

태양병에는 오한발열이 있는 것이 당연한데, 지금은 자연히 땀이 나면서 오한발열이 없이 관 부위에서 가늘고 빠른 맥이 나타나는 것은 토법을 과하게 쓴 것이다. 1~2일 토하게 한 것은 배가 고파도 먹을 수 없고, 3~4일 토하게 한 것은 끓인 것을 싫어하고 찬 것만 먹으려 하며 아침에 먹은 것을 저녁에 토하게 되니 (다) 의사가 토법을 쓴 까닭이라. 이것이 소역小逆이다.

● 주해

태양병太陽病에서 땀이 자연히 나면서 '惡寒發熱오한발열'이 없어진 것은 표증이 해소된 것이다. 당연한 추정이지만 여기서 '不惡寒發熱불오한발열'은 오한과 발열이 모두 없다는 것이 아니라 오한이 있으면서 발열하는 태양병의 발열 형식이 소멸되었다는 것으로 보아야 할 것이다. 자한출이 있다는 것은 곧 열증이니 오한이 없는 발열 현상으로 해석한다는 얘기다. 그렇다면 양명병陽明病의 외증外證인 '自汗出자한출~不惡寒불오한<190>'과 같으니 바로 양명병이 된 것인가?

관상關上의 맥脈은 곧 중초中焦의 맥이다. 촌척寸尺의 사이에 있는 관상맥은 심하부心下部와 격膈의 동태動態를 논하기 위해 설정된 상징이라고 보아도 좋을 것이다. 세삭細數한 것은 일종의 동요動搖현상이다.

토출吐出은 위胃 속의 내용물이 강제적으로 식도, 구강을 거쳐서 격하게 체외로 배출되는 현상이다. 주로 횡격막과 복부 근육의 연축에 의한 것으로 그 결과 복압이 상승하여 위의 내용물이 복강으로 내려간 음식물을 다시 강제적으로 역류시켜 배출하는 과정160)이다.

상한론傷寒論에서는 그러나 이와 같은 토출의 시도를 다만 위胃 속의 내용물을 내보내기 위한 것으로만 해석해서는 안 된다. 그렇다고 흉중胸中에 있는 병사病邪를 몰아내기 위한 것이라는 해석161)도 사실적인 것은 아니다. 사실적으로 보자면 토출의 과정에 가장 주도적으로 참여하는 복벽, 복강과 횡격막 등의 변화를 끌어내기 위한 요법이라는 방향으로 가야하지 않을까?

굳이 토법吐法의 의미를 그런 식으로 규정한다면, 복강의 경직이 가슴의 활동에까지 영향을 끼친 상황을 해소하기 위해 외벽이 개입되는 조임세력을 극한으로 끌어올린 단발성單發性의 촉구라고 할 수 있을 것이다.

본문에서는 태양병 상태에서 그런 목적으로 시행된 토법吐法이 과하여 그 여파가 작용하고 있는 상황을 다룬다.

'一二日吐之일이일토지' 이후에 배고픔을 느끼면서도 먹을 수는 없는 상황[복중기구불능식腹中饑口不能食]은 어떤 경우인가. 주로 복압이 올라가 횡격막의 긴장이 조성되어 있을 때 나타날 수 있는 징후다. 성무기成無己는 "표한表寒이 위胃에 전달되면 위중胃中이 허한虛寒해져서 배고프되 먹지 못한다.[~表寒傳於胃中胃中虛寒故腹中饑而口不能食~]"162)고 말한다. '表寒표한'을 복강에서 작용하는 힘(발산력)의 원인으로 말한 것이다.

'三四日吐之삼사일토지'한 후에 미음도 싫고 시원한 것만 먹으려고 하면서[불희미죽욕식랭식不喜糜粥欲食冷食] 아침에 먹은 것을 저녁에 토하는 증상이 일어난다[조식모토朝食暮吐]. 냉식을 원하는 것은 심하부 이상으로 몰린 혈류를 표상하는 증상으로 생각된다. '朝食暮吐조식모토'는 간헐적으로 높아지는 복압을 표상하는 징후일 것이다.

그런데 앞에서 서술된 것처럼 '自汗出不惡寒發熱'은 양명병陽明病의 속성이 나타난 것이다. 이것은 복강에서 확대의 움직임, 즉 평활근의 속성으로부터 팽창세력이 일어나고 있다는 말이 된다.

'關上脈細數관상맥세삭'의 경우는? 촌부寸部와 척부尺部 사이에서 나오는 것이 관맥關脈이다. 요골동맥 상의 촉지觸指에서 가운데 손가락 부위를 말한다. 이 부분이 가늘다는 것은 혈류의 진행상 끊어짐, 또는 감약減弱이 있다는 의미로 해석한다.

삭맥數脈은 빠른 맥으로 대략 심장으로 유입되는 혈류가 많을 때 나타난

---

160) 원색최신의료대백과사전 3권 p.64
161) 傷寒論譯詮 p.98
162) 註解傷寒論 p.246

다. 관맥의 세삭은 따라서 복강으로부터 가슴으로 혈류가 증가하지만 그 흐름이 매끈하게 일관되지는 않는 상황을 표현하고자 한 것으로 볼 수 있다.

복강으로부터 가슴으로 올라가는 혈류는 복강 용적의 대소에 따라 달라지므로 이런 경우는 복강의 용적이 불안정한 변동의 추세에 있다는 말이 될 수 있다. 이런 해석은 맥을 통해서 어떤 현상을 알아낸 관점을 말했다기보다 맥상脈狀으로 이면裡面의 상황을 묘사하려는 의도가 있다고 생각한다. 상한론의 맥론脈論은 실제상의 맥상을 말하기도 하지만 내강의 상태, 또는 내외의 상태를 도식화하기 위한 표현 방식으로 동원되기도 하는 것이다.

상황을 정리해 보자. '自汗出자한출'하면서 '不惡寒發熱불오한발열'하는 것은 복강이 키워지는 진행을 표상하는 징후고, '關上脈細數관상맥세삭'의 의미는 복강으로부터 가슴으로 올라오는 혈류가 증가하면서도 변동이 있는, 즉 증감하는 양상을 보인다는 것이다.

이 상황을 '醫吐之過의토지과'라 하고 '小逆소역'이라 명명한다. 토법이란 앞에서 살핀 것과 같이 복강의 갈등이 가슴의 활동을 방해하는 수준이 되었을 때 복강의 활동을 강하게 촉구하는 것이니 결국 가슴을 열어주는 조치다. 복강 안에서 일어나는 활동을 촉구하는 요인 중 가장 중요한 것은 외벽의 높은 장력이다. 외벽의 장력이 강화될 때 복강 내압이 높아지면서 발산의 힘이 발생하고 평활근의 활동이 일어나게 된다는 얘기다.

그러나 그것이 과過하게 되면 높아진 외벽의 장력이 해소되지 않고 남아서 갈등 요인으로 작용할 소지가 충분하다. 내외의 한 쪽에 과한 힘이 있으면 결국 다른 쪽에 반발의 힘을 일으키는 것이 힘의 원리이니, 외벽의 장력이 높아져 있다면 복강의 팽창력이 따라서 일어나는 것은 당연한 일이다.

이런 경과에 의해 내외간에 갈등관계가 조성되면 그에 따라 복강은 확대와 위축을 넘나들면서 '腹中饑口不能食복중기구불능식'이나 '朝食暮吐조식모토' 등의 부작용을 일으키게 된다.

또 하나, 복강의 경직이 가슴의 활동을 방해하는 경우가 토법을 써야 할 상황이라고 하면 그것은 복강 안에서 조성된 갈등으로 경화硬化, 또는 둔화鈍化된 환경을 대상으로 하는 요법이라고 할 수 있다. 그 병리적 속성으로 보아 조임세력이 이끄는 경화에서보다는 팽창세력이 이끄는 둔화의 경우에서 가슴을 압박하고 그 활동을 방해하는 일이 일어날 가능성이 더 많다고 해야겠다. 그러나 경화나 둔화가 엄격히 분리되어 서로 전혀 엮이지 않는 다른 병리 기전이 아니니 그것을 가지고 기계적으로 구분할 일은 아니다.

　경화나 둔화의 발생은 상반되는 힘의 대치 상태가 팽팽하되 어느 한 세력이 우위에서 갈등의 병리를 이끌어가는 상황을 바탕으로 한다. 토법을 써야 하는 경우라면 경화, 또는 둔화가 심중한 수준에서 그것으로 바탕으로 하는 상역의 작용이 일어난 것이라고 할 수 있을 것이다.

　적절한 토법을 쓴 결과로 말하자면 팽창의 세력과 조임의 세력이 모두 조정되어 팽창도, 조임도 없는 상태로 돌아가는 것이 되어야 한다. 그러나 본문의 내용과 같이 지나친 토법의 사용은 양쪽을 다 해소하지 못하고, 오히려 새로운 갈등관계를 만들고 이어가도록 하는 결과를 초래하게 되니 주의해야 할 사항이다.

128.

太陽病吐之 但太陽病 當惡寒 今反不惡寒 不欲近衣 此爲吐之內煩也

● 해석

　태양병에 대해 토법을 썼다. 태양병만 있으니 오한이 당연한데 지금은 오한하지 않으면서 옷을 더 입으려 하지 않는다. 이것은 토吐에 의해서 내번이 된 것이다.

● 주해

　태양병을 토출吐出시킨 후에 오한기가 없어진 것은 127조에서 다룬 내용과 같다. 토출은 외벽의 장력을 이용한 복압 높이기의 과정인데, 그것이 과하면 높아진 외벽의 장력이 남아 갈등 요인으로 작용한다. 남은 외벽의 장력이 갈등 요인이 된다고 하는 것은 이 장력이 복강을 압박하니 복강에서는 반발의 힘으로서 팽창력을 일으켜 대응하게 된다는 얘기다. 결국 토출에 이용되었던 장력이 남아 새로운 갈등을 구성하게 된 것이다.

　그런데 강해진 외벽의 장력이 복강의 팽창력을 부르는데 강하게 일어나는 팽창력이 외벽을 밀친 채로 대립을 유지한다면, 복강은 다소 확대된 상태에서 갈등관계를 풀지 않는 상황이 될 수 있을 것이다.

　복강 확대의 갈등 상태는 바로 정류혈에 의한 내열의 병리 경과로 이어진다. 이러한 경과에서 '今反不惡寒금반불오한'이 보이고, '不欲近衣불욕근의'가 나타날 것이다.

　적절한 토법吐法이었다면 토출 당시에 모든 경직이 풀리고 흉복간의 갈등익 문제가 해수되며 투출吐出 과정에서 일어난 힘의 변화도 동시에 없어져야 한다. 그러나 과도한 토출은 토출이 일어난 후에도 지속적으로 그 여파를 계속 유지하면서 부작용을 일으키게 되는 것이다.

토출에 의한 부작용은 외벽의 장력이 높아진 채로 남아 구성하는 새로운 갈등관계로 인해 혈의 정류와 상역이 일어나는 것으로 정리할 수 있다. 이런 상황을 가리켜서 '吐之內煩토지내번'이라고 한다.

129.

病人脈數 數爲熱 當消穀引食 而反吐者 此以發汗 令陽氣微 膈氣虛 脈乃數也
數爲客熱 不能消穀 以胃中虛冷故吐也

● 해석

병자가 맥이 빠르다. 빠른 것은 열이니 먹어도 배부르지 않고 계속 먹는 것인데, 오히려 토하는 것은 발한으로 양기를 미약하게 하고 격의 기운을 허하게 해서 맥이 빠르게 된 것이기 때문이다. (여기서) 빠른 것은 끼어든 열로 먹은 것을 삭일 수 없으며 (원래는) 위중이 허랭하기 때문에 토하는 것이다.

● 주해

맥이 빠른 것은 가슴으로 올라가는 혈류가 많다는 뜻이다. 보통 복강이 확대되면서 혈류량이 늘고 증가된 혈류가 순환을 따라 전신으로 퍼질 때 맥이 빨라진다. '數爲熱삭위열'이 그 말이다. 복강 확대와 더불어 활동성이 약화되지 않았다는 근거가 되는 현상이다.

복강의 확대는 평활근의 과도한 탄성 경향, 즉 팽창력의 강화에 바탕을 둔다. 다른 말로 장관腸管의 내경이 전반적으로 커져 있으면서 그 활동이 나빠지지 않은 상태니 그로부터 '消穀引食소곡인식'하게 된다.

만일 이 경우 '消穀引食소곡인식'하지는 않고 오히려 토출이 일어난다면[이반토而反吐]? 토출吐出은 확대된 복강에 다시 강력한 조임의 힘이 발작적으로 작용할 때 나타날 수 있다. 289조에서는 토하고 싶은데 나오지 않는 상황[소음병욕토불토少陰病欲吐不吐~]를 말한다. 토출이 일어나기 위해서는 조임의 힘이 필요하지만 조임의 힘만으로 토출되는 것은 아니고 세력 간의 갈등이 깔려 있어야 한다는 의미다.

'脈數맥삭'이 있어 복강이 확대된 것을 알 수 있었지만, 그 확대 상태가 현재 상황의 모든 것은 아니다. 팽창의 세력과 외벽의 장력이 대립하는 경과이며, 그에 따라 복강의 압박적 환경이 토출에 이를 수 있는 지경이 된 것이다.

상황의 발단은 '以發汗이발한'으로부터 일어났다. 발한은 표증表證으로서의 표리간表裡間의 힘의 갈등을 완화하는 조치다. 발한으로 힘의 대치가 풀어지면서 긴장이 완화되어 힘이 풀린 것 같은 상태가 된다.

그런데 복강 안에서는 평활근의 장력이 오히려 높아져 있다. 팽창의 힘이 조성되는 것은 평활근의 수축활동이 약화된다는 것을 의미한다. 복강은 팽창력에 의해 점차 확대되는 양상이다. 그것을 '陽氣微膈氣虛양기미격기허'라고 했을 것이다. '陽氣微양기미'는 평활근의 활동성이 약한 것을 말하고, '膈氣虛격기허'는 횡격막이 복강의 팽창력에 굴복하여 이완하고 있는 상황을 의미한다는 해석이다.

발한 이후 내외의 갈등이 풀리는 과정처럼 보이는 경과가 진행되면서 일어난 일들이다. '脈乃數맥내삭'은 갈등이 해소되고 복강은 확대된 결과로 늘어난 순환을 표상한다. 사실 발한으로 갈등이 풀어진 것이 아니라는 거다.

그런데 '數爲客熱삭위객열'이므로 '不能消穀불능소곡'이라 한다. 삭맥數脈은 복강의 확대와 순환의 증가를 표상하니 이것을 끼어든 일, 또는 일시적으로 나타나는 현상[객열客熱]이라고 말하는 것이다.

'以胃中虛冷故吐이위중허랭고토'라 했으니 이것이 핵심을 담은 구절이다. 이 상황의 본연의 모습은 '胃中虛위중허', 즉 외벽의 높은 장력이라고 할 수 있다는 것이다.

발한은 외벽의 장력을 더욱 높이는 결과를 빚었고, 따라서 높아진 외벽의 장력에 반발하는 팽창의 힘이 일어나 외벽을 밀쳐내니, 외벽은 일시적으로 탈력脫力이 일어나 마치 양명병 초기와 같은 양상이 되었다. 팽창력의 홀로 성盛하여 복강이 확대일로에 있는 것이다. 그러나 힘이 빠져있던 외벽이 그 장력을 회복하면 팽창력과 맞서는 대립의 상황이 조성되고, 팽창력은 더 힘을 내어 외벽을 밀치다가 어느 시점에서 탈력하고 만다.

이 탈력의 과정에서 토출吐出이 일어난다는 것이다. 또 외벽의 장력에 반발할 목적으로 일어났던 팽창력이 마치 홀로 성한 것처럼 위세가 높았으나 결국은 본연의 힘이 아니라는 것을 '客熱객열'이라 표현한 것이다.

본문은 맥脈이 삭數한 것을 보고 표증表證의 갈등관계로 보고 발한을 했으나, 표부의 상황은 표증 수준의 긴장이 아니라 그보다 진행되어 강화된 장력이 깔려 있었던 경우라고 해석된다. 발한 이후 외벽의 장력이 더욱 높아지면서 힘의 대립이 새롭게 일어나는 과정에서 토출吐出이 일어나게 되는 경과다. 이 경과에 나타났던 양명병의 양상은 실제의 열증熱證이 아닌 '客熱객열'로서 발한發汗에 의해 촉발된 팽창세력의 강화가 일과성으로 외벽을 무너뜨린 상황을 바탕으로 한다.

130.

太陽病 過經十餘日 心中溫溫欲吐 而胸中痛 大便反溏 腹微滿 鬱鬱微煩 先此時 自極吐下者 與調胃承氣湯 若不爾者 不可與 但欲嘔 胸中痛 微溏者 此非柴胡證 以嘔故知極吐下也

● 해석

태양병이 10여 일을 지나면서 심중이 후끈하면서 토하려 하고 가슴이 아픈데 대변은 오히려 무르고 뱃속이 약간 그득하고 답답하면서 가벼운 번조의 기운이 있다. 이에 앞서 토하를 유도했다면 조위승기탕을 투여할 수 있지만 그렇지 않았다면 줄 수 없다. 다만 구역질이 나고, 가슴이 아프면서 변이 약간 무른 경우는 시호탕증이 아닌데 구역질이 나는 것이니 이로서 토하를 유도했음을 아는 것이다.

● 주해

'太陽病過經十餘日태양병과경십여일'은 태양병이 유지되는 상태로 상당한 시간을 보냈다는 얘기다. 태양병은 표리 사이에 힘이 마주쳐 갈등의 상태를 유지하는 것이다. 이런 상태로 상당 시간을 경과했다는 것은 복강에서 팽창의 힘을 공고히 하는 계기일 수 있다. 계속되는 표부 긴장의 자극에 반발을 되풀이하면서 다져진 것이다.

'心中溫溫欲吐심중온온욕토'는 내강에서 은근히 일어나는 어떤 활동으로 토출吐出의 욕구가 일어나는 것을 말하는 것으로 본다. '胸中痛흉중통'은 그런 상황을 다시 확인하는 말이다. 복강의 통증이 팽창과 조임이 함께 할 때 그 갈등관계에 기초하여 일어나듯이 가슴의 통증도 충만한 가슴을 압박하는 힘에 의해 일어난다고 봐야 한다. 그렇다면 그 압박의 힘은 태양병이 십여 일을 지속하면서 표증의 내외 갈등뿐 아니라 그 갈등의 영향력이 내적으로 상당한 변성을 일으킨 바탕으로부터 나온 것이라고 생각할 수 있다.

　　복강에서 팽창의 세력이 점진적으로 강화하면서 그에 대한 반발로서 외벽의 장력도 표증表證 이래로 계속 유지되고 있으나, 이제 곧 양명병으로 전입하려는 경과가 진행하고 있다고 보는 것이다. 그렇다면 얼마 후 조열潮熱과 같은 표증表證 붕괴의 시점을 지날 것이다.

　　그런데 '大便反溏대변반당'이 있다. 대변이 무른 것은 장관腸管 평활근의 수축 활동이 과하게 일어나고 있는 상황을 말한다. 이런 상황은 갈등관계가 풀어지는 경과에서 나타난다. 그렇다면 양명병이 성립되는 시점으로 보아야 하는가? 만일 태양병의 경과에서 양명병으로 전입하는 과정이라면 보통 대변곤란의 양상이 나타나지 않으니, 내외 갈등이 무너지더라도 하리가 일어날 상황은 아니다.

　　그렇다면 이 상황은 거꾸로 외벽의 장력이 강하게 작용하면서 팽창력을 압도하고 갈등관계를 해소하는 경과로 볼 수밖에 없다. 양명병으로 진행하는 경과가 강화된 외벽의 장력에 의해 꺾인 상황이란 얘기다.

　　'腹微滿복미만'은 이런 경과에서 조임의 작용이 이끄는 갈등관계를 표상한다. 팽창의 힘이 강화되는 추세가 꺾이고 이제는 역전된 상황이다. 팽창력이 우위에 있는 동안 정류했던 혈이 가슴으로 몰리면서 '鬱鬱微煩울울미번'이 일어난다.

　　'心中溫溫欲吐심중온온욕토'와 '胸中痛흉중통'은 조임의 작용에 의해 복강 내압이 오르면서 가슴을 압박하는 상역上逆 현상을 원인으로 하는 현상들이며, '溫溫欲吐온온욕토'라는 표현을 보면 정류혈의 상일上溢도 또한 개입되고 있는 것으로 보인다.

　　상황을 정리하면 먼저 태양병이 길게 끌면서 복강에서 팽창의 힘이 다져지고 점차 세력을 키우고 있는데, 여기에 돌연 조임의 세력이 일어나 판세를 역전시킨 것이다. 이 조임의 힘은 그렇다면 어디에서 온 것인가?

　　물론 팽창의 세력이 과하면 그에 대응하는 반발로서의 장력이 작용하는 것은 당연한 일일 수 있지만, 이 경우와 같이 오히려 팽창의 힘을 뒤집을 정도의 강한 세력이 어떤 경로로 일어나느냐 하는 것이다.

　　본문의 내용에 따르면, 만일 이런 상황이 일어나는 과정에서 이전에 토법과 하법을 썼다면[선차시자극토하先此時自極吐下], 그 힘은 당연히 토하吐下에 의해 초래된 것일 수 있다. 토하는 주로 외벽의 장력을 강화시킴으로써 복강 내압을 올리는 과정을 유도하게 되는데, 이 과정이 과도하면 외벽의 장력이 잔재하면서 영향력을 발휘할 수 있기 때문이다.

　　이와 같이 이 경우의 조임의 작용은 자발적인 것이 아니라 토하라는 인위적인 조치에 의해 조성된 것이다. 만약 자발적인 조임이라면 원래 가지고 있던 본연의 속성을 드러낸 것이지만, 인위적으로 만들어진 것이라면 원래 갖고 있는 스타일과는 무관한 것이다.

그렇기 때문에 여기에 '與調胃承氣湯여조위승기탕'할 수 있다고 하는 것이다. 원래 양명병이 성립되는 방향으로 진행하고 있던 흐름에 외력의 개입으로 일과성의 반전이 발생했다고 보는 것이다. 병리 경과의 본질은 양명병으로 전속하는 흐름에 있으니 승기탕을 쓴다는 얘기다.

그러나 이 상황이 원래 바탕에 갖고 있는 속성에서 나온 것이라면, 팽창력을 유발시킨 요인으로서 본연의 조임세력(외벽의 경직)을 갖고 있는 경우라고 할 수 있다. 본문에서 '若不爾者不可與약불이자불가여'는 조임의 힘이 토하의 여파가 아니라 본연의 속성에 의해 자발적으로 일어난 경우를 말한다.

앞의 '大便反溏대변반당'이 그것을 말하는 것이다. 팽창의 힘이 강화되지만 결국 본래 장력을 일으켜 상황을 역전시키게 되었다는 뜻이다. 이는 조임의 작용이 뒤집을 수 있는 토대, 즉 외벽의 경직과 같은 음증陰證 병리의 바탕이 갖추어진 경우라고 할 수 있다. 이런 경우에는 당연히 하법下法을 쓸 수 없다. 이미 외벽에서 조임의 효과가 작용하고 있는데 하법을 써서 문제를 가중시킬 일이 없기 때문이다.

이 상황은 당연히 소시호탕증小柴胡湯證도 아니다. 소시호탕증은 원래 복강에 팽창의 세력이 우위를 점하고 있는 가운데 외벽의 반발이 일어나는 상황이라고 할 수 있다. 사실 여기서 말하는 외벽의 반발이란 다만 팽창력의 독주를 막는 제한의 역할로 작용할 뿐이다. 그러나 비록 강력하지 않지만 이런 대립의 양상이 상역上逆의 바탕이 된다.

따라서 소시호탕증에서는 이와 같은 상역의 힘에 의해 구역嘔逆이나 가슴의 통증 같은 것은 있을 수 있지만, 이런 정도의 반발이 일어나는 것으로 하리下利가 나지는 않는다. 소시호탕증은 팽창력이 외벽의 반발에 주도권을 넘기는 일이 없다는 것이다.

그래서 '但欲嘔胸中痛微溏단욕구흉중통미당'하는 경우가 '非柴胡證비시호증'이라 하는 것이다. 소시호탕증이 아닌데 구증嘔證이 일어났으니 이는 이전에 토하吐下의 조치가 있었거나 아니면 음증의 경과로 보는 것이 당연하다.

131.

太陽病 六七日 表證仍在 脈微而沈 反不結胸 其人發狂者 以熱在下焦 少腹當
硬滿 小便自利者 下血乃癒 所以然者 以太陽隨經瘀熱在裡故也 抵當湯主之

● 해석

　태양병 6~7일에 표증이 여전히 있는데, 맥이 미미하면서 가라앉는다. 그
런데 결흉은 아니다. 이 사람이 광증이 발하는 것은 열이 하초에 있는 것
으로, 아랫배가 단단하고 그득하되 소변이 잘 통하는 경우는 하혈을 하면
이내 낫는다. 그 이유는 태양(병)이 경經을 따라 흘러 어열瘀熱이 안에 자리
한 까닭이니 저당탕으로 주치한다.

● 주해

　태양병이 6~7일 되었다면 변성變性이 있을 수 있는 시기다. '表證仍在표증
잉재'하니 표부의 긴장[표증表證]은 그대로 있다. 그런데 변화가 일어난다. 맥
이 미微하고 침沈해지는 변화다. 그때까지는 표증表證이 유지되고 있었으나
그 시점에서 표증이 소멸하는 전환점을 맞게 된 것이라고 봐야겠다.

　맥이 미微한 것은 표부로 나오는 순환 혈류가 감소한 것을 표상하는 맥
중의 하나다. 순환 혈류의 감소는 보통 복강에서의 활동성이 약화되었음을
말한다. 맥이 침沈한 것은 부맥浮脈과 상대편에서 표부 긴장이 소멸되었다는
뜻이다.

　요약하자면 '表證仍在표증잉재'에서 '脈微而沈맥미이침'이 된 상황은 표리간
갈등관계에서 내적 갈등으로 전환되면서 순환이 약화되는 경과를 설명하고
있다는 얘기다.

　'結胸결흉'은 가슴에 대한 압박이 극대화되어 가슴의 운동을 크게 방해하
는 요소가 있는 상태를 말한다고 해 두자<141>. '其人發狂기인발광'이란 무언
가 부담이 커서 발생하는 증상이지만, 이것이 가슴에 대한 물리적 압박으
로만 해석할 일은 아니다. 가슴이 압박되는 경우에 생기는 증상으로는 번
조煩躁가 통상적이다.

　사실 가슴의 부담으로는 번조 외에도 오뇌懊憹나 경광驚狂 등이 있다. 오뇌
는 주로 순환 조건의 변동에 의한 심장의 부담을 의미하는 증상<79; 梔子豉
湯>으로 쓰인다.

　경광驚狂에 대해서는 망양亡陽이 나타나는 계지거작약가촉칠모려용골구역
탕증桂枝去芍藥加蜀漆牡蠣龍骨救逆湯證<117>의 경우에서 볼 수 있다. 망양의 경과가

있을 때 반드시 경광이 일어난다는 표현[망양필경광亡陽必驚狂]이다. 망양은 복강에서 조임의 힘이 급격하게 일어나면서 일시적으로 땀이 나지만, 점차 복강 위축으로 진행해가는 상황을 말한다<290, 293>. 이 과정에는 당연히 가슴이 압박되고 순환의 양상이 또한 급격하게 변동하는 국면이 있을 것이다. 이 구간에서 경광이 일어난다고 할 때, 경광은 가슴의 압박과 혈류의 변동이 함께 하는 경과와 관련되는 것으로 볼 수 있다.

그런 의미에서 결흉結胸이 아니면서 '其人發狂기인발광'하고 있다면 발광發狂의 증상으로 보아 무언가 순환에 급격한 변동을 가하는 문제를 가지고 있으면서 상역上逆의 압박 또한 일어나고 있는 상황으로 추정해볼 수 있다.

그런데 본문에서는 이 상황을 '熱在下焦열재하초'라 하여 하초를 문제의 영역으로 정리하고 있다. 그러면서 '少腹當硬滿소복당경만'이라 하여 열熱이 하초에 있기 때문에 굳고 팽만한 느낌이 소복少腹, 즉 아랫배 쪽에 있어야 한다고 한다. 가슴 쪽과 연접한 상부上部의 복강이 아니라 하부의 복강에 결경結硬 내지 경화硬化가 있는 것이 열재하초熱在下焦라는 얘기다.

그렇다면 하부 복강에서 나타나는 열성熱性의 경화가 '其人發狂기인발광'의 원인이 된다는 것이니 그것을 통해 추정하자면, 복강의 하부 쪽에 팽창의 세력이 이끄는 갈등에 의한 경화가 있고, 때로 그 갈등의 기조가 변화하면서 순환과 내압에 변동을 일으키는 상황이라고 할 수 있겠다.

그런데 이 상황에서 '小便自利소변자리'는 무엇을 의미하는가? 소변이 잘 통한다는 것은 경화硬化가 없다는 것으로 복강에 조임의 힘이 상대적으로 높지 않음을 확인하는 현상이다.

원래 경화는 그 자체가 서로 대립하는 힘이 맞서서 활동성을 제한하되 조임의 세력이 이끄는 상황을 바탕으로 한다. 조임의 힘이 우위에서 병리 경과를 이끌고 있는 경우라면 소변불리가 나타날 수 있는 바탕이 된다는 얘기다. 따라서 내적으로 갈등이 있는 경우에 소변자리를 확인하는 것은 그 갈등의 속성이 팽창 우위에 해당하는 것으로 확정하는 것이 된다.

그러나 기인발광其人發狂의 증상이 있다면 가슴을 압박하는 상역上逆의 힘이 있다는 말이고, 상역이 있다면 조임의 세력이 그만한 강도를 갖고 있다는 것이니 소변자리와는 모순이 된다. 기인발광은 오히려 소변불리와 어울린다.

그러니 소변이 자리하면서도 기인발광이 있는 상황은 좀 특별하다. 복강에 분명히 팽창 우위의 내적 갈등이 있되 그 갈등의 작용이 주로 소복少腹에 집중하여 소복이 경만한 열증熱證을 보이는데, 가슴에 대한 부담 요인이 또한 있는 것이기 때문이다. 혈의 정류나 갈등에 의한 경직성의 변화가 소복으로 몰리는데 어떤 형식으로 가슴에 부담을 줄 수 있느냐의 문제다. 더구나 '反不結胸반불결흉'이라 한 것은 갈등의 여파가 가슴에 큰 영향을 주고 있지 않다는 표현이니 더욱 어렵다.

'小便自利소변자리'가 확인되는 경우는 '下血乃癒하혈내유'라 했다. 팽창 우위의 갈등으로 소복의 부위에 경만硬滿의 상황이 조성된 경우, 하혈下血의 조치 또는 저절로 일어나는 하혈에 의해 병이 낫게 된다는 뜻이다. 그럼 하혈이란 무엇을 말하는가.

혈이 내리는 것이 생리적인 경우는 월경月經 이외에 다른 것이 없다. 월경이 행해질 수 있다면 병이 낫는다고 보는 것이다. 평활근 병리를 중심으로 보는 관점에서 월경이 불통한 경우는 자궁의 활동성이 크게 제한된 경우다.

'少腹當硬滿소복당경만'에서 소복少腹은 복강 하부로서 골반강을 포함하는 영역으로 해석할 수 있을 것으로 본다. 그렇게 본다면 소복의 경만硬滿은 갈등의 영향이 골반강에 끼친 것이 된다. 골반강에서의 갈등은 그 안에 있는 근육 장기의 활동성 약화를 의미한다. 여기에 자궁 근육을 대입해서 본다면, 그 활성이 둔화하여 월경을 곤란하게 하는 상황으로 가게 될 수 있다는 것이다.

이와 같이 자궁 근육의 활동성이 둔화되어 월경이 어려운 경과에서 '下血乃癒하혈내유'란 근육이 풀려서 활동성이 개선된다면 월경이 돌아올 수 있다는 얘기고, 월경이 정상화되면 병이 낫는다는 것이다.

이런 식의 추정을 통해 열재하초熱在下焦를 골반강 영역에서 특히 자궁 근육과 연관되어 일어나는 제한적 탄성과도 경향으로 일단 규정해 둔다. 그러나 이것은 이런 과탄성의 평활근 병리가 자궁 근육을 선택적으로 침식했다는 얘기가 아니다.

이 현상은 어떤 종류, 어떤 방식의 평활근 병리가 조성하게 되는 갈등의 양식이 자궁 근육의 활동 양상에 영향을 끼칠 수 있는 특정한 속성을 가진다는 쪽으로 해석되어야 할 것이라는 얘기다.

여기에 사용하는 저당탕의 내용을 보면 도인桃仁과 수질水蛭, 망충蝱蟲 등으로 구성된다. 이들은 공통적으로 어혈을 푸는 약들이다. 어혈은 극단적 둔화의 이전 단계에 해당하는 갈등으로 활동성이 크게 떨어진 경우를 표상하는 병증이다. 열재하초를 다스리는 저당탕이 어혈을 푸는 쪽에 초점을 두는 처방이라고 하면, 열재하초 자체가 양명병 경과의 극단적 갈등에 도달하기 전 단계로서 중등도의 둔화를 가진 복강 내 병리를 의미한다는 얘기가 된다.

이는 이미 두핵승기탕증桃核承氣湯證으로 다스리게 되는 열결방광熱結膀胱의 경우에서 다루었던 내용과 유사한 것으로 두 경우 모두 팽창세력이 극단까지 가서 도달하는 강고한 둔화와는 구별되는 것들이라고 할 수 있겠다.

그러니까 이 과정에서 일어나는 '其人發狂기인발광'은 비록 어느 수준 이상의 팽창세력으로 활동성의 둔화가 생겨있지만, 그 둔화가 극단의 강고함에 미치지 못하는 것으로서, 특히 자궁 근육의 활동에서 그 영향력을 뚜렷하게 내보이는 것이므로 그로 인한 순환의 약화도 또한 강하게 묶여 지속되는 것이 아니라 강약強弱의 흐름으로 변동의 속성을 가진다는 것을 의미한다.

그 둔화가 그 정도 수준에서 이루어지는 것이니 순환을 방해하고 잡아두는 구속력이 계속 유지될 수는 없다는 것이다. 팽창세력에 의해 복강은 확대되어 있으므로 어느 시점에서 돌연 순환량이 늘어날 때, 정맥 환류가 급증하고 그에 의해 심장의 부담이 급격히 높아지는 상황을 맞는다. 이 시점에 '其人發狂기인발광'의 증상을 볼 수 있다.

이것을 '太陽隨經瘀熱在裡태양수경어열재리'라고 했다. 태양병으로부터 연유한 내강內腔의 열증熱證이라는 뜻으로 해석한다. 표부의 긴장이 내강을 압박하는 자극을 지속하는 동안 복강에서는 그에 대응하는 어떤 반발의 활동이 일어나 그 환경에 변화를 일으키게 된다. 열재하초도 이 과정에서 일어나는 병증이니 그 연원은 당연히 태양병의 표리 갈등 병리에 있는 것이 맞다. 그러나 원래의 표부 긴장은 팽창세력이 강화되면서 이미 스러졌다고 보아야 할 것이다.

● 抵當湯

○水蛭熬 20個, 蝱蟲熬 去翅足 30個, 桃仁去皮尖 30個, 大黃酒浸 3兩.
○위의 네 가지 약을[上四味] 가루내어[爲末] 물 5승으로[以水五升] 달여 3승을 취한 뒤[煮取三升] 찌꺼기를 없애고[去滓] 따뜻하게 1승을 복용하되[溫服一升] 하리가 나지 않으면 다시 복용한다[不下再服].

*

수질水蛭은 '主逐惡血주축악혈, 瘀血어혈, 月閉월폐, 破血瘕積聚파혈하적취~'163)라 하여 주로 월경의 생리를 방해하는 병리에 대한 효능을 가진다고 쓰인다. 여기서의 악혈이나 어혈은 복강의 정류혈뿐 아니라 월경이 행사되지 못하여 복강에 저류하는 혈을 의미하는 것으로 볼 수 있다.

163) 神農本草經 p.294

　　망(맹)충䖟蟲도 또한 어혈을 몰아내는 약이다. 동의보감東醫寶鑑에서는 '主逐
瘀血주축어혈, 破血積癥瘕파혈적징하, 通利血脈통리혈맥'164)이라 하여 그 작용의 초
점이 수질과 마찬가지로 자궁의 활동과 관련된 어혈병리에 집중되어 있음
을 표명한다.

　　도인桃仁에 대해 본초경本草經에서는 '主瘀血주어혈, 血閉瘕邪혈폐하사~'165)라
하여 먼저 어혈瘀血에 대한 효과를 강조하고 있으며, 도홍경陶弘景은 '止咳逆
上氣, 消心下堅硬, 除卒暴擊血, 通月水'166)이라 하여 먼저 '止咳逆上氣지해역상
기', '消心下堅硬소심하견경' 등 상역의 병리와 관계된 효능을 쓰고 있지만, '通
月水통월수'를 통해 자궁에 대한 작용을 명기하고 있다. 특히 자궁 근육의
병리만을 다루는 것이 아니라 복강 전체에서 작용하는 둔화 속성의 갈등관
계를 함께 해소할 수 있는 효능을 갖춘 것으로 이해하면 되겠다<111>.

　　이 세 가지의 약으로 저당탕은 특히 자궁 근육의 활동성 약화와 같은 수
준의 둔화에 대해 쓸 수 있는 형태를 갖추었다고 할 수 있다. 대변의 경화
鞭化를 포함하는 극도로 강고한 둔화 이전에 올 수 있는 중간 단계 정도의
둔화를 해결하는 것으로 표현할 수도 있겠다. 그런 차원에서 자궁뿐 아니
라 복강 전체에 걸쳐 중등도의 둔화로 일어나는 병리 전반을 다스리는 구
조로 해석된다. 여기에 최대 범위의 둔화를 다루어 복강 내 평활근 전반에
대해 그 수축 활동을 촉구하는 대황大黃을 함께 써서 둔화의 바탕을 폭넓게
완화하면서 이 세 가지 약의 효력을 한층 뚜렷하게 한다.

132.

太陽病 身黃 脈沈結 少腹鞕 小便不利者 爲無血也 小便自利 其人如狂者 血
證諦也 抵當湯主之

● 해석

　　태양병의 과정에 몸이 노랗고, 맥이 가라앉으면서 맺히며, 아랫배가 단단
하면서 소변이 잘 통하지 않는 경우는 혈증이 없는 것이다. 소변이 잘 통
하는데도 광증과 같은 모양을 보인다면 혈증이 확실하니 저당탕으로 주치
한다.

---

164) 東醫寶鑑 p.706.위
165) 神農本草經 p.303
166) 本草綱目 p.1742

● 주해

'身黃신황'은 경화硬化된 복강에서 생기는 현상 가운데 하나다. 보통은 '小便不利소변불리'가 동반하게 된다. 경화란 복강에서 상반된 힘들이 대립하되 조임의 세력이 ㄱ 병리를 이끄는 상황으로 복강의 활동성이 크게 떨어져 있는 상황을 말한다.

활동성이 떨어져 있으니 혈류가 불량해지고, 물 흐름이 약화되어 소변이 잘 통하지 못하는 것은 자연스런 현상이다.

태음병에서는 당연히 '身黃신황'이 발한다[태음당발신황太陰當發身黃]<285>고 한다. 태음병의 전형은 팽창의 세력이 높아진 바탕에서 그에 대응하는 반발 세력이 강하게 발동하니 두 세력이 맞서되 조임의 세력이 병리를 이끄는 경과이기 때문이다.

'脈沈結맥침결'은 표부表部의 긴장이 없으며[침沈], 내강內腔에 맺힘의 병리가 있다는 것[결結]을 상징한다. 이미 태양병의 경계를 넘었고, 내강의 어느 곳에 경직성의 문제를 갖고 있다는 의미다. 그런데 '少腹鞕소복경'이 있다. 소복은 복강의 하부 영역이니 그렇다면 경직의 병리가 일어나는 진원지는 아랫배 쪽이라는 얘기다.

그런데 '身黃脈沈結신황맥침결'의 증상이 있으면서 '小便自利소변자리'하다면 일반적인 상황은 아니다. 131조에서 살펴보았지만 소변불리는 조임의 힘이 뚜렷한 복강의 경화를 바탕으로 일어나는 증상이며, 역逆으로 복강의 경화가 있다면 소변이 잘 통하지 않는 것이 상례常例이기 때문이다.

그렇다면 신황身黃이 있으면서 소변이 자리自利하는 경우는 그 성질이 경화성이 아니라 오히려 팽창세력이 주도하는 둔화성의 경직이라고 보아야 할 것이다. 물론 경화냐, 둔화냐를 구별하는 일이 절대적인 것은 아니다. 다만 그 속성을 규정한다면 그렇다는 것이다.

갈등으로 인해 복강의 하부에 경직이 있지만 조임의 세력이 팽창의 세력에 밀려 '熱在下焦열재하초'의 혈증血證을 보이되, 물 흐름에 제한이 생기지는 않으므로 소변은 자리自利하는 것이다.

본문의 표현대로 하자면 '無血무혈'이란 정류하는 혈이 없다는 것이니, 비록 갈등이 있어도 조임의 세력이 주도하여 복강이 확대되지 않는다는 의미다. 개념상 정류하는 혈에는 월경불통이 포함된다. 이와 같이 조임의 세력이 주도하는 갈등관계가 강고하면 경화와 상역이 일어날 수 있으니, 따라서 소변불리와 황달증이 올 수 있는 것이다.

그러나 혈증血證은 골반강 영역에서 주로 나타나는 어느 정도 이상의 강고한 갈등으로 그 활동성이 둔화하니 그 영역에 혈의 정류가 발생하는 것이다. 이것은 조임세력의 강세로 일어나는 물 흐름의 장애와는 같지 않으니, 비록 갈등으로 인해 그 활동성이 떨어지는 변화가 나타나더라도 전혀 다른 양상의 병리 경과를 갖게 되는 것이다.

한편으로 비록 소복少腹, 즉 골반강 영역에서 주로 증상이 나타난다고 했지만 그것이 병리적으로 골반강을 선택적으로 침식했다는 식의 해석은 아니다. 이미 서술했지만 비록 둔화의 병리가 뚜렷하지만 극단적 둔화에 이르지 못하는 수준의 갈등관계는 그 자체의 성격상 주로 자궁 근육의 둔화를 조성하는 정도에 머물게 된다는 뜻이다. 그 수준의 갈등관계를 가지고는 복강 내의 모든 평활근 조직, 특히 장관腸管 전반을 둔화시킬 정도에 이르지는 못한다는 얘기가 된다.

133.

傷寒有熱 少腹滿 應小便不利 今反利者 爲有血也 當下之 不可餘藥 宜抵當丸

● 해석

상한병에 열이 있는데 아랫배가 그득하다. 마땅히 소변이 잘 통하지 않아야할 텐데, 오히려 잘 통하는 경우는 혈이 있는 것이다. 하법이 마땅하니 다른 약은 쓸 수 없고 저당환이 좋다.

● 주해

상한병에서 열熱이 있는 것은 표부의 긴장 경향이 있되 내외간의 갈등이 고착된 상태는 아니라는 것을 말한다. 내외 갈등이 심해서 복부의 활동성을 크게 저하시키는 경우는 열증熱證보다는 한증寒證을 표현하게 되는 것이다.

그런데 '少腹滿소복만'이 생긴다. 이것은 상황이 전환된 것이다. 복강의 바닥 부분에서 일어난 갈등의 징후라고 할 수 있다. 복강 자체의 내적 갈등으로 빚어진 것이든, 내외 갈등으로 빚어진 것이든 힘들의 갈등에 의한 경직의 속성이 일어난 것이다.

'少腹滿소복만'이 있으면서 '小便自利소변자리'한 경우는 경직이 있더라도 물 흐름에 장애가 있는 것은 아니니, 이는 팽창세력이 이끄는 갈등으로 하복부 영역에 경직이 발생한 것으로 볼 수 있다<131>.

복강의 기저부인 골반강骨盤腔에 집중하여 주로 자궁子宮에서 나타나는 둔하이 경향으로 월경月經의 장애를 일으키는 속성의 병리라고 하겠다. 월경의 장애란 배출되어야 할 혈血이 배출되지 못하고 저류하는 것이므로 이런 둔화를 '血證혈증'이라 하고, 또 '有血유혈'이라 하는 것이다.

만약 소변이 불리하다면 그것은 속성이 완전히 다른 것이다. 조임의 세력이 이끄는 경화硬化의 문제로 상역의 병리를 포함하게 되니 복강을 넘어 가슴으로 직접 압박의 영향을 가하는 양상으로 나타나게 된다.

여기서 '當下之당하지'라 한 것은 사하瀉下하되 승기탕承氣湯을 쓰는 사하를 말하는 것은 아니다. 승기탕의 사하는 과도한 평활근의 탄성에 의해 수축 활동이 방해받는 상황, 즉 극도로 강고한 둔화에 대해 평활근의 수축 활동을 유도하는 쪽에 중점을 두는 방식의 사하라고 할 수 있다. 그 성분 안에는 팽창세력을 해소하는 요소와 반발의 힘을 완화하는 요소가 함께 있어 극단적 갈등관계를 풀게 되는 것이다. 굳이 구분하자면 대황大黃이나 망초芒硝는 팽창세력에 대응하는 쪽으로 작용하고, 지실枳實이나 후박厚朴은 반발의 조임세력에 대응하는 쪽으로 작용하는 것이다.

그러나 저당탕抵當湯이나 환丸의 경우, 처방의 구성으로 보아 조임세력에 대응하는 요소는 배제하고 다만 팽창세력에 대응하는 요소로만 이루어져 있음을 알 수 있다.

현재 팽창세력이 어느 수준 이상으로 높아지면서 그에 반발하는 세력이 일어나 갈등관계가 조성되지만, 대변의 경화鞕化를 유발하는 강고한 둔화로 이어진 상황이 아니기 때문일 것이다.

134.

太陽病 小便利者 以飮水多 必心下悸 小便少者 必苦裡急也

● 해석

태양병의 과정에서 소변이 잘 통하여 물을 많이 마시게 되는 경우는 반드시 심하의 계悸를 일으킨다. 소변이 적은 경우는 반드시 이급裡急으로 괴로울 것이다.

● 주해

태양병의 경과상 '小便利소변리'하다면 복강에서 팽창의 세력이 성하되 조임의 세력은 그만큼 강하지 않다는 것을 말하는 것이다. 내적인 갈등이 경화硬化의 수준에 이른 것은 아니라는 얘기와 같다.

　본문에서 '小便利者소변리자 以飮水多이음수다'라 한 것은 소변이 많이 나가므로 그것을 보충하기 위해 물을 많이 마신다는 의미일 것으로 본다. 그러나 물을 많이 마신다면 갈渴증이 있다는 것이고, 갈증은 정류혈을 바탕으로 하는 것이니 비록 갈등관계가 강고하지는 않더라도 혈의 정류를 일으키는 상황이 조성되었다는 추정을 할 수 있다. 팽창의 세력이 강화됨에 따라 반발의 힘이 일어나 원래의 표리 갈등에 내적 갈등이 가세했지만 조임의 세력은 팽창세력에 미치지 못하는 상황이다.

　다른 방면으로 여기서 물을 많이 마시는 것은 그 자체로 소화관(장관)의 운동을 유발하는 일이 된다. 현재 복강은 팽창하는 힘으로 확대되어 있지만, 그에 대응하는 조임의 힘은 뚜렷하지 않다. 그런데 '飮水多음수다'로 인해 장관이 수축 활동을 강화해야 할 필요가 생긴다면?

　장관의 과도한 수축 활동은 이미 여러 차례 서술된 것과 같이 조임의 세력으로 이어지는 평활근 긴장을 유발하게 된다. 이 조임의 세력은 기존의 팽창의 세력과 맞서게 된다. '飮水多음수다'로 인해 복강에 강화된 갈등관계가 생겨나게 된 것이다. 복강 안에서의 갈등관계는 상역上逆의 힘이 되고, 상역에 의한 가슴 압박은 '心下悸심하계'를 유발하는 기초가 된다.

　'小便少소변소'한 경우는 그 반대다. 소변[양量]이 적은 것을 소변불리와 같다고 보면 이 상황은 이미 강화된 조임의 세력이 작용하고 있는 것이다. 조임의 세력이 작용하고 있는 것은 이미 복강 안에서 새로운 갈등이 조성되었다는 얘기다.

　소변불리는 조임의 세력이 주도하는 경화硬化성의 갈등관계에서 일어나는 현상이다. 그러니 팽창세력은 오히려 조임의 세력에 눌려 약화되었다고 볼 수 있다.

　조임의 세력이 이끄는 갈등관계가 구성되어 있는 상황에서 평활근의 활동성은 물론 좋지 않을 것이다. 이와 같은 활동성의 약화는 물론 둔화의 상황과는 구별되는 것이지만, 활동이 일어나되 효율이 약하여 유효한 활동에 도달하기 힘든 양상으로 설명할 수 있을 것이다. 이를 '苦裡急고리급'이라 표현한 것으로 해석한다.

변태양병맥증병치법 하

辨太陽病脈證幷治法 下

135

問曰 病有結胸 有藏結 其狀何如 答曰 按之痛 寸脈浮 關脈沈 名曰結胸也 何謂藏結 答曰 如結胸狀 飮食如故 時時下利 寸脈浮 關脈小細沈緊 名曰藏結 舌上白苔滑者 難治

● 해석

묻기를 '병에는 결흉이 있고 장결이 있는데 그 모양은 어떠합니까?' 답하기를 '누르면 아프고 촌맥은 떠오르는데 관맥은 가라앉는 것을 결흉이라 하노라.' '장결은 어떠합니까?' 답하길 '결흉과 같은 모양이나 먹고 마시는 것이 예전과 같으면서 때때로 하리下利가 있고 촌맥이 떠오르되 관맥은 가늘고 작으며 가라앉아 팽팽한 것을 장결이라 한다. 혀에 매끄럽게 백태가 있는 경우는 다스리기 힘들다.'

● 주해

결흉結胸과 장결臟結을 구분하여 말한다. 둘 모두 강고하게 맺혀서 활동이 차단된 상황을 바탕에 두고 있는 것이다. 본문은 다른 정보보다는 주로 맥상脈狀을 가지고 양자兩者의 차이를 말한다. 맥상을 통한 구분보다는 사실 표리表裡, 상하간上下間의 상호 관계를 가지고 논하는 것이 상한론傷寒論의 방식이지만 본문에서는 그 내용상 맥의 모양을 통해 양자兩者의 속성을 살필 수밖에 없다.

결흉과 장결이 모두 촌맥寸脈이 부浮하다고 하는 것은 표부의 긴장을 깔고 있다는 것으로 해석한다. 관맥關脈은 양자에서 모두 침沈하되, 장결의 경우는 세소細小하여 비교적 그 강직성이 약함을 나타내는 것으로 보인다. 관맥이 침沈하다는 것은 표부의 긴장이 있다 해도, 그 이면에는 또한 내강 영역의 갈등 요인이 있다는 것을 의미한다.

맥의 부침浮沈은 깊이의 양극단이라고 할 수 있다. 부맥은 떠오른 것이고 침맥은 가라앉은 것이기 때문이다. 부浮도 아니고 침沈도 아닌 중中이 정상맥이다. 그런 의미에서 부맥을 표부, 골격근계의 긴장이 높아진 것이라고 하면, 침맥은 오히려 골격근 계통의 정상적 장력(탄성)이 일반적 수준 이하로 떨어진 것이라고 할 수 있을까?

가정假定이지만 그렇다면 침맥沈脈은 내강의 팽창이나 위축에 반발하는 표부表部, 즉 외벽의 활동성이 약화된 상태를 말하는 것이다.

그렇다면 침맥의 의미는 내강에서 일어나는 갈등, 또는 표부와의 관계에서 조화를 상실한 운동성의 제한이나 경직 등과 같은 일들이 일어나고 있다는 것이 된다.

촌寸과 관關 사이는 좁다. 그러나 상징적으로 혈류의 선단先端과 후미後尾라는 구별을 가진다. 촌부관침寸浮關沈은 그런 차원에서 혈류의 선단이 표부의 긴장을 반영하고 있는데, 그것이 후미로 이어지지 못하고 이면에 자리한 내강의 갈등을 드러내고 있다고 해석할 수 있겠다.

관맥關脈이 '細小沈緊세소침긴'한 장결이 결흉보다는 내강의 긴장, 경직이 크지 않을 것으로 생각된다. '飮食如故음식여고'하면서 '時時下利시시하리'하는 양상도 복강 안에서 활동이 그리 큰 제한은 없다는 차원에서 그런 해석을 뒷받침한다.

136

藏結 無陽證 不往來寒熱 其人反靜 舌上苔滑者 不可攻也

● 해석

장결은 양증이 없으며 한열이 교대로 일어나는 일도 없다. 병자가 오히려 안정되는데 혀에 태가 두터우면 공하의 치법을 적용할 수 없다.

● 주해

장결藏結에 양陽증이 없다는 것은 삼양三陽의 병리가 없다는 것이다. 범위를 좁혀서 말한다면 혈류의 증가나 편중이 없다는 얘기로 이해할 수도 있겠다. 혈류가 갈등의 변동에 따라 증감하거나[태양太陽], 흉강으로 몰리거나[소양少陽], 복강을 충만하고 전신의 혈류량을 늘리는[양명陽明기점] 상황이 없다는 것이다. 따라서 한寒증이나 열熱증이 없고[불왕래한열不往來寒熱] 그래서 병세의 중重함에도 불구하고 오히려 안정적인 모습을 보일 수 있다.

그러나 '舌上苔滑설상태활'이란 그 와중에도 가슴의 정류혈이 발생하고 있다는 것이다. 가슴의 정류혈은 내적 갈등이 있음을 의미하는 현상이며, 갈등이 있다는 것은 조임의 힘이 작용하고 있다는 것이다. 그러나 이 갈등관계는 평활근의 강고한 둔화가 있는 극단적 갈등의 상황은 아니니 '不可攻불가공'이 원칙이다.

137

病發於陽而反下之 熱入因作結胸 病發於陰而反下之 因作痞 所以成結胸者 以
下之太早故也

● 해석

병이 양의 방면에서 생겼는데 상황에 맞지 않게 하법을 쓰면 열이 안으
로 들어가 결흉이 되고, 병이 음의 방면에서 생겼는데 상황에 맞지 않게
하법을 쓰면 그로 인해 비痞증이 된다. 결흉이 이루어지는 것은 하법을 너
무 일찍 시행한 까닭이다.

● 주해

'病發於陽병발어양'이라는 것은 표부의 문제가 그 기원基源인 병증 중 가장
가벼운 단계인 태양병太陽病의 바탕이 있다는 것이고, '病發於陰병발어음'이라
는 것은 복강 기원의 병증 중 가장 가벼운 단계인 태음병太陰病의 바탕이
있다는 것으로 해석할 수도 있겠다. 여기서 복강 기원의 문제라고 하는 것
은 삼음병의 바탕인 외벽의 경직<280>을 기초로 일어나는 복강에서의 변화
를 의미한다.

따라서 양陽에서 병이 일어난 경우는 표부 긴장에 의한 압박이 내강의
반발을 일으킨 것으로 이때 사하를 하는 것은 표리에서 맞서는 힘의 대립
을 복잡하게 만드는 일이 된다. 사하에 의해 이차적으로 복강 외벽의 근육
에 더욱 강한 긴장이나 경직의 경향이 발생할 수 있다는 것이다. 이것은
외압에 대해 반발하기 위한 팽창의 세력과 엇갈리는 것으로 심할 경우 복
강에서 강고하게 경결된 환경을 유발할 수 있다는 얘기다.

음陰에서 병이 일어난 경우는 외벽의 경직과 관련되어 오히려 복강 안에
서 환경 변화가 일어난 상황으로 보아야 할 것이다. 외벽의 경직을 극복하
고 복부의 활동성을 유지, 또는 회복하기 위한 자구책自救策으로서 평활근의
탄성이 높아지는 변화를 말한다.

이런 변화의 와중에 사하를 하게 되면 이미 경직이 와 있는 가운데 더욱
고착성이 강화되면서 갈등관계를 악화시킬 수밖에 없을 것이다.

'病發於陽병발어양'의 경우나 '病發於陰병발어음'의 경우에서 모두 상황에 맞
지 않는 사하를 할 경우에는 복강에서 경결硬結의 양상이 생길 수 있다는
것이다. 원래 사하는 복강에서 팽창의 세력이 극단에 이른 경우에 쓸 수
있는 요법이다.

보통 복강에서 팽창의 힘이 발생하면, 내외적으로 그에 반발하는 조임 방향의 장력도 따라서 일어나는 것이 정상이다. 만일 팽창의 힘이 정상 이상으로 높아지는 초기에 그에 반발하는 장력과 맞서 대립을 조성하고 있는 경우라면 하법下法을 써서는 안 된다. 이때 하법을 쓰게 되면 반드시 그 대립을 심화시키는 결과가 나타나게 된다. 따라서 하법을 쓸 수 있는 상황은 팽창의 힘이 반발의 장력을 넘어서 극한에 가까운 수준으로 가면서 마침내 그에 대응하는 내적內的 반발의 세력이 일어나는 시점 이후라고 할 수 있겠다. '所以成結胸소이성결흉'으로서 '下之太早하지태조'를 말하고 있는 것은 이와 같은 하법의 부작용을 지적하고 있는 것이다.

결흉結胸이나 비痞증은 공통적으로 복강 환경이 경직되어 그 활동성에 제한이 일어나는 문제라고 할 수 있다. 그러나 본문의 내용에서 이 둘은 그 형성 경로 자체가 전혀 다른 문제로 확실한 개념 구별이 필요하다는 의미를 읽을 수 있다.

138.

結胸者 項亦强 如柔痓狀 下之則和 宜大陷胸丸

● 해석

결흉은 목덜미 역시 뻣뻣한 것이니 마치 풍병에 걸린 것처럼 보인다. 사하시키면 부드러워질 것이니 대함흉환이 좋다.

● 주해

결흉에서 목덜미가 뻣뻣할 수 있다는 얘긴데[項亦强] 이것은 태양병의 '頭項强痛두항강통'을 말하는 것은 아니다. 또 시호탕증柴胡湯證의 '頸項强경항강'과 같은 것도 아니다.

태양병의 '頭項强痛두항강통'은 주로 표부의 긴장에 의한 동통이고, 시호탕증의 '頸項强경항강'은 횡격막 부착부 둘레로부터 유발되는 것으로 관련 근육들의 긴장에 의한 동통으로 해석한다. 그렇다면 결흉의 '項亦强항역강'은 어디에서 연유하는가.

결흉의 진원은 구조적으로 복부에 있으며<141>, 갈등으로 인해 복부의 운동 범위가 크게 제한되면 흉곽 주위의 운동도 경색될 수밖에 없다. 여기서의 '項亦强항역강'은 이런 와중에 흉곽 주위의 근육들이 굳어지면서 일어나는 증상으로 보이다. 마치 풍병처럼[여유치상如柔痓狀] 근육 활동이 부자유스러운 양상의 항강증項强證일 것이다.

이때 사하瀉下를 행사하는 것은 복강 안에서 평활근 활동을 유발하기 위한 조치다. 복부 전체의 활동이 살아나면 가슴을 압박하고 경색시킨 원인이 해소되어 굳은 것이 풀리는 효과가 난다는 얘기다. 그러나 여기서의 사하는 승기탕承氣湯 종류의 사하가 아니라 대함흉탕大陷胸湯을 쓰는 사하를 말한다. 물론 대황大黃, 망초芒硝가 있는 처방이지만 승기탕과는 다른 것이니 주의해야 할 것이다.

● 大陷胸丸

○大黃 半斤, 葶藶熬 半升, 芒硝 半升, 杏仁去皮尖 熬黑 半升.

○위의 네 가지 약에서[上四味] 두 약(大黃, 葶藶)을 부수어 체로 거르고[搗篩二味] 여기에 행인과 망초를 넣어[內杏仁芒硝] 기름을 내는 것처럼 갈아서[合硏如脂] 그 가루를 반죽하여 탄환 크기의 환을 만든다[和散取如彈丸一枚]. 따로 감수甘遂 1전비를 갈아서[別搗甘遂末一錢匕] 백밀 2홉과 물 2승으로[白蜜二合水二升] 달여 1승을 취한다[煮取一升]. 이것들을 한 번에 복용하고[溫頓服之] 하룻밤 자고 나면 하리가 나게 된다[一宿乃下]. 만약 하리가 나지 않으면 다시 복용한다[如不下更服]. 하리가 나면 효력이 있는 것이니[取下爲效] 복용법을 반드시 지키도록 조심한다[禁如藥法].

*

대황大黃은 복강에서 평활근의 탄성이 높아지는 추세가 극에 이르면서 그로 인한 극단의 내적內的 갈등이 조성되는 경우를 다스리는 약 중의 대표라고 할 수 있다.

작약芍藥도 같은 경과의 탄성을 완화시키는 약으로서 둔화鈍化된 복강을 완화하는 역할을 하지만, 대황의 약력藥力에는 미치지 못한다.

정력자葶藶子는 수병水病, 수질水疾 등 정수停水의 병리에 의한 증상들을 해소하는 약 중의 하나다. 정수停水의 병리는 보통 조임 효과를 갖는 갈등관계로부터 일어난다. 조임 효과는 외벽의 긴장 뿐 아니라 경직된 상황에서도 일어날 수 있다. 외벽의 경직은 팽창력의 대응을 요구하는데 그 과정에서 조임 효과가 일어나게 된다. 외벽이나 복강에서 직접적인 조임의 힘이 없는데 두 힘의 대립이 그런 효과를 낸다는 얘기다.

그러니 외벽의 긴장이든 경직이든 힘의 갈등관계가 강고해지면 복강에서 하방下方의 물 흐름이 방해되면서 몸 안에 정류하게 되는 것이다.

본초경本草經에서는 정력자의 효능에 대해 '主癥瘕積聚, 結氣, 飮食寒熱,

破堅'167) 등으로 쓰고 있다. '癥瘕積聚징하적취'는 모두 복강 내 장기, 기관 조직의 경결硬結를 의미하는 증상들이다. '破堅파견'도 마찬가지의 의미다. 이와 같은 경결, 즉 활동성의 약화를 내포하는 굳음이 복강에서의 흐름의 저해하는 요인이다. 여기서 경결을 해소한다는 것은 어떤 식으로든 복강 안에서 조성된 강고한 갈등을 푼다는 의미로 해석한다.

대황大黃과 정력자葶藶子를 놓고 보면 대황은 주로 어혈瘀血을 다루고, 정력자는 주로 정수停水, 즉 수질水疾을 다룬다. 대황이 평활근의 과도한 탄성, 즉 팽창세력에 따른 병리 변화를 주치主治한다면, 정력자는 조임 효과가 주도하는 강고한 갈등에 의한 병리 변화를 주치한다고 표현할 수도 있겠다.

'療肺癰上氣咳嗽요폐옹상기해수, 止喘促지천촉, 除胸中痰飮제흉중담음<開寶>'란 한 기록을 보면 조임의 세력이 강한 갈등의 경과에서 일어나는 상역의 문제를 다루는 정력자의 효능이 잘 표현되고 있다.

어혈瘀血이라는 용어는 자궁 근육의 수축 활동 장애로 월경혈月經血을 배출하기 곤란한 상황을 표상하는 현상으로 쓰이는 경우가 대표적인 것이다. 평활근의 탄성이 과도한 상황이 어혈과 관련된다고 할 수 있다.

반면에 수질水疾은 물론 팽창의 세력이 약하지 않지만, 어떤 정황에서 조임의 효과가 일어남으로써 강고한 갈등을 조성하고, 그 갈등에 의해 복강에서 하방의 물 흐름이 저해되는 상황을 병리적 바탕으로 한다.

앞에서도 서술했지만 여기서 조임의 효과, 또는 조임의 세력이라는 것이 다만 복강 안에서 일어나는 내적 반발만을 말하는 것은 아니다. 내적 반발만으로 강화된 팽창세력을 뒤엎을 수는 없는 것이다. 외벽의 역할이 가세해야만 그만큼 강한 조임 효과를 얻을 수 있다는 얘기다.

감수甘遂가 '皮中痞피중비<別錄>'168)를 다스린다는 표현이나 정력자葶藶子가 '皮間邪水上出피간사수상출<別錄>'169)을 해소한다는 말들은 다 이런 외벽이 관련되는 힘을 주제로 한 효능 서술이라는 생각이다.

그렇다면 어혈瘀血은 팽창세력의 강화로 혈의 배출에 문제가 생기는 갈등관계를 표상하는데 둔화鈍化성의 내적 갈등에 초점이 있고, 수질水疾은 조임 세력이 강화되면서 복강에서의 물 흐름에 문제가 생기는 갈등관계를 표상하는데 내외에서 공조하는 갈등과 관련이 있다고 정리할 수 있겠다.

그러나 실제 상황에서의 쓰임으로 보자면 '~泄壅滯水氣설옹체수기~<大明>, ~小便淋瀝소변임력~<時珍>'170)이라 하여 대황에도 수병水病을 다루는 효과가 있

---

167) 神農本草經 p.245
168) 本草綱目 p.1136
169) 위의 책 p.1066

고, '通月經통월경<時珍>'171)이라 하여 정력자에도 어혈을 푸는 효과가 있으니 위의 가르기를 참조하여 개념을 잡되, 실제 임상에 있어서는 그런 대비적 논리에 함몰되어 융통성을 잃는 것도 또한 삼가야 할 일이라 하겠다.

망초芒硝도 대황과 같이 평활근의 탄성이 극도로 높아지는 가운데 복강의 활동성이 크게 저하되는 상황을 풀어주는 약 중의 하나다. 망초의 경우는 과한 탄성에 의해 팽창세력이 독성獨盛하는 구간을 다스릴 뿐 아니라, 갈등이 강고하여 정수停水나 임병淋病이 일어나는 경우에도 적용한다는 기록이 있다.

'~除邪氣제사기 ~利大小便及月水이대소변급월수, 破五淋파오림~<別錄>'172)에서 소변을 통하게 하고 오림五淋을 깨뜨리는 작용은 강한 팽창의 세력에 맞서는 조임의 세력이 일어나 강고한 갈등관계를 조성하면서 복강에서의 물 흐름에 지장을 주는 병리를 해소하는 것이라 할 수 있다.

행인杏仁은 복강을 경직시키는 힘의 갈등이 가슴에 영향을 주어 가슴의 운동을 크게 제한하는 경우를 주로 다스린다. 본초경本草經에서는 '主咳逆上氣주해역상기, 雷鳴뇌명, 喉痺후비, 下氣하기~'173)라 했다. '咳逆上氣해역상기'란 복강의 경직이 횡격막의 하강을 제한하여 호흡에 지장을 주는 상황을 말한 것으로 해석한다. '喉痺후비'의 경우도 가슴 운동이 제한되면서 가슴의 내강이 강하게 압박되는 와중에 일어나는 증상일 것이다. 두 경우 모두 조임의 효과가 병리 흐름을 주도하는 갈등관계에서 강한 상역上逆의 힘이 일어나는 경과를 표상한다.

여기서 조임의 효과라고 하는 것은 이 상황이 비록 표부 전반이 경직된 것은 아니지만 외벽의 긴장이 일어나되, 그 강고함이 어느 수준을 넘는다면 마치 외벽의 경직과 같은 양상을 보일 수 있다는 것을 말하는 것이다.

외벽의 경직은 비록 내강을 조이지 않지만 그 자체로 복강에 대해 강한 팽창력을 요구한다. 경직된 외벽과 팽창력 사이의 대립은 강한 조임 효과로 해역상기咳逆上氣나 후비喉痺뿐 아니라 '喘促천촉' 등을 유발할 수 있는 것이다.

행인이 갖는 '溫病脚氣온병각기<甄權>'174)에 대한 효능은 외벽의 긴장을 주치하지만 그 긴장의 강고함이 경직의 수준에 가까운 경향을 다룰 수 있다는 것을 보여준다.

---

170) 本草綱目 pp.1116-1117
171) 위의 책 p.1066
172) 위의 책 p.645
173) 神農本草經 p.304
174) 本草綱目 p.1730

감수甘遂도 정력자葶藶子와 함께 수병水病에 쓰는 약 가운데 대표라고 할 수 있는 약이다. 견권甄權은 '能瀉十二種水疾능사십이종수질'175)이라 해서 감수가 모든 수질水疾을 모두 내린다고 했다. 이와 같은 감수의 효능은 흉복胸腹의 영역에서 일어나는 정상의 움직임을 회복하는 것으로부터 나온다.

감수가 산하疝瘕나 징견적취癥堅積聚 등을 깨뜨린다고 하지만, 어혈瘀血을 내리는 효과를 적시하지 않은 것[大腹疝瘕,腹滿,面目浮腫,留飮宿食,破癥堅積聚,利水穀道 <本經> 下五水,散膀胱留熱,皮中痞,熱氣腫滿<別錄> 能瀉十二種水疾,去痰水<甄權> 瀉腎經及隨道水濕,脚氣,陰囊腫墜,痰迷癲癎,噎膈痞塞<時珍>]176)에서는 강고한 갈등 상황을 다루되, 평활근의 탄성이 높아지면서 동반하는 내적인 반발에 의한 변화, 즉 내적인 갈등의 경과보다는 내외간의 대립에 의한 경결로서 조임 효과를 포함하는 병리에 초점이 있다고 본다.

앞에서 이시진李時珍을 참고하면 내외 갈등의 조임 효과에 대해 각기를 다스린다는 말로 정리하고 있는 것을 찾을 수 있다.

대함흉환大陷胸丸은 대함흉탕大陷胸湯에 정력자葶藶子와 행인杏仁을 보강한 구조다. 그러나 핵심 성분은 대함흉탕 재료이니 거의 같은 효과를 가졌다고 할 수 있을 것이다. 감수나 정력자는 모두 수병水病을 다루는 약들이다. 수병이란 팽창의 힘과 조임의 힘이 거의 대등한 수준으로 맞서 팽팽한 대치를 이루는 상황을 바탕으로 하는 것이다. 이와 같은 팽팽한 대치로 흉복간의 활동성이 거의 차단된 것이 또한 결흉結胸병의 속성이다. 여기서 팽팽한 대치라는 것은 팽창의 세력도 강하지만 그에 맞서는 조임의 세력 또한 강한 것을 의미한다. 이때 조임의 세력에는 팽창에 대한 내적 반발뿐 아니라 외부로부터의 반발, 즉 외벽의 장력 또한 고려해야 할 대상에서 제외되어서는 안 될 것이다.

특히 함흉탕陷胸湯 종류의 처방이 승기탕承氣湯과 구별되는 점이라고 하면 그 병리적 힘의 작용 방향이 가슴 쪽을 향하는 경우를 다스리려 하는 구조를 갖는다는 것이다. 이는 승기탕 종류의 처방이 주로 복강에 몰리는 극단적 강고함을 다스린다는 의도를 갖는 것과 대비되는 점이다.

---

175) 위의 책 p.1136
176) 위의 책 pp.1136-1137

139.

結胸證 其脈 浮大者 不可下 下之則死

● 해석

결흉증에서 맥이 위로 뜨면서 넓은 경우는 하법을 쓸 수 없다. 하법을 쓰면 죽는다.

● 주해

맥이 '浮大부대'한 것은 표증表證이 있다는 말이다. 표증이란 표부의 긴장으로 주기성을 갖는 압박이 있고, 그 압박에 대응하는 내강의 반발이 또한 있다는 것이다. 이때 내강의 반발이라면 복강에서 일어나는 팽창하려는 힘을 말한다. 여기에 사하瀉下를 가하게 되면 어떤 현상이 일어날까?

사하의 조치는 결과적으로 복압을 높이려는 힘을 유발하므로 외압이 있는 복강에서는 외벽의 상태를 강고하게 변성하도록 하는 요인으로 작용할 수 있다.

그 결과는 주로 활동성의 약화로 나타난다. 복부의 활동성이 크게 줄어드는 것이다. 원래 결흉結胸증은 복부의 활성이 극단적으로 떨어진 것을 바탕으로 하니 이 상황은 본문의 표현대로 치명적인 것이 된다.

결흉증에서 복부의 활성이 떨어져 있다는 것은 무엇을 말하는가. 복강의 내부에서 힘의 갈등이 일어나든지, 아니면 복강의 안쪽과 바깥쪽 사이에 힘의 갈등이 일어나든지 상반되는 힘들끼리 대립하는 상황이 되어 있다는 것이다. 결흉 수준 정도라면 이 힘들의 갈등이 극단적으로 높아지고 복잡하게 얽힌 상황이라고 할 수 있겠다. 상반되는 힘들끼리 팽팽하게 맞서서 병리적 평형을 이룬 상태라고 할 수도 있겠다.

본문에서 결흉증에 '其脈浮大기맥부대'라 한 것은 이런 힘의 평형 상태에 외압 요인이 끼어있다는 것을 말한다. 여기서 사하하는 것은 바깥쪽을 더욱 완고한 속성으로 변성하게 하는 것으로서 절대 금물이며, 여기서는 죽음을 부르는 조치로 규정된다.

140.

結胸證悉具 煩躁者 亦死

● 해석

　결흉증이 모두 갖추어진 상태에서 번조증이 있는 경우도 역시 죽는다.

● 주해

　번조煩躁는 가슴에 대한 압박이 상당한 상황을 표상하는 증상으로 번증에 비해 한 단계 높은 부담이라고 할 수 있겠다. 결흉結胸증 자체가 복부를 경결시키는 강고한 갈등을 바탕으로 하여 가슴을 압박하고 가슴의 운동을 제한하는 병이다. 그런데 여기에 번조가 나타나는 것은 복부에 경결이 있을 뿐 아니라 가슴을 크게 압박하고, 가슴을 조이는 힘이 작용하고 있다는 것이다. 흉곽의 운동성이 떨어져 있는데 복강으로부터 가슴을 압박하는 힘이 일어나고 있는 상황으로 볼 수 있다.

　죽는다고 한 것은 결흉만 해도 가슴의 부담이 큰데 거기에 가슴을 조이는 강력한 힘까지 가세한다면 이미 가슴이 관용할 수 있는 한계에 도달한 것으로 보기 때문일 것이다. 결흉의 경과에서 조임의 효과가 더욱 뚜렷해지는 흐름이라고 정리할 수 있겠다.

141.

太陽病 脈浮而動數 浮則爲風 數則爲熱 動則爲痛 數則爲虛 頭痛發熱 微盜汗 出而反惡寒者 表未解也 醫反下之 動數變遲 膈內拒痛 胃中空虛 客氣動膈 短氣躁煩 心中懊憹 陽氣內陷 心下因鞭則爲結胸 大陷胸湯主之 若不結胸 但頭汗出 餘無汗 劑頸而環 小便不利 身必發黃也

● 해석

　태양병에 맥이 뜨는데 요동치면서 빠르다. 뜨는 것은 풍이고, 빠른 것은 열이며, 요동하는 것은 통증이다. 빠른 것은 허한 것이다. 두통, 발열이 있고 약간 도한이 나는데 오한기가 따르는 것은 표증이 풀리지 않은 것이다. 여기에 의사가 오히려 하법을 쓰니 동삭動數이 변해서 지맥이 되면서 격의 안쪽이 막힌 듯 아프고 뱃속이 빈 것 같다. 객기客氣가 격을 동요시켜 숨이 차고 번조증이 일어나면서 가슴에 오뇌懊憹가 일어난다. 양기가 안으로 꺼

져서 심하부가 강직해지면 결흉이니 대함흉탕으로 주치한다. 만약 결흉이 아니라면 다만 머리에서만 땀이 나고 다른 곳에는 없으니 목을 경계로 땀이 들어가고 소변이 잘 통하지 않으면서 몸에는 반드시 황달이 생긴다.

● 주해

본문은 결흉의 유래, 그 형성 기전을 서술하고, '小便不利소변불리'와 함께하는 '發黃발황'의 상황을 제시해 비교하도록 한다.

태양병인데 맥이 '浮而動數부이동삭'하다. 부맥浮脈은 표부의 긴장을 표상하는 맥이다. 표부의 긴장을 유발하는 요인은 외래의 풍사風邪로 설정된다[부즉위풍浮則爲風]. '動동'맥은 동요動搖하는 맥으로 해석한다. 맥의 동요는 순환의 변동성을 말한다. 갈등의 속성이 불안정함을 의미하는 것으로 본다. 그러니 '動則爲痛동즉위통'이란 이와 같은 불안정한 상황이 동통이 일어나는 바탕이 된다는 것으로 풀이한다.

여기서 '數삭'맥은 순환 혈류가 증가하는 상황을 표상한다. 순환 혈류가 증가하니 열熱증이 일어나는 것[삭즉위열數則爲熱]이다. 표부의 긴장이 있으면서 순환 혈류가 증가하는 경향이 있는데, 그 동태動態는 불안정한 것이 '浮而動數부이동삭'인 셈이다.

그런데 '數삭'맥은 '虛허'가 되기도 한다[삭즉위허數則爲虛]. '虛허'란 비었다는 뜻이다. 여기서 허라 하는 것은 복강의 용적이 줄었다거나 혈량이 감소했다는 등의 의미라기보다는 태양병에서 삭맥이 나타났으나 그것은 양명병 경과의 팽창세력에 비길 것이 아니라는 뜻을 담고 있는 것으로 생각된다. 상대적인 개념이니 그 자체로 진단적 의의가 있는 말로 볼 수 없다는 것이다. 다만 순환 혈류의 증가가 양명병의 경과를 의미하는 것이 아니라는 뜻으로 이해하면 되겠다.

전체적으로 태양병이면서 맥이 '浮而動數부이동삭'하다는 것은 표부의 긴장에 대응하는 복강의 팽창 반발이 강화되고 있으며, 그에 따라 갈등 성향도 강하게 나타나고 있음을 말하는 것이 된다. 외벽의 긴장과 내강의 반발이 상호간에 힘을 높이고 있는 상황이다.

'頭痛發熱두통발열'은 주로 표증表證에서 볼 수 있는 증상이다 그러나 소양병 상황 등에서도 두통과 발열은 나타날 수 있으니 단정할 수는 없다.

도한盜汗도 역시 순환 혈류의 증가를 상징하는 증상이다. 210조에서는 양명병에서 조열潮熱이 한 번씩 발작하되 맥이 다만 부浮하기만 한 경우에 도한이 있다고 했다[陽明病脈浮而緊者必潮熱發作有時但浮者必盜汗出]. 이때 '浮부'맥은 맥의 '浮緊부긴'과 상대되는 것으로 부긴浮緊이 표부 전체의 긴장을 표상하는 반면 '但浮단부'는 순환 혈류의 증가에 따라 촌구寸口의 동맥, 즉 요골동맥이 충만하는 것을 상징하는 것이다.

'微盜汗出미도한출'은 따라서 순환 혈류가 증가하는 열熱증이다. 그럼에도 불구하고 오한이 있는 것[이반오한而反惡寒]은 '表未解표미해'로 볼 수 있는 근거가 된다. 오한은 표증表證으로서의 내외간의 갈등관계를 표상하는 것으로, 내외[표리表裏] 갈등의 발생과 소멸을 따라 혈류가 강약으로 변화하는 와중에 생기는 현상이기 때문이다. 그러니 여기서의 도한盜汗도 갈등에 따라 변동하는 환경에 의한 현상이지, 복강이 확대되고 혈량이 늘어난 것을 뜻하지는 않는다.

이와 같이 표表가 풀리지 않았는데 하법을 잘못 시행한 것[의반하지醫反下之]이 결흉 형성의 직접적인 동기가 된다고 말한다<137>. 사하의 부작용은 주로 복강 내압을 올리려는 조임의 세력이 일으키는 역작용으로 생각해야 한다. 사하는 복압을 높이는 근육 활동을 유도하고, 과한 근육 활동은 외벽의 속성을 변화시켜 더욱 강고한 갈등을 초래하게 되는 것이다.

그렇다면 결흉은 어떤 과정으로 생길까?

표表가 풀리지 않았다는 것은 표부의 긴장이 계속 작용하고 있다는 뜻이다. 내강, 특히 복강을 지속적으로 압박하고 있으며 복강에서는 그에 대응하는 반발의 힘인 팽창의 세력이 일어나 작용하고 있다.

그런데 여기에 사하를 가했다. 사하는 복강 외벽의 긴장 상태를 보다 강고하게 하거나 또는 경직 상태로 변성하게 하는 행위다. 외벽의 경직성 변화는 복부의 활동성을 떨어뜨리는 요인이니 복강에서는 그 상황을 타개하기 위해 팽창력을 강화시킨다. 그러나 만약 두 힘이 얽혀 풀어지기 힘든 고착적 갈등관계를 조성했다면 활동성은 최악의 상태가 된다. 두 힘이 서로 팽팽하게 대치하면서 복부의 내외 전체를 경결硬結시키는 결과를 빚어낸 것이다.

'動數동삭'의 맥이 '遲지'맥으로 변했다[동삭변지動數變遲]. 이때 지맥遲脈은 당연히 순환 혈류의 감소를 말하는 것이다. 순환 혈류는 복강의 용적이 줄어 혈류 분포가 감소할 때도 떨어지지만, 복부 운동의 활성이 저하할 때도 역시 감소한다. 이 경우는 복부의 활동성이 최악으로 떨어진 것이 직접적 원인이 된다.

'膈內拒痛격내거통'은 복강에서 조성된 갈등의 영향이 횡격막을 통해 가슴에 미치고 있는 상황을 표현하는 말로 본다. 호흡은 가슴은 움직임을 요구한다. 호흡 운동에서 횡격막의 승강은 중요한 부분을 차지한다. 그러나 복부의 강고한 경결은 횡격막의 하강을 방해한다. 생명 유지를 위해 필수적이 운동이니 이런 방해를 거슬러 억지 운동을 일으킬 수밖에 없다.

거통拒痛이란 꽉 막힌 듯한 느낌과 함께 일어나는 통증이므로 상하간의 강고한 대치를 표상하며, 이와 같은 상황에서 횡격막의 긴장이 최고조에 이른 것을 의미하는 것으로 볼 수 있다.

'胃中空虛위중공허'한데 '客氣객기'가 '動膈동격'했다는 것은 마찬가지로 물질적 실체가 없는 어떤 작용이 횡격막을 자극했다는 말로 해석할 수 있겠다.

그 와중에 '短氣단기'가 일어난다. 단기短氣는 숨이 짧다는 말이다. 숨이 짧아지는 것은 경직된 복부로 인해 가슴의 활동 범위가 극도로 제한되면서 그로 인해 호흡 운동을 원활히 일으킬 수 없게 되었기 때문이다. 억지로 운동을 일으키려 하지만 복부의 경결이 실제적 제한 요인으로 작용한 것이다.

'躁煩조번'이란 경직된 복강으로부터 유래하는 강력한 가슴 압박이다.

'心中懊憹심중오뇌'는 가슴으로 올라오는 증가된 혈류를 처리하기 힘든 상황에 느끼는 증상이다<79>. 이 오뇌는 흉복 간에 강고한 대치 관계가 굳어지기 전에 그 경과 상에서 간혹 갈등이 소강 국면을 맞을 때 혈류가 급증하면서 일어나게 될 것으로 생각된다.

배와 가슴에서 일어나야 할 운동들이 크게 약화弱化된 상태를 '陽氣內陷양기내함'이라 하고, 그 상태는 복부에서의 강고한 힘의 대치와 흉복간의 불통을 의미한다.

결과적으로 흉복의 경계면인 심하부心下部가 굳어지는 현상이 나타나는데 그것이 바로 결흉結胸이다[심하인경즉위결흉心下因鞕則爲結胸].

결흉結胸의 발생과 병태를 설명하고 나서 '不結胸불결흉'인데 결흉과 유사한 양상으로 복강 환경이 경직되는 흐름으로 발황發黃의 병리를 제시한다.

'但頭汗出단두한출'하면서 '餘無汗여무한'하되 '劑頸而環제경이환'한 경우는 갈등 관계로 인해서 가슴 쪽에 정류혈이 발생하는 상황을 말하는 것이다. 정류혈은 갈등관계로 인해 순환이 줄면서 대신 내강에 남아있는 혈류를 의미한다. 복강에서 팽창의 세력이 강화되어 복강이 확대되고 혈량血量이 증가했는데, 여기에 팽창력에 반발하는 외벽의 힘이 들고 일어나 갈등을 빚는 경과다. 이렇게 가슴으로 몰린 정류혈은 내열內熱로서 열증熱證을 일으킬 수 있다. 순환이 증가한 것이 아니라 가슴으로 몰리는 혈의 정류로 인해서 가슴 위쪽으로만 땀이 나는 현상이 생길 수 있다는 것이다. 따라서 제경이환劑頸而環은 가슴에 혈血의 정류를 일으키는 병리 활동을 표상하게 된다.

'小便不利소변불리'는 하방을 향한 물 흐름의 약화로서 복강이 조여지는 효과를 표상한다. 복강에서 물 흐름이 방해된다면 조임의 작용이 갈등을 주도한다는 의미인 것이다. 팽창 주도의 갈등 환경이 변화되었음을 알 수 있다.

팽창력에 의해 복강에서 늘어난 혈량은 다시 조여지는 힘에 따라 상방으로 몰리면서 '身必發黃신필발황'의 바탕이 형성되는 것이다. 이것이 발황 병리의 상황인데, 이것이 소변불리와 함께 일어나니, 소변의 곤란을 곧 발황으로 연결하는 논리가 된 것이 아닌가 한다.

이와 같은 발황의 경과는 비록 강고한 갈등의 바탕에서 일어난다는 공통점을 갖지만, 결흉과는 다른 것이다. 결흉에서 나타나는 갈등관계로 보자면, 팽창세력과 조임의 작용이 비등比等하게 얽혀서 변동하지 않는 극단의 경결 상황으로 볼 수 있다. 어느 한 방향으로 기울지 않는 병리적 균형 상태인 것이다. 발황의 병리는 조임의 작용, 또는 조임의 효과가 우위에서 갈등관계를 이끄는 형태로서 이와 같을 수 없다는 얘기다.

● 大陷胸湯

○大黃去皮 6兩, 芒硝 1升, 甘遂 1錢.
○위의 세 약을[上三味] 물 6승으로[以水六升] 먼저 대황을 달여[先煮大黃] 2승을 취한 뒤[取二升] 찌꺼기를 버리고[去滓] 망초를 넣어[内芒硝] 달이되 한두 번 끓으면[煮一兩沸] 감수 가루를 넣어서[内甘遂末] 따뜻하게 1승을 복용한다[溫服一升] 시원하게 하리가 나면[得快利] 그친 후에 다시 복용한다[止後服].

*

대황大黃은 복강에서 일어나는 극한極限의 내적 갈등에 대응한다. 특히 양명병의 경과에서 팽창의 세력이 독주獨走한 끝에 그 한계까지 가서 마침내 내적 반발이 일어나면서 극단의 갈등을 빚는 상황에 쓰인다는 뜻이다.

망초芒硝의 경우도 마찬가지로 극도의 팽창세력을 완화하는 작용을 하지만, 기록상으로 보면 대황과 상대적 입장에서 외압의 반발이 작용하는 쪽에 초점이 있는 듯하다. '~破五淋파오림~<別錄>'[177]이라 하여 내외가 공조하는 정수停水의 병리를 다스리는 망초의 효능이 그렇다.

감수는 그야말로 정수停水의 병리에 전용專用하는 약이다. 정수는 보통 복강에서 키워진 팽창의 세력이 강하나 외벽의 장력이 또한 고착적인 경결硬結을 형성한 토대에서 일어나는 병리로 결흉의 병리와 맥을 같이 하는 부분이 있다.

이 세 종류의 약으로 구성된 대함흉탕大陷胸湯은 가슴과 배의 전반에 걸쳐

---

177) 本草綱目 p.645

일어나야 하는 모든 활동이 감약減弱되고 폐쇄된 일종의 잠김locking 상태를 풀어내는 기능을 갖도록 만들어진 처방이다.

142.

傷寒六七日 結胸熱實 脈沈而緊 心下痛 按之石鞕者 大陷胸湯主之

● 해석

상한 6～7일에 결흉으로 열이 꽉 차고 맥은 가라앉아 있으면서 팽팽한데 심하부가 아프면서 누르면 마치 돌처럼 단단한 경우는 대함흉탕으로 주치한다.

● 주해

결흉結胸으로 열이 가득한 것[결흉열실結胸熱實]은 키워져 있는 복강, 또는 내강에 충만한 정류혈停留血을 표현한다. 여기서 순환이 증가할 상황은 아니다. 가슴과 배의 활동이 전반적으로 잠겨있기(locked) 때문이다. 이 상황에서는 순환 혈류가 정상으로 유지되기 힘들다.

맥이 '沈而緊침이긴'한 것은 내강에서의 긴장 경향을 의미한다. 침맥沈脈은 표부의 긴장이 없다는 것을 말하고, 긴맥緊脈은 팽팽한 힘의 대치를 의미하므로 그렇게 추정하게 되는 것이다.

외벽이 경직된 상태에서도 침맥이 나오게 된다. 그런 의미에서는 경직된 외벽과 그에 대응하는 팽창력이 강고하게 대립할 때 침긴맥이 보일 거라고 할 수 있겠다. 여하튼 심하부心下部가 아프고 돌처럼 단단한 것[심하통안지석경心下痛按之石鞕]은 흉복간의 힘의 갈등이 극도로 심하다는 말이다.

143.

傷寒十餘日 熱結在裡 復往來寒熱者 與大柴胡湯 但結胸無大熱者 此爲水結在胸脇也 但頭微汗出者 大陷胸湯主之

● 해석

상한병 10여 일만에 열이 안으로 맺히면서 한열이 왕래하는 경우는 대시호탕을 투여한다. 다만 결흉증이 있을 뿐 크게 열이 없는 경우는 가슴, 옆구리에 물이 맺힌 것으로 다만 머리에서 약간의 땀만 난다면 대함흉탕으로 주치한다.

● 주해

열熱이 내부에 맺혔다는 것[열결재리熱結在裡]은 복강이 팽창 성향의 갈등으로 정류혈이 발생한 상황을 의미하는 것이 된다. 이裡는 곧 내강을 말한다.

'往來寒熱왕래한열'의 증상이 있는 것은 현재 복강이 확대되어 있지만 그 상태로 고착固着된 것은 아니라는 말이다. 즉 팽창세력이 작용하고 있지만 그것에 반발하는 세력과의 사이에 갈등이 강약强弱으로 변동하고 있다는 뜻이다. 이 경우는 두 세력이 팽팽하게 맞서 평형 관계를 유지하고 있는 것이 아니라 팽창의 세력이 그 흐름을 주도하되, 주기적으로 반발 세력으로부터 제어가 일어나는 상황이라고도 할 수 있겠다.

팽창세력이 주도한 병리 경과라는 것은 '熱結在裡열결재리'를 통해 알 수 있다. 이때는 대시호탕大柴胡湯<108>을 쓴다.

'但結胸無大熱者단결흉무대열자', 즉 결흉이 있되 큰 열이 없는 경우는 복강에서 팽창력과 조임 작용이 팽팽히 맞서면서 그 갈등의 강도强度가 극極에 달했다는 말이 될 수 있다. 갈등이 극단적일 경우, 순환은 크게 약화되기 때문이다. 팽창력이 어느 수준 이상으로 강하고, 팽창력이 강한 만큼 조임 작용 또한 강해져야 결흉의 극단적 대립이 성립된다는 의미를 포함한다.

이때 '水結수결'이 흉협胸脇에 있다는 것은 흉복胸腹의 경결로 활동성의 둔화가 극에 달한 것을 말하는 것이다. 이는 즉 조임의 작용이 팽창력에 비등하게 강화된 결과로서 하니 복강에서 하방의 물 흐름이 크게 장애를 받아 내강에 저류한 결과라고 할 수 있겠다.

여기서 '但頭微汗出단두미한출'이란 순환 혈류의 약화로 가슴에 정류혈이 발생해서 내열內熱로 작용하고 있다는 의미의 증상이다.

'但頭汗出단두한출<141>'과 겉으로 드러나는 현상이 거의 같은 것으로 표현되지만 내면의 상황은 좀 다르다. 발황發黃증을 일으키는 '但頭汗出단두한출'은 팽창력이 결흉만큼 크지 않고 상대적으로 조임의 작용은 팽창력에 비해 뚜렷하게 강한 상황이라고 할 수 있을 것이다. 팽창력이 극도로 높아진 바탕에 조임의 작용이 비등한 양상으로 두 세력 간에 극심한 갈등이 조성된 결흉과는 같은 상황일 수가 없는 것이다.

'但頭微汗出단두미한출'은 그러니까 가슴으로 몰리는 정류혈이 있다 하더라도 '但頭汗出단두한출'의 경우에 비해 양이 적은 것으로서 강고한 경결硬結의 극단이라고 할 수 있는 결흉증이니 비록 '無大熱무대열'이라 하더라도 대함흉탕_{大陷胸湯}<141>을 쓴다.

본문은 경결_{硬結}로 내열_{內熱}이 조성된 상황은 같더라도 그 경결이 강약으로 변동하는 경우와 고착 상태로 잘 움직이지 않는 경우를 구별하고 있는 것이다. 전자_{前者}는 대시호탕증_{大柴胡湯證}이고 후자_{後者}는 대함흉탕증_{大陷胸湯證}이다. 이때 경결을 구성하는 요인들의 강도로 보자면, 변동 속성이 있는 대시호탕증에 비해 대함흉탕증에서 대립하는 두 세력의 강도가 훨씬 높을 것임을 알 수 있다.

144.

太陽病 重發汗而復下之 不大便 五六日 舌上燥而渴 日晡所小有潮熱 從心下至少腹 鞭滿而痛 不可近者 大陷胸湯主之

● 해석

태양병에 거듭 발한을 시키고 다시 하법을 썼는데, 대변이 통하지 않은 지 5~6일이 되고, 혀가 마르면서 갈증이 나며, 저물 무렵 조열이 퍼졌는데, 심하로부터 아랫배에 이르기까지 단단하게 굳어 그득하며 아파서 손을 댈 수 없는 경우는 대함흉탕으로 주치한다.

● 주해

태양병을 발한_{發汗}시킨 것은 표부_{表部}의 긴장을 해소함으로서 표리간의 힘의 갈등이 자연히 없어지도록 하는 조치다. 그런데 '重發汗_{중발한}'이란 거듭된 발한으로 오히려 복강 환경을 불안정하게 만드는 요인일 수 있다. 발한은 외압과 복강의 팽창 반발을 해소하는 조치인데, 이것이 반복되면서 세력 간의 기울기가 달라지면서 새로운 갈등의 양상을 유발할 가능성이 있다.

여기에 다시 '下之_{하지}'한 것은 물론 복압을 높이면서 장관_{腸管} 등의 생리적인 수축 활동을 유도하기 위함이다. 그러나 그것이 오히려 둔화_{鈍化}, 즉 불대변_{不大便}를 초래했다. 반발에 의한 역효과일 수도 있을 것이다. 내외간의 갈등관계가 한 단계 더 강고하게 변한 상황이다.

'不大便_{불대변}', 즉 대변이 막힌 지 5~6일이 지난다. 이것은 보통 복강에서 팽창의 세력이 지속되면서 결국 어느 선을 넘을 수 있는 힘을 갖추게 되는 기간이다.

'舌上燥而渴설상조이갈'은 복강의 확대로 혈량血量이 늘어나고 갈등관계의 압박에 의해 가슴으로 몰려 정류하는 와중에 일어난 증상으로 해석한다. 흉강에 정류혈停留血이 발생한 것을 의미하는 증상이란 얘기다.

여기서 '日晡所小有潮熱일포소소유조열', 즉 경미한 조열潮熱 양상이 보이는 것은 복강으로부터의 팽창세력이 어떤 한계점에 이른 상황에서 혈류가 터져 나온 것을 말한다. 강고하게 조성되었던 갈등관계에서 팽창의 세력이 그 한계를 넘으니 갈등관계가 붕괴되면서 순환이 급격하게 증가하는 양상이다.

'從心下至少腹종심하지소복 鞭滿而痛不可近경만이통불가근'은 조열潮熱 전후의 경직된 양상을 표현하는 것이다. 극단적인 갈등에 따른 강고한 경직硬直의 상황이라고 할 수 있다.

145.

小結胸病 正在心下 按之則痛 脈浮滑者 小陷胸湯主之

● 해석

소결흉병은 심하부, 딱 그곳에 있는 것이다. 누르면 아프고 맥이 떠올라 있으면서 매끄러운 경우는 소함흉탕으로 주치한다.

● 주해

소결흉小結胸은 결흉이되 경직을 구성하는 두 요인으로서 맞서는 두 힘의 크기가 대결흉大結胸보다는 약한 것을 말한다. 대립하는 힘의 강도가 약한 상태에서 양자兩者가 맞서고 있는 상황이다. 팽팽한 대치 상태가 낮은 단계에서 이루어졌다고 할 수 있을 것이다.

그러나 어쨌든 경직이 일어나 있고, 복강에서 경직 상태가 조성되었다는 것은 가슴에 압박의 영향을 끼치고 있다는 것이다. 심하부心下部에 국한된 통증[정재심하안지즉통正在心下按之則痛]은 비록 그 경직된 강도가 약하지만 이미 결흉이 성립되었다는 것을 말하는 증상이다.

맥이 '浮滑부활'하다. '浮부'맥은 표부表部의 긴장을 말한다. 표부 긴장이 병리적으로 중요한 위치에 있는 것이 아니라, 표부 긴장에 의한 복강의 팽창 반발이 중요 요인이다. 복강의 팽창은 현재 복강에서 일어나는 힘의 대치를 구성하는 한 성분으로서 중요한 것이다. 활맥滑脈은 몸 안에 흐름의 정체가 있음을 말하는 맥상脈狀이다. 복강에 조성된 견결이 흐름에 지장을 일으키고 있다는 얘기다.

● 小陷胸湯

○黃連 1兩, 半夏洗 半升, 瓜蔞實 大者1個.
○위의 세 약을[上三味] 물 6승으로[以水六升] 먼저 과루를 달여서[先煮瓜蔞] 3승을 취하고[取三升] 찌꺼기를 없앤다[去滓]. (여기에) 나머지 약들을 넣어[內諸藥] 달여서 2승을 취하고[煮取二升] 찌꺼기를 없앤 뒤[去滓] 따뜻하게 세 번으로 나누어 복용한다[分溫三服].

*

황련黃連은 복강에서 일어나는 팽창 주도의 갈등을 주로 다룬다. 복강은 약간 확대된 상태로 활동성이 약화되는 경직 성향을 보이는 경우다. 팽창 주도의 갈등이라고 하지만, 사실 조임의 작용이 중요한 역할을 행사하는 병리 형태다. 팽창의 힘이 그 극단에 이르지 못하게 하는 힘이 작용하고 있는 경우라고 하겠다. 이 상황은 정류혈停留血이 발생하되 그것이 가슴으로 몰리면서 내열內熱 현상을 나타내게 된다.

'主熱氣주열기, 目痛眥傷泣出목통자상읍출, 明目명목~'178)은 가슴에 정류하는 혈에 의한 내열의 증상이다.

반하半夏는 외벽의 긴장 경향이 복강에서 반발의 팽창력을 일으키게 하는 계기로 작용하되, 반발의 힘이 외벽의 긴장으로 인한 압박(외압)을 압도하는 구간을 갖는 경우를 다스린다.

이 상황으로부터 심하心下로 몰리는 혈血의 정류停留와 상역上逆이 일어나니 '~消心腹痰熱滿結소심복담열만결~'179)이라는 표현이 그 경과를 잘 표현해 준다.

과루실瓜蔞實에 대해서는 '主胸痺潤心肺주흉비윤심폐, ~治吐血瀉血치토혈사혈, 腸風赤白痢장풍적백리~<本草>, 實治氣喘結胸痰嗽실치기천결흉담수<醫鑑>'180)라 하여, 압박된 가슴 환경을 개선하는 효능이 있다. 그 효능의 바탕은 복강의 팽창세력을 조정하는 작용에 있다. 토혈吐血, 사혈瀉血 등의 증상들은 팽창의 세력을 바탕으로 하는 갈등에 의해 복강에 생긴 정류혈을 표상하기 때문이다.

소함흉탕小陷胸湯은 역시 복강이 팽창성으로 경직되는 현상을 바탕으로 하는 가슴 압박을 해소하는 약이다. 소함흉탕의 조성으로 보아 소결흉小結胸은 대결흉大結胸에 비해 경결硬結의 정도가 약하다. 복강에서 작용하는 상대적인

---

178) 神農本草經 p.79
179) 東醫寶鑑 p.733.위
180) 위의 책 p.726.아래

두 방면의 힘의 대립이 발생하여 쉽게 무너지지 않는 팽팽한 대치가 성립된 것을 결흉이라고 할 때, 결흉의 대소<small>大小</small>는 그 대립에 의한 경결의 수준차이로 갈라진다는 얘기다.

　그런 맥락에서 경결이 복강 전체로 퍼진 것이 대결흉이고, 심하<small>心下</small>의 흉복 경계 구역에 몰린 것이 소결흉이라는 규정이 나오게 된다.

146.

太陽病二三日　不能臥　但欲起　心下必結　脈微弱者　此本有寒分也　反下之　若利止　必作結胸　未止者　四日復下之　此作協熱利也

● 해석

　태양병 2~3일에 눕지 못하고 다만 일어나 있으려고만 하면서 심하부가 맺히는데 맥이 미약한 경우는 원래 한증<small>寒證</small>의 속성이 있는 것이다. 이를 오히려 사하한 경우, 만약 하리가 그치면 반드시 결흉이 되고, 하리가 그치지 않은 상태에서 4일 만에 다시 사하하면 열과 함께 하는 하리가 생긴다.

● 주해

　'不能臥但欲起<small>불능와단욕기</small>'는 누운 자세가 불편하여 견딜 수 없는 어떤 상황이 있다는 것이다. 그 상황을 '心下必結<small>심하지결</small>'이라 했다. '結_결'은 굳었다는 것으로 무언가 힘의 대립을 의미하는 용어다. 복강에서 일어난 어떤 힘이 심하부<small>心下部</small>에 작용하는 상황이다. 외벽으로부터 복압을 올리는 조임의 힘이 일어난다면, 상역<small>上逆</small>하여 횡격막을 자극하므로 구역<small>嘔逆</small> 등이 일어나는 것이 보통이다.

　그러나 결<small>結</small>은 단순한 상역의 힘을 말하는 것은 아니다. 조임의 세력에 대응하는 힘이 또 일어나면서 두 힘의 강고한 대치 상태를 이룬 상황을 의미하는 것이다. 팽팽한 갈등의 관계가 생겨서 해소되지 않고 있는 것이다.

　'太陽病二三日<small>태양병이삼일</small>'에 이와 같은 대치 관계가 일어난 것은 이례적인 것이다. 이미 그 전에도 어떤 조짐이 있었다고 보아야 할 것이다. 그것을 '本有寒分<small>본유한분</small>'이라고 표현하고 있다. 본래 가지고 있던 특징적 경향을 말하는 것이다. 여기서 한분<small>寒分</small>이란 구체적으로 갈등의 한 축인 조임의 요인이니 외벽이 경직되려는 속성이라고 해석한다. 외벽의 경직은 삼음병 병리의 공통적 바탕이 된다<280>. 물론 외벽이 경직되었다 해서 그 상태가 바로 복강을 조이게 되는 것은 아니지만 복부의 생리적 팽창 활동을 방해하니 조임의 효과를 낸다고 보는 것이다.

'脈微弱맥미약'은 활동성이 약화된 것을 표현하는 맥상이다. 복강, 또는 복부에서 일어나야 할 운동이 일어나지 못하고 있는 것이다. 역시 結결의 상황, 즉 강도 높은 갈등을 반영하는 표상 중 하나다.

여기에 사하瀉下를 가하는 것은 원래 가지고 있던 조임의 작용[본유한본本有寒分]을 더욱 강화시키면서 갈등의 경과를 기울게 하는 잘못된 조치다. 사하로 복압을 높이려는 외벽의 작용이 일어나게 되는데, 그것이 본연의 속성을 발현하게 하는 계기로 작용했다는 뜻이다.

이때 일어난 외벽의 경직은 그렇게 조임의 작용을 일으키지만, 외벽이 경직된 상태는 복강으로부터 그것을 극복하기 위한 반발을 유도하게 되는 것이 필연적인 경과다. 팽창의 세력이 일어나는 계기가 될 수 있다는 것이다.

'若利止必作結胸약리지필작결흉'에서 하리下利가 그쳤다는 것 자체가 힘의 대립에 의한 경결의 병리가 고착되었다는 것을 의미한다. 외벽의 경직에 대응하는 팽창의 힘이 그만큼 높아졌다는 것이다.

하리가 '未止미지'하는 경우가 '協熱利협열리'로 이어지는 것은 일단 경결의 상태가 조성된 후에 팽창의 힘이 경직된 외벽의 장력을 넘어 복강을 더욱 키우면서 오히려 외벽이 그 힘에 반발하는 양상이 되었다는 것을 의미한다. 팽창력이 최대에 도달했다가 힘이 빠져 잠시 주춤하는 사이에 경결이 풀리면서 하리가 났다가 다시 강화되면서 경결이 조성되면 그치고는 흐름을 반복하는 것이 겉에서 보기에 '未止미지'의 상태로 보인다는 얘기다.

이런 협열리協熱利가 형성되는 과정에 '四日復下之사일복하지'했다는 것은? 원래 태양병 이삼일에 심하心下에 결結이 오니 그것을 하법下法으로 풀려했는데 하리가 나면서도 결結이 풀리지 않으니 그 다음날[사일四日]에 다시 하법을 재차 사용했다는 뜻이다.

이때 '協熱利협열리', 즉 열독熱毒의 속성을 가진 하리下利가 나타나는 것은 이미 복강에 팽창의 힘이 활성화된 상황에서 하지下之를 통해 더욱 강한 반동성의 팽창력이 일어날 수 있다는 의미가 된다.

147.

太陽病下之 其脈促不結胸者 此爲欲解也 脈浮者 必結胸 脈緊者 必咽痛 脈弦
者 必兩脇拘急 脈細數者 頭痛未止 脈沈緊者 必欲嘔 脈沈滑者 協熱利 脈浮
滑者 必下血

● 해석

　태양병을 사하했는데, 맥이 촉급하면서 결흉이 아닌 경우는 풀리려 하는
것이다. 맥이 떠오르는 것은 반드시 결흉이 되고, 맥이 팽팽한 경우는 목구
멍이 아프며, 맥이 활시위와 같은 것은 반드시 양 옆구리가 당길 것이고,
맥이 가늘고 빠른 경우는 두통이 그치지 않은 것이며, 맥이 가라앉으면서
팽팽한 경우는 꼭 구역질이 날 것이고, 맥이 가라앉으면서 매끄러운 경우
는 협열리가 되고, 맥이 떠오르면서 매끄러운 경우는 반드시 하혈이 있을
것이다.

● 주해

　맥脈이 실제 진맥診脈을 통해서 환자의 병리 구조를 알아내려는 진단 과
정의 하나인 점은 분명하다. 그러나 경우에 따라서 병리 구조를 묘사하는
수단으로 저술著述이나 교육敎育에 이용되기도 했다는 생각도 가능할 것으로
본다.

　예를 들어 '浮脈부맥'이라고 말하면 표부表部 긴장을 말하는 것과 같은 것
으로 규정되니 상한론傷寒論에서 맥이 '浮부'하다고 하면 그 표현 자체로 곧
표부 긴장이 있다는 뜻으로 받아들이는 것과 같다.

　따라서 맥은 환자가 가지고 있는 병리적 상황을 묘사하는 여러 수단 중
하나일 수 있되, 그 임상적 활용성이 높아서 대표성을 갖는 수단이라고 할
수 있을 것이다. 그런 의미에서 임상에서 한 가지 맥을 두고 과연 그 맥이
바로 그 맥인지를 확인하고 검증하는 일보다 중요한 것은 맥상脈狀을 상황
에 견주어 해석하는 일이며, 그것을 통해 환자가 가지고 있는 병리 구조
전체를 확진하게 되는 것이다. 소위 맥증脈證의 합참合參이다. 사실 그러기
위해서는 특정의 맥이 발현하는 바탕에 있는 해부학적, 병리학적 의미가
객관적으로 규정되는 것이 먼저 요구된다.

　본문에서 매우 상세히 제시하는 맥론脈論도 그런 의미로 봐야 하지 않을
까 한다. 먼저 태양병을 사하瀉下한 것은 표부表部의 긴장에 반발하는 팽창의
힘이 있는 가운데 복강을 조여 복압을 높이는 효과를 가했다는 것이다. 팽

차력과 조임의 작용이 함께 일어나고 있는 상황이다.

촉맥促脈은 '促者急也촉자급야 脈數時一止復來曰促맥삭시일지복래왈촉'181)이라 서술된다. 빠른 가운데 한 번씩 그치는 경우가 있는 것이라는 얘기다. 그런 의미에서 맥이 '促촉'한 것은 복부의 활동성이 변동의 흐름을 타고 있다는 뜻으로 해석된다. 배에서 가슴으로 올라오는 혈류가 급하고 또 변동 성향을 갖는 것을 의미한다는 말이다.

촉맥은 또 표증表證이 작용하고 있다는 것을 말하는 맥상脈狀<35>이다. 그렇다면 표부의 압박이 있되, 그것이 복강의 활동성과 직접 관계된다는 것을 뜻한다.

표부의 압박이 작용하는 와중에 사하를 시행하게 되면 복압을 높이기 위한 외벽의 움직임이 함께 작용하여 외벽의 장력이 강화되고, 그에 반발하는 팽창의 힘 역시 더욱 높아져 결흉을 일으키는 원인이 되기도 한다.

그런데 여기서 '不結胸불결흉'이라 한 것은 그런 힘의 대치가 이루어지지 않았다는 말이다. 태양병을 사하했지만 '脈促맥촉'하면서 '不結胸불결흉'한다는 두 가지 요인이 보인다면 힘의 대치가 없어 복부에서 일어나는 활동에 제약이 없다는 뜻이니 그것을 '欲解욕해'라 하는 것으로 본다는 얘기다.

맥이 부浮한 것은 사하 이후에도 외압이 진행형으로 작용하고 있다는 것을 말한다. 이 상황을 '必結胸필결흉'이라 한 것은 사하 후 이런 흐름의 여파로 외벽의 장력이 더욱 강화되면서 팽창력과의 대치로 결흉으로 발전할 소지가 있다는 의미로 해석된다.

맥이 긴緊한 것은 굳었다는 것, 또는 갈등이 있다는 것을 표상한다. '咽痛인통'은 복강으로부터 일어나는 상역上逆의 힘이 인후부咽喉部에 도달하는 것을 의미하는 증상이다. 인통咽痛과 긴맥緊脈을 관련시키는 것은 따라서 긴맥이 복강에서의 갈등관계에 의해 강한 상역의 힘이 일어나는 경우를 표상함을 말하기 위한 것으로 이해한다.

'脈弦者맥현자'는 맥이 활시위와 같은 경우를 말한다. 이는 횡격막의 긴장 상태를 표상하는 것으로 주로 시호증柴胡證에서 볼 수 있는 맥상이다. 이미 시호증에서 고찰하였지만 횡격막의 긴장이 최댓값이 되는 경우는 팽창의 세력이 큰 가운데 조임의 세력이 강화되어 갈등이 빚어지는 흐름과 관련된다.

이런 종류의 갈등에 의해 횡격막의 부착부가 당겨지면서 양 옆구리의 증상, 즉 '兩脇拘急양협구급'이 일어난다.

맥이 '細數세삭'한 경우를 '頭痛未止두통미지'로 표현한다. 세삭細數한 맥은 가

슴으로 올라오는 혈류는 많으나 가슴에서 순환의 흐름을 타고 유출되는 혈류는 상대적으로 적어서 순환의 경로에 방해 요인이 있다는 것을 상징한다. 이 상황은 팽창의 힘이 주도하는 강고한 갈등의 병리를 의미하는 것이다. 가슴에서 그 비중이 높아지는 정류혈停留血에 의한 열성熱性의 병리와 상역上逆의 압박이 작용하는 것은 두통頭痛이 일어날 소지로 충분하다.

맥이 '沈緊침긴'한 경우는 내적內的 갈등을 표상한다. 이는 뒤의 '沈滑침활'과 대비되는 바가 있다.

사실은 내적 갈등도 역시 외벽과의 관계에서 일어나는 문제다. 골격근 계통이 경직되는 변화는 표증表證이 아니지만, 역시 외벽의 문제로서 내강에 큰 영향을 가하게 된다. 표증으로서의 외벽 긴장은 복강의 용적을 변화시키거나 강고한 경결을 유발하지 않지만, 외벽의 경직은 그럴 수 있다는 얘기다. 그런 맥락에서 내적 갈등은 외벽의 경직성 변화와 유관하며, 이 경우 맥이 가라앉는다.

침맥沈脈이 표증이 없는 것을 상징한다고 할 때, 침긴沈緊은 이와 같은 내적 갈등이 있되 상역上逆을 위주로 하는 갈등이고, 침활沈滑은 내적 갈등이 있되 혈의 정류나 담음痰飲, 정수停水 등의 문제가 따르는 갈등이라는 것이다. 활맥滑脈 자체가 혈血, 담痰, 수水의 내강 정체를 표상하기 때문이다.

상역 위주의 갈등이라면 팽창력에 대응하는 조임의 작용이 압도하는 갈등관계를 말하는 것이고, 혈이나 수의 정류가 따르는 갈등이라면 팽창세력과 조임의 작용이 비등하게 대립하는 갈등관계가 되겠다.

따라서 전자前者의 경우는 '必欲嘔필욕구', 즉 구역嘔逆의 증상이 따르고 후자後者의 경우에 하리下利가 난다면 그것은 '協熱利협열리'로서 정류혈에 의한 열독성熱毒性의 하리가 될 것이라는 추정이 가능할 것이다.

'脈浮滑맥부활'의 경우는 다른 각도에서 '沈滑침활'과 대비된다. 부활맥浮滑脈이 표증으로서의 내외간 갈등이 있는 와중에 내강에 정류혈이 생기는 경우를 의미한다면, 침활맥沈滑脈은 내적 갈등이 정류혈의 원인이 되는 경우라는 얘기다.

부활맥浮滑脈이 '必下血필하혈'이라면, 이 상태는 표증으로서 주기적으로 반복되는 긴장을 바탕으로 하는 갈등관계이므로 그로 인해 정류혈이 생겼다면 갈등이 풀리는 구간에 하혈이 일어나는 것으로 해석할 수 있다. 하혈이란 갈등으로 제한되었던 자궁 근육의 활동이 재개되면서 생기는 현상이 되겠다.

148.

病在陽 應以汗解之 反以冷水潠之 若灌之 其熱被却 不得去 彌更益煩 肉上粟
起 宜欲飮水 反不渴者 服文蛤散 若不差者 與五苓散

● 해석

병이 양에 속하면 응당 땀을 내서 풀어야 하는데 오히려 찬물을 뿜거나
붓게 되면 그 열이 숨어들어 없어지지 않는다. 좀 지나 다시 더욱 성하면
서 소름이 돋으면 물을 마시려 하는 것이 보통인데 갈증이 없다면 문합산
을 복용한다. 만일 차도가 없으면 오령산을 투여한다.

● 주해

'病在陽병재양'이란 양陽의 구역, 즉 표부表部에 병리의 중심이 있다는 것으
로 해석한다. 이것은 즉 표증表證으로서의 표리간 갈등이 있다는 것이다. 이
때는 땀을 내는 것으로 갈등을 해소한다. 땀을 낸다는 것 자체가 표부의
긴장을 완화한다는 의미다.

그러나 발한이 아니라 '以冷水潠之若灌之이랭수손지약관지'로 열熱이 있는데
그 표면 온도를 강제로 내리는 조치를 했다면, 그 열이 해소되지 않고 피
해버린다. 열이 피해 간다는 것은 표면의 열이 안으로 숨는다는 것이다. 열
이 안으로 숨는다는 것은 무슨 말이겠는가.

내강의 밖으로 유출되는 순환 혈류가 증가하면서 그에 의한 발열이 있다
고 해보자. 이때 찬 물이 뿌려지면 피부 아래의 근육층이 오므려지고 피부
혈관이 수축하면서 순환이 감소하게 된다. 이 경우 순환의 감소에 따라 혈
血의 비중은 내강으로 쏠리게 되고[정류停留], '潠之손지'로 인해 골격근층은
강직한 성질(stiffness)을 갖는 긴장을 갖게 된다.

외벽의 긴장을 풀어줌으로써 내외간의 갈등을 해소하여 순환을 정상화하
는 것이 해표解表고, 그것이 오한과 발열을 해소하는 일이다. 이것이 열의
'得去득거'인 것이다. '潠之손지'하고 '灌之관지'해서 열이 없어진 것은 순환이
정상화된 것이 아니라 오히려 더 강한 갈등이 생겨서 혈이 내강에 정류되
고, 순환은 약화되는 상황이 되었다는 말이다.

내외간의 갈등으로 정류혈停留血과 상역의 병리가 발생한다. '彌更益煩미갱
익번'은 가슴에 대한 압박을 말하고, '肉上粟起육상속기'는 표부表部, 즉 외벽에
서 높아진 긴장 상태를 의미한다. 정류혈이 발생하므로 '宜欲飮水의욕음수'하
나 그 정도가 심하지 않다면 '反不渴반불갈'할 것이다. 정류혈의 양이 어느

수준 이상이 되면 갈渴증이 생기니, 갈증이 없다면 문합산文蛤散을 쓰고 갈증이 있다면 오령산五苓散을 투여한다.

문합文蛤의 효능은 '主惡瘡蝕주악창식, 五痔오치',182) 또는 '咳逆胸痺해역흉비~女人崩中漏下여인붕중루하~<別錄>'183) 등으로 기록된다. 이는 정류혈과 관련되는 어혈瘀血, 열독熱毒의 병리이며, 또한 상역이 있는 강고한 갈등의 병리에 대한 작용을 말하는 것이다. 이런 효능으로 미루어 문합을 쓰는 것은 정류혈의 해소를 위한 조치로서의 의미로 해석한다.

오령산五苓散<72>은 강화된 팽창의 세력에 강력하게 대응하는 조임의 세력으로 갈등이 일어나면서 복강에서의 활동성을 떨어뜨리고 순환 혈류나 물 흐름에 장애를 주는 상황을 해소한다. 그 작용의 중점은 조임의 세력을 완화하는 쪽에 있다고 본다.

이와 같이 문합산보다는 오령산이 정류혈에 대한 효력이 강하니, 혈의 정류도停留度가 높아 갈渴증이 있는 경우에는 오령산을 쓰게 된다.

149.

寒實結胸 無熱證者 與三物小陷胸湯 白散亦可服

● 해석

한성寒性을 바탕으로 하는 결흉으로 열증이 없는 경우는 삼물소함흉탕을 투여한다. (삼물) 백산 또한 복용할 수 있다.

● 주해

한실결흉寒實結胸은 복강에서 팽창이 일어나지만, 그 팽창의 힘이 어느 수준 이상이 되기 전에 이미 강고한 경결이 형성된 경우로 볼 수 있겠다. 여기에는 긴장과 경직이 복합된 외벽의 병리가 작용하는 것으로 보인다. 팽창의 세력이 극단적으로 심하지 않은 수준에서 이미 결흉이 성립되니 내열로서의 열증熱證이 심하지 않게 된다.

맞서는 두 힘의 대립 관계로 복강에서 강고한 경결硬結이 발생한 것이 결흉의 바탕이다. 비록 대립하는 두 힘의 강도가 최고가 아니더라도 강고한 경결의 모습이 갖추어졌다면 그것은 결흉이라고 해야 할 것이다.

---

182) 神農本草經 p.133
183) 本草綱目 p.2533

한실결흉寒實結胸이라는 말은 결흉의 본질과 다르게 그 바탕이 한성寒性이면서도 팽창의 힘을 내재한 강고한 갈등이 일어났다는 의미로 쓰이는 용어일 것이다. 바탕이 한성寒性이라는 것은 원래 갖고 있는 전반적 근육 속성이 오므리려는 쪽의 속성을 갖는 경우를 말한다.

● 白散

○桔梗 3分, 芭荳去皮心 熬黑 研如脂 1分, 貝母 3分
○위의 세 가지 약을[上件三味] 가루내고[爲末] 파두를 넣어서[内芭荳] 다시 절구에 담고 찧어서[更於臼中杵之] 미음에 타서 복용한다[以白飮和服]. 체력이 강하면 반전으로 하고[强人半錢] 약하다면 줄인다[羸者減之]. 병이 격의 위에 있으면 반드시 토하게 하고[病在膈上必吐] 격의 아래에 있으면 꼭 하리를 시켜야 하는데[在膈下必利], 하리하지 않으면[不利] 뜨거운 죽 한 잔을 먹이고[進熱粥一杯] 하리가 지나쳐 그치지 않으면[利過不止] 식은 죽 한 잔을 먹인다[進冷粥一杯].(이하 생략)

*

길경桔梗은 복강을 강력하게 압박하는 외벽의 장력을 주축으로 상역의 작용이 일어난 상황에 대응하는 대표적인 약 가운데 하나다. 길경이 '主胸脇痛如刀刺주흉협통여도자'184)라 한 것은 강력한 상역에 의한 날카로운 가슴 압박 증상이라고 할 수 있다. '療喉咽痛요인후통~<別錄>, ~去肺熱氣促嗽逆거폐열기촉해역~<甄權>, 下一切氣하일체기~ 心腹脹痛심복창통~<大明>, ~清利頭目咽嗌청리두목인익, 胸膈滯氣及痛흉격체기급통, 除鼻塞제비색<元素>'185) 등의 표현은 모두 상역의 힘에 의한 증상들을 해소하는 작용들이다.

물론 흉협통胸脇痛을 논한 내용 등에서도 외벽의 영향이 유추될 수 있는 것이지만, 특히 '除寒熱風痺~<別錄>'186) 등의 표현은 직접적으로 강화된 외벽의 장력에 대한 효능을 말하고 있는 것으로 본다.

파두巴荳는 외벽의 장력이 강고한데 복강에서 그에 반발하여 팽창의 힘이 일어나고, 두 힘이 맞서서 그 갈등이 최고조에 이른 상황을 주치主治한다.

외벽의 장력이 높은 상황에서 일어나는 가장 강고한 대립의 경우에 적합하다는 뜻이다. 대황大黃이 내적 갈등관계의 최고 범위, 즉 복강 안의 극단적 팽창세력과 맞서는 자체의 반발 세력과의 사이에 가장 높은 수준의 갈등이 일어난 경우를 다루는 것과 대비되는 것이다.

---

184) 神農本草經 p.246
185) 本草綱目 pp.715-716
186) 위의 책 p.715

파두가 '主傷寒溫瘧주상한온학, 寒熱한열'의 효능을 갖는 것은 외벽에서 강한 장력이 작용하고 있다는 것을 의미한다. 외벽의 장력이 강한 갈등관계에서는 복강의 물 흐름에 장애를 일으키니 정수停水의 병리가 보이게 되고, 또한 담음痰飮과 상역上逆의 병리 등이 모두 일어날 수 있다.

'~大腹水脹대복수창~ 利水穀道이수곡도~'187)라는 표현이나 '治十種水腫치십종수병~<藥性>, 通宣一切病선통일체병, 泄壅滯설옹체~ 消痰破血소담파혈~<日華> ~心腹痛疝氣심복통산기, 風喎耳聾풍괘이롱, 喉痺牙痛후비아통~<時珍>'188) 등의 표현이 그 예들이다.

패모貝母도 마찬가지로 외벽의 장력에 비중이 큰 갈등관계를 해소하는 약이다. 패모의 경우는 강고한 갈등관계로 인해 주로 가슴을 강하게 압박하는 상역의 병리가 일어난 경우를 다스린다.

'主傷寒煩熱주상한번열'189)이 외벽의 병리를 표현하고 있다. 또 '~心下滿심하만~ 咳嗽上氣해수상기, 止煩熱渴지번열갈~<別錄>, 消痰소담, 潤心肺윤심폐~<大明>, 主胸脇逆氣주흉협역기, 時疾黃疸시질황달~<甄權>'190) 등의 표현에서는 상역이나 담음의 병리에 대한 효능을 읽을 수 있다.

이상 삼물백산三物白散을 구성하는 세 약 모두에서 외벽의 강화된 장력이 팽창력과의 사이에 갈등을 빚고 있는 문제에 대한 효능을 발견할 수 있다. 이를 통해 백산白散이 강고한 갈등으로 가슴을 압박하는 병리를 다룬다는 사실을 확인할 수 있다.

그 병리의 바닥에는 외벽의 강화된 장력이 상황을 주도하는 구조가 있어 그것을 한실결흉寒實結胸이라 하고, 백산은 그 약리藥理에 의해 이를 주치하게 되는 것이다.

백산뿐 아니라 소함흉탕小陷胸湯의 경우도 팽창의 세력이 극단에 이르지 않은 상태로 결흉의 양상을 보이는 경과를 다룰 수 있으니 이와 같은 한실결흉에 쓸 수 있는 처방이 된다.

---

187) 以上 神農本草經 p.275
188) 本草綱目 p.2053
189) 神農本草經 p.170
190) 本草綱目 pp.805-806

150.

太陽與少陽 倂病 頭項强痛 或眩冒 時如結胸 心下痞鞕者 當刺大椎第一間 肺
兪 肝兪 愼不可發汗 發汗則譫語 脈弦 五六日 譫語不止 當刺期門

● 해석

　태양병과 함께 소양병이 아우러져 머리와 목덜미가 뻣뻣하고 혹은 어지
러우면서 답답하고 때로 결흉과 같이 심하가 막혀 단단한 경우는 마땅히
대추혈로부터 첫 칸과 폐수, 간수를 자침할 것이다. 삼가 발한해서는 안 되
니 발한하게 되면 섬어가 생긴다. 맥이 활시위와 같은지 5~6일에 섬어가
그치지 않으면 기문혈을 자침한다.

● 주해

　'太陽與少陽倂病태양여소양병병'은 표부表部의 긴장에 의한 표리간의 갈등과
횡격막의 긴장이 함께 하는 병태로 생각된다. '頭項强痛두항강통'은 표부 긴
장의 표상이고, '眩冒현모'는 횡격막 긴장과 함께 하는 가슴의 변화, 그리고
흉강 안의 정류혈 발생의 표상이다.

　때때로 결흉과 같은 증상으로 심하부가 굳는 양상을 보인다고 한다. 이
것은 결흉과 유사한 증상으로 결흉까지는 아니더라도 경결硬結성의 갈등과
같은 모습이 나타난다는 얘기다.

　(大) 결흉의 전형적 형태는 극도로 강한 팽창력으로 복부의 내강이 크게
확대되면서 그에 상응하는 조임의 작용이 일어나 강고한 갈등이 일어나면
서 그로 인해 가슴이 핍박되는 것이다.

　본문에서 결흉과 같은 상태라고 한 것도 심하가 굳는 것[심하비경心下痞鞕]
을 가리켜 말한 것이다. 결흉과 구별되는 점이라고 하면, 갈등관계가 강약
으로 변동한다는 것이다. 태양太陽과 소양少陽이 아울러져 있는 것이 그런 변
동 속성의 바탕일 것이다.

　'發汗則譫語발한즉섬어'라고 하면서 '不可發汗불가발한'이라 한 것은 발한으로
인해 외벽이 변성하는 것을 계기로 팽창력이 폭발적으로 커지게 될 것이라
는 말이라고 해석한다. 섬어譫語는 복강이 확대되면서 극단의 갈등이 일어
나 정류혈이 최고 수준에 이를 때 나타나게 되기 때문이다.

　자법刺法을 기록한 것은 앞뒤의 내용상 연관이 확실하지 않아 삽입된 부
분으로 생각되므로 주석을 생략하기로 한다.

151.

婦人中風　發熱惡寒　經水適來　得之七八日　熱除而脈遲身凉　胸脇下滿　如結胸
狀　讝語者　此爲熱入血室也　當刺期門　隨其實而瀉之

● 해석

　여성이 중풍을 얻어 발열오한이 나는데 마침 월경이 왔다. 병이 생긴지
7~8일에 열이 없어지고 맥이 느리면서 몸이 식는데 가슴에서 옆구리 아래
가 그득하여 마치 결흉의 양상과 같고 섬어가 나타나는 경우는 열이 혈실
에 들어간 것이다. 마땅히 기문을 자침하는데 그 실함을 따라서 사하는 것
이다.

● 주해

　'熱入血室열입혈실'은 열熱이 혈실血室로 들어갔다는 말이다. 혈실이란 말이
분명하게 규정할 수 없으나 일단 본문을 따라가면서 상황을 파악해 보자.
　태양병으로 표부 긴장이 있는 가운데 월경月經이 시작되었다. 월경이 시
작되었다는 말은 자궁 근육의 활동을 포함한다. 표부 긴장이 있는 상태에
서 일어나는 하부 복강 내의 움직임은 긴장을 유발하고, 그 긴장은 어떤
변화의 조짐으로 읽혀질 수 있다. 문제를 유발할 씨앗이 뿌려진 것으로 본
다는 얘기다.
　이런 상황이 조성된 후에 7~8일이 경과한다. 태양병, 즉 표부의 긴장은
보통 그 기간이 지나면서 해소되지 않으면 변성變性이 일어나게 된다. 보통
내강을 향한 압박이 상당기간 지속되면서 그 반발로서의 팽창세력이 커져
가는 과정을 의미한다.
　그런데 이 상황에서 '熱除而脈遲身凉열제이맥지신량'의 증상이 생긴다. 열熱이
소멸하고 오히려 한증寒證이 보이는 것은 순환이 약화되었다는 얘기다. 순
환의 약화는 경결의 양상으로 인해 복강에서 활동성이 제한된 결과다.
　'胸脇下滿如結胸狀흉협하만여결흉상'은 이러한 경결 현상을 말하는 것이다. 팽
창의 세력과 그에 반발하는 조임의 작용이 맞서면서 복강이 다소 확대된
상태로 경결되었다는 것이다. 여기서 나타나는 '讝語섬어'는 경결로 인한 순
환의 악화로 흉강에 정류혈이 어느 수준 이상으로 늘어난 결과의 증상이
다.
　이것을 '熱入血室열입혈실'이라고 한다. 그렇다면 이는 복강의 하부, 골반강
으로부터 발동하는 팽창의 세력과 그에 대한 반발로서의 조임의 작용 사이

에 심중深重한 경결을 초래한 것으로 해석할 수 있을 것이다. '當刺期門당자기문'이하로는 침법針法을 말한 것이니 삽입구로 보아 주해하지 않는다.

152.

婦人中風 經水適斷 七八日 續得寒熱 發作有時者 此爲熱入血室 氣血必結 故 使如瘧狀 發作有時 小柴胡湯主之

● 해석

여성이 중풍이 되었는데 월경이 때 마침 끊어졌다. 7~8일이 지나 한열 이 이어지면서 발작할 때가 있는 것은 열이 혈실에 들어간 것이다. 기와 혈이 반드시 맺히게 되니 마치 학병의 모양과 비슷한 것이다. 한 번씩 발 작할 때가 있는 경우는 소시호탕으로 주치한다.

● 주해

표부 긴장이 형성되어 있는 가운데 월경月經이 막 끝났다. 공교로운 타이 밍이라는 뉘앙스가 있다. 사실 내용을 보면 그 시점에 월경이 시작되었거 나 아니면 막 끝났거나 상관이 없다. 151조에서는 '經來경래'가 일어났고 152조에서는 '經斷경단'이 일어났지만 '熱入血室열입혈실'이 형성되는 데는 차 이가 없는 것이다.

151조와 마찬가지로 7~8일이 경과하는 동안에 변성變性이 일어난다. 이 후 나타난 '續得寒熱發作有時속득한열발작유시'는 한寒과 열熱이 교대로 나타나되 주기성을 갖는다는 말로 본다. 즉 팽창의 세력과 그에 반발하는 조임의 작 용이 엎치락뒤치락하면서 마치 주도권 싸움을 하는 것과 같은 양상이다. 골반강의 변화를 계기로 일어난 것으로서 팽창세력이 분위기를 이끄는 병 리 현상이니 이 또한 열입혈실熱入血室이 된다.

'氣血必結기혈필결'은 활동성과 흐름이 모두 악화된다는 뜻이다. 그로 인해 '瘧狀학상'의 증상이 나타난다고 하는 것은 힘의 대립으로 인한 경결과 그 경결이 풀리는 것이 번갈아 일어나는 상황을 말한다.

경결은 팽창세력과 반발 조임의 대립을 말하니 그로 인한 순환의 악화로 한증寒證이 일어나고, 그것이 풀리면 순환이 개선되면서 순환량이 늘어나니 열증熱證이 일어나는 것이다.

151조에서는 섬어譫語로 나타나는 열입혈실을 말하고, 152조에서는 학상瘧

狀을 띠는 열입혈실을 말하니 두 조문이 다소 차이가 있다. 전자前者가 경결의 상태를 위주로 한다면, 후자後者는 변동의 상태를 위주로 하는 것이다.

153.

婦人傷寒 發熱 經水適來 晝日明了 暮則譫語 如見鬼狀者 此爲熱入血室 無犯胃氣及上二焦 必自癒

● 해석

여성이 상한을 얻어 열이 나는데 월경이 때 마침 도래했다. 낮에는 또렷한데, 밤에는 마치 귀신을 본 듯 섬어를 일으키는 경우는 열이 혈실에 들어간 것이다. 위기와 상부의 이초를 범하지 않으면 반드시 자연히 낫는다.

● 주해

'熱入血室열입혈실'은 골반강에서 일어나는 변화를 축으로 해서 강화된 팽창세력과 반발하는 조임의 작용이 대립하는 양상을 만들어낸 상황을 말하는 것으로 보았다<151>. 골반강의 변화란 외압이 복강 환경에 영향을 주고, 그에 따라 자궁의 근육 활동도 그 영향을 받는데 그것이 발단이 되어 발생한 병리적 변화를 말하는 것이다. 자궁 근육 활동이 일어날 무렵을 전후해서 표부 긴장으로 외압이 작용했다는 얘기다.

그 결과는 팽창의 힘이 강화되면서 그에 대한 반발로서의 조임의 작용이 다시 일어나는 것으로 나타난다. 열입혈실熱入血室의 경과는 팽창의 힘과 반발 조임의 작용이 함께 나타나 경결硬結<151>이나 변동<152>의 문제를 창출하게 되는 것이 보통이다.

그런데 '晝日明了주일명료 暮則譫語모즉섬어'의 양상이 나타난다. 군이 해석하자면, 낮은 주로 활동의 시간으로 근 활동이 밤에 비해 강하다고 할 수 있다. 팽창과 조임의 세력이 맞서 둔화성의 경결이 있는 상황이라면 활동성이 증가하는 낮 동안에 경결이 완화될 수도 있을 것이다. 이것을 두고 '晝日明了주일명료'라 하지 않았을까.

반면에 밤은 주로 활동을 접고 휴식에 들어가는 음陰의 속성을 가진 시간이다. 따라서 밤은 활동성이 더욱 약화될 수 있는 여건이 될 것이다. '暮則譫語모즉섬어'란 이와 같이 더 한층 강고해진 경결의 상태가 일으킨 증상이라고 해석한다.

'無犯胃氣及上二焦무범위기급상이초'에서 위기胃氣는 복강의 용적을 정상으로 유지하기 위한 힘 내지 작용을 말하고, 상이초上二焦는 흉강과 상부上部 복강을 말한다고 해석한다. 따라서 본문의 내용은 복강에서 팽창이나 위축이 생리적인 범위를 벗어나지 않도록 하고, 흉복간의 관계가 대립하지 않도록 하기만 한다면 '必自癒필자유'할 것이라는 것이 된다. 왜냐면 저녁에만 양자兩者가 대립하는 갈등관계가 강화되고 낮에는 명료하다면 비록 열입혈실이라도 두 세력의 대립이 극단에 이른 것은 아니라는 얘기가 되기 때문일 것이다.

154.

傷寒六七日 發熱微惡寒 肢節煩疼 微嘔 心下支結 外證未去者 柴胡桂枝湯主之

● 해석

상한을 얻은 지 6~7일에 열이 나면서 약간의 오한기가 있다. 마디마디가 아프며, 약간 구역질이 나고, 심하부에 맺힘이 있으면서 외증이 없어지지 않는 경우는 시호계지탕柴胡桂枝湯으로 주치한다.

● 주해

표부表部의 긴장이 있은 지 6~7일이 지나도 표증表證이 거두어지지 않는다면 어떤 변성變性이 일어나기 충분한 시간이다.

상한傷寒의 경과인데 '發熱微惡寒발열미오한'이 있다고 하면, 오한이 경미한 것으로부터 외압이 작용하지만 강고한 내외 갈등이 유지되고 있는 것은 아님을 알 수 있다. 내외 갈등이 강고하다면 오한이 경미할 수 없을 것이기 때문이다.

그런데 여기에 '肢節煩疼지절번동'이 끼어든다. 마디마디가 아프고 불편한 것은 표부의 병리가 긴장의 범주에만 머무르고 있는 것이 아님을 말한다. 경직에 가까운 군음이 있다는 얘기다.

'微嘔心下支結미구심하지결'도 있다. 이것은 표부의 변화에 수반해서 팽창세력이 강화되니 갈등관계가 표증 당시보다 더 강고해지는 흐름에서 볼 수 있는 증상일 것이다. 구증이나 심하의 경결은 상역 병리의 소산으로 이는 갈등이 심화되면서 복강 내압이 상승하고 있다는 반증이 되는 것이다.

이 형태는 기초적으로 시호증의 병리가 구성된 것이라고 할 수 있다. 이런 '微嘔心下支結미구심하지결'이 있으면서 앞에서 말한 '微惡寒미오한' 또한 해소되지 않고 있다면 그것이 '外證未去외증미거'의 상황이다. 시호증이 구성되어 있으면서 내외간의 갈등 역시 약하게나마 남아 있다는 의미다.

● 柴胡桂枝湯

○桂枝去皮, 黃芩, 人蔘 各1兩半, 甘草炙 1兩, 半夏 2合半, 芍藥 1兩半, 大棗 劈 6枚, 生薑切 1兩半, 柴胡 4兩.
○위의 아홉 가지 약을[上九味] 물 7승으로[以水七升] 달여서 3승을 취하고[煮取三升] 찌꺼기를 없앤 뒤[去滓] 따뜻하게 1승을 복용한다[溫服一升].

*

시호(가) 계지탕柴胡(加)桂枝湯은 소시호탕小柴胡湯과 계지탕桂枝湯의 약물 함량을 함께 줄여서 합방合方한 것이다. 계지탕에서 계지桂枝, 작약芍藥, 생강生薑은 3량兩에서 1.5량兩으로 줄였고, 감초甘草는 2량兩에서 1량兩으로, 그리고 대조大棗는 12매枚에서 6매로 각각 줄였으니 정확히 절반 용량인 셈이다.

소시호탕의 경우 계지탕과 중복되는 감초, 생강, 대조를 제외하고 시호柴胡는 반근斤(8兩)에서 4량으로, 황금黃芩과 인삼人蔘은 3량에서 1.5량으로, 반하半夏는 반근에서 2.5홉合으로 줄였으니 대략 절반 용량을 쓴 셈이다.

이 처방 구성의 내용을 볼 때, 두 처방이 다루는 병리들이 섞이면서 어느 한쪽으로 강하게 몰리지 않아 적당히 간섭되고 중화된 상황을 다루자는 의도를 갖는 것이 아니냐는 생각이 든다.

즉 발동성의 표부 긴장이 이끄는 내외간의 갈등 병리로부터 외벽의 긴장 속성이 강화되고 팽창의 힘 또한 더해진 진행된 갈등관계에 이르기까지 폭넓은 갈등의 흐름을 가벼운 수준에서 폭 넓게 해결하자는 의미를 갖는다는 얘기다.

155.

傷寒五六日 以發汗而復下之 胸脇滿微結 小便不利 渴而不嘔 但頭汗出 往來寒熱 心煩者 此爲未解也 柴胡桂枝乾姜湯主之

● 해석

상한병을 얻고 5~6일이 지났는데 발한하고 다시 사하해서 가슴에서 옆구리가 그득하면서 약간 맺히고 소변이 잘 통하지 않으며 갈증이 나면서 구역질은 없고 머리에서만 땀이 나며 한열이 왕래하고 번조가 있는 것은 풀리지 않은 것이니 시호계지건강탕으로 주치한다.

● 주 해

태양병이 온 지 5~6일이 지났다. 5~6일은 복강 안에서의 변성이 완전히 이루어지기에는 비교적 충분하지 않으나 변화의 조짐은 확실히 자리 잡을 수 있는 시간이다. 여기에 '發汗발한'과 연이은 '下之하지'를 행한 것이 문제를 일으키는 계기가 될 수도 있을 것이다.

'胸脇滿微結흉협만미결'은 표증의 갈등관계보다 진행된 경과로서 한층 강고해진 갈등 상황을 의미한다. 이는 표부의 병리가 더 견고하게 강화된 상황에서 복강에서 발생한 팽창의 세력이 맞서 대립하는 양상이다.

이때 '小便不利소변불리'가 있는 것도 조임의 세력이 강하다기보다는 강화된 갈등에 의한 조임 효과로 보아야 할 것이다.

'渴而不嘔갈이불구'에서 갈渴은 흉강에 혈血의 정류가 있다는 것이고, 구嘔증이 없는 것은 갈등의 경과가 고착된 속성으로 두 힘이 맞서 얽히게 되니 좀처럼 변화가 일어나지 않는 상황을 말한다. 상역은 어느 한 힘이 약화되는 불균형을 바탕으로 하는데, 지금은 그렇지 못하다는 것이다.

'但頭汗出단두한출'도 또한 같은 병리 경과로서 흉강의 정류혈이 증가한 것을 말한다. 복강 안에서 상반되는 두 힘의 대립이 얽혀 풀어지지 않고 있다는 뜻이다. 내외의 두 힘이 대립을 풀지 않고 있다는 것은 함께 성해 있다는 것을 의미한다.

여기서 '往來寒熱왕래한열'이 나타난다. 두 힘의 꽉 얽혀 있는 강고한 대립이 풀리면서 갈등이 지속되는 흐름에서 순환이 변동하는 양상으로 변모했다는 얘기다. 변동의 양상이란 서로 다른 두 힘이 맞서되 한쪽이 주저앉았다가 다시 일어나는 움직임을 가짐으로서 그 갈등이 이런저런 모습으로 변동하게 된다는 것을 말한다.

'心煩심번'은 변동하는 갈등의 양상으로 가슴 쪽에 압박 효과가 일어나는 것에 의한 증상으로 해석한다. 갈등이 약화되는 흐름에서 상역이 일어나게 되니 가슴 압박의 효과가 뚜렷해질 거라는 생각이다.

이것을 두고 '此爲欲解차위욕해'라 하는 것은 비록 두 힘 사이에 변동하는 갈등관계가 지속되고 있다고 하지만, 이는 오히려 경결硬結 속성의 강고한 대립이 풀렸다는 뜻이니 갈등이 풀리는 방향으로 한 걸음 진행한 것으로 본다는 것이다.

　문장의 구조상 시호계지건강탕柴胡桂枝乾薑湯은 욕해欲解의 조짐이 일어나기 전의 상황을 주치하는 것으로 해석하는 것이 좋겠다.

● 柴胡桂枝乾薑湯

○柴胡 半斤, 桂枝去皮 3兩, 乾薑 3兩, 瓜蔞根 4兩, 黃芩 3兩, 牡蠣熬 3兩, 甘草炙 2兩.

○위의 일곱 가지 약을[上七味] 물 1두 2승으로 달여[以水一斗二升] 6승을 취한 뒤[煮取六升], 찌꺼기를 버리고 다시 달여[去滓再煎] 3승을 취하고[取三升] 따뜻하게 1승을 복용하기를[溫服一升] 1일 3회로 한다[日三服]. 처음에 복용할 때 약간 번증이 있다가[初服微煩] 다시 복용하고 땀을 내면[復服汗出] 곧 낫는다[便愈].

＊

　시호계지건강탕柴胡桂枝乾薑湯은 소시호탕小柴胡湯을 구성하는 시호柴胡, 황금黃芩, 감초甘草에 계지桂枝, 과루근瓜蔞根(천화분天花粉), 모려牡蠣, 건강乾薑 등을 합해 만든 처방이다.

　시호, 황금, 과루근은 외벽의 긴장이 강고하게 작용하면서 그것을 기화로 복강에서 강한 팽창의 세력이 일어나 대립하는 경우를 다루는 약들이다.

　모려牡蠣는 외벽의 속성이 긴장 경향을 가지면서 그 긴장이 강고하여 경직의 양상으로까지 이어지는 경우와 관련된다. 외벽이 굳는 쪽으로 변해감에 따라 복강에서는 그 굳음을 극복하려는 움직임으로서 한층 강한 팽창의 힘을 요구한다. 그러나 팽창의 힘이 한 번에 그것을 극복하지 못하면 두 힘 사이에 강고한 대립이 일어난다. 팽창의 힘은 그 지속 시간에 한계를 가지니 때로 그 힘이 떨어지면 급격하게 대립이 와해된다. 이것은 외벽의 경직 상황에서 일어나는 탈력脫力의 과정으로 그 시점에 심하心下를 때리는 빠른 상역이 일어나게 되는 것이다.

　'~止汗止渴지한지갈~'하고 '~止大小便지대소변~<이상　別錄>'[191]하는 효능들, 그리고 '~驚恚怒氣경에노기~'[192]를 다루는 작용들은 공통적으로 갈등관계가 와해되는 시점에 나타나는 현상에 대한 것들이다.

　건강乾薑의 효능은 표부, 골격근 전반에 경직성 변화가 조성된 기초 위에 발생하는 내외 갈등관계에 집중된다. 골격근 전반의 경직이 있으니 외벽의 경직도 상당한 수준으로 강고함을 가질 것임을 알 수 있다.

　외벽이 강고하게 굳어있으니 팽창의 힘이 일어나 대립하되 그로써 외벽을 쉽게 풀지 못한다. 따라서 팽창의 힘은 일어났다가 주저앉기를 반복한

---

191) 本草綱目 p.2520
192) 神農本草經 p.130

다

　복강에서 팽창의 힘이 일어나고 있지만, 그 힘은 구조상 일어날 수밖에 없는 강제된 것이며 그 팽창의 힘으로 복강이 확대되어 유지되는 것도 아니니 이는 실증實證, 열증熱證과 무관한 팽창력이다. 오히려 힘의 갈등으로 복압이 높아지는 조임의 효과가 갈등의 흐름을 주도하므로 열성熱性을 보이기보다는 주로 한랭寒冷의 속성을 갖는 경과가 나타난다.

　감초甘草는 경결硬結된 복강의 환경을 온건한 수준에서 풀어주는 역할로 쓰이고, 계지桂枝는 부분적으로 외압의 발동을 풀어주는 역할을 하게 된다.

　이런 약들로 구성되는 시호계지건강탕柴胡桂枝乾薑湯은 외벽 쪽의 병리가 표증을 벗어나 경직의 방향으로 상당히 진행된 상황에서 팽창세력과의 갈등을 빚고 있는 경우를 주치하는 처방 중 하나가 된다.

　소시호탕小柴胡湯의 구조와 비교한다면 반하, 인삼, 생강, 대조가 없으니 내외 갈등의 가벼운 경결을 배제한 구성이라고 할 수 있다. 외벽의 상태가 상당한 수준으로 굳어 갈등의 속성도 고착의 특징을 갖는 상황이니 가벼운 갈등에 대응할 필요가 없다는 의도다.

　그럼에도 불구하고 처방 중에 시호와 계지를 갖고 있으니 변동에 대응하는 요소를 남기고 있는 것이다. 어떤 의미에서 이것은 대시호탕大柴胡湯과 구별되는 점이라고 할 수 있으니, 대시호탕은 내외 갈등뿐 아니라 평활근 자체가 갖는 내적 갈등을 포함하여 복강 내의 활동성이 크게 제한된 경우를 주主 목표로 한다는 것이다.

156.

傷寒五六日 頭汗出 微惡寒 手足冷 心下滿 嘔不欲食 大便鞭 脈細者 此爲陽微結 必有表 復有裡也 脈沈 亦在裡也 汗出爲陽微 假令 純陰結 不得復有外證 悉入在裡 此爲半在裡半在外也 脈雖沈緊 不得爲少陰病 所以然者 陰不得有汗 今頭汗出 故知非少陰也 可與小柴胡湯 設不了了者 得屎而解

● 해석

　상한이든지 5~6일이 되었다. 머리에서 땀나고, 약간의 오한기가 있으며, 손발이 차고, 심하부가 그득하며, 구역질이 나서 먹으려 하지 않고, 대변이 굳으면서 맥이 가는 것은 양이 조금 맺힌 것이니 반드시 표증이 있고 또 이증裡證이 있는 것이다. 맥이 가라앉는 것은 또한 이裡에 있는 것이나 땀이 나는 것은 양이 미미한 것이다. 가령 순수하게 음만 맺혀있다면 다시 외증을 갖지 못하고 모두 안으로 들어가 있을 것이지만 이것은 반은 안에 있고 반은 밖에 있는 것이다. 맥이 비록 가라앉고 팽팽하더라도 소음병이 되지는 않을 것이니, 그 까닭은 음증은 땀이 날 수 없는데 이 경우는 머리에 땀이 나니 소음이 아님을 알 수 있다. 소시호탕을 투여할 수 있으며 만일 정신이 맑지 않은 경우는 변을 본 후 풀린다.

● 주 해

　상한이 5~6일 지났다면 태양병 속성이 변화할 수 있는 기간이다. 155조에서와 마찬가지로 팽창세력이 강화될 수 있는 시간의 경과라는 것이다.

　'頭汗出두한출'은 무언가 그 팽창의 힘에 반발하는 조임의 작용이 일어나고 그로 인해 흉강에 혈의 정류가 생겼다는 것을 말하는 증상으로 본다.

　'微惡寒미오한'까지는 순환이 극도로 약화된 상황은 아니다. 그러나 점차 순환의 약화가 심해져 '手足冷수족랭'에 이르게 된 것은 결국 궐랭厥冷의 지경에 도달했다는 뜻으로 해석한다. 이것은 팽창세력과 조임의 작용 사이의 갈등이 심화되면서 그 갈등이 경결硬結을 형성하는 방향으로 진행하고 있다는 말이다.

　순환 약화가 뚜렷하게 보이는 갈등에서 조임의 작용은 외벽의 강화된 장력에 의한 것임이 분명하다. 팽창력에 대한 반발로서 복강 자체에서 일어나는 세력은 그 갈등의 경과가 주로 대변곤란으로 이어지기 때문이다.

　'心下滿심하만'이나 '嘔不欲食구불욕식'은 그러니까 그 갈등에 의해 복압이 오르면서 상역上逆이 일어났다는 것이다. 이런 상역의 병리는 대립이 강화하면서 조임 효과가 나타난 것일 수도 있겠다. 후자라면 두 힘의 대립이 어느 수준 이상이 된 것을 반증하는 현상이다.

　'大便鞭대변경'은 원래 힘의 극단적 대립으로 강고한 둔화가 일어나면서 복부의 활동이 극도로 제한되는 것을 표상하는 현상이다. 보통 그 대립이 내적 갈등을 포함하면서 극한의 영역에 들어섰다고 표현할 수 있을 것이다. 그러나 본문에서는 내용상 극단의 갈등이라는 의미보다는 내적 갈등을 강조하기 위한 표현으로 해석해도 되지 않을까 한다.

　'脈細맥세'한 것은 순환의 약화와 표부表部 긴장이 함께하는 맥, 즉 혈류의 감소를 맥으로 감지할 수 있다는 것으로 해석할 수 있다. 만일 표부의 긴장이 없으면서 혈류만 감소한다면 맥 자체가 미약하여 찾기 어려울 것이다.

　표부의 긴장이 있되 병리를 주도할 정도로 강하지 않으니 이것을 '陽微

結_{약미결}'이라고 한다. 여기서 양_陽이란 표부 영역을 말하는 것이다.

그렇다면 복강 안의 갈등으로 순환이 약화된 가운데 표부의 긴장이 함께 있다는 것이니 '必有表復有裡也_{필유표복유리야}'라 한다.

여기서 '脈沈_{맥침}'하다면 물론 '亦在裡_{역재리}'한 것이다. 침맥_{沈脈}은 보통 표증_{表證}이 소멸했다는 의미다. 그러나 '頭汗出_{두한출}'이 있으므로 맥이 가라앉더라도 미약하나마 표부 긴장이 남아 있는 상황으로 설명한다. 이를 가리켜 '汗出爲陽微_{한출위양미}'라 한 것이다.

만약 표부 긴장이 완전히 소멸했다면 열성_{熱性}의 외증_{外證}을 전혀 찾아볼 수 없을 것이다. 표부 긴장이 전혀 없는 것을 '純陰結_{순음결}'이라 한다.

결국 '心下滿嘔不欲食大便鞭_{심하만구불욕식대변경}'하면서 맥이 가늘거나 가라앉아 있더라도 '頭汗出_{두한출}' 같은 증상이 있다면 표리_{表裡}의 문제가 공존한다고 보는 것이다. 그래서 '半在裡半在外_{반재리반재외}'라 하는 것이다.

또 같은 의미에서 '手足冷_{수족랭}'이 있으니 '脈雖沈緊_{맥수침긴}'을 소음병_{少陰病}으로 볼 수도 있지만 '頭汗出_{두한출}'이 있으면 그것은 소음병으로 볼 수 없다는 말이 있다.

소음병의 경과에서도 물론 조임의 세력과 팽창의 세력을 관찰할 수 있으나 본문의 경우와 다른 것은 조임의 세력이 갈등관계를 이끈다는 점이다. 본문의 내용은 반대로 팽창의 세력이 문제를 이끌게 되니 사실 소음병과는 전혀 별개의 문제로 여기서 거론한다는 것 자체가 의미 없는 일인 것처럼 보인다.

아무튼 상황은 팽창의 힘이 강화되면서 반발의 힘이 일어나 갈등의 양상을 보이는 것이니 '可與小柴胡湯_{가여소시호탕}', 즉 소시호탕을 줄 수 있을 것이다. '大便鞭_{대변경}'하니 갈등이 경결_{硬結}의 속성을 띠어 소시호탕으로 금방 시원하게 풀리지 않더라도[설불료료자設不了了者] 평활근의 활동성이 개선되면서 대변이 나오면 낫게 된다[득시이해得屎而解].

본문에서 '頭汗出_{두한출}'은 표증이 있다는 상황의 근거로 제시되지만 표리 갈등의 관계에서 일어나는 발열한출의 한 양상인지, 아니면 내적 갈등으로 인해 흉강에 일어난 혈_血의 정류_{停留}에 의한 양상인지는 재고할 필요가 있다고 느낀다.

그런 의미 등에서 본문의 내용은 팽창세력의 강화와 반발 조임이 발생하면서 일어나는 이런 저런 상황들에 대한 상한론의 전개를 부연하는 의미로 이해할 수 있지 않을까 한다.

157.

傷寒五六日　嘔而發熱者　柴胡證具　而以他藥下之　柴胡證仍在者　復與柴胡湯
此雖已下之　不爲逆　必蒸蒸而振　却發熱汗出而解　若心下滿而硬痛者　此爲結胸
也　大陷胸湯主之　但滿而不痛者　此爲痞　柴胡不中與之　宜半夏瀉心湯

● 해석

상한 5~6일에 구역질이 나면서 발열하는 경우는 시호증이 갖추어진 것
인데, 다른 약으로 사하시켰으나 시호증이 여전히 있는 경우는 다시 시호
탕을 투여한다. 이 경우는 비록 이미 사하를 시행했으나 역증은 아니다. 반
드시 열이 끓으면서 몸이 떨리다가 발열이 물러가고 땀이 나면서 풀린다.
만약 심하부가 그득하면서 단단하게 맺혀 아픈 경우는 결흉이니 대함흉탕
으로 주치한다. 다만 그득할 뿐 아프지 않은 경우는 비증痞證이니 시호탕을
주기에 적합하지 않다. 반하사심탕이 좋다.

● 주해

태양병이 5~6일 경과한다. 역시 복강에서 팽창세력이 강화될 수 있는
시간의 경과다. 이 상황에 구嘔증이 있는 것은 복강에서 발산發散하는 힘이
일어난 것이다. 발산하는 힘이 상역上逆의 병리로 나타나 구증을 유발했다
는 것이다. 발산의 힘은 강화된 팽창세력에 대해 반발하는 힘의 작용이 일
어났기 때문이다.

그런데 이때 발열發熱이 함께 있는 것은 순환이 증가하는 구간이 있다는
것을 의미하는 것으로 해석한다. 다른 각도로 보자면, 구증이 있는 상황에
서 이 갈등관계는 복강을 조이려는 힘이 주도하는 갈등이 아니라는 얘기가
된다. 조임의 작용이 갈등관계를 이끄는 경우는 구증이 있을 수 있지만 발
열이 주증이 될 수는 없는 것이다.

그러니 본문에서 '嘔而發熱구이발열'을 시호증柴胡證으로서의 자격 요건으로
내세우는 것은 이런 근거에서라고 본다. 팽창력이 주도하는 갈등관계로서
그 흐름이 극단적 갈등으로 진행하지 않는 상황을 말한다. 이는 팽창의 힘
이 정상 이상으로 강화되지만 이내 반발의 힘이 따라 붙어 팽창력을 제한
하는 경우라고 할 수 있다. 그러나 복강은 어느 정도 확대된 상황이니 표
증表證의 수준은 아니다.

시호증인데도 사하瀉下를 하는 것은 정당한가? 사하는 원래 팽창의 힘이
그 [초기初期]반발을 크게 압도하여 마침내 내적인 반발을 일으킨 경우에만

쓸 수 있는 요법이다. 팽창세력과 그에 대한 반발의 세력이 비등하게 작용하는데 사하를 한다면, 그로 인해 강고한 갈등이 형성되는 부작용이 우려되기 때문이다.

시호증이란 팽창세력과 [초기初期]반발 조임의 세력이 맞서되, 팽창력이 흐름을 주도하는 경우를 말한다. 본문에서 이런 시호증에 하법下法을 썼는데 '柴胡證仍在시호증잉재'한다는 것은 무슨 의미인가?

시호증의 경과에서 만약 팽창력이 최댓값을 갖는 시점에 하법을 쓴다면, 그로 인해 시호증이 다 풀리지 않더라도 하법으로 인한 부작용이 크게 일어나지 않을 수도 있다는 것으로 풀이된다.

사하를 한 뒤 시호증이 여전히 남아 있다면 '復與柴胡湯복여시호탕'에 문제가 없는 것이다. 이미 논의한 내용이지만 '此雖已下之不爲逆차수이하지불위역'이라 한 것은 사하에 의해 가슴에 큰 압박을 주는 강고한 갈등관계가 구성되지 않았다는 말이다. 그러니 소시호탕小柴胡湯을 쓸 수 있고, 그것으로 효과를 낼 수 있는 것이다.

소시호탕을 쓴 직후에 '必蒸蒸而振필증증이진'하는 것은 팽창세력과 반발 조임의 세력 사이에 일시적으로 갈등이 높아지는 현상으로 해석한다. 그러나 이 현상은 '發熱汗出발열한출'과 함께 이내 없어지면서 병이 풀리게 된다. 발열한출이 있는 것은 팽창을 유지하고 있던 복강이 원상태를 회복하면서 순환이 크게 강화되는 시점을 지나기 때문이다.

그러나 만약 사하를 한 뒤에 '心下滿而更痛심하만이경통'하다면 그것은 결흉結胸이 된 것이다. 이미 앞에서 말했다시피 사하로 높아진 외벽의 장력과 팽창력이 강하게 대립하면서 갈등이 크게 증폭되어 복합적이면서 강고한 대립의 관계가 형성되고 말았다는 얘기다.

사하 이후에 '但滿而不痛단만이불통'하다면 '此爲痞차위비'다. 비痞와 결흉을 가장 간명하게 구별할 수 있는 진단의 요점으로 '痛통'의 여부가 제시된다. 두 경우에서 모두 심하心下가 만滿하되 통痛이 있는 것은 결흉, 통痛이 없는 것은 비痞증이다. 여기서 중요한 것은 통痛이 일어나는 영역에 반드시 심하心下를 포함해야 한다는 것이다. 심하는 바로 횡격막 영역이다.

결흉은 복강의 경직硬直이 극極에 달한 상태로 횡격막의 운동에 심각한 장애를 초래함으로써 가슴을 심하게 압박하는 효과를 내게 된다. 횡격막이 하강하려 하나 하강의 범위가 크게 제한된 상황이다. 이렇게 되면 자연히 횡격막 근육에 강고한 긴장이 조성되며 그것이 바로 심하心下의 통증으로 나타나게 된다.

이것은 팽창하려는 힘과 반발하는 조임의 세력이 맞서면서 생기는 평활근의 통증, 즉 복부의 통증과는 다른 것이다. 결흉에서도 당연히 평활근의 통증이 있을 수 있지만, 그것이 곧 심하의 통증을 일으키는 요인은 아니라는 것이다. 그런 의미에서 배 전체가 아프더라도 심하가 아프지 않으면 결흉이 아니라고 할 수 있겠다.

비痞증 또한 복강에서 상반되는 두 힘이 대립하는 양상으로부터 얻어지는 것으로 사실 그 기전이 결흉과 전혀 동떨어진 것이 아니다. 그러나 결정적인 것은 횡격막의 강고한 긴장을 유발했는가의 여부다. 비증은 비록 힘의 대립이 만들어낸 병증이라 하더라도 복강 안의 팽창세력의 크기나 두 힘의 대립 강도에 있어서는 결흉보다 한 단계 아래에 있는 상황이라고 할 수 있겠다.

이런 비증을 소시호탕小柴胡湯으로 처리할 수는 없다[시호불중여지柴胡不中與之]. 본문에 제시된 반하사심탕半夏瀉心湯을 살펴보면서 그 속성을 분석해 보기로 한다.

● **半夏瀉心湯**

○半夏洗 半升, 黃芩, 乾薑, 人蔘 各3兩, 黃連 1兩, 大棗劈 12枚, 甘草炙 3兩.
○위의 일곱 가지 약을[上七味] 물 1두로[以水一斗] 달여 6승을 취하고[煮取六升] 찌꺼기를 없앤 뒤[去滓], 다시 달여[再煮] 3승을 취하여[取三升] 따뜻하게 1승을 복용하기를[溫服一升] 하루 세 번으로 한다[日三服].

*

처방 중 반하半夏는 외벽의 긴장에 의해 초래된 복강의 팽창력이 오히려 외벽을 압박하는 수준으로 커지면서 역전된 대립의 경과를 보이는 경우를 다스리는 약 중의 하나다. 이와 같은 대립의 경과는 변동성을 가지면서 상역上逆과 경결의 양상을 일으킬 수 있다. 반하의 효능은 주로 상역의 방면에서 잘 나타나는 것으로 정리된다.

건강乾薑은 외벽의 경직이 조성된 상황에서 그 장력을 극복하기 위한 팽창의 힘이 일어나 대립하는 경우를 다스리는 약이다. 그러나 반하의 경우와 달리 그 주치主治의 비중이 변동의 속성보다는 경결硬結의 속성 쪽으로 쏠려 있는 것이 차이점이라 할 수 있겠다.

인삼人蔘은 내부적 문제로 외벽의 장력이 높아지면서 그에 대한 대응으로서 팽창력이 일어나 외벽과 대립하는 경우를 다스리는 약 가운데 하나다.

이 팽창력은 강약으로 변동하는 흐름을 타게 되므로 갈등의 양상 또한 여러 형태로 나타날 수 있으니, 인삼은 대립의 병리로 일어나는 다양한 증상에 대해 효능을 갖게 된다.

세 가지 약물이 공통적으로 강화된 외벽의 장력에서 연유하는 병리를 다루게 된다는 것이다. 물론 반하는 강한 팽창력으로 복강이 확대되는 구간을 갖는 경우를 다스리게 되지만, 이런 상황 또한 외벽의 문제에서 비롯된 것이니 이 범주에 포함하게 되는 것이다.

황금黃芩과 황련黃連은 반대로 팽창의 힘이 강화되는 경과로부터 유래하는 병리를 다스리게 된다. 그 중에 황금은 팽창력에 반발하는 작용이 상대적으로 강한 구간을 갖는 경우를 담당한다. 반면에 황련은 반발력의 변동 폭이 크지 않은 경우를 맡아 해소하는 효능으로 기울어진다. 좁은 범위에서 변동한다는 것은 팽창력을 완전히 제압하는 구간이나 반대로 팽창력이 상황을 압도하는 구간을 갖지 않고, 팽창력이 우위를 점한 상황에서 갈등을 유지하고 있다는 얘기가 될 수 있다.

소시호탕小柴胡湯의 구조와 비교할 때 반하사심탕半夏瀉心湯은 시호柴胡 대신 황련黃連을 쓰고, 생강生薑 대신 건강乾薑을 사용한 것을 볼 수 있다. 보통 시호와 생강은 황련과 건강에 비해 반발하는 힘의 변동 폭이 큰 경우를 주치主治하는 것이 특징이다. 따라서 반하사심탕은 소시호탕에 비해 복강에서 일어나는 힘들 간의 갈등이 지속성을 갖는 경우를 다스리는 방면으로 기울어져 있다는 결론을 얻을 수 있다. 이는 비痞증이 시호증에 비해 경결의 속성이 상대적으로 강하다는 얘기다.

그 속성이 이와 같으니 비痞증을 소시호탕으로 해결할 수 없다고 하는 걸로 이해한다[차위비시호불중여지此爲痞柴胡不中與之].

158.

太陽少陽併病 而反下之 成結胸 心下鞕 下利不止 水漿不入 其人心煩

● 해석

태양과 소양이 아울러진 병에 대해 오히려 하법을 쓰게 되면 결흉이 생겨 심하부가 단단한데, 하리가 그치지 않으며 물을 마실 수 없게 되면 심번이 생긴다.

● 주해

태양병은 표증表證을 바탕으로 하는 내외內外 갈등을 주로 하는 병리를 갖는다. 소양병은 여기서 더 진행된 내외 갈등을 병리의 바탕으로 한다고 할 수 있다.

표증에서는 외벽의 긴장 장력이 복강의 용적을 크게 변화시키거나 강고한 경결을 조성하지 못하지만, 이런 내외의 관계가 깊어져 대립하는 양자兩者의 힘이 강화되면 문제가 달라진다. 외벽의 높아진 장력과 그에 대응하는 복강 내부의 힘이 강하게 맞서면서 복강의 형편을 크게 변화시킬 수 있다는 얘기다.

소양병의 경우는 팽창의 힘이 높아지면서 그 힘에 외벽이 장력을 높여 대응하는데 팽창의 힘이 항상 외벽의 장력을 압도하는 것을 기본형으로 한다. 표증으로서의 태양병은 주기성을 갖는 내외간의 대립으로 갈등이 일어났다가 풀리기를 반복하는 변동의 양상을 기본으로 한다.

이런 태양병과 소양병이 하나로 아울러진다는 것은 태양병의 구간과 소양병의 구간을 가지면서 진행하는 경과임을 말하는 것으로 해석한다.

여기에서 사하瀉下를 행한다. 사하는 복강 내압을 올리는 외벽의 작용을 유도하는 치법이니 사하가 필요한 경우가 아니라면 사하 후에 강화된 외벽의 장력에 의한 일종의 후유증이 일어날 수 있다. 추가적인 갈등 요인이다. 본문에서 '反下之반하지'로 '成結胸성결흉'했다는 것은 이렇게 해서 생겨난 강고한 갈등 상황을 말한다. 외벽의 장력과 복강 안의 팽창력이 커지면서 대립하게 된 결과다.

'心下鞭심하경'은 결흉의 특징으로 힘의 대립으로 인한 압박이 심하心下에 작용한 결과다. 심하는 횡격막의 부위로 압박이 그 활동을 방해하여 큰 긴장이 유발된 것으로 해석한다.

이때 '下利不止하리부지'가 나타난다면 그것은 조임의 작용과 팽창력이 엎치락뒤치락하면서 변동하는 양상을 말한다. 갈등이 강고하게 얽혔다가 풀어지기를 반복하는 와중에 과도한 장관의 활동이 일어나게 되는 것이다.

'心下鞭심하경'의 결흉 상황인데 복강 환경이 변동의 양상을 보인다면 결흉에서 나타나는 대립의 강고함에 비해 약간은 느슨해졌다는 얘기다. 그러나 '下利不止하리부지'는 팽창의 힘이나 반발하는 조임의 힘이 비록 팽팽히 맞서 강고한 형태를 취하고 있는 것은 아니더라도 또한 갈등관계가 여전히 소멸하지 않고 있다는 반증反證의 의미를 갖고 있기도 하다.

'水漿不入수장불입'은 물도 마시지 못하는 것이니 심화된 '不能食불능식'이라고 할 수 있다. 그런 의미에서 이것은 역시 복강에 어느 수준 이상의 힘의 갈등관계가 작용하고 있음을 뜻하는 증상이다. '下利不止하리부지'하니 그 갈등이 변동하는 속성을 갖는다는 것이지만 그러더라도 복강에서의 힘의 대립이 그 정도의 수준을 갖고 있다는 말로 해석한다.

'下利不止하리부지'가 복강에서 팽창세력이 지속되고 있음을 확인하는 척도가 된다면, '水漿不入수장불입'은 복강을 조이는 작용을 확인하게 하는 증상이라는 해석도 가능할 것으로 생각된다. 물론 두 경우에서 모두 상대편의 힘을 전제하게 되므로 그런 해석이 실제적 의미는 없지만, 서술의 의도로 볼 때는 그런 대비로서 뜻을 표현하려는 취지를 엿볼 수 있다는 얘기다.

'其人心煩기인심번'은 가슴에 대한 압박을 의미한다. 복강으로부터 일어난 상역의 힘이 위로 가슴을 누른다는 뜻이다. 결흉에서는 팽창의 세력과 조임의 세력이 맞서 한 치도 물러서지 않을 정도로 굳게 대립하게 된다. 따라서 이런 강고한 대립의 경우에는 횡격막의 움직임을 방해할지언정 역逆으로 가슴을 직접 압박하는 작용은 극심하지 않다고 볼 수 있다.

만약 팽창세력보다 조임의 작용이 우세하여 갈등의 축이 한 쪽으로 기울어진다면 가슴 압박은 더 심해질 것이다. 결론적으로 결흉의 범주에서 '下利不止하리부지'와 '水漿不入수장불입'이 있다면 팽창세력이 강한 가운데 조임의 작용이 강약으로 변동함으로써 상역과 가슴 압박의 효과를 증대시키고 있는 상황임을 알 수 있다는 얘기다.

따라서 심번心煩을 보고 전형적인 결흉의 양상보다 조임의 작용이 강하게 일어나면서 변동의 경과가 발생했다는 추정이 가능하다.

159.

脈浮而緊 而復下之 緊反入裡則作痞 按之自濡 但氣痞耳

● 해석

맥이 떠오르면서 팽팽한데 다시 하법을 써서 긴함이 안으로 들어가면 비痞증이 생긴다. 눌러서 자연히 물렁한 것은 다만 기비氣痞에 불과한 것이다.

● 주해

맥이 부浮하고 긴緊한 것은 표부 긴장, 즉 외압이 있으면서 그에 따른 갈등 환경이 조성되어 있다는 의미가 된다. 긴맥緊脈은 모든 갈등 요인을 표상하는 것이니 그 갈등 환경이 외압과 복강의 반발 사이의 갈등이든, 아니면 복강 자체에서 일어나는 내적內的인 갈등이든 상관없다.

여기에 다시 사하瀉下를 시행한다. 외압이 작용하고 있을 때 사하가 금지된다는 것은 하나의 원칙이다. 외압은 외벽의 긴장이 있다는 것인데 사하는 복압을 올리려는 의도로서 외벽의 장력을 높이는 효과를 내기 때문이다. 외벽으로 보자면 기존의 긴장 병리를 더욱 강화시키고 발전시키는 의미가 있다고 하겠다.

이런 결과로 외벽의 장력이 높아지고 그에 대응하는 팽창력 또한 높아지면 상반된 두 힘의 대립으로 강고한 갈등이 일어날 소지가 있다. 적합하지 않은 '下之하지'로 인해 결흉結胸이나 비痞증이 일어날 수 있음은 이미 다른 조문에서 서술된 바 있다<137>.

'緊反入裡긴반입리'란 갈등관계가 안으로 들어간다는 것으로 갈등이 심화된 것을 비유적으로 말한 것이다. 초보적인 표리간의 갈등이 내강의 환경을 크게 변화시키는 강화된 갈등으로 변했다는 뜻이다.

그 결과가 '作痞작비'로 나타난다. 비痞증이란 심하心下가 '但滿而不痛단만이불통'한 것을 말하니, 복강 안에서 갈등관계의 효과가 나타나되 횡격막의 강한 긴장을 유발할 정도로 강고한 수준에 이르기 이전의 상황이라고 할 수 있겠다<157>.

'按之自濡안지자유'는 배를 눌러보아 강한 반발이 느껴지지 않는다는 것이니 결흉과 대비되는 점을 서술한 것으로 본다. 힘의 대립이 일어나되 그 강고함의 수준이 결흉에 비해 낮기 때문이다.

그런 의미에서 '但氣痞耳단기비이'라 하여 이것을 기비氣痞로 표현한 것은 비痞증 자체가 극심한 힘의 대립이 있거나, 또는 결체結滯한 실물實物이 있는 것이 아니라는 의미로 해석한다.

160.

太陽中風 下利嘔逆 表解者 乃可攻之 其人 戰戰汗出 發作有時 頭痛 心下痞鞕滿 因脇下痛 乾嘔短氣 汗出不惡寒者 此表解裡未和也 十棗湯主之

● 해석

태양중풍에 하리하면서 구역질이 나는데 표가 풀리면 공법을 쓸 수 있다. 병자가 땀이 계속 나면서 주기적으로 발작을 일으키고, 머리가 아프면서 심하가 그득하고 단단히 막히며, 옆구리 아래가 아프고, 헛구역질과 호흡곤란이 오며, 땀이 나면서 오한하지 않으면 이는 표表는 풀렸는데 이裡가 편안하지 않은 것으로 십조탕으로 주치한다.

● 주해

태양중풍太陽中風은 표부表部에서 발동 속성을 가진 긴장(외압)이 출몰하는 병증이다. 표부의 긴장은 외압으로 작용하여 내강을 압박하고, 그에 따른 복강 내압의 변동은 다양한 병리 활동을 일으킬 수 있다. 그런데 사실은 태양중풍에서 외압이 복강 안의 환경을 변화시킨다기보다 복강 안의 환경이 외압의 발생과 소멸에 영향을 줄 수 있다고도 볼 수 있다는 점이 또한 중요하다.

복강 안에서 팽창의 세력이 일어나는데 그 힘에 반발하는 자체적인 작용이 있어 대립하고 있다고 해보자. 그 상황에 외압이 일어나 복강을 압박하게 되면, 그 외압은 한 차례의 압박 이후 바로 소멸하게 될 것이다. 팽창력이 제한된 복강에서 외압에 대응할 만한 강도를 가진 힘이 없기 때문이다. 그러니 외압은 그야말로 발동의 속성을 갖게 된다는 얘기다.

이런 생각은 태양중풍이 비록 내외간內外間(表裡間)의 갈등을 위주로 하는 병증이라고 하지만, 그 복강 안에는 이미 작은 규모의 내적內的 갈등이 조성되어 있을 수 있다는 의미를 갖는다. 갈등에 갈등이 들어있는 복합적인 양상의 갈등 구조라고 할 수 있겠다.

여기에서 '下利嘔逆하리구역'이 일어난다. 작은 규모라 해도 이미 갈등으로 인한 내적 변화를 갖고 있었는데 여기에 하리下利와 구역嘔逆이 나타난다는 것은 갈등의 강도가 확대되었다는 의미다.

복부에서 팽창의 경향(높은 탄성)과 외벽의 장력이 갈등 구조를 이루되, 이리 밀리고 저리 밀리면서 갈등이 강약으로 변동의 양상을 보일 때 하리下利가 나타날 수 있다. 하리는 강한 갈등으로 활동성이 떨어져 있다가 갈등이 약화되면서 막혔던 빗장이 풀리니 폭발적 활동이 일어나는 경과와 같은 것이다. 구역嘔逆은 팽창세력에 대한 반발이 강하게 작용하여 복압이 급격하게 높아지는 시점에서 볼 수 있을 것이다.

태양중풍의 경과에서 하리구역下利嘔逆이 내적內的 영향력의 심화를 의미한다면 '表解표해'를 전제로 해서 하법下法을 사용하는 것이 가능하다[내가공지乃可攻之]. 표부 긴장이 있는 경우에 하법을 쓰는 것은 이미 말했다시피 원칙에 위배된다.

그런데 하법을 쓴 뒤에 '其人戰戰汗出기인전전한출' 현상을 보인다. 땀이 끊이지 않는다는 말이니 양명병 속성의 복강 확대가 일어났다고 볼 수 있다. 복강에서 팽창세력이 다른 반발을 압도하면서 순환량의 증가가 지속되고 있다는 말이다.

발작이 일어나면[발작유시發作有時] '頭痛두통'과 '心下痞鞕滿심하비경만', '因脇下

痛인협하통', '乾嘔短氣건구단기'가 나타나면서 '汗出不惡寒한출불오한'하다. 양명병 초기初期, 또는 전기前期의 팽창력 독주의 경과와 같은 흐름에 다른 반발의 힘이 개입하여 작용하고 있는 것이다.

이 상황은 심하心下의 비경痞鞕이 있으면서 통증은 없으니 비痞증의 단계로 볼 수 있으나 동반하는 증상들이 가볍지 않아서 비록 비痞증이라고 하더라도 결흉에 가까운 상황으로 보는 것이 좋을 듯하다. 협하통脇下痛은 결흉의 수준은 아니더라도 횡격막의 강한 긴장이 있는 것을 표상하는 증상이다. 건구乾嘔는 복강 안에서의 힘의 갈등관계를 말하고, 단기短氣는 횡격막의 상하 운동이 제한되고 있다는 뜻이다.

땀이 나면서 오한기가 없는 것은 위에 말한 양명병 속성의 복강 확대를 표상하니 발작이 지나가고 다시 팽창력이 홀로 성盛한 경과를 말하는 것으로 풀이한다.

이것을 '表解裡未和표해리미화'의 상태로 서술한다. 이미 표증으로서의 표리간 갈등은 소멸되었지만, 강화된 갈등관계에 의한 내강의 병리는 풀리지 않았다는 말이다. 그 갈등의 수준으로 보자면 결흉에 미치지는 못하지만 단순한 비痞증보다는 높은 정도일 것으로 생각된다.

결흉과 비증은 엄연히 다른 병증이지만 결과물로서의 증상을 놓고 볼 때, 이들은 사실 상반된 힘의 대립 강도에서 차이를 보일 뿐이다. 물론 대립의 구조는 다르니 결흉에서 비증으로, 비증에서 결흉으로 자유롭게 왕래할 수는 없을 것이다.

앞에서 결흉에 미치지는 못하지만 비증보다는 강고한 대립의 상태를 갖는다고 한 것은 힘의 대치 구조가 이미 결흉의 방향으로 선회하고 있기 때문이다. 그 결과로 복강은 이미 반半결흉의 상태에 이른 것이라고도 할 수 있겠다.

비증에서 결흉으로 선회하고 있다는 것은 힘의 상역上逆을 중심으로 하는 경과에서 경결硬結을 중심으로 하는 경과로 흘렀다는 뜻이다.

● **十棗湯**

○芫花熬, 甘遂, 大戟, 大棗擘 10枚.

○위의 네 가지 약을[上四味] 같은 양으로 하여[等分] 각각 찧어서 가루를 만들어 둔다[各別搗爲散]. 물 1승 반으로[以水一升半] 먼저 살집이 좋은 대조 10매를 달여[先煮大棗肥者十枚] 8홉을 취하고[取八合] 찌꺼기를 없앤 뒤[去滓] 앞의 가루낸 약들을 넣되[內藥末] 체력이 강하면[強人] 2전비를 복용하고[服二錢匕], 약하면[羸人] 반전을 복용한다[服半錢]. 따뜻하게 복용하되[溫服之] 새벽에 할 것이

며[平旦服], 만약 하리가 났는데[若下] 잔병이 없어지지 않으면[少病不除者] 다음 날 다시 복용하되[明日更服] 반전半錢을 더하게 되면[加半錢] 나을 것이니[得快] 하리가 난 뒤에는[下利後] 죽으로 기운을 낸다[糜粥自養].

*

완화莞花와 감수甘遂와 대극大戟은 모두 수질水疾, 수병水病을 다스리는 약들이다. 수질水疾은 혈류나 물 흐름을 비롯한 복강에서의 모든 흐름에 제한이 일어난 것으로 복강에서의 갈등이 심화되어 이미 경결의 수준에 이르렀다는 것을 의미하는 병증이다. 복강에서의 갈등이라고 하면 팽창하려는 세력과 조이려는 세력 사이의 대립을 말하는 것으로, 그 대립의 정도에 따라 여러 형태의 병리가 일어날 수 있다. 대표적인 것이 상역上逆이나 경결硬結의 병리다. 경결의 병리는 경화硬化와 둔화鈍化로 나누어진다.

상역의 병리라면 복강에서 발생한 갈등이 위쪽을 향한 압박으로 작용하는 것을 말하고, 경결의 병리는 강고하게 굳어서 활동성이 큰 폭으로 제한되는 상황을 말한다. 상역은 조이려는 세력이 강화되는 추세와 관련되고, 경결은 두 세력이 팽팽히 맞서는 추세와 관련된다.

완화莞花는 물론 '消~水腫소~수종, 五水在五臟오수재오장~<別錄>'이라 하여 수병水病을 다스리는 약이지만 아울러 '咳逆上氣해역상기<本經>'하고 '消胸中痰水소흉중담수<別錄>'하는 효능을 갖는다. 해역상기咳逆上氣나 흉중胸中의 담수痰水는 상역의 병리에서 비롯된 것이니 완화莞花는 수질을 유발하는 경결을 해소하는 방면 뿐 아니라 상역을 내리는 작용 또한 갖는다는 것이다.

'心腹脹滿심복창만<甄權>'[193]은 경결성 병리가 일으키는 증상의 하나로 볼 수 있다. 팽창의 세력에 조임의 세력이 맞서 팽팽한 대립을 조성하고 있는 현상이라는 얘기다.

대극大戟의 '主주~腹滿急痛복만급통, 積聚적취~'[194]나 감수甘遂의 '主大腹疝瘕주대복산하, 腹滿복만~ 留飮宿食유음숙식, 破癥堅積聚파징견적취~'[195] 등도 복강에서 일어나는 힘의 대립으로 경결의 병리가 작용한 결과를 다루는 효능이 된다.

대조大棗는 넓고 완만한 작용으로 가슴과 배의 내강에 발생한 낮은 수준의 경결에 대응하는 효능을 갖는다. 비록 위의 세 약과 같은 강력한 약력은 아니지만 대조 역시 경결을 온건한 방향으로 가볍게 풀어가는 힘을 갖고 있다는 것이다.

---

193) 以上 本草綱目 p.1213
194) 神農本草經 p.257
195) 위의 책 p.254

'補中益氣보중익기, 堅志强力견지강력, 除煩悶제번민, 療心下懸요심하현~<別錄>'이나 '潤心肺윤심폐, 止嗽지수, 補五臟보오장, 治虛損치허손~<大明>'196) 등의 표현은 모두 경결로 이어지는 갈등 요소를 해소한다는 뜻을 담고 있다.

십조탕十棗湯에는 수병水病, 수독水毒을 해소하는 완화, 대극, 감수는 있지만 평활근의 변성에 의한 극단적 팽창세력에 대응하는 대황大黃, 망초芒硝를 포함하지 않는다. 이와 같은 처방 구성의 내용을 통해 결흉이 갖고 있는 팽창과 반발력의 대치가 최강의 수준이라고 하면, 본 십조탕증은 그 수준의 바로 아래쪽에 위치하는 정도의 경결 수준을 갖고 있다고 추정할 수 있다.

161.

太陽病 醫發汗 遂發熱惡寒 因復下之 心下痞 表裏俱虛 陰陽氣幷竭 無陽則陰
獨 復加燒針 因胸煩 面色靑黃 膚瞤者 難治 今色微黃 手足溫者 易癒

● 해석

태양병에 의사가 땀을 냈는데 발열과 오한이 이어져 다시 하법을 쓰니 심하가 그득하고 표리가 모두 허하다. 이는 음양의 기운이 함께 고갈한 것이니 양이 없으면 음이 외로워진다. 여기에 소침을 더하니 가슴이 갑갑하고[흉번胸煩] 얼굴빛이 파랗고 누르며 살이 떨리는 경우는 다스리기 어렵다. 안색이 약간 누르고 손발이 따뜻한 경우는 쉽게 낫는다.

● 주해

태양병에 발한發汗을 시킨 후 '發熱惡寒발열오한'이 뒤따른다. 표증表證으로서의 표리간表裏間의 갈등이 아직 풀리지 않고 있는 것이다. 그런데 여기에 다시 사하瀉下를 가했다[인부하지因復下之]. 표리 갈등이 있는 상황에서 사하를 하는 것은 금기禁忌로 되어 있는 일이다. 복강 안에서 강고한 갈등이 일어날 위험을 내포하기 때문이다.

사하의 결과로서 '心下痞심하비'가 일어난다. 물론 결흉結胸이 된 것보다는 가볍지만 역시 그 부작용으로 복강에서의 갈등이 심화된 것이다.

이것을 '表裏俱虛표리구허'라 한 것은 이제 표리간 갈등을 유발한 표부 긴장은 더욱 굳어졌고[표허表虛], 따라서 갈등의 강도도 높아져 복강의 활동성도 크게 떨어졌다[이허裏虛]는 의미로 해석한다.

---

196) 以上 本草綱目 p.1756

ㄱ러나 갈등이 심한 것은 조이려는 세력뿐 아니라 팽창의 힘 역시 강하게 유지되고 있는 상황을 의미하는데 이것을 두고 허虛하다고 표현한 것은 실제적인 입장에서 본다면 납득하기 곤란한 부분이 있다. '陰陽氣倂竭음양기병갈'이나 '無陽則陰獨무양즉음독' 같은 표현도 논조를 설명하기 어렵다. 꼭 들어맞지 않는 표현이라는 판단이다. 음양陰陽의 기운이 함께 고갈했다면 음陰과 양陽이 모두 약화되고 손망損亡해야 하는 것인데, 그 결과로 '無陽무양'하면서 '陰獨음독'한다면 모순이 아닌가. 본문에서 표리음양表裡陰陽을 논한 이 구절은 전체적인 구성에서 불필요한 내용의 삽입이라는 평가가 있을 수 있겠다.

여기에 화법火法으로 소침을 쓰면[부가소침復加燒針] 어떻게 되는가. 보통 화법을 쓰면 복강에서 급격한 팽창의 힘이 일어나면서 그 팽창세력에 반발하는 세력이 이내 솟아난다<115-126>. 이와 같은 급격한 변화는 복강을 경직시키고 일면 상역上逆의 힘을 일으키는 결과가 될 수 있다.

'因胸煩인흉번'한 것은 급격하게 일어난 경결과 상역의 힘이 가슴을 크게 압박하고 그 활동성을 떨어뜨린 것이며, '面色靑黃면색청황'한 것은 그로 인해 순환이 크게 약화된 결과다. '膚瞤부순'은 힘의 갈등관계가 복강뿐 아니라 골격근 전반에도 작용하고 있어서 그 활동의 안정성이 급락한 현상으로 볼 수 있다. 이 상황을 '難治난치'로 규정하는 것은 광범위하고 심중한 갈등의 병리가 작용한 것으로 보았기 때문일 것이다.

'今色微黃금색미황'한 것은 물론 복강에 갈등이 조성되어 모든 흐름이 약화된 결과의 하나로 정류혈이 있음을 포함하는 증상이지만, '手足溫수족온'을 보면 순환이 회복되어가고 있으면서 어느 정도의 수준을 유지하고 있다는 것이니 이를 보고 '易癒이유'라고 평가할 수 있다는 말이 된다.

162.

心下痞 按之濡 其脈關上浮者 大黃黃連瀉心湯主之

● 해석

심하가 그득한데 누르면 부드럽고, 그 맥은 관부위에서 떠오르는 경우는 대황황련사심탕으로 주치한다.

● 주해

'心下痞按之濡심하비안지유', 즉 심하부가 그득하면서 만지면 부드러운 경우는 복강에서 힘의 대립에 의한 갈등이 조성되어 있으나 강한 경결의 수준에 이르지는 않았다는 의미가 된다.

'其脈關上浮기맥관상부'라고 하면 횡격막의 긴장을 포함하는 맥상脈狀이다. 이는 실제 맥상일 수도 있겠으나, 복강에서의 힘의 갈등이 횡격막의 긴장을 초래한 수준이 되었다는 것을 말하기 위해 동원한 논리상의 표현이라고 할 수도 있다.

여기서 횡격막의 긴장은 심하心下에서 경통硬痛을 보이는 결흉증의 그것과는 비교할 수 없는 것이다. 결흉에서 나타나는 정도의 강한 긴장에 미치지 못하는 것이라는 얘기다.

● 大黃黃連瀉心湯

○大黃 2兩, 黃連 1兩.
○위의 두 가지 약을[上二味] 마비탕 2승에[以麻沸湯二升] 잠시 담가두었다가[漬之須臾] 짜내고 찌꺼기를 버린 후[絞去滓] 두 번에 나누어 따뜻하게 복용한다[分溫再服].
○마비탕麻沸湯은 곧 백비탕白沸湯으로 끓는 물을 말한다.197)

　　　*　　　　　　　　　　　　*

대황황련사심탕은 대황大黃과 황련黃連으로 간략하게 구성된다.

황련은 복강 안에서 팽창의 세력이 강화된 가운데 그에 대한 반발의 세력이 일어나 작용하는 경우를 주치하는 약 중의 하나다. 황금黃芩도 그런 작용을 하지만 황련이 갖는 특징은 팽창과 조임 사이의 갈등이 좁은 범위에서 변동하므로 힘의 갈등 구조에서 경결, 또는 경직의 방면으로 기울어지는 병리에 적합하다는 것이다. 좁은 범위에서 변동한다는 것은 갈등관계가 지속적인 속성을 갖는다는 말과 같다.

대황으로 보자면 팽창세력의 강도가 가장 높은 범위에 있고 그에 대한 내적 반발의 세력 또한 그 수준에 맞서는 힘을 갖는 경우, 즉 극단적으로 강고한 갈등을 다스리는 약이라고 할 수 있다. 팽창력과 그에 반발하는 자체적인 조임의 작용이 가장 강화된 수준에서 대치하고 있는 상황을 맡을 수 있다는 얘기다. 그야말로 최강의 대립 구조와 그로 인한 강고한 둔화의 병리에 대황은 빠질 수 없는 약이 된다.

---

197) 傷寒論譯詮 p.122

대황과 황련이 다스리는 갈등관계의 또 다른 특징은 그것이 내적內的 갈등 방면에 집중되어 내외간의 병리적 관계는 상대적으로 약하다는 것에 있다.

결흉結胸이 갖는 특징 중 하나가 외벽에서 유래하는 힘이 일어나 내강에 대한 강고한 조임의 세력으로 작용한다는 데 있다. 내적 갈등을 중심으로 경결硬結이 일어나는 병리 경과에 외적外的인 힘이 가세하는 상황을 말한다.

그런 의미에서 대황과 황련이 갖는 공통적 약리 기조를 보니 대황황련사심탕大黃黃連瀉心湯은 그야말로 비痞증의 병리에 부합하는 조합이라는 생각을 하게 된다.

이와 같은 구조로 두 약藥이 협조하여 복강에서 일어난 힘의 갈등관계를 해소하게 된다. 처방 중에 감수甘遂나 대극大戟, 완화莞花, 정력자葶藶子 등이 없는 점에서도 극에 달한 경결의 속성을 다루기보다는 경결을 바탕으로 하지만 심하心下를 압박하는 상역의 방면에 비중을 둔다는 의도가 드러난다고 할 수 있겠다.

163.

心下痞而復惡寒汗出者 附子瀉心湯主之

● 해석

심하가 그득한데, 여기에 다시 오한이 있고 땀이 나면 부자사심탕으로 주치한다.

● 주해

'心下痞而復惡寒汗出심하비이복오한한출'은 심하心下의 비痞증으로 팽창의 세력과 조임의 세력이 대립하는 상황에 덧붙여 순환에 변동이 일어나는 상황을 말하고 있다. 여기서의 오한은 순환이 약화되는 것을 표상하고, 한출汗出은 오히려 순환이 증가하는 상황을 의미한다.

복강에서의 갈등이 있는 와중에 순환의 변동이 발생한다는 말이다. 이는 강화된 외벽의 장력이 깔려있는 가운데 그에 대응하여 팽창력이 강약으로 변동하면서 갈등이 그 흐름을 타는 양상을 보이고 있는 것이다.

외벽의 장력이 한층 더 강고하게 자리 잡으면서 그 장력을 극복하려는 팽창의 힘이 일어났다가 주저앉기를 반복하는 경과를 말한다. 양자 사이의 대립이 가장 높은 수준에 이를 때 오한惡寒기가 나타나고, 다시 팽창력이 주저앉으면서 강한 대립 상태가 풀리는 와중에 순환이 늘면서 한출汗出이 나타나게 된다는 것이다.

● 附子瀉心湯

○大黃 2兩, 黃連, 黃芩 各1兩, 附子炮 去皮 破 別煮取汁 1枚.
○위의 네 가지 약 중에[上四味] 따로 세 가지를[切三味] 마비탕 2승에[以麻沸湯二升] 잠시 담가두었다가[漬之須臾] 짜낸 뒤 찌꺼기를 버리고[絞去滓] 부자즙을 넣어[內附子汁] 두 번에 나누어 따뜻하게 마신다[分溫再服].

*

대황大黃과 황련黃連으로 경결의 양상을 보이는 복강 내 갈등을 해소하는 것은 대황황련사심탕大黃黃連瀉心湯에서 설명한 것과 같다. 여기에 황금黃芩이 추가되는 것은 이 상황이 가지는 변동의 속성에 대응하기 위한 것으로 볼 수 있다. 변동이라는 것은 팽창과 조임의 세력 사이에 생긴 갈등이 팽팽하게 맞서다가 느슨해지고 다시 팽팽해지는 흐름을 반복한다는 뜻이다.

이런 흐름은 외벽의 장력이 더욱 강화된 환경으로부터 유래하는 것으로 보이는 점이 있다. 그 힘에 맞서는 팽창력이 요구되며, 억지로 동원된 팽창력은 강약의 변동 흐름을 갖게 된다는 것이다. 황금은 주로 팽창력을 제어하는 효능을 갖되, 변동의 폭이 큰 갈등을 다스리는 역할로 쓰일 수 있다는 것이다.

갈등이 느슨해질 때 순환이 급증하면서 표면적으로 열상熱相이 강하게 드러날 수 있으며, 다시 갈등이 고조되는 구간에서는 가슴 쪽에 혈의 정류가 발생하기 쉽다. 황금이 이런 경우를 주치한다는 것이다.

황금에 대해 '~治肺中濕熱치폐중습열, 瀉肺火上逆사폐화상역, 療上熱요상열~<元素>'라고 한 것은 가슴으로 몰리는 혈의 정류와 유관한 효능을 말하는 것이고, '治熱毒骨蒸치열독골증, 寒熱往來한열왕래~<甄權>'라 한 것은 순환의 변동을 다루어 안정하게 한다는 의미다.

부자附子는 몸 전체의 모든 근육 계통이 오므리고 굳어지는 변화를 주치하는 약들의 원류原流에 해당한다고 할 수 있다. 골격근의 경직을 다스리는 가장 강력한 약이라는 얘기다.

'主~破癥堅積聚, 血瘕, 寒濕, 踒躄拘攣, 膝痛不能行步~'198)에서 '寒濕踒躄한습위벽'은 오그라들고 경직되어 다리의 관절이 펴지지 않는 것을 의미한다.

---

198) 神農本草經 p.239

그런 상황이니 근육에 쥐가 나고 무릎이 아프며 걷지 못하게 될 수밖에 없는 것이다. '破癥堅積聚血瘀파징견적취혈하'는 복강 안에서의 경결硬結을 말한다. 평활근 활동이 제한되어 흐름이 정체하고 조직이 변성하는 양상이다.

팽창의 세력과 그에 반발하는 조임세력 사이에 갈등을 일으키는 비痞증에 부자를 쓰는 것은 앞에서 설명한 것과 같이 외벽의 장력이 강고하게 발달한 상황에 대처하기 위한 것이다. 비록 복강에서 일어나는 갈등의 주체는 팽창의 세력이지만, 이 상황은 경직된 외벽이 병리 경과의 중심으로 부상한 것이라고 할 수 있겠다. 부자로 골격근 전반의 경직을 풀고 나머지 약으로 갈등관계를 완화하는 방의方意를 갖는 것이 부자사심탕附子瀉心湯인 것이다.

164.

本以下之 故心下痞 與瀉心湯 痞不解 其人渴而口燥煩 小便不利者 五苓散主之

● 해석

원래 하법을 써서 심하에 그득함이 생겼는데 사심탕을 투여해도 그득함이 소멸되지 않는데 병자가 갈증이 나고 입안이 말라 답답하며 소변이 잘 통하지 않는 경우는 오령산으로 주치한다.

● 주해

사하瀉下를 해서 심하비心下痞가 일어나는 것은 오히려 내적內的으로 힘의 갈등관계가 강고해진 까닭이다. 심하비에는 사심탕瀉心湯이 주 처방이지만, 심하비의 증상을 보이더라도 사심탕의 치법으로 해결할 수 없는 경우가 있다.

물론 심하비는 복강에서 팽창의 세력과 조임의 세력이 맞서서 대립하면서 강고한 상역의 압박을 발생하는 경과를 바탕으로 한다. 사심탕瀉心湯은 따라서 팽창의 힘을 해소하는 약을 주축으로 하고, 거기에 조임의 세력을 완화하는 약이 들어가되, 전체적으로는 내적內的 요인으로 발생하는 상역上逆의 병리를 감안한 구성을 갖게 된다.

그런데 본론에서 갈渴증과 함께 소변불리小便不利가 나타나는 경우는 경결硬結방면의 속성으로 복강에서의 흐름 장애가 있는 상황이니, 심하心下의 비

痞증이나 경통硬痛과 같은 증상이 없다면 일단 오령산증五苓散證으로 본다. 그러나 오령산증의 경우에도 비痞증이 있을 수 있으니 사심탕증과의 구별은 상역과 경결의 비중에 있다고 할 수도 있겠다.

오령산<72>을 구성하는 저령猪苓, 택사澤瀉 등의 약도 수증水證을 해소하는 효능을 기본으로 갖는다. 저령과 택사를 살펴보면서 오령산의 의미를 재고하도록 하자.

먼저 저령은 '主痎瘧주해학~利水道이수도~'199)의 작용을 하되, '~主腫脹滿腹急痛주종창만복급통<甄權>', '~治淋腫脚氣치임종각기, 白濁帶下백탁대하, 姙娠子淋胎腫임신자림태종, 小便不利소변불리<時珍>'200) 등으로 복강에서의 힘의 갈등을 없애는 효능을 또한 갖는다. 이는 복강에서의 갈등과 그 갈등으로부터 오는 경결 문제를 다룬다는 의미다.

이와 같은 경결의 문제가 복강에서의 모든 흐름을 방해하므로 소변불리를 비롯한 모든 수증水證 병리가 일어날 수 있는 것이다.

택사澤瀉도 '主風寒濕痹주풍한습비~消水소수~'201)라 하고, 또는 '~起陰氣기음기, 止泄精消渴淋瀝지설정소갈임력, 逐膀胱三焦停水축방광삼초정수<別錄>'202)라 해서 수증水證의 병리를 다루는 효능을 가진다. 방광삼초膀胱三焦의 모든 정수停水를 좇아낸다는 말은 총체적으로 복강 안에서 일어나는 흐름 장애의 문제를 다룰 수 있다는 얘기가 된다. '起陰氣기음기'라는 표현도 있는데 이것 역시 흐름을 일깨운다는 말로 해석할 수 있다.

그러나 저령猪苓과 택사澤瀉는 '面目浮腫면목부종'을 해소하는 감수甘遂,203) '吐逆토역'을 다스리는 대극大戟,204) 그리고 '咳逆上氣해역상기'를 다루는 완화芫花,205) 그리고 '療肺癰上氣咳嗽요폐옹상기해수<開寶>'206)의 작용을 갖는 정력자葶藶子 등과 같이 가슴 위쪽의 상방을 향한 증상[상역上逆]을 다루는 효능이 뚜렷하지 않은 것이 특징이다. 비록 힘의 갈등으로 경결硬結의 병리가 일어났으나 가슴 이상의 영역을 침범하여 힘의 영향력을 가하지는 않는 경우가 이들 약의 적응증이 된다는 얘기다.

비록 오령산五苓散을 구성하는 다른 약들의 역할로 상역의 병리가 일으키는 심하비心下痞를 다룰 수 있다고 하지만, 오령산의 주된 작용은 어디까지

---

199) 神農本草經 pp.202-203
200) 本草綱目 p.2156
201) 神農本草經 p.65
202) 本草綱目 p.1349
203) 神農本草經 p.254
204) 위의 책 p.258
205) 위의 책 p.274
206) 本草綱目 p.1066

나 겹결의 해소에 있는 것이다.

한편으로 저령이 해학痎瘧을 주치主治하고, 택사가 풍한습비風寒濕痺를 다스린다는 표현들은 내외간의 갈등관계를 가리키는 표현이므로 저령이나 택사가 해소하려는 경결에는 외벽의 경직상태와 같은 강고한 변성이 주요인으로 작용하고 있음을 짐작할 수 있다.

감수甘遂, 대극大戟, 완화莞花 또는 정력자葶藶子 등의 약들도 이와 같은 형식을 갖지만, 이들의 경우에는 좀 더 강고한 경결의 양상을 다스린다는 차이를 갖는다. 경결이 강고하다는 것은 두 세력 간의 대립이 더 팽팽하다는 것으로 팽창의 강도가 더 높다는 말과 통한다. 외벽의 장력이 강고한 상황에서는 팽창의 강도가 높을수록 복강 중심으로부터의 발산력이 커질 것이기 때문에 이런 수준의 경결이 상방으로 끼치는 영향력을 가질 수 있는 것으로 생각된다.

이런 종류의 경결 상황에 맞지 않는 사심탕瀉心湯을 쓰게 되면 그 심하비가 해소되지 않을 것임은 당연한 일이다. 한마디로 정리하면 비痞증 병리의 핵심은 상역上逆에 있고, 정수停水를 일으키는 병리의 핵심은 경결硬結에 있다고 할 수 있으니 그 본질을 잘 파악해야 하겠다.

165.

傷寒 汗出解之後 胃中不和 心下痞鞕 乾噫食臭 脇下有水氣 腹中雷鳴下利者
生姜瀉心湯主之

● 해석

상한병에 땀을 내서 푼 이후에 위중이 편안하지 않고, 심하가 단단히 뭉치며, 트림에 음식 냄새가 올라오고, 옆구리 아래에 물 기운이 있으며, 뱃속에서 천둥치는 소리가 나면서 하리가 있는 경우는 생강사심탕으로 주치한다.

● 주해

본문에서는 우선 '脇下有水氣협하유수기'라는 말이 눈에 들어온다. 소청룡탕증小靑龍湯證에서 보이는 '心下有水氣심하유수기<41>'와 본문에서 말하는 '脇下有水氣'는 어떤 차이를 갖는가.

일단 조문에서 말하고 있는 것을 토대로 심하부心下部의 수기水氣가 '傷寒

表不解_{상한표불해}'의 상황에서 나타난 증상이고, 협하부_{脇下部}의 수기가 '傷寒汗出解之後_{상한한출해지후}'의 상황에서 나타난 증상이라고 하면 전자_{前者}는 표증으로서의 표리간_{表裡間}의 갈등을 바탕으로 일어난 것이고, 후자_{後者}는 좀 더 진행된 갈등관계를 중심으로 일어난 것이라고 일단 생각해 볼 수 있다.

수기_{水氣}를 물이 있는 것처럼 느껴지는 증상으로 해석해 보자. 심하부_{心下部}나 협하부_{脇下部}는 모두 상부 복강의 경계부위가 된다. 그렇다면 구조적으로 보아 복강의 상단부에서 일어나는 증상들이니 거슬러 오르는 힘(상역)이 발생하는 것이 이와 같은 수기들의 원천이라 할 수 있다.

복강에서 힘의 갈등으로 경결이 일어나고 그 경결에 의해 복강 내의 흐름이 방해되면서 수증_{水證}이 생기는데 그 상황에 상역이 함께 한다는 것이다. 이 수기가 심하에 있는 것과 협하에 있는 것은 무슨 차이일까?

횡격막으로 경계되는 복강의 상부는 중앙부가 높고 양 측면이 낮은 경계를 갖는다. 만일 수증이 생기고 거기에 상역의 힘이 동반한다면 복강의 최정상 부위인 심하부에서 수기가 느껴지는 것이 보통일 것이다.

이런 구조에서 협하부에 수기가 느껴지기 위해서는 복강 상부의 경계면이 갖는 높낮이의 차이가 줄어야 할 것이다. 상역의 힘이 상부 복강의 경계 구역을 고르고 강하게 압박하여 아래로 쳐지는 양 측방이 상승하는 효과가 생겨야 한다는 얘기다. 복강의 상연이 좀 더 평탄한 모양이 될 때, 양 옆의 협하 부위로 수기가 느껴질 수 있는 구조가 되기 때문이다.

상한에서 표부 긴장이 풀어진 뒤에 '胃中不和_{위중불화}'하다는 것은 표증으로서의 표리 갈등이 다 하고 나서, 갈등이 심화되어 내강에 대한 영향력이 강화된 상황이다. 여기서 위중_{胃中}이란 복강 자체를 말하는 것이고, 불화_{不和}는 활동성의 제한을 뜻하는 것으로 해석한다. '心下痞鞕_{심하비경}'은 심화_{深化}된 복강의 갈등으로 발생한 횡격막의 강한 긴장을 의미한다. '乾噫食臭_{건희식취}' 역시 상역과 횡격막의 반발에 의한 압박 증상의 하나다.

'腹中雷鳴下利_{복중뇌명하리}'가 있는 것은 힘의 대립이 변동의 흐름을 타면서 주기적으로 장관의 활동성이 급격히 높아지는 시점을 갖는다는 의미로 해석한다.

이와 같은 내용을 토대로 협하유수기_{脇下有水氣}가 있는 생강사심탕증_{生薑瀉心湯證}은 팽창의 세력이 강하게 일어나 복강의 전반을 확대하는 힘으로 작용하는 와중에 다시 조임의 세력이 일어나 강한 상역의 병리를 일으킨 상황으로 정리할 수 있다.

● 生薑瀉心湯

○生薑切 4兩, 甘草炙 3兩, 人蔘 3兩, 乾薑 1兩, 黃芩 3兩, 半夏洗 半升, 黃連 1兩, 大棗擘 12枚.

○위의 여덟 가지 약을[上八味] 물 1두로[以水一斗] 달여 6승을 취하고[煮取六升] 찌꺼기를 버린 뒤[去滓] 다시 달여 3승을 취하여[再煎取三升] 따뜻하게 1승을 복용하기를[溫服一升] 하루 세 번으로 한다[日三服].

*

생강사심탕生薑瀉心湯에는 다른 사심탕瀉心湯에는 없는 생강이 들어있다. 생강은 외압의 조임이 병리를 이끄는 가운데 그에 반발하는 세력이 일어나되, 그 힘이 강약으로 변동하는 상황을 다스리는 약 중의 하나다.

생강이 들어가면 내적 갈등이 강고함과 느슨함 사이에서 변동하는 경우를 다스리는 효과가 있다고 보면 되겠다. 변동보다는 경결로 강고한 갈등 방면에 효능을 발휘하는 건강을 반하사심탕(3兩)이나 감초사심탕(3兩)에 비해 1/3수준으로 줄인 것을 보아도 그러한 처방의 특징을 읽을 수 있다.

본문에서 '腹中雷鳴下利복중뇌명하리'와 같은 증상을 내세우고 있는 것에서도 또한 생강사심탕의 의미를 짐작하게 된다. 하지만 이와 같이 변동의 특성을 갖는 상황을 다스린다 해도 비痞증이라면 그 갈등이 갖는 강고함의 수준이 낮은 것은 아니니 아무리 변동하는 특징을 다루는 성분이 있다 해도 비교적 경결 방면에 효능의 초점을 갖는 황련의 함량은 다른 사심탕들의 수준(1兩)을 그대로 유지하고 있는 것을 볼 수 있다.

166.

傷寒中風 醫反下之 其人下利 日數十行 穀不化 腹中雷鳴 心下痞鞕而滿 乾嘔 心煩不得安 醫見心下痞 謂病不盡 復下之 其痞益甚 此非結熱 但以胃中虛 客氣上逆 故使鞕也 甘草瀉心湯主之

● 해석

상한, 중풍에 의사가 오히려 하법을 썼다. 병자가 하리가 나되 하루에 수십번을 가고, 먹은 것이 소화되지 않으며, 뱃속에서 천둥소리가 나고, 심하부가 단단하게 굳으면서 그득하며, 헛구역질을 하고, 번조가 나서 편안하지 못하니 의사가 심하의 그득함을 보고 병이 다하지 않았다 하면서 다시 하법을 쓰니 그득함이 더욱 심해졌다. 이것은 열이 맺힌 것이 아니고 다만 위중이 비어서 객기가 거슬러 올라가면서 (심하를) 단단히 굳게 한 것이니 감초사심탕을 쓴다.

● 주해

상한병, 즉 표부表部의 긴장으로 내외 갈등이 있는 상황에 사하를 시켰다
[의반하지醫反下之]. '其人下利기인하리 日數十行일수십행 穀不化곡불화 腹中雷鳴복중뇌
명'은 하지下之 이후로 심한 하리下利가 이어지는 상황을 묘사한 것이다. 뱃속
이 요동하는 심한 하리는 팽창의 힘과 조임의 힘이 맞서되 엎치락뒤치락
서로 엇갈리는 변동의 와중에 일어나는 현상이다. 팽창의 세력이 압도하다
가 조임의 세력이 그 발목을 잡는데, 다시 팽창의 세력이 조임을 떨쳐내는
접전의 양상이 나타나는 것이다. 이런 흐름 가운데 갈등과 완화 사이의 어
떤 국면 전환의 시점에서 장관의 폭발적인 활동이 일어나면서 복중뇌명腹中
雷鳴하는 하리下利가 나타날 수 있다는 얘기다.

그런 와중에 '心下痞鞕而滿심하비경이만'한 것은 비痞증이 일어났다는 것이
다. 상반된 두 힘이 서로 엇갈리는 상황이지만, 그 대치가 강고하게 맞서는
구간을 갖거나 혹은 엎치락뒤치락하더라도 그 변동의 폭이 크지 않아서 어
느 수준 이상의 대치상황을 상시常時로 깔고 있었다는 말일 수 있다. '乾嘔
건구'와 '心煩심번'으로 평안하지 못한 것은 이와 같은 대치의 상황이 상역의
힘과 횡격막의 반발이 맞서는 형세임을 말해주는 증상들이다.

이 상황에서 의사가 심하비心下痞의 현상을 보고 병이 다하지 않은 것으
로 판단하여 다시 하법을 쓴다[의견심하비위병부진부하지醫見心下痞謂病不盡復下之].
'謂病不盡위병부진'이란 복강의 갈등이 해소되지 않았다는 뜻이다. 사실 복강
의 갈등이 실재하고 있다는 판단이 틀린 것은 아니다. 다만 갈등을 풀기
위해서 사하를 행한 것이 문제다. 복강에 힘의 갈등이 조성되어 있다 하더
라도 팽창세력이 그에 반발하는 세력을 압도하는 상황이 아니라면 사하는
항상 부적당한 조치가 된다.

본문의 경우는 팽창의 세력과 반발 조임의 세력이 엎치락뒤치락하면서
변동성의 대립을 보이고 있어서 팽창세력이 크게 우세한 시점이 있는가 하
면 조임의 세력이 거의 비등하게 강화되는 시점이 있기도 할 것이다. 팽창
의 세력이 우세하다 하더라도 반발의 세력을 압도하여 떨쳐낼 정도의 수준
은 아닐 것이다.

사정이 이러니 사하로 인해서 복강 안의 갈등은 더욱 심화될 수 있을 것
이다[기비익심其痞益甚]. '此非結熱차비결열'이라 함은 이미 말한 것처럼 팽창세력
이 압도하는 상황이 아니라는 의미로 해석한다. '但以胃中虛단이위중허'는 복
강에 조임의 세력이 여실히 작용하고 있다는 말로 본다. 위중胃中은 복강을

외미하고 처虛한은 그 용저이 감소하는 것을 말하는 것이기 때문이다.

'客氣上逆객기상역'은 팽창의 세력에 반발하는 조임의 세력이 발산하는 효과를 낸다는 뜻이다. 조임의 세력은 팽창의 세력으로 인해서 일어난 것이니 그것을 2차적인 것으로 보아 객기客氣로 표현했다는 얘기다.

● 甘草瀉心湯

○甘草炙 4兩, 黃芩 3兩, 乾薑 3兩, 半夏洗 半升, 黃連 1兩, 大棗劈 12枚.

○위의 여섯 가지 약을[上六味] 물 1두로[以水一斗] 달여 6승을 취하고[煮取六升] 찌꺼기를 버린 뒤[去滓] 다시 달여 3승을 취하여[再煎取三升] 따뜻하게 1승을 복용하기를[溫服一升] 하루 세 번으로 한다[日三服].

*

감초사심탕甘草瀉心湯과 반하사심탕半夏瀉心湯, 그리고 생강사심탕生薑瀉心湯을 비교하면 그 구성을 볼 때 반하사심탕증이 가장 경미하고, 생강사심탕증이 그 다음이며, 감초사심탕증이 가장 강력하다. 그중에서 건강乾薑과 반하半夏와 감초甘草의 양이 가장 많다. 약들의 역할로 보면 건강乾薑과 황련黃連은 각각 조임과 팽창의 세력이 강고하게 일어나는 것을 해소하는 쪽으로 작용하고, 반하半夏와 황금黃芩은 조임과 팽창의 세력이 맞서되 변동의 폭이 커서 주로 상역上逆의 병리가 일어나는 부분을 담당하게 된다.

감초甘草는 처방의 주재료로서 힘들의 갈등으로 경결이 일어난 경우를 가장 온건하게 풀어주는 약이 된다.

'溫中下氣, 煩滿短氣, 傷臟咳嗽, 止渴, 通經脈, 利血氣~<別錄>'[207]라고 한 것이 그 내용을 보여준다. 특히 '溫中下氣온중하기'는 조이려는 세력이 병리의 주요 부분을 차지하고 있음을 말하는 내용이다. 조임의 세력이 그것에 반발하는 팽창세력에 맞서면서 상역을 일으키는 상황을 해소한다는 것이다.

이와 같은 감초가 처방의 주재료가 된다는 것은 비록 비痞증이라 해도 처방의 속성 자체가 조임세력에 대한 고려가 높은 수준임을 말해준다. 아울러 감초는 대조와 함께 복강 안의 경미한 경직을 풀고 장기臟器의 안정적 활동을 유도하는 의미를 갖기도 한다.

---

207) 本草綱目 p.692

167.

傷寒服蕩藥　下利不止　心下痞鞕　服瀉心湯已　復以他藥下之　利不止　醫以理中
與之　利益甚　理中者理中焦　此利在下焦　赤石脂禹餘粮湯主之　復利不止者　當
利其小便

● 해석

　상한병에 탕약을 복용하고 하리가 그치지 않다가 심하가 단단히 뭉쳤다.
사심탕을 복용한 뒤에 다시 다른 약으로 사하를 시키니 하리가 그치지 않
는데 의사가 이중탕을 투여하니 하리가 더욱 심하다. 중中을 조리한다는 것
은 중초를 조리한다는 것인데 이 하리는 하초에 있는 것으로 적석지우여량
탕赤石脂禹餘糧湯으로 주치한다. 다시 하리가 그치지 않는 것은 마땅히 그 소
변을 통하게 해야 한다.

● 주해

　'傷寒服蕩藥상한복탕약'에 '下利不止하리부지'한다. 하리下利가 그치지 않는 상황
이다. 하리下利란 정상적인 배변排便 활동보다 빈번하게 일어나는 장관腸管의
과한 수축 활동이라고 할 수 있다. 무언가에 의해 촉진된 수축 활동이라고
도 할 수 있겠다.

　탕약湯藥을 먹고 그렇게 되었다는 것은 복강에서 팽창력과 탕약의 작용
사이에 밀고 밀리는 대립이 지속되는 상황을 의미하는 것으로 해석할 수
있다. 이때 탕약의 작용이란 장관의 활동을 촉구하는 효능을 말하는 것이
되겠다. 상황의 전개를 그려본다면 이렇다.

　상한병에서 먼저 탕약으로 팽창세력이 완화되면서 장관腸管의 수축 활동
이 일어난다. 그러나 표부 긴장, 즉 외압이 아직 실재하고 있으므로 그에
대한 반발로 평활근의 탄성이 다시 살아난다. 그러나 고개를 든 탄성의 힘
은 복강에서 작용을 지속하고 있는 활동 촉진의 탕약 효과에 의해 이내 수
그러지면서 다시 그 활동이 일어나게 된다. 이런 상호 반응이 계속 유지된
다.

　그런 흐름이 유지되다가 '心下痞鞕심하비경'의 상황에 이른다. 이는 팽창력
이 강약으로 변동을 지속하다가 어느 정도 진정되는데, 그 진정된 상태라
는 것이 팽창의 세력과 그에 상대하는 반발의 세력이 대립하여 경결을 이
루는 방향이라는 뜻이다.

　그런 의미에서 여기에 '服瀉心湯已복사심탕이'한 것은 병리에 어긋나지 않은

조치일 수 있다. 복강에서의 힘의 대립, 즉 갈등이 형성된 상황이기 때문이다. 그런데 즉각 병이 풀리지 않으니 여기에 다시 다른 약으로 이것을 '下之하지'한 것이 문제다.

하지下之란 복압을 높이는 과정에서 팽창의 힘을 억제함으로써 수축 활동을 유발하는 수단으로 볼 수도 있다. 물론 앞에 쓴 것처럼 표부의 긴장이 실재하는 상황에서도 쓸 수 없는 것이지만, 표부 긴장이 없다 하더라도 팽창세력이 어느 수준 이상이 되지 않으면 사용할 수 없다는 것이 또한 중요하다.

사심탕瀉心湯을 쓴 이후 '復以他藥下之복이타약하지'했더니 다시 '利不止이부지'한다. 팽창세력이 강하지만 내적內的 반발을 불러서 극단적 갈등을 조성하지는 못한 경우에 하지下之를 행했기 때문이다. 이 경우의 하지下之가 하리下利를 지속하게 하는 것은 어떤 작용에 의한 것인가.

하지下之로 복압이 오르는 과정에서 팽창력이 풀리면서 그 활동이 일어나지만, 팽창력은 그 기세가 꺾이지 않고 다시 살아나 점차 강화된다. 마침내 복강의 외벽을 밀어내는 수준이 되면 외벽의 저항 장력이 일어나 반발한다. 두 힘이 일정 시간 맞서다가 하지下之의 여력으로 팽창력이 다시 약화되면서 힘의 대립이 풀린다. 이후 다시 팽창력이 강화되면서 대립이 일어나는 과정의 연쇄가 계속된다. 두 힘이 대립할 때 장관의 활동이 제한되고, 대립이 풀릴 때 봇물이 터지는 것처럼 과한 활동이 일어나 하리가 나타난다. 이와 같이 짧은 주기로 하리가 나고 멈추기를 지속한다면, 겉으로는 하리가 그치지 않고 계속되는 것으로 보일 수 있다.

이 과정은 전체적으로 보아 하지下之에도 불구하고 내적으로는 팽창의 힘이 그 기세를 꺾지 않는 것이고, 외벽 또한 그에 맞서는 반발을 지속하고 있는 것이다. 팽창력은 그 힘의 바탕이 매우 강고하며, 외벽의 장력 또한 쉽게 풀어지지 않는 상황으로 볼 수 있다.

'醫以理中與之의이이중여지'란 이 상황을 이중탕理中湯 종류로 해결하려 한 시도를 말하는 것이다. 이중탕의 백출白朮과 건강乾薑, 그리고 인삼人蔘 등은 강화된 외벽의 장력을 제어함으로써 내강과의 갈등관계를 원천적으로 해소할 수 있게 하는 약이다.

외벽의 장력이 강화되는 것은 복부의 활동성을 제한하는 것으로 이는 정상 생리를 위해서 극복해야 하는 문제다. 외벽의 장력을 극복하기 위해 복강에서는 팽창력을 일으키게 된다. 이 팽창력에 의해 외벽의 장력이 정상 수준으로 풀어지게 되면 문제가 해결되는 것이다. 그러나 외벽이 풀어지지 않으면 팽창력은 외벽을 밀어내면서 어느 정도 버티다가 힘이 떨어져 주저앉게 된다. 이후 팽창력은 다시 일어나 외벽과 대립하다가 주저앉기를 반복한다. 두 세력이 맞설 때 장관의 활동은 억제되고, 팽창력이 나가 떨어질 때 그 활동성이 과하게 높아진다.

이런 하리의 경우를 이중탕이 해소할 수 있다. 그러나 팽창력이 매우 강한 근거를 갖고 있으며, 그에 대응하는 외벽의 장력 역시 쉽게 풀리지 않는 상황에 이중탕을 쓰면? 결과는 '利益甚이익심'으로 나타난다.

이중탕으로 경직된 외벽의 장력을 풀어주는 시도는 팽창력의 강세를 더욱 확고하게 해주는 일이 되기 때문이다. 팽창력은 더 강하게 일어나 복벽을 밀치고, 복벽은 저항하면서 대립의 강도가 더욱 높아질 것이다. 한번 일어난 팽창력이 힘이 다해 주저앉더라도 그 강세가 확고하니 더 빠르고 강하게 복구될 수 있다. 대립이 생기고 소멸하는 주기가 더 짧아질 수 있다는 것이다. 외견상 하리는 더욱 심하게 나타나는 것으로 보일 것이다.

본문에서는 이렇게 된 까닭을 현재 하리가 그치지 않는 문제의 원천은 '在下焦재하초'인데 '理中焦이중초'했기 때문이라고 한다. 하초의 문제를 중초에서 다루려 했다는 뜻이다. 중초의 하리는 이중탕理中湯을 써서 완화되지만, 이 경우 하초의 하리였다면 오히려 더 심해질 수 있다는 것이다.

이중탕理中湯은 복강에 대한 압박의 효과를 갖는 외벽의 장력에 집중하는 처방이다. 경직과 같은 변성으로 외벽의 장력이 높아지는 것은 복강에 대한 조임 효과를 갖는 것이다. 앞에 서술한 것처럼 복강에서는 당연히 팽창의 힘으로 그에 대응하게 된다. 복강에서 조임의 작용과 그에 대한 반발력이 변동성을 갖고 대립하게 되면 상역上逆의 힘이 일어난다. 상역이란 상부 복강을 향한 압박을 말한다. 그로 인해 복강의 증상으로는 구역嘔逆이나 심하만心下滿 등이 나타날 수 있다.

그렇다면 '此利在下焦차리재하초'라고 한 것은 상역 현상이 상대적으로 덜 뚜렷한 하리下利를 말하는 것으로 해석할 수도 있겠다. 장관腸管의 병리로서 하리가 있으면서 상역에 의한 증상들이 뚜렷하게 나타난다면 그것은 중초의 문제로서 이중탕이 적합하지만, 상역의 증상들이 동반하지 않거나 있더라도 심하지 않다면 하초의 문제로 판단할 수 있다는 얘기다.

상역의 문제가 약하다는 것은 상대되는 힘들이 대립하되 그 변동의 양상이 강하거나 급격하지 않다는 것이다. 한마디로 경결硬結의 흐름 쪽으로 기울어진 상태다. 물론 이 경우에 하리가 일어나고 있으니 완전한 경결의 상태라기보다는 변동의 폭이 작은 대립의 양상이라고 할 수 있겠다. 그런 의미에서 중초 기원의 하리보다는 경결 쪽으로 기울어지는 경결성의 하리라는 표현이 가능하지 않을까.

이 경우를 적석지우여량탕赤石脂禹餘粮湯으로 다스린다. 이 처방을 쓰고도 '復利不止복리부지'한다면? 적석지우여량탕으로도 경결성의 하리가 해소되지 않는다. 이 경우에는 '當利其小便당리기소변'이라 한다. 이소변利小便이란 것이 주로 복강에서의 모든 흐름을 방해하는 경결의 문제를 푼다는 것이니, 결국 경결에 대응하는 의미는 같은 것이다. 그러나 팽창과 조임이라는 두 세력 중 어느 쪽에 얼마만큼의 비중을 두고 있는지에 관해서는 차이점을 갖는다고 하겠다.

● 赤石脂禹餘糧湯

○赤石脂碎 1升, 禹餘糧碎 1斤.
○위의 두 가지 약을[已上二味] 물 6승으로[以水六升] 달여서 2승을 취하여[煮取二升] 찌꺼기를 버리고[去滓] 세 번에 복용한다[三服].

*

적석지赤石脂는 '~療腹痛腸澼, 下痢赤白~ 及癰疽瘡痔, 女子崩中漏下~<別錄>'208)하니 총괄하자면 세력 간의 강고한 대립으로 일면 경결硬結, 내지 둔화鈍化의 속성을 가지면서도 한 번씩은 그 대립의 균형이 무너지는 상황을 다스린다고 할 수 있겠다. 적석지에 대해서 '그 성질이 중重하고 삽澁하여 하초의 혈분血分으로 들어가 고탈固脫한다.'209)고 한 기록도 있는데 이는 경결, 또는 둔화 등의 속성을 풀어주는 효능으로서 '療~癰疽瘡痔요~옹저창치, 女子崩中漏下여자붕중루하'와 상통하는 표현이다.

반면에 '療腹痛腸澼요복통장벽, 下痢赤白하리적백'은 장관腸管의 급박한 활동을 말하는 것으로 경결이 일시 풀어지면서 그 움직임이 폭발적으로 일어나고 있다는 것을 묘사하고 있는 것이다.

이와 같은 내용을 통해 적석지의 효능은 팽창력을 중심으로 하는 경결硬結을 바탕으로 하되 돌발적으로 일어나는 장관의 과활성을 다스리는 것이라는 요약이 얻어진다.

우여량禹餘糧은 '主咳逆, 寒熱煩滿, 下赤白, 血閉癥瘕~'210)라 하고 '療小腹痛結煩疼<別錄> 主崩中<甄權> ~固大腸<時珍>'211) 등이라 했으니 마찬가지로 경직의 바탕에서 일시一時 폭발적인 장관 활동이 일어나는 경우를 주치하는 것이다.

---

208) 本草綱目 p.556
209) 本草集成(下) p.881
210) 神農本草經 p.41
211) 本草綱目 p.590

혈폐징하血閉癥瘕나 소복통결小腹痛結 등은 경결의 상태를 말하고, 해역咳逆이나 한열寒熱로 나타나는 번만煩滿은 상역上逆의 병리에 의한 증상들이다. 경결은 팽창과 조임의 세력이 서로 팽팽하게 대치하여 움직임이 극히 제한된 것이고, 상역이란 두 힘이 변동의 흐름을 타면서 교대로 병리病理를 주도하는 상황을 말한다.

붕중崩中을 주치한다는 것은 골반骨盤의 내강內腔에 발생한 혈血의 정류停留를 다스린다는 말로 해석한다. 이런 혈의 정류는 팽창세력에 의해 복강이 확대된 상태에서 반발의 세력에 의해 일어난 경결을 바탕으로 하는 것이다.

대장大腸을 굳게 한다[고固]는 것은 확대된 상태로 경결된 복강에서 급격한 활동이 일어나 하리下利를 발發하는 것을 안정시키는 효능을 의미하는 것으로 본다. '질質이 중重하여 하초를 고삽苦澁하는 양품良品'212)이라 한 것도 '主崩中주붕중'이나 '固大腸고대장' 등과 같은 뜻이다.

이와 같은 원전의 내용들로 보면 우여량은 상역의 병리를 다루는 효능을 포함하면서 적석지에 비해 경결에 대한 효능의 비중이 덜하지만, 경결을 다루는 쪽으로 기울어지는 것을 볼 수 있다.

적석지와 우여량은 팽창세력과 그에 반발하는 조임의 작용이 대치하면서 복강 안에서 그 움직임을 크게 떨어뜨리되, 간헐적으로 폭발적인 활동을 일으키는 경우를 주치하는 공통점을 갖는다. 본문에서 '在下焦재하초'의 하리를 다스린다는 것은 상역의 병리보다는 경결의 병리를 중심으로 하는 하리에 적합하다는 것이니, 이 두 약의 협조가 적합하게 맞아 떨어지는 상황이라 할 수 있을 것이다.

168.

傷寒吐下後 發汗 虛煩 脈甚微 八九日 心下痞鞭 脇下痛 氣上衝咽喉 眩冒 經脈動惕者 久而成痿

● 해석

상한병에 토법과 하법을 쓴 뒤에 또 땀을 내니 허번증이 일어나면서 맥이 매우 미약해진다. 8~9일이 지나 심하부가 단단하게 뭉치고[비경痞鞭], 옆구리 아래가 아프며, 기운이 목구멍으로 솟아오르고, 어지럽고 답답하며,

---

212) 本草集成(下) p.887

경맥이 동요하는 경우[경맥동척經脈動惕]는 오래되어 위痿증이 되려 하는 것이다.

● 주해

토법吐法이나 하법下法을 쓰는 것은 보통 복강에서 일어나는 갈등이 크게 강화된 상황을 타개하기 위해서다. 갈등이 강화된 끝에 발산發散하는 힘이 일어나 어느 수준 이상으로 가슴을 압박하게 되면 토법을 고려하게 된다.

이와 같은 압박을 사기가 흉중에 결체했다[사결재흉중邪結在胸中]고 표현한다. 그러면서 '心下滿而煩심하만이번 飢不能食者기불능식자 病在胸中병재흉중<362>'이라 했으니 이는 복강에서 상역하는 힘이 가슴을 압박하고, 그 압박에 반발하는 횡격막의 긴장이 상부 복강을 다시 압박하는 와중에 펼쳐지는 상황임을 알 수 있다. 마치 토역吐逆을 통해 가슴의 사기邪氣를 토해내는 것처럼 표현했지만 사실 토역은 강력한 상역 병리를 유발하는 복강에서의 힘의 대립을 풀기 위한 수단이 되는 것이다.

팽창력이 강해 외벽으로부터 가해지는 반발력의 추종을 허용하지 않고 극단에 이르러 마침내 내적 반발을 유도한 수준이라면 하법을 쓰게 된다. 이런 경과에 있어서 복강의 확대로 순환이 급증하거나<262. 發熱汗多~> 어느 한계를 넘는 과도한 팽창력으로 반발의 세력이 급격히 일어나는 상황<263. 腹脹滿者~> 등에는 응급으로 사하를 요하게 된다.

발한發汗은 표리 사이에 생긴 초보적 갈등을 완화하는 요법이다. 표증表證으로서 표부의 긴장과 그 긴장에 대응하는 내강의 변화된 환경을 조정하는 방식으로 작용한다.

그런데 토법의 경우, 제대로 작용하지 못하게 되면 복강에서 팽창세력이 급하게 키워지는 가운데 그에 반발하는 조이기가 일어날 가능성을 갖는다<127>. 하법이 적절한 작용을 하지 못하는 경우는 복부에서 힘의 불균형을 심화시켜 강고한 경결의 방향으로 몰아가는 변화를 일으킬 수 있다. 결흉이나 비증이 모두 잘못된 사하로 인해 일어나는 경결의 병태인 것이다<137>. 토법이나 하법을 잘못 사용한 경우에는 내적 갈등이 해소되지 못하거나 오히려 그것을 더 키우는 부작용을 유발하게 된다는 결론이다.

발한 또한 표리간의 갈등을 해소하기 위해 표부의 긴장과 내강의 반발을 풀려는 시도이지만, 상황에 따라 표리 갈등이 풀리지 않거나 아니면 내적 갈등이 심화될 우려를 갖는다.

한토하汗吐下 이후에 '虛煩허번'하면서 '脈甚微맥심미'하다. 우선 맥이 매우 미약한 것으로 보면 복강에 경결이 일어나 순환이 방해되는 상태라고 볼 수도 있으나 허번으로 보면 '按之心下濡안지심하유<383>'한 것이니 경결이 심하게 조성된 것은 아니다. 그렇다면 아직 강고한 경결은 아니지만 상반된 두 힘, 즉 팽창의 세력과 조임의 세력 사이에 대립 구도는 만들어진 것으로 볼 수 있겠다.

여기서 8~9일이 지난다. 변화가 일어나 국면이 전환되는 기간이라고 해야 할 것이다. '心下痞鞕심하비경'은 팽창세력과 그에 반발하는 힘이 맞서 강력한 상역의 압박을 일으킨 상황의 지표라고 할 수 있겠다. 물론 심하心下가 비경痞鞕한 것도 상방에 대한 압박의 힘을 포함하는 것이지만, '脇下痛협하통'은 횡격막 전반의 긴장 상태를 의미하는 증상이니 그런 병리 경향이 잘 표현되는 증상이 된다.

'氣上衝咽喉기상충인후'는 복강으로부터의 압박이 가슴의 최상부인 인후부에 이르는 것을 보여주는 증상이다. 상역의 힘이 매우 강한 수준임을 말해준다. '眩冒현모'는 강한 상역의 압박이 가슴을 지나 두부頭部에 이르는 상황을 의미하는 부분이 있다고 본다. 현모眩冒의 증상에는 이와 같은 상역의 힘과 아울러 복강으로부터 일어나는 활동성의 저하가 순환을 크게 약화시킨 것도 함께 작용한다고 해석할 수 있겠다.

'經脈動惕경맥동척'은 '~發汗則動經발한즉동경 身振振搖신진진요~<68>'라 한 내용과 상통하는 것으로 골격근 전반의 경직과 관련된 변화로 해석된다. 팽창력이 강화되는 만큼 그에 대응하는 외벽의 장력 또한 강고해지는 흐름을 나타내는 표현인 것이다.

'久而成痿구이성위', 즉 시간을 끌면 위痿병이 된다는 것도 골격근 경직의 성향과 관련하여 근육활동의 파행성跛行性 장애 문제를 포함하는 모종의 증후군을 말하는 것으로 생각된다.

169.

傷寒 發汗 若吐若下 解後 心下痞鞕 噫氣不除者 旋覆花代赭石湯主之

● 해석

상한병에 땀을 내고 토법이나 하법을 써서 풀리고 난 뒤에 심하부가 단단히 뭉치면서 트림이 가시지 않는 경우는 선복화대자석탕을 쓴다.

● 주해

상한傷寒에 발한發汗하는 것은 당연한 치법일 수 있으나 제대로 작용하지 못하면 표리간表裡間의 갈등을 심화시킬 수도 있다. 토법吐法이나 하법下法을 쓰는 것도 내적 갈등을 키울 수 있으니 신중해야 한다.

본문에서는 한토하汗吐下를 시행하고 표리간의 갈등은 풀렸지만 이후에 내적 갈등이 심화된 상황을 말한다. '解後해후'란 표리 갈등의 해소 이후를 말한다.

'心下痞鞕심하비경'은 심하부心下部가 단단히 맺힌 것을 말하니, 강고한 갈등으로 상역의 힘이 작용하고 있다는 것이다. '噫氣不除희기부제'는 횡격막을 긴장시키는 압박의 존재를 표상하니 물론 상역의 힘을 내보이는 증상이다.

이런 상역의 힘이 작용한다는 것은 팽창하려는 세력과 조임의 작용이 실재實在한다는 근거다. 두 세력이 다투고 있으니 강고한 경결, 또는 위로 밀어 올리는 힘의 자극[상역上逆]까지 물리적 병리 현상이 일어나게 되는 것이다.

특히 '噫氣不除희기부제'의 증상은 지속적이고 강력한 상역의 힘이 작용하고 있는 것을 말하는 것이다. 상역이 이와 같이 지속적으로 작용할 수 있는 것은 복강의 환경이 그만큼 강고한 양상이 갖추어져 있다는 뜻으로 해석한다. 이런 상역 현상의 근거, 또는 배후에는 경결의 병리가 있을 것이 당연하다.

● 旋復花大赭石湯

○旋復花 3兩, 人蔘 2兩, 生薑切 5兩, 半夏洗 半升, 大赭石 1兩, 大棗劈 12枚, 甘草炙 3兩.
○위의 일곱 가지 약을[上件七味] 물 1두로[以水一斗] 달여 6승을 취하고[煮取六升] 찌꺼기를 버린 뒤[去滓] 다시 달여 3승을 취하여[再煎取三升] 따뜻하게 1승을 복용하기를[溫服一升] 하루 세 번으로 한다[日三服].

*

선복화旋覆花는 복강에서 팽창의 세력이 일어나고 그에 반발하는 조임의 세력이 맞서는 경우를 다스리는 약 중의 하나다. 기본적으로 복강으로부터 거슬러 오르는 힘의 병리, 즉 상역을 해소하니 비痞증에 대해서도 효과를 갖는다.

병리적으로 보면 팽창세력과 그에 대한 반발이 강약으로 작용하는 모든 구간에서 상역의 힘이 일어나게 된다. 반발이 강하든 약하든 언제나 상역이 나타날 수 있는데, 반발이 강할수록 상역의 힘은 더 강하게 될 것이다.

심하心下의 비痞증과 같은 현상이 일어날 수 있는 경우는 반발의 힘이 팽창의 세력에 비등할 정도에 이른 상황이라고 생각된다.

'主結氣脇下滿결기협하만~'라 하여 상역의 힘에 대한 효능을 말하는 한편, '~除水제수~'213)라 한 표현은 경결硬結과 관련된 정수停水의 문제를 다루는 효능이니 경결의 바탕을 갖는 강고한 상역의 병리가 있을 때 선복화는 반드시 써야할 약이 될 것이다.

대자석代赭石은 복강 안의 강고한 대립으로 심한 경결이 일어난 상황을 주치하는 약 가운데 하나다. '~血痺血瘀혈비혈어~<別錄>'라든지 '~止反胃吐血鼻衄지반위토혈비뉵, 月經不止월경부지, 腸風痔瘻장풍치루~<大明>' 같은 표현들에서 둔화鈍化로 인한 어혈瘀血, 또는 각종 출혈 병증에 대자석을 쓴다는 것을 알 수 있다. 이상에서 선복화와 대자석은 모두 경결에 대한 효능을 갖춘 약들로 정리된다.

인삼人蔘, 반하半夏, 생강生薑은 외벽의 장력이 높아지는 것을 계기로 갈등이 조성된 경우에 대처하는 효능을 가진 약들로 정리할 수 있다. 반하半夏의 경우는 팽창의 세력이 강하지만, 그 팽창력을 이끌어낸 것은 외벽의 긴장 장력이다. 팽창력의 강도에 있어서는 인삼, 생강과는 구별되는 점이 있지만 내외 관계를 보자면 그런 분류가 가능하다는 뜻이다.

감초甘草와 대조大棗는 넓고 온건하게 굳은 것을 풀어서 모든 움직임을 정상의 수준으로 돌리려는 온화한 성질을 가진 약들로 생리적 바탕을 조화롭게 한다.

선복화대자석탕旋覆花代赭石湯은 따라서 팽창의 세력과 조임의 세력이 팽팽히 맞서면서 경결硬結의 상태를 조성한 바탕 위에 상역이 일어나는 경우를 주치하는 처방이 된다. 좀 더 강고한 속성의 상역으로서 그 표현으로는 '噫氣不除희기부제'한 증상을 들 수 있겠다.

170.

下後不可更行桂枝湯 若汗出而喘 無大熱者 可與麻黃杏子甘草石膏湯

● 해석

사하시킨 뒤에 계지탕을 다시 쓸 수 없는 경우가 있으니 만약 땀이 나면서 숨이 가쁘고 크게 열이 없는 경우는 마황행자감초석고탕을 투여할 수

213) 以上 神農本草經 p.249

있다.

● 주해

64조와 댓구對句의 형식을 갖는 조문이다. 앞에서는 땀을 내고 난 뒤에 다시 계지탕桂枝湯을 쓸 수 없는 경우를 다루었고, 여기서는 사하瀉下하고 난 뒤에 계지탕을 못 쓰는 경우를 다루었다.

본문의 경우는 하법을 쓴 뒤에 오히려 복강 안에서 팽창의 힘이 급격하게 키워졌지만, 다시 그에 대한 반발의 세력이 거세게 일어나면서 강한 갈등이 조성된 상황을 말하는 것으로 보인다. 아직 표증表證이 살아있으니 복합적인 갈등 양상이 된 셈이다.

'汗出而喘한출이천'에서 한출은 복강에서 발달한 팽창의 세력을 통제하지 못하고 잠시 독주獨走하는 경과가 일어나면서 순환이 증가하는 구간에서 볼 수 있는 일일 것이다. '無大熱무대열'은 갈등이 팽팽한 구간에서 순환이 정상 수준에서 크게 증가하지 못하는 모습을 보여준다. 갈등이 강하지만 흐름을 타면서 약화되는 구간을 갖는 변동의 양상이다.

천喘증도 또한 폭발력을 가진 팽창의 세력에 반발하는 외벽의 장력이 맞선 갈등에 의한 것이다. 이는 곧 호흡의 장애로서 외벽과 횡격막의 움직임이 함께 제한되는 상황을 반영하는 증상이다.

여기에 만일 계지탕桂枝湯을 쓴다면 강력한 팽창의 힘에서 비롯되는 갈등을 해소하지 못할 뿐 아니라 오히려 부적절한 자극으로 외벽의 속성을 변화시켜 강고한 갈등관계를 조성하게 될 가능성도 없지 않을 것으로 생각된다. 마황행자감초석고탕麻黃杏子甘草石膏湯을 쓴 것은 강력한 팽창의 세력을 억제하기 위해서는 석고石膏가 필요하고, 아울러 그 바탕에 있는 내외 갈등 구조를 해소하기 위해 마황麻黃과 행인杏仁이 필요하기 때문이다.

여기에 '汗出而喘無大熱한출이천무대열'의 마황행자감초석고탕증麻黃杏子甘草石膏湯證을 싣고 있는 뜻은 이 상황이 마치 심하비증心下痞證과 같이 복강에 강한 힘의 대치가 있기 때문일 것으로 본다. 비痞증이라고 명기하지는 않았지만 사하 후에 일어나는 복강에서의 강한 갈등 양상을 볼 때 마치 비증과도 같은 의미를 발견할 수 있다는 것이다.

171.

太陽病 外證未除而數下之 遂協熱而利 利下不止 心下痞鞕 表裡不解者 桂枝
人蔘湯主之

● 해석

　태양병에 외증이 다 없어지지 않았는데 자꾸 사하를 시킨 끝에 열과 함
께 하리가 나되 그치지 않고, 심하부가 단단히 굳어 표_表와 이_裡가 풀리지
않은 경우는 계지인삼탕으로 주치한다.

● 주해

　'外證未除而數下之_{외증미제이삭하지}'는 복강에서 강고한 힘의 갈등관계를 초
래할 수 있는 나쁜 조치의 한 예다. 하지_{下之}는 과도한 팽창의 힘을 제어하
려는 조치다. 그런데 표부_{表部}로부터의 외압이 지속되고 있다면[외증미제外證未
除] 그 하지는 외벽 병리의 속성을 좀 더 강고한 방향으로 변성하게 할 수
있는 문제점을 갖고 있는 것이다.

　여기에서 외벽의 장력이 높아지고 그에 따라 팽창의 세력이 강하게 일어
나게 된다면 비_痞증이나 결흉_{結胸}으로 발전할 수 있을 것이다.

　그런데 '協熱而利_{협열이리}'하고 '利下不止_{이하부지}'하면서 '心下痞鞕_{심하비경}'이
또한 나타난다. '協熱而利_{협열이리}'하는 것은 팽창력이 강해서 외벽의 장력에
도 불구하고 밀쳐내면서 복강을 확대 상태로 유지하다가 힘이 다하면 주저
앉고, 다시 일어나기를 반복하는 상황이다. 하리_{下利}는 그 반복의 정황으로
부터 기인한다. 하리에 '協熱_{협열}'하는 것은 복강이 확대 상태를 유지하는
구간이 짧지 않으니 혈_血의 정류_{停留}가 있고 그로부터 열독의 병리가 일어
난 상황을 바탕으로 한다. '協熱_{협열}'은 열을 동반하고 있다는 의미로서의
'挾熱_{협열}'로 보는 것이 일반적 견해[214][215]인 듯하다. 정류혈로 열성_{熱性}이 되
어있는 상황에서 하리가 나는 것이니 그것이 열_熱을 끼고 나는 하리가 되
는 것이다.

　'利下不止_{이하부지}'는 갈등이 풀어지는 구간에 장관의 과한 활동이 일어났
으나 그 와중에 팽창의 세력이 강화되는 흐름에 따라 다시 갈등관계가 복
원되고, 복원된 갈등관계가 다시 느슨해지는 경과가 반복된다는 것을 말하
는 증상이다.

---

214) 傷寒論譯詮 p.128
215) 상한론 번역과 해설 p.355

여기서 나타나는 심하心下의 비경痞鞭은? 갈등관계가 엎치락뒤치락하는 와중이라면 비경을 일으킬만한 강력한 대립 관계가 급격하게 구성될 상황은 아니다. 여기에 계지인삼탕을 쓴다는 지침을 참고한다면, 이 상황은 팽창의 세력이 조임 작용의 견제에 쉽게 흔들리는 속성에 기인하는 것으로 해석해 볼 수 있다. 그렇다면 팽창의 세력보다 오히려 조임의 작용에 병리적 초점이 있는 비경痞鞭이라는 해석이 있을 수 있다. 결국 상역의 힘은 조임의 작용에 의존하는 것이기 때문이다.

여기에 '表裏不解표리불해'라는 단서가 붙는 것은 아직 표부의 긴장, 외압이 소멸하지 않고 있다는 얘기다. 그렇다면 약화되었던 팽창의 세력을 다시 일으키는 원동력은 다름 아닌 외압이라는 말이 될 수 있다. 외압에 대응하여 반발하는 힘으로서의 팽창세력이 복강에서의 갈등 요인으로 작용한다는 것이다.

이와 같이 팽창의 세력보다는 오히려 조임의 작용이 병리의 바탕을 이루는 경우의 비痞증은 계지인삼탕桂枝人蔘湯으로 다스리게 된다. 이는 팽창의 세력이 특별히 강해서 복강 안에 경결의 바탕이 형성되고, 그 위에 비痞증이 일어나는 선복화대자석탕증旋覆花代赭石湯證<169>의 경우와는 상반되는 사례라 하겠다.

● 桂枝人蔘湯

○桂枝去皮 4兩, 甘草炙 4兩, 白朮 3兩, 人蔘 3兩, 乾薑 3兩.
○위의 다섯 가지 약을[上五味] 물 9승으로[以水九升] 먼저 네 가지를 달여[先煮四味] 5승을 취한 뒤[取五升] 계지를 넣고 다시 달여[內桂更煮] 3승을 취한다[取三升]. 따뜻하게 1승을 복용하기를[溫服一升] 낮에 두 번, 밤에 한 번을 한다[日再夜一服].

*

계지桂枝는 발동성으로 작용하는 표부 긴장, 즉 외압을 해소한다<13>.

인삼人蔘은 내적인 문제에서 유래한 외벽의 장력 변성이 팽창력을 유도하고 그로 인해 갈등관계가 조성되는 경우를 다스린다. 인삼은 특히 이런 갈등의 문제를 해소하는 다양한 스펙트럼을 갖는다고 할 수 있다. 다양한 스펙트럼이라고 하면 주로 경결硬結에서 상역까지의 사이에 나타나는 병리 작용들을 말한다. 물론 여기서의 경결은 외벽이 경직되는 조임 효과에 본질적으로 약한 팽창력으로 복강이 위축되는 방향으로 진행하는 소음병 경과의 경화硬化와 같이 높은 수준이 아니라 세력 간의 갈등이 빠르게 조성된 낮은 수준의 경화라고도 할 수 있을 것이다. '~心腹鼓痛심복고통, 胸脇逆滿흉협

역만~<別錄>'216) 등 증에 대한 효능은 상역의 문제를 다루는 것이고, '補五臟
보오장'217)이나 '~補五臟六腑보오장육부~<甄權>', '~補中緩中보중완중~<元素>'218) 등은
모두 경결을 풀어서 활동성을 높인다는 표현들이다.

　백출白朮(朮)은 골격근 전반의 경직을 푸는 효능으로부터 약리적으로 여러
역할을 수행할 수 있다. '主風寒濕痺주풍한습비~'219)라 한 것은 골격근의 경직
을 완화하는 효과를 말하고, '~除心下急滿제심하급만, 霍亂吐下不止곽란토하부
지~<別錄>'이나 '治心腹脹滿치심복창만, 腹中冷痛복중냉통~ 止嘔逆지구역<甄權>'220) 등
의 표현은 이 경직에 의한 장력이 복강이 조이는 효과를 내는데 여기에 반
발하는 힘이 일어나 갈등을 빚는 상황을 완화하는 작용들이다.

　건강乾薑도 근 경직에 의한 조임 효과를 해소하는 작용을 갖는다. '~逐風
濕痺축풍습비~'221), '~通四肢關節통사지관절~<甄權>' 등은 골격근의 경직에 의한
자체적 병리 현상을 말하는 것이고, '消痰下氣소담하기~ 反胃乾嘔반위건구~ 開
胃개위, 消宿食소숙식<大明>'222) 등은 이 경직의 조임 작용에 의해 일어난 상역
을 다스리는 효능들이다.

　결국 인삼과 백출과 건강은 각각 그 영역과 속성은 달리하지만, 모두 골
격근의 경직 성향으로 장력이 높아지면서 복강에 대해 조임의 효과를 일으
키는 문제를 다스리는 약들이다. 이들은 함께 작용하여 조임의 작용이 주主
가 되는 갈등의 병리를 해소하게 된다.

　계지탕증桂枝湯證에서 작약芍藥은 계지와 짝을 이루어 내외에서 각각 과도
한 힘의 대립을 해소하게 된다. 계지가 발동성의 외압을 푼다면, 작약은 외
압에 반발하는 복강의 팽창세력을 완화하는 역할을 하는 것이다.

　계지인삼탕桂枝人蔘湯에서 작약이 빠져 있는 것은 팽창의 세력을 중심으로
하는 갈등관계와는 거리가 있는 상황이기 때문일 것이다.

　결론적으로 계지인삼탕의 방의方意는 팽창의 세력이 비교적 약한 경우의
비痞증에 적용하기 위한 구조에서 찾아야 하겠다. 본문에서 '利下不止이하부
지'와 같은 상황이 일어나는 것도 팽창의 세력이 강력함을 유지하지 못하는
바탕으로부터 유래하는 것이다.

---

216)　本草綱目　p.701
217)　神農本草經　p.49
218)　以上　本草綱目　p.702
219)　神農本草經　p.52
220)　以上　本草綱目　p.734
221)　神農本草經　p.158
222)　本草綱目　p.1626

172.

傷寒大下後 復發汗 心下痞 惡寒者 表未解也 不可攻痞 當先解表 表解乃可攻
痞 解表宜桂枝湯 攻痞宜大黃黃連瀉心湯

● 해석

상한병에 크게 사하를 시키고 다시 땀을 내서 심하부에 비痞증이 오면서
오한이 있는 경우는 표부가 풀리지 않은 것이니 비증을 바로 공략할 수 없
다. 당연히 먼저 표를 푼 뒤에 비증을 공략할 수 있으니 표를 푸는 데는
계지탕을 쓰고, 비증을 공략하는 데는 대황황련사심탕을 쓴다.

● 주해

'傷寒상한'에 '大下대하'한 것은 그 팽창세력의 강도를 보고 그렇게 한 것이
겠지만 표증表證으로서의 표리간에 갈등이 있는 상태이므로 하법은 맞지 않
다. 하법으로 오히려 표부(외벽)의 장력이 강고하게 변질되면서 갈등 구조를
악화시킬 수 있다는 것이다.

여기에 다시 '發汗발한'하는 것은 표증의 표리간 갈등을 풀기 위한 것이지
만 사하로 인해 이미 조성된 강고한 갈등의 바탕을 더욱 견고하게 하는 쪽
으로 작용할 수 있다. 본문에서도 이 발한이 표부의 긴장도 풀지 못하고,
복강에서는 오히려 비痞증을 안착하게 하는 오치誤治로 서술한다.

'心下痞심하비'하면서 '惡寒오한'이 함께 있는 것은 표증이 남아있는 상태에
서 내외의 갈등이 한층 강고하게 변성한 것이다. 갈등관계가 표증을 넘어
선 상황이라도 외압(표부 긴장)이 함께 하는 경우는 반드시 외압을 먼저 푸
는 것이 치료의 원칙이다.

외압은 복강을 조이는 자극의 바탕이기 때문이다. 만일 외압을 그대로
두고 갈등관계를 해소하려 한다면, 오히려 외벽의 긴장을 강한 갈등 요인
으로 변질될 우려가 있다. 본문의 첫머리에 제시된 상황처럼 외압이 있는
데 사하를 하거나, 외압이 있는 상황에서 복강 안의 팽창세력을 제어하여
열증熱證을 해소하려 하는 것<178> 등은 모두 원칙을 벗어난 일이다. 다른
문제로 키워지거나 재발再發의 소지를 만드는 일이 되기 때문이다.

한시적이겠지만, 계지탕桂枝湯을 먼저 쓸 수 있는 것은 표부의 긴장을 풀
면서 복강 안의 팽창세력에 대해서도 가볍게 자극을 주는 것이 비痞증에
악영향을 주는 일이 아니라고 판단했기 때문일 것이다. 그렇다고 그것으로
심하비心下痞가 풀릴 수 있는 것은 아니니 대황황련사심탕大黃黃連瀉心湯을 쓴

다. 대황황련사심탕은 팽창세력의 강화를 바탕으로 그에 대한 반발로서의 조임 작용이 일어나 갈등이 조성된 경우의 비증을 다루는데 있어서 가장 간략한 골격 구조만을 갖춘 처방, 또는 기본 처방이라고 할 수 있겠다.

마황행자감초석고탕증麻黃杏子甘草石膏湯證이나 계지감초탕증桂枝甘草湯證, 그리고 본문에 제시된 '心下痞惡寒심하비오한'의 경우들은 모두 표부의 긴장과 함께 복강에서는 비痞증이 조성된 상황을 말하고 있다. 마황행자감초석고탕증이 복강의 팽창세력이 가장 강하면서 외압과 대립하는 경우라고 하면, 계지감초탕증은 외벽의 장력이 높아지면서 조임의 효과가 커진 상태로 이에 대응하는 팽창세력과 대립하는 경우이고, 본문의 경우는 복강에서 대립하는 팽창세력이나 조임의 세력이 가장 작은 기본형의 경우라고 할 수 있겠다.

173.

傷寒發熱 汗出不解 心中痞鞭 嘔吐而下利者 大柴胡湯主之

● 해 석

상한병에 발열하는데 땀이 나지만 풀리지 않고 심중이 단단하게 뭉치면서 토하고 하리하는 경우는 대시호탕으로 주치한다.

● 주 해

'傷寒發熱汗出不解상한발열한출불해'는 발열한출發熱汗出이 있는 태양중풍의 경우를 말하는 것이 아니라 상한의 표리 갈등이 있는 와중에 어떻게 땀이 났으나 병이 다 풀리지 않은 상황을 말하는 것이다.

'心中痞鞭심중비경'은 심하心下의 비경痞鞭과 거의 같은 개념이겠지만, 어감語感으로 보아 그보다 비경의 위치가 더 위쪽으로 올라간 것이니, 두 힘 사이의 갈등이 더 깊거나 갈등에 의한 상역의 압박이 더 강하게 작용하는 상황으로 볼 수 있다.

'嘔吐而下利구토이하리'에서 구토嘔吐는 상역의 힘이 심하부를 압박한 결과일 것이다. 하리下利는 장관腸管의 수축 활동이 과도하게 일어나는 와중에 보이는 증상이다. 장관의 과한 활동은 어떤 자극이 주어졌기 때문일 것이다.

상한傷寒[태양상한太陽傷寒]에서 땀이 난 것은 보통 표증表證이 소멸한 것을 말한다. 상한의 표증이란 주기성을 갖고 반복되는 외압과 팽창력의 대립이되, 그 외압이 태양중풍에 지해 상대적으로 긴 지속시간을 갖는 경우라고 정리할 수 있다.

여기서 땀이 났다고 하는 것은 팽창의 세력이 키워져 가면서 외벽의 긴장 장력이 무너지는 시점을 통과했다는 얘기다. 그렇게 해서 과한 세력들이 힘을 풀고 안정 상태로 돌아가면 병이 풀린 것이다.

그런데 '心中痞鞕심중비경'하고 '嘔吐而下利구토이하리'한다. '心中痞鞕심중비경'은 강고한 상역의 힘이 작용하여 상방을 압박하는 것이고, '嘔吐而下利구토이하리'는 갈등이 강약으로 변동하면서 장관의 활동이 억제와 과활성의 양편兩便을 왕래하는 현상이다. 모두 갈등의 상황을 표상하는 것이다. '心中痞鞕심중비경'은 경결의 방면을 내보이는 증상이고, '嘔吐而下利구토이하리'는 변동의 방면을 내보이는 갈등의 증상이다.

그러니까 상황은 땀이 나면서 갈등 해소의 여건이 마련되었는데 다시 새로운 갈등이 구성된 것이다. 팽창의 세력이 강화되면서 외압을 털어내고 조화를 이루려 했으나, 그 경과가 적절한 시점을 지나쳐 이제는 과도한 팽창세력과 그에 반발하는 조임의 작용이 맞서면서 다시 갈등관계가 성립된 것으로 생각된다. 이와 같이 경결과 변동이 함께 하는 갈등의 상황은 대시호탕大柴胡湯<108>이 다스린다. 대시호탕증은 소시호탕증에서 경결 방향의 속성이 높아진 것이라고 할 수 있겠다.

174.

病如桂枝證 頭不痛 項不强 寸脈微浮 胸中痞鞕 氣上衝咽喉 不得食者 此爲胸有寒也 當吐之 宜瓜蒂散

● 해석

병이 계지증과 같은데 머리가 아프지 않고, 목덜미도 뻣뻣하지 않으며, 촌맥은 약간 떠오르고, 가슴 속이 단단히 뭉치며, 기운이 목구멍으로 뻗쳐 올라가는데 먹을 수 없는 경우는 가슴에 한기가 있는 것이다. 마땅히 토법을 써야 하니 과체산이 좋다.

● 주해

본문에서는 복강의 경결로 인한 압박이 심하心下에서 작용하는 비痞증과 달리 가슴 쪽으로 더 높이 영향을 끼치는 상황을 다룬다.

'頭不痛項不强두불통항불강'이라 하면서 '病如桂枝證병여계지증'이라고 하니 발열發熱과 오한惡寒이 있을 수도 있고, 한출汗出이 동반할 수도 있다는 의미로 해석한다. '寸脈微浮촌맥미부'한 것은 표증表證이 약화되어 거의 소멸하고 있다는 얘기다.

그러나 '胸中痞鞕흉중비경'이 있는 것은 앞에 설명한 것과 같이 가슴을 압박하는 복강 내 갈등의 토대가 있다는 것을 말한다. 갈등관계로부터 복강에서 상역上逆하는 힘이 일어나 위쪽을 강하게 누르니 가슴이 눌리면서 그 압박을 저지, 반발하고 있는 상황으로 보아야 할 것이다.

'氣上衝咽喉기상충인후'에서 인후咽喉는 가슴의 최상방에 있는 구조이니 그쪽으로 기운이 치솟는다 하면 가슴에서 일어나는 반발의 힘이 작용한 결과로도 볼 수 있다. '不得食부득식'은 강한 상역이 있는 상황에서는 당연한 증상이다. 이것을 '胸有寒흉유한'이라고 한 것은 가슴 영역의 활동성이 극도로 제한된, 비활성의 상태를 말하는 것으로 해석한다. 한마디로 흉강 내의 경결 상황이다.

'當吐之당토지'라 한 것은 물론 가슴 영역의 활성화를 위한 해법이다. 그러나 토법이 '邪結在胸中사결재흉중<362>'이라 하여 실제로 흉중胸中에 결체結滯한 무언가를 배출해 내는 것은 아니라고 본다. 오히려 압박의 병리를 제공한 복강으로부터 갈등의 관계를 해소하겠다는 의도로 해석하는 것이 좋겠다. 단번에 복강의 갈등에서 발생한 경직, 경결硬結을 풀고 활성화하는 방법 중의 하나라는 얘기다.

● 瓜蒂散

○瓜蒂熬黃 1分, 赤小豆 1分.
○위의 두 가지 약을[上二味] 각각 따로 찧고 체로 걸러[各別搗篩] 가루로 만든 뒤[爲散已] 고르게 합하여223)[合治之] 1전비를 취하고[取一錢匕], 향시 1홉에[以香豉一合] 열탕 7홉을 써서[用熱湯七合] 달여 멀건 죽을 만들고[煮作稀糜] 찌꺼기를 버린 뒤[去滓] 그 즙으로 가루를 개어[取汁和散] 따뜻하게 하여 한 번에 먹는다[溫頓服之]. 토하지 않으면[不吐者] 조금씩 늘려가면서 복용하여[少少加服] 시원하게 토한 뒤에 그친다[得快吐乃止]. 일체의 망혈이나 허로의 경우에는[諸亡血虛家] 과체산을 쓸 수 없다[不可與瓜蒂散].

*

과체瓜蒂는 복강으로부터의 상역의 힘이 가슴 위쪽으로 미치는 경우를 다루는 약 중의 하나다. 세신細辛도 비슷한 효능을 갖는다. 왕호고王好古는 과체

---

223) 傷寒論譯詮 p.131

爪蒂를 말하면서 '得麝香細辛득사향세신, 治鼻不聞香臭치비불문향취'224)라 하여 사향麝香과 세신細辛, 과체로 냄새를 맡지 못하는 것을 다스린다고 했다.

적소두赤小豆는 강화된 팽창의 힘에 강하게 반발하는 조임의 작용으로 경결된 상황을 해소하는 약이다. 이런 강고한 경결은 복강에서 일어나는 모든 흐름을 방해하여 수종水腫이나 열독熱毒, 소갈消渴, 어혈瘀血 등을 유발하게 된다. '主下水주하수~'225)라 한 것은 적소두가 경결로 인한 물 흐름의 장애에 대해 효능을 갖고 있음을 말하는 것이다.

과체와 적소두를 써서 '胸有寒흉유한'을 다스리는 것이 본 처방의 의도다. 이를 토제吐劑라 하지만, 이 두 약물의 효능을 보면, 일견一見으로 토역吐逆을 강제하는 처방이라는 사실을 알아보기 어렵다. 과체산瓜蒂散이 토제라고 하면 구토嘔吐를 유도하는 작용은 강고한 상역을 유발하는 복강의 경결硬結을 강하게 풀어주는 것에 그 바탕이 있다고 할 수도 있겠다. 또 이를 토법吐法이라 하지만 실제 토역이 일어나든 아니든 간에 복강으로부터 일어나 가슴으로 전해진 힘의 갈등이 풀어지기만 하면 문제는 해결되는 것이라고 이해하면 될 것이다.

175.

病脇下素有痞 連在臍傍 痛引少腹 入陰筋者 此名藏結 死

● 해석

평소 옆구리 아래가 뭉쳐 있고 배꼽의 옆까지 이어지며 통증으로 아랫배가 당기면서 음근으로 들어가는 경우는 장결이라 하며 죽는다.

● 주해

비痞증이란 복강으로부터 일어난 상반된 두 힘이 대립하여 경직된 상태, 즉 경결硬結을 조성하는 병증이다. '病脇下素有痞병협하소유비'란 만성의 경과로서 경직, 경결이 복중腹中에 자리 잡은 상황으로 보아야 하겠다. 두 힘이 맞서면서 상역의 힘이 발생하니 협하脇下의 부위에 비痞증이 '素有소유'하는 것이 '臟結장결'로 가는 첫 단계가 된다.

그 이후로 어떤 계기로 인해 '連在臍傍연재제방'하는 것은 힘의 대립에 의

224) 本草綱目 p.1881
225) 神農本草經 p.225

한 경결의 영역이 넓어지는 것이다. 상복부_{上腹部} 전체가 경결로 침식된 상황이다.

다음 단계로 '痛引少腹_{통인소복}'하면 아랫배까지 경결이 확산되었다는 것이고, '入陰筋_{입음근}'하면 경결이 골반강_{骨盤腔}을 범_犯한 것이다. 이로서 상복부에서 골반강에 이르는 복강의 전역_{全域}이 경결의 상태에 빠진 결과가 되었으니 이를 장결_{臟結}이라 한다.

장결과 결흉을 비교하자면 장결은 아무리 경결의 영역이 확대되더라도 그 명목상으로 보자면 끝까지 복강의 경결에 그칠 뿐이다. 결흉의 경우는 가벼운 초기의 것이라도 가슴을 어느 수준 이상으로 압박하여, 그 활동성을 약화시키는 문제를 일으키는 것이다. 그러나 가슴과의 관계에서 그렇다는 것이지, 장결_{臟結}이 결흉_{結胸}보다 무조건 가볍다는 것이 아니니 일단 복강의 전 영역에 경결이 확산된 이후에는 살아날 가망이 없다는 얘기다.

176.

傷寒 若吐若下後 七八日不解 熱結在裡 表裡俱熱 時時惡風 大渴 舌上乾燥而煩 欲飮水數升者 白虎加人蔘湯主之

● 해석

상한병에 토법을 쓰거나 하법을 쓴 후, 7~8일이 되어 풀리지 않고 열이 안으로 맺혀 표리가 모두 열이 있으면서, 때때로 오풍증이 있고, 갈증이 심하며 혀가 마르면서 답답하여 물을 대량으로 마시고자 하는 경우는 백호가인삼탕을 쓴다.

● 주해

토_吐하게 한 것은 복강을 크게 흔들어놓았다는 뜻이다. 좋은 방향으로 작용했다면 흉복간의 강고한 긴장관계가 풀릴 수도 있고, 역효과를 낸 경우에는 오히려 '內煩_{내번}'이나 '小逆_{소역}' 등으로 가슴의 부담을 키울 수도 있다 <127-128>.

사하_{瀉下}를 한 것은 장관 평활근의 활동을 유발한 것이다. 그러나 표증_{表證}이 있는 상황에서의 사하 등 올바르지 않은 사하는 복강에서 강고한 갈등을 유발할 가능성을 갖는다.

상한병의 경과 중 토법_{吐法}이나 하법_{下法}을 시행한 후에 7~8일의 시간이 흐르면서 병이 해소되지 않고 있다. 7~8일은 내강에서 문제가 숙성熟成하는 시간이다. 문제란 복강의 위축이나 팽창, 활동성의 증감 등으로 결국 갈등관계를 말한다.

결과는 '熱結在裡열결재리'로 나타났다. 열熱이 안으로 맺혔다는 것은 혈血이 내강에서 정류停留하는 변화가 일어났다는 의미다. 혈의 정류는 힘의 갈등관계가 있어서 순환이 약화되었음을 말한다.

'表裡俱熱표리구열'에서 표表의 열熱은 전반적으로 순환이 약화되었지만 간혹 갈등이 완화되는 구간이 있다는 뜻이다. 그때는 순환이 늘어나면서 오히려 발열이 일어날 수 있다. 이열裡熱은 내강에 정류하는 혈을 말하는 것이니, 여기에는 갈등관계가 바닥에 깔려 있다는 의미가 된다.

'時時惡風시시오풍'한 것은 아직 표부의 긴장이 풀리지 않았음을 말하는 증상이다. 이 상황에 아직 표부 긴장이 풀리지 않고 있다면 외압이 내강의 갈등과 엇갈리면서 일어나고 가라앉기를 거듭하는 와중에 순환의 양상이 변동하고 있음을 의미한다.

그런데 여기서 상황이 변한다. 갈증이 몹시 심하고[대갈大渴] 혀가 마르는 [설상건조舌上乾燥] 것은 내강에 정류하는 혈량血量이 어느 수준 이상이 되었다는 것을 말한다. 이것은 전반적인 갈등 상황이 강약으로 변동의 흐름을 타기보다는 강고한 양상으로 굳어져 자리 잡았다는 얘기다. 이미 복강은 정상 수준을 넘어 확대되어 있고, 흉복부의 활동성은 전체적으로 저하되었으니 그에 따라 정류혈이 증가하는 것이다.

복강을 확대시킨 원동력은 급격히 높아진 평활근의 탄성, 즉 팽창의 세력이다. 급격히 높아지는 팽창력은 필연적으로 그에 반발하는 외벽의 힘을 일으키게 된다. 복강은 빠르게 확대된 상태에서 그에 반발하는 외벽 장력의 작용으로 경결되는 시점을 맞게 된다.

강고한 갈등이 형성되니 복강 안의 활동성은 크게 떨어지고 순환량도 따라서 급감하게 된다. 순환량이 저하되는 흐름에 발맞추어 내강에 정류하는 혈량은 급증한다. 이때 조임세력의 강화에 따른 복강 내압의 상승은 내강에서의 혈량의 비중을 가슴 쪽으로 쏠리게 한다. 이와 같은 복압의 상승은 번煩증으로 확인된다.

'傷寒상한'으로 출발했으나 이 국면에 이르러서는 복강이 확대되면서 그 안에서 힘의 대립이 팽팽한 상황이 되었다. 여기에 백호가인삼탕白虎加人蔘湯<27>을 쓴다. 백호가인삼탕은 석고石膏와 지모知母를 중심으로 내외內外의 열증熱證을 다스리는 처방의 대표라고 할 수 있다. 내외의 열증이란 내열內熱과 외열外熱을 말하는 것으로 내열은 혈의 정류에 기인하고, 외열은 순환 증가에 기인한다. 갈등관계가 강고할수록 내열이 강하고, 갈등관계가 변동의 흐름을 탄다면 외열의 비중이 높아질 것이다.

처방 중의 석고石膏에 대해 '主~身熱주신열 三焦大熱삼초대열 皮膚熱피부열 口乾舌焦구건설초 咽熱인열~'226)라 하여 과잉의 혈류가 온 전신에 넘쳐흐르는 상황에 적용한다는 기록이 있다. 그러나 이와 같이 전신에 넘치는 혈류는 복강에 혈이 충만하고 순환을 방해하는 경직이나 경직이 없는 경우, 즉 갈등이 약한 경우를 바탕으로 한다.

하지만 '~喘息咽熱~<別錄>', '除胃熱肺熱~<李杲>', '~大渴引飮~<元素>'227) 등은 정류혈이 증가하면서 발생하는 내열에 관한 효능을 언급하는 내용이다. 이는 갈등관계가 매우 강고한 경우 역시 석고가 다스릴 수 있다는 점을 명기한 것이다.

그런 의미에서 석고는 갈등관계가 강고하든 그렇지 않든 팽창의 세력이 급격하게 강화되면서 발생하는 갈등에 대해 쓸 수 있는 약 중의 하나가 된다.

지모知母는 '~通小腸통소장~潤心肺윤심폐~'228)라 하여 소장小腸을 통하게 하고 심폐心肺를 윤기 있게 한다고 했다. 이것은 복강의 운동성을 개선하여 순환을 회복하고 상역하는 힘을 차단하여 가슴이 압박되지 않도록 한다는 의미로 해석한다. 또 '主消渴熱中~'229)이라 하여 소갈消渴과 열중熱中을 주치한다고 했으니, 이것은 내강에서 정류혈이 발생하고 점차 늘어나 내열이 발생하는 것을 다스린다는 말이 된다.

이와 같은 내용에 근거하여 석고와 지모를 함께 쓰는 것으로서 팽창세력의 강화에 의한 갈등을 그 강약强弱을 막론하고 폭넓게 다스릴 수 있는 약리藥理의 토대를 만들 수 있다는 정리가 가능하다.

177.

傷寒 無大熱 口燥渴 心煩 背微惡寒者 白虎加人蔘湯主之

● 해석

상한병에 크게 열이 나지는 않는데 입이 마르면서 갈증이 나고 번煩증이

---

226) 東醫寶鑑 p.749.위
227) 本草綱目 p.544
228) 東醫寶鑑 p.728.위
229) 神農本草經 p.169

있으면서 등 쪽에 약간 오한기가 있는 경우는 백호가인삼탕으로 주치한다.

● 주해

 '傷寒상한'의 상황에서 '無大熱무대열'한 것은 내외 갈등이 쉽게 풀리지 않아 순환량이 크게 증가하는 구간이 뚜렷이 보이지 않는다는 뜻이다. 그 대신 '口燥渴구조갈'이 있다. '口燥渴구조갈'은 내강 정류 혈량血量의 증가를 의미하니 이것이 '傷寒無大熱상한무대열'의 이유가 된다. 순환량이 늘기보다는 내강에 정류하는 혈량이 늘어났다는 말이다.

 내강 정류 혈량의 증가는 흉복부의 활동성이 전체적으로 저하된 상황, 즉 경결硬結의 상황을 말한다. 176조에서 설명한 것처럼 이 상황은 내외간의 갈등이 발생하고 소멸하는 변동 흐름을 타는 것이 아니라 복강 자체에서 일어나는 팽팽한 힘의 갈등, 강고한 대립을 바탕으로 한다고 보는 것이 좋겠다.

 복강이 확대된 상태에서 팽팽한 힘의 대립이 있으니 '心煩심번'이 있는 것이 또한 당연하다. 복압의 상승으로 상역 병리가 일어났기 때문일 것이다.

 여기서 등 쪽의 찬 기운[배미오한背微惡寒]은 특히 그 영역에서 순환의 효율이 떨어져 있을 가능성을 말하는 것으로 해석한다. 특정 부위의 순환이 저조한 것은 그 부위나 그 부위와 연관된 근육들의 긴장이 높아져 있는 상태를 포함할 것이다. 등 쪽이라면 가슴 내강(흉강)의 뒷벽이다. 만약 흉강에서 발산하려는 힘이 일어난다면 흉강 주위의 표부로 압박이 증가하게 될 것이다. 흉강 주위에서 늘어난 압박은 특히 '背배'부 근육의 긴장을 높이는 것으로 생각된다.

 이미 복강에서 팽창의 힘이 정상 이상으로 높아지면서 생긴 표리간의 갈등에 의해 가슴 혈류가 늘어나고 가슴 부담이 높아지면서 '項背强几几항배강수수'가 일어나는 상황을 다룬 바가 있다<15,32>. 본문에서는 표부 긴장이 개입되어 내외간 갈등이 발생, 소멸하는 변동의 흐름을 타는 것이 아니라 복강의 경결硬結을 유발하는 진행된 갈등으로 강고한 순환의 약화가 일어나 있다는 점이 다르다.

 흉강에서 일어나는 발산의 힘이 배부背部에 영향을 가하되 경결에 의한 고정적 순환 약화가 그 영역에서 오한의 현상을 일으키게 된다는 해석이다.

 이 상황 또한 176조와 다르지 않게 복강 확대 상태의 경결을 그려 보이고 있는 것이다. 팽창력이 급격히 강화되면서 그에 대한 외벽의 반발이 일어나 강고한 대립을 조성하고 있는 상황이다. 여기에는 마찬가지로 백호가인삼탕白虎加人蔘湯을 쓰는 것이 당연하다. 갈등이 강고하여 정류혈停留血의 문제, 즉 내열內熱의 병리가 큰 비중으로 부상한다면 처방 중 석고石膏보다 지모知母의 역할이 강조되는 경우라고 할 수도 있겠다.

178.

傷寒脈浮 發熱 無汗 其表不解者 不可與白虎湯 渴欲飮水 無表證者 白虎加人蔘湯主之

● 해석

상한병에 맥이 뜨면서 열이 나고 땀이 없어서 표부가 풀리지 않은 경우는 백호탕을 투여할 수 없다. 갈증으로 물을 마시려 하면서 표증이 없는 경우에 백호가인삼탕으로 주치한다.

● 주해

'脈浮맥부'와 함께 '發熱발열'이 있으면서 '無汗무한'하다면 표증으로서의 표부 긴장이 있되 표리 갈등의 강도가 높은 상황(지속성 표부 긴장)이라는 것이다. 표부 긴장은 발생과 소멸을 되풀이하면서 표리간의 갈등 역시 있다가 없다가 하는 변동의 양상을 갖는 것이 특징이라고 할 수도 있다.

그런데 표증에 땀이 나지 않는다는 것[무한無汗]은 갈등이 풀리는 구간에도 순환량이 크게 늘어나지 않는다는 말이기 때문에 강도 높은 갈등이라 하는 것이다. 이는 즉 갈등의 속성이 상대적으로 더 강고하다는 의미, 또는 갈등이 지속된다는 의미다.

이와 같은 강고한 표리간表裏間 갈등이 풀리지 않으면 백호탕白虎湯을 써서는 안 된다고 했다. 왜일까? 백호탕에는 표부表部의 긴장을 전담하는 약이 없다. 석고石膏도 해표解表의 기능이 있다고 하지만 그것은 결과를 가지고 하는 말이고, 실상은 내강으로부터의 팽창세력이 강하게 일어나 표부의 긴장을 불러일으킨 상황에서 내강의 팽창을 주로 다스리는 약이다<27, 39>.

만일 표부의 긴장이 선명한데 백호탕으로 내강의 팽창만 가라앉힌다면 어떻게 되겠는가. 내강의 갈등이 풀어졌으나 외압이 실재하는 상황은 내강에 대해 외압에 대한 반발을 일으키도록 주문하는 방향으로 흐를 수 있는 가능성을 갖는다. 다시 내외 갈등이 유발되고, 그로부터 내강에 어떤 변화가 이어질지 알 수 없는 상황이 될 우려가 있다.

어떤 힘에 대해 대립의 위치에 있는 힘을 해소하는 일에 있어서는 항상 상대 힘을 고려해야 한다는 것이 원칙이다. 표증表證이 있을 때 사하瀉下를 금禁하는 것이 그 대표적인 것이다. 여기서는 표증이 있으면서 내강에서 팽창세력이 강화되어 내외內外의 열증熱證이 일어나는 상황을 겸하는 문제를 다루고 있지만 결국 마찬가지란 얘기다.

여기서 '渴欲飮水갈욕음수'는 갈증이 나면서 실제 물을 마실 수 있는 것이다. 갈渴은 가슴에 혈血이 정류停留하는 상황의 표상이다. 복강에서의 갈등이 강고하게 굳어진 상황이다<176-177>. 그런데 갈욕음수渴欲飮水라고 하면 그 갈등관계가 강한 상역을 유발하고 있지는 않다는 것을 말하기 위한 것일 수 있겠다. 만약 갈등이 강고하면서 상역의 힘이 강하게 일어난다면 '不能食불능식'이나 '水漿不入수장불입<158>'의 상황이 일어날 수 있다는 말이다.

복강에서의 갈등이란 팽창하려는 세력(평활근의 탄성)과 조이려는 세력이 대립하고 있는 걸 말한다. 갈등의 상황에서 조임의 작용이 강력하다면 상역의 병리가 뚜렷하게 나타날 것이다. 따라서 갈욕음수는 갈등이 있되, 조임의 세력이 판세를 주도하는 경과가 아님을 말해주는 것이다.

이 경과는 '無表證무표증'이라는 표현과 일부 상통한다. 표부의 긴장은 조임의 세력에 힘을 보태는 일이 되기 때문이다. 그러나 실은 표부의 긴장이 아니더라도 팽창력에 대응하는 외벽의 장력이 강고하다면 상역이 뚜렷하게 나타날 수 있지만, 이 경우 외벽의 힘은 상대적으로 약해서 다만 팽창력을 제한하는 역할로만 작용하고 있다는 의미가 되겠다.

본문의 내용으로 보자면, 갈욕음수와 무표증無表證을 단서로 팽창의 힘이 이끄는 복강의 갈등을 풀기 위해 백호가인삼탕白虎加人蔘湯이 적합하는 판단이 가능하다는 것이다.

179.

太陽少陽倂病 心下鞕 頸項强而眩者 當刺大椎 肺兪 愼勿下之

● 해석

태양과 소양이 아울러져 심하부가 단단하고, 목이 뻣뻣하면서 어지러운 경우는 마땅히 대추와 신수를 자침하되, 삼가 하법을 쓰지 않아야 한다.

● 주해

태양병과 소양병이 겹쳐서 나타난다. 표증으로서의 내외간의 갈등[태양太陽]과 팽창력이 상대적으로 강화된 갈등관계[소양少陽]가 함께 있는 상황이다. 강화된 갈등관계란 팽창의 힘이 복강의 용적을 키울 정도로 강화되는 가운데, 그 반발로서의 외벽 장력이 맞서는 것을 말한다. 이는 표증의 범위를 벗어났으니 강화된 갈등이라 하는 것이며, 태양병과는 다른 형태의 내외 갈등이라고도 할 수 있을 것이다.

이런 갈등은 복강 환경에 대한 영향력이 더욱 커진 것으로 갈등에 의한 경결이나 상역의 압박 등이 더 강하게 나타날 것이다.

'心下鞭심하경'은 힘의 갈등에 의한 경직硬直과 상역上逆이 함께 빚어내는 증상이다. '頸項强而眩경항강이현'도 마찬가지다. '頸項强경항강'증은 소시호탕증小柴胡湯證에서도 볼 수 있는 증상이다<103>. 소시호탕증 역시 복강의 안팎에서 두 힘이 대립하면서 갈등이 조성되는데 복강 안의 팽창력이 상대적 우위를 점하고 있는 상황이다.

팽창력은 어느 수준에서 강약의 흐름을 가질 수 있다. 힘이 풀렸다가 다시 일어서는 경과를 말한다. 팽창력이 강함을 유지하고 있을 때는 경결의 병리가 위주로 나타나고, 약화될 때는 상역 현상이 뚜렷하게 보일 것이다.

그러니 팽창력이 약한 구간에서는 상역의 힘이 가슴을 압박하고, 가슴 압박은 경항頸項, 항배부項背部를 압박하는 증상을 가질 수 있는 것이다. '眩현'은 '目眩목현<271>'과 같은 것인데 경항강頸項强의 병리에 연관된 것으로서 갈등에 의한 경항부頸項部 근육의 높은 장력이 빚어낸 두부頭部의 불안정 내지 전정기관vestibule에 대한 압박 등이 원인이라 생각된다.

문장의 말미末尾에 '愼勿下之신물하지'라 한 것은 표부의 긴장, 즉 표리 갈등이 실재하는 상황이라면 당연한 일이니 따로 말할 필요가 없다.

여기에 '當刺大椎肺兪당자대추폐수'는 다른 조문들의 내용과 연계가 없는 부분이다. 내외 갈등이나 내적 갈등을 다루는 침법鍼法의 논리가 전혀 제시되지 않으며, 그 내용이 이어지면서 다른 조문의 내용들과 연관성을 갖지도 못한다. 본문에서 다만 이 구절뿐 아니라 조문의 내용 자체가 중복의 성격이 있어서 '太陽少陽幷病태양소양병병'이라는 타이틀을 만족시키지 못하니 원래의 조문이라고 보기 어렵다.

180.

太陽與少陽合病 自下利者 與黃芩湯 若嘔者 黃芩加半夏生姜湯主之

● 해석

태양과 소양이 합병하여 자연히 하리가 일어나는 경우는 황금탕을 투여한다. 만일 구역질이 난다면 황금가반하생강탕으로 주치한다.

● 주해

태양병과 소양병이 합해졌다. 복강에서 팽창하려는 힘에 대한 반발이 일어나 갈등을 빚되, 이 상황을 외압이 또한 누르고 있는 형세다.

여기서 '自下利자하리'는 병리적인 현상으로서의 증상을 말한 것은 아니라고 본다. 다만 장관 평활근의 활동이 자연적으로 터져 나오고 있다는 말이다. 그런 의미에서 자하리自下利는 갈등으로 인해 활동이 제한되었던 상황이 풀리고 있다는 것, 즉 갈등이 완화되고 있음을 말하는 지표가 된다고 할 수 있다. 이때 자하리가 일어나지 않는 상황은 갈등관계가 그대로 존속하고 있다는 것이니 오히려 문제가 더 큰 것이다.

참고로 33조의 '太陽陽明合病태양양명합병'에서 '必自下利필자하리'하는 경우나 265조에서 '陽明少陽合病양명소양합병'에서 '必下利필하리'하는 경우도 마찬가지로 갈등이 완화되는 구간이 있음을 말하는 것으로 해석한다.

따라서 이 상황에서 황금탕黃芩湯을 쓴다는 것은 자하리自下利의 병리를 해소하기 위한 것이 아니라는 얘기가 된다. 다만 자하리는 그것을 통해서 태양과 소양의 합병合病에 갈등이 강약으로 변동하는 양상을 갖는다는 것을 파악할 수 있다는 것이니, 이는 경과의 진단에 있어서 하나의 단서로 읽어야 할 문제다.

● 黃芩湯

○黃芩 3兩, 甘草炙 2兩, 芍藥 2兩, 大棗劈 12枚.
○앞의 네 가지 약을[上四味] 물 1두로[以水一斗] 달여 3승을 취하고[煮取三升] 찌꺼기를 버린 뒤[去滓] 따뜻하게 1승을 복용하기를[溫服一升] 낮에 두 번, 밤에 한 번 한다[日再夜一服]. 구역의 기운이 있다면[若嘔者] 반하 반승과 생강 3량을 가미한다[加半夏半升生薑三兩].

*

황금黃芩과 작약芍藥은 함께 복강을 팽창시키는 병리 요인을 담당한다. 복강이 팽창하면서 그 팽창에 반발하는 조임의 세력이 일어나 갈등을 빚게 되는데, 황금의 경우는 이 갈등의 상황이 시간이 흐르면서 강약으로 변동하는 양상을 다스린다. 갈등이 강할 때는 경직硬直, 둔화鈍化, 상역上逆, 순환 약화가 따르고, 반대로 갈등이 약할 때는 순환이 증가하는 흐름이 나타난다.

팽창의 세력이 주도하는 갈등이 일어나면서 둔화의 병리가 뚜렷하게 나타나는 경우는 오히려 작약이 더 적합한 효능을 갖추고 있다. 이는 팽창하려는 세력과 그에 대응하는 내적 반발의 조임세력이 팽팽히 맞서 변동할 여지가 적은 경우를 말한다. 물론 작약은 대황大黃과 비교할 때 팽창의 힘이 상대적으로 약하다는 것이 사실이다. 대황이 다스리는 둔화의 수준에 비할 수 없다는 애기다.

감초甘草와 대조大棗는 처방의 바탕에서 경직, 경결된 복강 환경 전반을 부드럽게 완화하는 효과를 주로 한다.

황금탕黃芩湯은 따라서 복강에서 팽창세력이 주도하는 갈등의 문제를 다루되, 그 갈등관계에서 조임의 세력이 큰 비중을 갖지 않는 경우를 주로 담당하게 된다. 조임의 세력이 조금 강화되면서 팽창의 세력과 맞서는 갈등의 구간에서는 경결硬結의 병리가 주로 나타나고, 조임의 세력이 약화되면서 팽창의 세력이 더 커지게 되면 주로 열증熱證이 나타날 것이다. 이 조임의 세력에 대해서는 별도로 조치를 취하지 않아도 팽창세력이 가라앉음에 따라 자연히 없어질 것이니, 처방 중에 그런 요소를 따로 갖추지 않는 것으로 본다.

● 黃芩加半夏生薑湯

황금탕 처방에[於黃芩湯方內] 반하 반승과 생강 한냥 반을 더하되[加半夏半升 生薑一兩半] 이하의 복용 방법은 황금탕과 같다[餘依黃芩湯方服].

*

구嘔증이 일어나는 경우는 상역의 힘이 횡격막을 위쪽으로 밀어붙여 중앙부를 상승하게 한 것을 발단으로 해서 생기는 결과다. 횡격막 중앙부의 상승은 다시 횡격막 근육의 반발을 유발하여 그 지점, 즉 심하부心下部에서 위아래의 두 힘을 충돌하게 하는 것이다.

이와 같은 상역의 힘은 팽창의 힘이 주도하여 병리를 이끌고 있는 가운데 반발의 힘이 강화되는 변화로부터 얻어진다. 황금탕을 쓸 경우라 해도 상역의 병리가 없는 것은 아니나 그보다 한층 강화된 상황이라고 생각된다.

반하半夏와 생강生薑은 모두 조임의 세력이 외벽의 긴장 장력이 병리를 주도하는 경우를 다스리는 약들이다. 반하의 경우는 외압에 의해 팽창의 세력이 강화되면서 오히려 외벽의 반발을 일으킴으로서 상역의 작용이 뚜렷하게 보이는 경우를 담당한다.

생강은 반하의 경우와 반대로 외압에 의해 팽창의 반발이 일어나지만, 팽창력이 강하지 못해 외압에 밀리면서 나타나는 상역의 현상을 맡는다.

결론적으로 황금탕에 이와 같은 약성을 갖는 반하와 생강을 가하는 것은 팽창의 세력에 대응하는 조임의 세력에 대한 약리藥理의 역량을 강화시키는 의미가 있다고 정리할 수 있다.

181.

傷寒 胸中有熱 胃中有邪氣 腹中痛 欲嘔吐者 黃連湯主之

● 해석

상한병에 가슴 속에 열이 있으면서 위중에 사기가 있어 뱃속이 아프고, 토하려고 하는 경우는 황련탕으로 주치한다.

● 주해

'胸中有熱흉중유열'은 가슴에 혈류가 증가했다는 것이다. 이것은 복강으로부터 발생한 혈의 정류가 상대적으로 그 내압이 낮은 흉강으로 이동했기 때문이다.

'胸中有熱'의 원인을 '胃中有邪氣위중유사기'라고 했다. 이는 흉강에서 일어난 병리 활동의 진원지가 복강에 있다는 뜻이다. 즉 복강에서 일어난 갈등이 내열內熱의 원인이라는 말이다.

'腹中痛복중통'은 복강에서 일어난 상반된 세력의 갈등에 의해 평활근 자체가 긴장하면서 일어나는 증상이다. '欲嘔吐욕구토' 역시 힘의 대립으로 상역의 병리가 일어나 심하부를 압박하는 상황에 의한 것이다.

하리下利나 열상熱相 등이 없이 다만 '胸中有熱흉중유열'에 '腹中痛欲嘔吐복중통욕구토'만 있다면 복강의 현 상황이 변동의 속성을 갖기보다는 팽팽하고 강고한 힘의 대립으로 굳어서 경결硬結의 양상이 된 것임을 알 수 있다.

● 黃連湯

○黃連, 甘草炙, 乾薑, 桂枝去皮 各3兩, 人蔘 2兩, 半夏洗 半升, 大棗劈 12枚.

○위의 일곱 가지 약을[上七味] 물 1두로[以水一斗] 달여 6승을 취하고[煮取六升] 찌꺼기를 버린 뒤[去滓] 따뜻하게 1승을 복용하기를[溫服一升] 낮에 세 번, 밤에 세 번을 한다[日三服夜三服].

*

　황련탕黃連湯의 황련黃連은 팽창력이 우위에 있는 세력 간의 갈등관계로 경결硬結된 복강을 풀어 내강에 정류한 혈을 순환으로 돌릴 수 있도록 한다.

　이는 가슴의 부담을 줄이는 효과를 가져오는데 '能瀉心능사심 其實瀉脾胃中濕熱也기실사비위중습열야'는 황련의 사심瀉心 효과가 사실은 비위脾胃의 습열濕熱을 내리는 것에 있다는 것으로 결국 복강에 흉강 문제의 근원이 있다는 의미가 된다.

　건강乾薑은 모든 골격근 계통의 경직으로 특히 복강에서 외벽의 장력이 강고해지고, 그 장력을 극복하기 위한 팽창의 힘이 일어나면서 힘의 갈등관계가 조성된 상황을 다스린다. 이런 갈등관계에서 팽창력이 상대적으로 약해서 복강을 위축의 방향으로 진행하게 하고, 경화硬化에 이르는 경우를 주로 맡게 된다.

　황련과 건강은 각각 팽창의 세력과 조임의 세력을 주로 담당하는 약들로 상반된 역할이 주어진다. 그러나 이들의 속성이 복강에서의 갈등관계가 팽팽하고 강고한 양상으로 흐르는 경우를 해소하게 되는 방면에 공통점을 가지니 이들을 통해 처방의 속성을 짐작할 수 있는 면이 있다. 복강의 갈등을 풀려 하되, 건강과 황련이 있는 처방은 그 갈등의 속성이 변동성에 있지 않고, 경결硬結의 속성에 있다고 할 수 있다는 말도 된다.

　반하半夏는 복강에서 일어나는 팽창의 세력과 그에 대한 외벽의 반발이 갈등관계를 유발하면서 그로 인해 상역의 병리가 일어나 구토嘔吐가 나려는 경우를 주치한다.

　계지桂枝를 쓰는 것은 상역의 힘을 키우는 조임세력으로서의 외압을 염두에 둔 것이다. 현재의 갈등 상황에 표증이 또한 개입되어 문제가 복합적인 양상을 갖고 있다는 얘기가 된다.

　대조大棗와 감초甘草는 처방의 바탕에서 복강의 활동성을 높이고 안정을 회복하게 하는 차원에서 쓰인다고 본다.

182.

傷寒 八九日 風濕相搏 身體疼煩 不能自轉側 不嘔不渴 脈浮虛而澁者 桂枝附子湯主之 若其人 大便鞭 小便自利者 去桂枝加白朮湯主之

● 해석

상한병 8~9일에 풍과 습이 함께 작용하여 몸 전체가 아프고 혼자 돌아눕기 어렵되 구역질이나 갈증이 없으며 맥이 뜨고 허하면서 껄끄러운 경우는 계지부자탕으로 주치한다. 만약 병자가 대변이 굳어지면서 소변이 잘 통하는 경우는 거계지가백출탕으로 주치한다.

● 주해

표부의 긴장이 풀리지 않고 8~9일이 지난다. 병리의 흐름이 변성할 개연성을 갖고 있음은 당연한 일이다. '風濕相搏풍습상박'은 골격근을 포함한 모든 근육의 경직 속성을 의미하는 병리 요인으로 해석한다.

엄밀한 관점으로 보아 근육의 통증을 일으키는 병리와 운동 제한을 일으키는 병리를 풍風과 습濕으로 구분해서 말하는 경우가 있다. 동의보감東醫寶鑑에서 인용한 활인서活人書의 말에 따르면, 습濕은 관절을 통通하지 못하게 하므로 아픈 것이고, 땅겨서 굴신屈伸하지 못하게 하는 것은 풍風이라고 했다 [濕則關節不利故痛其製而不能屈伸者風也].230)

그렇다면 본문에서 몸이 아프면서 답답한 듯한 상태[신체동번身體疼煩]는 습濕에 의한 것이고, 돌아누울 수 없는 상태[불능자전측不能自轉側]는 풍風에 의한 것이 된다.

본문에 실리는 이와 같은 풍습風濕과 관련된 문구文句가 본래 상한론傷寒論의 것인지는 분명하지 않지만, 상황은 아무튼 골격근의 경직과 관련되는 것으로 해석한다.

구嘔증도 없고 갈渴증도 없다는 말은 상역의 병리도 없고 정류혈도 없다는 의미다. 이는 복강을 압박하는 힘이나 그에 대해 반발하는 힘, 그러니까 복강 안에서 팽창하려는 세력이나 조이려는 세력에 의한 갈등관계가 없거나 있어도 약하다는 뜻이다.

비록 골격근 전반에 경직의 요인이 있어 '身體疼煩신체동번'하고 '不能自轉側불능자전측'하지만 그 경직이 내강에 영향을 크게 끼친 것이 없으며, 내강에서도 별다른 갈등이 일어나지 않았다는 얘기다. 그런데 이와 같은 표부의

---

230) 東醫寶鑑 p.414.위(風濕條)

변화가 내강에 큰 영향을 끼치지 않을 수 있다는 점이 현실적으로 가능한 가에 대해서는 다소 의문이다.

맥이 '浮虛而澁부허이삽'한 것은 일단 내강에 대한 영향이 약하더라도 표부 긴장이 있으니 부맥浮脈은 당연하되, 허虛하고 삽澁한 것은 순환 혈류가 감약 減弱되었다는 것이다. 아무래도 복강에 어느 정도의 갈등은 있다는 얘기로 해석한다. 모든 근육의 긴장이라는 병리에 의한 변화를 말하는 것이다. 이 것이 계지부자탕桂枝附子湯을 써야 하는 상황으로 제시되는 것이다.

여기에서 국면의 전환이 일어난다. '大便鞕대변경'하고 '小便自利소변자리'한 상황이다. '大便鞕대변경'은 극도로 강화된 팽창의 세력이 마침내 그에 대한 반발 하는 자체 내의 힘과 맞서면서 평활근의 활동이 심하게 방해되는 극 단적 둔화의 상황에서 나타나는 증상이다. '小便自利소변자리'는 조임의 세력 이 판세를 좌우하지 못한다는 반증이다.

소변불리小便不利를 포함해서 복강에서 수음水飮의 흐름이 자유롭지 못한 것은 팽창과 조임의 세력이 팽팽히 맞서는 경결硬結의 속성을 가진 상황이 라고 할 수 있다.

그런 의미에서 결국 계지부자탕증桂枝附子湯證에서 국면이 전환되어 '大便鞕 小便自利대변경소변자리'의 상황이 일어났다면 그것은 복강에서 팽창의 세력이 극도로 높아져 판세를 압도하면서 극단적 갈등관계의 문턱에 도달한 것으 로 볼 수 있다.

그런데 이 상황을 타개할 처방으로 본문에 제시된 것은 거계지가백출탕 去桂枝加白朮湯이다. 이 처방은 팽창의 힘이 복강의 환경을 압도한 상황과 어 울리지 않는다.

대변이 굳는[경鞕] 강도 높은 둔화鈍化의 문제라면 극단에 이른 갈등의 문 제이니 그것을 해결하기 위해서는 대황大黃, 망초芒硝가 필요한 것이 아닌가?

이 같은 논술에 대해 채인식은 소변의 자리自利를 불금不禁과 같은 것으로 볼 수 있으며 결국 자리自利 속에 불리不利의 의미가 내포된다고 하고[231], 성 무기成無己는 계지桂枝는 발한發汗으로 진액津液을 내보내므로 대변大便이 경鞕하 고 소변이 자리自利하는 진액부족의 병리전개에 따라 계지는 빼고 백출을 넣은 것이라 하고 있다[桂發汗走津液此小便利大便鞕爲津液不足去桂加朮].[232]

또 습濕이 중重하여 비기脾氣가 얽매이고 수액水液을 잘 수송하지 못하기에 진액津液이 위장胃腸으로 흘러들지 못하고 방광膀胱으로 많이 흘러들면서 대 변이 굳어지고 소변이 잘 배설되는 병리도 있을 수 있다[233]고 말하는 경우

231) 傷寒論譯詮 p.137
232) 註解傷寒論 p.296

도 있다.

뭔가 예외적 현상으로 설명하려는 경향이다. 그러나 이 설명들에서도 설명되지 않는 부분이 있으니 수용하기 어려운 것이 사실이다. 예를 들어 채인식의 경우 소변의 자리自利를 불리不利와 같은 것으로 본다는 것을 수긍한다고 하더라도 대변경大便鞕을 설명하지 않고 있다. 성무기는 대변이 경鞕한 것을 진액 부족의 문제라 설명하고 있으나 그것을 '去桂加尤거계가출'로 해결할 수 있다는 근거를 제시하고 있지는 않다.

본문에 제시되는 상황에서 소변 자리自利의 문제도 있지만 또 중요한 문제는 평활근의 긴장 성향으로 조임의 세력이 병리를 주도하는 상황에서 대변경大便鞕이 있을 수 있느냐는 것이다.

'大便鞕대변경'의 상황은 팽창세력의 극단에서 볼 수 있는 증상으로 외벽의 장력이 병리를 주도하는 환경에서 나타날 수 없는데 이 상황을 백출, 부자 등의 약으로 해결한다는 것은 상한傷寒의 약리藥理와 멀어지는 것이다. 만일 경鞕이라는 표현을 이제까지 써온 것과 다른 용도로 사용한 것이 아니라면, 이 구절은 상한의 논리에 부합할 수 없는 것이 된다.

● 桂枝附子湯

○桂枝去皮 4兩, 附子炮 去皮 破八片 3枚, 大棗劈 12枚, 生薑切 3兩, 甘草炙 2兩.
○위의 다섯 가지 약을[上五味] 물 6승으로[以水六升] 달여 2승을 취하고[煮取二升] 찌꺼기를 없앤 뒤[去滓] 따뜻하게 세 번에 나누어 복용한다[分溫三服].

*

계지桂枝가 쓰이는 것은 당연히 표증表證, 즉 표부의 긴장이 있다는 것을 의미한다. 부자附子는 총체적으로 작용하여 모든 근육조직이 경직되는 형태의 변화에 대응하는 것[補三焦厥逆六府寒冷寒濕痿躄][234]으로 표현된다. 이와 같은 경직의 경향은 골격근에서는 관절의 움직임을 제한하고, 복부에 대해서는 생리적 팽창 운동을 방해하는 방향으로 작용한다.

계지와 부자는 모두 외벽의 장력을 완화하는 쪽으로 기능을 행사하되, 계지는 표부表部에서 역할(긴장 장력의 해소)을 하고, 부자는 경직에 의한 장력을 해소함으로써 표리表裡에서 공히 영향력을 발휘한다고 정리할 수 있다.

대조大棗와 감초甘草는 복강에서 온건하고 폭넓게 경결을 풀고 활동성을 높이는 쪽으로 작용하여 회복의 기초를 제공한다. 생강生薑은 표부 긴장에 의한 조임의 경향이 복강의 병리 환경을 주도하는 가운데 반발 팽창의 힘

---

233) 상한론 번역과 해석 p.415
234) 東醫寶鑑 p.732.아래

이 변동성으로 작용하여 상역 등의 병리를 유발하는 경우를 완화하여 진정하게 한다.

183.

風濕相搏 骨節煩疼 掣痛 不得屈伸 近之則痛極 汗出短氣 小便不利 惡風 不欲去衣 或身微腫者 甘草附子湯主之

● 해석

풍과 습이 함께 작용하여 뼈마디가 쑤시고, 잡아당기듯 아파서 굴신할 수가 없으며, 가까이 하면 통증이 극도로 심하고, 땀이 나면서 숨이 차고, 소변이 잘 통하지 않으며, 오풍으로 옷을 벗으려 하지 않고, 때로 몸이 약간 붓는 경우는 감초부자탕으로 주치한다.

● 주해

풍습風濕의 병리에 대해 먼저 중습中濕한 뒤에 다시 상풍傷風한 것[風濕者其人先中濕又傷風故謂之風濕]235)이라고 한 기록이 있다. 또 (둘 다 근육의 긴장을 바탕으로 하는 것으로) 습濕은 아프게 하는 것이고, 풍風은 운동의 제한을 일으키는 것<182>이라고도 했다.

그렇다면 본문의 경우에도 뼈마디가 아프면서 갑갑하거나 당기는 통증이 있는 것[골절번동체통骨節煩疼掣痛]은 습濕에 속한다고 보고, 굽히거나 펴는데 지장이 있는 것[부득굴신不得屈伸]은 풍風에 속한다고 할 수 있을 것이다.

'汗出短氣한출단기'에서 한출은 갈등이 완화되는 구간에 나타나는 순환의 증가 현상이고, 단기短氣는 갈등 구간에서 운동성이 떨어지면서 나타나는 현상이다.

'小便不利소변불리'는 갈등이 심하되 조임의 세력이 복강에서 하방의 물 흐름을 방해했음을 말하는 증상이다. 조임 효과가 강한 경결의 상황이다.

'惡風오풍'은 물론 갈등관계에 의해 순환이 감소하는 경우에 생기는 한 증상이다. 만일 오풍과 함께 '不欲去衣불욕거의'의 태도를 보인다면 전체적으로 보아 혈량血量이 감소하고 있는 추세로 보아야 할 것이다. 비록 겉으로 한 증寒證이 보이더라도 내열內熱이 있는 경우는 '不欲去衣불욕거의'가 아니라 '不欲近衣불욕근의'가 나타날 것이기 때문이다. 갈등으로 순환이 불량한데 정류

235) 위의 책 p.413.아래(濕病類傷寒)

혈도 없다는 것은 내강의 위축과 그에 따른 혈량 감소가 있다고 보아야 한다는 얘기다.

'或身微腫혹신미종'은 갈등으로 인한 경결硬結이 일어나니 경미한 정수停水의 병리가 수반된다는 의미로 해석된다.

● 甘草附子湯

○甘草炙 2兩, 附子炮 去皮 破 3枚, 白朮 2兩, 桂枝去皮 4兩.

○위의 네 가지 약을[上四味] 물 6승으로[以水六升] 달여 3승을 취하고[煮取三升] 찌꺼기를 버린 뒤[去滓] 따뜻하게 1승을 복용하기를[溫服一升] 하루 세 번 한다[日三服]. 처음에 약을 먹고 조금 땀이 나면 풀려서 밥을 먹을 수 있으나[初服得微汗則解能食], 땀이 나고 나서 다시 번증이 나는 경우는 5홉을 복용한다[汗出復煩者服五合]. 1승이 너무 많을 것 같으면[恐一升多者] 6~7홉을 복용하는 것이 좋을 것이다[宜服六七合者爲妙].

*

감초甘草는 복강 전반에서 갈등으로 인한 경미한 경결硬結의 양상을 부드럽게 풀어주는 약 중의 하나이며, 부자附子는 총체적인 입장에서 골격근의 경직을 풀어 내강에 대한 조임 효과를 해소하는 약의 대표라고 할 수 있다.

본초경本草經에서 백출白朮은 근육 전반의 굳음에 대해서 그것을 풀어주는 효능을 가진 것으로 표현된다. '主風寒濕痺주풍한습비, 死肌사기, 痙경, 疸달, 止汗지한, 除熱제열, 消息소식~'236)에서 '風寒濕痺풍한습비'나 '死肌사기', '痙경' 등에 대한 작용들이 그것이다. 역시 외벽의 경직이 이끄는 갈등관계에 의해 내강이 경결硬結되는 흐름에 대한 역할로 해석할 수 있겠다.

계지桂枝는 발동성의 표부 긴장을 해소하여 내외 갈등을 없애는 약이다.

이와 같은 편성을 갖는 감초부자탕甘草附子湯은 표부表部의 전반에 경직의 속성이 나타나며, 그로 인해 강고한 갈등이 조성되고 내강의 활동성이 크게 떨어진 경우에 사용한다.

표부 전반의 경직은 골절骨節이 번동煩疼하거나 체통掣痛하여 굴신屈伸하지 못하는 경과로 나타나고, 내강의 경결은 '汗出短氣한출단기'나 소변불리小便不利 등의 증상으로 나타나게 된다.

---

236) 神農本草經 p.52

184.

傷寒 脈浮滑 此表有熱裡有寒 白虎湯主之

● 해석

상한병에 맥이 뜨면서 매끄럽다. 이것은 표表에는 열이 있으나 이裡에는 한기가 있는 것이니 백호탕으로 주치한다.

● 주해

김일선의 책에는 '表有熱裡有寒표유열리유한'을 '表有寒裡有熱표유한리유열'로 바꾸어야 한다는 임억林億 등의 말[臣林億等勤鞍前篇云熱結在裡表裡俱熱者白虎湯主之又云其表不解不可與白虎湯此云脈浮滑表有熱裡有寒者必表裡字差矣又陽明一證云脈浮遲表熱裡寒四逆湯主之以此表裡自差明矣]237)이 수록되어 있다.

채인식도 이것이 맞는 말이라는 견해를 밝힌다.238) 계림고본桂林古本에는 '裏有熱表無寒이유열표무한'이라고 되어있다. 한편으로 357조에도 '脈滑而疾맥활이질'을 '裡有熱이유열'이라 한 부분이 있으니 참조를 요한다.

그런 차원에서 맥이 부浮하고 활滑한 것은 표부表部는 긴장하고[부浮], 혈류는 내강에 몰린다[활滑]는 뜻으로 해석하게 된다. 내강에 충만한 혈류가 가슴으로 몰리되 표부에서는 내강의 팽창력에 반발하는 강직한 긴장이 생겨 있으니 갈등이 조성되어 가슴에서 나가는 혈류는 제한되는 상황이다. 내강에는 넘치는 혈血의 정류停留로 '裡有熱이유열'이 되나, 순환의 흐름을 타고 표부表部로 나오는 혈류는 제한되니 '表有寒표유한'한 것이다.

경우에 따라 갈등이 완화되는 구간에서 표열表熱이 있을 수도 있으니 그 경우는 '表裡俱熱표리구열<176>'이라고 할 수도 있을 것이다.

사실 표부表部가 유한有寒이든 무한無寒이든 아니면 유열有熱이든 상관이 없고, 다만 본질적으로 표리간表裡間에 어떤 갈등이 있는지, 그리고 복강에서의 힘의 대립은 어떤 속성으로 어느 수준에 와 있는지를 파악하는 것이 문제 해결의 관건이라고 할 수 있다.

그런 의미에서 본문의 '表有熱표유열'이란 복강의 확대 경향을 주안점으로 하고 갈등 완화의 구간을 보는 관점에서 말한 내용이며, '裡有寒이유한'이란 정류혈을 보는 관점이 아니라 복강에서의 힘의 갈등으로 경결된 내적 환경을 놓고 말한 것이라는 해석을 붙일 수도 있겠다.

---

237) 상한론 번역과 해석 p.419
238) 傷寒論譯詮 p.139

좀 억지스럽기도 한 이런 해석을 붙일 수 있다는 것은 표리表裡의 한열寒熱 관계가 문제의 핵심이 아니라 결국 힘의 갈등관계가 병리의 본질이라는 것을 재확인하게 해 주는 의미가 있다.

백호탕白虎湯은 석고石膏, 지모知母, 감초甘草, 갱미粳米로 구성된 처방으로, 백호가인삼탕白虎加人蔘湯<27, 176-178>을 참고하여 그 방의方意를 파악하기로 한다.

185.

傷寒 脈結代 心動悸 灸甘草湯主之

● 해석

상한병에 맥이 결, 대하면서 가슴이 두근거리면 구감초탕으로 주치한다.

● 주해

결맥結脈에 대한 정의는 다음 조문인 186조에 기록된다. 그러나 결맥과 대비되는 맥은 촉맥促脈으로 규정하여 정의되지만 대맥代脈에 관한 내용은 없다. 계림고본桂林古本에서는 본문의 '脈結代맥결대'가 '脈結促맥결촉'으로 되어 있으니239) 그대로 보자면 여기서 변조된 맥으로서 결맥結脈과 촉맥促脈을 말하고, 다음 조문에서 부연하는 형식이 들어맞는다고 하겠다.

아무튼 결맥結脈과 대맥代脈[혹은 촉맥促脈]은 불규칙성을 갖는 맥脈들로서 당연히 동계動悸와 관련을 가지니 따로 해석할 필요가 없다. 다른 한편으로 본 조문에서 난데없이 결맥과 대맥을 논하는 것은 복강의 활동성 저하로 순환이 변동하고, 약화되는 상황 가운데 맥의 변조가 있음을 말하려는 의도라고 생각해 본다.

● 灸甘草湯

○甘草炙 4兩, 生薑切 3兩, 桂枝去皮 3兩, 人蔘 2兩, 生地黃 1斤, 阿膠 1兩, 麥門冬去心半升, 麻子仁 半升, 大棗劈 12枚.
○위의 아홉 가지 약을[上九味] 청주 7승과 물 8승으로[以淸酒七升水八升] 먼저 여덟 가지를 달여 3승을 취하고[先煮八味取三升] 찌꺼기를 버린 뒤[去滓], 아교를 넣어[內膠] 다 녹아 없어지면[烊消盡] 따뜻하게 1승을 복용하기를[溫服一升] 하루 세 번으로 한다[日三服]. 복맥탕이라고도 한다[一名復脈湯].

---

239) 桂林古本 傷寒雜病論 p.139

*

감초甘草를 불에 구우면 중초中焦를 부드럽게 한다[~구칙화중則和中~]. 중초
는 즉 상복부다. 맥이 건너뛰거나[맥결대脈結代] 가슴이 몹시 뛰는 것[심동계心
動悸] 등의 증상이 상복부의 불편한 환경 변화와 관련이 있다는 의미로 해
석한다.

생강生薑은 조임의 세력인 외압을 중심으로 하는 갈등이 생겨 상역의 힘
이 일어나는 경우를 다스리고, 계지桂枝는 발동성의 표증表證으로서 내외간의
갈등을 풀게 되며, 인삼人蔘은 낮은 단계로부터 내적인 영향력을 갖는 갈등
관계를 풀어 폭넓게 활동성을 강화하게 된다. 대조大棗도 낮은 수준의 경결
을 풀어서 모든 흐름을 개선하고 활동성을 높이는 효과를 낸다.

아교阿膠는 허로虛勞를 보하는 약藥이되 간기肝氣를 기르는 효능[~양간기養肝
氣~]이 있다. 이는 예를 들어 간肝을 진압하는 황련黃連의 효과[~진간거열독鎭肝
去熱毒~]240)와 상반된다. 황련은 내적으로 갈등이 강고하게 형성되어 정류혈
이 발생하며 그로 인해 내열內熱의 병리가 생기는 문제를 다스린다. 이는
팽창의 세력이 과한 바탕에 외벽의 반발이 일어나면서 갈등이 조성되는 상
황을 풀어주는 효과라고 할 수 있다. 팽창세력을 조절하여 갈등을 완화하
고 따라서 과잉혈에 따른 병리를 막는 효과를 낸다는 얘기다. 그렇다면 아
교의 양간기養肝氣는 무엇을 의미하는가?

아교는 '~虛勞羸瘦허로리수, 陰氣不足음기부족, 脚酸不能久立각산불능구립, 養肝氣
양간기<別錄>'241)의 효능을 갖는다. 이는 순환을 강화하여 자양의 효과를 내는
방식일 것으로 본다. 진간鎭肝이 국소局所에 혈血이 과잉하게 몰려서 생기는
문제, 즉 정류혈에 초점을 두는 표현이라면, 양간기養肝氣는 혈부족의 문제,
즉 순환 약화에 따른 분배 장애의 문제에 초점을 둔 표현이라고 할 수 있
겠다.

생지황生地黃은 '婦人崩中血不止부인붕중혈부지, 及産後血上薄心悶絶급산후혈상박심
민절~ 瘀血留血어혈유혈, 鼻衄吐血비뉵토혈~<別錄>'242) 등으로 정상적으로 흐르지
않고 묶여있는 혈류, 즉 정류된 혈 또는 어혈 등의 문제를 다스리는 효능
을 갖는다. 순환을 방해하는 병리가 있으니 팽창력이 우위를 점하는 갈등
과 관련된 효능이다.

맥문동麥門冬은 '主心腹結氣'243)라 하여 복강의 결체가 상부 복강에 미치는

240) 東醫寶鑑 p.723.아래
241) 本草綱目 p.2794
242) 本草綱目 p.1020
243) 神農本草經 p.59

증상을 다스리다 했으며, '主虛勞客熱주허로객열 口乾燥渴구건조갈~'244)이라 하여
역시 정류혈을 유발하는 갈등의 문제를 해소하는 효능을 제시한다.

마자인麻子仁도 또한 '補虛勞보허로, 潤五藏윤오장, 疏風氣소풍기, 治大腸風熱結
치대장풍열결, 澁利小便삽리소변, 療熱淋요열림, 通利大小便통리대소변~'245)이라 하여
복강에 혈이 정류하면서 순환으로 흐르지 못하는 갈등의 상황에 대응하는
효능을 찾을 수 있다. '大腸風熱結대장풍열결'이나 '熱淋열림'같은 증상들은 혈血
의 정류와 그로 인한 열독의 병리를 말하는 것이고, '補虛勞보허로'증의 표현
은 순환을 강화시키는 효능을 말한다.

전체적으로 구감초탕炙甘草湯은 혈류를 방해하는 모든 갈등 요인을 해소하
여 순환을 강화하는 방향으로 작용한다. 구감초탕이 결맥結脈이나 대맥代脈,
혹은 촉맥促脈이 있는 경우를 다스리고, 심心의 동계動悸를 없앤다고 하는 것
은 이와 같은 효능을 말하는 것이다.

186.

脈按之 來緩而時止 復來者 名曰結 又脈來 動而中止 更來小數中 有還者反動
名曰結 陰也 脈來動而中止 不能自還 因而復動 名曰代 陰也 得此脈者 必難
治

● 해석

맥을 잡아서 오는 것이 완만한데 때로 그치고 다시 뛰는 것을 결맥이라
한다. 또 맥이 와서 뛰다가 도중에 멈추는데 다시 올 때는 약간 빠른 가운
데 (보충해) 돌아오는 것이 있어 되풀이 뛰는 것을 결맥이라고 하며 음陰에
속한다. 맥이 뛰다가 중간에 그쳐서 자연히 돌아오지 못하고 타력으로 다
시 뛰는 것을 대맥이라 하며 음에 속한다. 이 맥이 나타나면 필경 치료가
어렵다.

● 주해

가금柯琴의 주석본을 보면 본문은 두 개의 조문이 엮이면서 일부가 떨어
져 나간 것으로 볼 수 있다. 두 조문 가운데 앞 조문은 '脈按之 來緩而時止
復來者 名曰結 脈來數時一止 復來者 名曰促 陽盛則促 陰盛則結 此皆病脈'

---

244) 東醫寶鑑 p.721.아래
245) 위의 책 p.682.위

으로 되어 있고, 다음 조문은 '又脈來우맥래'로부터 끝까지다.246)

가금본柯琴本을 따라 해석해 본다면, 앞 조문은 결맥結脈과 촉맥促脈을 비교하는 내용이 된다. 즉 '來緩而時止復來내완이시지복래'가 결맥이고, '脈來數時一止復來맥래삭시일지복래'가 촉맥이다. 맥이 뛰다가 중간에 한 번 쉬고 나서 다시 돌아오는 맥들인데, 그 바탕이 완만한 것은 결맥이고, 빠른 경우는 촉맥이라는 것이다.

촉맥은 '陽盛양성'한 것이고, 결맥은 '陰盛음성'한 것이라 하는 것은 그 속도를 놓고 대비적으로 논하는 내용이며, '此皆病脈차개병맥'이라 하여 둘 다 문제를 내포하고 있는 것으로 규정한다.

뒤 조문은 결맥結脈과 대맥代脈을 비교한다. 둘 다 음맥陰脈에 속하는 것이지만, 대맥이 나타날 경우는 다스리기 어려운 상태라 한다.

그것은 결맥이 '脈來動而中止맥래동이중지'하더라도 '更來小數中맥래소삭중 有還者反動유환이반동'한 것과 달리, 대맥은 '脈來動而中止맥래동이중지'하되 '不能自還불능자환'하기 때문으로 보인다. 맥이 뛰다가 중단되더라도 자력으로 다시 돌아오는 경우[결맥結脈]와 스스로 맥이 되살아나지 못하는 경우[대맥代脈]의 차이다. 스스로 돌아오지 못한다는 것은 순환의 여건이 그만큼 불량하다는 말이다.

본 조문은 이와 같이 결맥과 촉맥을 비교하고, 결맥과 대맥을 비교하는 내용을 싣고 있는데 조각본趙刻本, 즉 조개미본趙開美本의 내용대로 하자면 그 해석상 다소 연결이 곤란한 부분이 있어서 위의 내용과 같이 가금본을 참고로 제시한다.

185조에서 결맥結脈과 대비되는 맥이 촉맥促脈이라 한 것은 본문에서는 유실되고, 가금본에 실린 위의 내용을 보고 서술한 것이다.

---

246) 柯氏傷寒論注 pp.417-478

변양명병맥증병치법

辨陽明病脈證幷治法

187.

問曰 病有太陽陽明 有正陽陽明 有少陽陽明 何謂也 答曰 太陽陽明者 脾約是
也 正陽陽明者 胃家實是也 少陽陽明者 發汗利小便已 胃中燥煩實是也

● 해석

문기를, 병에는 태양양명이 있고 정양양명이 있으며 소양양명이 있으니
무엇을 말합니까? 답하기를, 태양양명이란 비약이 그것이고, 정양양명이란
위가실이 그것이며, 소양양명이란 땀을 내고 소변을 통하게 한 뒤에 위중
이 마르고 답답하며 꽉 차는 것이 그것이라.

● 주해

양명병을 그 발생 유래에 따라 세 가지로 나눈다. 태양병에서 변화된 태
양양명太陽陽明, 본래의 양명陽明, 소양병에서 변화된 소양양명少陽陽明이 그것들
이다.

우선 태양양명을 보자. 태양양명, 즉 태양병에서 변화한 양명병은 '脾約비
약'이라 한다. 비약이란 무엇일까. 256조에서는 위胃의 기운이 강하면서 소
변을 자주 보는 것이 그 비脾가 제약된 상태, 즉 비약脾約[~浮而澁浮則胃氣强澁
則小便數浮澁相搏大便則鞭其脾爲約~]이라고 한다.

여기서 '胃위'는 크게 보아서는 복강, 작게 보면 장관腸管(소화관)을 구성하
는 내장 평활근 전반을 뜻하는 것으로 해석한다. '胃氣위기'는 그렇다면 장
관을 구성하는 평활근의 속성, 또는 복강 전체의 환경 양상을 설명하는 말
이 될 수 있다. 이때 '胃氣强위기강', 즉 위의 기운이 강하다는 것은?

여기서 '强강'함은 병리적 측면을 말하는 것으로 보아야 할 것이다. 소화
관의 활동이 왕성하다는 의미는 아니라는 얘기다.

만약 위胃를 복강 안의 평활근을 표상하는 용어라고 한다면, '胃氣强위기
강'은 평활근의 속성이 지나치게 강한 것, 즉 근 섬유의 탄성이 정상 이상
으로 강하다는 말로 해석하게 된다. 사실 탄성이 높은 것은 근육으로 보아
병리적인 것이 아니지만, 그것도 어느 수준 이상이 되면 병리 효과를 일으
킬 수 있음은 당연하다.

복강 안의 평활근 탄성이 강한 것은 복강의 확대와 관련된다. 장관 평활
근의 탄성이 높아지는 것은 그 내경內徑을 키울 수 있는 팽창의 세력이 되
기 때문이다.

장관의 내경이 커지는 것은 복강 전체로 보아 그 내부가 확대되는 효과

를 낸다. 복강 안을 채우는 구조물 가운데 장관이 차지하는 비중이 매우 높으니 당연한 결과다. 그 장관이 부풀거나 또는 오므라드는 것이 복강의 용적을 좌우하는 중요한 요인이 된다는 얘기다. 따라서 '胃氣强위기강'이란 평활근의 탄성이 지나치게 높은 것을 말하되, 이는 전체로 보아 복강이 확대되는 상황과 연계된다고 정리해 둔다.

비약脾約에서 보이는 '小便數소변삭'은 얼핏 '小便不利소변불리'와 상대편에 있는 증상으로 보인다. 상반된 증상인 이 두 경우는 애초부터 반대편에 있는 것이 아니라, 복강이 확대되는 경과로부터 갈라지는 두 방면의 양상으로 볼 필요가 있다.

보통 배설이나 분비가 폭증하는 현상은 활동성이 제한되었다가 풀리는 경과에서 나타난다. 소변삭小便數의 경우도 활동성의 제한과 풀림이 반복되는 경향을 말한다. 복강이 확대되면서 팽창의 힘에 반발하는 상대의 힘, 즉 조이는 세력이 일어나 팽팽히 맞서는 경우[경화硬化]에 소변불리가 따른다면, 팽창하는 힘이 작용하는 상황에 조임세력이 출몰을 거듭하는 양상의 갈등관계의 경우[둔화鈍化]에는 소변삭小便數이 나타날 거라는 얘기다.

복강을 조이려는 힘이 작용하여 '물'의 하방 흐름이 제한되면 소변불리하게 되는데 여기에 팽창의 힘이 더 커지면서 물 흐름이 열리게 되면 소변도 통하게 된다. 팽창의 힘이 커지다가 주춤하게 되면 다시 물 흐름이 닫혀 소변은 불리 상태로 돌아간다. 여기서 다시 팽창의 힘이 커지면서 소변이 통한다. 그런 흐름이 짧은 주기로 반복되는 것이 소변삭이라는 것이다.

그런 차원에서 소변삭은 평활근의 탄성, 즉 팽창세력이 조이려는 힘에 굴복하지 않고 끊임없이 일어나는 경과로서 결국은 대립상태에서 조임을 압도하게 될 가능성을 말하는 증상이 될 수 있을 것이다.

평활근의 탄성(팽창세력)이 압도적으로 높아진다는 것은 그에 대한 반발의 세력(반발장력; 조임세력)을 떨치고 독주獨走하다는 말이다. 이 상황으로 보아서는 현재 팽창세력에 대응할 적절한 세력이 없다.

만일 이런 경과가 지속되어 평활근의 탄성이 극極에 가깝게 키워진다면 마침내 그에 반발하는 강력한 힘이 일어나 극단적으로 강고한 갈등이 일어나니 이는 마치 자물쇠로 잠근 것처럼 그 수축활동이 폐쇄된 상태가 될 수 있을 것이다. 이는 평활근의 수축 활동이 차단된 강고한 둔화의 상태로서 그 시점을 전후해서 '大便鞕대변경'이 나타나는 전개를 추정해 볼 수 있다.

그런데 이와 같은 '脾約비약'이 태양양명이라면 말 그대로 그 발생이 표부기원의 외압과 연관을 가져야 할 것이라는 생각이 있다. 비약脾約이라는 것을 잘못 한汗, 토吐, 하下를 시행한 결과 진액津液의 운행을 담당하는 비脾의 기능이 제약된 것으로 해석하기도 하지만,247) 이는 오행론五行論에 가까운 것이니 상한론의 병리 관점과는 각도가 좀 다른 것으로 보인다. 진액 논리를 떠나 좀 더 실제적 관점에서 생각해 보는 것이 필요하다는 생각을 할 수 있다. 또 비약의 성립이 오치誤治에 의한다고 말하는 것은 조문條文상 아무 근거가 없는 것이므로 사실 상상에 불과한 것이다.

차라리 위에서 서술한 소변삭小便數의 경과와 같이 외압에 의해 처음에 복강이 압박되고 그 압박에 반발하는 평활근의 탄성력, 즉 팽창의 세력이 있었는데 시간이 흐르면서 점차 팽창의 세력이 외압을 압도하여 마침내 무너뜨리고 홀로 남는 결과를 초래했다고 설명하는 것이 이른바 '太陽陽明태양양명'의 논리에 부합한다는 뜻이다.

'正陽陽明정양양명'은 다른 병으로부터 변화한 것이 아니라 처음부터 양명병에 바로 도달한 것을 말한다. 소위 원발성, 또는 일차성의 양명병이라는 것이다. '胃家實위가실'이란 위가胃家가 실한 것, 즉 충만한 상태다. 위가는 위장관 전체, 또는 복강 전체를 뜻하는데 여기서는 後者후자의 의미가 더 합리적일 것이라고 본다.

따라서 위가실은 복강이 충만하여 확대의 경향이 있는 상황을 표현하는 용어가 된다. 복강이 충만한 것을 장관의 내강이 충만한 것과 같은 것으로 보아 배설이 원활히 이루어지지 못한 결과라고 해석할 수도 있다. 그러나 실제로 이 표현은 내용물로 꽉 차있는 장관을 뜻하는 것은 아니다.

218조나 225조 등에서 소화관에 충만한 분변糞便, 즉 '燥屎조시'를 원인으로 일어나는 문제를 다루고 있다. 그렇다면 '燥屎조시'의 문제는 위가실胃家實과 별개의 것으로 위가실이 소화관의 충만을 뜻하는 용어가 아님을 말해주는 것이다. 조시燥屎뿐 아니라 처리되고 배설해야 할 '水穀수곡'이나 '糟粕조박' 등이 모두 '實실'의 실제적인 주체는 아니다.

장관腸管의 내용물이 아니라면 위가실의 본질은 장관 자체의 팽창 성향으로 용적이 늘어난 상황을 말하는 것일 수밖에 없다. 복강에서 장관에 의한 부풀기가 일어났다는 뜻이다. 장관에 의한 부풀기란 장관 평활근의 탄성이 과도한 상황에서 유래한다.

그런데 평활근이 어느 한 방향으로 기울어지려고 하면 대개 그에 상응하는 다른 힘이 일어나 안정된 상태를 유지하려는 경향을 보인다. 정양양명과 같이 장관 평활근의 탄성이 높아지려는 움직임을 보이면 그와 상대편에 있는 조임방향의 세력이 일어나는 것이 보통이라는 것이다. 그러나 양명병 성립 기점의 경과는 이러한 조임의 세력이 팽창하려는 세력(탄성)에 압도당

---

247) 傷寒論譯詮 p.142

해 제대로 힘을 쓰지 못하는 상황이라고 할 수 있다.

참고로 위가실胃家實의 본질이 평활근으로 이루어진 장관腸管이 부풀려진(팽창) 상태라는 차원에서, 팽창세력이 강화되는 현상 자체가 장관 수축 활동의 현격한 둔화, 또는 활동의 정지停止로 바로 연결되지는 않는다. 장관의 탄성이 과도하여 팽창 경향을 보이더라도 그 당시로부터 즉각 수축 활동이 일어나지 못하는 것은 아니라는 얘기다.

팽창세력이 강한 것이 곧 둔화의 바탕은 아니다. 물론 장관의 팽창이 극단에 이르면 수축 활동이 일어나지 못해 배설에 장애가 생길 수도 있을 것이다. 하지만 둔화, 즉 활동성의 약화는 어디까지나 상반된 힘의 대립을 바탕으로 한다. 그렇다면 양명병이 성립 자체가 변便이 막히는 것[경鞭]을 의미하지는 않는다. 양명병 성립 당시로부터 힘의 대립이 강고한 상황은 아니기 않기 때문이다.

원래 가지고 있는 속성에 의해 특별한 반발이 없이 평활근의 탄성이 높아지는 것, 또는 높아져 있는 것이 정양양명正陽陽明이다. 특별한 반발이 없다는 것은 외벽의 긴장이나 복강 안의 반발 조임이 뚜렷하지 않다는 말이다. 태양양명太陽陽明 역시 평활근의 과도한 탄성을 바탕으로 하는 것이지만, 그 유래가 다른 것이다.

'胃家實위가실'에 대해 성무기成無己는 사기邪氣가 전달되어 위胃에 들어가 열독熱毒이 맺혀 머문 것[邪傳入胃熱毒留結][248]이라 했는데, 여기서 열독은 평활근의 팽창 경향에 따른 복강의 확대로 늘어난 혈량血量을 말하는 것이겠다.

'少陽陽明소양양명'은 땀을 내고 소변을 잘 통하게 한 뒤에 위중胃中이 말라서 대변을 보지 못하는 경우로 표현된다.

땀을 낸 것은 표리表裡의 갈등관계를 해소했다는 말이다. 이것은 다른 말로 복강을 압박하고 자극하던 외부 요인을 없애 복강 환경이 안정되었다는 뜻이 된다.

소변을 잘 통하게 한 것은 복강 안에 작용하는 조임의 힘을 완화하여 갈등을 해소한 조치다. 그렇게 함으로서 복강의 활동성을 높이고 불필요한 갈등 요인을 없앤 것이니 혈류를 비롯한 모든 흐름이 개선된다.

그런데 만약 장관 등 평활근의 탄성이 강화될 소지를 갖고 있는 상황이라면, 복강에서 조임의 힘을 약화시킨 것은 팽창의 힘이 홀로 성盛한 결과로 이어질 수 있을 것이다. 이소변利小便의 조치가 팽창세력의 독성獨盛, 독주獨走를 초래하게 되는 경우를 말하는 거다. 이미 발한發汗을 통해 표리간의 갈등관계는 소멸되었다. 복강에서 팽창세력이 강화되는 흐름에 특별한 반

---

248) 註解傷寒論 p.304

발이 끼어들 여지가 없다는 얘기다. 발한과 이소변이 결국 양명병을 구성하는 병리를 만족시키게 되었다.

소양양명은 결국 복강의 안으로부터 변화가 일어나 양명병에 도달하게 된 것이라고 할 수 있겠다. 이는 복강의 외벽에서 일어난 변화를 동기로 하여 양명병에 도달하는 태양양명과는 구별되는 점이니 이를 소양양명이라 한다.

사족蛇足을 하자면, 본문에서는 땀과 소변으로 진액津液이 망실亡失된 결과로 위중胃中이 조번燥(躁)煩하고 또 그것이 위중을 실實하게 한 것이라고 표현했다. 그러나 진액의 손망損亡으로 건조하게 된 것이 양명陽明이라고 말한 것은 하나의 비유이고, 결과로서의 현상을 묘사하는 수사修辭라고 본다. 현대에 와서까지 실제 발한發汗과 이소변利小便의 의미를 놓고 사실적 해석을 시도하지 않으면서 추상적 어법語法을 그대로 옮기고 있는 것은 문제가 있다. 한 현상을 설명하기 위한 도구로서의 수사를 그대로 옮겨 논리를 전개하는 것이기 때문이다.

188.

陽明之爲病 胃家實也

● 해석

양명의 병이 됨은 위가가 꽉 찬 것이라.

● 주해

'胃家實위가실'에서 실實은 허虛와 상대되는 개념으로 가득 찼다는 뜻으로 해석한다. 187조에서 해석한 것처럼 '胃家實위가실'이란 복강 전체가 충만해 있다는 의미가 되는 것이다.

이 위가실은 '陽明之爲病양명지위병'으로서 양명병의 바탕을 형성한다. 양명병의 기초가 준비된 상태이니, 이를 양명병의 성립 기점이라고도 할 수 있다. 이 바탕 위에서 양명병의 병리 활동이 일어나게 되는 것이다.

복강이 충만했다는 것은 위장관胃腸管의 내용물이 이동하여 배설되지 못하고 그 내강을 꽉 채우게 되었다는 표현으로 해석할 수도 있다. 그러나 실제적 의미로 본다면 그것은 평활근의 탄성이 강화되어 장관腸管이 부풀어 오른 양상으로 보는 것이 좋을 것이다<187>. 팽창의 힘에 의한 복강 확대는 그 이면에 팽창세력에 반발하는 반발 조임의 세력이 뚜렷하지 않다는 조건 또한 깔고 있다.

양명병의 기점에서 볼 수 있는 이와 같은 복강의 확대 경향은 또 다른 면에서 복강 내부의 혈량血量증가 효과를 의미한다. 이런 내용과 관련해서는 앞으로 자세한 논의가 이어지게 된다.

189.

問曰 何緣得陽明病 答曰 太陽病 發汗 若下 若利小便 此亡津液 胃中乾燥 因轉屬陽明 不更衣 內實 大便難者 此名陽明也

● 해석

묻기를, 어떻게 해서 양명병을 얻게 됩니까? 대답하기를, 태양병에 땀을 내고 사하시키거나 또는 소변을 통하게 하는 것은 진액을 손실하는 것으로 위중이 마르게 되므로 양명에 진입하는 것이니, 변을 보려 하지 않으면서 속이 꽉 차서 배변이 어려운 것을 양명이라 하니라.

● 주해

본문의 내용은 여러 경로를 통해 몸 안의 물 성분(체액)을 잃게 되면서 건조함이 발생하고, 그로 인해 변을 굳게 된 것을 양명병으로 규정한다는 것으로 요약된다.

그러나 진액津液의 손망損亡으로 인해 대변곤란의 양명병이 되었다는 것은 187조에 올린 입장과 같이 상징적 표현으로 받아들인다. 다만 대변이 굳어 있다는 이유로, 그것을 두고 진액이 말랐다는 논리를 가지고 '不更衣불갱의'의 상황 전체를 설명하기에는 부족함이 있을 뿐 아니라 현실성 또한 떨어진다.

불갱의不更衣는 오히려 평활근 활동 양상의 변화로 해석하는 것이 실제적 입장이라고 본다. 평활근의 정상적 수축 활동이 곤란한 상태, 즉 탄성(팽창세력)이 지나치게 강해지면서 그에 대한 반발력이 일어나 대립하면서 활성이 떨어진 상태가 되면 장관腸管의 내용물을 이송하는데 지장이 생긴다. 평활근의 활동성이 약화된 결과로 소위 연동운동peristalsis, 분절운동segmentation movement 등에 차질이 생긴다는 얘기다.

양명병이 성립되는 기점에서는 다만 팽창세력이 독성獨盛하고 그에 대한 반발이 뚜렷하지 않았으나 병리 흐름이 이어지면서 이내 힘의 대립 구조가 만들어진 것이다.

본문 등에서는 양명병의 본질을 '胃家實위가실'이라 하고 또 그 實함의 원인으로서 진액의 문제를 논하고 있지만, 그 추상적 어법을 떠나 실상을 보자면 그 요체는 장관 평활근의 형태와 활동에 변화가 생긴 것이며, 그에 따라 복부의 내강과 외벽 사이, 또는 복강과 흉강 사이에 작용하는 역학관계에 변화가 일어났다는 것으로 이해해야 하겠다는 얘기다.

그런데 여기에서 '不更衣불갱의'를 양명병으로 전속되는 과정에 나타난다고 한 것은 의문의 소지가 있다. 불갱의不更衣를 변경便鞭으로 본다면 그렇다는 것이다.

양명병의 성립 기점은 어디까지나 '胃家實위가실'에 있다. 위가실은 팽창세력이 강화되면서 그 반발의 세력을 떨치고 홀로 성하게 된 국면을 밀한다.

이로부터 팽창의 힘이 지속적으로 강화되어 마침내 다시 그에 대한 반발이 일어날 수밖에 없는 일종의 극점極點이 변경便鞭의 시점이 되는 것이다.

변便의 경화鞭化는 위가실이 발생한 경과와 붙어있지 않다는 얘기다. 그러니 본문의 불갱의를 양명병 성립의 기점으로 보는 시각은 의문이라는 것이다.

190.

問曰 陽明病外證云何 答曰 身熱 自汗出 不惡寒 反惡熱也

● 해석

묻기를, 양명병에 겉으로 나타나는 증후는 어떤 것입니까? 대답하기를, 열이 나고, 자연히 땀을 흘리며, 오한기는 없으면서 오히려 열이 싫은 것들이라.

● 주해

양명병에서 나타나는 '外證외증'을 제시한다. 양명병의 외증이란 복강의 확대로부터 일어나 겉으로 나타나는 증상들을 총칭하는 것이다. '胃家實위가실', 즉 장관의 탄성이 강화되어 팽창하면서 복강의 용적이 확대된 상태를 내적 바탕이라고 하면, 외증은 그 표현형인 셈이다. 위가실을 바탕으로 해서 일어난 열증熱證인 것이다. 물론 본문에서 말하는 열성熱性의 외증은 '不

更衣^{불갱의}'가 되기 전 양상이다. 불갱의가 성립되었다면 이미 힘의 대립이 구성되었다는 것이기 때문이다.

양명병에서 몸에 열이 나는 것은 그 용적이 커짐으로써 충만하게 된 복부 내강의 혈류로부터 전반적으로 순환량이 늘어난 현상이다. 이것은 외압의 출몰에 의해 가슴과 배의 활동성이 변화됨으로써 순환 혈류가 증가하는 구간을 갖는 태양병과는 다른 형태의 열_熱이다.

양명병의 성립 기점에서는 복강에서 팽창하는 힘이 표부_{表部}를 압박할지언정 표부로부터 발생하는 능동적인 압박은 작용하지 않는다. 또 복강 안에서 장관의 강화된 탄성에 대항하는 조임의 경향 같은 상반된 힘의 대립이 크지 않다. 다만 평활근 탄성의 강화, 즉 장관_{腸管}의 팽창세력만이 독존_{獨存}하다시피 하는 것이 양명병의 특징인 것이다.

내외간이나 복강 자체에 힘의 대립이 뚜렷하지 않다는 것은 갈등의 요인이 없다는 것이고, 그것은 활동성이 유지되고 있다는 뜻이다. 가슴과 배의 활동성을 나쁘게 하지 않는다는 것은 순환 혈류를 방해하지 않는다는 것이고, 거기에 복강의 확대가 있다면 순환량이 늘어날 수밖에 없는 구조다.

땀이 자연히 나는 것도 총체적으로 순환 혈류량이 증가했기 때문이다. '不惡寒^{불오한}', 즉 오한이 없는 것 역시 순환 강화와 관계된다. 오한은 순환량의 감소를 표상하기 때문이다. 주로 태양병에서 내외간의 갈등관계가 조성되면서 순환이 약화되는 구간에 오한을 잘 볼 수 있을 것이다. 따라서 오한은 표증을 확인하는 진단의 요인이 되기도 한다.

191.

問曰 病有得之一日 不發熱而惡寒者何也 答曰 雖得之一日 惡寒將自罷則自汗出而惡熱也

● 해석

문기를, '병을 얻은 하루 만에 열이 나면서 오한기가 없는 것은 어떤 상태입니까?' 대답하기를, '비록 병을 얻은 첫날이라도 오한이 그냥 없어지려 하면 자연히 땀이 나면서 오열이 있게 되느니라.'

● 주해

병_病을 얻은 당일은 태양이 병을 받는[수병_{受病}]하는 시기로 발열과 오한이 있어야 일반적인데 그렇지 않은 경우를 묻는 것이다. 그에 대한 답은 비록 첫날이라도 오한이 사라지고 땀이 나면서 오히려 '惡熱오열'을 보일 수 있다고 한다. 물론 병이 생기는 첫날에 태양이 수병受病한다는 것도 소위 '一日轉經일일전경<4, 5>'의 논리로 상한론의 입장과 별 관계가 없는 것이니, '得之一日不發熱而惡寒득지일일불발열이오한'하는 경우가 있는 것은 당연한 일로서 새삼 거론할 일도 아니라고 할 수도 있을 것이다. 육경六經을 하루에 한 경經씩 넘어가면서 병증이 진행한다는 것이니 이것이 실제 상한傷寒의 논법論法에 부합한다고는 할 수 없다는 얘기다.

'惡熱오열'은 열기熱氣에 대한 과민한 반응으로 오한과 반대되는 입장이다. 오한은 태양병의 성립 요인<1>으로서 순환 혈류가 감소하면서 느끼는 한기寒氣다.

태양병은 내외의 갈등관계로 요약된다. 외압은 복강을 누르고, 복강은 그 압박에 반발하는 것이 내외의 갈등이다. 갈등관계는 활동성을 떨어뜨리고, 활동성의 저하는 순환을 약화시킨다. 복부가 경결되면 심장으로 가는 정맥 환류가 약화된다는 얘기다. 그러나 양명병이 성립될 당시의 경우는 외압이 특별히 작용하지 않고, 복강의 용적이 상시 확대되어 있기 때문에 오한이 일어날 바탕이 전혀 없는 것이다. 외압이 없을 뿐 아니라 복강에서 팽창의 힘에 대립하는 반발의 힘이 급격히 일어날 상황이 아니니 뚜렷한 경결硬結이나 경직硬直이 없다는 것도 중요한 사실이다.

본문에서는 태양병이 성립되자마자 복강 안에서 팽창의 힘이 점차 강해지면서 복강의 확대가 일어나고, 그 힘이 당일當日로 표부 긴장을 와해시킨 경우를 말하는 것으로 보인다. 표부의 긴장, 즉 외압이 일어나면서 갈등관계를 구성하자마자 원래 갖고 있던 팽창세력 강화의 경향이 크게 일어나 외벽의 긴장을 무너뜨린 것으로 설명할 수 있겠다.

192.

問曰惡寒 何故自罷 答曰陽明居中 土也 萬物所歸 無所復傳 始雖惡寒 二日自止 此爲陽明病也

● 해석

묻기를, '오한이 어떻게 해서 그냥 없어집니까?' 답하길, '양명은 중에 위치하며 토에 속하니 만물이 돌아가는 곳이며 다시 전해질 곳이 없노라. 병

이 날 때 비록 오한이 있었으나 이틀 만에 자연히 그치니 이것이 양명병이 되니라.'

● 주해

양명이 중앙 토_土에 거_居하여 더 이상 다른 곳에 전달하지 않으므로 오한이 스스로 그친다고 한 서술 역시 오행론_{五行論}의 입장으로서 상한_{傷寒}의 본래 논법과 거리가 있는 것이며, 설령 이것이 상한론의 취지를 있는 그대로 전달하고 있다 해도 그 추상적 표현은 극복되어야 한다. 사실적 이해가 필요하다는 얘기다.

이 조문은 태양_{太陽}으로부터 병이 시작되어 소양_{少陽}을 거쳐 양명_{陽明}으로 오면 더 이상 오한과 같은 표_表의 한증_{寒證}이 지속되지 않는다는 의미를 담는다. 양명의 복강 확장으로 증강된 혈류가 오한이 나타날 여지를 없앴다는 해석은 가능하다.

중앙 토_土는 복강을 의미하는 것으로 '萬物所歸_{만물소귀}', 즉 만물이 돌아오는 곳이라고 하면, 복강에서 하지로 흘러간 혈류가 모두 모이는 곳이라는 뜻을 갖는 것일 수도 있다. 물론 상체의 순환을 포함하고 있지는 않지만 복강을 향한 혈류의 회집은 심장으로 돌아가는 환류_{還流}를 형성하는 큰 흐름이라는 차원에서 만물소귀라고 할 만하다.

그런데 복강의 용적이 증대된 상황은 복강 혈류의 증가로 이어지고, 늘어난 혈류는 심장으로 가서 다시 순환 혈류를 증가시키게 된다. 이것이 바로 더 이상 전할 곳이 없어서[무소부전無所不傳] 오한이 그치는 상황[이일자지二日自止]이다.

그러나 본문 역시 '一日轉經_{일일전경}'의 논리를 바탕에 두고 있다. 또 '陽明居中土_{양명거중토}'같은 말도 이미 말한 바와 같이 오행_{五行}의 논리를 끌어 양명병을 설명하려는 시도인데, 상한_{傷寒}의 논법_{論法}이 오행_{五行}의 공식과 부합한다고 보기는 어려울 것이다.

193.

本太陽 初得病時 發其汗 汗先出不徹 因轉屬陽明也

● 해석

본래 태양으로 처음에 병을 얻을 때 땀을 냈는데, 땀이 나되 뚫어 통하게 하지 못하면 양명으로 전입하게 된다.

● 주해

땀을 내는 일은 내외[표리表裡]의 갈등을 완화하는 일이다. 표리表裡의 갈등이란 표부의 긴장과 내강(복강)의 반발을 말한다. 발한發汗으로 표리의 갈등이 풀리는 것은 내외에서 맞서는 힘이 동시에 풀리는 과정이다. 힘이 해제되는 동안 갈등이 풀리면서 일시적으로 활동성이 오히려 정상의 수준을 넘는 구간이 있을 수 있다. 이 구간에서 땀이 나는데, 이 과도한 활동은 바로 정상의 수준으로 돌아오게 되니 땀은 나되 이내 들어가 지속되지 않는다.

그런데 이때 땀이 나되 표리 갈등이 해소되지 않는다면, 그로부터 양명병의 범주로 진입할 가능성을 갖게 된다<49>. 양명병의 본질은 표부의 긴장 장력 등 조이려는 세력이 없이 복강 안에서 팽창하려는 세력만이 작용하는 것이다. 발한으로 태양병이 양명병으로 전입했다면 복강 내부의 반발 요인(평활근의 탄성; 팽창세력)이 충분히 제어되지 못한 결과다. 발한이 표리 갈등으로 형성된 힘의 균형을 깨뜨리고, 오히려 팽창세력을 키우게 되었다는 것이다.

'汗先出不徹한선출불철'은 흘려 낸 땀의 양이 충분하지 않다는 얘기가 아니라 땀을 내는 과정을 통해 표리表裡에서 맞서는 병리적인 세력들이 완전하게 해소되지 못했다는 의미다.

194.

傷寒 發熱 無汗 嘔不能食 而反汗出 濈濈然者 是轉屬陽明也

● 해석

상한병에 열이 나되 땀이 없으며 구역질이 나서 먹지 못하다가 변하여 땀이 계속 이어지는 경우는 양명병이 된 것이라.

● 주해

태양병에서 '發熱無汗발열무한'은 외벽의 긴장이 발동하여 바로 소멸되지 않고 지속되는 경우[태양상한太陽傷寒], 즉 표부 긴장의 지속 요인이 일으키는 현상이라고 할 수 있다. 이와 같이 외압의 작용시간이 길어지는 경우, '발동-소멸'의 긴장 형태에 비해 복부의 활동성이 떨어져 있는 시간이 긴 것은 당연하다. 따라서 상대적으로 순환이 더욱 약화되고 혈류량은 감소하게 된다.

이때 '發熱발열'은 지속되던 긴장이 풀렸다가 다시 긴장이 일어나는 사이의 짧은 구간에서 나타난다. '無汗무한'은 단위 시간 동안의 평균 순환 혈류가 감소하기 때문에 비록 발열이 있더라도 땀을 흘리지 않는다는 것이다.

'嘔不能食구불능식'은 복강 안의 압력(복압)이 높아지는 상황을 표상한다. 복압이 높아지는 흐름에 따라 상역上逆의 힘이 작용하게 되니 그 힘에 대한 횡격막의 반발이 유발되고, 그 반발의 힘이 심하부를 압박한 결과라는 것이다. '發熱無汗발열무한'과 함께 하는 '嘔不能食구불능식'은 외압에 의해 강하게 압박되는 복강에서 역시 강한 반발로 맞서는 상황을 의미한다. 평활근의 탄성력이 또한 높아지는 것이다.

이 상황에서 '反汗出濈濈然반한출즙즙연'이 생긴다. 땀이 '濈濈然즙즙연'하게 난다는 것은 조금씩 끊이지 않고 나는 모양,249) 또는 그치지 않고 축축하게 난다는 것의 형용250)으로 해석된다. 땀이 없는 발열이 간혹 일어나다가 땀이 끊이지 않고 지속적으로 나는 상황으로 변한 것이다. 땀이 난다는 것은 당연히 순환 혈류의 증가를 말한다. 순환 혈류가 증가했다는 것은 복부의 활동성이 높아졌다는 말이고, 지금 복부의 활동성이 높아졌다는 것은 내외간의 갈등이 풀렸다는 말이다. 갈등이 풀렸다는 것은 표부의 긴장, 즉 병리적인 외압이 없어졌다는 얘기가 된다.

그런데 땀이 계속 나고 있다면 갈등이 풀려 활동성이 높아지되, 복강의 용적은 정상 이상으로 확대되어 있다는 의미다. 복강이 확대되면서 힘들의 갈등관계가 없다면 그것이 양명병이 성립된 상황이다. 양명병의 기본형, 즉 성립 기점의 병태病態는 복강 안에 다만 팽창세력만이 독성獨盛한 형태인 것이다.

땀이 '濈濈然즙즙연'한 것도 양명병을 확인하는 요점이 된다. 끊이지 않고 이어지는 땀이 양명병에서 볼 수 있는 한출 양상이라는 거다. 발동성의 표부 긴장이 일어나는 경우에도 땀이 난다. 그러나 그 땀은 복강 용적이 정상을 넘지 않되 그 활동성이 정상 이상으로 증폭되는 구간을 갖는 형태의 병리 변화에서 나는 것으로 양명병의 '汗出濈濈然한출즙즙연'과는 다르다.

---

249) 상한론 번역과 해설 p.431
250) 傷寒論譯詮 p.147

195.

傷寒三日 陽明脈大

● 해석

상한병이 난지 3일 만에 양명이 되면 맥이 크다.

● 주해

맥이 크다는 것[맥대脈大]은 손끝에 감지되는 맥동脈動의 너비가 크다는 의미일 것이다. '傷寒三日상한삼일'이라고 하는 것은 어느 순간 달라진 맥상脈狀을 말한다. 그것은 표부의 긴장이 해소되면서 활동성이 정상화되니 내강에 충만한 혈류가 노도처럼 밀려 나오는 상황을 표상하는 것으로 생각된다. 그러나 3일이면 양명으로 전입한다는 것은 본래 상한병 이론의 규칙이라고 볼 수는 없겠다.

196.

傷寒 脈浮而緩 手足自溫者 是爲繫在太陰 太陰者 身當發黃 若小便自利者 不能發黃 至七八日 大便鞕者 爲陽明病也

● 해석

상한병에 맥이 뜨면서 완만하고 손발이 자연히 따뜻하면 이는 태음의 범주에 있는 것이다. 태음은 몸에 황달기가 나타나게 되는데 만약 소변이 자연히 잘 통하는 경우는 황달이 생길 수 없다. 이후 7~8일이 되어 대변이 굳는 경우는 양명병이다.

● 주해

태음병으로부터 양명병으로 변화하는 과정이다. 이 조문은 285조에서 태음병의 속성을 설명하기 위해 쓰이는 것을 변형하여 여기에 실은 것으로 보인다.

'脈浮而緩맥부이완'에서 '浮부'는 표부表部에 긴장, 즉 주기성을 갖는 외벽의 조임이 있음을 말한다. 그러면서도 '緩완'한 것은 복강의 내면, 또는 복강과 외벽 사이에 힘이 맞서 강고하게 대치하는 강고한 갈등의 국면이 아님을 말한다. 예를 들어 복강의 내면에서 팽창하려는 힘과 내외의 조이려는 세력이 맞선 끝에 그 세력들이 모두 극단에 이르러 극도로 강고한 경결을 형성하는 것은 일반적으로 결흉結胸 경과의 속성이고, 표부와 복강 사이에 외압과 반발력이 맞서 강고한 경결 양상을 보이는 것이 마황탕증麻黃湯證이나 대청룡탕증大靑龍湯證 등의 사례들이라 할 수 있다. 이 경우들에서는 맥脈에서 '浮緊부긴<3, 39>', 또는 '沈緊침긴<142>' 등을 볼 수 있다.

'手足自溫수족자온'은 순환 혈류에 이상이 없다는 것이며, 따라서 복강의 위축이나 강고한 갈등이 없다는 뜻으로 해석된다. 그래서 '脈浮而緩맥부이완'과 '手足自溫수족자온'이 있다면 '繫在太陰계재태음'이라고 볼 근거가 된다. '繫在太陰계재태음'이란 태음병이 되는 경로 상에 위치한 상황이라는 의미로 해석된다<285>.

태음병에서는 '發黃발황'이 일어나는 것을 당연시한다. 태음병에서 나타나는 복강의 변화가 발황을 이루는 병리의 바탕과 같다는 것이다.

골격근 전반의 경직으로 외벽이 굳어 있는 상황에서 복강 안에서 극복을 위한 팽창세력이 일어나 병리흐름을 이끄는 것이 태음병의 구조다.

평활근의 과한 탄성과 외벽의 경직 경향이 대립하는 상황이다. 힘의 대립이 일어나되 안팎의 힘이 거의 대등한 수준으로 맞서니 고착성을 갖는 갈등관계가 성립되는 것이다. 이와 같이 상반되는 힘이 강고하게 맞서는 태음병은 따라서 복강의 확대가 일어나기도 어렵지만, 반대로 위축되거나 위축 상태가 유지될 가능성 또한 적다. 복강이 정상 용적의 범주 안에서 갈등하면서 활동성이 떨어져 있는 상태라고 할 수 있다.

말을 바꾸자면, 태음병에서는 평활근의 팽창 경향이나 외벽의 경직 상태가 어느 한쪽 방향으로 극단에 이르기도 쉽지 않다는 것이다. 복강이 조여지면서 위축의 방향으로 흐르는 소음병의 경과나 팽창의 힘이 압도하면서 확대의 방향으로 진행하는 양명병의 경과와 구별된다는 얘기다. 이런 상황은 활동성이 떨어진다고 해도 극단적인 경화나 둔화가 생기기는 어렵다.

몸의 활동성이 떨어지면 순환이 약화되는 것이 당연하지만 태음병에서는 순환이 극도로 나빠지는 일은 없다는 얘기가 된다. '脈浮而緩手足自溫맥부이완수족자온'도 그런 바탕이 있음을 표상하는 것이라고 해야겠다.

그러나 순환이 촉진되거나 정상 상태를 항상 유지한다는 얘기는 당연히 아니다. 경미한 순환 약화가 있고, 순환의 약화가 있다는 것은 내강에 정류혈停留血을 조성하기도 한다는 뜻이다.

'發黃발황'은 이런 상황, 즉 복강에서의 갈등에 따른 순환 약화와 관련된다. 팽창하려는 세력과 조이려는 세력 사이의 갈등을 말한다. 이 갈등이 복강 안에서 정류혈停留血을 조성하고, 한층 강화된 갈등은 약한 경화硬化를 유발하여 혈의 정류에 의해 늘어난 물水의 배설을 불량하게 하니 이와 같은 경과로부터 황달黃疸이 일어날 수 있는 기초가 형성되는 것이다.

그렇다고 배설되지 않은 물이 그 자체로 황달 현상을 일으킨다는 단순 논리로 황달의 병리를 설명하는 것은 아니다. 이와 같은 갈등으로 순환이 약화되면서 정류혈이 조성되고, 아울러 복강 내압이 올라 아래쪽으로부터의 힘에 의해 복강 상부가 압박되는 상황이 황달 병리의 개요인데, 이 상황에 소변불리의 현상이 동반하는 것으로 이해하는 것이 좋을 것으로 본다. 소변이 잘 통하면 황달을 일으킬 수 없다는 말[약소변자리자불능발황若小便自利者不能發黃]도 그런 배경으로부터 나온 것으로 보면 되겠다.

본문에서 소변이 잘 통한다는 것은 다른 말로 복강에서 혈류를 비롯한 모든 흐름들이 잘 유지되고 있다는 것이고, 그것은 대립하는 힘의 한 축인 조이는 세력이 힘을 잃고 있다는 뜻이기도 하다.

이것은 곧 태음병의 와중에 평활근이 팽창하면서 복강이 확대되고 있는 정황, 즉 힘의 평형이 깨지면서 양명병으로 변하는 과정을 그리고 있는 것이다. 그 과정은 7~8일이 지나면서 대변이 굳는 것으로 확정된다[대변경자위양명병야大便鞭者爲陽明病也]. 대변이 굳는다는 것은 장관의 탄성이 과도하게 높아지면서 마침내 극에 이르러 그에 반발하는 힘을 초래한 결과 강고한 갈등으로 극단적 둔화鈍化가 일어나고, 따라서 평활근의 정상적인 수축 활동이 전적으로 억제되는 수준에 이르렀다는 뜻이다.

197.

傷寒傳繫陽明者 其人濈然微汗出也

● 해석

상한에서 변하여 양명병으로 향하는 경로에 들어서는 경우는 병자가 계속해서 땀을 조금씩 흘리게 된다.

● 주해

194조와 같은 문장이다. 표부의 긴장이 있는 상태에서 양명병으로 변화하는 과정이다. '傳繫전계'에서 '繫계'는 196조의 '繫在太陰계재태음'에서 '繫계'의 쓰임과 같이 그 병으로 향해 가는 길목에 올라선 상황을 표현하기 위한 글자다. '傳繫전계'란 변해서 그 경로에 올라섰다는 것을 의미한다.

　　상한, 즉 태양병의 경과에서 돌연 땀이 나기 시작해 은근히 지속되는 것은 결국 무엇을 말하는가. 복강 안에서부터 밖을 향해 밀어 내는 힘, 즉 내압內壓(평활근의 팽창세력; 탄성)이 외압外壓을 이겨내 물리친 순간을 의미한다고 해석한다. 그 과정은 다음과 같다.

　　먼저 외압이 복강을 압박하고 복강에서는 외압에 대응하는 팽창 방향의 반발력이 일어나는 것이 태양병 표증의 형태다. 그러나 특히 태양상한과 같은 상황에서 외압은 복강에서 반발하는 힘과 대등한 위치에서 물러설 수 없는 대립을 형성하며 서로 버틴다.

　　내외內外의 힘은 이 수준에서 양보 없는 대치를 형성하는 것이다. 이것은 활동성을 크게 제한하는 양상이니 내외 갈등에 의한 일종의 경결硬結과 같은 것이다. 경결이란 운동 범위가 제한되는 상황, 또는 운동이 일어나지 못하는 상황을 말한다. 가슴과 배의 생리적 움직임이 약화되니 순환 혈류 또한 감소한다.

　　이때 복강 안에서 팽창의 세력이 강화되는 어떤 계기가 주어진다. 물론 이 팽창의 세력은 평활근의 탄성이 높아지려는 경향으로부터 발생한다. 팽창세력은 점차 강화되면서 서서히 외벽을 밀어내게 된다. 팽창세력에 의한 복강의 확장이 점점 커져 정상 용적의 수준을 지나 계속 이어진다.

　　마침내 외벽의 장력이 복강의 힘에 굴복하는 지점에 이른다. 이 지점에서 두 힘의 대치는 풀리게 된다. 확대된 복강에 충만한 혈류는 자유로워진 가슴과 배의 움직임을 통해 전신으로 확산된다. 순환 혈류가 증가하는 국면이 된 것이다. 여기부터가 양명병으로 향해 가는 경로로 접어든 것[상한전계양명傷寒傳繫陽明]이며, 표면상으로는 '濈然微汗出즙연미한출' 현상이 일어난다.

198.

陽明中風 口苦咽乾 腹滿微喘 發熱惡寒 脈浮而緊 若下之則 腹滿小便難也

● 해석

　　양명병에서 중풍이 되면, 입이 쓰고 목구멍이 마르며 배가 그득하고 약간 숨이 차며 열이 나면서 오한기가 있고 맥은 떠오르면서 팽팽한데, 만약 사하를 시키면 배가 그득하면서 소변보기 어렵다.

● 주해

 '陽明中風양명중풍'은 그 바탕이 양명병이라는 차이가 있지만, 병리 흐름은 태양중풍太陽中風과 마찬가지 형식이다. 표부의 긴장이 발생하고 그 긴장으로 인한 압박에 반발하는 복강의 팽창세력이 일어나 내외간의 갈등을 조성한 것이 태양병의 기본 형태다. 내외[표리表裡]간의 갈등은 몸의 활동성을 떨어뜨리니 그에 따라 순환이 약화된다. 순환의 약화가 표면화된 것이 '惡寒오한'이다.

 이 태양병 바탕에 발동성의 표부 긴장 요인이 추가된 것이 태양중풍이다. 발동성의 긴장 병리는 복부의 활동성이 회복되는 구간이 자주 나타나게 되니 '發熱汗出발열한출'이라는 특징적 증상을 일으키게 된다.

 그렇다면 '陽明中風양명중풍'의 경우는 양명병이 성립된 상황에서 '中風중풍', 즉 발동성의 표부 긴장이 더해진 상태로 본다. 즉 복강의 확대가 있으면서 그 위에 중풍 속성의 표부表部 긴장이 겹쳤다는 얘기다. 표부의 긴장은 곧 내강, 특히 복강에 대한 외압이다. 복강이 팽창해 있는 상황에서 외압이 눌러서 복강을 조이게 되면 어떻게 될까. 특히 발동하고 이내 소멸하는 양상의 외압이라면?

 복강 안의 환경을 팽창의 힘이 끌어가되 여기에 별 다른 반발의 힘이 작용하지 않는 것이 양명병의 기점에서 볼 수 있는 상황이다. 따라서 양명병이 다른 변형이나 또는 반발이 일어나지 않은 이상 가슴과 배에서 생기는 모든 움직임이 큰 장애 없이 순조롭게 일어나는 편이다. 순환 혈류도 또한 제한이 없다.

 그러나 이와 같은 양명병에 외압이 가해지면 내외의 힘이 대립하는 갈등의 구도가 만들어진다. 복강 안의 팽창세력과 외압, 즉 외벽의 조임세력이다. 힘의 대치는 갈등의 성향으로 나타나지만, 발동성의 표부 긴장이라면 지속적으로 갈등상태를 유지하는 것은 아니다.

 외압이 발동하면 순환이 약화되면서 내강에 정류혈이 생기고, 정류혈은 외압에 의해 가슴으로 몰리게 된다. 복강이 확대된 상태이기 때문이다. 확대된 복강을 밖에서 누르는 것은 소양병의 형식과 유사한 점이 있으니 소양병과 같은 양상의 갈등이 나타난다.

 소양병의 기본형<271>은 표부 긴장은 없거나 부차적인 것이고, 평활근의 탄성이 높아져 복강이 확대되어 있는 가운데 그에 대한 반발로서의 조임의 세력이 일어나 순환이 약화되고 가슴의 혈량血量이 늘어나는 것을 주증主證으로 한다. 힘의 대립이 활동성을 떨어뜨리면 그에 따라 순환량이 줄고, 그 대신 내강에 정류되는 혈량이 늘어난다는 얘기다.

　그러다가 외압이 소멸하는 구간에서는 순환이 회복되면서 혈류가 증가하니 발열이 일어난다. 이 발열은 태양중풍의 발열과 같은 형식이다.

　'口苦咽乾구고인건'이 가슴 내강에서 늘어난 정류혈을 표상한다. 이는 복부의 활동성이 떨어져 순환 혈류가 제한되면서 생긴 결과다. 소양병에서도 가슴 정류혈이 늘어나니 마찬가지로 '口苦咽乾구고인건<271>'이 나타난다.

　팽창에 의해 확대된 복강을 누르는 외벽의 힘이 복부를 굳게 하면서 '腹滿복만'의 느낌을 일으키고, 안의 팽창과 밖의 긴장이 대치하여 운동성을 떨어뜨리므로 '微喘미천'의 증상이 생긴다. '微喘미천'은 경미한 호흡 운동의 장애를 말하는 것이다.

　맥이 '浮而緊부이긴'한 것은 표부의 긴장이 일어나 있음을 말한다. '陽明中風양명중풍'이 되었으니 당연한 일이다. '發熱惡寒발열오한'은 이미 말했듯이 표부의 긴장이 있으니 또한 당연히 따라 나오는 증상이다.

　여기에 다시 사하瀉下를 하는 것은 결국 복부에서 조임의 세력을 더하는 일이 된다. 사하가 근육들의 긴장을 유발하기 때문이다. 사하는 보통 평활근의 탄성이 극도로 높아지면서 마침내 극단적 갈등이 형성될 무렵을 전후해서 시행할 수 있는 요법이다. 평활근의 탄성이 높아지기 시작하고 그에 대응하는 세력이 함께 작용하여 갈등하는 시점에 사하하는 것은 오히려 더 큰 갈등을 초래하는 부작용을 일으킬 뿐이다.

　본문의 경우는 팽창세력, 즉 평활근의 과한 탄성이 일어나 있으나 그에 반발하는 외압이 또한 뚜렷하다. 팽창에 대응하는 외벽으로부터의 장력이 확실한 대립의 구도를 갖고 있다는 뜻이다. 이 상황에 사하를 시행한 결과는 힘의 대립을 더욱 강고하게 키우고, 팽팽한 힘의 대립은 복강을 경결시키면서 활동과 흐름을 제한하는 요인으로 작용한다. '腹滿복만'이 일어나고, '小便難소변난'이 생기는 것은 그런 강화된 갈등 때문이다.

199.

陽明病 若能食 名中風 不能食 名中寒

● 해석

양명병에 먹을 수 있으면 중풍이라 하고, 먹을 수 없으면 중한이라 한다.

● 주해

양명병을 상황에 따라 '能食능식'과 '不能食불능식'의 두 가지 형태로 나눈다. 그러나 모든 양명병이 두 분류 중 하나에 속한다는 일반론一般論은 아니다. 다만 양명병이 성립된 바탕 위에 표증表證이 더해진 경우를 두 가지의 범주로 나누고 있다는 것이다.

이것은 태양병의 경우와 마찬가지다. 태양병이 성립된 위에 중풍中風과 상한傷寒이 겹친 것을 태양중풍太陽中風, 태양상한太陽傷寒이라고 했듯이 같은 경우로 양명중풍陽明中風과 양명중한陽明中寒을 나누고 있는 것이다. 이때 양명중풍의 표부 긴장은 발동성이고, 양명중한의 표부 긴장은 지속성일 것이다.

먹을 수 없다는 것에 대해 성무기成無己는 찬 기운이 곡穀을 삭이지 못한 것[양명병중한불능식자한불살곡야陽明病中寒不能食者寒不殺穀也]251)이라 했고, 위양胃陽의 쇠약252)으로 정리한 경우도 있다.

즉 복강 안에서 팽창[실實]하는 힘이 있더라도 그 본질은 허한虛寒의 속성으로 본 것이다. 허한虛寒의 속성이라는 것은 곧 근육의 긴장, 복강을 조이려는 속성을 의미한다. 여기에는 장관 평활근 조직이 갖는 원초적 허한虛寒 속성보다는 표부表部의 한寒, 즉 상한傷寒의 속성이 가해지면서 발생하는 복강 환경의 변화가 주로 작용하고 있는 것으로 보는 것이 좋겠다. 양명병에 덧씌워지는 외감으로서 중풍中風, 중한中寒이라면 사실 평활근의 허한虛寒 속성[내한內寒]과는 어울리지 않는 것이다. 다음 조문의 해석에서 상론詳論하기로 하자.

200.

陽明病 若中寒 不能食 小便不利 手足濈然汗出 此欲作痼瘕 必大便 初鞕後溏 所以然者 以胃中冷 水穀不別故也

● 해석

양명병의 중한에서 먹지 못하고, 소변이 통하지 않으면서, 손발에 계속 땀이 나면 고하가 되려고 하는 것이니 대변이 첫머리는 굳지만 뒤는 무를 것이다. 그 까닭은 위중이 냉한해서 수곡을 분리하지 못하기 때문이다.

---

251) 註解傷寒論 p.309
252) 상한론 번역과 해석 p.437

● 주 해

　양명중한陽明中寒의 경우는 먹을 수 없게 된다[불능식不能食]. 이는 횡격막의 반발에 의한 상복부의 압박 자극을 바탕으로 하는 구역嘔逆과 같은 맥락으로 해석한다. 주로 복강에서 상역하는 힘이 횡격막 중앙부의 중심건central tendon을 아래로부터 끌어올리고 마침내 그 고점高點에서 심하부心下部가 횡격막의 반발과 마주하는 상황이 된다는 얘기다. 이것은 힘의 충돌과 같은 것으로 그에 따른 압박이 심하心下의 위부胃部에 작용하게 된다.

　그렇다면 능식能食과 불능식不能食의 차이는 상역上逆 병리의 발생 여부, 또는 그 강약強弱에 있는 것으로 정리할 수 있을 것이다. 상역의 문제가 강력한 경우는 불능식이요, 없거나 약한 경우는 능식이다. 199조에서 양명중풍陽明中風과 양명중한陽明中寒을 능식과 불능식으로 구별했다.

　양명병은 팽창세력의 독자적獨自的인 강화를 기초로 하는 것이며, 이 위에 풍한風寒의 외사外邪가 더해진 것이 양명중풍陽明中風과 양명중한陽明中寒이다.

　그렇다면 능식能食하는 양명중풍의 경우는 비록 외압이 발생했으나 원래 가지고 있는 팽창의 세력이 외압과 함께 갈등관계를 구성하더라도 복강 내압을 크게 올리지 못하는 경우다. 외압이 있더라도 복강은 확대 상태를 유지하고 있는 상황으로 외압이 팽창력을 크게 잠식하지 못한다고 할 수도 있겠다.

　불능식不能食하는 양명중한은 외압에 의해 압박된 결과로 팽창세력이 감쇠減衰하면서 복강을 조이려는 세력과 팽팽한 대립을 유지하고 있는 상황이 된 것이라고도 할 수 있다. 여기서 복강을 조이는 세력이란 외벽에서 일어나는 강고한 속성의 압박이라고 규정한다.

　여기에 '小便不利소변불리'가 나타난다. 소변이 잘 통하지 않는 것은 주로 힘의 대립이 강고하여 경화硬化의 속성이 조성된 것을 바탕으로 한다. 하규下竅를 통해 배출되어야 할 물이 하방에서의 조임에 의해 아래로 흐르지 못하는 상황을 표상한다.

　평활근의 높아진 탄성, 즉 팽창세력에 대한 조임의 세력이 강해지면서 서로 대립하여 강고한 갈등관계를 일으킨 것이다. 이 갈등은 이미 조임의 세력이 주도하는 성질의 갈등으로 변모한 경향이 없지 않다. 그 결과로 복강 안에서의 활동성이 떨어지고, 혈류血流 등 제반 흐름이 불량하게 되는 것이다.

　물론 '小便不利소변불리'가 나타나는 이와 같은 강고한 갈등관계가 다만 팽창력과 외압 사이의 대립으로만 일어나는 것은 아닐 수도 있다는 생각이 가능하다. 외압과 별개로 팽창세력의 이면에 잠재한 평활근 긴장의 경향으로부터 나오는 조임의 세력이 함께 일어난 것일 가능성을 말하는 것이다. 이는 팽창세력에 반발하는 힘으로서의 내적인 조임세력이다. 내적으로 반발 조임의 세력이 점차 힘을 키운 것으로 전체적으로 보면 내외의 갈등관계가 조성된 상태에서 원래 가지고 있던 내부의 자체 갈등이 드러나 더해진 형태라고 보는 것이다. 그러나 여기에서 조이기의 주된 힘은 외벽에서 일어나는 것임이 당연하니 내적인 문제는 다만 부속 효과만을 갖는다고 정리한다.

'手足濈然汗出수족즙연한출'은 양명陽明 전입을 알려주는 '汗出濈濈然한출즙즙연<194>'과 결과적으로 같은 현상으로 봐야겠다. 손발의 땀이나 전신의 땀을 특별히 구별하지 않는다는 말이다.

217조에서는 '手足濈然汗出者수족즙연한출자 此大便已鞕也차대변이경야'라 하여 손발의 땀이 대변의 '鞕化경화'를 알게 하는 현상이라 규정한다. 이는 손발의 땀이 곧 양명병 '胃家實위가실 不更衣불갱의'의 진단 요점 중 하나라는 뜻이다.

이어지는 서술에서 이와 같은 흐름을 '痼瘕고하'라는 병으로 규정한다. 또 변이 처음에 나올 때는 굳지만 뒤로 가면 물러진다고도 했다[초경후당初鞕後溏].

대변이 '初鞕後溏초경후당'하는 것은 평활근의 과도한 탄성으로 갈등이 일어나면서 장관의 수축 활동이 저하되어 배설이 지연된 분변糞便이 수분을 빼앗겨 굳어 있으나, 그 바탕에는 장관의 수축 활동을 촉진할 수 있는 요인이 내재內在하므로 갈등이 유지되지 않고 결국 '後溏후당'하게 된다는 것이다.

수축 활동 촉진의 요인이란 이 갈등을 풀리게 하는 어떤 것이니 이는 곧 팽창세력을 무너뜨리는 외벽의 힘이라고 할 수 있다. 두 힘이 맞서 대립하다가 어느 한 쪽(복강의 팽창력)이 무너지기를 반복하는 상황을 말한다.

요약하자면 경결된 복강에서 배변排便의 요구가 발생하면 초기에는 굳은 양상을 보이지만, 시간이 가면서 팽창력이 급히 약화되면서 장관 활동이 빠르게 활성화하는 구간을 갖게 되는 경과라는 것이다. 결국 '初鞕後溏초경후당'현상은 복강에서 팽창의 세력이 일어나 양명병이 성립되어 있지만, 그 이면인 외벽에는 강고한 조임의 장력이 될 수 있는 긴장 속성의 병리가 구성되어 잠재해 있음을 말해준다.

'初鞕後溏초경후당'의 원인으로 제시되는 '水穀不別수곡불별'이란 소변으로 배설될 수분이 대변으로 배출되는 현상을 묘사하는 말이다. 이는 현상 자체를 두고 말하는 것으로, 이 표현을 해석하는 입장에서는 그 이면의 흐름을 생각하지 않으면 안 된다.

몸 밖으로 내보낼 물을 소변과 대변으로 나누어 내보내는 이른바 분별分別의 생리가 있다는 가설假說적 표현보다는 복강 혈류의 변화와 평활근의 활동 양상을 놓고 실제적인 이해를 추구해야 한다는 것이다. 비록 '水穀不別수곡불별'이라 표현했지만 대변에서의 '後溏후당'과 소변의 '不利불리'를 엄연히 제시했으므로 이 양자가 발생하는 상황 자체를 놓고 해석을 끌어내는 것이 필요하다.

이런 논리들에 따라 '癇瘕고가'는 팽창의 힘과 조임의 세력이 팽팽하게 맞서는 강직된 상태를 근간으로 하는 악성惡性이고 퇴행적인 경결硬結의 병태라고 해야 할 것이다.

팽창의 세력이 압도적인 상태라면 그렇지 않겠지만 팽창에 대응하는 조임의 세력이 비등比等하게 작용하게 되면, 두 종류의 상반된 힘이 팽팽하게 대치하는 상황을 이루게 된다. 이러한 대치는 복부의 내외, 그리고 흉복 사이에 일어나는 운동을 큰 폭으로 제한하는 요인으로 작용한다. 운동성이 제한되어 있으므로 강직되었다고 표현할 수 있을 것이다. 복강 자체에서 일어나 서로 대립하는 두 힘에 의한 강직이 있으므로 악성, 퇴행성을 가졌다고 할 수 있다.

201.

陽明病 欲食 小便反不利 大便自調 其人骨節疼 翕翕如有熱狀 奄然發狂 濈然
汗出而解者 此爲水不勝穀氣 與汗共幷 脈緊則癒

● 해석

양명병에 먹으려 하는데 소변은 거꾸로 통하지 않고 대변은 잘 나온다. 병자가 뼈마디가 아프고, 열이 나는 것과 같으면서 은연중에 광증을 발하는데 지속적으로 땀을 흘리면서 풀리는 경우는 수기가 곡기를 이기지 못하는 상황에 땀이 나는 현상이 함께 하는 것이니 맥이 팽팽하면 낫는다.

● 주해

양명병은 팽창의 세력이 독주하는 것을 기점으로 하니, 기본적으로 복부 내강의 확대를 갖는다<188>. 양명병에서 '欲食욕식'하는 것은 복부에 강고한 갈등관계가 없다는 말이다. 보통 먹지 못하는 것은 복강에서 일어나는 세려 간이 갈등관계로 압박성의 환경이 조성되는 상황에 의한다<200>. 압박, 즉 상역上逆의 힘에 의해 횡격막이 위로 밀리면서 강제 이완되고, 그 이완이 어느 한계를 넘을 때 강한 반발이 생기게 된다는 것이다. 복압 상승에 의한 상역을 바탕으로 하는 구역嘔逆의 병리와 같다.

따라서 '陽明病欲食양명병욕식'의 상황은 복부에서 강고한 갈등 현상이 일어나고 있지 않다는 뜻이 된다. 양명병이므로 팽창세력 이외에 다른 대응하는 세력이 뚜렷하게 나타나 있지 않다는 얘기다. 팽창의 세력에 반발하는 세력이 작용한다면 대립하는 세력들 사이의 갈등으로 복강 환경에 변화가 생기면서 횡격막에 대한 자극 요인이 될 것이기 때문이다.

그런데 이때 소변이 불리한 것[소변반불리小便反不利]이나 대변이 스스로 통하는 것[대변자조大便自調] 등, 복강을 조이려는 활동이 일어나는 징후가 보이는 것은 무엇을 말하는가.

이제까지는 팽창세력 이외에 다른 힘이 일어나 대치하는 일이 없었지만 어떤 계기로 환경이 달라진 것이다. '欲食욕식'의 상황, 즉 대응 세력과의 갈등이 뚜렷하지 않은 상황에서 장관 평활근이 전체적인 경과에 반해 활성화되는 흐름을 갖게 되었다는 얘기다. 욕식의 상황은 팽창세력이 점차 강화되면서 점차 반발이 일어나고 결국 대변의 경화로 이어지는 경과를 보이는 것이 일반적인 흐름인데, 지금은 오히려 평활근이 활성화되는 양상이 되었다. 소변불리 역시 욕식의 흐름에 반하는 경과다. 조이려는 힘이 대등하게 맞서는 상황을 표상하는 것이기 때문이다.

그런 맥락에서 현재 복강은 팽창의 세력과 그에 대응하는 조임의 세력이 맞서면서 갈등을 빚고 있는 상황이다. 세력 간의 갈등은 복강, 복부 전체의 활동성을 약화시킨다.

여기서 '骨節疼골절동'이 보인다. 열이 나는 것처럼 몸이 후끈후끈하기도 하다[翕翕如有熱狀]. '奄然發狂암연발광'은 문득 문득 광증狂症이 일어나는 모양을 말한다.

뼈마디가 아프고, 열이 후끈후끈하며 때로 발광하는 것은 현재 조성되어 있는 갈등관계가 혈류에 영향을 주고 있기 때문으로 볼 수 있다. 갈등으로 인해 순환이 약화되면서 내강, 특히 흉강에 혈血이 어느 수준 이상으로 정류停留한 상황이라는 것이다.

골절骨節의 동통은 순환의 약화에 의한 것이고, 열이 나는 것은 세력 간의 갈등관계가 강약으로 변동하면서 순환 역시 변동의 흐름을 보이는 것에 의한 것으로 해석한다. 팽창의 세력에 조임의 세력이 일어나 맞서다가 조금 밀리면서 대립이 느슨해지고, 다시 강화되는 변동 흐름을 말한다.

　발광發狂은 가슴의 정류혈과 갈등에 의한 상역의 압박이 함께 작용한 결과로서의 증상일 것으로 해석한다.

　여기서 '濈然汗出而解즙연한출이해'는 복강 내부의 갈등관계가 풀려가고 있다는 것을 말해주는 현상이다. '濈然즙연'이란 끊어지지 않고 계속된다는 뜻이니 땀이 계속 난다는 것이다. 이는 양명병 성립의 표상<194> 중 하나로 팽창의 세력에 밀려 조임의 세력이 크게 약화되면서 갈등보다는 팽창력의 독주獨走로 순환 혈류가 증가하는 경과를 말한다.

　이때 '해'란 갈등관계의 해소를 의미한다. 이 갈등은 양명병 병리를 구성하는 강한 팽창력과 그에 대응하는 외벽의 힘 사이의 대립 관계를 말한다. 그런데 이 대립이 풀리는 경과는 팽창력이 크게 강화되면서 외벽을 무너뜨린 흐름으로 이는 양명병의 진행이니 병 자체가 다 풀리는 것으로 보기는 어렵다.

　물의 기운이 곡기를 제압하지 못한다고 표현한 것[차위수불승곡기此爲水不勝穀氣]은 소변(물)은 불리不利한데 대변[곡기穀氣]은 자조自調한 상황을 말한 것이다. 앞에서 살펴본 것과 같이 이것은 복강을 조이는 세력이 일어나고 강화되는 흐름을 설명한 것으로 '水穀不別수곡불별<200>'과 같은 형식의 표현이다. 이 또한 그 이면의 설정을 놓고 실제적인 해석이 요구되는 구절이다.

　그런데 이것을 수기水氣와 곡기穀氣의 대립으로 설명하는 것 자체가 상한의 논조論調가 아니라는 생각도 있을 수 있다. 상한론의 설명 방식은 어디까지나 복강의 환경과 관계되는 외벽의 골격근과 장관 등 평활근 전반의 속성, 그리고 그것들의 변화에 영향을 받는 혈류의 이상 분포 등 현상을 놓고 따져서 분석하는 것에 기본이 있기 때문이다.

　'與汗共倂여한공병'은 이와 같은 팽창된 복강에서의 조임의 힘이 일어나 환경이 변화하는 와중에 땀이 나는 현상이 같이 있다는 말이다. 땀은 말한 대로 조임이 풀리고 복강이 다시 부풀어 오르는 과정에서 나게 된다.

　처음에 부풀어 오르는 복강 안의 팽창세력[양명병능식陽明病能食]을 제어하면서 정상으로 돌아가도록 하는 길잡이는 결국 팽창에 반발하는 세력, 복강을 오므리려는 장력이 일어나는 것이다. 팽창세력(탄성)과 조임의 세력이 부딪히는 것이다. 세력 간의 충돌은 갈등을 일으키고 그 갈등은 표면상 긴맥緊脈으로 나타난다. 갈등관계를 갖되 주기성을 갖는 반복되는 외압이 작용하고 있는 경우는 '浮緊부긴'맥으로 나타나고<39, 47>, 갈등관계가 고착성을 띠면서 경직의 양상으로 흐르는 경우는 '沈緊침긴'맥이 된다<68, 147>. 본문의 경우는 비록 외벽의 경직이 고착적으로 자리 잡았다고 할 수는 없으나 그 속성이 완고하니 후자에 해당하는 것으로 본다.

어쨌든 맥에 '緊긴'한 요소가 있다면 갈등이 있다는 것이고, 갈등이 있다는 것은 팽창세력에 대응하는 상반된 힘이 일어났다고 볼 수 있으므로 그런 의미에서 '脈緊則癒맥긴즉유'라 한 것이다.

202.

陽明病 欲解時 從申 至戌上

● 해석

양명병이 풀리려 하는 시점은 신시로부터 술시에 이르는 시간 중에 있다.

● 주해

오운육기五運六氣로 육경병六經病을 해석하는 것은 이 글이 삽입될 당시當時의 인식으로 보면 육경의 이론을 이해하는데 있어 과학적 근거로 제시된 하나의 모델이었을 수 있겠다. 그러나 이는 상한傷寒의 방식이 아닐뿐 아니라 현대에 와서는 논지를 흐리고 실제적인 해석을 가로막는 요인이 되었다고 해도 과언이 아니다. 따라서 이 조문을 삭제한다고 해도 상한 이론을 이해하는 데는 큰 문제가 없을 것으로 본다.

203.

陽明病 不能食 攻其熱必噦 所以然者 胃中虛冷故也 以其人本虛 故攻其熱必噦

● 해석

양명병에 먹을 수 없는데 열을 공략하면 반드시 격膈의 경련, 즉 딸꾹질이 일어난다. 그 까닭은 위중이 허랭하기 때문이다. 병자는 근본적으로 허하기 때문에 열을 없애려 하면 경련이 일어나는 것이다.

● 주해

양명병은 복강에서 팽창하는 세력, 또는 팽창의 힘이 홀로 강화되는 상태를 기초로 일어나는 병이다. 그런데 '不能食불능식'이란 횡격막을 밀어 올

리는 상역上逆의 힘을 토대로 하는 것이고, 이 상역의 힘은 복강을 조이려
는 힘 등에서 나오는 것이니 일견 양명병과는 모순되는 상황이다.

그러나 그 원래 바탕에 복강의 외벽이 경직되려는 경향을 잠재하여 깔고
있다면, 비록 양명병의 팽창세력에 따른 복강 확대의 상태가 되었다 하더
라도 그 팽창세력에 반발하여 조임의 효과를 나타내는 일은 항상 가능하
다. 반면으로 보자면 비록 외벽이 경직되려는 속성을 잠재적으로 갖고 있
다 하더라도 병이 진행하는 경과에 따라 강한 팽창력이 작용하여 복강을
확대시키는 변화가 또한 가능하다는 뜻이 되기도 한다.

그러니 만약 골격근 전반에 기본적으로 경직이 성향을 깔고 있는 경우라
면 비록 복강 안에서 팽창의 세력이 일어나더라도 외벽을 통해 조임의 효
과를 일으키는 힘이 또한 쉽게 발생하고 반드시 작용하게 된다. 팽창세력
에 의해 확대된 복강에 작용하는 조임의 효과는 큰 폭으로 복압을 올리고,
높아진 복압은 횡격막을 아래에서 위로 누르는 힘으로 작용한다. 횡격막은
그 힘에 반발하여 심하부心下部를 누르게 된다. 이와 같이 횡격막의 반발이
유발된 것이 '不能食불능식'의 상황이다.

여기에 사하瀉下를 시행하면? 사하는 평활근의 과한 활동을 초래하는 일
이지만 그 효과는 복압을 올리기 위한 외벽 근육의 힘을 일으키는 조치라
고 할 수 있다. 이러한 근육 활동은 외벽과 복강의 관계에서 조임의 세력
을 키우는 방면으로 작용하게 된다. 새로운 갈등의 국면이다. 결국 이런 경
우의 사하는 혼란과 변동을 일으키는 일이 될 수 있다는 것이다.

팽창세력이 극에 이르고, 그 극단에서 마침내 그에 반발하는 세력이 복
강 안에서 일어나는 경우라면 사하의 조치는 정당한 것이 될 수 있다. 그
러나 본문의 경우와 같이 이제 강화되는 도상途上에 있는 팽창세력이 양명
병의 전형적 형태와 달리 그에 대한 반발을 떨쳐내지 못하고 잡혀있는 상
황은 그 바탕에 조임의 효과를 유발할 수 있는 풍토가 잠재한 경우로 이때
의 사하瀉下는 새로운 갈등을 유발하는 오치誤治가 될 수밖에 없다.

'噦얼'은 그 부작용을 상징적으로 대표하는 증상으로 제시된다. 얼噦은 따
라서 복강의 팽창상태에서 횡격막에 대한 압박으로 그 중심건central tendon이
급격히 상승하고 그에 따라 횡격막근의 강한 반발을 받게 된 것, 즉 '不能
食불능식'의 상태보다 한층 빠르고 강한 힘의 충돌을 표상하는 징후라고 생
각하면 되겠다.

'胃中虛冷위중허랭'은 근육이 원래 갖고 있는 본질이 경직의 속성을 갖고
있음을 말하는 것이다. 비록 그 시점에 평활근의 탄성이 강화된 양명의 외
형으로 감추어져 있지만, 그 바탕은 외벽을 통해 복강의 움직임을 제한하

려는 경향에 있으므로 그것을 '本虛본허'라 하는 것으로 해석한다.

그런 맥락에서 본문이 비록 '胃中위중'의 상태를 가지고 표현하고 있으나 엄격히 말하자면 이는 그야말로 표현의 문제일 뿐, 문제의 핵심은 내강內腔 자체에 있는 것이 아니라 내강에 영향을 주는 외벽의 속성에 있다는 뜻이다.

204.

陽明病 脈遲 食難用飽 飽則微煩 頭眩 必小便難 此欲作穀疸 雖下之 腹滿如故 所以然者 脈遲故也

● 해석

양명병에 맥이 느리고 배부르게 먹을 수 없으며, 배가 부르면 약간 답답하고 어지럽다면 필히 소변의 배출이 힘들 것이니 이는 곡달이 되려 하는 것이다. 사하를 시켜도 배가 그득한 것이 여전함은 맥이 느리기 때문이다.

● 주해

심장 자체의 문제를 제외하고, 맥이 느린 것은 배에서 가슴으로 올라오는 정맥 환류還流가 충만하지 않은 것으로 해석할 수 있다.

일반적으로 양명병의 시초, 또는 발단은 팽창세력에 의해 복강이 확대되지만 그에 상반되는 힘의 반발이 뚜렷하지 않다. 이는 복강에서의 갈등이 뚜렷하지 않다는 것이니 정맥 환류가 증가되는 경향을 갖는다. 복강 확대에 따라 혈량이 증가하기 때문이다. 따라서 맥은 오히려 '數脈삭맥'으로 향하는 것이 보통이다. 증가된 환류를 처리하기 위한 생리적 조절을 말하는 것이다. 그런데 '脈遲맥지'하다면 양명병이라 해도 전형적인 모양은 아님을 알 수 있다.

양명병에서 심장을 향한 정맥 환류가 감소되어 있다면, 복강에서의 활동성이 어느 수준 이하로 크게 떨어져 있다는 얘기가 된다. 일반적으로 복강의 위축과 활동성의 저하가 혈류 감소의 두 요인이라면, 지금 양명병의 상황에서 복강이 확대되는 경향이 명백할 것이니 활동성이 저하되었다고 볼 수밖에 없다는 것이다.

여기서 활동성의 저하는 장관의 팽창세력에 상반하는 다른 힘, 즉 반발의 조임 경향이 일어났다는 것을 말한다. 물론 팽창의 힘이 더욱 커짐으로 해서 반발이 일어난 것이 아니라 잠재된 본성本性으로서의 조임 경향이 발동한 것이라고 해야겠다. 이 상황은 203조의 '陽明病不能食양명병불능식'과 같은 것이다. 평활근이 본질적으로 긴장의 경향(조이려는 경향)을 깔고 있는 경우다.

먹기는 하되 배부르게 먹을 수는 없으며[식난용포食難用飽], 배가 꽉 차면 약간의 번煩증이 있다[포즉미번飽則微煩]. 이것은 비록 '不能食불능식'은 아니지만 횡격막의 이완성 긴장요인(횡격막 근육의 반발)이 작용하는 상황이다. 다시 말해 복강의 아래쪽으로부터 올라오는 상역上逆의 힘을 의미하는 징후라는 얘기다.

머리가 핑 도는 것[두현頭眩]은 복강에서 일어나는 힘의 대립으로 활동성이 떨어지고, 그 결과 순환이 약화되면서 일어나는 증상에 포함된다. 이때 소변이 힘들어지는 것은 당연하다[필소변난必小便難]. 갈등으로 복강에서의 하방下方 흐름이 약화되었기 때문이다.

이것을 '穀疸곡달'이 일어나려는 상황[차욕작곡달此欲作穀疸]으로 본다. 황달을 형성하는 병리의 바탕은 갈등으로부터 일어난 복강의 경화硬化성향, 즉 활동장애가 된다. '穀疸곡달'도 황달의 한 부류로 같은 병리 기초를 갖되, 그 양상이 '食難用飽식난용포', '食則微煩식즉미번'하므로 이것을 심하부心下部에 식곡食穀이 정체停滯한 상황으로 생각하여 그렇게 지칭하고 있는 것으로 보인다.

이 상황에서 사하瀉下를 시키면 문제가 해결될까? 그렇지 않다. 오히려 복강을 조이려는 힘을 더 강화시키게 될 우려가 있다. 사하는 팽창의 세력이 극단적으로 높아서 그 반발을 압도하는 경우에만 허용되는 것이기 때문이다. 이것은 긴장의 경향을 갖는 평활근의 속성이 활성화 되어 자꾸만 오므리려는 경향으로부터 일어난 상황이기 때문이다.

이것은 모두 맥이 느린 현상과 연계되는 상황이다[소이연자맥지고야所以然者脈遲故也]. 따라서 203조에서 말한 '本虛본허'의 경우와 같은 병리의 기초를 가졌다고 할 수 있다.

205.

陽明病 法多汗 反無汗 其身如蟲行皮中狀者 此以久虛故也

● 해석

양명병은 원래 땀이 많은 것인데 오히려 땀이 없고, 피부가 마치 벌레

기어가는 모양으로 튀어 나온 경우는 오랫동안 허했기 때문이다.

● 주해

양명병이 땀이 많다 하는 것[양명병법다한陽明病法多汗]은 별다른 내적內的 갈등이 없이 확대된 복강으로부터 늘어난 순환 혈류를 의미한다. 그런데 양명병에서 땀이 없는 경우는 표부의 긴장이 생겨나 끼어들거나<'無汗而喘: 244'> 아니면 양명병의 형태를 갖고 있지만 그 본질적 속성으로는 허虛한 경우<.'本虛: 203'>이겠다. 두 경우에서 모두 갈등이 팽팽한 국면을 갖게 되기 때문이다.

본문에서는 허증虛證이 오래된 경우의 '無汗무한'을 제시한다. 여기서 허증이란 경직되려는 외벽의 잠재된 속성을 말하는 것으로 양명병의 경과라면 팽창의 힘과 외벽의 장력이 맞서는 대립에 따라 혈류가 약화되는 상황을 말하는 것으로 본다.

이런 경우에 복강의 외벽이 경직되려는 속성은 내강을 향한 압박이고, 다른 말로 복강을 조이려는 세력이라고 할 수 있으니 이와 같은 경향을 허증虛證이라고 하는 것일 수도 있겠다.

그런데 이런 상황에서 양명병이 성립된 것을 보면, 이와 같은 외벽의 속성이 잠재한 바탕 위에서도 복강에서 평활근의 탄성이 양명병의 수준으로 강화될 수 있음을 말하는 것이다. 이는 그야말로 그 바탕에 허虛증을 깔고 있는 양명병이다. 결국 '陽明病不能食양명병불능식<203>', '陽明病脈遲양명병맥지<204>' 등과 상통하는 상황이다.

'其身如蟲行皮中狀기신여충행피중상', 즉 피부 아래 벌레가 기어가는 형상이 나타나는 것은 본래 가지고 있으나 잠복해 있던 외벽의 경직속성[구허久虛]이 드러나면서 그 와중에 피하皮下의 혈관이 압박된 결과라고 할 수도 있을 것이다.

206.

陽明病 反無汗而小便利二三日 嘔而咳 手足厥者 必苦頭痛 若不咳不嘔 手足不厥者 頭不痛

● 해석

양명병에 도리어 땀이 없는데 소변은 잘 통하다가 2~3일이 지나면서 구역질이 나고 기침을 하며 손발이 식는 경우는 반드시 두통이 심하다. 만약 기침이나 구역질이 없고 손발이 식지 않는다면 머리가 아프지 않다.

● 주 해

　앞의 205조에서 양명병에 땀이 나지 않는 것을 '久虛구허', 즉 오래된 허증虛證이라 했다. 그런데 양명병에서 땀이 나지 않으면서 소변이 잘 통하는 것은 다소 모순이다. 땀이 나지 않는 것은 순환을 저해하는 갈등이 있다는 것인데 소변이 잘 통하는 것은 반대로 갈등이 없다는 것이기 때문이다. 양명병의 경과라면 홀로 성盛해 있는 팽창의 힘에 대응하는 조임 효과가 있을 때 복강이 하방으로 부터 조여지면서 물의 하방 흐름이 약화된 결과가 바로 소변불리로 나타난다.

　그렇다면 팽창세력과 그에 반발하는 조임의 효과 사이에 어느 정도의 갈등이 있어 순환을 감소시키고 있으나, 그 갈등이 물의 하방 흐름을 방해할 수준은 아니라는 결론이다.

　그런 상태로 2~3일이 지났다. '嘔구'증과 '咳해'증이 일어난다. 새로운 증상이 보이는 것은 상황의 전환이 일어났다는 얘기로 해석된다. 구嘔증은 횡격막 근육의 반발이 일어난 것을 말하는 증상이다. 기침은 보통 가슴이 압박되면서 그 내압이 상승하는 경향을 바탕으로 일어나는 증상이다.

　이것은 모두 복강에서 상역上逆하는 힘이 일어났다는 얘기다. 상역하는 힘은 복강의 내압이 상승했다는 것이고, 그것은 경미하던 조임의 효과가 이제 팽창세력에 대응할 세력으로 커졌다는 뜻이다. 원래부터 갖고 있던 속성으로서 외벽으로부터 복강을 조이려는 경향이 뚜렷하게 드러난 것이다.

　'手足厥수족궐'은 복강에서 일어난 힘의 대립이 극도로 팽팽해서 일시적으로나마 활동성이 거의 없는 지경에 도달했다는 것을 뜻하는 증상이다. 순환의 급격한 감소를 의미한다.

　'嘔구'와 '咳해', 그리고 '手足厥수족궐'은 따라서 이들 모두가 복강 안의 힘의 대립이 그만큼 강경하다는 것을 말하기 위한 것들이고, 여기에 함께 나타나는 '苦頭痛고두통' 역시 복강에서 일어난 강고한 힘의 대립이 두부頭部까지 영향을 주었다는 것이니 그 병리를 공유하는 것이라고 해야겠다.

207.

陽明病 但頭眩 不惡寒 故能食而咳 其人必咽痛 若不咳者 咽不痛

● 해석

양명병에 다만 어지럽기만 하고 오한기가 없다. 따라서 음식을 먹을 수 있으나 기침을 한다면 반드시 인후가 아플 것이다. 만약 기침하지 않는다면 인후가 아픈 일은 없다.

● 주해

보통 해咳는 심하부心下部로 올라오는 상역上逆의 힘에 의해 가슴이 압박되는 것을 바탕으로 하는 증상이다. 가슴의 아래로부터 찌그러지게 하는 힘이 원인이라는 얘기다. 이 경우 아래쪽을 향한 횡격막의 반발이 또한 강하게 작용하므로 심하부는 위아래에서 눌리는 상황이 된다. 이런 횡격막의 하방下方 압박은 '不能食불능식'의 원인이 될 수도 있다.

양명병의 경과에서 '但頭眩不惡寒단두현불오한'한 것은? 어지럽다는 것은 순환 혈류는 감소하고, 가슴에 정류停留하는 혈血은 증가하는 소양병에서 가슴의 외벽 장력이 높아지는 양상과 통한다. 그런데 오한기가 없는 것은 표부 긴장에 의한 표리 갈등관계가 없다는 것을 말한다. 소양병의 두현頭眩도 팽창세력에 반발하는 힘이 내외에서 일어나 갈등이 발생한 경과를 바탕으로 하지만, 불오한不惡寒이라는 단서가 달리지 않고 있는 점은 이 상황과 구별되는 점이 아닐까 한다.

그러니 비록 힘의 대립으로 순환이 약화되긴 했지만 심한 것은 아니라는 얘기다. 그래서 '能食능식'한 것이다. 그러나 조임의 효과, 또는 세력이 전혀 작용하지 않는 것은 아니니, 가슴 압박은 일어나고 있으므로 '咳해'증이 생긴다. 여기서 의문이 있다. 능식能食하다는 것은 상역의 효과가 심하게 강력한 영향력을 행사하지 못한다는 것인데, 그렇다면 어떻게 가슴 위쪽에서는 해咳라는 병리적 효과가 일어나고 있는가.

'不能食불능식'의 경우, 갈등에 의한 상역의 병리가 일어날 때 횡격막의 반발로 하방을 압박하는 힘이 발생한다. 만일 이 하방의 힘이 없거나 약하다면 심하부心下部에 대한 병리적 영향력이 크지 않은 것이다. 그런 의미에서 상역의 병리가 있더라도 횡격막의 반발이 약한 경우는 상역의 영향력이 심하부보다는 가슴 공간에 대해 작용할 것이라는 추정이 가능하다.

이런 상황은 상역이 작용하더라도 그에 대한 횡격막의 반발이 강하게 일어나 불능식에 이르지는 않는다는 얘기다. 세력 간의 갈등 양상에 따라서 복강의 형태가 달라질 수 있는데, 상역의 작용 또한 복강의 형태에 따라 그 양식이 다르게 나타날 수 있다는 것이다.

'咽痛_{인통}'은 해咳증과 같이 가슴이 압박되는 정황으로부터 일어난다. 따라서 해咳와 인통咽痛은 공통의 병리를 갖는 것이며, 그것은 복강으로부터 일어나는 상향上向의 압박이되 그 압박이 횡격막의 반발을 거치지 않는다는 전제를 포함한다.

208.

陽明病　無汗　小便不利　心中懊憹者　身必發黃

● 해석

양명병인데 땀이 나지 않고 소변이 잘 통하지 않으며 가슴이 몹시 답답한 경우는 반드시 황달기가 있을 것이다.

● 주해

양명병에서의 '無汗_{무한}'은 기본 형태는 아니다. 양명병은 복강의 용적이 확대되면서 활동성 또한 저하되지 않으니 순환 혈류가 늘어나 있는 것이 보통이다. 양명병이면서 '無汗_{무한}'이라면 복부의 활동성이 떨어졌다는 것을 말한다. 어떤 식이든 힘의 대립과 그에 의한 갈등이 일어났다는 것이다.

'小便不利_{소변불리}'는 복강 안에서 하방을 향한 물 흐름을 방해할 정도의 조임 효과가 있는 바탕에서 일어나는 증상이다. 이는 팽창세력에 대한 조임의 힘이 맞서 팽팽한 대립을 이루고 있다는 뜻이다. 그렇다면 '無汗_{무한}'과 '小便不利_{소변불리}'는 복강에서의 갈등상태로 연계된 증상들이 된다.

이때의 '心中懊憹_{심중오뇌}<79-84>'는 급격하게 증가하는 혈류에 의해 나타나는 증상으로 해석한 바 있다. 양명병이니 복강은 확대 상태이되, 어떤 경로로건 조임의 세력과 대립하게 되니 경결이 일어나 있는 상황이다. 경결이 작용하는 구간에서는 혈량은 증가하되 순환량은 감소하니 흉복강에 잔류하는 혈량, 즉 정류혈이 증가할 수밖에 없다. 만약 이 경결이 풀리는 구간區間을 갖는다면 그 시점에서 혈류를 급격히 증가할 것이다. 이런 경과가 심중오뇌心中懊憹가 생기는 바탕이 된다.

정류혈의 편중을 유발하는 이와 같은 갈등관계는 팽창세력이 강화된 바탕 위에 조임의 세력이 병리 흐름을 이끌어 가는 것으로 이 상황은 또한 황달黃疸의 병리 구조이기도 하다.

209.

陽明病 被火 額上微汗出 小便不利者 必發黃

● 해석

양명병에 화치를 하여 이마에 약간의 땀이 나면서 소변이 잘 통하지 않는 경우는 반드시 황달기가 있을 것이다.

● 주해

'被火피화'는 또한 잘못된 조처로서 외벽의 장력을 빠르게 높이고, 그에 따라 평활근의 팽창 장력(탄성)을 급격히 높여 일시적으로 복강의 용적을 크게 확대되게 하는 결과를 유발한다<115-126>. 물론 복강의 용적이 급격히 확대되면서 뒤이어서 외벽의 장력이 살아나 이로 인해 강력한 갈등관계가 조성된다. 이와 같은 내외의 강고한 갈등으로 순환 혈류는 크게 감소되고, 정류停留된 혈血이 가슴으로 몰리게 된다.

208조와 마찬가지로 혈이 위上쪽으로 몰리고, 순환 혈류는 감소하는 상황이 된 것이다. '額上微汗出액상미한출', 즉 이마 위로 약간의 땀만 보이는 것은 순환이 늘어난 것이 아니라 오히려 순환이 약화되면서 정류한 혈이 가슴에 편중되어 있는 상황을 바탕으로 일어나는 현상으로 보아야 할 것이다.

여기에서 일어나는 '小便不利소변불리'는 급격히 강화된 팽창의 세력에 반발하는 힘이 작용하여 대립이 구성된 결과다. 화치로 인해 팽창의 힘이 거세게 밀고 나오니 그에 대한 반발로서 외벽이 장력을 높인 경과로 보는 것이 좋겠다.

210.

陽明病 脈浮而緊者 必潮熱 發作有時 但浮者 必盜汗出

● 해석

양명병에 맥이 뜨면서 팽팽한 경우는 반드시 조열이 나서 발작하는 때가을 것이나 맥이 다만 뜨기만 하는 경우는 꼭 도한이 나게 될 것이다.

● 주 해

맥이 '浮緊부긴'한 것은 표부表部의 긴장이 있으며, 그 긴장으로 내외간內外間에 강고한 갈등관계가 일어나 있다는 것을 표상한다. 주기성을 갖고 반복되는 조임의 힘이지만 그 주기가 상당히 길어서 경직에 가까운 형태라고 해야 하겠다.

태양병의 범주 안에서 이와 같이 내외 갈등이 강고한 것은 지속성의 표부 긴장이 작용하는 경우와 가깝겠다. 지속되는 외압으로 내외의 힘이 병리적인 평형을 유지하게 되는 형태다.

그러나 양명병에서는 높은 평활근의 탄성으로 팽창하려는 힘이 외벽 쪽으로 강하게 작용한다. 이것을 외향外向의 압력이라 하고, 표부로부터 오는 외압을 내향內向의 압력이라 하자. 그렇다면 표부로부터 전달되는 내향의 압력과 복강에서 기원하는 외향의 압력이 함께 작용하는 셈이다. 내외간의 힘의 충돌이다.

두 힘은 팽팽하게 맞서 갈등관계로서의 평형을 유지한다. 이렇게 평형을 유지하는 동안에는 순환 혈류가 감소한다. 어느 정도 시간이 흐르면서 복강으로부터 일어나는 외향압이 우세하여 내향압을 밀어내는 시점이 온다. 양명병의 경과이므로 복강 안의 팽창세력이 점차 강화되는 일은 자연스럽다.

팽팽한 갈등관계의 균형을 깨고 외향압이 내향압을 압도하게 된 그 시점에 혈류는 순환의 흐름을 타고 쇄도하면서 표부를 가득 채울 듯이 폭발적으로 증가한다. 팽창세력이 압도하면서 둑이 무너지듯 내외 갈등이 붕괴하는 상황이기 때문이다. 외압이 있을 때 '潮熱조열'현상이 일어나는 기전을 이렇게 추정한다. 한번 조열이 일어나서 외압이 완전히 무너지지 않았다면 이런 상황이 반복된다[발작유시發作有時].

만일 맥이 '浮부'하기만 하다면? '緊긴'맥이 없다는 것은 갈등관계가 강고하지 않다는 말이다. 이는 즉 표부 긴장이 있으나 표부로부터 가해지는 내향압이 지속되지 못하거나 약해서 내외간의 갈등이 강고하지 않으므로 혈류의 유출(순환)을 크게 제한하지는 못한다는 것이다. 외향압(복강 안의 팽창세력)이 항상 압도하고 있으므로 내외의 충돌이 일어날 일이 없는 것이다. 충만한 혈류가 지속적으로 유출되니 실은 '盜汗도한'뿐 아니라 그 시기를 가리지 않고 땀이 날 수 있겠다.

211.

陽明病 口燥 但欲漱水 不欲嚥者 此必衄

● 해석

양명병이 입이 마르되 다만 입을 적시려고만 하고 삼키려 하지 않는 경우는 반드시 코피가 날 것이다.

● 주해

양명병에서 '口燥구조'한 것은 순환 혈류가 감소하고 정류하는 혈血이 가슴으로 몰리는 상황을 말한다. 복강에서 발동하는 팽창세력에 대응하는 반발의 힘이 일어나면서 갈등관계, 힘의 대립이 조성된 것이다.

'但欲漱水不欲嚥단욕수수불욕연'이라 하면 복압의 상승을 의미하는 현상으로 '不能食불능식'과 맥脈을 같이 한다. 이는 양명병의 경과지만, 팽창세력에 대한 반발이 크다는 뜻이고, 강한 반발은 복압을 올리는 요인인 것이다.

지금 팽창의 세력이 강해져 복강이 확대되려는 경과가 있으나 이 상황에서 잠복하여 내재하고 있는 외벽의 장력이 드러나 작용하고 있다는 것이다.

가슴에 몰린 정류혈停留血이 어느 정도 이상이 되고, 그 위에 가슴을 압박하는 힘이 작용하면 코피[衄]가 터진다. 코피는 따라서 가슴의 정류혈이 충만充滿하고 가슴을 압박하는 힘이 작용하고 있음을 알려주는 바로미터다. 가슴으로 편중하는 정류혈은 그 자체가 복강에서 일어나는 상역의 힘과 관련되는 것이니, 이들 요인은 어차피 다른 것이 아니다.

47조에서는 마황탕증麻黃湯證이 극단에 이르러 '衄血뉵혈'이 터지면서 낫는 상황을 묘사했는데 이는 본문에서 말하는 양명병의 뉵혈과는 그 정황상 구별점이 있다.

마황탕증은 표부의 강고한 조임 압박이 복강을 조이되 복강에서는 팽창 방향의 반발력이 일어나 내외가 대등한 상태로 힘의 평형을 유지하고 있는 것이다. 이 경우, 외압이 점차 약화되거나 아니면 복강의 반발이 강화되면서 복강이 그 용적을 키우는 흐름을 탄다면, 가슴에 몰리는 혈의 비중이 점차 높아질 것이다. 아직 내외 갈등이 있으므로 순환 혈류가 바로 증가하게 되지는 않기 때문이다. 가슴에 몰린 혈이 뉵혈衄血을 일으킬 정도가 되었다면 복강의 반발이 외압을 극복한 것으로 볼 수 있을 것이다.

그러나 양명병의 경우 뉵혈은 이미 확대된 복강에서 반발의 힘이 일어나 갈등관계가 조성되면서 그 활동성이 어느 수준 이하로 떨어진 상황을 바탕에 두고 있는 것이다. 이런 상황 위에 가슴에 정류혈이 늘어난 것이니 이것을 병이 낫는 징후라고 할 수 없다.

마황탕증의 경우는 팽창의 세력이 강화되는 것이면서 외벽의 긴장을 중심으로 하는 갈등이 풀리는 조짐이 되지만, 양명병의 경우는 조임의 세력이 강화되는 것이면서 갈등이 높아지는 흐름이 된다는 얘기다.

212.

陽明病 本自汗出 醫更重發汗 病已差 尚微煩不了了者 此大便已鞕故也 以亡津液 胃中乾燥 故令大便鞕 當問其小便 日幾行 若本小便 日三四行 今日再行 故知大便不久出 今爲小便數小 以津液當還胃中 故知不久 必大便也

● 해석

양명병은 본래 자연히 땀이 나는 것인데 의사가 다시 거듭 땀을 내서 병이 벌써 풀렸는데도 아직 약간 답답한 기운이 있어 상쾌하지 않은 경우는 이미 대변이 굳은 것이라. 이는 진액을 손실하여 위중이 마른 까닭이다. 마땅히 하루에 몇 차례나 소변을 보는지 묻되, 만약 본래는 하루 서너 번인데 이제 두 번을 간다고 하면 곧 대변이 풀릴 것을 안다. 지금 소변의 횟수가 감소했다면 진액이 위중으로 돌아온 것이므로 오래지 않아 변을 보게 될 것임을 아는 것이다.

● 주해

양명병의 '自汗出자한출'은 복강이 확대되면서 활동성이 유지되므로 순환 혈류가 증가하게 되니 땀이 자연히 나게 되는 것이다. 여기에 다시 '發汗발한'행위가 있었다면 어떻게 될까?

양명병의 속성상 복강이 안으로부터 밖을 향해 팽창되는 과정은 일종의 외향外向 압박을 일으키는 것이다. 표부, 즉 내강의 외벽은 자연히 이 외향의 압박에 반발하는 반응을 일으킨다. 외벽 조직의 정상적인 방어 기전이라고 하겠다.

땀을 내는 것은 전체적으로 표리의 갈등관계를 해소하는 것으로 그 중점은 표부의 긴장을 푸는 쪽에 있다. 그런데 이 상황에서 표부의 긴장 완화는 정상적인 반발의 장력을 빼앗는 일이 될 수 있다. 이 행위는 복강의 팽참 압박이 표부, 즉 외벽 전체를 압도하면서 세력을 키우는 결과로 나타날 것이다.

그렇다면 양명병에 땀을 낸 뒤, '尙微煩不了了상미번불료료', 즉 약간의 답답한 기운이 지속적으로 나타나면서 행동이 흐릿한 것은 무엇을 말하는가?

양명병은 평활근의 탄성(팽창세력)이 과도하게 높아지는 것을 그 기점으로 한다. 예를 들어 장관腸管의 탄성이 높아지는 것은 장관이 그 내경內徑을 늘려 부풀려진다는 것이니 복강의 용적이 그만큼 커진다는 뜻이다. 그것이 '胃家實위가실'이다.

그러나 탄성이 높다고 해서 바로 변이 굳는 것[경鞭]은 아니다. 장관의 탄성이 높더라도 그에 대한 자체의 반발의 힘이 일어나 내적 갈등이 조성되기 이전까지 장관의 활동은 정상적으로, 또는 정상에 가깝게 일어날 거라는 말이다.

그 시점에서 양명병은 평활근의 탄성이 반발의 장력을 떨쳐낼 만큼 크기 때문에 팽창세력이 홀로 성한 구간을 갖는 것으로 볼 수 있다. 일단 평활근의 탄성이 강화되는 초기에 반발의 힘을 떨쳐냈지만, 어느 수준 이상으로 탄성이 높아지면 이제 몸에서는 그것에 대한 대응의 반응이 일어나는 시점을 맞게 된다. 내적으로 팽창세력에 반발하는 힘이 작용하는 상황이 온다는 것이다. 양명병 경과에서 대변이 굳는 것은 이 상황이 발생한 뒤에 나타나는 현상이다.

이와 같은 양명병 경과의 장관 팽창은 가소성可塑性; plasticity이라는 물리적 속성으로 설명될 수도 있을 것이다.

가소성이란 평활근의 특징 중 하나로 잡아 늘이면 처음에는 장력이 증가되었다가 유지되지 못하고 점차 늘리기 전의 수준으로 서서히 돌아오는 성질을 말한다. 이런 가소성 때문에 평활근은 모두 단축되거나 신장된 상태에서 완전히 이완될 수 있다(안정 효과: stress-relaxation). 그러나 강하게 신장될 경우, 이런 안정 효과에 덧붙여 수축이 유발된다.253)

처음에 평활근이 반발 장력을 떨치고 그 내강을 확대시키는 것은 가소성에 의한 안정 효과에 따른 것이다. 만약 평활근에 대한 신장의 힘이 수축을 유발하는 수준에 도달하되, 신장하려는 힘과의 사이에 대립을 형성하게 된다면 정상적인 활동성을 유지할 수 없는 상황이 될 수 있지 않을까?

물론 이것은 가소성을 근거로 양명병 경과의 극히 강고한 둔화, 그리고 대변의 경화鞭化를 설명하려는 시도가 될 수 있지만 이에 관해서는 확인과 증명이 필요하다.

---

253) 원색최신의료대백과사전 7권 p.132

어쨌거나 위가실이 곧 '便鞕변경'은 아니라는 것이다. 위가실이 된 뒤로부터 대변이 경鞕하게 되기까지는 어느 정도 거리가 있다. 여기서 변경便鞕은 위에서 말한 수축 유발 작용이 효과적인 평활근 활동으로 이어지지 못해 배변排便에 실패한 것이라고 할 수도 있겠다.

양명병이 성립된 당시의 위가실은 가소성의 효과이되 아직 평활근이 정상적인 활동을 하고 있는 상태이며, 변便이 '鞕경'해지는 것은 수축 유발 효과가 일어나지 못했거나 오히려 극단적으로 강고한 갈등을 조성하는 계기가 되었다는 추정이다.

본문에서 '大便已鞕대변이경'했다는 것은 이와 같은 경과를 밟아 위가胃家의 실實함이 계속 진행해서 마침내 그에 대한 반발력을 불러일으켰다는 것을 말하는 것일 수 있다. 반발력이 일어났다는 것은 곧 내적內的 갈등관계가 구성되었다는 것이고, 따라서 장관腸管의 정상적 활동이 제한되는 상황에 이르렀다는 의미다. 장관의 탄성이 높아지되, 그것이 어느 선에 이르면 결국 장관의 활동성을 제한하는 결과가 생기게 된다는 얘기다. 이 시점은 평활근의 탄성이 극도로 높아진 강고한 둔화의 상황이니 그로 인해 유발되는 갈등 또한 일반적 수준의 갈등이 아닌 극단의 갈등으로 표현할 수 있을 것이다.

여기서 '大便已鞕대변이경'을 진액津液을 유실遺失해서 위중胃中이 건조한 탓이라고 하는 것은 현실적으로 바꿔져야 할 논리<60>. 진액의 유실이 아니라 평활근의 동태動態가 변성變性한 것으로 말해져야 할 것이란 얘기다. '胃中乾燥위중건조'는 당시의 지식을 통해 현상의 이면을 표현한 것에 불과한 것이라는 생각이다. 사실 의학적 입장에서 조燥와 습濕의 상태는 마른 것과 물기가 많은 것이라는 개념만으로는 설명이 부족하다.

대변大便과 소변小便의 생리를 서로 상대되는 관계로 설정하여 논論하는 경우가 있다. 소변이 잘 통하지 않으면 대변이 통하고, 대변이 통하지 않으면 소변이 잘 통하는 상호관계를 말한다<132-133>. 이런 관계의 논리는 어떤 기초로부터 나오는가.

소변이 통하는 것은 복강에서 하방下方을 향한 물 흐름이 잘 유지된다는 뜻으로, 이것은 조이려는 세력이 주도하는 복강환경이 아니라는 것으로 해석할 수 있다. 복강에 대한 외벽의 조임의 효과는 상역上逆현상으로 미루어 볼 때, 복강의 하부下部로부터 일어나 전역全域에 퍼지는 것이기 때문이다.

외벽으로부터 가해지는 조임의 힘은 구조적으로 복강을 아래로부터 조이게 되니 그로써 하방을 향한 물 흐름이 방해 받아 소변이 불리不利하게 된다는 얘기다.

　반대로 대변이 불통不通하게 되는 것은 팽창세력(평활근의 탄성)이 압도적으로 높아지면서 그에 대한 강한 내적內的 반발을 유발한 것으로 볼 수밖에 없다. 이 상황은 복강의 확대를 동반한다. 복강이 확대되어 있다는 것은 팽창세력이 높다는 것이니 이는 상대적으로 외벽으로부터의 조임의 작용이 강하지 않다는 것을 뜻한다. 조임의 효과가 뚜렷하게 작용하지 않는다면 복강에서 골반강을 향하는 물 흐름에 큰 지장이 없을 것이다.

　이런 상황에서 소변은 정상적으로 통하거나 아니면 '小便數소변삭<253, 259>'이 될 수도 있다. 소변삭은 조임세력이 일어나려하나 팽창세력에 의해 이내 압도되므로 조임과 풀림이 되풀이되는 과정에서 나타나는 현상이다.

　본문에서는 '若本小便日三四行약본소변일삼사행 今日再行금일재행 故知大便不久出고지대변불구출'라 하여 소변보는 횟수가 줄어드는 것을 보고 대변이 통할 것을 안다고 했다.

　'知大便不久出지대변불구출'의 논리는 무엇인가? 소변이 점차 약화되는 것은 복강을 조이는 외벽의 힘이 일어나고 있다는 것이다. 그렇다면 이것은 양명병의 경과에서 외벽을 밀쳐내면서 그 장력을 약화시키고 있는 팽창의 힘이 점차 약화되고 있다는 의미다.

　복강 안에서 팽창의 힘이 약화되고 있다는 것은 내적으로 팽창력에 반발하는 힘이 일어날 필요가 없어지고 있다는 것이다. 이는 내적 갈등이 완화되고 있다는 것이니 장관의 활동성이 정상으로 복귀하는 움직임으로 판단할 수 있을 것이다.

213.

傷寒 嘔多 雖有陽明證 不可攻之

● 해석

상한병에 구역질이 잦으면 비록 양명병이라 해도 사하할 수 없다.

● 주해

　'嘔多구다'는 구역의 경향, 즉 자꾸 토吐하려는 상태를 말한다. 이것은 횡격막의 긴장이 심하부心下部를 압박하는 상황이 되었다는 의미다. 이런 횡격막의 긴장은 하방下方으로부터 밀고 올라오는 힘[상역上逆의 힘]에 의해 일어나는 일이다. 하방에서 올라오는 힘은 주로 복강을 조이려는 외벽으로부터의 힘에서 유래한다. 팽창방향의 힘이 작용하는 와중에 그것에 반발하여 일어나는 조임의 세력이라고 할 수도 있겠다.

이것은 평활근의 탄성이 높아지면서 복강이 확대되는 양상을 보이는 양명병의 상황이지만, 그 바닥에는 여건이 주어지면 그 외벽이 경직되어 오그리는 쪽으로 변성하려는 허증성虛證性의 기초가 갖추어져 있다는 말이 된다.

따라서 양명병의 외형이 있더라도 '嘔多구다'를 확인한 상황에서는 사하할 수 없다는 것이다.

'不可攻之불가공지', 즉 사하瀉下할 수 없다는 것은 사하를 통해서 강고한 힘의 대립이 일어날 수 있다는 우려 때문이라고 할 수 있다. 복강 안에서 팽창의 힘이 극단에 이르러 마침내 자체적으로 반발이 일어나는 상황, 즉 극단의 내적 갈등<212>이 아니라면 사하할 수 없는 것이 원칙이다. 팽창의 힘이 복강 환경을 압도하면서 어느 선을 넘을 때에만 하법을 쓸 수 있다는 말이다. 이런 극단적 갈등의 상황에서는 상역의 병리가 일어나기 힘들다. 팽창의 세력이 극도로 강하니 반발이 일어난다 해도 그것을 능가하기 어렵기 때문이다.

반면 구다嘔多한 경우에는 설령 팽창의 힘이 작용하고 있다 하더라도 그에 대해 반발하는 장력이 작용하여 극단에 이르기 어렵게 하므로 복강에서 팽창세력이 분위기를 압도한다고 할 수 없는 것이다.

214.

陽明病 必心下鞕滿者 不可攻之 攻之利遂不止者死 利止自癒

● 해석

양명병에 심하부가 항상 단단하게 뭉쳐 있는 경우는 사하할 수 없다. 이를 사하하여 하리가 그치지 않게 되면 죽고, 하리가 그치면 자연히 낫는다.

● 주해

양명병에서 나타나는 심하부心下部의 경만鞕滿은 상역上逆의 병리에 의한 증상의 또 다른 형태다. 물론 이 상역은 강화된 장관의 탄성(팽창세력)에 대한 반발로서의 외벽으로부터의 장력이 대립함으로써 일어나게 되는 것이지만, 앞 조문에서 서술한 것처럼 이 시점에서 팽창세력이 극도로 강한 것은 아니다. 상역이 있는 것은 오히려 팽창이 극도로 강한 것이 아니라는 사실의 근거가 된다.

모든 이와 같은 경우는 '攻之공지'할 수 없을 것이다. 여기에 다시 '攻之공지'를 추진하면 불에 기름 붓기처럼 갈등관계가 폭발적으로 일어날 수 있다. 반발하는 외벽의 장력이 변하면서 상역의 힘이 더욱 강화되니 경만鞭滿도 더욱 심해질 것이다.

이때 하리下利가 그치지 않는 상황이 악성惡性이다. 팽창의 세력과 외벽의 반발 장력이 엎치락뒤치락 접전을 벌이면서 지속되고 있다는 것이니 이는 위험한 상황으로 본다. 급격한 조임의 경향이 강한 반발 팽창을 부르고, 팽창이 주도하는 국면은 이내 조임을 다시 유발하니 매우 불안정한 변동의 흐름이다. 두 세력 중 어느 한 쪽도 스러지지 않고 계속 발동하는 양상으로 이해하면 되겠다. 하리는 국면이 전환하면서 갈등관계에 공백이 생기는 그 틈새에서 일어나는 현상이다. 이런 하리가 '不止부지'하는 것처럼 보인다면 국면의 전환이 그만큼 신속하다는 것이고, 변동성이 심하다는 것을 말해준다.

반면에 이 경과에서 하리가 그치는 것은 팽창이나 조임의 세력이 모두 어느 수준 이하로 잦아들면서 평활근의 활동이 안정을 회복하는 과정을 의미한다. 본문의 '心下硬滿심하경만'은 여하튼 반발 조임의 힘이 강해서 팽창의 힘과 맞서고 있다는 것을 의미하는 징후이니 비록 양명병이라도 이것을 확인하면 팽창의 세력이 그에 대한 반발을 압도하는 실증實證이 아니니 사하할 수 없다는 것이 본문의 요지다.

앞 조에 이어서 양명병에서 '攻之공지', 즉 하법下法을 쓸 수 없는 경우를 말하고 있다. 양명병이 확인된다고 해서 모두 하법을 쓰지 않는다는 것은 당연하다. 이미 설명한 대로 비록 양명병이라 하더라도 팽창세력이 압도적 우세를 갖고 있는 경우라야만 하법이 용인되는 것이다. 팽창의 세력이 정상 이상으로 강화되는 초기에 보통 그에 대한 외벽으로부터의 반발 장력이 일어날 수 있는데, 이 반발의 세력을 떨쳐내고 팽창의 세력을 계속 확장하는 것이 전형적인 양명병이다. 양명병은 본질적으로 실증實證인 것이다.

그런데 '不可攻之불가공지'를 명기하는 이런 경우라면 팽창의 세력이 압도적 우위를 점하지 못하는 허증으로서 비록 외견상 양명병으로 보이지만 허증虛證의 기조를 가진 것으로 진짜 양명병은 아니라고 할 수 있다.

215.

陽明病　面合赤色　不可攻之　必發熱色黃　小便不利也

● 해석

　양명병에 얼굴이 붉은 빛을 띠면 사하할 수 없다. (사하하면) 반드시 열이 나고 황달기가 오며 소변이 통하지 않을 것이다.

● 주해

　양명병 경과에서 얼굴이 붉은 것도 외벽에 잠재된 반발의 장력이 드러나고 있는 것으로 볼 수 있다. '面合赤色면합적색'이 가슴 쪽으로 몰리는 혈血의 정류停留를 표상하기 때문일 것이다. 이것이 팽창세력과 반발 세력 사이의 갈등에 의한 현상임은 당연하다.

　만일 여기에 '攻之공지'하면 반발하는 장력을 더욱 키우는 결과를 초래한다. 심하면 복강 전체에 경결硬結의 국면이 조성되면서 그에 따라 혈血의 대사산물인 물의 흐름이 나빠지게 된다. 이렇게 되면 '發熱色黃발열색황'하는데 이 경우의 발열은 순환이 증가되어 일어나는 발열로 보기는 어렵다. 순환 혈류량이 늘기보다는 오히려 가슴에 편중한 혈량血量이 더욱 늘어나면서 흉부胸部에서 두면부頭面部 쪽으로 느끼는 내열內熱일 것으로 판단하는 것이다.

　'色黃색황'은 복강의 확대로 늘어난 혈血로부터 산출된 물의 흐름이 방해되어 배설로 이어지지 못하고 정류하는 상황과 연계된 증상으로 본다. 이는 복강의 하부로부터 일어난 조이는 힘에 의한 것으로 '小便不利소변불리'와 동반하는 현상이다.

216.

陽明病　不吐不下　心煩者　可與調胃承氣湯

● 해석

　양명병에 토하게 하거나 사하시키지 않았는데 가슴이 답답한 경우는 조위승기탕을 투여할 수 있다.

● 주해

　토吐법이나 하下법을 써서 갈등이 일어나거나 변성하는 경우가 있다. 토하(瀉下)가 이뻐이 힘을 동원하여 복압을 올리는 조처이기 때문이다. 그러나 양명병 경과 중에 토법이나 하법을 쓰지 않았는데도 심번心煩이 생겼다는 것은 자연히 일어나는 갈등의 상황(내적 갈등)을 의미한다.

심번은 상역上逆의 힘이 결과적으로 가슴을 압박한 결과의 증상이기 때문이다. 상역의 힘이 가슴을 압박하되 그 압박은 실제로 횡격막의 운동이 방해되어 그 활동성이 떨어진 것을 의미한다. 만일 그 압박으로 인해 횡격막 긴장이 생기고, 이어서 그 긴장이 심하부心下部를 누르는 반발로 나타난다면 구역嘔逆이나, 심하비心下痞, 또는 불능식不能食 등의 현상이 보이게 될 것이다.

그러니 토하吐下를 시도하지 않았음에도 심번이 일어났다는 것은 복강의 갈등 환경이 자연적으로 횡격막의 운동성을 떨어뜨리는 결과를 초래했다는 말이 된다. 횡격막이 오르내리는 운동을 하지 못하게 복강으로부터 팽팽한 힘이 작용했다는 말이다.

이와 같이 자연히 조성된 복강의 변화는 팽창력이 극에 달해서 마침내 그에 반발하는 자체적인 힘이 발생했다는 뜻이다. 다른 방면에서 보자면, 팽창력이 극단에 이를 수 있었던 것은 그 이전에 외벽의 장력이 강화되는 경과가 없었다는 말이 된다.

이런 극단의 갈등상태에는 승기탕承氣湯을 써서 사하를 하는 일이 문제될 수 없다. 그런 의미에서 조위승기탕調胃承氣湯을 쓰는 것을 이해할 수 있다.

이 상황은 극단적 갈등관계가 구성된 것으로서, 토하로 일어난 외벽의 변성과 팽창력 사이에 생긴 갈등관계와는 같을 수 없는 것이다.

이와 같이 본문의 '不吐不下불토불하'를 토지吐之나 하지下之로 보는 해석 외에 자발적인 토출吐出이나 하리下利로 보는 해석도 있다. 김일선에 따르면 성무기成無己의 해석은 '吐後心煩 謂之內煩 下後心煩 謂之虛煩 今陽明病 不吐不下心煩 則是胃有鬱熱也'라 하여 전자前者를 택하고, 우재경尤在涇은 '病在陽明 既不上涌 又不下泄 而心煩者 邪氣在中土鬱而成熱也~<傷寒貫珠集>'로서 후자後者로 보아 해석을 진행한다.[254]

그러나 그 결과로 놓고 볼 때 주해상한론註解傷寒論에서 이것을 위胃의 울열鬱熱이라고 한 것이나 상한관주집傷寒貫珠集에서 중토中土에 쌓인 것이 열熱이 된 거라고 한 것이 차이가 없게 되었다. 그렇다면 결국은 조위승기탕을 쓸 수 있는 상황을 말한 것이라는 뜻이니 다른 의견을 개진한 것에서 큰 의미는 찾을 수는 없다.

사실 양명병의 경과는 팽창세력이 강하게 일어나 그에 대한 반발을 떨쳐내는 것으로부터 성립되어 팽창의 힘이 극단에 이르는 방향으로 흐르게 된

---

254) 상한론 번역과 해석 p.453

다. 이 과정에서 외벽 장력의 강화와 같은 요인이 개입되지 않는다면, 팽창 세력이 극에 도달할 무렵 이전에는 큰 갈등관계가 없는 것이 전형적인 병리경과의 양상인 것이다.

그렇다면 극단적 갈등으로 가는 양명병의 경과로 볼 때, 그 과정에서 토吐하거나 하리下利가 나지 않는 것은 자연스런 병리 경과다. 그것이 특별히 언급될 필요도 없는 것이라는 말이다. 그렇다면 토하거나 하리가 나지 않았기 때문에 심번心煩이 오고 갈등이 극단적으로 높아진 것이 아니다.

만약 양명병의 경과에서 토하거나 하리가 났는데 심번이 있다면 그것은 조위승기탕증이 아니다. 그러니 오히려 토하고 하리한 상황이 조위승기탕증이 아니라는 근거로 제시될 수는 있어도, 불토불하不吐不下가 조위승기탕증의 근거 중 하나로 제시될 수는 없다는 말이 된다. 그런 식으로라면 불토불하는 없어도 뜻이 통하니 생략해도 무방할 것이라는 얘기다.

불토불하不吐不下를 토법과 하법을 쓰지 않은 것이라고 해석한다면, 그것은 양명병의 병리 진행에 왜곡을 가하지 않았다는 전제로 볼 수 있다. 비틀어 놓지 않았는데 자연히 극단에 도달했기 때문에 그것은 일과성의 문제거나 어떤 변형이 아니라 양명병의 본질이 드러난 것으로 볼 수 있다는 근거인 것이다. 그렇기 때문에 이를 조위승기탕을 쓸 수 있는 상황으로 확진하게 된다는 의미를 갖게 된다.

조위승기탕調胃承氣湯<30>은 장관의 탄성이 지나치게 높아져 극에 달하면서 반발의 힘이 생기고 따라서 극단적 갈등이 조성될 무렵, 평활근의 활동이 둔화되기 시작하는 시점에 쓰는 약이니 이 상황을 벗어나는데 유용할 것이다[가여可與~]. 이제 막 하법下法을 쓸 타이밍이 온 것이라고 할 수도 있겠다.

213-215조에서는 양명병에서 잠재한 반발 조임의 병리 요인에 대한 진단 요점을 제시했고, 본 216조에서는 팽창이 압도하는 복강 상황을 확인할 수 있는 요건에 대해 말한 것으로 정리해 둔다.

217.

陽明病 脈遲 雖汗出不惡寒者 其身必重 短氣 腹滿而喘 有潮熱者 此外欲解
可攻裏也 手足濈然汗出者 此大便已鞕也 大承氣湯主之 若汗多 微發熱惡寒者
外未解也 其熱不潮 未可與承氣湯 若腹大滿不痛者 可與小承氣湯 微和胃氣
勿令大泄下

● 해석

양명병에 맥이 느린 것은 비록 땀이 나면서 오한이 없는 경우라 하더라
도 반드시 몸이 무겁다. 숨이 짧고 배가 그득하면서 헐떡이는 증상이 있는
데, 조열潮熱이 발하는 경우는 표부가 풀리려 하는 것이니 사하할 수 있다.
손발에 땀이 그치지 않는 경우는 대변이 이미 굳은 것이니 대승기탕으로
주치한다. 만약 땀이 많으면서 미열이 나고 약간의 오한기가 있다면 표부
가 풀리지 않은 것으로 그 열이 파도처럼 퍼져나가지 못하니 승기탕을 투
여할 수 없다. 만약 배가 크게 그득하면서 아프지는 않다면 소승기탕을 주
어 위의 기운을 부드럽게 할 수 있으나 크게 설사를 유발할 수는 없는 것
이다.

● 주해

양명병에 맥이 느리다는 것은 전형적인 양상이 아니다. 변형된 형태라는
거다. 전형적인 양명병의 기점에서는 복강의 팽창세력 이외에 특별히 대립
할 다른 힘이 뚜렷이 나타나지 않는다. 물론 팽창의 세력에 대한 반발이
전혀 없을 수는 없으나 팽창세력에 비하면 그 존재가 미미하다는 얘기다.

힘의 대치로 인한 갈등이 뚜렷하지 않으니 가슴과 배에서 일어나는 운동
들이 제한되지 않는다. 운동이 제한되지 않으면 순환 혈류도 특별히 지장
을 받지 않는다.

그렇다면 확장된 복강에서 가슴으로 올라오는 과량의 혈류가 순환을 따
라 표부로 넘쳐 나오는데 장애물이 되는 것이 없다는 얘기다. 전형적 양명
병에서는 맥이 느려질 이유가 없는 것이다.

양명병인데도 불구하고 맥이 느린 것은 따라서 복강에서 증가된 혈류가
순환을 따라 흐름을 유지하는데 무언가에 의해 지장을 받고 있다는 뜻이
다. 순환 혈류에 지장이 있다는 것은 복부에서 힘의 대치가 있다는 것을
말한다. 다른 말로 하면 내강과 외벽 사이나 복강 자체에서 일어나는 힘들
의 관계에서 힘의 대치가 생겨있다는 것이다. 팽창세력 외에 다른 힘이 발

생해서 맞서 있으면서 활동성을 제한하고 있다. 물론 이것은 양명병의 전형이 아니다. 이렇게 다른 힘이 작용하고 있다면 복강의 확대가 제한될 수 있다는 것은 당연한 일이다.

이런 이유로 양명병에 맥이 느린 것을 복강에서 팽창세력이 극에 달하기 이전에 복강에서 반발하는 자체적 조임의 세력이 일어나 작용하고 있다는 것으로 해석할 수 있다<204>. 양명병에서 초기의 반발 조임은 이질적인 것으로 이 경우는 양명병이지만 내적內的으로는 허한虛寒의 속성을 갖는 '本虛본허<203>'의 상태가 된다고도 할 수 있겠다.

'汗出不惡寒한출불오한'은 양명병의 전형이다. 확대된 복강에서 증가한 혈류가 표부表部로 아무 지장 없이 넘치는 상황을 의미한다. 그러나 비록 땀이 나고 오한기가 없는 전형적 양명병의 외양을 갖추고 있다 하더라도 '其身必重기신필중'하는 것은 뭔가 다르다. 몸이 무겁다는 것[신중身重<7, 112, 229, 231, 400>]은 보통 가슴 부담이 있다는 뜻으로 쓰인다. 즉 가슴에 압박이 있을 때 느끼는 감각이다.

이것은 위의 '本虛본허', 또는 내외 갈등의 상황이 있을 때 일어날 수 있는 일로 본다. 본허의 경우라면 비록 양명의 외양을 갖추었으나 허虛한 바탕을 갖고 있는 상황이니 따라서 외벽의 장력이 높아지면서 조임의 효과가 일어난 것이다. 조임의 효과는 팽창세력에 반발하는 힘을 의미한다. 팽창의 세력이 작용하고 있는 복강에 그 반발로서의 조임의 효과가 일어나 대립하고 있다면 그로 인해 그 중심으로부터 발산하려는 힘이 나타나게 된다. 그 발산의 힘이 심하心下쪽으로 작용하면 가슴을 압박하게 된다.

내외 갈등, 즉 양명병에 외벽으로부터 조이는 힘(표부 긴장)이 작용하는 경우도 그 갈등의 양상이 다를 뿐 두 힘의 대립이라는 차원에서는 다르지 않다. 마찬가지로 외향력과 내향력이 맞서니 마찬가지로 발산의 힘이 일어나게 되고, 발산력이 심하로 작용하면 또한 가슴에 대한 압박 요인이 된다.

이 구절을 정리하면 양명병에 맥이 느린 경우는 본질적으로 허증虛證 속성의 바탕을 갖거나 아니면 표부의 긴장이 가세한 경우로서, 비록 그 외양이 순환 혈류의 증가가 있는 것처럼 보이더라도 그 이면에 반대 방향의 힘이 일어나고 있음을 보여주는 상황이라고 할 수 있다. 양명병 현상과 반대 방향의 작용이나 힘이 있는 것은 '身重신중'의 현상을 통해 확인한다.

여기에 '短氣단기'하면서 '腹滿而喘복만이천'이 보인다. '短氣단기'는 숨이 짧은 것, '喘천'은 호흡에 지장이 있는 것이다. 호흡 운동이 제한되고 있다는 뜻이다. '腹滿복만'은 팽창된 복강을 압박하는 힘이 작용한다는 의미다. 함께 놓고 보면 팽창하는 복강에 대해 뭔가 반발하는 힘이 있어서 대치를 형성하고 있다는 뜻이 되니 '身重신중'과 같은 맥락이다.

이때 조열潮熱이 일어난다면 외벽이 풀리려 하는 것[유조열자차외욕해有潮熱者此外欲解]이라고 한다. 조열은 그 형태로 보자면 파도처럼 밀려오는 열熱, 마치 쓰나미tsunami와 같이 전신을 휩쓰는 듯한 열이다. 이 열의 정체는 곧 봇물이 터지듯 넘쳐나는 순환 혈류를 의미한다. 이것을 팽창력에 대한 외벽의 반발이 소멸하는 징후로 본다.

조열을 통해 복강의 팽창세력에 대응하여 대치를 이룬 힘은 바로 외벽의 반발 장력, 내지 긴장이었다는 것을 확인하게 된다. 팽창세력과 외압이 대치하니 '短氣단기'와 '腹滿而喘복만이천'이 모두 내외 갈등에 의한 증상들이 된다.

'汗出不惡寒한출불오한'하면서도 '身重신중'이 있는 상황 역시 마찬가지다. 순환 혈류가 증가되긴 했지만 내외 갈등으로 흉부와 복부의 운동성이 제한되고 상역의 힘이 일어나고 있는 것이다. 내외 갈등에도 불구하고 순환량이 늘어나 있는 것은 복강이 확대되어 있으며 팽창세력이 지속적으로 작용하는 양명병의 바탕을 갖고 있기 때문일 것이다.

이 상황의 조열이 '外欲解외욕해'라는 것은 복강 안으로부터 일어나는 팽창의 힘이 외압을 밀어내 무너뜨리는 현상으로 해석한다는 거다. 순환 혈류를 제한하던 힘의 갈등이 무너지고 복강은 크게 확대되는 흐름을 타고 있으니 밀물처럼 열이 밀려오게 된다는 말이다.

'潮熱조열'을 확인했다면 이제는 표부의 긴장이 소멸했으므로 홀로 남은 복강의 팽창세력을 공략할 수 있다. 조열이 팽창세력의 독주獨走를 확인하는 진단 지침으로서의 의미를 갖는다는 것이다.

만일 '手足濈然汗出수족즙연한출'한다면 팽창세력이 여타의 힘을 압도한 것으로 '大便已鞕대변이경<217>'과 같은 것이니 사하瀉下가 가능하지만, '汗多한다'하더라도 '微發熱惡寒미발열오한'하다면 표증表證이 완전히 무너지지 않고 아직 남아 있는 것이니 함부로 승기탕承氣湯을 줄 수 없다.

조열은 힘의 대치로 인해 구속되었던 혈류가 순환의 흐름을 타고 쏟아져 나가는 것을 확인하는 의미이니 만약 양명병이 갖추어져 있는 가운데 표증이 있는 상황이라면 반드시 조열이 나야만 승기탕을 투여할 수 있는 것이다[기열부조미가여승기탕其熱不潮未可與承氣湯].

배가 팽창할 때, 통증이 있는 경우와 통증이 없는 경우가 있다. 복강에서의 통증은 주로 힘의 충돌 내지 대립에 의해서 나타난다. 팽창세력이 작용하고 있을 때라면 복강 자체에서 기원하는 반발의 조임이나 외벽으로부터 가해지는 반발의 힘 등이 일어나는 경우를 말한다.

　　팽창세력이 작용하고 있는데 만약 통증이 없다면, 이와 같은 반발이나 반발의 힘이 없거나 강하지 않다는 것이다. 본문의 경우에는 외벽의 힘은 이미 배제된 상태니 제외하고, '腹大滿不痛者복대만불통자'라면 바로 팽창이 있되 그에 대한 반발이 그만큼 뚜렷하지 않은 상황이다. 여기에는 소승기탕小承氣湯을 사용할 수 있다고 정리한다[可與小承氣湯가여소승기탕].

　　대소승기탕大小承氣湯은 물론 구성 자체에서 다른 점이 있으나 표면상으로 보면 그 약력藥力에서 차이가 있으니 대승기탕大承氣湯이 '令大泄下영대설하', 즉 크게 하리를 일으키는 것이라고 하면, 소승기탕의 작용은 '微和胃氣미화위기'라 하여 가볍게 장관腸管의 활동을 부르는 정도라고 묘사된다.

　　이는 소승기탕이 양명병 경과 중 팽창의 힘에 반발하는 내적인 힘이 막 일어나는 당시當時를 담당하고, 대승기탕은 팽창세력과 내적 반발력이 강하게 맞서 갈등이 극에 이른 상황을 맡는 차이로 나타난다고 해석할 수 있겠다.

● **大承氣湯**

○大黃酒洗 4兩, 厚朴炙 去皮 半斤, 枳實炙 5枚, 芒硝 3合.
○위의 네 가지 약을[上四味] 물 1두로[以水一斗] 먼저 두 가지를 달여[先煮二物] 5승을 취하고[取五升] 찌꺼기를 버린다[去滓]. (여기에) 대황을 넣어[內大黃] 달여 2승을 취하고[煮取二升] 찌꺼기를 버린 뒤[去滓], 망초를 넣고는[內芒硝] 약한 불에 올려놓아[更上火微] 한두 번 끓으면[一兩沸] 두 번으로 나누어 따뜻하게 복용한다[分溫再服]. 하리가 나면[得下] 남은 것은 복용하지 않는다[餘勿服].

＊

　　대황大黃은 장관 등 평활근의 탄성이 과도하게 강화되는 상황에 대응하는 약 중의 하나로 높아진 탄성에 의한 팽창세력이 가장 큰 범위를 다스리는 약이라고 할 수 있다. 그러나 대황은 평활근의 탄성이 최대치로 높아지면서 그에 대한 반발의 힘 또한 상당한 강도로 발생하여 극단적 갈등을 조성하는 상황을 담당할 수 있는 대표적인 약이므로 강력한 내적 반발의 힘 또한 대황의 역할 범주에 있는 것으로 볼 수 있다.

　　대황과 작약芍藥을 비교할 때, 두 약은 모두 평활근의 탄성이 지나친 것을 바탕으로 하는 어혈瘀血의 병리를 다루지만 작약보다는 대황이 갖는 파혈破血의 힘이 강하다고 할 수 있다. 그런 의미에서 작약이나 대황은 모두 탄성이 강화된 가운데 반발하는 내적 조임의 힘이 일어나 경결硬結되는 병리를 다루는 약으로 그 강도에 있어서 차이를 가질 뿐이라고 정리할 수도 있겠다.

후박厚朴은 하기下氣시키는 약 중의 하나다. 하기란 복강 내압이 오르면서 상역의 힘이 발생하여 가슴을 압박하는 상황을 해소하는 작용이다. 도홍경은 후박이 '~療霍亂及腹痛脹滿, 胃中冷逆, 胸中嘔不止~'[255) 등의 효능을 갖는다고 정리했다. 이러한 작용은 모두 하기를 통해 얻어지는 것들이다. 곽란霍亂의 토역吐逆증상이나 위중胃中의 냉역冷逆은 말할 것 없이 역상逆上하는 힘에 의한 증상들이다. 구증嘔證은 상역의 힘이 횡격막을 압박하고 횡격막은 그 힘에 반발하면서 힘의 충돌이 心下部심하부에서 일어날 때 생기는 증상이니 역시 상역에 바탕을 두는 증상이 된다.

상역을 다스리는 후박의 '下氣하기'는 어디에서 오는가. 상역은 주로 복강을 조이는 힘으로부터 나온다. 상역을 유발하는 강한 조임의 힘은 보통 외벽의 장력이 강화되면서 일어난다.

본초경本草經에는 '主中風주중풍, 傷寒상한, 頭痛두통, 寒熱한열~'[256)이라 하여 후박이 주로 표부의 긴장을 해소하는 효능과 관련됨을 말하고 있다. 본초경 이후에 후박의 이런 효능을 비중 있게 다루지 않고 있지만 이런 방면에서 위의 하기下氣를 생각해 본다면, 상역을 유발하는 조임의 힘은 주로 외벽으로부터 온다는 사실을 확인하게 된다.

내용을 정리하면 외벽이 내강을 압박하니 복강에서는 그에 반발하는 팽창의 힘이 일어나되, 그 힘이 강하여 외벽의 힘과 팽팽히 맞서다가 가라앉기를 반복하는 상황을 다스리는 것이 후박의 작용이다. 이와 같이 변동하는 갈등관계로부터 상역이 일어나고 복통과 복만이 발생하게 되는 것이다.

후박이 '破宿血파숙혈<甄權>'[257)의 효능을 갖는다고 하는 것은 비록 외벽의 압박으로부터 그 경과가 유래했으나 그 이면에 깔린 둔화성의 갈등을 완화할 수 있는 약력藥力을 갖추었음을 보여주는 것이다. 그만큼 복강에서 일어나는 반발로서의 팽창의 힘이 강한 경우를 다룬다는 말이 되겠다.

지실枳實도 역시 후박과 마찬가지로 '~消脹滿소창만, 心下急痞痛逆氣심하급비통역기~<別錄>'[258)라 하여 상역上逆의 병리를 다룬다. 외벽으로부터 가해지는 조임의 힘이 작용하고 있다는 것도 후박과 다를 바 없다.

외벽 기원의 조임세력이 작용한다는 근거는 '解傷寒結胸해상한결흉, 主上氣喘咳주상기천해~<甄權>'[259)라고 한 것이나 '主大風在皮膚中주대풍재피부중, 如麻豆苦痒여마두고양~'[260) 등의 내용에서 찾을 수 있다.

255) 本草綱目 p.1983
256) 神農本草經 p.198
257) 本草綱目 p.1984
258) 위의 책 p.2079
259) 本草綱目 p.2079

　　망초芒硝는 '破癥파징'과 '通五淋통오림'의 효능을 갖추고 있는 약이다<138>. 과도한 탄성으로 극도로 높은 팽창세력이 병리를 주도하면서 극단적 갈등을 빚게 되는 경우를 다스리는 것이다. 그 점에 있어서는 대황과 같은 효능이 있다고 할 수 있지만, 굳이 그 차이를 보자면 대황보다 망초가 외벽으로부터의 조임 효과에 대한 역할이 클 수 있다는 점으로 생각되는 면이 있다.

　　대황이나 망초는 모두 강력한 팽창의 힘에 대응하는 내적 반발로 매우 높은 수준의 갈등관계를 다스린다. 여기서 망초의 약성이 조임의 작용 쪽으로 약간 더 기운다는 거다. 예를 들어 '~時疾癰熱시질옹열~'261)이란 외기의 영향으로 병을 얻어 열이 뭉쳤다는 것으로 표부表部의 병태를 묘사한 표현일 것이다. 이와 같이 외벽으로부터의 조임의 작용이 더 클수록 수음水飮과 관련된 병리는 더 뚜렷할 것이다. 소변을 통해 배출되어야 할 하향下向의 물 흐름이 불량해지기 때문이다.

　　대승기탕은 평활근의 과도한 탄성(팽창의 힘)을 완화하여 강도 높은 힘의 대립에 의한 경결을 풀고 활동성을 높이는 대황, 망초를 주된 요소로 한다. 그 뒤를 팽창의 세력과 조임의 세력이 맞서면서 일어나는 상역의 문제를 해소하는 후박과 지실이 따르게 된다. 복강 안에서 일어나는 발산發散, 상역上逆의 힘과 강고한 경화를 간결하되 강력한 힘으로 다룰 수 있는 처방이라고 할 수 있겠다.

● 小承氣湯

○大黃 4兩, 厚朴炙 去皮 2兩, 枳實炙 3枚大者.
○위의 세 가지 약을[以上三味] 물 4승으로[以水四升] 달여 2승2홉을 취하고[煮取二升二合] 찌꺼기를 버린 뒤[去滓] 두 번으로 나누어 따뜻하게 복용한다[分溫二服]. 처음에 약을 복용하고[初服湯] 대변이 나오는 것이 마땅하지만[當更衣] 그렇지 못한 경우는[不爾者] 나머지를 다 마신다[盡飮之]. 대변이 나오게 되면[若更衣者] 더 이상 복용하지 않는다[勿服之].

*

　　소승기탕은 대승기탕에서 망초芒硝를 빼고 후박厚朴과 지실枳實의 양을 줄였으니 그 작용의 효과가 비교적 약하다고 할 수 있겠다. 대소승기탕의 적용은 다만 힘의 대립이 어느 수준에 있느냐에 의해 결정된다. 팽창의 힘이 최댓값의 범주에 있으면서 그에 따라 그 수준에 맞는 반발력이 일어난 경

---

260) 神農本草經 p.197
261) 本草綱目 p.645

우를 대승기탕이 맡는다면, 소승기탕은 팽창세력이 강화되는 와중에 반발력이 일어나기 시작하는 무렵, 즉 대립이 본격화되는 기점을 담당하게 되는 것으로 정리할 수 있을 것이다.

218.

陽明病 潮熱 大便微鞕者 可與大承氣湯 不鞕者 不與之 若不大便 六七日 恐有燥屎 欲知之法 少與小承氣湯 湯入腹中 轉矢氣者 此有燥屎 乃可攻之 若不轉矢氣者 此但初頭鞕 後必溏 不可攻之 攻之必脹滿 不能食也 欲飮水者 與水則噦 其後發熱者 必大便鞕而少也 以小承氣湯和之 不轉矢氣者 愼不可攻也

● 해석

양명병에 조열이 있으면서 대변이 약간 굳은 경우는 대승기탕을 투여할 수 있다. 굳지 않았다면 투여할 수 없다. 만약 대변을 못 본지 6~7일이 되었다면 조시燥屎가 우려된다. 그것을 확인하기 위해서 소승기탕을 조금 주어 약이 뱃속에 들어가면서 방귀가 나오면 이는 조시가 있는 것이니 사하할 수 있다. 방귀가 나오지 않으면 이는 다만 대변의 첫머리만 굳을 뿐 반드시 무른 변으로 이어질 것이니 사하할 수 없다. 사하한다면 반드시 배가 그득하면서 식사할 수 없을 것이며, 물을 마시려 해서 마시게 하면 격의 경련[얼噦]이 날 것이다. 이후로 열이 나는 경우는 꼭 대변이 굳고 잘 배설되지 않을 것이니, 소승기탕으로 순응하게 하는데 방귀가 나오지 않는다면 삼가 사하할 수 없다.

● 주해

양명병에서 허증성虛證性 병리 요인이 없는 것, 즉 성립 초기初期로부터 팽창의 힘이 극도로 강해지는 시점까지 그 흐름을 방해하는 외벽의 장력이 없는 경우는 전형적 양명병으로서 이를 이른바 실증實證이라고 할 수 있겠다. 성립 초기라고 하면 팽창의 세력이 그에 대한 반발의 힘을 떨쳐낼 수 준으로 강화된 양명병의 기점을 말한다. 이를 위가실胃家實이라 하고<188>, 그 외면적 특징은 신열身熱, 자한출自汗出, 불오한不惡寒, 반오열反惡熱 등으로 나타난다<190>.

양명실증陽明實證을 확인하는 최후의 요건으로는 '大便鞕대변경'을 들 수 있고, '潮熱조열'은 실증의 범주로 들어서는 경과의 요건이 된다고 할 수 있다.

　다른 말로 조열은 팽창세력의 독성獨盛을 의미하는 증상이니 초기의 것이고, 대변의 경화鞭化는 팽창세력이 극단에 이르는 단계로서 팽창 독주獨走의 단계를 넘은 것이니 이를 후기後期라고 할 수 있을 것이다.

　이 경우가 대승기탕大承氣湯을 쓸 수 있는 바로 그 시점, 상황이다. 대승기탕은 이와 같은 실증實證으로서의 요건, 그리고 초기를 지나 극단적 갈등의 단계가 된 상황을 확인해야만 처방할 수 있다. 그만큼 대승기탕의 사용에는 신중을 기해야 한다는 뜻이겠다. 대승기탕은 심중한 갈등에 대한 최후의 수단으로서 평활근에 대한 강제적 수축 명령이자 복강 전체에 대한 활동의 압박이기 때문에 그렇다.

　대변을 못 본지 수 일이 지났다면 굳은 변이 뱃속에 차 있는 것[유조시有燥屎]을 의심해야 한다. '燥屎조시'는 또한 복강을 확대시키고 있으니 그 자체로 실증요인實證要因이 된다. 조시가 확실하다면 대승기탕을 써야 한다. 조시자체가 복강의 용적을 키우는 실물實物로서 마치 팽창의 극단에 이른 상황과 같은 효과를 낼 수 있는 것이기 때문이다. 그러나 그 전에 먼저 실제조시인지 아닌지를 확인할 수 있어야 한다.

　그 방법으로 본문에서는 소승기탕小承氣湯을 사용한 시험이 제시된다. 소승기탕을 써서 '矢氣시기', 곧 방귀가 나온다면 조시가 있는 것이고, 그렇지 않다면 조시가 아닌 것으로 보는 것이다. 이미 말했다시피 소승기탕은 평활근, 또는 복강 전체의 자발적이고 자율적인 활동을 끌어내는 처방이다. 시기矢氣는 평활근의 반응이다. 수축 활동을 일으키려고 시동을 건 것이다.

　그런데 승기탕을 써서 시기가 나오는 경우가 조시가 있는 것이고, 나오지 않는 경우가 '初頭鞭後必溏초두경후필당'이라면 납득하기 곤란한 점이 있다. 아무리 소승기탕이라 해도 수축활동을 유발하도록 하는 방의가 확실하니, 시기矢氣가 나오지 않는다면 장관의 둔화가 더욱 완고한 까닭이라고 보아야 하지 않을까? 그런데 초두경후필당(초경후당)은 그 이면에 허증虛證요인을 깔고 있는 증상이니 이치에 맞지 않는다. 초경후당은 표면상 장관의 둔화가 있는 듯이 보이지만 실은 수축 활동의 시도 자체가 억제된 상황은 아니라는 것이다. 장관腸管이 극단적으로 둔화되지 않았는데 왜 승기탕承氣湯에 반응하지 않는가?

　승기탕 종류의 처방은 기본적으로 장관의 수축 활동을 유도하는 작용을 갖는다고 할 수 있다. 그러나 이미 수축하려는 움직임이 일어나고 있는 상황이라면 수축을 유도하는 주문이 장관을 정상적인 수축 활동의 범주로 이끌기를 기대하기 어려울 것이다. 여기서 장관의 수축 활동을 유도하는 일이 결국 복강의 내압을 높이는 방향으로 그 흐름을 끌고 가는 것이라고 생가해 보자. 그러니 사하란 팽창세력이 극단적으로 높아진 단계에만 용인되는 것이라고 한 규정은 합리적이다. 팽창력의 극단은 복압을 높여 배변을 하기 어려운 상황을 말하기 때문이다.

그런 맥락에서 초경후당의 경우 승기탕의 사용은 복압을 높이려는 시도로서 외벽의 장력을 키우니 그 상황에서의 대립을 더욱 강고하게 하는 결과를 초래할 개연성을 갖는다. 초경후당은 이미 팽창력에 대응하는 외벽의 장력이 높아져 있거나 더 높아질 바탕을 갖고 있는 상황이기 때문이다.

만약 팽창의 힘이 매우 높아서 외벽의 장력을 크게 압도하는 상황이라면 소승기탕에 대해 즉각적인 반응[시기矢氣]을 일으킬 수 있을 것이다.

이와 같은 논리로 보아 초경후당이 비록 양명병의 외형을 갖고 있다 하더라도 하법下法을 쓰는 것은 원칙적으로 금해야 한다. 그런데 만약 여기에 하법을 쓴다면 위에서 이미 말했듯이 복강에서 강력하게 수축을 일으키려는 활동이 일어나면서 팽창의 힘과 맞서게 될 것이니 두 힘(탄성의 힘과 조임의 힘)의 대립이 더욱 첨예하게 될 것이 분명하다는 얘기다.

이와 같은 강한 대립은 상역의 힘으로 나타날 수 있으며, 그 힘은 횡격막을 밀고 올라가게 된다. 밀려 올라간 횡격막에 가슴이 좁아지면서 횡격막 근육 자체의 반발이 발생하여 심하부心下部는 상하上下간 힘의 격전장이 된다. 그 여파로 '不能食불능식'이 일어나며, 이 상황에서 '欲飮水者與水則噦욕음수자여수즉얼'을 볼 수 있다. 딸꾹질은 횡격막 반발 움직임의 상징이라고 할 수 있겠다. 이와 같은 힘의 대립이 복강 전반으로 보아서는 '脹滿창만'을 일으키는 원인이다.

그 뒤에 다시 열熱이 나는 것[기후발열자其後發熱者]은 순환 혈류가 늘어난 것을 표상한다. 이는 팽창력이 강화되면서 외벽의 장력을 밀어내고 홀로 성하게 되는 상황이다. 이 흐름에서 팽창력이 극도로 높아지면 내적으로 반발이 일어나면서 마침내 대변의 경화에 이른다. 극단적 갈등의 초입에 해당하므로 소승기탕을 써서 다스린다.

소승기탕은 이와 같이 양명병 후기의 극단적 갈등이 빚어지는 첫머리에 써서 효과를 내는 처방이지만, 상대적으로 완만한 약성을 이용하여 대변의 경화 여부를 확인하는 역할로도 응용될 수 있다. 불대변不大便이나 경화鞭化를 막론하고 겉으로는 대변의 곤란으로 보이니 그 판별이 애매한 경우들이 있다는 얘기다. 대변이 굳고 그 양이 적은 상황[대변경이소야大便鞭而少也]이라면 경화鞭化의 여부를 확인하기 위해 소승기탕을 쓰는 것이 하나의 메뉴얼이 된다. 소승기탕을 써서 시기가 일어나면 경화를 확인하는 것이며, 그렇지 않다면 경화가 아님을 확인하는 것이다.

219.

夫實則譫語 虛則鄭聲重語也

● 해석

무릇 실하면 섬어가 생기고, 허하면 정성이나 중어가 생긴다.

● 주해

'譫語섬어'와 '鄭聲정성', '重語중어'를 대비해서 말한다. 이 증상들을 증상 자체로 구별하기는 어렵다. 다만 그 허실虛實을 통해 의미상으로 그 차이를 규정하는 수준에서 만족하는 것이 좋겠다. 우선 섬어는 실증성實證性이니 복강에서 팽창의 세력이 극도로 강하니 그에 따라 내적 반발이 일어나 극단적 갈등상태를 보인다. 그런 상황에 따라 혈血의 정류停留도 크게 늘어나 있는 상황에서 생기는 헛소리 증상을 말한다. 헛소리란 흐린 의식 상태를 말한다.

정성鄭聲이나 중어重語는 허증성虛證性으로 복강의 확대나 혈량 증가보다는 오히려 조임의 작용에 병리의 중심이 있는 상황에서 생기는 헛소리 증상이다. 그렇다면 섬어의 상황과 반대로 복강에서 일어나는 팽창의 힘과 그에 대응하는 조임의 작용이 대립하는 갈등의 상황이 여기에 해당할 것이다. 팽창의 세력이 일어나 양명병이 성립하되, 그에 대응하는 외벽의 반발을 떨치지 못하고 초기로부터 갈등관계가 조성되는 경우라고 표현할 수도 있겠다. 그런 종류의 갈등으로 인해 발산력, 상역의 힘이 높아지면서 가슴을 압박하는 것을 바탕으로 일어나는 증상들이라는 것이다. 양자兩者간의 차이는 굳이 나열하지 않더라도 그 상대적 속성을 짐작할 수 있을 것이다.

220.

直視 譫語 喘滿者死 下利者 亦死

● 해석

눈동자가 고정되고, 섬어를 발하는데, 그득하여 숨을 헐떡이는 경우는 죽는다. (이 경우) 하리가 나는 경우도 또한 죽는다.

● 주해

'直視譫語직시섬어'는 양명병의 팽창세력이 극에 달한 상황에 나타날 수 있다. 평활근의 탄성이 극도로 높아지면서 마침내 그에 반발하여 내적인 저항이 일어나 대립하니, 이는 극한의 갈등으로 복강 안에서의 활동성은 크게 저하된다. 복강은 확대된 채로 둔화된 양상을 보인다.

이렇게 복강이 확대되면서 혈량이 늘어나되 둔화 상태에 의해 순환이 방해되니 가슴과 배의 내강에 정류혈停留血이 크게 증가한다. 순환 효율의 저하가 극대화된 모습이다. 이는 의식의 혼탁 현상으로 이미 심중深重한데, 거기에 더한 문제들이 함께 나타난다. 추가된 증상으로서의 '喘滿천만'은 복강으로부터의 압박으로 횡격막의 활동이 크게 제한되는 양상을 표현한다. 이 상황은 '直視譫語직시섬어'에 평활근에서 오는 조이는 힘, 또는 외벽의 압박이 더해진 것으로도 볼 수 있다.

복강에서 이미 둔화가 일어나 있는데, 상황을 더욱 악화시키는 내적內的, 또는 외래外來의 요인이 작용하여 가슴과 배의 운동 폭을 더 크게 줄인 것으로 해석한다.

여기에 '下利하리'가 보이는 것은 극단의 둔화에서 갑자기 평활근의 수축 활동이 일어난 것을 말한다. 이것은 양자간兩者間의 대립이 완고한 상황에서 어느 한 힘이 꺾이는 것으로 잠시 대립이 풀리는 틈을 타고 막혔던 근육활동이 비정상적으로 높게 일어나는 모양이다. 이와 같은 대립의 붕괴는 곧 힘의 균형이 깨진 것을 의미하니 이후 다른 반발로 이어지고 또 이어지는 악순환을 계속할 가능성이 있다. 팽창세력과 조임의 힘이 엇갈리면서 소모적 접전을 벌이는 양상을 말한다.

두 힘이 강고하게 맞서 대치하는 형국에서 엎치락뒤치락 주도권을 놓고 싸우는 형국으로 변모한 것이다. 결과적으로 직시섬어直視譫語에 천만喘滿이나 하리下利가 더해지는 경우는 모두 힘의 갈등이 극한에 이른 상황이니 이 경우들을 사증死證이라 하는 것이다.

221.

發汗多 若重發汗者 亡其陽 譫語 脈短者死 脈自和者 不死

● 해석

땀을 크게 낸 뒤에 만약 다시 땀을 낸다면 양기를 손망하여 섬어를 하게 되는데 맥이 짧은 경우는 죽고, 맥이 자연히 편안해지는 경우는 죽지 않는다.

● 주해

땀을 많이 냈다는 것은 표부表部의 긴장을 풀기 위한 시도가 많았다는 것으로 해석한다. 여기에 다시 땀을 내면?

땀을 낸다는 것은 표리表裡(내외)간의 갈등관계를 푼다는 것이다. 표리간의 갈등도 복강의 활동성을 저하시키고 순환을 약화시키는 요인이다. 표리갈등의 해소 효과는 결국 순환의 개선으로 나타난다. 순환의 개선은 따라서 활동성의 강화라고 할 수 있다. 활동성이란 결국 복강 안에서의 움직임을 말하는 것이니 평활근이 더 활발하게 움직일 수 있도록 하는 것이 발한發汗의 이면에 있는 주문이라고 할 수도 있겠다.

예를 들어 계지탕桂枝湯의 작약芍藥은 평활근의 과도한 탄성(팽창세력)을 푸는 약으로서 팽창세력이 완화된다는 것은 곧 평활근의 활동성이 개선된다는 것이다.

마황탕麻黃湯에 쓰이는 행인杏仁도 결국 복강의 내부로부터 일어나는 발산의 힘을 해소하는 역할을 수행한다<20. 桂枝加厚朴杏子湯>. 발산의 힘이 해소된다는 것도 또한 마찬가지로 경결된 복강 환경을 개선하여 평활근이 활동성을 회복하는 결과를 얻는다.

'重發汗중발한'이란 이와 같은 발한의 과정이 지나친 것을 말한다. 그러니 평활근의 활동을 과하게 주문한 것이라고 할 수 있겠다. 평활근의 활동이 지나치게 일어난 후에 근 긴장이 조성될 수 있다. 과한 활동으로 근 피로가 오고, 근 피로가 곧 근 긴장으로 이어질 수 있기 때문이다.

평활근의 긴장 경향은 특히 장관이 오므리게 되면서 전체적으로 보아 복강의 위축 흐름을 유발한다는 점에서 중요한 의미를 갖는다. 이 결과는 곧 땀이 나면서 복강이 조여드는 변화가 진행된다는 것이니 망양亡陽의 속성<290>과 같은 것이 된다.

이와 같이 조임의 세력으로 복강이 조여드는 과정에서 압박하는 힘이 커지고, 흉복간의 내압 격차로 가슴 혈량이 급격히 증가하는 현상이 일어날 수 있다. 본문에서 '譫語섬어'가 일어나는 것은 이런 현상을 바탕으로 하는 병리 진행일 것이다. 220조에서의 '直視譫語직시섬어'가 팽창세력이 강화되는 극점에서 일어나는 현상이라면 본문에서 예시하는 섬어譫語는 오히려 복강이 급격하게 위축되면서 나타나는 현상으로 상반되는 기초를 갖는다고 할 수 있겠다.

'脈短_{맥단}'은 순환의 힘이 확실하지 않다는 것을 표상하니 복강의 위축과 경화_{硬化}가 갈 데까지 가서 더 이상 정상 순환을 영위할 수 없는 상황이 되었음을 의미한다. 반대로 '脈自和_{맥자화}'는 복강의 위축이 그치고 다시 회복의 과정을 밟아 순환이 정상으로 돌아오고 있는 상황을 의미한다.

222.

傷寒 若吐若下後 不解 不大便五六日 上至十餘日 日晡所發潮熱 不惡寒 獨語如見鬼狀 若劇者發則 不識人 循衣摸床 惕而不安 微喘直視 脈弦者生 澁者死 微者但發熱 譫語者 大承氣湯主之 若一服利 止後服

● 해석

상한병에 만약 토법을 쓰고 하법을 쓴 후에도 풀리지 않았다면, 대변을 못 본지 5~6일에서 10여 일이 되었을 때, 저물 무렵 파도처럼 온몸으로 열이 퍼지고 오한기가 없어지며 귀신을 본 듯이 혼자 이야기를 하게 된다. 심하게 일어나는 경우는 사람을 알아보지 못하고, 옷자락과 이불을 더듬으며, 무섭고 불안해하고, 약간 숨을 헐떡이면서 눈동자가 움직이지 않는 상황에서 맥이 활시위와 같으면 살고, 껄끄러우면 죽는다. 약하게 일어나는 경우 다만 열이 나면서 섬어가 있다면 대승기탕으로 주치한다. 한 번 복용하고 하리가 일어나면 그치고 나서 복용한다.

● 주해

토출_{吐出}을 유도하거나 사하_{瀉下}하는 것은 모두 복강 안에 형성된 경결_{硬結}의 상황을 해소하기 위한 조치들이다. 경결이 풀리면 복강에서 평활근의 활동성이 회복되어 정상적인 움직임이 일어날 수 있게 된다.

그런데 상한_{傷寒}의 경과에서 토_吐나 하_下의 조치를 시행한 뒤에도 갈등관계가 풀리지 않았다. 그런데 이때 '不大便_{불대변}'은 양명병의 극단적 갈등상태에서 나타나는 대변_{大便}의 경화_{鞭化}와는 다른 상태이니 구별해야 할 것이다.

이 불대변_{不大便}은 다만 평활근의 활동성이 다소 떨어진 대변곤란의 상황이라는 얘기다. 이는 복강에서 팽창세력이 일어나는 초기에 이미 그에 대한 반발이 따라붙으면서 일찌감치 조성된 갈등상태의 산물이다.

그렇다면 이때 복강의 형편은 비록 양명병의 극단적 갈등 상황은 아니지

만 팽창세력과 반발 세력이 맞서 있으면서 초보적인 둔화鈍化, 즉 낮은 단
계의 둔화 양상을 보인다. 여기서 5~6일, 또는 10여 일의 시간은 이와 같
은 갈등관계가 무르익으면서 강고하게 자리 잡는 과정이 된다.

이 기간을 지나 어느 저물 무렵에 큰 변화가 일어났다. '發潮熱발조열'은
복강에서 팽창하는 힘이 그에 대한 반발력을 무너뜨렸다는 뜻이다. 갈등관
계가 급격히 붕괴되는 상황이다. 여기서 조열은 표부表部에 열기熱氣가 없다
가 마치 파도가 밀려오듯이 전신全身으로 열이 퍼져가는 모습을 형용한 것
으로 해석한다.

조열을 조수潮水와 같이 일정 시간만 되면 일어나는 열熱로 보기도 하지
만, 여기서 이와 같이 해석하는 것은 이 조문의 글귀가 매일 주기적으로
일어나는 모양을 말하고자 하는 것이 아니라 이 조열이 솟아 나온 바로 그
시점의 정황을 말하려고 하는 의도를 갖기 때문이다.

여하튼 이 시점에 당연히 오한기惡寒氣가 사라진다. 오한기는 표리 갈등으
로 순환이 약화되는 구간에 생기는 증상이기 때문이다. 몸의 내외 전반에
걸쳐 혈류가 증가하고 특히 심장은 급증한 혈류를 감당하기 어려운 형편이
다. '獨語如見鬼狀독어여견귀상', 즉 귀신을 본 듯 혼잣말을 하는 것은 이런 상
황을 바탕으로 생긴 증상일 것이다.

여기서 악성惡性으로 진행한다면[약극자발즉若劇者發則] 의식이 더욱 흐려진
다. 조열이 일어날 당시 갈등관계는 소멸했겠지만, 강력한 팽창세력이 지속
적으로 성장하면서 그 극단에 이르면 내적으로 반발력이 일어날 수밖에 없
다. 극단적 갈등이 형성되고 순환은 다시 악화되며 따라서 내강 전체에 혈
血의 정류停留가 일어날 수 있다. '不識人불식인 循衣摸床순의모상 惕而不安척이불
안' 등 의식이 흐려지는 문제는 이와 같은 정류혈의 증가에 따른 내열성內熱
性의 병리가 바탕에 있는 것으로 생각된다.

'脈弦者生맥현자생'에서 현맥弦脈은 횡격막의 긴장 경향을 의미한다. 마치 시
호증과 같이 복강에서 일어나는 변동성의 갈등이 심하부에 폭넓은 압박 효
과를 내고 있기 때문으로 해석한다. 그렇다면 갈등이 있되 경결硬結이 심한
상황은 아니니 비록 정상 수준은 아니더라도 순환이 어느 정도 유지되고
있다는 얘기다. 그러므로 대량의 정류혈이 생긴 이 상황으로부터 빠져나와
회복하는 것이 가능하다는 말이다.

'澁者死삽자사'에서 맥이 삽澁하다는 것은 표부表部로 나오는 혈류가 크게
줄어든 것, 즉 순환 혈류가 격감激減한 정황을 표상하는 것이다. 복강 안의
경결이 극심함을 말하는 맥상脈狀이다. 정류혈이 크게 증가한 마당에 순환
이 극도로 약화된 상황은 매우 위험한 상태다.

'微者但發熱미자단발열'에서 '微者미자'는 미맥微脈을 말하는 것이 아니라 병세가 경미한 것을 말하는 것으로 해석하는 것이 일반적이다. 성무기成無己는 '其邪熱微而未至於劇者기사열미이미지어극자'[262]라 했고, 채인식蔡仁植은 '병이 미微한 자者'[263]라고 했다.

이와 같이 조열이 솟아난 시점 이후에 상황이 험악하지 않은 경우는 조열과 더불어 갈등이 풀리면서 약간의 여파가 남아있는 상황이니, 이 경우의 발열發熱은 팽창세력으로 확대된 복강으로부터 다소 많은 혈류가 풀려나오는 현상일 것이다.

그러나 여기서 섬어譫語가 확인된다면 복강 안의 둔화鈍化성 갈등이 어느 선 이상인 것이고, 그에 따라 정류혈停留血이 상당한 양이라는 것이니 강력한 팽창세력에 대한 조치로서의 대승기탕大承氣湯이 필요하다.

한번 복용하고 하리下利가 일어나는 것은 강고한 둔화를 벗어난 것이니 재차 복용할 필요는 없다. 활동이 유지되도록 기다리다가 만약 활동이 중단된다면 다시 복용한다. 평활근 활동이 중단되는 것은 하리下利가 그친 것으로 알게 된다.

223.

陽明病 其人多汗 以津液外出 胃中燥 大便必鞕 鞕則譫語 小承氣湯主之 若一服 譫語止 更莫復服

● 해석

양명병에 병자가 땀을 많이 흘리는 경우는 진액이 밖으로 흘러나가 위중이 건조하게 되는 것으로 반드시 대변이 굳어질 것이다. 대변이 굳어지면 섬어를 발하니 소승기탕으로 주치한다. 만약 한번 복용하고 섬어가 그치면 이어서 다시 복용할 것은 없다.

● 주해

양명병에 대변이 굳게 되는 것[경鞕]을 땀을 많이 흘려 진액이 방출되었기 때문으로 설명한다. 앞에서 몇 차례 다루었지만 양명병에 대변이 굳는 것을 진액 논리로 보는 것은 추상적 비유에 불과한 것으로 본다. 왜 대변

이 곤란한가에 관해서는 이미 객관적으로 설명할 도구를 충분히 갖고 있다. 그런 의미에서 진액이 유출되고 위중胃中이 말라서 대변이 굳는다고 하는 설명은 이제 사실적으로 바꿔야 한다.

대변의 경화鞭化를 장점막의 분비 변화로 이해하려는 것 자체가 합리성을 확보하지 못한다는 것이다. 현실적으로 점액분비의 변화만으로 대변이 불통不通하는 상황 전체를 설명하기는 어렵다. 여기서는 그보다 좀 더 직접적인 문제로서 평활근의 비활성 상태를 제시하고, 더욱 포괄적인 방면으로 보자면 복부 전체의 운동성을 주안점으로 삼자는 것이다.

물론 더 정확하고 실제적인 해석이 있을 수도 있으니, 항상 현실적인 논리로 합리적인 방향을 찾아가야 한다는 원칙에 비추어 그런 해석의 시도들은 계속되어야 할 것이다.

그런 차원에서 대변이 굳었다는 것, 즉 대변의 경화鞭化는 평활근의 탄성 (팽창세력)이 불필요하게 높아서 마침내 그에 대한 자체적인 반발력이 일어나면서 활성이 극도로 둔화되었다는 것을 의미하는 상황으로 해석한다.

이에 동반하는 섬어譫語는 팽창세력이 극도로 커지면서 복강이 확대 상태로 경결되는데, 그에 따라 순환은 크게 약화되므로 어느 수준 이상의 정류혈이 발생했다는 것을 나타내는 증상이 된다. 섬어가 하나의 진단 지표가 된다는 얘기다.

여기서 갈등이 바로 완화되지 않으면 위험한 단계로 넘어갈 수 있는 상황이다. '大便鞭대변경'은 강화된 팽창세력에 반발하는 힘이 일어나 극단적 갈등의 단계로 진입했음을 알리는 현상이다. 그러니 이 단계에 소승기탕小承氣湯을 쓴다는 것은 상황을 극단적 갈등의 초기로 보고 있다는 뜻이다.

224.

陽明病　譫語　發潮熱　脈滑而疾者　小承氣湯主之　因與承氣湯一升　腹中轉矢氣者　更服一升　若不轉矢氣者　勿更與之　明木不大便　脈反微澁者　裡虛也　爲難治　不可更與承氣湯也

● 해석

양명병에 섬어가 일어나고 조열을 발하면서 맥이 매끄럽고 빠른 경우는 소승기탕으로 주치한다. 승기탕 한 첩을 투여한 것으로 뱃속에서 방귀가 나오면 다시 한 첩을 복용한다. 만약 방귀가 나오지 않는다면 다시 투여하지 않는다. 겉으로 보아 대변을 보지 못한다 하더라도 맥이 거꾸로 미미하고 껄끄러운 경우는 속이 허한 것이니 다스리기 어렵다. 다시 승기탕을 투여할 수는 없겠다.

● 주해

섬어譫語가 있다는 것은 복강이 확대되는 경과에 따라 어느 수준 이상의 정류혈이 발생했음을 확인하는 것이다. 조열潮熱은 복강에서 팽창하는 힘이 극도로 높아지면서, 마침내 그에 대한 내외의 반발 대응을 압도하여 무너뜨린 것을 상징하는 증상이다. 따라서 섬어가 있고, 조열이 발생했다면 극단적 둔화의 여부나 혈血 정류停留의 수준을 놓고 갈등의 강도를 평가하여 적절한 대처를 하지 않으면 안 된다.

'脈滑而疾맥활이질'에서 활맥滑脈은 담음痰飲의 맥脈이지만, 혈의 정류로서 내열內熱을 상징하는 의미가 있다. 질疾한 맥은 삭맥數脈과 같은 것으로 보아 열성熱盛의 표현으로 해석한다. 따라서 활이질滑而疾한 맥은 정류혈이 상당량으로 발생한 것을 의미하는 것이 된다.

따라서 상황을 대변의 경화鞕化가 구성된 극단적 갈등의 초기初期로 보고 소승기탕小承氣湯을 쓴다. 소승기탕을 써서 '矢氣시기'가 구르지 않는 것은 실증성實證性 양명병이 아니라고 판단한다<218>. 대변이 통하지 않는 상황이라도 허증성虛證性의 바탕을 갖고 있는 경우들이 있는 것이다<213-215>.

'不大便불대변'하면서도 맥이 '微澁미삽'한 경우라면 그것은 실증성實證性이 아니다. 불대변不大便은 이미 서술되었지만 양명병의 극단적 갈등관계에서 나타나는 강고한 둔화의 표상으로서 대변의 경화鞕化와는 다른 현상<222>임을 상기해야 하겠다.

이는 다만 대변의 배설이 어려운 상황으로서 팽창세력이 일어나는 초기에 이른[조루] 갈등관계가 조성된 바탕에서 일어나는 현상에 불과하다. 그러니까 불대변不大便을 보고 대변의 경화鞕化로 오해할 수 있으나 본질적으로 이것이 극단적 갈등관계의 표상이 될 수는 없는 일이란 뜻이다. 오히려 불대변은 반발세력을 떨쳐내지 못할 만큼 팽창세력이 강하지 못하다는 반증이 될 수도 있는 것이다.

미삽微澁한 맥은 순환의 감소를 의미한다. 만약 불대변의 상황에서 미삽한 맥이 나오더라도 그것은 극단적 갈등에 따른 순환의 약화가 아니라 조임세력이 일찌감치 따라붙은 초기적 갈등에 의한 것이 된다.

이를 '難治난치'의 상황이라 하는 것은 평활근의 둔화가 극단적으로 심하지 않은데도 순환이 크게 불량한 상황에 승기탕承氣湯 종류의 약을 써서 그 갈등을 강하게 해소하지 못하는 경과이기 때문일 것으로 본다.

225.

陽明病 譫語 有潮熱 反不能食者 胃中必有燥屎五六杖也 若能食者 但鞕爾 宜
大承氣湯主之

● 해석

양명병에 섬어가 일어나고 조열이 있는데 거꾸로 식사를 하지 못하는 경
우는 위중에 분명히 5~6장枚이나 되는 조시가 있는 것이다. 만약 식사를
할 수 있는 경우는 다만 대변이 굳을 뿐이니 대승기탕으로 주치한다.

● 주해

섬어譫語와 조열潮熱은 팽창의 힘이 어느 수준 이상으로 높아져 그에 대한
내적인 반발 세력과 함께 극단적 갈등이 형성되는 과정을 밟고 있음을 말
하는 증상들이다.

그런데 섬어와 조열이 있었음에도 불구하고 '不能食불능식'하는 것은 모순
이다. 불능식不能食은 복강에서의 갈등관계에 있어서 외벽으로부터의 조임
효과가 어느 수준 이상으로 강한 경우에 볼 수 있는 현상이기 때문이다.
조임의 작용이 강하니 그것을 바탕으로 상역上逆을 일으키고, 상역의 힘이
횡격막의 반발을 유발하여 심하부心下部를 압박하는 상황인 것이다.

따라서 이런 외벽의 장력이 이끄는 불능식과 팽창의 힘이 이끄는 섬어,
조열이 함께 하는 것은 모순이 될 수밖에 없다는 얘기다. 어떻게 이런 동
반이 가능한 것인가.

'燥屎조시'는 장관腸管의 내강을 가득 채우는 분변糞便의 덩어리다. 비록 복
강이 팽창의 힘에 의해 확대되었다 해도 조시燥屎에 의해 충만한 상태라면
복강의 여유 공간은 좁다. 조시의 존재로 좁아진 복강의 여유 공간은 팽창
에 대응하는 반발력이 작용하기만 하면 바로 섬어나 조열을 일으키거나,
아니면 섬어와 조열을 왕래하는 현상을 나타낼 수 있을 것이다.

여기서 반발력이란 복강 자체의 반발로서 극단적 갈등으로 초래하는 그
반발이 아니라 복강에 대해 조임 효과를 일으키는 외벽의 반발 장력을 말
한다. 아직 자체적 반발이 일어나기 전의 팽창력 수준에서 조시에 의한 팽
창 효과로 외벽의 장력이 생긴 경우라는 얘기다. 이 경과에서 섬어는 내외

간의 갈등 국면에서 나타나는 증상이고, 조열은 조시를 낀 복강의 팽창세력이 외벽의 장력을 무너뜨리는 국면에서 보이는 현상이 될 것이다.

불능식은 외벽으로부터의 조임 효과가 작용하는 상황을 바탕으로 하는 것이니 만약 불능식과 함께 섬어와 조열을 볼 수 있다면, 그것은 복강에 조시가 채워져 있음을 알 수 있다는 것이 바로 본문의 요지가 되겠다.

그러니 섬어, 조열이 있으면서 '能食능식'하다면 이는 외벽의 장력에 의한 조임 효과를 깔고 있는 것이 아니므로 조시에 의해 복강 공간이 침식되는 상황이 아님을 말하는 것이 된다. 따라서 이는 양명병의 극단적 갈등이 갖추어진 것이니 승기탕承氣湯을 쓸 수 있는 일반적인 상황이라는 얘기다.

226.

陽明病 下血 譫語者 此爲熱入血室 但頭汗出者 刺期門 隨其實而瀉之 濈然汗
出則癒

● 해석

양명병에 하혈이 있으면서 섬어를 발하는 경우는 열이 혈실에 들어간 것이다. 다만 머리에서 땀이 날 뿐인 경우는 기문을 자침하여 그 실함을 따라 사하도록 한다. 땀이 계속해서 나면 낫는다.

● 주해

태양병이 성립된 상황에서의 '熱入血室열입혈실'은 이미 앞에서 해석한 바 있다<151-152>. 외압外壓이 있는 가운데 월경月經이 일어난 것이 그 계기가 되었다. 외압에 대한 복강의 반발로서 전반적으로 평활근의 탄성이 과하게 높아지는 변화가 일어나는데, 그 와중에 골반강에서 월경의 주기를 맞은 자궁 근육도 이런 과한 탄성(팽창세력)의 흐름을 타게 된다는 것이다. 시간이 지나면서 갈등관계가 횡격막의 긴장을 동반하는 변동성의 환경(시호탕증)으로 변성하거나 대립의 강도가 높아지는 경과에서 낮은 수준의 둔화가 일어나고, 그에 따라 복강의 하부로부터 혈의 정류가 일어나게 되는 경과가 '熱入血室열입혈실'인 것이다.

양명병 상황에서의 '下血하혈'은 이미 팽창세력이 강화하면서 극단적 갈등이 조성되고, 그에 따라 혈의 정류가 일어났다는 말이 된다. 복강에서의 혈의 정류는 자궁 활동의 둔화로 볼 수 있는데, 이는 장관 전체의 둔화에 이르기 전에 볼 수 있는 현상이니 이를 낮은 수준의 둔화라 하는 것이다. 따라서 양명병의 극단적 갈등 경과는 이미 복강에서의 혈 정류를 포함하고 있는 것이라고 할 수 있을 것이다.

이렇게 정류한 혈은 팽창에 반발하는 자체적 조임 효과에 의해 하방으로 유출되고 또 가슴으로 몰리니 하혈과 섬어가 동반해서 나타나는 것이다. 참고로 이 상황에 관해 성무기成無己는 '熱入血室迫血下行使下血열입혈실박혈하행 사하혈~'264)이라 하여 혈血을 압박해서 하행下行하게 하므로 하혈下血이 일어난 것이라고 했다.

'但頭汗出단두한출'은 가슴에 정류혈이 있으나 복강을 확대하게 하는 팽창의 세력이 극단에 도달하기 전에 그 경과를 가로막는 외벽의 장력이 발달한 경우를 말하는 증상이다. 내외의 갈등관계에 의해 가슴 쪽으로 정류혈이 증가한 상황이란 얘기다. 이는 황달黃疸이나 수음정류水飮停留의 병리 현상과 같은 구조다<141>.

'濈然汗出則癒즙연한출즉유', 즉 땀이 지속적으로 나게 되면 낫는다고 한 것은 가슴에 몰렸던 정류혈이 순환을 통해 풀려나가는 현상으로 보고 하는 말일 것이다. 혈의 정류가 풀린다면 그것은 곧 외벽과의 사이에 발생한 갈등관계가 풀리는 것과 같기 때문이다.

227.

汗出譫語者 以有燥屎 在胃中 此爲風也 須下之 過經乃可下之 下之若早 譫語
必難 以表虛裡實故也 下之則癒 宜大承氣湯

● 해석

땀이 나면서 섬어를 발하는 것이 조시가 위중에 있는 상황이라면 풍에 해당하는 것이다. 반드시 사하를 해야 하지만 (태양)경을 지나쳐야 사하할 수 있다. 만약 사하가 너무 이르게 되면 섬어를 발하고 다스리기 어려울 것이다. 이것은 표가 허하고 안은 실하기 때문이다. (과경한 후) 사하하면 나을 것이니 대승기탕이 좋다.

● 주해

양명병의 경과에서 '汗出譫語한출섬어'가 일어난다면, 한출은 순환량이 증

가하는 것이니 팽창의 힘이 커지되 복강에 아직 극단적 갈등이 조성되지는 않은 상황이다. 그러나 섬어는 갈등이 극단에 이르러 다량의 정류혈停留血이 생기고 그것이 가슴으로 몰렸다는 것을 말한다. 그러니 이 두 현상이 함께 나타나는 것은 극단적 갈등이 일어나는 문턱에서 이쪽저쪽으로 변동하는 양상으로 추정할 수 있다. 갈등이 강약으로 변동의 흐름을 보인다는 뜻이다.

그런데 '以有燥屎在胃中이유조시재위중'이라면 상황이 좀 다르다. 조시는 배설되지 못한 분변糞便이 장관腸管의 내강을 꽉 채우고 있는 것이니 복강 안의 여유 공간을 크게 줄이는 것이다. 여유 공간이란 조이거나 팽창하는 힘이 일어나 그 용적을 변화시키더라도 어느 한도 내에서 그것을 생리적으로 소화, 내지 수용할 수 있는 공간을 말한다. 조시가 있는 상황에서 팽창이나 조임이 일어나면 정상 복강에 비해 그 병리적 효과가 클 것이다.

조시가 복강의 여유 공간을 줄인다면 그로 인해 복강을 조이는 효과가 이미 생겨 있는 것으로 볼 수도 있다. 지나친 팽창세력에 대한 외벽의 반발이 일어나면서 극단에 도달하기 전에도 이미 극단적 갈등이 조성되어 있는 효과가 나타날 수 있다는 것이다.

보통 극단적 갈등의 경과가 있다면, 섬어는 있을 수 있더라도 한출이 있을 상황은 아니다. 갈등이 강고하니 순환이 증가할 일이 없다는 얘기다. 갈등상태의 복강에 변동이 일어나고, 그것을 토대로 해서 한출이 일어날 수 있는 요인이 있어야 할 것이다. '此爲風차위풍'이 그것이다. 풍風이라 하면 표부의 문제, 즉 외벽의 변화가 있다는 뜻이다.

그러니 이는 조시로 인해 외벽의 장력이 높아져 내외 갈등의 관계가 조성되는데, 마치 극단적 갈등과 같은 효과를 내는 상황을 표현하는 것이 된다.

조시가 있으니 '須下之수하지'하지만 표증表證이 있다면 바로 하법을 쓸 수 없다는 것은 원칙이다. 사하를 하려면 먼저 외압이 해소되어야 한다. 본문에서는 이를 '過經과경'이라 표현했다. 병病이 태양경을 지나야 한다는 얘기다. 상한傷寒 육경병증六經病證의 형식을 경락經絡구조와 동일시하는 것은 논리적으로 맞지 않지만, 그것을 의미상으로 받아들인다면 태양병의 병리가 소멸하고 순수 양명병 병리만이 남아있는 상황으로 진행했다는 뜻으로 수용한다.

'下之若早하지약조'란 표부의 문제가 있는 상태에서 사하를 한 것으로 이는 외벽의 장력을 그대로 두고 내적 갈등을 없앤 것과 같다. 이후 외벽의 문제는 다시 복강의 반발 팽창을 초래할 수 있으니 팽창세력과 조시, 그리고 외벽의 장력이 어우러지면서 갈등관계가 매우 심중深重하고 복잡하게 되고 말 것이다. 극단적 갈등의 작용으로 '譫語섬어'가 생기며, 이는 '必難필난', 즉 다스리기 어려운 상태다.

'表虛裡實표허리실'에서 표表가 허虛하다는 것은 일반적으로 땀이 나는 표부 (외벽)의 문제가 있음을 말한다. 그러나 여기서의 표허는 복강에서 일어나는 팽창세력의 강세에 반발하여 그것을 억제하고 다스리지 못하는 표부의 약함을 의미하는 것일 수도 있다. 이런 의미는 228조에서 확인할 수 있다. 이실裡實은 조시燥屎로 인한 팽창뿐 아니라 점차 강화하는 팽창세력 자체를 뜻하는 것으로 해석하는 것이 좋겠다.

'下之則癒하지즉유'라 한 것도 '過經乃可下之과경내가하지'와 연결되는 것으로 본다. 표부의 문제가 소멸되거나 유효하지 않은 상황이 된 이후에 하지하는 것을 말한다는 거다. 대승기탕大承氣湯으로 주치하는 것은 아니고, 다만 쓸 수 있는 상황[의宜~]으로 본다.

228.

傷寒四五日　脈沈而喘滿　沈爲在裡而反發其汗　津液越出　大便爲難　表虛裡實 久則譫語

● 해석

상한병 4~5일이 되어 맥이 가라앉고 그득하여 숨을 헐떡인다. 맥이 가라앉는 것은 문제가 안에 있는 것인데, 거꾸로 땀을 내면 진액이 유출되어 대변이 곤란해질 것이다. 이것은 표가 허하고 안이 실한 것이니 좀 지나면 섬어를 발할 것이다.

● 주해

'傷寒四五日상한사오일'은 어떤 변화가 일어날 수 있는 시간의 경과다. '脈沈 而喘滿맥침이천만'에서 침맥沈脈은 표증으로서의 표부表部의 긴장(외압)이 효력을 상실했다는 의미의 맥상이다. 그런데도 천만喘滿한 것은 외압이 없이 복강 안쪽의 환경만으로 호흡 운동에 제한이 일어나고 있다는 뜻으로 해석된다. 복강에 매우 강고한 갈등이 생긴 것이다.

'沈爲在裡침위재리', 즉 침맥은 이미 표증이 소멸했음을 의미하는데도 불구하고, '反發其汗반발기한'한다. 천만喘滿을 보고 내외 갈등이 있을 것으로 섣부른 추정을 한 것일 게다.

처음에 '脈沈而喘滿맥침이천만'의 상황은 4~5일이 지나면서 복강의 팽창세력이 점차 강화되어가고 그것이 복강의 외벽을 압박하니, 그 힘으로 외벽의 긴장(외압)이 효력을 상실하게 된 결과라고 생각된다. 능동적으로 복강을 압박하는 효과가 없어지고, 복강으로부터의 압박에 수동적으로 대응하는 장력이 남아있을 뿐이다. 오히려 표부가 복강의 팽창세력에 반발하는 모양새가 되었다.

이 상황에서의 발한發汗은 일차적으로 표부의 반발 장력을 무너지게 하는 결과를 낳을 수 있다. 복강 안에서 키워진 팽창의 힘이 상황을 압도하게 된 것이다. 팽창세력이 압도적 우위에서 힘을 발하고 있으니 순환은 급증할 수밖에 없다.

순환의 급증이 땀으로 이어지니 그것을 '津液越出진액월출'이라 한다. 이후로 지나친 팽창의 힘을 견제하기 위한 [내적內的] 반발이 일어나 강고한 갈등상태를 조성하게 된다. 그렇게 되면 '大便爲難대변위난'의 상황이 된다.

이는 팽창력이 극도로 강해지면서 복강의 자체적인 반발을 초래한 것이니 대변의 경화鞭化와 같은 것으로 본다. 그렇다면 이 경과는 진액津液이 월출越出하면서 점차 팽창의 힘이 극단으로 내달리고 마침내 극한의 갈등관계가 구성된 것이라고 할 수 있다.

'表虛裡實표허리실'에서 표허表虛는 이와 같이 내강으로부터 일어나는 팽창의 힘을 제어하지 못하는 표부表部의 허약을 의미하며, 이실裡實은 복강 안에서의 과도한 팽창세력, 즉 극極에 달한 팽창세력을 말하는 것으로 해석된다.

이렇게 극단적 갈등의 상태로 접어들면서 이내 정류혈이 발생하고, 정류혈이 점차 늘어나면서 섬어가 일어나게 된다[구즉섬어久則譫語].

229.

三陽合病 腹滿 身重 難以轉側 口不仁而面垢 譫語遺尿 發汗則譫語 下之則額上生汗 手足逆冷 若自汗出者 白虎湯主之

● 해석

삼양경의 병이 함께 생기면 배가 그득하고, 몸이 무거우며, 돌아눕기 힘들고, 입속이 편하지 않으면서 얼굴이 거뭇하며, 섬어를 발하고, 소변을 흘리는데 땀을 내면 섬어가 일어나고 사하를 시키면 이마 위에 땀이 나면서 손발이 식어 올라온다. 만약 자연히 땀이 나는 경우는 백호탕으로 주치한다.

● 주해

'三陽合病삼양합병'이란 말 그대로 삼양병三陽病, 즉 태양太陽, 소양少陽, 양명陽明의 병리가 모두 구비된 경우를 가리키는 것이다. 표부의 긴장과 복강의 반발이 있고[태양太陽], 팽창력이 이끄는 갈등 환경의 영향으로 가슴에 정류혈이 생기며[소양少陽], 팽창세력이 홀로 성盛한 상태로부터 극단적 갈등이 일어나기도 한다[양명陽明].

갈등관계의 측면에서 보자면, 내외간의 초보적 갈등을 중심으로 하는 것이 태양병太陽病 병리이고, 팽창력이 우위에 있는 갈등관계가 소양병少陽病 병리이며, 극한의 팽창세력에 대한 내적 반발의 세력이 일어나면서 극단적 갈등을 조성하는 것이 양명병陽明病 병리다.

'腹滿복만'과 '身重신중'과 '難以轉側난이전측'은 내외內外의 갈등관계, 그리고 내적內的 갈등 들이 함께 작용하여 골격근 및 평활근의 활동을 제한하고 억압하는 상황을 반영하는 증상들이다.

'口不仁而面垢구불인이면구'는 가슴으로 몰리는 정류혈停留血에 의한 증상으로 보인다. 입안이 '不仁불인'하는 것에 대해서는 입이 마르고 설태舌苔가 조삽燥澁하여 언어言語도 불리不利하고 음식의 맛을 잘 모르는 상태265)라 했다. 가슴의 정류혈은 소양병 병리 경과에서 잘 볼 수 있는 것이다. 물론 양명병 경과의 극단적 갈등관계가 일어난 후에도 대량大量의 정류혈을 볼 수 있으나 그것은 병이 극단에 이른 상황이니 일반적으로는 소양병의 병리를 바탕으로 한 증상으로 판단하는 것이다.

'譫語섬어'는 정류혈이 더욱 늘어난 상황을 반영한다. '遺尿유뇨'는 강한 팽창의 세력과 반발 조임의 세력이 대립하여 경결硬結된 골반강의 환경을 바탕으로 경결과 완해緩解가 되풀이되는 경과를 표상한다.

'發汗則譫語발한즉섬어'에서 발한發汗은 팽창세력에 대한 외벽의 반발을 없애는 일이니 팽창세력이 빠르게 강화되면서 다시 그에 대한 반발을 불러일으켜 복강에 극단의 갈등 환경을 조성하게 되는 일이다. 이후로 정류혈이 급증하게 되니 섬어譫語가 일어난다는 것이다.

'下之則額上生汗하지즉액상생한'도 또한 적절하지 못한 하지下之로 인해 강고

---

265) 傷寒論譯詮 p.166

한 갈등이 발생하니, 그것이 늘어난 정류혈이 원인이 된다. 이마 위에서만 땀이 난다는 것은 순환량이 늘어서 그런 것이 아니라 가슴에 몰리는 정류혈에 의한 것이라는 얘기다. 순환은 극단적으로 감소하고, 혈血이 내강에 정류하게 되니 '手足逆冷수족역랭' 현상이 따라서 일어난다.

이때 '自汗出'하는 경우는 극단의 갈등 상황 이전의 팽창세력 독주獨走를 바탕으로 한다. 이는 팽창의 세력에 대한 반발이 뚜렷하지 않은 일반적인 양명병의 기점에서 볼 수 있는 일이다. 극단의 갈등이 안착하기 이전의 상황이니 백호탕白虎湯으로 급격한 팽창의 문제를 다스린다.

물론 백호탕이 삼양합병三陽合病 전체를 다루는 전용專用 처방이 될 수는 없다. 다만 빠른 팽창세력의 강화로 순환이 급증하는 당시의 상황을 다스릴 뿐이다.

다른 의미에서 백호탕증은 양명병의 특징적 병리로 내강 혈량이 급격히 증가된 것이 분명하지만, 아직 하법下法을 쓸 상황은 아니라고 할 수 있다. 사하瀉下는 급격하게 강화되어 극에 이른 팽창의 세력에 반발하는 힘이 일어나 극한 갈등의 속성을 확실히 갖춘 경우에 시행해야 하는 치법이다. 백호탕증은 극도의 팽창세력에 반발 조임이 들고 일어나는 시점 이전의 상황인 것이다.

230.

二陽倂病 太陽證罷 但發潮熱 手足濈濈汗出 大便難而讝語者 下之則癒 宜大承氣湯

● 해석

두 양경의 병이 아우르다가 태양병 증후가 소멸하고, 다만 조열이 나면서 손발에서 땀을 지속적으로 흘리고, 대변이 어려우면서 섬어를 발하는 경우는 사하하면 낫는다. 대승기탕이 좋다.

● 주해

여기서 말하는 '二陽倂病이양병병', 즉 두 가지 양병陽病이란 태양太陽과 양명陽明을 말한다. '太陽證罷태양증파'는 태양병의 소멸, 즉 표리간의 갈등이 해소되었다는 것이다.

이것은 복강으로부터의 팽창하는 힘과 이에 반발하는 외벽으로부터의 힘이 대립했다가 팽창하는 힘이 급격하게 높아져 외벽의 힘을 압도하면서 밀어낸 상황이다. 이것은 태양병에서 양명병으로 전환되는 과정에 발생하는 조열潮熱의 형성 과정<222>과 같은 것이다. 여기서도 조열이 관찰된다.

'手足漐漐汗出수족즙즙한출', 즉 손발에서 땀이 지속되는 현상은 팽창의 세력이 점차 세력을 확대하는 경과로부터 극단적 갈등의 국면에 이르는 동안 나타날 수 있는 증상이다. 조열은 팽창세력이 독주獨走하게 되는 구간으로 접어들면서 나타나는 증상이니 조열이 있기 전후에 수족즙즙한출手足漐漐汗出이 함께 할 수 있을 것이다.

여기서 '大便難而譫語대변난이섬어'는 다시 상황의 전환을 의미한다. 대변이 어려운 것은 극단적 갈등이 구성되어 복부의 활동성이 크게 떨어진 것을 반영하기 때문이다. 이는 극한의 팽창세력에 대응하는 내적內的 반발 세력이 들고 일어났다는 것을 말한다. 이 시점이 하지下之의 적기適期다. 여기서는 '下之則癒하지즉유'하는 것이다. 대승기탕大承氣湯을 쓸 수 있는 시점[의宜]으로 평가된다.

231.

陽明病 脈浮而緊 咽燥 口苦 腹滿而喘 發熱汗出 不惡寒 反惡熱 身重 若發汗 則躁 心憒憒及譫語 若加燒針 必忧惕 煩躁不得眠 若下之 則胃中空虛 客氣動膈 心中懊憹 舌上胎者 梔子豉湯主之

● 해석

양명병에 맥이 뜨면서 팽팽하고, 목구멍이 마르고 입이 쓰며, 배가 그득하면서 숨을 헐떡이고, 열이 나면서 땀을 흘리며, 오한기는 없고 오히려 열기를 싫어하며, 몸이 무거운데 만약 땀을 내면 번조증이 일어나고 마음이 불안하면서 섬어를 발한다. 만약 소침을 쓰게 되면 반드시 무서워하면서 가슴이 뛰고 번조증이 일어나 잠을 잘 수 없다. 사하하게 되면 위중이 비었는데 다른 기운이 격을 자극하여 가슴이 몹시 답답하고 설태가 끼는 경우 치자시탕으로 주치한다.

● 주해

양명병에 '浮緊부긴'한 맥이 나타나는 것은 표부의 긴장이 끼어들었다는 것, 즉 이양병병二陽幷病<230>이나, 또는 양명중풍陽明中風<198> 등과 같은 상황이 되는 셈이다. 팽창세력의 강화 추세로 확대되고 있는 복강을 밖에서 누르는 것과 같다.

'咽燥口苦인조구고'은 내외 갈등의 상황에서 가슴 쪽으로 정류혈이 몰리는 상황을 기초로 하는 증상이다. 이는 소양병의 기점에서 볼 수 있는 '口苦咽乾구고인건'과 같은 것이다. 팽창세력이 주도하는 대립 형태로서의 소양병 병리와 같은 바탕을 갖지만, 그 생겨나는 경로가 다른 것이란 얘기다. '腹滿而喘복만이천'도 또한 팽창세력이 높은 복강을 누르는 외압에 의해 내외의 갈등관계가 구성된 것을 반영한다.

여기서 나타나는 '發熱汗出발열한출'은 상황의 전환으로 어떤 이유에 의해 내외의 갈등관계가 무너지면서 순환이 급증하는 것이니 작은 조열潮熱이라고 할 만하다. '不惡寒反惡熱불오한반오열'도 마찬가지로 이제 표부의 긴장이 소멸했음을 말한다.

이어지는 '身重신중'은 복강 안의 팽창세력이 더욱 높아지면서 반발하는 힘이 작용하기 시작하는 시점에 볼 수 있는 극단적 갈등의 한 징후라고 할 수 있다.

'陽明病脈浮而緊양명병맥부이긴' 당시에 발한發汗이나 소침燒鍼, 또는 사하瀉下를 시행했다면 어떤 결과가 나오게 될까?

먼저 발한의 결과는 팽창세력의 강화를 가속시켜 반발력을 일어나게 하며, 그로 인해 둔화성의 내적內的 갈등관계가 생기고 정류혈이 발생하는 연쇄를 초래한다. '躁조'증이 일어나고 '心憒憒及譫語심궤궤급섬어'한 것은 복강의 내적 갈등과 가슴으로 몰리는 정류혈을 반영하는 증상들이다.

소침燒針을 가하게 되면 표리간의 갈등이 강화되면서 가슴을 강하게 압박하는 상역의 병리가 뚜렷하게 나타나는 결과를 얻는다. '怵惕출척'이나 '煩躁不得眠번조부득면'이 상역에 의한 가슴 압박을 바탕으로 하는 증상들이다.

하지下之는 하리가 난 후에 급격하게 갈등관계가 강화되는 부작용을 낸다. 외압이 살아있으면서 양명병의 기본이 준비되어 있는 상황이기 때문이다. 하지로 인해 복압이 오르는 경향을 갖게 되었으나 이는 오히려 수면 아래의 팽창세력을 빠르게 끌어올려 강고한 갈등관계를 조성하는 계기가 된 것이다.

'胃中空虛위중공허 客氣動膈객기동격'은 급격하게 조성되는 세력 간의 대립을 형용하는 말로 해석한다. '心中懊憹심중오뇌'는 급격한 혈류 증가에 의한 가슴의 부담을 표상한다. 세력 간의 대립이 일어났으나 아직 극단적 갈등의 상황은 아니라는 의미가 된다. 갈등관계로 정류혈이 발생하지만 한편으로는 순환량 또한 증가하는 구간이 있다는 얘기다. 이 상황은 한 걸음 더 나가서 횡격막이 강직 성향을 띠면서 움직임이 극도로 제한되는 흐름을 타게 된다면 이내 결흉結胸으로 이어질 수 있을 것이다<141>.

'舌上胎설상태'도 정류혈에 의한 증상의 하나일 것으로 본다. 결흉이 온 것은 아니니, 가슴의 큰 부담을 신속히 덜기 위해 치자시탕梔子豉湯으로 다스리게 된다.

232.

若渴欲飲水　口乾舌燥者　白虎加人蔘湯主之

● 해석

갈증으로 물을 마시고자 하며 입안과 혓바닥이 마르는 경우는 백호가인삼탕으로 주치한다.

● 주해

갈渴증은 가슴으로 몰리는 정류혈停留血을 상징하는 증상이다. 그러면서 입과 혀가 마르는 증상이 동반하면 그만큼 정류되는 양이 많다는 의미로 본다.

소양병의 기점에서도 '口苦咽乾구고인건'을 볼 수 있다. 그러나 '渴欲飲水갈욕음수'하면서 '口乾舌燥구건설조'하는 수준의 갈渴에는 미치지 못한다. 갈渴이 심하다는 것은 정류혈의 양이 많은 것인데, 정류혈이 많다는 것은 복강의 확대가 크다는 말이다. 복강에서 팽창의 힘이 강하게 일어나고, 그에 따라 팽창에 대응하는 반발의 힘이 발동하는 시점에 볼 수 있는 현상일 것이다.

그러나 아직 극단적 갈등관계가 갖추어진 상황은 아니다. 섬어譫語증이 일어날 수준의 정류량은 아니라는 얘기다. 이 상황이 백호가인삼탕白虎加人蔘湯을 쓰는 시점이다.

백호가인삼탕<27>은 백호탕白虎湯에 인삼人蔘을 가미加味한 것이다. 인삼이 들어가는 의의는 팽창세력을 유발하는 기초 중의 한 부분으로서 일종의 근탄성 약화, 내지는 긴장 요인을 맡기기 위해서일 것으로 본다. 그렇게 함으로써 인삼은 복강에서의 경결硬結이나 상역上逆 등 병리 작용을 완화하는 효과를 내게 된다. 석고石膏와 지모知母로 팽창세력을 해소하고, 인삼으로 바탕을 단단히 하는 구조라고 보아도 될 것이다.

233.

若脈浮發熱 渴欲飮水 小便不利者 猪笭湯主之

● 해석

맥이 뜨면서 열이 나는데, 갈증으로 물을 마시려 하면서 소변이 잘 통하지 못하는 경우는 저령탕으로 주치한다.

● 주해

'脈浮發熱맥부발열'은 표부의 긴장이 있으면서 복부의 활동성은 크게 제한되지 않았다는 의미의 증상이다. 복강에서의 갈등이 매우 강고한 수준은 아니라는 것이다. 이 상황에서 '渴欲飮水갈욕음수'에 '小便不利소변불리'가 나타난다. '渴欲飮水갈욕음수'는 순환이 약화되면서 동시에 가슴으로 정류혈停留血이 편중되는 현상이 생겼다는 것을 말한다. 우선 복강이 확대 상태로 경결硬結된 것이니, 팽창세력이 빠르게 키워진 바탕에 더하여 외벽에 의한 조임의 효과 또한 강화된 영향이 작용한 것으로 보아야겠다.

복강이 확대된 채, 두 힘의 대립이 조성된 가운데 외벽의 장력이 상대적으로 약간 강세의 흐름을 타는 경향을 말한다. 강화된 외벽의 장력은 복강에 대해 조임 효과를 내게 되니 물의 하방 흐름이 방해되어 정수停水의 병리가 발동하게 되었다는 뜻이다. 소변불리小便不利도 이와 같은 병리의 경과에 따른다.

표증表證으로부터 발단하여 복강 확대 상태의 갈등관계를 형성한 것이다. 이는 태양병으로부터 양명병으로 흐르는 진행 중에 외벽의 반발 장력이 끼어들어 내외간의 대치를 구성하는 경과로 이어진 것이다. 이때 외벽의 장력은 팽창의 세력이 안으로부터 밖을 압박하니, 그에 대한 반발로 일어난 것으로서 수동적인 속성의 힘이라고 할 수 있겠다. 태양병의 외벽 긴장과는 다른 것으로 표증이라고 할 수는 없는 것이다.

복강에서 상당한 수준의 팽창세력이 조성되었으나 외벽의 반발로 양명병의 경과가 계속 진행되지 못하고 중단된 상태다. 이 경우의 팽창세력은 따라서 오령산증의 그것에 비해 더 강한 것으로 평가된다.

● 猪苓湯

○猪苓去皮, 茯苓, 阿膠, 滑石碎, 澤瀉 各1兩.
○위의 다섯 가지 약을 가지고[上五味] 물 4승으로[以水四升] 먼저 네 가지를

달여[先煮四味] 2승을 취한 뒤[取二升] 찌꺼기를 버리고[去滓], 아교를 넣어[內下阿膠] 다 녹으면[烊消] 따뜻하게 7홉을 복용하기를[溫服七合] 하루 세 번으로 한다[日三服].

＊

저령[猪苓]은 외벽의 긴장이 작용하는 와중에 강력한 팽창세력이 조성되는 경우를 다루는 약 중의 하나다. 저령의 표증[表證]관련 효능은 '~主痎瘧주해학~'266)이라는 표현에서 근거를 찾을 수 있다.

저령을 쓸 상황에서 팽창력은 외벽의 장력을 밀쳐내면서 복강을 다소간 확대시킨 상태로 갈등관계를 구성하게 된다. 이 갈등관계의 변동 흐름에 따라 일어나는 증상들에 관해 저령이 효력을 나타내게 되는 것이다.

복강에서의 경결[硬結]과 수음[水飮] 정체[停滯]의 문제, 즉 정수[停水]의 증상에 대한 효능이 주요한 역할이다.

택사[澤瀉]도 또한 흐름 정체, 즉 정수[停水]의 병리를 해소하는 약 중의 하나다. 택사는 특히 골격근 전반에 경직의 속성을 갖고 있는 와중에 그것을 극복하려는 복강의 팽창력이 작용하면서 일어나는 갈등관계를 다스리는 것이다. 이 갈등관계에서 팽창력은 쉽게 주저앉지 않고 외벽의 장력과 팽팽히 맞서면서 수증과 상역, 혈 정류 등의 문제를 유발하는 특징이 있다.

택사는 이런 갈등관계를 구성하는 외벽의 경직을 푸는 효능으로 팽팽한 힘의 대립을 해결하고 복부의 활동성을 높이는 역할을 한다. '~養五臟양오장, 益氣力익기력~'267)한다는 표현에서 택사가 복부의 활동성을 강화한다는 의미를 찾을 수 있다.

활석[滑石] 역시 복강 정수의 병리에 대한 효능이 있으나 그 바탕에 강한 팽창세력을 깔고 있는 경우에 쓴다. 복강이 확대된 상태로 경결[硬結]되니 복강 내에서 정수가 조성될 뿐 아니라 갈[渴]이나 번열[煩熱] 등의 혈[血] 정류[停留] 문제가 함께 일어날 수 있을 것이다.

복령[茯苓]은 외감[外感]을 원인으로 하는 긴장은 아니지만 어떤 문제로 인해 외벽의 장력이 높아지면서 그에 따라 복강 안에서 팽창의 힘이 일어났다가 탈력[脫力]하기를 반복하는 경우를 다스리는 약 중의 하나다. 주로 상역[上逆]과 경화[硬化]를 유발하는 병리 경과에 대한 효능이다.

아교[阿膠]도 역시 복강에서 상대하는 두 힘의 대립에 의한 병리를 다루는 약이다. 대립을 푸는 효능으로 정수[停水]나 어혈[瘀血]의 병리를 다룬다는 기록도 있지만, 주로 경결에 의한 복강 및 복강 주위에서의 동통[疼痛], 혈[血] 공급

---

266) 神農本草經 p.202
267) 위의 책 p.65

의 저허 등 문제를 개선하는 자용을 하게 된다. '腰腹痛요복통, 四肢酸疼사지산동~'268)은 경결에 의한 동통疼痛을 완화하는 효능을 말하고, '虛勞羸瘦허로리수, 陰氣不足음기부족~<別錄>'269)은 경결의 완화를 바탕으로 얻어지는 혈 공급의 개선을 의미하는 효능들이다.

다섯 가지의 약이 모두 복강에서의 힘의 갈등을 다루지만 각각의 역할은 조금씩 다르다. 전반적으로 보아서는 힘의 대립에 의한 정수의 병리를 해결하는 방면에 초점이 있다고 할 수 있다.

저령탕猪苓湯이나 백호가인삼탕白虎加人蔘湯은 모두 갈渴증을 다스리는데 이들이 공통적으로 가슴에서 증가하는 정류혈에 대한 효능을 갖추었다는 뜻이다. 두 처방을 놓고 보면 복강 안에서 일어나는 팽창의 힘이 강한 것은 같으나 주로 조임의 효과가 흐름을 이끄는 복강에서의 대립은 주로 저령탕이 다스리고, 팽창의 힘이 이끄는 대립은 백호가인삼탕이 다스린다는 것을 알게 된다. 정류혈이 더 많은 경우를 다스리는데 있어서는 저령탕보다 백호가인삼탕이 강하고, 정수停水의 병리가 뚜렷한 경우를 다스리는데 있어서는 저령탕이 더 강한 것은 그런 이유다.

234.

陽明病 汗出多而渴者 不可與猪苓湯 以汗多 胃中燥 猪苓湯 復利其小便故也

● 해석

양명병에 땀이 많이 나면서 갈증이 생기는 경우는 저령탕을 쓸 수 없다. 땀이 많이 나서 위가 건조해졌는데 (여기에 다시) 저령탕을 쓰면 소변을 잘 통하게 하는 것이기 때문이다.

● 주해

저령탕猪苓湯은 복강의 내외에서 일어나는 강한 힘의 대립으로 경결硬結이 생기고, 그로 인해 혈血의 정류停留와 복강 내 정수停水가 함께 나타나는 상황에 쓰인다.

그런데 땀이 많이 나면서 갈渴증이 있는 경우는 복강에서의 활동성이 떨어지지 않았고, 복강의 용적 또한 확대 상태를 유지하고 있는 것이다. 땀이

---

268) 위의 책 p.125
269) 本草綱目 p.2794

많이 나는 것은 순환이 강화되었기 때문이며, 갈증이 있는 상황의 바탕에는 복강의 확대가 있기 때문이다.

이런 '汗出多而渴한출다이갈'의 상황은 일면 갈등이 있으면서도, 일면 순환이 증가하는 흐름이 또한 있으니 모순이라고 할 수도 있고, 아니면 어떤 전환기轉換期에 일어나는 현상으로서 두 종류의 병리가 혼재하고 있는 상황이라고 할 수도 있을 것이다.

그런 차원에서 팽창과 반발의 세력이 작용하는 추이推移를 놓고 보자면, '汗出多한출다'는 팽창세력이 강화되는 흐름에 큰 반발이 없는 경과이고, '渴갈'은 팽창에 대한 반발이 일어나고 있다는 말이다. 그러니까 이 상황은 마치 양명병의 경과에서 초기에 나타나는 팽창세력 독주獨走의 구간을 지나고, 극단적 갈등이 일어나기 전의 전환기 상황과 비슷하다. 많은 양의 한출汗出과 갈渴이 공존하기 때문이다.

여기에 저령탕猪苓湯을 쓰는 것이 이소변利小便으로 조燥를 더 키우는 일이라 불가不可하다 했지만, 이해를 위해서는 그 실제적 의미로 재고할 필요가 있다고 생각한다. 즉 저령탕으로서는 극단에 가까운 팽창의 세력을 해소하기에는 역부족이며, 오히려 반발하는 세력을 억제 내지 해소하게 될 수 있으니 문제를 더욱 키우는 결과가 된다는 생각이다. 여기서 반발하는 세력이란 외벽의 장력을 말한다. 이렇게 되면 양명병 경과의 극단을 향해 빠른 길을 열어주게 될 우려가 크다.

235.

脈浮而遲 表熱裡寒 下利淸穀者 四逆湯主之

● 해석

맥이 뜨면서 느린 것은 표부는 열증을 보이지만 속은 찬 것으로 음식물을 그대로 배설하는 경우는 사역탕으로 주치한다.

● 주해

맥이 '浮부'한 것은 표부表部의 긴장이 있다는 것이고, '遲지'한 것은 복강으로부터 가슴으로 올라가는 혈류가 적다는 것이다. 표부의 긴장과 복강 안의 반발이 맞서서 강하게 표리간의 갈등관계를 지속하는 경우라고 할 수 있겠다.

그러나 이 상황은 순환이 감수할 수 있으니 표한表寒에 가깝지 표열表熱에 가깝다고 할 수는 없다. 표열이 되기 위해서는 순환이 늘어나야 한다. 그렇다면 어떤 변화가 개입되면서 순환이 늘어나는가.

이한裡寒이란 복강 안에서의 혈류가 불량하고 혈량血量이 부족하다는 의미로 해석한다. 그러니 안쪽은 부족하고 바깥쪽은 많은 것이 표열리한表熱裡寒이 된다. 그렇다면 마치 망양의 경과와 같이 복강이 조이면서 혈류를 짜내듯이 순환을 일으키는 모양이 그려진다. 복강은 점차 위축될 것이지만 위축과정이 그칠 때까지는 표열表熱이 유지될 것이고, 그 과정동안 점차 이한裡寒은 심화될 것이라고 할 수 있겠다.

망양의 경과에서 혈류를 짜낸다는 것은 외벽의 장력이 높은데 복강에서는 그것을 극복하려는 팽창의 힘이 전체적으로 약한 상황을 바탕으로 한다.

팽창력을 일으켜 외벽을 밀쳐내려 하지만 이내 힘이 빠져 주저앉고, 다시 일어났다가 주저앉는 흐름이 반복된다는 것이다.

반발하는 팽창력이 일어나는 구간에서 갈등관계가 구성되었다가 탈력脫力하면서 갈등도 풀리니 순환은 늘어나더라도 복강 전체로 보아서는 위축되는 방향으로 진행한다. 되풀이되는 팽창세력의 변동 흐름에 따라 순환도 증감增減하지만, 밖에서 보기에는 혈류가 지속적으로 늘어나 있는 것처럼 느껴질 수 있을 것이다. 이런 경과는 외벽으로부터 오는 조임의 효과가 이끄는 것으로 점차 복강은 위축되는 방향으로 진행하게 된다. 그러니 표열리한表熱裡寒이라는 표현과 부합하게 된다.

'下利淸穀하리청곡'은 곡穀을 청淸(=圊; 대변을 보다)하는 하리下利로 이는 변동의 흐름에 편승해서 민감하게 반응하는 장관 평활근의 속성에 의한 것이다. 하리청곡下利淸穀은 따라서 평활근의 긴장경향, 나아가서 복강의 위축성 경과로 해석하는 것이 좋겠다. 이는 점진적인 위축의 경과를 보이는 표열리한의 병리가 하리청곡을 일으키는 복강환경과 관계된다는 얘기다.

이와 같은 진행에 따라 복강의 위축이 지속되는 것은 곧 소음병少陰病의 병리와 같으니, 어느 정도 이상의 수준에 도달하게 되면 경화硬化와 더불어 사역궐증四逆厥證이 일어날 수 있는 흐름인 것이다. 당연한 조치로서 조임의 세력이 커지는 것에 대응하는 사역탕四逆湯으로 소음병 속성의 위축과 경화의 병리를 다스려 주어야 할 것이다.

236.

若胃中虛冷 不能食者 飮水則噦

● 해석

위 속이 비고 냉한데, 먹을 수 없는 경우는 물을 마시면 딸꾹질이 난다.

● 주해

위중胃中이 허랭虛冷하다는 것은 총체적으로 복강 외벽의 경직에 의한 장력의 증가와 그에 따른 복강의 위축, 그리고 이어지는 경화硬化의 흐름을 싸잡아 말하는 것이다.

여기서 '不能食불능식'하는 것은 상역上逆의 병리가 작용하고 있다는 것을 뜻하는 증상이다. 상역은 보통 복부에서의 갈등관계, 즉 팽창과 조임의 대립을 바탕으로 하는 현상이다. 우선 팽창된 복강에 외벽으로부터 조임의 힘이 작용하는 경과를 생각할 수 있다. 이는 마치 부풀려진 풍선을 누르는 것과 같다.

그러나 구역嘔逆 등과 같은 가벼운 상역 현상에 비해 불능식不能食이라는 무거운 증상을 일으키는 상황이라면, 외벽의 압박이 상대적으로 좀 더 강하고 본질적인 경우로 보아야 할 것이다.

위에서 복강을 위축시키면서 경화硬化의 방향으로 이끄는 병리로서 외벽의 경직 문제를 서술했지만, 이것이 바로 불능식의 병리와 부합할 것으로 본다.

외벽의 경직에 반발하는 팽창의 힘이 일어나면서 복강 중심으로부터 위쪽을 향해 압박이 가해지는 경우를 말하는 것이다. 이 경우, 외벽의 경직은 실제로 복강을 조이는 것은 아니지만, 복강의 생리적 팽창을 방해함으로서 조임의 효과를 일으키는 것이니 결과적으로 조임 작용을 한 것으로 볼 수 있겠다.

아무튼 그 압박은 심하부에 이르고 횡격막의 중앙부를 밀어 올리게 된다. 어느 수준 이상으로 횡격막이 밀리면 횡격막 근육 자체가 그 압박에 반발하여 대립하게 된다. 이와 같은 횡격막의 반발이 다시 상복부를 압박하니 먹을 수 없는 것이다.

이때 물을 마시게 되면 평활근의 활동이 일어나면서 이미 작용하고 있는 상역 현상이 강화될 수 있고, 연하嚥下를 통한 자극 또한 횡격막의 동요를 유발하는 하나의 동기動機가 될 수 있을 것이다.

237.

脈浮發熱 口乾鼻燥 能食者則衄

● 해석

맥이 뜨고 열이 나는데, 입이 마르고 콧속이 건조한 현상이 나타났다. 이때 먹을 수 있으면 코피를 흘린다.

● 주해

맥脈이 뜨면서 열熱이 나는 것은 표부表部의 긴장, 즉 표증表證의 발열을 말하는 것이다.

그런데 여기에 '口乾鼻燥구건비조'가 생기는 것은 상황이 변했음을 말한다. 복강의 활동성이 떨어지면서 순환이 약화弱化되고, 그 대신 가슴으로 혈血의 정류停留가 일어나는 상황을 바탕으로 하는 내열內熱의 증상인 것이다.

복강의 활동성이 떨어진 것은 물론 표부 긴장이 있는 상태에서 내외간의 갈등을 바탕으로 하여 생길 수 있지만, 내열을 유발하는 가슴의 정류혈을 보면 그런 초보적 내외 갈등뿐 아니라 그 위에 다른 본질적 변화가 있었음을 의미한다는 얘기다. 팽창의 힘이 더욱 강해지면서 복강이 약간 확대되었다는 것으로 해석한다.

이때 '能食능식'은 상역의 힘이 크지 않다는 뜻이다. 236조의 상황과 반대다. 팽창의 힘에 대응하는 조임의 작용이 일어나고 있지만, 조임 효과가 병리를 이끄는 상황은 아니라는 것이다. 갈등은 있으나 복강이 조여 위축되는 경과는 아니다. 다른 말로 힘의 갈등이 있는 상태에서 능식能食이란 내강에 혈의 정류가 발생할 여건을 충분히 갖추었다는 의미가 되는 것이다.

'衄뉵'은 내외 갈등의 상황에서 정류혈이 어느 수준 이상이 되었을 때 일어나는 증상이다. 236조에서는 불능식不能食을 예시하여 조임 주도의 갈등으로 얼噦이 생기는 경과를 말했다면, 본 237조에서는 능식能食을 예시하면서 팽창세력이 우위에 있는, 또는 팽창세력이 이끄는 갈등으로 뉵衄이 일어나는 경과를 말함으로서 대비對比를 이룬다.

238.

陽明病　下之　其外有熱　手足溫　不結胸　心中懊憹　飢不能食　但頭汗出者　梔子
豉湯主之

● 해석

　양명병에 하법을 쓰니 외표로 열이 나면서 손발이 따뜻한데, 결흉이 아
니면서 가슴에 오뇌가 생기고 배고파도 먹지 못하며 머리에서만 땀이 나는
경우는 치자시탕으로 주치한다.

● 주치

　양명병은 팽창세력에 의해 다른 반발의 힘이 소멸하는 것을 기점으로 한
다. 그러나 양명병의 경과에서는 그에 대한 반발로서의 힘이 다시 일어나
대립하기 전까지는 갈등 양상이 뚜렷하지 않다. 그 경과에 방해 요인이 없
다면, 팽창세력이 매우 높아져 극한에 이를 때 비로소 그에 대한 내적 반
발이 생기면서 극단적인 갈등이 일어나게 된다.

　양명병에 사하瀉下를 요하는 시점이 바로 그 때다. 그 시점의 전후로 사
하를 할 수 있지만, 어느 정도 거리가 있는 상태에서는 비록 양명병이라
해도 사하는 적합하지 않다.

　'陽明病下之양명병하지' 이후에 '其外有熱기외유열'하는 것은 아직 갈등이 없는
양명병의 수준보다 순환이 감소하지 않았다는 것을 말한다. 그 뒤로 '手足
溫수족온'이라 한 것은 기외유열其外有熱의 상황에서 점차 갈등의 방향으로 진
행하고 있다는 얘기를 하려는 의도가 있는 것으로 해석한다. 수족온手足溫은
순환이 급히 약화되지 않았음을 말하는 외후外候를 말할 때 주로 쓰이기 때
문이다. 마찬가지로 '不結胸불결흉'은 갈등이 점차 일어나고 있지만 지금 결
흉結胸은 아니라는 뜻이다.

　그런데 여기서 '心中懊憹심중오뇌'가 일어난다. '飢不能食기불능식'은 상역上逆
현상의 표상이다<236>. '但頭汗出단두한출'은 가슴으로 몰리는 정류혈停留血을
의미한다. 팽창세력으로 확대된 양명병의 복강에 늘어난 혈량血量이 가슴으
로 몰리고 있다는 얘기다.

　심중心中의 오뇌懊憹는 순환이 급증하는 진행을 표상하고, 기불능식飢不能食
이나 단두한출但頭汗出은 갈등으로 정류혈이 늘어나는 진행을 표상하니 이들
이 함께 나타난다면 갈등의 양상이 강약으로 변동하는 상황을 뜻한다.

　상황을 정리하면 팽창세력이 강화되었지만 극단에 이르기에는 아직 시간

이 있는 양명병 상황에서 하지下之한 것을 기점으로 해서 조임의 세력이 일어나 기존의 팽창세력과 대치하게 된 것으로 추정된다. 비록 양명병의 경과에서 일어난 힘의 대치라고 하지만 이 경우는 극단적 갈등관계에 의한 강고한 둔화가 아니라 그냥 낮은 수준의 갈등에 불과한 것이다.

보통 양명병은 하지下之하지 않고 그대로 두면 팽창세력이 점차 강화되면서 극한에 이르는 어느 시점이 되면 비로소 그에 대한 내적 반발의 세력이 일어나는 것이 일반적인 진행이라고 할 수 있다. 이 시점은 팽창세력의 정도가 극한에 이른 것이니 팽창세력과 내적 반발력 사이에 형성되는 갈등관계 또한 극단적 갈등으로 표현할 정도로 매우 심중하다.

혈량은 거의 최고 수준으로 증가해 있는데 극단적 갈등이 일어나니 이 경우 가슴의 정류혈 또한 가장 많아서 섬어譫語를 볼 수 있는 상황이 된다.

이와 같은 극단의 갈등이 아니라 그보다 이른 조임세력이 일어나 팽창세력과 대치하는 양명병 경과의 경우는 그와 다르다. 이 경우의 조임세력이란 내적 반발의 힘이 아니라 외벽으로부터 가해지는 장력인 것이다.

극단의 갈등에 비해 팽창세력이 더 낮은 수준에서 조임의 힘과 대립하게 되니, 여기서는 대변의 경화鞕化가 아니고 상역上逆을 보게 되며, 섬어譫語가 아니고 심중오뇌心中懊憹를 보게 되는 것이다.

이 정도 수준에서 일어나는 정류혈은 단두한출但頭汗出을 일으킨다. 치자시탕梔子豉湯은 그러니까 이 수준의 갈등을 다스리는 처방이 된다.

239.

陽明病 發潮熱 大便溏 小便自可 胸脇滿 不去者 與小柴胡湯

● 해석

양명병에 조열이 일어나고, 대변이 무르면서 소변은 잘 통하는데, 가슴과 옆구리가 그득하면서 없어지지 않는 경우는 소시호탕을 쓴다.

● 주해

조열潮熱은 복강의 팽창세력이 강화된 결과로 표리간의 힘의 대치를 무너뜨린 것이다. 본문에서 '陽明病發潮熱양명병발조열'이라 했지만 양명병과 조열의 관계를 놓고 생각하면 조열이 발發해서 양명병이 되었다고 하는 것이 자연스러울 수 있다. 물론 양명병의 경과에서 표증表證이 겹쳤다가 팽창세력이 더욱 강화되면서 표부表部를 무너뜨리는 경과도 있을 수 있으니 표현 자체가 어불성설語不成說인 것은 아니다.

아무튼 강한 팽창세력의 발동으로 인해 표부의 긴장이 붕괴하면서 내외의 갈등관계가 소멸하니, 그 시점에서 확대된 복강의 혈로 인해 순환이 폭발적으로 증가하게 되는 것이 조열이다. 마치 봇물이 터진 것처럼 폭증하는 혈류는 강한 열熱을 일으키는데, 그 열이 마치 파도가 밀려오는 것과 같다고 표현하고 있는 것이다.

조열이 있은 뒤에 '大便溏대변당 小便自可소변자가', 즉 대변이 무르고 소변도 스스로 잘 나온다면 이것은 복강의 팽창세력이 심각한 수준이 아니어서 이내 잦아들게 되었으며 따라서 그에 반발하는 힘도 강하지 않다는 것을 말해준다. 팽창세력이 홀로 크게 성盛한 것도 아니고, 극한의 팽창과 반발 조임이 강고하게 대치하여 극단적 갈등을 조성한 것도 아니라는 얘기다.

만약 팽창세력이 홀로 성盛한 경우라면 신열身熱, 자한출自汗出 등이 있을 것이고<190>, 극단적 갈등을 형성했다면 섬어譫語, 대변경大便鞕 등이 보일 것이다<223>.

이때 '胸脇滿不去흉협만불거'는 심하부를 포함한 흉복의 경계부에 긴장을 유발하는 갈등 요인이 생겼음을 말하는 증상이다. 흉협만胸脇滿은 팽창세력만 강해서 생기는 것은 아니다. 강한 팽창세력은 복강을 확대시키지만 반발이 없이는 갈등도 없으니 그 부위에 긴장을 유발하지 못하는 것이다. 그렇다고 팽창세력이 더 강화되면서 그에 대한 내적 반발이 일어나 극단적 갈등이 일어나는 경우도 흉협만이 일어날 상황은 아니다.

흉협만은 갈등이 강고해서 경결과 같이 굳어진 상태를 바탕으로 일어나는 증상이 아니라 압박하는 움직임에 의해 일어난다고 할 수 있을 것이다.

이는 내외간의 갈등관계가 태양병 양상의 초보적 형태를 벗어나 복강이 확대된 상태로 대치하는 단계가 되었지만, 아직 그 갈등의 바탕에는 변동성이 남아 있다는 것이다.

복강의 팽창력이 강화된 가운데 그에 대한 반발이 작용하니 팽창의 힘이 강약으로 변동하면서 갈등을 이어가는 시호증柴胡證 상황과 같은 경과가 흉협만을 일으킬 수 있는 병리 형태라는 것이다.

240.

陽明病 脇下鞕滿 不大便而嘔 舌上白胎者 可與小柴胡湯 上焦得通 津液得下
胃氣因和 身濈然汗出而解也

● 해석

양명병에서 옆구리 아래가 단단하고 그득하면서 대변을 보지 못하고 구
역질이 나며 혀에 백태가 있는 경우는 소시호탕을 쓸 수 있다. 상초가 통
하게 되어 진액이 내려가면 위胃의 기운이 정상화되어 몸에 땀이 나면서
풀리게 된다.

● 주해

'脇下鞕滿협하경만'은 239조의 '胸脇滿흉협만'에 비해 무거운 증상이다. 변동
성變動性의 갈등보다는 오히려 경결성硬結性에 가깝다고 할 수 있다. '不大便불
대변'은 대변의 경화鞕化는 아니지만 역시 갈등관계로 둔화가 있는 상황이다
<222>.

그러나 여기에 '嘔구'증이 있는 것은 완전한 경결硬結의 상황은 아니라는
단서다. 소시호탕小柴胡湯을 줄 수 있다[가여可與]고 한 것은 구嘔증을 보고 하
는 얘기다. '舌上白苔설상백태'는 정류혈의 반영이다.

'上焦得通상초득통'이란 가슴으로 몰린 정류혈이 순환되어 전신으로 흐르는
것을 말하는 것으로 해석한다. 이는 경결硬結에 가까운 갈등으로 묶여있던
복강의 활동성이 회복되는 것으로부터 얻어지는 변화일 것이다. 본문에서
는 '津液得下胃氣因和진액득하위기인화'라 해서 상초上焦가 통하니 진액津液이 내
려가 위기胃氣가 부드러워졌다는 어조로 말했지만, 사실은 거꾸로 아래가
활발해지니 위上가 트이는 것으로 해석된다는 것이다.

'身濈然汗出而解신즙연한출이해'는 복강 안의 갈등이 풀리면서 그 활동성이
정상 수준으로 돌아오는 과정을 말하는 것이다. 물론 상황으로 보자면 갈
등의 수준이 낮지 않고, 복강의 확대 정도도 상당하여 정상 수준으로 돌아
가는 과정도 짧지 않다는 생각이 가능하다. 즙연한출濈然汗出이란 팽창세력이
홀로 성盛하여 순환이 늘어나는 경과를 보이는 양명병의 기점에서 보이는
현상이지만, 다시 정상으로 복귀하는 과정에서도 볼 수 있다는 뜻이 되겠
다.

241.

陽明中風　脈弦浮大而短氣　腹都滿　脇下及心痛　久按之　氣不通　鼻乾　不得汗　嗜臥　一身及面目悉黃　小便難　有潮熱　時時噦　耳前後腫　刺之少差　外不解　病過十日　脈續浮者　與小柴胡湯　脈但浮　無餘證者　與麻黃湯　若不尿　腹滿　加噦者　不治

● 해석

　양명병의 중풍에 맥이 활시위와 같으면서 위로 뜨며 폭이 넓고, 숨은 짧으며 배 전체가 그득하고 옆구리 아래와 가슴이 아프며 누르고 있으면 기운이 통하지 않고 코가 마르면서 땀은 나지 않으며 눕기를 좋아하고 몸과 얼굴과 눈이 모두 노랗게 물들면서 소변이 잘 통하지 않고 조열이 나며 때때로 딸꾹질을 하고 귀의 앞뒤가 부어 자침해도 다 풀리지 않는다. 표부가 풀리지 않은 상태로 10여 일이 지나는데 맥이 계속 뜨는 경우는 소시호탕을 쓰고, 맥이 뜨기만 하고 다른 증상이 없으면 마황탕을 쓴다. 만약 소변을 보지 못하고 배가 그득하면서 딸꾹질이 겸하면 다스릴 수 없다.

● 주해

　'陽明中風양명중풍'은 양명병 상태에서 표부의 긴장이 더해지는 것을 말한다. '脈弦浮大맥현부대'에서 현맥弦脈은 횡격막의 긴장을 표상하니 이는 복강에서 일어난 것으로 변동성을 포함하는 갈등관계를 의미한다.

　복강에서의 팽창세력으로 복강이 키워지면서 횡격막의 양 측면이 상승하는 효과가 생겼는데, 거기에 반발하는 힘이 일어나 압박을 가하면 횡격막은 가장 큰 압박을 받는 구조가 된다. 횡격막의 긴장이 최대가 된다는 얘기다.

　이 상황에 외압의 작용이 내강에 대한 조이기와 풀기를 반복한다고 하면, 혈류량은 급증과 급감을 되풀이 하게 된다. 여기서 혈류가 급증할 때는 촌관척寸關尺을 관통하는 압박이 그 전체 부위를 한꺼번에 들썩이게 하는 맥상脈狀으로 나타나게 될 것이다. 이것은 혈류가 늘어 그 양이 꾸준히 지속되는 상황의 맥상과는 다를 것이니 이른바 활시위와 같은 맥상, 현맥弦脈이라 하여 구별하고 있는 것으로 본다. 따라서 이와 같은 현맥이 나타난다고 하면 그것을 팽창세력이 강한데 그에 반발하는 세력이 일어나 대응하고 있으며 횡격막은 긴장 상태를 갖는 것으로 평가할 수 있다는 것이다.

　부맥浮脈은 말할 것 없이 표부의 긴장을 말한다. 대맥大脈에 대해서는 '大

浮滿指沈無力대부만지침무력'이라 했으니 사실상 '浮按不足擧有餘부안부족거유여'270) 라 한 부맥과 상통하는 바가 있을 것이다. 표면에 가까운 천부淺部에서 크거나 강하고, 심부深部로 가면 작아지거나 약화된다는 공통점을 갖기 때문이다. 대맥 또한 표부의 긴장으로 요골동맥의 상승효과가 나타나는 상황을 포함한다는 얘기다. '滿指만지'나 '有餘유여'는 모두 성盛함을 말하는 것인데, 표현만 가지고 구별해내기는 쉽지 않다. 다만 대맥大脈을 '爲病進위병진'271)이라 했으니 갈등이 강화되는 흐름으로 해석하여 복강에서는 팽창세력이 강화되고 표부에서는 긴장이 높아지는 양상으로 추정해볼 수는 있지 않을까 한다.

요약하자면 맥이 '弦浮大현부대'한 것은 복강에서 팽창의 세력이 강화되어 있고 그에 대한 반발 또한 일어나 갈등관계를 조성하고 있는데, 이와 별도로 표부의 긴장, 즉 주기성을 갖고 복강을 반복해서 압박하는 외벽의 힘이 더해져 있는 상황으로 분석된다는 것이다.

'短氣단기'는 '腹都滿복도만', '脇下及心痛협하급심통' 등과 함께 갈등관계가 일으키는 증상이다. 단기는 갈등에 의해 호흡운동이 감약減弱된 상황이고, 복도만腹都滿이나 협하급심통脇下及心痛은 역시 갈등이 일으키는 흉복강 내 압박 증상들이다.

'久按之구안지'는 여기에 몸을 눌러서 힘을 가한 것이 아니라 이와 같은 갈등이 외벽의 장력, 또는 외압을 포함하고 있으니 그 외압이 시간이 가도 잘 풀어지지 않는 모습을 형용하는 것으로 해석한다. 긴 시간 동안 내외 갈등이 지속된다는 뜻이다. '氣不通기불통'은 갈등 상황이 지속되는 것을 표현한 말이니 다른 의미는 없는 것으로 본다.

'鼻乾비건'은 갈등에 의해 순환이 방해되면서 정류혈이 발생했다는 것을 뜻하는 증상이다. '不得汗부득한'은 역시 순환의 약화를 말한다. '嗜臥기와'는 갈등에 의해 총체적으로 긴장 상태가 조성되어 있는 상황의 피로감 같은 것으로 추정한다.

'一身及面目悉黃일신급면목실황'이나 '小便難소변난'은 조임세력으로 복강이 경화硬化된 상태이니 혈류뿐 아니라 물 흐름 등 전반의 흐름 상황이 불량한 것을 반영한다.

여기서 '有潮熱유조열'은 때때로 일어나는 외벽의 장력, 즉 반발 세력의 붕괴를 의미한다. 그만큼 팽창의 세력이 강하게 유지되고 있음을 말하는 것이다.

270) 以上 醫學入門 內集卷一 pp.379-380
271) 위의 책 p.389

'時時噦시시얼'은 변동의 양상으로 횡격막 긴장이 강약의 흐름을 탄다는 애기일 것이다. '耳前後腫이전후종'은 또한 가슴에서 늘어나는 정류혈의 영향으로 열독熱毒성의 변화가 일어나는 것으로 본다.

여기에 '刺之少差자지소차', 즉 침을 써서 약간의 회복이 있었다면 그것은 갈등관계가 약간 누그러진 것을 말한다. 그러나 '外不解외불해'니 표부表部의 긴장이 가라앉지 않은 것이다. '病過十日병과십일'에 '脈續浮者맥속부자'는 상당한 시간이 흐른 뒤에도 맥脈이 변하지 않고 있다는 의미일 것이다. 여기에 '與小柴胡湯여소시호탕'한다는 것은 현맥弦脈이 그대로 있다는 것이기 때문이다.

그렇다면 '脈但浮맥단부'는 상대적으로 현맥이 보이지 않는 맥상脈狀을 말한다. 현맥이 없다면 횡격막의 최대 긴장이 해소되었다는 것이고, 그것은 복강에서의 팽창세력이 다소 누그러졌음을 의미한다. 팽창세력이 누그러졌다면 이제 상황이 바뀌어 두 세력이 초보적 내외 갈등관계로 돌아가 맞서고 스러지기를 반복할 뿐, 근본적인 병리 변화를 조성하지는 않았다는 것이다.

여기에 '無餘證무여증', 즉 팽창세력이 여태 우위에 있다는 근거가 되는 다른 증상이 없다면 '與麻黃湯여마황탕'한다.

'若不尿腹滿약불뇨복만', 즉 소변을 못 보면서 배가 그득한 것은 갈등이 강고하게 지속되고 있다는 것을 말한다. 팽창의 힘이 다소 누그러지는 와중에 조임의 세력과 병리적 평형과 같은 부동不動의 양상을 조성했다는 의미일 수 있다. 일종의 경결硬結상태가 풀리지 않는 모양이다.

여기에 '加噦가얼'하는 것은 복강의 경결이 풀리지 않으면서 가슴의 운동을 어느 수준 이상으로 방해하니 그로 인해 횡격막의 긴장이 일어나고 있다는 뜻일 것으로 본다. 호흡 운동은 횡격막의 승강을 요구하는데 그런 활동까지 지장을 받고 있다면 복강 환경이 크게 불리한 것이다. 본문에서는 가망이 없다고 보고 '不治불치'라 한다.

242.

陽明病 自汗出 若發汗 小便自利者 此爲津液內竭 雖鞕 不可攻之 當須自欲大便 宜蜜煎導而通之 若土瓜根及大猪膽汁 皆可爲導

● 해석

양명병에 자연히 땀이 나는데 만약 (다시) 땀을 내고 소변이 (또한) 잘 나가는 경우는 진액이 고갈된 것이니 비록 대변이 굳더라도 공하할 수 없고 스스로 대변을 보고자 하게 되어야 한다. 꿀을 달여서 끌어서 통하도록 하는 것이 좋고, 토과근이나 돼지의 쓸개즙도 모두 변을 끌어낼 수 있다.

● 주해

이 조문은 212조에서 말한 '本自汗出醫更重發汗본자한출의갱중발한'과 문맥의 흐름이 같은 것이다. 양명병에 자한출自汗出이 있는 상태에서 다시 발한發汗을 해서 대변경大便鞭에 도달하는 경과를 말하는 것이다.

양명병에서 자한출은 팽창세력이 복강의 확대를 일으키되, 그에 대한 반발이 아직 형성되지 않은 초기의 상황을 말한다. 팽창세력이 홀로 성한 시점時點이다. 내적內的 반발이 일어나지 않았을 뿐 아니라 외벽으로부터의 반발도 없다. 전반적으로 갈등의 관계가 없다는 얘기다.

실제로 여기에는 발한發汗할 필요가 없고, 발한했다고 해도 사정이 크게 달라지지는 않는다고 할 수 있겠다. 물론 팽창세력이 강화되는 흐름이 개시되는 계기가 되거나 아니면 그 변화의 흐름이 더 빨라질 수도 있을 것이다. 그러나 자한출自汗出이 있는 양명병의 기점으로부터 팽창세력이 강화되는 흐름은 원래 양명병의 진행 과정이니 여기서의 발한이 큰 흐름을 돌려놓는다든지 아니면 멈추게 하는 큰 변화를 일으킬 위력을 갖지는 못한다는 뜻이다.

발한 후에 '小便自利소변자리'는 현재 팽창의 힘이 이끌고 있는 복강의 병리 환경에서 그에 반발하는 힘이 강화되는 흐름이 있지 않다는 말이다. 다른 말로 경결硬結을 유발하는 강고한 갈등이 일어나지 않았다는 것이다.

그러니까 이것은 양명병 자한출自汗出의 시점에서 발한한 뒤에 대변의 굳게 되면 소변을 관찰해야 한다는 일종의 임상 지침<212>에 따른 관찰의 방법을 재확인하고 있는 것일 수도 있다. 소변의 이利와 불리不利를 통해 복강의 갈등상태를 변별할 수 있다는 생각을 말하는 것이다.

'此爲津液內竭차위진액내갈'이란 땀을 내고, 소변 또한 자리하니 진액이 고갈했다는 것이다. 사실 소변자리는 팽창세력이 강화되면서 홀로 성한 복강에 아직 조이려는 반발이 일어나지 않고 있는 시점임을 말하는 것으로 볼 수 있다. 양명병을 초기初期와 후기後期로 나누어볼 때, 초기의 흐름이 진행되면서 후기의 강고한 둔화鈍化의 단계로 넘어간 것은 아니라는 말이다. 후기로 넘어가는 기점은 극단적 갈등이 초래되는 시점이니 소변 역시 자리自利할 수 없을 것으로 본다. 거의 후기의 언저리에 와 있는 상황에서도 소변은 자리할 것이니, 어떻게 보면 소변의 상태만으로 후기의 기점까지 얼마나 남아있는지를 판단하기는 곤란할 것이다.

그러나 본문에서 이 경우 대변이 '鞭경'하더라도 '不可攻之불가공지'한다는 표현은 사실 수긍하기 어렵다. 경鞭이란 극단적 상황을 표상하는 것으로 그 표현대로 하자면 위에서 쓴 대로 이미 양명병의 후기에 접어든 것을 의미하는 것일 수 있다. 그러니 여기에는 당연히 하법下法을 써야하는 국면이다.

그러나 본문에서는 이를 극단적 갈등으로 보지 않고 양명병 성립 이전의 갈등 경향에 따른 대변 곤란으로 보아 이를 승기탕承氣湯으로 사하瀉下하지 않는다. 그것을 '當須自欲大便당수자욕대변'이라 하고, '宜蜜煎導而通之의밀전도이통지', 즉 꿀을 통한 관장灌腸 요법이나 토과근土瓜根, 저담즙猪膽汁을 쓰는 청열淸熱의 방식을 권장한다.

토과근이란 왕과王瓜의 뿌리로 '通血脉통혈맥 ~酒黃病주황병 壯熱장열 心煩심번 止消渴지소갈 消瘀血소어혈~'272)라 하여 팽창세력의 강화가 그에 대한 반발을 불러 갈등관계가 생기면서 혈의 정류와 상역 등 병리를 초래하는 상황에 대응하는 약 중의 하나다. 이는 물론 양명병의 경과에서 극단적 갈등이 일어난 시점을 다스리는 약은 아니다. 저담猪膽은 '主傷寒熱渴주상한열갈 骨熱勞極골열노극 大便不通대변불통 療濕䘌요습닉 下膿血不止하농혈부지~<本草>'273)이라 하여 팽창의 세력과 외벽의 조임세력이 강한 갈등을 일으킨 상황을 다스리는 약으로 규정된다.

본문의 내용을 보면 일관되게 사용되던 대변의 경화鞭化라는 표현이 변칙적으로 쓰이고 있으니 이에 대해서는 만일 오류가 있다면 바로잡고 그 용법을 명백하게 규정해 두는 것이 필요하다고 하겠다.

243.

陽明病 脈遲 汗出多 微惡寒者 表未解也 可發汗 宜桂枝湯

● 해석

양명병에 맥이 느린데 땀이 많이 나면서 오한기가 약간 있는 경우는 표부가 풀리지 않은 것이니 계지탕을 쓴다.

---

272) 東醫寶鑑 p.730.위
273) 위의 책 p.698.위

● 주해

양명병에 맥이 느린 것은 팽창의 힘이 독주獨走하는 복강에 갈등이 조성되고 있다는 의미로 해석된다. 그런데 '汗出多한출다'하는 것은 그 갈등이 극단의 것은 아니라는 얘기다. 극단적 갈등의 상황이라면 순환이 급격히 감소할 것이니 땀이 크게 날 수 없다. 그런 의미에서 이것을 '表未解표미해'로 볼 수 있는 근거로 삼는 것이다.

팽창세력이 극성해서 마침내 내적 반발의 세력이 들고 일어나는 상황이 아니라 외벽으로부터의 긴장이 일어나는 것으로 판단할 근거라는 뜻이다.

내외간의 갈등은 태양병의 형식과 같은 것이니 '微惡寒미오한'은 갈등이 강한 구간에 나타나는 증상이 된다. 이런 상황이라면 팽창의 힘이 극성한 것이 아니니 '可發汗가발한'으로 볼 수 있다. 땀을 많이 낼 수 있는 내외 갈등의 형태는 태양중풍太陽中風의 속성을 갖고 있는 것이니 해표解表에는 계지탕桂枝湯이 적합할 것이다.

244.

陽明病 脈浮 無汗而喘者 發汗則愈 宜麻黃湯

● 해석

양명병에 맥이 뜨고 땀이 없으면서 숨이 찬 경우는 땀을 내면 나을 것이니 마황탕을 쓴다.

● 주해

맥脈이 뜨는 것은 언제나 표부表部 긴장의 표상이다<1>. 비록 양명병의 경과라 하더라도 맥부脈浮가 보이면 표증表證으로서의 표부의 긴장이 조성되었다는 말이 된다.

'無汗而喘무한이천'에서 땀이 없는 것은 그 긴장의 속성이 강직하여 내외간의 갈등이 쉽게 풀어지지 않으며 풀어진다 해도 순환량이 크게 늘지 않는다는 것을 의미한다. 천喘증은 강고한 표부 긴장에 의한 내외 갈등이 흉곽과 횡격막의 운동을 제한한 결과의 호흡 장애로 마황탕증麻黃湯證의 특징적 증상이다.

245.

陽明病 發熱汗出 此爲熱越 不能發黃也 但頭汗出 身無汗齊頸而還 小便不利
渴引水漿者 此爲瘀熱在裡 身必發黃 茵蔯蒿湯主之

● 해석

　양명병에 발열하면서 땀이 나는 것은 열이 넘어간 것이니 황달증을 일으
킬 수 없다. 머리에서만 땀이 나고 목 아래로는 없으며, 소변이 잘 통하지
않고, 갈증이 나서 마시려 하는 것은 어열瘀熱이 안에 있는 것이니 반드시
황달이 일어날 것이다. 인진호탕으로 주치한다.

● 주해

　양명병이 성립되는 기점, 즉 초기의 정황은 팽창세력이 그에 대한 반발
을 무너뜨릴 수준이 된 것으로부터 발생한다. 이때는 다만 팽창의 세력이
홀로 성하여 독주獨走하는 것이니 따로 갈등이 생기지 않는다. 따라서 '發熱
汗出발열한출'은 갈등이 없는 팽창세력 독주의 상황을 상징하는 것이다. 순환
이 증가할 수밖에 없는 것이다. 이것을 '此爲熱越차위열월'이라 하는 것은 과
잉의 혈류가 내강으로부터 순환을 따라 넘친다는 표현이다.

　이 경우에는 '不能發黃불능발황'이 당연하다. 발황發黃이란 팽창의 세력이 정
상 이상이 되었는데 여기에 반발이 일어나 경결硬結을 조성하는 상황을 기
초로 한다.

　'但頭汗出단두한출'하고 '身無汗신무한 齊頸而還제경이환' 등의 증상은 팽창세력
과 반발 세력의 갈등으로 가슴에 정류혈이 발생한 것을 표상한다.

　'小便不利소변불리'는 갈등에 의해 복강에서 하방을 향한 물 흐름이 장애되
는 현상을 뜻한다. 정류혈이 발생하도록 하는 갈등을 기초로 하는 경결硬結
의 상황이라고 할 수 있다. '渴引水漿갈인수장'은 정류혈에 의한 내열內熱 증상
이다. 오령산증에서 고찰한 바와 같이 갈渴증과 소변불리는 결국 한 뿌리에
서 나오는 두 가지[지枝]와 같다.

　이것을 '瘀熱在裡어열재리'라 하는 것은 혈의 정류를 말하는 것이다. '身必
發黃신필발황'은 이미 해석한 내용과 같다.

● 茵蔯蒿湯

○茵蔯蒿 6兩, 梔子擘 14枚, 大黃去皮 2兩.
○위의 세 가지 약을[上三味] 물 1두로[以水一斗] 먼저 인진을 달여[先煮茵蔯] 6

승을 취하고[取六升], 나머지 두 약을 넣어[內二味] 달여서 3승을 취한 뒤[煮取三升] 찌꺼기를 버리고[去滓] 세 번으로 나누어 따뜻하게 복용한다[分溫三服]. 소변이 통하는 것이 마땅한데[小便當利], 오줌이 조각의 즙과 같고[尿如皂角汁狀] 색이 새빨갛다면[色正赤] 하룻밤이 지나면 줄어들 것이니[一宿復減] 황달이 소변을 따라 나가는 것이다[黃從小便去也].

*

인진茵蔯은 황달黃疸을 주치하는 약이다. 본초경本草經에서는 '~主風濕寒熱, 邪氣, 熱結黃疸~'274)라 하여 그 작용을 기술記述했다. '治通身發黃, 小便不利~<別錄>'275)이라는 표현도 있다.

'主風濕寒熱邪氣주풍습한열사기'라는 표현을 놓고 보자면 인진은 골격근 전반의 경직성 변화를 바탕으로 하는 갈등관계에 효과를 낼 것임을 알 수 있다. 골격근의 경직 성향에 따라 외벽이 경직되면 복강 안에서 팽창의 힘이 일어나 갈등관계를 구성한 상황을 말한다. 그 강고한 갈등의 결과로 당연히 혈의 정류가 일어날 것이며, 경결硬結의 속성으로 인해 물 흐름의 장애가 생길 것이니 그것을 두고 '熱結黃疸열결황달'이라 한 걸로 본다.

치자梔子는 '~胃中熱氣위중열기, 面赤酒皰齄鼻면적주포차비~'276)라 하여 정류혈과 그에 따른 열독熱毒의 병리를 다스리는 약으로 규정되었다. '療目赤熱痛요목적열통, 胸心大小腸大熱흉심대소장대열~<別錄> 去熱毒風거열독풍, 除時疾熱제시질열, 解五種黃病해오종황병~<甄權>'277)이 모두 그런 내용을 담고 있으며, 특히 '五種黃病오종황병'을 다스린다는 것은 이런 상황을 유발하는 병리가 모두 황달을 일으키는 갈등과 같은 것임을 말하는 것이다.

대황大黃은 팽창세력이 극한에 달한 경우의 내적 갈등관계를 주치한다. 이때 대황을 넣는 것은 모든 황달黃疸이 팽창의 극한에서 일어나기 때문이라는 논리가 아니라 그 활용의 폭을 넓힌다는 의미로 생각할 수 있다. 황달을 일으키려면 어차피 팽창의 세력이 어느 수준 이상이 되어야 하니 그 세력이 극한에 이를 가능성을 항상 고려한다는 뜻이다.

274) 神農本草經 p.95
275) 本草綱目 p.942
276) 神農本草經 p.196
277) 本草綱目 p.2085

246.

陽明病 其人喜忘者 必有蓄血 所以然者 本有久瘀血 故令喜忘 屎雖鞕 大便反
易 其色必黑 宜抵當湯下之

● 해석

　양명병에 병자가 잘 잊어버리는 경우는 반드시 혈이 울체되어 있는 것이
다. 그 까닭은 본래 오래된 어혈이 있어서 그런 것이니 변이 굳다 해도 배
변은 오히려 쉽되 그 색이 반드시 검을 것이니 저당탕으로 사하하는 것이
좋다.

● 주해

　축혈蓄血은 곧 하초下焦의 혈증血證을 말한다. 복강의 하부에 둔화鈍化가 있
어서 혈이 정체하니 순환 혈류가 약화된다.

　본문에서는 사람이 '喜忘희망'하면 그것이 바로 축혈이 있다는 것으로 연
결한다. 아울러 축혈은 '久瘀血구어혈'이라 한다. 혈류가 불량한 복강의 경결
硬結이 오래되었다는 의미일 것이다.

　이는 아주 만성적인 갈등으로 내강 전반이 굳어진 경향을 말하는 것으로
해석한다. 희망喜忘하는 것은 순환의 장애나 압박과 같은 문제가 급격하게
영향을 끼쳐서라기 보다는 서서히 굳어진 오랜 경과에 의한 증상으로 본다
는 얘기다.

　그러나 이 상황을 뇌 혈류의 문제로 연결하기는 어렵다. 물론 순환이 양
호할 수 없지만 그렇다고 그것을 뇌허혈의 유발 요인이라고 볼 수는 없다
는 것이. 뇌 혈류는 여러 가지 장치에 의해 치밀하게 보장되기 때문이다.

　이 상황도 또한 복강에 강고한 갈등이 작용하고 있어서 '屎雖鞕시수경'하
지만 현재 극단적 갈등이 급박하게 작용하고 있는 것은 아니니 '大便反易대
변반이'라고 한 듯하다. 그렇지만 오래된 어혈瘀血이 있는 관계로 대변은 '其
色必黑기색필흑'할 수 있을 것이다.

　저당탕抵當湯<131>은 국한적인 강고한 갈등을 풀기 위한 처방이다. 갈등이
복강의 하부에 집약되고 있는 상황을 말한다. 이는 즉 갈등의 속성이 상역
上逆이나 발산發散의 방향보다는 경결硬結에 집중되는 경우를 뜻한다.

247.

陽明病 下之 心中懊憹而煩 胃中有燥屎者 可攻 腹微滿 初頭鞕 後必溏 不可
攻之 若有燥屎者 宜大承氣湯

● 해석

양명병을 사하하여 가슴속에 오뇌가 일어나고 번조하는 상황에 위 중에
조시가 있는 경우는 공하할 수 있지만, 배가 약간 그득하고 첫머리는 굳되
나중에는 무른 경우는 공하할 수 없다. 만약 조시가 있다면 대승기탕을 쓴
다.

● 주해

사하瀉下는 적합한 시기가 아니라면 복강 영역의 강고한 갈등을 유발하는
부작용을 일으킬 수 있다. 사하가 적합한 상황은 양명병의 후기後期인 극단
적 갈등의 경과라고 할 수 있다. 비록 양명병이라도 팽창세력이 독주獨走하
는 초기初期의 경과에는 사하를 하지 않는다. 갈등관계가 뚜렷하지 않기 때
문이다.

'心中懊憹심중오뇌'는 혈류血流가 가슴으로 대거 몰리는 상태와 같은 것으로
본다. 만일 양명병의 경과 중에 하법을 써서 오히려 심중오뇌가 생겼다면
그것은 긴장을 유발하여 갈등을 조성한 셈이 된다.

이 경우의 갈등은 극단적 갈등의 상황은 물론 아니다. 팽창의 세력이 독
주獨走하는 경과를 지속하여 극한에 도달한 것이 아니기 때문이다.

양명병의 경과 중에 아직 극단에 이르지 않았는데, 때 이른 사하를 시행
하여 내외간의 강고한 갈등관계가 구성된 것이다.

그러니까 양명병 경과에서 사하를 했는데 '心中懊憹而煩심중오뇌이번'하다면
그것은 갈등이 심화되었다는 뜻이다. 그러나 이 갈등 역시 극단적 갈등관
계는 아니다. 여기에서 조시가 보인다면 비록 극단적 갈등은 아니라 하더
라도 승기탕을 쓸 수 있다.

'胃中有燥屎위중유조시'는 하법을 쓰는 예외적인 경우로서 비록 양명병 후기
의 극단적 갈등이 아닌 상황에서도 대승기탕을 쓸 수 있는 것이다. 조시는
복강을 용적을 잠식하는 실물實物이므로 이미 복강이 극도로 확대된 상황과
동일하게 취급할 수 있다는 얘기다.

이제야 사하를 시행할 적기適期가 왔다고 할 수 있다. 그러니 '可攻가공'이
라 한다. 간단히 정리하자면 '有燥屎유조시'한 상황에는 '宜大承氣湯의대승기탕',

즉 대승기탕을 쓸 수 있다는 것이다.

　그런데 '腹微滿복미만'하고 '初頭鞭後必溏초두경후필당'한 것은 비록 갈등관계
가 구성되었다 하더라도 팽창의 세력이 극한에 도달해서 내적 반발과 함께
극단의 갈등을 구성한 것이 아니니 '不可攻之불가공지'하는 것이 당연하다.
여기서 초경후당은 팽창의 세력이 아직 극한에 도달한 바탕이 되지 않았다
는 것을 의미하는 진단의 지표가 된다.

248.

病人 不大便 五六日 繞臍痛 煩躁發作有時者 此有燥屎 故使不大便也

● 해석

　병자가 대변을 못 본지 5~6일이 되고, 배 주위를 둘러서 아프며, 때때로
번조증이 발작하는 경우는 조시가 있는 것이므로 대변을 보지 못하는 것이
다.

● 주해

　'不大便불대변'은 대변의 경화鞭化와는 다른 것이다<222>. 대변경大便鞭이 양명
병 경과의 극단적 갈등을 표상한다면, 불대변不大便은 양명병 성립 이전의
둔화성 갈등을 표상한다. 그러니 불대변 '五六日오륙일'이라 해서 매우 위급
한 정황이라고 할 수는 없다.

　그런데 불대변이 있으면서 '繞臍痛요제통'과 '煩躁發作有時번조발작유시'라고
하면 복강에서 발생하는 발산의 힘이 상당한 것을 말한다. 요제통繞臍痛은
복강의 내부로부터 주위를 향해 가해지는 압박이고, 번조煩躁는 거슬러 오
르는 방향으로 가해지는 압박이다. 그냥 번이 아니고 번조라면 그 근거가
상당한 상역의 힘이라고 할 수 있겠다. 그러니 이 상황은 비록 불대변이지
만 복강 안의 형편은 몹시 팽팽한 모양이다.

　따라서 이 상황은 극단적 갈등이 없는데도 불구하고 복강 환경이 마치
강고한 둔화의 기초가 있는 것과 같은 형태를 조성하는 요인으로서 조시燥
屎가 있는 것으로 평가할 수 있다는 것이다.

249.

病人煩熱 汗出則解 又如瘧狀 日晡所發熱者 屬陽明也 脈實者 宜下之 脈浮虛
者 宜發汗 下之 與大承氣湯 發汗 宜桂枝湯

● 해석

　병자가 번증과 함께 열이 나다가 땀을 흘리면서 풀렸는데, 다시 학병의
형태로 저물 무렵 열이 나는 경우는 양명에 속하므로 맥이 꽉 찬 경우는
사하해야 하고, 맥이 뜨되 빈 경우는 땀을 내야 한다. 사하에는 대승기탕을
쓰고, 발한에는 계지탕을 쓴다.

● 주해

　번열煩熱이 한출汗出과 함께 풀린다면 표증表證으로서의 표리간[내외간內外間]
의 갈등이 있다가 풀리는 경과로 볼 수 있다. 그런데 '又如瘧狀우여학상'은
더 강고한 내외 갈등이 일어났다는 얘기다.
　'日晡所發熱일포소발열'에서 발열이란 내용상 조열潮熱을 의미하는 것으로 해
석한다. 복강의 팽창세력이 외벽에서 유래하는 조임의 세력을 무너뜨렸음
을 의미하는 증상이다. 팽창의 세력이 독주獨走하는 상황이 되었으니 '屬陽
明속양명', 즉 양명병의 범주에 들어온 것이다.
　여기에 '脈實맥실'하다면 팽창의 세력이 이미 극한에 이르러 극단적 갈등
상황에 들어선 것을 확인하는 것이니 '宜下之의하지'한다. 하법을 써야 하는
시점이 되었다는 뜻이다. 극단적 갈등이니 대승기탕大承氣湯을 쓸 수 있는 것
이다. 그러나 '脈浮虛맥부허'한 경우는 거리가 멀다. 맥부허脈浮虛에서 부맥浮脈
은 표증表證인 표부表部의 긴장이 있음을 말하고, 허맥虛脈은 복강에서 일어나
는 갈등의 강도가 강고하지 않음을 의미하는 것으로 해석한다. 내외간 갈
등이 있되, 강고한 관계가 아니니 계지탕桂枝湯을 쓸 수 있다.

250.

大下後六七日 不大便 煩不解 腹滿痛者 此有燥屎也 所以然者 本有宿食故也
宜大承氣湯

● 해석

　크게 사하한 뒤 6~7일이 지나면서 대변을 못 보고 번조도 풀리지 않으

면서 배가 그득하면서 아픈 경우는 조시가 있는 것이다. 그 이유는 본래 내려가지 않은 음식물이 있기 때문이니 대승기탕을 쓴다.

● 주해

'大下대하'한 것은 크게 사하를 일으킨 것이니, 복강 내압을 올리기 위한 과한 근육(외벽) 활동을 유발한 것이고, 이는 근 피로로 이어질 수 있으며, 결과적으로 외벽의 장력이 높아질 수 있는 조치다. 조임의 효과가 일어날 수 있다는 얘기다.

그 뒤 '六七日육칠일'동안 '不大便불대변'하게 된 것은 왜인가. 외벽으로부터 조임의 세력이 발생하면서 기존의 팽창세력과 갈등관계를 형성했기 때문이다.

양명병 후기의 극단적 갈등은 사하를 해서 생길 수 있는 것이 아니라 팽창의 세력이 극한까지 가서 그에 대한 복강 자체의 반발을 초래한 결과로 나타나는 것이기 때문이다. 원래 불대변不大便은 대변경大便鞕과 용어 자체로 구별을 요하는 것이다<222>.

그런데 극단적 갈등이 아닌데도 불대변이 6~7일이라면 그것은 이미 조시燥屎가 있음을 의미하는 현상으로 보아야 한다<248>. 본문에서는 '煩不解번불해'와 '腹滿痛복만통'을 또 다른 근거로 제시하고 있으나 진단적 입장에서 그것은 부가적附加的인 징후일 뿐이라는 것이다.

번煩이 풀리지 않는 것이나 복만, 복통 같은 것들은 모두 강약으로 변동하는 갈등을 의미하는 증상들이니 그 자체로 극단적 갈등이 아니라는 근거가 될 수 있는 것들이다.

'本有宿食故也본유숙식고야'에서 숙식宿食이 있다는 것은 조시燥屎를 형성할 수 있는 복강 환경의 바탕이라고 할 수 있다. 그러니 이는 조시로 가는 경과의 상황일 것으로 본다. 조시가 있는 경우는 극단적 갈등이 아니더라도 그와 같은 효과를 내고 있으므로 대승기탕大承氣湯을 쓸 수 있는 예외가 된다.

251.

病人 小便不利 大便乍難乍易 時有微熱 喘冒不能臥者 有燥屎也 宜大承氣湯

● 해석

병자가 소변이 잘 통하지 않는데, 대변이 힘들었다 풀렸다 하고, 때로 미열이 있으면서 숨이 차고 갑갑하여 눕지 못하는 경우는 조시가 있는 것이니 대승기탕을 쓴다.

● 주해

소변불리小便不利는 복강에서 하방下方의 물 흐름이 원활하지 않은 상황을 표상하는 것이니 복강에 경결硬結성의 환경이 조성되었음을 뜻한다. 경결성의 환경이 조성되었다면 그것은 팽창의 세력과 조임의 세력이 맞서고 있는 갈등의 경과가 진행 중이라는 의미가 된다.

그런데 여기서 '大便乍難乍易대변사난사이'한 것은 비록 갈등관계가 구성되어 있다 하더라도 그것이 극단적 갈등의 상황이 아님을 뜻하는 근거다. 소변불리小便不利로 세력 간의 갈등이 있다는 것이 확인되었지만, 대변의 상황을 보니 극단적 갈등이 아님을 알게 되었다는 말이다.

'時有微熱시유미열'하는 것은 갈등이 생겨 있는 경과의 와중에 간혹 갈등이 약화되어 순환이 개선되는 시점을 갖는다는 말이다. 이것은 대소변의 상태로 파악한 것과 같이 극단적 갈등의 상황이 아니라는 또 다른 근거인 셈이다.

그런데 '喘冒不能臥천모불능와'란 갈등에 의해 복강의 활동성이 불량해지므로 호흡에 장애가 발생하고 가슴 압박이 심해졌음을 의미하는 증상이다. 극단적 갈등의 경과가 아닌 것을 확인했지만, 갈등관계가 매우 심한 것 같은 증상이 발견된 셈이다.

극단적 갈등이 아니면서도 복강으로부터의 압박이 매우 심한 상황, 그것이 '有燥屎유조시'의 근거가 된다는 말이다. 그러니까 조시燥屎란 세력 간의 갈등과 같은 효과가 실물實物에 의해 일어나는 상황으로 이해한다. 즉 힘, 또는 세력이 아니라 실물에 의한 갈등 효과라는 얘기다.

252.

食穀欲吐者 屬陽明也 吳茱萸湯主之 得湯反劇者 屬上焦也

● 해석

밥을 먹고 토하려는 것은 양명병에 속하니 오수유탕으로 다스린다. 약을 먹고 오히려 심해지는 경우는 상초의 문제에 속한다.

● 주 해

'食穀欲吐식곡욕토'에서 식곡食穀이란 당연히 음식물의 섭취를 말한다. 욕토欲吐는 토吐하려는 것으로 복강에서 갈등관계가 조성되었음을 말하는 징후다. 그러니 식곡욕토食穀欲吐는 먹지 않을 때는 토하려 하지 않지만, 무언가를 먹게 되면 토하려 하는 상황을 의미한다.

먹게 되면 그 결과로 평활근의 활동이 일어난다. 평활근의 수축 활동은 생리적이지만 일종의 조임세력으로 볼 수 있다. 그때 토하려 한다는 것은 생리적인 조임의 움직임이 이미 자리 잡고 있는 팽창의 세력에 맞서서 갈등의 효과를 낸다는 것으로 해석할 수밖에 없다.

따라서 식곡욕토食穀欲吐는 다른 말로 팽창의 세력이 복강에서 자리 잡았다는 것을 의미하는 징후로 규정된다는 뜻이다. 자리 잡았다는 것은 반발 세력을 떨치거나 그보다 우위에서 압도하고 있다는 의미다. 만일 팽창의 세력이 그에 대한 반발 세력과 함께 이미 갈등관계를 이루고 있다면, 식곡食穀하기 이전에 증상을 보이고 있을 것이다.

그러니 이것은 '屬陽明속양명'이라 한다. 속양명屬陽明은 양명병의 전형을 온전히 갖추었다는 의미라기보다 그 범주의 경계boundary에 들어섰다는 뜻으로 쓰인다. 따라서 '屬속'양명을 두고 양명병의 특징처럼 생각해서는 안 된다. 참고로 이 '屬속'자字의 활용은 이미 249조에서도 '屬陽明속양명'으로 사용된 바 있지만 '屬太陰속태음<284>'이나 '屬少陰속소음<289>' 등의 표현도 쓰이고 있다.

여기에는 오수유탕吳茱萸湯을 쓰는데 이는 팽창의 세력이 높아져 있는 상황의 갈등을 해소한다는 의미를 갖는다. 그러나 만약 조임 방면의 세력이 보이지 않게 잠재하여 강화될 가능성이 있는 경우라면 이 약으로 오히려 조임의 세력이 더욱 힘을 얻는 경우가 있을 거라는 추정이 가능하다. '得湯反劇者득탕반극자'가 그 사례를 말하는 것으로 생각한다. 그렇다면 오수유탕을 먹고 병세가 더 심해지는 것이 '屬上焦속상초'라고 하는 것은 조임의 세력이 강화되면서 그 결과로 가슴에 대한 압박이 높아지는 것을 표현하는 것으로밖에 생각할 수 없다.

● **吳茱萸湯**

○吳茱萸 1升, 人蔘 3兩, 生薑切 6兩, 大棗劈 12枚.
○위의 4가지 약을[上四味] 물 7승으로 달여 2승을 취하고[以水七升煮取二升], 찌꺼기를 제거한 뒤[去滓] 따뜻하게 7홉을 복용하되[溫服七合] 하루에 3번 마신다[日三服].

*

오수유탕의 주재료인 오수유는 골격근의 경직을 바탕으로 하는 갈등관계를 해소하는데 응용할 수 있는 약 중의 하나다. 경직된 외벽을 극복하기 위해 복강에서 팽창하려는 힘이 일어나 두 힘이 맞서게 되는 상황을 다스릴 수 있다는 얘기다. '溫中下氣온중하기'하면서 '止痛지통'하되 '~咳逆寒熱해역한열~逐風邪축풍사, 開腠理개주리'[278)]하는 것은 이와 같은 힘의 갈등이 상역을 유발하는 상황을 정리한 것이다.

인삼人蔘은 세력 간의 갈등으로 활동성이 떨어지고 굳는 경과에 대해 폭넓게 완화하는 역할을 한다. 폭넓다는 것은 경화硬化, 상역上逆, 혈血의 정류停留, 허로虛勞 등에 모두 관여한다는 것이다. 이는 장기臟器의 운동과 조직의 자양滋養을 강화하는 효과 등으로 나타난다.

생강生薑은 외벽의 긴장에 대응하는 복강 안에서의 반발로 초보적인 내외 간 갈등관계가 구성된 경우의 상역 현상을 주로 다스린다. 초보적 갈등관계라 하면 복강의 확대나 위축이 없으며, 경결과 같은 강고함이 없는 상태를 말하는 것이다.

대조大棗는 복강의 환경을 불안정하게 하는 제반의 요인을 없애서 가장 좋은 상태로 유지할 수 있는 여건을 만든다고 표현할 수 있다. '主心腹邪氣주심복사기, 安中養脾안중양비, 平胃氣평위기~'[279)]라고 한 것에서 복강 환경에 기여하는 대조의 효능이 잘 나타나고 있다.

전체적으로 보아 오수유탕吳茱萸湯은 오수유吳茱萸를 군약君藥으로 하므로 팽창세력에 대한 조임 작용의 강력한 반발로 갈등이 일어나는 경우를 주로 다스리게 된다. 본문에서 식곡욕토食穀欲吐를 다스린다는 것은 팽창세력이 높아져 있되, 아직 큰 증상을 발현하지 않으므로 미리 뿌리를 제거한다는 의미가 있지 않을까 한다. 현재 상태는 극단적 병리의 본질이 수면 아래에서 준비되어 있는 것과 같다.

---

278) 以上 神農本草經 p.195
279) 神農本草經 p.136

253.

太陽病　寸緩關浮尺弱　其人發熱汗出　復惡寒　不嘔　但心下痞者　此以醫下之也
如其不下者　病人不惡寒而渴者　此轉屬陽明也　小便數者　大便必鞕　不更衣十日
無所苦也　渴欲飮水　少少與之　但以法救之　渴者　宜五苓散

● 해석

　태양병에 촌맥은 유연하고, 관맥은 뜨며, 척맥은 약한 상황에 병자가 발
열하면서 땀이 나고 다시 오한기가 있는데, 구역질은 없되 다만 심하부가
결리고 답답한 것은 하법을 썼기 때문이다. 하법을 쓰지 않은 가운데 병자
가 오한기가 없이 갈증이 있는 경우는 양명병이 된 것이다. 여기서 소변이
잦은 경우는 대변이 반드시 굳게 될 것이지만 10여 일 동안 대변을 보지
못 해도 크게 괴롭지 않다. 갈증으로 물을 마시려 한다면, 조금씩 주되 상
황에 맞게 하라. 갈증이 나는 경우는 오령산을 쓴다.

● 주해

　'寸緩關浮尺弱촌완관부척약'이란 촌관척寸關尺을 세분해서 각기 다른 맥상脈狀
을 띠는 경우를 말한 것인데, 내용상 실제의 맥상을 가지고 논했다기보다
는 정황을 놓고 그것을 맥상으로 표현한 걸로 보인다. 그러니 그 대략을
보면 촌부寸部의 완맥緩脈은 표증表證으로서의 표부 긴장의 발동發動 성향이나
강고하지 않은 표리 갈등을 표현하는 것으로 보고, 관부關部의 부맥浮脈은 횡
격막의 긴장을 의미하며, 척부尺部의 약맥弱脈은 복강에서의 강고한 갈등으로
생기는 활동성의 약화를 말하는 것으로 해석하게 된다.

　'其人發熱汗出기인발열한출'한데 '復惡寒복오한'한 것은 표증表證으로서의 표리
간의 갈등관계가 있음을 말하는 내용이다. 그런데 '不嘔불구'하면서 '但心下
痞단심하비'는 복강 안에서의 갈등 효과를 뜻하는 증상들이니 표리 갈등에 무
언가 다른 요인이 가세했음을 내보이는 것이다. 구嘔증은 없으면서 비痞증
만 있다고 한 것은 갈등의 양상이 강약으로 변동하기보다는 굳어서 쉽게
변하지 않는 상황임을 표현하고자 한 것으로 보인다.

　이는 '醫下之의하지'에 의해서 표증表證이 깊어진 것으로서 내적 갈등의 비
중이 높으면서 그 속성이 또한 강고한 상황으로 변한 것이다.

　하법을 쓰지 않았는데 '不惡寒而渴불오한이갈'한 경과가 보인다면? 오한이
없다는 것은 표증이 소멸했음을 뜻하고, 갈증은 어느 수준 이상의 정류혈
이 발생했음을 말한다. 이것을 '轉屬陽明전속양명'이라고 하지만 사실 양명병

을 확진하기는 부족한 정보다.

양명병의 초기初期라면 팽창세력이 그에 대한 외벽의 반발을 떨쳐냈다는 지표가 필요하고, 후기後期라면 대변경大便鞭이 확인되어야 한다는 것이 일반적이다.

그런데 이 상황에서 '小便數소변삭'한 경우라면 복강에서 혈류가 증대되는 한편 하방을 향한 물 흐름 등을 방해하는 갈등 요인이 뚜렷하지 않으므로 양명병 초기의 팽창세력 독주獨走가 지속되면서 극한의 팽창으로 가는 와중에 볼 수 있는 동요動搖성의 증상으로 해석할 수 있겠다. 동요란 이리저리 흔들린다는 것으로 갈등이 일어났다 풀렸다 하는 흐름이 되풀이되는 경과를 말한다. 그러니 이런 경과를 지나 '大便必鞭대변필경'하게 되는 흐름을 밟게 될 수 있을 거라는 말이다.

그러나 '不更衣十日불갱의십일'이라 하더라도 '苦고'가 없다는 것은 소변이 잘 통하고 있으므로 갈등이 극단에 가깝지만 아직은 극단의 갈등 상황이 아니며, 또 결흉 등과 같은 압박 관계가 있는 것도 아니라는 것을 말하는 것으로 해석한다.

여기서 '渴欲飮水갈욕음수'한 것은 정류혈이 있어서 내열內熱이 일어나고 있다는 것이지만, 갈등으로 인해 번조煩躁나 불능식不能食 등의 상황이 있는 것은 아니니 상황을 보아가면서 갈등이 풀리는 흐름이라면 자연히 낫도록 두는 것이 좋다는 판단을 하게 된다는 것이다. 그것이 '少少與之소소여지'하되 '但以法救之단이법구지'라 한 말이다.

그러나 만일 팽창세력에 대한 반발이 내외 공조 등으로 강화되면서 정류혈이 어느 수준 이상이 되는 경우라면, 갈증이 나타나면서 소변불리小便不利 등이 동반할 수 있으니 그대로 두지 말고 오령산五苓散을 투여하는 것이 필요할 수 있다.

254.

脈陽微而汗出少者 爲自和也 汗出多者 太過也 陽脈實 因發其汗出多者 亦爲太過 太過則陽絶於裡 亡津液 大便因鞭也

● 해석

맥에서 양이 미미한데 땀이 조금 나는 경우는 순조로운 흐름이다. 땀이 많이 나는 경우는 지나친 것이다. 양맥이 충만한데 발한해서 땀이 많이 나는 것도 또한 지나친 것이니, 지나치면 양陽이 안에서 끊어지므로 이는 진액의 손실이고, 따라서 대변이 굳게 되는 것이다.

● 주 해

양陽의 맥을 표부의 혈류 정황을 말하는 것으로 해석한다. 그렇다면 '脈陽微맥양미'는 순환량이 많지 않은 상황을 말하는 것이 된다. 뒤에 나오는 '陽脈實양맥실'의 상황과 대비해 볼 때, 순환량이 많지 않다는 것은 복강에 이미 갈등 환경이 조성되어 있음을 말한다. 이 경우, 갈등 양상의 변동에 따라 순환이 개선되면서 땀이 약간 나는 것은 갈등이 풀리는 것이니 '自和자화'라고 할 수 있다.

그러나 과하게 땀을 많이 흘리는 것은 좋지 않다. 여기서의 '汗出多한출다'는 팽창세력이 홀로 성盛하여 독주獨走하는 양상으로 흐르는 것이기 때문일 것이다.

상대적으로 '陽脈實양맥실'의 경우는 순환량이 많은 것이다. 복강에서 팽창의 세력이 강화되는 흐름이 있으며 큰 갈등관계가 없다고 할 수 있다. 이때 '因發其汗出多인발기한출다'하는 것은 그 상황에 발한을 하니 땀이 대량으로 나는 것이다. 일반적으로 발한은 내외간의 갈등을 없애서 활동성을 강화시키는 조치다. 복강에서 이미 팽창의 세력이 강화되고 있는 상황인데, 여기에 발한을 하여 대량으로 땀을 내게 되면, 과하게 팽창하는 세력을 외벽에서 막아줄 수 없게 되는 결과를 초래한다. 그것을 '亦爲太過역위태과'라 한 것으로 해석한다.

이 경우의 태과太過는 '陽絶於裡양절어리', 즉 표부의 순환 여건이 안으로부터 끊어진 것이다. 팽창의 세력이 이미 극한에 달해 마침내 복강 자체에서 반발의 세력을 일으켰으며 그 상황이 극단적 갈등으로 이어졌다는 말이다.

극단적 갈등은 양명병의 후기 경과로서 '亡津液망진액'으로 표현되고, 그 결과는 '大便因鞕대변인경'으로 나타나게 될 것이다.

본문은 이미 복강에 갈등이 조성된 경우와 그렇지 않은 경우를 나누어 발표發表를 통해 문제가 악화되는 경과를 설명한 것으로 해석한다. 두 경우에서 모두 지나친 발표發表가 좋지 않은 결과를 내게 되니 그 방향은 팽창세력의 독주獨走 쪽이 될 것이다.

그러나 그 표현에서 '太過태과'나 '陽絶양절' 등 상한론의 문맥과는 다른 분위기가 다분하며, 그 내용 또한 새로운 것이 없으니 이것을 원래 상한론의 조문으로 생각하기 어렵다.

255.

脈浮而芤 浮爲陽 芤爲陰 浮芤相搏 胃氣生熱 其陽則絶

● 해석

맥이 뜨면서 가운데가 빈다면 뜨는 것이 양이고, 비는 것이 음이다. 만약 뜨는 맥과 비는 맥이 함께 하면 위의 기운에 열이 생기면서 양이 끊어지게 된다.

● 주해

부맥浮脈과 규맥芤脈의 속성을 각각 음양陰陽으로 나눈다. 부맥은 위로 떠서 드러나니 양陽이고, 규맥은 가운데가 비어서 없으니 음陰이라 하는 것으로 보인다.

그런데 이 두 맥이 함께 나오는 경우는 '胃氣生熱위기생열'이요, '其陽則絶기양즉절'이라 한다. 부맥은 표증表證으로서의 표부表部 긴장을 표상하고, 규맥은 혈류가 충실하지 않으니 갈등이 있는 상황이라고 해석해보자. 그렇다면 표부의 긴장과 내강에서의 팽창이 맞서는 갈등의 구조가 된다.

팽창세력이 강화되면서 표리간의 갈등이 있다면 순환은 약화되고 내강에 정류혈이 발생하게 된다. 본문에서 '胃氣生熱위기생열'은 내강에 조성된 정류혈을 말하고, '其陽則絶기양즉절'은 순환의 약화를 말한다는 해석이 가능하다.

본문은 표현의 유사성으로 254조와 같은 맥락을 이룬다. 억지로 해석을 맞추었으나 부자연스럽다. 역시 상한론의 원래 조문이라고 보기 어렵다.

256.

趺陽脈 浮而澁 浮則胃氣强 澁則小便數 浮澁相搏 大便則鞭 其脾爲約 麻仁丸主之

● 해석

부양맥이 뜨면서 깔깔하다면 뜨는 것은 위기가 강한 것이고, 깔깔한 것은 소변이 잦은 것으로 뜨는 것과 깔깔한 것이 함께 하면 대변이 굳으니 그 비가 제약되므로 마인환으로 주치한다.

● 주 해

부양맥跌陽脈이란 충양혈衝陽穴 부위와 상응하는 발등의 맥동처脈動處로서 위기胃氣의 성쇠盛衰를 반영한다280)고 한다. 이 부위의 맥상脈狀은 주로 위기胃氣를 알아보기 위한 것이라는 의미다.

'浮則胃氣强부즉위기강'에서 위기강胃氣强은 하다는 것은 평활근의 속성이 강직함을 말하는 것, 또는 복강의 용적이 강세를 보인다는 의미로서 상태가 나빠지면 그 활동성에 둔화를 일으킬 수 있는 성질이라고 해석한다.

'澀則小便數삽즉소변삭'에서 소변이 삭數한 것은 복강에서 팽창의 세력이 어느 수준 이상으로 키워지면서 동요하는 경과를 거쳐 극한을 향해 가는 상황을 표상하는 것으로 본다.

물 흐름이 약화되거나 막혔다가 다시 통하게 되는 경과에서 소변삭小便數이 나타날 수 있기 때문이다. 그렇다면 위기강胃氣强과 소변삭小便數이 모두 양명병의 경과를 표현하고 있다. 만약 부양맥이 '浮澀相搏부삽상박'하다면 위기胃氣가 강하고 소변이 삭數한 것이니 그것은 팽창세력이 극한을 향해 내달리는 양명병의 경과를 그대로 담을 수밖에 없을 것이다. 이런 경과는 이내 '大便則鞭대변즉경'으로 흐르게 될 것이다.

이것을 '其脾爲約기비위약', 즉 비약脾約이라 한다. 187조에서는 태양양명太陽陽明을 비약이라 했으니 당연히 양명병의 한 형태라고 할 수 있으나, 본문의 설명만으로는 왜 비약이 태양병으로부터 유래하는 양명병이 되는지는 확실히 알 수 없다.

● 麻仁丸

○麻子仁 2升, 芍藥 半升, 大黃去皮 1升, 厚朴炙 去皮 1升, 枳實炙 半斤, 杏仁去皮尖 熬 別作脂 半斤.

○위의 여섯 가지 약을[上六味] 가루를 내어[爲末] 꿀에 이겨서 환을 만들되[煉蜜爲丸] 오동나무 열매 크기로 하여[桐子大] 10환을 복용하기를[飲服十丸] 하루 세 번으로 한다[日三服]. 점차 용량을 늘려서 그 효과를 느끼게 될 때까지를 그 한도로 한다[漸加以知爲度].

*

마자인麻子仁의 효능에 대해서는 '補虛勞보허로 潤五藏윤오장 疎風氣소풍기~ 療熱淋요오림 通利大小便통리대소변~<本草>'281)라 했다. 복강에서의 활동성을 강화해서 순환을 개선함으로써 한편으로는 자양滋養의 효과를 높이고, 다른 한

---

280) 상한론 번역과 해석 p.25
281) 東醫寶鑑 p.682.위

편으로는 정류한 혈로 인한 열증熱證, 열독熱毒을 완화하는 쪽으로 작용한다는 것이다. '補虛勞보허로' 등은 자양을 강화시키는 것이고, '療熱淋요열림' 등은 정류혈에 의한 열증을 해소하는 작용들이다. 그러니 마자인의 효능은 팽창력이 강한 갈등의 상황을 다스린다는 것으로 요약된다.

작약芍藥은 팽창세력에 대한 반발로 내적內的 갈등이 일어나 복강이 경결된 환경으로 변하는 상황을 풀어주는 약이다. 주로 어혈瘀血이나 복통腹痛, 나아가서 정수停水의 병리에 대응하는 효능까지 갖는다.

대황大黃은 작약과 같이 어혈을 푸는 효과를 갖지만, 크게 보아서는 팽창세력이 극한까지 높아져 마침내 극단적 갈등을 유발하는 경우를 담당하는 약물이다.

후박厚朴이나 지실枳實은 외벽의 장력에 대응하는 팽창의 세력이 일어나되 필요 이상으로 강한 힘으로서 특징적인 갈등을 형성하는 경우를 다스리는 약들이다. 그렇다고 해서 팽창력이 극에 달한 양명병 후기의 극단적 갈등을 해소할 만한 효능은 아니지만, 강고한 갈등 경향으로 활동성이 떨어진 복강 내 근육 장기들의 활성을 회복하기 위한 자극의 효과를 충분히 갖는다고 할 수 있다.

행인杏仁은 표부 긴장이 일어나 내강을 압박하는 상황에서 그 압박과 비등한 팽창의 힘을 일으켜 강고한 표증을 구성한 경우를 다스린다. 이 경우, 비록 표증이지만 그 갈등의 속성이 강고하니 복강의 활동성을 상당히 떨어뜨리고 외벽이나 복강으로부터의 압박이 가슴을 거쳐 인후부까지 작용할 수 있다. '咳逆上氣해역상기~, 喉痺후비, 下氣하기~'[282]라고 한 표현들이 이와 같은 갈등 양상에 대한 효능을 설명해주고 있다.

257.

太陽病 三日 發汗不解 蒸蒸發熱者 屬胃也 調胃承氣湯主之

● 해석

태양병이 3일이 되어 땀을 내도 풀리지 않고, 찌는 듯 열이 나는 경우는 위에 속한 것이니 조위승기탕으로 주치한다.

---

282) 神農本草經 p.304

● 주해

'太陽病三日 태양병삼일'에 '發汗不解 발한불해'하고 '蒸蒸發熱 증증발열'하는 것은 이미 암중 暗中에서 복강 안의 팽창의 세력이 강화되고 있었던 것이다.

보통 태양병의 발열은 표부의 긴장으로 표리간의 갈등이 생기면서 그 갈등이 강약 強弱으로 변동하는 흐름을 따라 오한 惡寒과 번갈아 나타나는 형태를 띤다. 그런데 여기서 땀을 낸 것은 이런 표리간의 갈등을 풀자는 것인데, 풀리지 않고 오히려 찌는 듯 열이 난다는 것은 표리 갈등이 풀리면서 복강에서 강화된 팽창의 세력만 독주하게 된 흐름으로 보아야 한다는 것이다.

팽창세력의 독주 獨走로 다른 반발이 허용되지 않으니 순환은 늘어난 상태를 유지할 것이다. 그것이 증증발열 蒸蒸發熱로 나타난다.

'屬胃 속위'에서 위 胃는 위가실 胃家實의 줄임말로 본다. 따라서 이는 속양명 屬陽明과 같은 말이다. 그러니 대황 大黃과 망초 芒硝가 든 조위승기탕 調胃承氣湯<30>으로 주치 主治하는 것이 당연하다.

258.

傷寒吐後 腹脹滿者 與調胃承氣湯

● 해석

상한병에 토한 뒤에 배가 창만한 경우는 조위승기탕을 쓴다.

● 주해

토법 吐法을 쓰면 복압이 올라가는 토출 吐出의 과정에서 한 번에 갈등관계를 해소하는 효과를 얻는다. 그러나 토법을 사용한 후유증으로 '小逆 소역'이라 하여 복압의 상승이 지속되면서 문제를 일으키는 경우가 있다<127>.

그런데 토법을 쓴 뒤 복압이 높은 상태로 유지될 수 있는 개연성에도 불구하고 배가 그득해지는 경우는 장관 평활근의 과도한 탄성에 의한 복강의 확대가 진행하여 기왕의 조임 작용과 맞선 결과로 본다. 이것은 땀을 낸 뒤 배가 그득해지는 경우<67>와는 상대적 현상이다. 굳이 갈라서 말하자면 '吐後腹脹滿 토후복창만'이 실증성 양명에 해당하고, '發汗後腹脹滿 발한후복창만'은 허증성 양명으로 볼 수 있다는 것이다.

259.

太陽病 若吐若下 若發汗 微煩 小便數 大便因鞕者 與小承氣湯 和之癒

● 해석

태양병에 토하게 하고, 사하시키고, 땀을 내고서 살짝 번조기가 있는데, 소변이 잦다가 대변이 굳어지는 경우는 소승기탕을 써서 부드럽게 하면 낫는다.

● 주해

토법이나 하법은 모두 강고한 갈등을 풀자는 조치라고 할 수 있다. 발한은 표증으로서의 표리간 갈등을 풀자는 것이다. 한토하汗吐下를 통해 내외갈등, 또는 내적內的 갈등이 모두 풀리면 좋으나 경우에 따라서는 문제가 더 커질 수도 있다.

한토하를 시행한 뒤에 가볍게 번煩증이 일어나는 것은 갈등이 풀리지 않고 오히려 복강의 경결이 가슴에 영향을 준 것이라고 볼 수 있다. 복강이 굳어서 가슴의 생리적 움직임에 방해가 되는 경우다.

이때 '小便數소변삭'은 복강에서 팽창의 세력이 극한으로 향해 진행하는 병리적 바탕이 조성되었음을 말하는 증상이 된다. 이후에 대변이 경화鞕化되는 것은 이미 팽창의 힘이 극도로 높아져 극단적 갈등이 이루어졌다는 것을 말한다. 당연히 승기탕承氣湯 종류의 처방으로 사하가 필요한 시점이다.

260.

得病二三日 脈弱 無太陽柴胡證 煩躁 心下鞕 至四五日 雖能食 以小承氣湯少少與 微和之 令少安 至五六日 與承氣湯一升 若不大便 六七日 小便少者 雖不能食 但初頭鞕 後必溏 未定成鞕 攻之必溏 雖小便利 屎定鞕 乃可攻之 宜大承氣湯

● 해석

병을 얻은 지 2~3일에 맥이 약하면서 태양병이나 시호증이 없고, 번조하면서 심하부가 결리기를 4~5일이 되면 비록 먹을 수 있더라도 소승기탕을 조금씩 주어 가볍게 풀어서 좀 편안하게 한다. 5~6일이 되면 승기탕 1

승을 준다. 만약 대변이 곤란한 것이[불대변不大便] 6~7일인데 소변이 적은 경우는 불능식하더라도 대변의 첫머리는 굳되 뒤에는 물러서 경鞕화된 것은 아니니 (여기에)하법을 쓰면 변이 반드시 무르게 된다. 소변이 잘 통하더라도 대변이 굳으면[경鞕] 하법을 쓸 수 있으니 대승기탕이 좋다.

● 주해

'得病二三日득병이삼일'은 큰 변화가 진행될 시점은 아니다. '脈弱맥약'이란 활동성의 저하로 순환이 약화된 것을 표상한다. '無太陽柴胡證무태양시호증'은 특별히 표출되는 갈등 현상이 없이 평탄한 외양을 보인다는 뜻이다. 다만 '煩躁번조'와 '心下鞕심하경'이 있다. 이는 복강으로부터 고착固着의 속성으로 경결되는 변화가 있다는 것을 말한다. 복강이 굳으면 가슴의 활동에 지장을 주고 그 경계면에서 특별히 증상이 나타나게 된다.

여기서 4~5일이 지나면서 어떤 변화가 일어날 수 있다. 보통 능식能食은 두 힘 사이의 갈등관계에서 외벽의 장력에 의한 조임 작용이 판세를 압도하지 않고 있음을 말하는 지표로 쓰인다. 그러니 '雖能食수능식'이라 하면 세력 간의 갈등관계가 팽팽한 상황은 아니라는 의미를 담는다.

그런데 여기에 '以小承氣湯이소승기탕'으로 '少少與소소여'라는 것은 극단적 갈등의 문턱에 이르렀다는 것이니 능식能食의 상황과는 맞지 않은 것이 아닐까?

이것은 극단적 갈등관계의 본질은 팽창세력의 극한에 있는 것이니 그에 대한 반발은 뒤따를 뿐 앞서지 않는다는 것을 의미한다. 지금 팽창세력이 극도로 강화되고 마침내 복강 자체의 반발이 일어나 극단적 갈등관계가 완성된 상황은 아니더라도, 그 곳을 목전目前에 두고 있다면 극단적 갈등의 초입에 쓰는 소승기탕을 미리 조금씩 투여할 수 있다는 뜻이다.

'不大便불대변'은 단순한 대변곤란을 말하는 것으로 양명병의 극단적 갈등관계에서 나타나는 변경便鞕과 구별되어야 한다<222>. 대변을 못 보는 외양은 같지만 내적內的인 갈등의 구조나 강도는 완전히 다른 것이다. 이 경우 '小便少소변소'나 '不能食불능식'도 불대변을 부르는 갈등을 의미하는 증상이다.

그러니 이는 강화된 팽창력과 그에 대응하는 외벽의 장력 사이에 일어난 내외간內外間의 갈등이지, 극단에 이른 팽창력과 그에 맞서는 복강 자체의 반발 사이에 일어난 내적內的 갈등이 아니라는 얘기다.

이런 내외간의 갈등관계를 표상하는 것으로서 '初頭鞕後必溏초두경후필당'이 대표적인 것이니 이것이 있다면 실증성의 양명병이 아니라는 반증이다. 여기에 하법을 쓰면 당설溏泄의 부작용이 따를 수 있는 것은 당연하다.

본문은 먹는 것이 가능可能과 붙능不能 그리고 소변의 이利, 불리不利를 통해 병의 허실虛實을 판별하는 방식을 정리한다. 이때 허실虛實이란 갈등의 허실을 말하는 것으로 실實한 갈등은 양명병 경과의 극단적 갈등을 포함하는 경과를 말하는 것이고, 허虛한 갈등은 극단적 갈등으로 가는 경로에서 다른 길로 빠진 경과로서 그와는 다른 차원의 둔화성 갈등을 말한다.

승기탕承氣湯류를 쓸 수 있는 것은 어쨌거나 실증성 양명, 즉 양명병 경과를 벗어나지 않고 진행한 끝에 그 후기後期에 도달하여 나타나는 극단적 갈등에 국한한다.

양명병의 경과에서 '能食능식'이냐, '不能食불능식'이냐를 놓고 볼 때, 능식이 가볍고 불능식이 무겁다고 할 수 없다. 복강에 둔화성의 갈등이 있을 때, 능식은 오히려 실증성이고 불능식은 허증성이다.

불능식하면 '不大便불대변'하고 '小便少소변소'한 둔화성 갈등의 양상이 있더라도 '攻之공지'할 수 없다. 본질이 허증성虛證性이기 때문이다. 이 경우, 하법을 쓰면 당설溏泄이 나타날 수 있다.

번조煩躁증이 있고 심하부가 굳더라도 비록 능식하다면 소승기탕小承氣湯을 쓸 수 있다. 실증성實證性임을 능식을 통해 확인했기 때문이다.

소변의 이불리利不利도 또한 마찬가지다. 소변이 이利한다고 해서 병증이 가벼운 것이 아니다. 실증實證 양명병에서 대변이 굳어지는 경과는 소변이 자리한 징후를 동반할 수 있기 때문이다. 본문에서 서술하고 있는 바와 같이 소변이 자리하더라도 대변의 경화鞕化가 확인된다면 그것은 극단적 갈등을 확진하는 것이다.

261.

傷寒六七日 目中不了了 睛不和 無表裡證 大便難 身微熱者 此爲實也 急下之
宜大承氣湯

● 해석

상한병이 온 지 6~7일에 시각이 맑지 않으며 눈동자가 편하지 않은데, 여타의 표리증이 없이 대변이 곤란하면서 경미하게 신열이 있는 경우는 실증이다. 서둘러 하지下之해야 하니 대승기탕을 쓴다.

● 주 해

'目中不了了목중불료료'나 '睛不和정불화'와 같이 안와, 안구의 증상이 일어나는 것은 가슴으로 몰리는 정류혈停留血이나 상역上逆의 힘을 바탕으로 하는 증후로 볼 수 있다. 소양병 병리와 같은 형식이다.

여기서 '無表裏證무표리증'이라 하는 것은 여타의 다른 갈등 증후가 없다는 것이다. 다만 '大便難대변난'하고 '身微熱신미열'하다. 이것을 '爲實위실'로 본다면 대변난大便難은 극단적 갈등에 의한 대변의 경鞭화를 의미하는 것이다.

그렇다면 무표리증無表裏證의 상황으로부터도 이미 복강 안에서는 강고하게 갈등이 조성되어 있었던 것으로 볼 수 있다. 갈등이 극단에 이르게 되면 상역과 같은 현상은 오히려 스러지고, 다만 고착된 둔화鈍化의 속성만 키워진다고 해야겠다.

신미열身微熱은 복강 안에서는 극한의 팽창세력이 작용하고 있으므로 그 압도적 영향력이 강고한 갈등 속에서도 경미하게 순환을 늘리는 효과를 내기 때문이 아닐까 추정한다.

이 경우는 극단적 갈등의 경과이니 '急下之급하지'가 당연하다 하겠다.

262.

陽明病 發熱汗多者 急下之 宜大承氣湯

● 해 석

양명병에서 발열하면서 땀이 많다면 서둘러 사하할 것이니 대승기탕을 쓴다.

● 주 해

'發熱汗多발열한다'는 양명병의 초기初期 상황이 상당히 진척된 것이라고 할 수 있다. 팽창의 세력이 강화되면서 외벽으로부터 오는 반발의 세력을 떨쳐낸 것이 양명병 초기의 경과다. 이후로 팽창의 세력은 독주하면서 점차 강화되어 마침내 다시 내적內的 반발의 힘을 초래하게 된다. 이것이 극단적 갈등이 되며, 이로부터 양명병의 경과는 후기後期를 맞게 된다고 할 수 있다.

극단적 갈등이 발생한 것은 곧 팽창의 세력이 극한에 이른 시점이 된다. 본문에서 발열發熱하면서 한다汗多하는 경우를 '急下之급하지'해야 할 경과라고

한다면, 그것은 이미 팽창의 세력이 그 극한에 접근하고 있는 것으로 본다는 것이다.

263.

發汗不解 腹脹滿者 急下之 宜大承氣湯

● 해석

땀을 냈는데 풀리지 않고 배가 창만한 경우는 서둘러 하지下之해야 할 것이니 대승기탕을 쓴다.

● 주해

표증表證을 풀려고 발한發汗을 시도했는데 오히려 배가 창만脹滿한 증상이 생긴 경우다. 이것은 '發汗後腹脹滿발한후복창만'을 다룬 67조의 내용과 크게 다르지 않다. 그러나 그에 대한 대처는 본질적으로 다르다.

67조에서는 창만脹滿을 초보적 수준의 갈등관계로 다루어 후박생강반하인삼감초탕厚朴生薑半夏人蔘甘草湯을 썼으나, 본 조문에서는 실증實證성 양명병의 응급 상황으로 다루고 있는 것이다.

굳이 그 차이점을 본다면, 전자前者의 경우는 발한發汗한 뒤에 표증表證으로서의 표리간表裡間 갈등이 풀리고 나서 다시 창만脹滿증이 구성된 경우로 보고, 본문이 경우는 발한 후 표리간 갈등이 풀리지 않은 상황에서 창만이 온 경우로 볼 수 있을 것이다.

이렇게 보면 본문에서 말하는 창만脹滿은 현재 작용하고 있는 외압의 압박을 밀어내면서 갈등이 구성된 것이고, 전자前者의 창만은 없었던 외압의 견제를 초래하면서 갈등이 구성된 경우가 된다. 그렇게 보면 본문의 창만에서 새롭게 일어난 팽창세력의 강도가 높을 것이 당연하다.

팽창의 강도가 높으므로 이는 양명병의 초기에 팽창세력이 급격하게 커지면서 이내 후기後期의 극단적 갈등의 상황에 접근하고 있으니 급하지急下之의 상황으로 본다는 결론이다.

264.

腹滿不減 減不足言 當下之 宜大承氣湯

● 해석

복만이 감소하지 않거나 감소했다고 해도 나았다고 할 수 없다면 하법을 쓰는 것이 당연하니 대승기탕을 쓴다.

● 주해

이는 이전 조문條文의 복창만腹脹滿의 경과를 이어서 쓰고 있는 것 같은 느낌이다. 그것이 자연 경과든 다른 약을 쓴 후에 나타나는 경과든 '腹滿不減복만불감 減不足言감부족언'은 그 증상이 일반적인 흐름과 달리 뚜렷하게 감소하지 않는다는 것을 말한다.

여기서 제어되지 않는 복만腹滿증은 팽창의 세력이 꺾이지 않는다고 보아 극단적 갈등의 범주에서 다루어야 하는 것으로 취급한다. 그러니 하법下法으로 대승기탕大承氣湯을 제시하는 것이다.

265.

陽明少陽合病 必下利 其脈不負者順也 負者失也 互相剋賊 名曰負也 脈滑而數者 有宿食也 當下之 宜大承氣湯

● 해석

양명병과 소양병이 합병하면 반드시 하리가 있으니 그 맥이 짊어지지 않은 경우[불부不負]는 거스르지 않는 것[순順]이다. 짊어진다는 것[부負]은 잃는다는 것[실失]이다. 서로 견제하고 적대하니 부負라고 하는 것이다. 맥이 매끄러우면서 빠른 경우는 숙식이 있는 것이니 하법을 쓰는 것이 당연하므로 대승기탕을 쓴다.

● 주해

'陽明少陽合病양명소양합병'은 복강에서 강한 팽창의 세력이 일어나 있는 구간과 팽창력에 대한 반발이 맞서는 구간이 구비된 경우를 말한다고 할 수 있겠다.

'必下利필하리'라고 하는 것은 갈등이 생겼다가 없어지고 다시 생기는 변동의 과정, 또는 갈등이 강약으로 변화하는 변동의 과정, 즉 동요動搖의 경과가 있다는 말과 같다. 갈등이 소멸하는 틈바구니에서 장관腸管의 과한 활동이 일어날 수 있기 때문이다.

'其脈不負기맥불부'란 양명병의 병리와 소양병의 병리가 얽히면서 어느 한 쪽이 가중加重의 요인으로 작용하여 얽히지 않는다는 말로 해석한다. 그렇지 않으므로 그것을 '順也순야'라 한다. 여기서 맥脈이 부負한다는 것은 부負하는 형태의 맥이 있다는 것이 아니라 부負로 작용하는 흐름을 맥으로 파악한다는 뜻일 것이다.

순야順也와 반대로 부負하는 방향으로 작용하는 것은 한 쪽의 병리 흐름을 키우고 급박하게 하므로 '互相剋賊호상극적'이라 하고, 결국은 정상화의 흐름을 놓치게 될 것이니 '負者失也부자실야'이라 하는 것이다.

맥상脈狀으로 말하자면 '脈滑而數맥활이삭'한 경우는 혈血이 정류停留하면서도 순환이 증가하는 국면이 함께 하는 변동의 상황을 표상한다. 활맥滑脈은 정류를 의미하고, 삭맥數脈은 순환의 증가를 의미하기 때문이다.

이것은 복부에서의 갈등과 팽창세력의 강화가 같이 묶인 상황이다. 이것을 '宿食숙식'이라 하고, '當下之당하지'라 하여 대승기탕을 쓰라 하는 것은 이 상황을 극단적 갈등의 국면으로 본다는 얘기다.

그렇다면 여기서 팽창세력의 강화는 양명병 초기初期에 팽창세력이 독주獨走하는 경과를 말하는 것이고, 복강에서의 갈등은 극단적 갈등 자체를 의미하니 '脈滑而數맥활이삭'이란 양명병 후기後期로 들어가는 경계의 전후에 나타나는 맥脈의 한 형태라고도 할 수 있을 것이다.

266.

病人無表裡證 發熱七八日 雖脈浮數者 可下之 假令已下 脈數不解 合熱則消穀善飢 至六七日 不大便者 有瘀血 宜抵當湯 若脈數不解而下不止 必協熱便膿血也

● 해석

병자가 별다른 표리증이 없으면서 7~8일가량 발열이 나타났다면 맥이 부삭浮數하더라도 하법을 쓸 수 있다. 만일 이미 하법을 쓰고 나서도 삭맥이 풀어지지 않아 열성熱性이 되면 먹어도 배가 고프다. 이후 6~7일이 되도록 대변을 보지 못하는 것은 어혈이 있는 것이니 저당탕을 쓴다. 만약 삭맥이 풀리지 않고 하리가 그치지 않는다면 반드시 협열協熱로서 변에 농혈이 나오게 될 것이다.

● 주해

'病人無表裡證병인무표리증'이란 오한발열惡寒發熱이나 복강 안으로부터의 상역上逆, 경결硬結 등의 병리 현상이 없다는 것을 말한다.

그런데 여기서 '發熱七八日발열칠팔일'이라고 하면 그것은 표리간表裡間 갈등에 의한 오한발열惡寒發熱의 발열이 아니라 팽창세력이 독주獨走하는 양명병 초기의 신열身熱로 보아야 한다. '脈浮數맥부삭'하더라도 '可下之가하지'라 했기 때문이다.

그러니 여기서의 부맥浮脈은 태양병의 표리 갈등에 의한 부맥이 아니라 증가된 혈류가 끊이지 않는 상황을 표현하는 것으로 볼 수도 있겠다.

그런데 이전에 이미 하법을 쓴 경우라면 얘기가 달라진다. '已下이하'에도 불구하고 '脈數不解맥삭불해'한 것은 양명병 경과의 극단적 갈등 상황이 아니다. 하법을 써서 문제가 해결되지 않았다면 하법의 영향으로 외벽의 장력이 높아질 수 있다. 외벽의 장력은 조임의 세력으로 작용하는데, 여기서 삭맥이 지속되는 것은 팽창의 세력이 다시 우위에 올라서 작용을 계속하고 있다는 것을 말한다.

이것은 팽창의 세력이 이끄는 갈등의 경과로 볼 수 있다. 팽창의 세력이 갈등의 병리를 이끌게 되니 내강에 정류혈이 발생하는 내열의 경과가 일어난다. '合熱則消穀善飢합열즉소곡선기'는 내열에 의한 증상으로 볼 수 있다.

그런데 여기서 '六七日不大便육칠일불대변'하는 것은 갈등의 경과가 갑자기 극단적으로 변해서 그리된 것이 아니라 국한적으로 일어나는 강고한 갈등, 즉 '有瘀血유어혈'의 병리가 작용한 결과로 보아야 하겠다.

불대변不大便이 대변경大便鞕과 구별되는 현상임은 이미 서술했다<222>. 저당탕抵當湯<131>은 골반강 영역에 집중하는 강고한 갈등을 해소하는 처방이다.

병소病巢가 골반강에 국한된다는 것은 그 갈등 자체가 복강 전역全域을 점거하지 못했다는 의미이니 극단적 갈등과는 구별되는 것이다.

'脈數不解맥삭불해'하면서 '下不止하부지', 즉 하리가 그치지 않는 경우는 팽창의 세력이 강한 가운데 반발이 일어나 갈등을 빚다가 간헐적으로 갈등이 풀리는 구간을 가지면서 그 때마다 장관腸管 활동이 과하게 일어나는 흐름을 갖는 상황이다.

팽창의 세력이 이끄는 갈등 관계는 혈血의 정류停留를 유발하고, 혈의 정류가 시간이 경과하면 열성熱性의 병리로 작용하여 열독熱毒성의 하리下利로 나타나니 이것이 '協熱便膿血협열변농혈'의 증상이 된다.

본문의 내용은 팽창의 세력이 주도하는 일반적 갈등의 경과와 극단적 갈등, 그리고 갈등관계를 바탕으로 하는 어혈瘀血의 병리 경과 등을 구분하는 진단의 지침들을 정리한 것이다.

267.

傷寒 發汗已 身目爲黃 所以然者 以寒濕在裡不解故也 以爲不可下 於寒濕中求之

● 해석

상한병에 이미 발한을 시도했는데 몸과 눈에 황색이 나타난다. 그 까닭은 한습이 안에 있어 풀리지 않았기 때문이다. 이 경우에 사하하면 안 되고 한습에서 그 원인을 찾아야 할 것이다.

● 주해

표리 갈등의 상황에서 발한發汗한 후에 발황發黃하는 경과는 어떤 상황인가. 발한했다는 것은 표증表證으로서의 갈등을 완화했다는 것으로 순환이 개선되는 방향으로 결과가 나타나야 한다. 그러나 막상 그 결과는 오히려 혈류나 물 흐름이 내강에서 정체하는 경과와 관련이 있는 황달黃疸 현상으로 나타난다.

표증이 풀렸는데 이번에는 내적內的 갈등이 강하게 드러났다는 뜻이다. 본문에서는 '寒濕在裡한습재리'하여 '不解故불해고'한 것으로 그 원인을 말한다.

한습寒濕이 재리在裡하다는 것은 복강 안에 한습寒濕의 병리가 작용하고 있다는 의미로 본다. 사실 한습寒濕은 상한론식의 표현은 아니다.

그러나 굳이 해석하자면 복강 안에서의 '寒濕한습'은 복강에 영향을 가하는 외벽의 경직을 의미하는 것으로 풀이한다. 발한發汗했으나 표부의 긴장이 표부의 경직으로 변성하게 되었다는 것이다. 이와 같은 변성의 사례는 발한의 부작용으로 동경動經하는 영계출감탕증苓桂朮甘湯證의 경우<68>나 발한 후에 진진욕벽지振振欲僻地하는 진무탕증眞武湯證<85>의 경우에서 찾아볼 수 있다.

표부의 경직은 외벽의 경직으로 이는 복부의 활동성을 크게 제한하는 요인이니 복강에서는 팽창의 힘을 일으켜 반발하는 것이 상례라 하겠다. 외벽의 경직과 복강의 팽창력은 따라서 내외간에 강고한 갈등을 형성한다. 이런 강고한 갈등의 경향을 바탕으로 황달의 병리가 구성된다는 얘기다.

그런데 이 갈등은 양명병 후기後期의 극단적 갈등이 아닐 뿐 아니라 팽창의 세력이 그 경과를 이끄는 갈등도 아니니 여기에 하법下法을 쓴다는 것은 어불성설語不成說이다. 비록 현재 복강이 조여들어 위축이 조성된 상황은 아니지만, 엄연히 조임의 효과가 병리 흐름을 주도하는 형세라는 얘기다. 따라서 '於寒濕中求之어한습중구지'라 한 본문의 말은 조임 효과를 내는 외벽의 경직을 다루는 방향에서 갈등 해결의 방안을 모색하라는 것으로 해석한다.

268.

傷寒 七八日 身黃如橘子色 小便不利 腹微滿者 茵陳蒿湯主之

● 해석

상한병 7~8일에 몸이 귤색처럼 노랗고 소변이 불리하며 배가 약간 그득한 경우는 인진호탕으로 다스린다.

● 주해

상한傷寒의 표증表證이 시간이 흘러도 계속 유지되면 변성에 이른다. '身黃如橘子色신황여귤자색'은 '小便不利소변불리'와 짝이 되는 증상인데 이는 내강에 혈血의 정류停留가 발생하고, 아울러 하방下方을 향한 물 흐름이 제한되는 강고한 갈등의 상황이 발생했음을 뜻하는 증상이다.

보통 외벽의 경직에 대해 복강에서 팽창의 세력이 커지면서 갈등이 구성된 결과일 수 있다. 267조에서 한습寒濕을 언급했지만, 이 경우는 외벽의 경직에 끌려가는 갈등관계와는 다른 것으로 풀이된다. 팽창의 힘이 경직된 외벽의 장력에 일방적으로 당하는 입장은 아니라는 것이다. 팽창력이 일어나 외벽의 장력과 대치하면서 길게 시간을 끄는 모양을 말하니, 표부의 경직을 중심으로 하는 갈등 가운데 지속성이 있는 경우라 하겠다. '腹微滿복미만'도 이와 같은 갈등에 의한 증상이다.

인진호탕茵陳蒿湯<245>은 이와 같이 외벽에 대응하는 팽창의 세력이 상대적으로 강한 속성의 갈등으로 황달黃疸이 일어난 상황을 다스리는 처방이다.

269.

傷寒 身黃發熱者 梔子蘗皮湯主之

● 해석

상한병에 몸이 노랗고 발열이 있는 경우는 치자벽피탕으로 다스린다.

● 주해

상한병의 경과 중에 '身黃發熱신황발열'하는 것은 황달의 병리가 작용하고 있으면서도 순환이 증가되는 구간이 있다는 것이다. 보통 황달의 병리가 외벽의 경직이 생긴 가운데 팽창의 힘이 일어나 대립하면서 조성되는 강고한 갈등관계인데, 이는 그 갈등이 간헐적으로 약화되는 구간을 갖는 경우라고 할 수 있다.

● 梔子蘗皮湯

○梔子 15個, 甘草 1兩, 黃蘗 2兩.
○위의 세 약을[上三味] 물 4승으로[以水四升] 달여 1승 반을 취하고[煮取一升半] 찌꺼기를 버린 뒤[去滓] 두 번에 나누어 따뜻하게 복용한다[分溫再服].

＊

치자梔子는 팽창세력이 강한 상태에서 그에 대한 반발이 일어나 갈등관계가 구성된 상황을 다스리는 약 중의 하나다. 그런 갈등관계에서는 혈血의 정류停留와 그에 의한 열독熱毒성 병리가 주로 나타나게 되며, 황달黃疸 또한 그와 같은 병리 경과에서 생길 수 있는 증상의 한 예가 된다.

감초甘草는 경결硬結을 유발하는 갈등에 대해 광범위하고 완만한 효능을 발휘하는 약 중의 하나다.

황벽黃蘗의 효능은 '五臟腸胃中結熱오장장위중결열, 黃疸腸痔황달장치~'283)라 하여 치자의 경우와 마찬가지로 복강에 발생한 정류혈과 그에 의한 열독을 해소하는 것을 위주로 한다.

치자와 황벽이 치자벽피탕梔子蘗皮湯의 속성을 말해주는 구조가 된다. 인진호탕茵蔯蒿湯이 대황大黃을 포함하여 팽창의 세력이 극한에 도달하는 범주를 수용하는 것과는 달리 치자벽피탕은 팽창세력이 두텁게 깔린 상황의 갈등관계에 집중하는 정도의 약력藥力을 갖는다는 점이 비교된다.

---

283) 神農本草經 p.113(蘗木)

270.

傷寒 瘀熱在裡 身必發黃 麻黃連翹(軺)赤小豆湯主之

● 해석

　상한병에서 어열瘀熱이 안에 있으면 반드시 황병黃病을 발하니 마황연초적
소두탕을 쓴다.

● 주해

　'瘀熱어열'이란 어혈瘀血과 열독熱毒의 의미가 합해진 것으로 본다. 결국 복
강에 정류停留하는 혈血을 의미하는 용어로 해석한다. 복강에 혈이 정류하는
것은 강고한 갈등에 의한 순환의 장애가 있었다는 것이니 어열이 의미하는
것은 바로 이러한 갈등관계라고 할 수 있을 것이다. '瘀熱在裡어열재리'하면
'身必發黃신필발황'한다는 것은 정류혈과 황달黃疸이 그만큼 밀접하다는 얘기
가 된다.

● 麻黃連軺赤小豆湯

○麻黃去節 2兩, 赤小豆 1升, 連軺連翹根也 2兩, 杏仁去皮尖 40個, 大棗 12枚, 生梓白皮 1
升, 生薑切 2兩, 甘草炙 1兩.
○위의 여덟 가지 약을[已上八味] 요수 1두로[以潦水一斗] 먼저 마황을 달여[先煮
麻黃] 두 번 끓으면[再沸] 위에 뜬 거품을 버리고[去上沫] 나머지 약을 넣어[內諸
藥] 달여서 3승을 취한 뒤[煮取三升] 세 번에 나누어 따뜻하게 복용하되[分溫三
服] 반일에 다 먹는다[半日則盡].
○요수潦水는 빗물을 말한다.284)

＊

　황달黃疸증에 대해 마황麻黃과 행인杏仁이 있는 마황연교적소두탕麻黃連翹赤小
豆湯을 쓰는 것은 표부의 긴장에 의한 외압이 함께 하는 경우의 황달에 대
한 조치가 된다는 의미다. 황달은 복강에 정류하여 심하부로 몰리는 혈血을
표상하는 증상인데, 주로 외벽에서 발생하는 조임에 의한 내압의 변동이
원인이 된다. 여기에 표부의 긴장이 더해진다면 증상을 심화시키는 가중요
인이 될 것이다.
　'~療五淋요오림 小便不通소변불통 除心家客熱제심가객열'285)하는 연교連翹와 '~治

---

284) 傷寒論譯詮 p.191
285) 東醫寶鑑 p.736.위

消渴치소갈 止泄기설 利小便이쇼변~'286)하는 적소두赤小豆는 모두 수변을 잘 나가게 하는 효과를 가진다.

연교가 '除心家客熱제심가객열'한다는 것은 가슴으로 몰리는 혈의 정류를 해소한다는 것이다. 적소두는 '止泄지설'의 작용을 갖는다. 두 약은 함께 작용하여 팽창세력이 강화된 가운데 그에 대응하는 조임의 세력이 일어나 복강은 오히려 경결硬結성의 환경이 되고 가슴으로 정류혈이 몰리는 상황을 해소하게 된다.

재백피梓白皮의 대용으로 상백피桑白皮를 쓰기보다는 인진茵蔯으로 대용하라고 한 금감金監의 말287)을 채택할 수 있을 것이다. 상백피는 '去肺中水氣거폐중수기~ 水腫腹滿臚脹수종복만려창~<別錄> 治肺氣喘滿치폐기천만~<甄權>'288)라 해서 황달黃疸보다는 수기水氣와 천만喘滿을 다루는 약이기 때문이다.

268-270조에서 각각 황달에 대한 처방을 제시하는데 각 조문이 모든 상황을 상세히 풀어쓰지는 않고 있다. 각 처방의 내용을 참조해서 그 용도를 결정하는 것이 필요하다.

---

286) 위의 책 p.682.아래
287) 傷寒論譯詮 p.191
288) 本草綱目 p.2064

변소양병맥증병치법

辨少陽病脈證幷治法

271.

少陽之爲病 口苦 咽乾 目眩也

● 해석

소양병의 갖추어진 모양은 입이 쓰고 목구멍이 마르며 시야가 어지러운 것이다.

● 주해

표부表部의 긴장으로부터 유래하는 표리간表裡間의 갈등관계를 기초로 발생하는 것이 태양병太陽病이고, 복강에서 팽창의 세력으로 작용하는 평활근의 강한 탄성력을 바탕으로 하는 것이 양명병陽明病이다.

소양병少陽病은 어떤가? '咽乾인건'이라면 인후부咽喉部가 건조해지는 것으로 흉강 안의 정류혈停留血이 증가하는 국면에서 나타나는 증상<120>으로 정리하였다. 가슴의 최상부에서 일어나는 내열內熱의 증상이라고 할 수 있다.

'口苦구고'도 그 병소로 볼 때 인건咽乾의 연장선에 있는 징후로 보인다. 가슴의 정류혈이 인후咽喉의 영역에 영향을 끼치고 있다는 것이다.

'目眩목현'은 가슴에서 증가하는 내압內壓뿐 아니라 외벽 자체의 높은 장력과도 밀접한 관련이 있는 것으로 생각된다. 일면 흉강의 내압이 오르고, 일면 경항부頸項部를 비롯한 흉곽 주위의 근육에 긴장이 생기니 그 압박과 긴장이 목이나 어깨로 연장되면서 두부頭部의 안정성이 흔들리는 문제가 일어날 수 있다고 보는 것이다.

다른 방면에서 목현目眩은 순환 혈류의 감소와도 연계가 없지 않다는 생각도 할 수 있을 것이다. 가슴 쪽으로 정류혈이 증가하는 경과는 순환 혈류를 감소하게 하는 병리와 동전의 양면과도 같은 관계이기 때문이다.

구고인건口苦咽乾이 가슴에 혈류 비중이 큰 것을 표상하고, 목현目眩이 내외의 긴장과 순환의 약화를 표상하는 증상이라면 이들로 대표되는 소양병은 어떤 형태인가?

전체적으로 보아 복강이 확대된 상태에서 복압이 증가하고, 복압을 올리는 복강 내의 갈등 구조가 복부의 활동성을 떨어뜨리고 있는 상황으로 해석할 수 있다.

가슴에 혈류가 몰려 구고인건口苦咽乾을 일으키기 위해서는 기본적으로 복강이 확대되어야 하며, 복강이 확대된 상태에서 순환이 감소하기 위해서는 그 안에서 갈등이 일어나 전반적으로 활동성이 약화되어야 하기 때문이다.

요약하면 복강이 약간 확대된 상태로 경결硬結되는 경과, 즉 활동성이 떨어진 모양이다. 복강의 확대는 팽창의 세력이 높아진 결과다. 팽창의 세력이 올라가 복강이 확대되었다고 하더라도 양명병처럼 그 팽창세력이 지속적으로 강화되어 극한에 이르지는 않는다. 이와 같이 복강에서 팽창세력이 지속적으로 강화되지 않도록 막는 힘은 그에 반발하여 조이려는 세력이다.

조임의 세력에는 복강 안에서 일어나는 반발과 외벽에서 일어나는 반발이 있지만, 소양병의 조임세력은 팽창세력을 압도하지 못하며 다만 그 폭주를 막는 반발의 역할에 그치게 된다.

양명병은 이와 같은 반발을 모두 떨쳐내고 팽창세력이 독주獨走하는 상황으로부터 발단되는 것이지만, 소양병은 복강 안의 팽창세력과 그에 대한 반발이 맞서면서 갈등을 빚는 형태를 취하는 것이다.

소양병의 전형적인 형태, 기본 요건만을 충족하는 순수한 소양병은 소시호탕증小柴胡湯證(이하 柴胡證)과는 구별해야 한다. 시호증柴胡證은 물론 소양병의 범주에 있으나 시호증의 구성 요건이 곧 소양병의 구성 요건은 아니라는 것이다.

예를 들어 시호증의 중요 요건 중 하나인 '心煩喜嘔심번희구<99>'와 같은 증상은 '少陽之爲病소양지위병'에서 말하는 소양병의 구성 요건이 아니다. 구역嘔逆의 기운이 잘 일어나는 경과는 힘의 대립에 의한 갈등관계가 발생하고 소멸하는 변동성의 흐름에 의한 증상이다. 소양병의 성립 기점에서의 형태는 이와 같은 변동성 병리를 포함하고 있지 않다.

272.

少陽中風 兩耳無所聞 目赤 胸中滿而煩者 不可吐下 吐下則悸而驚

● 해석

소양병에 중풍이 되어 두 귀가 들리지 않고, 눈이 붉으며, 가슴 속이 그득하고 번조가 나는 경우는 토법이나 하법을 쓸 수 없으니 토, 하를 하게 되면 계증과 경증이 발한다.

● 주해

'少陽中風소양중풍'은 소양병이 성립된 상태에서 표부의 긴장이 일어나 가세한 것을 말한다. 소양병은 복강이 다소 확대된 상태에서 갈등관계로 그 활동성이 저하된 것인데, 여기에 외벽에 의한 압박이 추가로 주어진 것이다.

그 결과는 조임의 세력이 강화되는 것으로 나타나니, 정류한 혈이 가슴에서 두면부로 몰리는 상일上溢의 증상이 더욱 커지게 된다. 정류혈 분포를 상방으로 편중하게 하는 추가적인 동력이 생겨난 셈이다.

혈의 편중과는 별개로 압박에 의한 병리, 즉 상역의 병리도 또한 작용한다. 외압은 내강 전체를 압박하니 가슴은 흉벽에 의해서 눌릴 뿐 아니라 그 압박의 힘에 복강으로부터 올라오는 힘[상역上逆]이 가세하는 것이다. 결국 가슴에 대한 압박이 커지는 결과다.

'胸中滿而煩흉중만이번'은 가슴을 향한 압박[번煩]을 표상하는 증상이다. '目赤목적'이나 '兩耳無所聞양이무소문'도 흉강 내압의 증가와 혈의 편중이 함께 빚어내는 결과물로서의 증상으로 본다.

이 상황에서 토법吐法을 쓰는 것은 복압을 올리는 것이니 금기가 아닐 수 없다. 하법下法도 또한 복부를 조이는 힘으로 복압을 올리므로 마찬가지다.

두 경우 모두 상역의 병리를 강화할 수 있는 조치인 것이다. 상역의 힘이 급격하게 커지는 경우, 이미 조성되어 있는 병리적 바탕에 더해져서 '悸계'증과 '驚경'증이 일어날 수 있다.

273.

傷寒 脈弦細 頭痛發熱者 屬少陽 少陽不可發汗 發汗則譫語 此屬胃 胃和則癒 胃不和則 煩而悸

● 해석

상한병에 맥이 활시위와 같으면서 가늘고 머리가 아프면서 열이 나는 경우는 소양에 속한다. 소양은 땀을 내서는 안 되는데 땀을 내면 섬어가 일어나니 이것은 위의 문제에 속하므로 위가 활성화되면 낫고, 위가 둔하면 번조와 계가 생긴다.

● 주해

맥상脈狀이 활시위와 같은 것을 어떻게 보아야 할까. '弦者陽也현자양야 指下尋之不足지하심지부족 擧之有餘거지유여'[289]라 하여 현맥弦脈이 양陽에 속하는데

---

289) 國譯 王叔和脈訣 p.141

깊이 누르면 약하고 손가락을 들면 넘친다는 해석이 있지만, 그 속성이 '緊而且急긴이차급'290)으로 팽팽하면서 급하다는 표현도 있다. 맥파脈波로 보자면 진동의 마루가 뾰쪽한 것이니, 혈류가 손가락을 치고 지나가는 속도가 빠른 것이 되겠다.

그러나 활시위와 같다는 표현에 집중한다면, 당겨졌다가 놓은 시위가 원위치로 돌아가는 모양과 같이 촌구寸口의 전체에서 진동의 골과 마루가 구분이 없는 것을 표현한다는 생각도 할 수 있다. 그렇다면 현맥이 보인다는 것은 촌관척寸關尺이 구분이 없이 하나로 나타난다는 것을 뜻하는 것으로 해석한다.

맥의 관찰에서 촌척寸尺을 각각 음양陰陽으로 구분하되, 음양을 상하上下로 보아 촌부寸部는 가슴, 척부尺部는 배를 표상하는 것이라고 해보자. 그런 가정 하에 현맥弦脈은 촌척寸尺이 하나로 움직이는 것이니 가슴과 배, 그리고 그 경계 영역이 구분 없이 하나의 통이 되었다는 의미가 될 수 있다. 이는 몸통에서 일어나는 활동 전체가 제한되고 있는 경결硬結의 속성을 말하는 것으로 해석한다.

세맥細脈에 대해 성무기成無己는 '脈細者邪漸傳裏맥세자사점전리'291)이라 하여 사기邪氣가 점차 안으로 들어가는 것이라 말했다. 사기가 안으로 들어간다는 것은 표증表證으로부터의 변화를 뜻한다. 상한傷寒의 병으로서 표부表部의 긴장을 바탕으로 형성되었지만, 그 과정에서 세맥細脈이 나타난다는 것은 표부 긴장이 소멸하고 있다는 것을 의미한다는 것이다.

그러나 세맥만이 표부 긴장의 소멸을 표상하는 것은 아닐 것이다. 표부 긴장이 해소되면서 복강의 용적이나 복부 전체의 활동성들이 정상화되었다면 세맥이 아니라 정상맥이 나와야 할 것이란 얘기다.

가는 맥이라는 의미에 집중한다면, 혈관을 지나는 혈류가 감소한 것을 반영한다고 보는 관점이 당연하다. 순환 혈류가 줄어든 상황을 표상하는 맥 중의 하나라는 것이다.

이와 같은 생각을 통해 맥의 '弦細현세'를 해석한다면, 몸통(특히 복부)의 활동성이 제한된 상태에서 순환 혈류가 감소한 모양을 반영한 맥상이 된다.

따라서 맥이 현세하다면 소양병의 양상이 갖추어졌다고 판단할 근거 중 하나가 확인된 셈이다. 현세맥弦細脈은 소양병의 정황을 표상한다는 것이다.

하지만 맥상脈狀에 대한 이와 같은 해석은 상황을 뒤집어 본 추정에 불과한 것이니 더 나아간 확인과 연구를 요한다.

---

290) 위의 책 p.142
291) 註解傷寒論 p.353

두통頭痛과 발열發熱은 상한傷寒의 증상으로 보통 태양병 경과에서 잘 보이는 것이다. 그러나 이것을 '屬少陽속소양'이라 한 것은 소양의 전형, 또는 순수한 소양병은 아니지만 소양병의 범주에 넣을 수 있다는 의미다. 비록 두통, 발열이라는 상한 표증表證의 양상이 있지만 '脈弦細맥현세'가 있으므로 이미 소양의 경계선으로 넘어온 것을 알 수 있다는 거다. 따라서 이 구절을 놓고 두통이나 발열이 소양병에서 전형적으로 나타날 수 있는 증상으로 본다거나, 소양병을 확인하는 진단 지표의 하나로 보아서는 안 되겠다.

섬어譫語는 흉강에서 급격하게 늘어나는 정류혈을 표상한다. 소양병에서 땀을 내게 되면 섬어가 일어난다는 것은 발한發汗으로 갈등관계를 풀려야 할 경우에 복강에서 팽창세력이 급격히 강화될 수 있다는 뜻이다.

팽창세력이란 평활근의 탄성력으로서 소양병에서는 높아지려는 탄성을 그에 대한 반발의 힘으로 억제하고 있는 상황이다. 그런데 발한發汗으로 표리간表裏間의 갈등을 완화하려는 시도를 계기로 평활근의 탄성이 독주獨走할 수 있는 기회를 잡았다고 할 수 있을 것이다.

발한으로 팽창세력이 주춤하는 사이에 반발력 또한 그 수요가 소멸하니 약화弱化가 뒤따르게 되는데, 이 와중에 현재 평활근이 갖고 있는 본질적 속성으로서의 팽창세력이 성盛할 수 있는 계기가 주어진다는 해석이 가능하다. 이렇게 되면 빠르게 복강의 확대가 일어나면서 그 가운데 '譫語섬어'가 나타난다는 것은 약화되었던 반발이 또한 살아나 작용하게 된다는 의미이겠다.

발한 등을 빌미로 해서 양명병 속성의 복강 확대가 일어날 수 있는 상황이 바로 소양병이라는 얘기가 되기도 한다. '此屬胃차속위'라 해서 이것을 위胃에 속한 것이라 한 것이 이제 양명병 속성을 갖게 되었다는 뜻이다. 물론 발한으로 섬어가 나타났다고 해서 그것이 바로 양명병의 전형이라는 것은 아니다. 소양병의 경과지만 섬어가 나타나는 지경이라면 그 갈등이 이미 극단에 근접해 있는 것이므로 양명의 범주에 있다고 본다는 뜻이다.

여기서 '胃和위화'는 평활근이 지나친 탄성을 푼다는 것이고, '胃不和위불화'는 과도한 탄성이 지속되거나 더욱 강화된다는 것이다. 위불화胃不和는 따라서 복강을 확대하려는 힘이 지속적으로 작용하고 있다는 것이니, '悸계'나 '煩번'이 그로부터 발생하게 된다. 계와 번은 상역上逆의 병리와 변동의 속성을 바탕으로 하는 증상들이다.

274.

本太陽病不解　轉入少陽者　脇下鞕滿　乾嘔不能食　往來寒熱　尚未吐下　脈沈緊
者　與小柴胡湯　若已吐下　發汗　溫針　讝語　柴胡證罷　此爲壞病　知犯何逆　以法
治之

● 해석

　근본이 태양병인데 풀리지 않고 변하여 소양병이 된 경우는 옆구리 아래
가 단단히 그득하고, 마른 구역이 나서 먹을 수 없으며, 한열이 왕래하게
된다. 아직 토법이나 하법을 쓰지 않았는데 맥이 가라앉으면서 팽팽한 경
우는 소시호탕을 투여한다. 만약 이미 토법과 하법을 쓰고, 땀을 내고, 온
침을 썼는데 섬어를 한다면 시호증이 지나간 것이니 이것은 괴병이다. 어
떻게 거슬렸는지를 알아서 원칙에 따라 다스려야 할 것이다.

● 주해

　태양병은 외압을 본질로 하는 병인데, 이것이 풀리지 않고 있는 와중에
평활근의 탄성(팽창세력)이 강화되는 상황을 맞은 것을 '轉入少陽전입소양'이라
한다.

　이렇게 되면 긴장된 외벽의 힘에 팽창하려는 복강의 힘이 더욱 강하게
맞선 것이다. 내외가 서로 충돌하는 것은 태양병의 병리와 같되, 다른 점은
복강에서 외벽을 향해 밀어내는 힘이 강하고, 그에 따라 그 용적 또한 이
미 정상 이상으로 확보되어 있는 셈이라는 것이다. 또 272조에서는 소양병
의 상태에서 외압이 가해진 것을 말하고, 본문에서는 외압이 작용하고 있
는 상태에서 소양병이 성립된 것을 말하니 그 발생 과정의 선후로 구별해
야 할 점이 있다.

　이미 내외간의 갈등이 작용하고 있는데, 복강에서 팽창하려는 강한 힘과
그것에 반발하는 복강 자체의 반발이 다시 갈등을 빚게 되었다. 복합적인
갈등이 일어난 셈이다. 갈등의 와중에 일어나는 상역의 힘은 횡격막을 압
박한다. 복강의 확대로 이미 늘어나 있던 횡격막에 가해지는 힘이 횡격막
의 부착부 전체를 끌어당기니 '脇下硬滿협하경만'이 일어난다. '乾嘔不能食건구
불능식'이란 횡격막 자체도 과도한 긴장 상태가 조성되어 심하부心下部를 압박
하고 경결시키는 상황이 되었다는 것을 표상한다.

　이런 강한 상역의 병리는 '少陽中風소양중풍<272>'의 경우에는 볼 수 없는
것이다. '少陽中風소양중풍'이나 '轉入少陽전입소양'이 다 같이 복강 자체의 갈등

에 내외간의 갈등이 더해진 것이지만 외압이 먼저 일어나 자리 잡고 있던 '轉入少陽전입소양'의 경우가 더 강한 상역의 힘을 갖게 되는 것을 알 수 있다.

'往來寒熱왕래한열'은 갈등의 구조가 성립되고 풀어지는 것을 반복하면서 일어나는 현상이다. 갈등이 일어날 때 순환이 약화되면서 한증寒證이 나타나고, 갈등이 풀어질 때 순환이 회복되면서 열증熱證이 나타난다는 것이다. 이와 같이 갈등이 출몰하는 것은 팽창의 세력이 외압에 밀렸다가 다시 일어나고, 또 다시 주저앉게 되는 방식일 것으로 생각된다. 소양병으로 전입하면서 팽창의 세력이 강화되었으나 원래 있던 외압 역시 여실히 작용하고 있는 것이다.

이미 99조에서 살펴본 내용이지만 이 왕래한열往來寒熱은 시호증柴胡證의 진단 요점도 아니고, 소양병의 경과에서 나타나는 한 증상도 아니며, 소양병의 성립 요건은 더더욱 아니다. 다만 표부 긴장을 중심으로 하는 표리간의 갈등관계가 갖는 변동 병리의 속성이 발현하는 증상일 뿐이다. 본문에서도 비록 복강에서의 팽창세력이 강화되기는 했지만 표증이 작용하고 있는 상황임을 말하기 위한 한 조건으로서의 의미 외에 다른 내용을 담지 않는다.

여기서 다른 조치가 없이 맥이 '沈緊침긴'하게 되는 것은 표부의 긴장, 즉 외압이 이제 소멸했다는 것을 의미한다. 침맥沈脈은 부맥浮脈과 상대되는 것으로 표부 긴장이 없는 상태를 표상하기 때문이다. 이때의 긴맥緊脈은 따라서 복강 안에서 작용하는 내적 갈등이 구성되었다는 것을 표상한다.

여기에 소시호탕小柴胡湯을 쓰는 것은 더 이상 계지桂枝나 마황麻黃 등이 필요 없게 되었으며, 다만 복강 자체의 갈등을 중심으로 그 변동의 병리만을 다루면 된다는 뜻으로 풀이한다. 여기서 변동의 병리라고 하면 외압이 소멸했지만 복강에서는 아직 내적內的으로 갈등관계가 출몰하고 있다는 것을 말한다.

만일 복압의 상승을 유도하는 토법이나 하법을 쓰고, 또 내외간의 갈등을 해소하려는 발한, 복강의 급격한 확대를 유발하는 온침溫針 등을 통해 섬어讝語가 일어나는 변화는 더 이상 시호증柴胡證이 아니고 육경六經의 범주로 수용할 수 없는 이지러진 병증, 즉 '壞病괴병'이니 상황에 따라 조치해야 한다. 섬어는 내강, 특히 흉강으로 몰리는 혈의 정류에 의한 증상이니 위에 제시한 온갖 오치誤治들의 영향이 다 연관을 가지고 있는 것이다.

275.

三陽合病　脈浮大　上關上　但欲睡眠　合目則汗

● 해석

　삼양이 합병된 것은 부대_{浮大}한 맥이 관부_{關部}로 올라오는 것으로 다만 자려고 할 뿐이며, 눈을 붙이면 땀이 나게 된다.

● 주해

　관부_{關部}는 표부_{表部}와 복강 사이에 일어나는 힘의 상관관계에서 횡격막의 동태_{動態}를 말해주는 맥의 영역이라는 의미로 해석한다. 부대_{浮大}한 맥은 표부 긴장과 복강 안에서의 팽창세력을 함께 묶어서 내보이는 맥상_{脈狀}이다. 안에서 키워지는 팽창의 세력이 외벽을 압박하는 정황이다.

　'上關上_{상관상}'이라 하여 이 맥_脈이 관상_{關上}으로 올라온다는 것은 내외간의 이 갈등이 뚜렷하여 횡격막의 변화는 그와 같은 동태 속에 묻히게 되었다는 의미로 보인다. '但欲睡眠_{단욕수면}'은 팽창세력이 주도하는 내외 갈등이 몸 전체에 경결성의 병리 효과를 일으킨 결과로 보인다. 전반적으로 활동성이 크게 떨어진 영향인데 소음병_{少陰病}의 '但欲寐_{단욕매}'와는 대비되는 기초를 갖는다. '合目則汗_{합목즉한}'이란 잠이 들면서 갈등관계가 약간 누그러지니 그 구간에서 순환이 증가하는 경과가 나타나는 것으로 본다.

276.

傷寒六七日　無大熱　其人躁煩者　此爲陽去入陰故也

● 해석

　상한이 온 지 6~7일이 되었고 크게 열이 없다. 병자가 조번이 있다면 양이 다하고 음으로 들어갔기 때문이다.

● 주해

　'傷寒五六日_{상한오륙일}'이면 어떤 변화의 흐름이 있을 수 있는 시점이다. 이때 '無大熱_{무대열}'하면서 '其人躁煩_{기인조번}'하다는 것은 순환량이 증가하지는 않았는데 내강에서는 갈등의 경과가 있다는 것을 말한다. 조번_{躁煩}이란 가슴이 강하게 압박되는 경과로서 급격하고 강력한 복압의 상승을 바탕으로

하는 증상이다

이것을 '陽去入陰양거입음'이라고 했는데 여기서 양陽은 표表를 말하고 음陰은 이裡를 말한 것으로 해석한다면 표리간의 문제가 내강 자체의 내적內的인 문제로 넘어갔다는 것을 의미하는 것으로 볼 수 있다.

표리간의 문제라 하면 표부 긴장을 주축으로 하는 내외 갈등관계를 말하는 것이다. 그런데 사실 내적인 문제라 해도 그것은 표부 골격근 전반의 경직을 주축으로 하는 내외 갈등관계를 의미하니 이에 대해서는 삼음병 쪽에서 다시 살피기로 한다.

본문에서 쓰고 있는 양거입음陽去入陰이라는 표현을 통해 삼양병三陽病에 관련된 서술을 마무리하고, 이제 삼음三陰의 병리로 넘어가려는 의도가 엿보인다.

277.

傷寒三日 三陽爲盡 三陰當受邪 其人反能食而不嘔 此爲三陰不受邪也

● 해석

상한이 온 지 3일에 삼양의 병이 다 하니, 자연히 삼음이 그 사기를 받는다. 그런데 병자가 오히려 먹을 수 있으면서 구역증이 없다면 이것은 삼음에서 사기를 받은 것이 아닌 것이다.

● 주해

상한론 육경六經병증의 논리는 원래 순환하는 병리 진행 규칙이나 공식을 갖지 않는다. 태양에서 소양으로, 소양에서 양명으로 가고 다시 세 종류의 음병으로 이어지는 흐름의 고리로 보아서는 안 된다는 얘기다.

다만 어떤 문제가 다른 문제를 일으킬 바탕이 될 수 있을 뿐이다. 예를 들어 태양병의 표부 긴장은 복벽을 압박해서 복강의 형태를 변화시킴으로써 내강으로부터의 반발을 일으키는 갈등상황이 되니, 그러한 경과로부터 태음병이나 양명병의 바탕이 조성될 수도 있을 것이다.

또 태양병이 5~6일, 또는 6~7일이 경과하면서 어떤 내적 갈등, 또는 내외 갈등관계에 의해서 소양병, 또는 양명병으로 변성되기도 한다. 이런 변성들은 정해진 궤도를 따라 흐르는 것이 아니라 주어진 조건과 내부 환경의 성질에 따라 형성되는 병리변화일 뿐이다.

　또 다른 차원에서 상한론이 다루는 모든 병증, 모든 경우들이 다 육경병증 가운데 한 병증의 범주 안으로 완전히 포함되는 단순한 구조라고 할 수도 없다. 육경병 각각이 병을 구성하는 하나의 기본형이라고 할 수도 있을 것이다. 실제의 어떤 병을 제대로 분석할 수 있도록 미리 설정해둔 골격들로도 볼 수 있다는 얘기다.

　본문의 내용과 같이 병病이 하루에 한 경經씩 거치고 지나간다는 방식의 이해는 상한론의 인식과는 거리가 먼 얘기다. 삼양병三陽病 다음에 삼음병三陰病이 온다는 흐름도 마찬가지다.

　'能食능식'과 '嘔구'증은 심하부心下部에 작용하는 압박의 크기가 어느 정도인가를 반영하는 징후들이다. 압박의 세기와 압박의 형태가 어느 정도 이상의 영향력을 가질 때 먹지 못하게 되고 구역嘔逆하게 된다는 것이다.

　음증陰證으로 전입되었기 때문에 '不能食불능식'하고 '嘔구'한다는 개념으로 보기보다는 가슴과 배 사이에 어떤 세력들이 얼마만큼 작용하는가라는 방식으로 보는 것이 현실적이라는 얘기다.

278.

傷寒三日　少陽脈小者　欲已也

● 해석

　상한이 온 지 3일에 소양의 맥이 작은 경우는 나으려 하는 것이다.

● 주해

　소양맥少陽脈이란 소양병을 표상하는 맥상脈狀을 의미하는 것으로 보인다. 따라서 '少陽脈小소양맥소', 즉 소양맥이 작다면 그 자체로 소양병이 현저하지 않다는 뜻이 된다.

　상한병이 3일이 경과했는데 소양맥이 작은 것이 병이 나으려는 조짐이 된다는 말은 앞 조문의 내용과 같이 이른바 전경轉經의 개념에 의거한 논리가 된다.

　첫째 날 태양병이 성립되고, 둘째 날 양명으로 전변轉變하며, 셋째 날 소양으로 옮기는데 그 양상이 뚜렷하지 않으므로 더 이상 옮기지 않을 것이라는 얘기다.

　이 역시 상한의 논리와는 동떨어진 기계적 이해에 불과하다고 본다.

279.

少陽病 欲解時 從寅至辰上

● 해석

소양병이 풀리려하는 시점은 인시로부터 진시의 상반까지다.

● 주해

소양병이 스스로 낫는 시점을 오운육기론五運六氣論에 기초하여 예측한다. 이것은 내외간의 갈등이나 내적 갈등의 문제가 고려되지 않은 것이니 상한의 병리구조와는 전혀 별개의 것으로 상한의 논조라고 볼 수 없다. 여기서는 의미가 없으므로 따로 주석하지 않는다.

변태음병맥증병치법

辨太陰病脈證幷治法

280.

太陰之爲病 腹滿而吐 食不下 自利益甚 時腹自痛 若下之 必胸下結鞕

● 해석

태음병이 갖추어진 모양은 배가 그득하고 토하며, 먹은 것이 내려가지 않는데 하리가 나면 더욱 심하여 때로 배가 아프게 된다. 만약 사하하면 가슴 아래가 단단히 맺힌다.

● 주해

태음병太陰病의 바탕이 성립된 기본형을 제시한다. 본문에 따르면 태음병의 기점에서 나타나는 증상들은 복강 안에서 일어나는 갈등관계를 반영하는 것이 된다.

이는 평활근의 변성에 의한 팽창세력과 조임세력이 대립하는 양상이다. 이와 같은 대립의 요점은 외벽의 경직에 있다. 내강을 둘러싸는 외벽이 굳어서 운동성이 크게 약화된 결과, 그 상황을 극복하고자 복강에서 팽창의 힘이 억지로 동원되는 상황이다.

이런 대립의 형태는 삼음병三陰病 병리에서 공통적으로 발견되는 것이다. 그중 태음병은 경직된 외벽에 대응하는 팽창의 힘이 대등한 강도를 갖는다는 점을 특징으로 한다. 대등한 두 힘 사이의 대립은 굳기와 풀리기 사이를 왕래하면서 다양한 현상을 내보이게 된다.

'腹滿而吐食不下복만이토식불하'는 팽창세력이 일어나 경직된 외벽에 맞서면서 갈등이 일어난 상황을 표상한다. '腹滿복만'이나 '食不下식불하'는 강고한 대립에 의한 증상이고, '吐토'는 팽창세력이 급히 약화되면서 일어나는 복압 상승의 과정에서 생기는 증상이다. 요약하면 경결硬結와 상역上逆의 병리가 작용하고 있다는 얘기다.

'自利益甚자리익심'이란 자리自利를 통해 문제의 병리가 더욱 악화된다는 것이다. 이 경우, 자리自利란 경직된 외벽에 대응하는 팽창의 힘이 약해지면서 갈등관계가 해소되는 과정에서 일어나는 현상이다. 두 힘 사이의 대립이 완화되니 활동성은 개선되었다고 하겠지만, 외벽의 경직을 극복하는 목표에서는 멀어지는 결과다.

이런 움직임은 태음병 속성의 병리 기반을 깊고 강고하게 할 수 있는 일이고, 그런 의미에서 '益甚익심'이라는 표현을 쓴 것으로 볼 수 있다. 자리가 일어나는 당시에는 갈등이 완화되는 듯하지만, 외벽의 경직을 극복하지 못했으니 시간이 지나면서 더욱 강화된 갈등이 일어날 수 있다는 얘기다.

'時腹自痛시복자통'은 이와 같은 익심益甚의 결과로 나타나는 강화된 갈등의 한 표현일 것이다. 외벽의 경직이 심화되니 복강에서는 더욱 강한 팽창의 힘을 일으키려 하고 따라서 갈등의 강도는 더욱 높아질 것이다.

여기서 '若下之약하지', 즉 인위적으로 하리下利를 유발하는 경우는 경직을 빠르게 강화시키는 결과를 초래할 수 있다. 하리를 일으키기 위해 복압을 높이는 과정에서 외벽의 근육이 작용하게 되니, 그 경직이 더 깊어지는 계기가 될 가능성이 있다는 얘기다. 이는 표증表證이 있는 경우에 사하瀉下를 하여 결흉結胸이나 비痞증이 초래되는 경우<137>와 같다. 본문에서는 이 결과를 '胸下結鞕흉하결경'으로 표현하고 있다.

앞에 서술한 것처럼 삼음병은 외벽의 경직이라는 공통적 병리를 필연적으로 갖는다. 삼음병의 하나인 태음병에서 팽창의 힘이 강하게 일어나는 현상은 좀 의외다. 경우에 따라서는 마치 양명병으로 진행하려는 경과와 같아 보인다고 할 수도 있겠다. 그러나 태음병에서 팽창의 힘이 일어나는 것은 경직된 외벽을 극복하려는 것으로 양명병과는 그 바탕이 완전히 다르다. 양명병은 팽창의 힘이 강세를 유지하되 그에 대응하는 힘을 제압하고 독주하는 특징적 면모를 갖는 것이다.

소양병도 양명병과 같이 복강에서 팽창의 세력이 강한 형태의 병이다. 그러나 소양병의 경우는 팽창의 세력에 대응하는 반발의 힘이 내강으로부터 일어나 그 독주를 억제하고 있다는 점에서 양명병과 다르다.

이런 맥락에서 겉으로 보아 팽창의 세력이 강하게 일어나는 경과가 있다 하더라도 그것을 통해 병의 속성을 미루어 짐작할 수 있는 것은 아니라는 점을 알 수 있다. 이 점은 소양병과 양명병, 그리고 태음병에서 모두에서 팽창력이 뚜렷하게 보인다는 사실에서도 잘 드러난다.

소양병은 정류혈停留血의 분포가 가슴 쪽으로 몰리는 것을 주증主證으로 한다. 복강에서 팽창의 힘이 우위를 점하고 있지만, 그에 대한 반발 세력과 함께 갈등관계를 조성하고 있기 때문이다.

그러나 소양병에서는 태음병과 같은 복강 내 압박성 환경이 생기지 않는다. 조임의 세력이 팽창세력에 반발하고 있으나 그렇다고 해서 팽창세력의 우위를 점하거나 굴복시킬 수 있는 것은 아니기 때문이다.

소양병과 태음병은 팽창세력과 조임세력이라는 상대적 요인 간에 갈등관계가 구성된다는 병리적 공통점을 갖지만, 그 내용으로 보면 어떤 세력이 키를 쥐고 있느냐는 점에서 차이를 갖는다. 이와 같은 차이는 조임의 세력이 어떤 형식이냐에 달려있다.

팽창력에 대한 바발 형식의 조임이라면 소양병의 구조를 갖는 것이고, 경직을 극복하려는 억지 팽창이라면 태음병의 구조를 갖는 것이다.

태음병은 물론 팽창의 세력이 강화되면서 경직된 외벽과 대립하게 되는 것을 그 기점으로 하니, 삼양병三陽病 전체와 구별되는 점은 외벽의 경직이 주도권을 갖고 있다는 것이다. 팽창세력이 상대적으로 강화되어 있거나 강화되려 하는 방향으로 흐르는 것이 삼양병三陽病의 특징이고, 반면 조임의 세력(여기서는 외벽의 경직)이 주도권을 갖고 복강을 위축시키고 경화시키는 쪽으로 가려는 경향이 삼음병三陰病의 특징이 되는 것이다.

281.

太陰中風 四肢煩疼 陽微陰澁而長者 爲欲癒

● 해석

태음병 경과 중에 중풍이 일어나면 팔다리가 갑갑하게 아픈데, 양맥이 미미하고 음맥이 껄끄럽지만 그 폭이 넓다면 나으려 하는 것이다.

● 주해

'太陰中風태음중풍'은 태음병의 바탕이 성립된 위에 다시 표증이 더해진 것이다. 태음병 병리에는 원래 경직된 외벽의 장력이 작용하고 있다고 보아야 하지만 여기에 다시 추가적인 외압(외벽 긴장의 장력)이 발생한 것이다. 경직된 상태에 주기적인 조임의 자극을 가하는 형국이다. 경직된 복벽으로부터 가해지는 압박은 복강을 강하게 압박하고 때린다. 갈등관계가 더 심화되었다고 할 수도 있을 것이다.

이때 '四肢煩疼사지번동'은 몸통을 이루는 근육뿐 아니라 골격근 전반의 경직이 뚜렷하게 나타나는 현상으로 보아야 할 것이다. 이미 경직의 상태가 구성되어 있었으나 다시 표증이 가해지니 그 경직이 더 심화된 결과가 아닐까 한다.

맥이 '陽微陰澁而長양미음삽이장'하다는 것에서 '陽微양미'는 표부의 혈류, 즉 순환 혈류가 약화되는 것을 말하고, '陰澁음삽'은 내강에서의 혈류 역시 정체되는 상황을 의미하는 것으로 해석한다. 양陽을 표부表部로 보고, 음陰을 내강으로 보는 관점이다.

그러면서도 맥에 '長장'한 모양이 나타나는 것은 하나의 반전이다. 아직 혈류에 여유가 있음을 의미하는 것으로 해석한다. 맥에 여유가 보인다는 것은 순환의 예후가 나쁘지 않다는 얘기가 되겠다.

　태음병은 비록 평활근이 탄성이 강화되는 경향이 있다 해도 외벽이 경직된 원초적 문제점을 갖고 있으니 복부의 활동성이 약화되는 방면의 진행이 그 본성이라고 할 수 있다.

　그런데 맥에서 '長장'의 성분을 확인한다면, 비록 태음병에 외압이 추가로 작용했지만 복부의 활동성이 크게 위축되지 않고, 순환의 전망도 나쁘지 않은 것이니 문제가 악화될 상황과는 거리가 있는 것으로 그것을 '欲癒욕유'라 한다.

282.

太陰病 欲解時 從亥至丑上

● 해석

　태음병이 나으려 하는 시점은 해시에서 축시의 상반이 된다.

● 주해

　태음병이 스스로 낫게 되는 시점을 오운육기론五運六氣論을 통해 예측한다. 이것은 세력 간의 갈등관계를 가지고 판단하는 것이 아니니 상한의 논조는 아니다. 그 속뜻을 알기 어려우므로 여기서는 주석註釋을 생략한다.

283.

太陰病 脈浮者 可發汗 宜桂枝湯

● 해석

　태음병에 맥이 뜨는 경우는 땀을 내는 것이 가하니 계지탕을 쓴다.

● 주해

　태음병은 외벽에 경직이 조성되고 복강에서는 그에 대응하는 팽창의 힘이 일어나 대립하는 형태를 갖는다. 외벽의 경직은 그 고착성으로 인해 맥脈이 침沈하게 나타나는 것이 보통이다. 외벽의 긴장이 주기성을 갖고 반복되는 조임의 현상으로서 부浮한 맥을 특징으로 하는 점과는 구별되는 사실이다.

그런데 태음병의 경과에서 맥이 부浮하게 나온다는 것은 경직된 외벽에 주기성을 가진 조임의 힘, 즉 표증表證이 가해졌다는 얘기가 된다. 표증이 있다면 발표發表의 조치를 할 수 있는 것은 당연하다.

그러나 현재 외벽이 경직된 근본을 갖고 있는 상황에서 과도한 해표解表의 자극은 경직을 더욱 심화시킬 가능성을 배제하지 못한다.

본문에서 마황탕麻黃湯 등을 언급하지 않고 바로 계지탕桂枝湯<13>을 쓴다고 명시하는 것은 지금 강고함을 다루는 약성藥性보다는 민감하고 변동이 많은 경우를 다루는 것이 필요한 시점이기 때문일 것으로 분석한다. 가벼운 자극을 통해 표부表部를 풀어줌으로써 활동성을 회복할 수 있도록 하자는 의도다.

따라서 계지탕은 표리를 가볍게 자극하고 손을 빼는 방식으로 사용하는 것이 좋을 것으로 본다. 본문에서도 '~主之주지'라 하지 않고 '宜의~'라 한 것은 그 점을 염두에 둔 것이 아닐까 한다.

284.

自利不渴者 屬太陰 以其藏有寒故也 當溫之 宜服四逆輩

● 해석

자연히 대변이 통하면서도 갈증이 없는 것은 태음에 속하니 이는 그 장腸이 차가운 성질을 갖기 때문이다. 마땅히 따뜻하게 할 것이니 사역탕류를 쓰는 것이 좋다.

● 주해

'自利자리'는 자연히 일어나는 하리下利를 말한다. 태음병에서 자리自利는 경직된 외벽을 극복하기 위한 팽창의 힘이 약화되는 시점에 일어난다. 그러니 활동성은 개선되지만 이후로 더 심화된 갈등이 일어날 소지를 갖는다<280>.

'不渴불갈'하다고 하는 것은 혈의 정류가 심하지 않다는 것을 의미한다. 태음병 경과에서 자리自利가 일시적으로 활동성이 개선되는 흐름이라면 불갈은 당연하다. 그렇기 때문에 이것을 '屬太陰속태음'이라고 한다.

'其臟有寒기장유한'이라 하는 것은 복부의 활동성이 약화된 상황을 표현하는 것으로 본다. 사실 태음병의 전형은 경직된 외벽에 대응하여 그와 대등하게 복강 안에서 일어나는 팽창 경향을 그 바탕에 깔고 있는 것이다.

이런 경과에서 장한臟寒이 기초가 된다면 '自利不渴자리불갈'은 전형적인 태음병의 형태를 충분히 만족하는 것은 될 수 없다. 팽창하려는 힘이 일어나 경직된 외벽과 대립하는 상황에서 팽창의 힘이 떨어지면서 자리自利가 나게 되면, 그 이후로 한층 강한 팽창의 힘이 요구될 것이기 때문이다.

더 강한 팽창의 힘이 일어나 외벽과 대립할 때, 혈血의 정류停留와 그에 따른 내열內熱의 현상이 일어나게 된다. 갈渴증은 내열의 한 현상이니 오히려 자리自利 이후에는 갈증이 나타나는 것이 자연스러운 일이다. 이것은 한증寒證보다는 오히려 열증熱證에 가까운 상황이라는 얘기다.

그런 의미에서 '屬太陰속태음'이란 전형적인 태음병을 말하는 것이 아니라 태음병 범주의 경계에 있는 상태를 가리키는 것으로 보아야 할 것이다. 다른 말로 태음병의 길목, 또는 태음병 범주의 언저리에 있는 상황이라고 할 수 있을 것이다.

장한臟寒이 심한 경우는 외벽의 경직이 강고하여 복강에서 일으키는 팽창의 힘으로 쉽게 털어낼 수 없는 상태다. 팽창력이 강하게 일어날 수 있는 토대가 부실해진 것으로도 볼 수 있다.

팽창의 힘이 경직된 외벽의 장력과 대등한 상태를 유지하지 못한다면, 외형적으로 태음병의 범주에 있다 해도 그 본질은 이미 소음병의 문턱에 있다고 할 수 있을 것이다. 여기에는 사역탕四逆湯 종류를 써서 근육 전반의 경직을 풀고 그로써 복부의 활동성을 회복하도록 하는 조치가 당연하다.

285.

傷寒　脈浮而緩　手足自溫者　繫在太陰　太陰當發身黃　若小便自利者　不能發黃
至七八日　雖暴煩下利　日十餘行　必自止　以脾家實　腐穢當去故也

● 해석

상한병에 맥이 뜨면서 완만하고 손발이 자연히 따뜻하면 이는 태음의 경로에 있는 것이다. 태음은 몸에 황달기가 나타나게 되는데 만약 소변이 자연히 잘 통하는 경우는 황달이 생길 수 없다. 7~8일이 되어 비록 격심한 하리가 일어나 하루에 수십 번 쏟더라도 반드시 자연히 그칠 것이니 이는 비기가 실한 것으로서 노폐물을 버리는 생리 작용이기 때문이다.

● 주해

맥脈이 '浮緩부완'한 것은 표부表部의 긴장으로 표리간表裡間 갈등이 생겨 있으면서도 그 갈등의 속성이 복강을 경결하게 하는 상황은 아니라는 것을 보여주는 맥상脈狀이다.

'手足自溫수족자온'은 순환 혈류가 어느 수준 이하로 감소되지 않았다는 뜻이다. 따라서 '脈浮而緩맥부이완'하고 '手足自溫수족자온'하다면 전체적으로 보아 복부의 활동성이 크게 떨어져 있지 않다는 말과 같다. 이것을 '繫在太陰계재태음'이라 한다. 태음병으로 진행할 수 있는 경로에 있다는 의미의 표현이다.

그러나 사실 '脈浮而緩맥부이완'과 '手足自溫수족자온'이라는 조건은 태음병이 되기 위한 요건으로서의 필수 증상, 즉 '太陰之爲病태음지위병'이 아닐 뿐 아니라 태음병의 범주 안에 들어있다고도 하기 어렵다. 사실상 태양병에 속하는 상황이다. 그러니 '繫在太陰계재태음'이란 다만 태음병으로 진행할 수 있는 경로에 있다는 의미로 볼 수 있다.

그래서 '太陰當發身黃태음당발신황'이라 해서 하나의 조건을 붙인 것이다. '身黃신황'이 되기 위한 기본 조건을 말하자면, 팽창의 세력이 커서 복강이 확대된 바탕에 활동성을 약화시키는 힘의 대립이 작용해야 한다.

이것이 태음병의 병리와 일치한다. 어떤 경과로 팽창의 세력이 강화되는 상황이 되었지만, 그 바탕에는 팽창력과 상대되는 다른 세력이 이미 확고하게 자리를 잡은 양상이라는 것이다.

그런 의미에서 '脈浮而緩手足自溫맥부이완수족자온'의 상황으로부터 '身黃신황'이 되었다면 태음병을 확진하게 된다. 또 '繫在太陰계재태음'이라는 말은 태음병의 길목, 태음병의 병리 라인을 타고 있는 것을 가리키는 말임을 확인하게 된다. 그대로 두면 태음병이 되는 방향으로 진행할 개연성을 갖는 상황이라는 거다.

그런데 '小便自利소변자리'한 경우는 '不能發黃불능발황'이라 했다. 소변이 잘 통한다는 것은 복강에서 하방下方을 향한 물 흐름을 제한하는 조임 효과가 없다는 것이다. 즉 복강 내에서 갈등관계로 인한 어느 수준 이상의 활동성 약화가 없다는 거다. 다른 말로 힘의 충돌이 없다는 얘기다.

이런 상황은 당연히 '不能發黃불능발황'할 것이며 태음병과는 관계없는 길로 빠졌다는 얘기를 하고 있는 것이다. 팽창세력이 강화되는 와중에 그에 반발하는 세력이 뚜렷하게 일어나지 않고 있는 상황이니 이것은 오히려 양명병의 진행과 닮았다.

별다른 뚜렷한 변화가 없이 이 상태로 7~8일이 흐르는데, 그 뒤로 '暴煩下利폭번하리'가 생긴다. 하리가 나는 것은 갈등으로 활동성이 떨어져 있다가 그 갈등이 느슨해지는 틈이 생겼다는 것을 의미한다. 여기서의 하리도 그런 갈등 완화의 시점에 터지는 것이다. 하리가 터졌다는 것은 그 전에 어떤 갈등이 있었음을 말하는 것이다.

소변자리小便自利 이래로 암중에서 팽창세력에 대한 반발이 생겨나 갈등을 이루고, 그 갈등이 지속되어 왔던 것이라고 할 수 있다. '暴煩폭번'이란 양대 세력이 강경하게 대치하고 있다가 힘을 풀게 되니 갑작스런 압박이 가슴 쪽으로 밀어닥친 것으로 볼 수 있다. 그러나 그 힘은 일시적인 것이니 이내 가라앉을 것이다.

이 하리는 상당 시간 동안 억제되었던 활동이 터지는 것이니 그 과한 활동이 강하고 거세게 나타날 수 있다. 본문에서 '日十餘行일십여행'이라 한 것은 그 활동이 하루 종일 이어진다는 뜻이다.

이와 같은 폭발적 장관 활동이 '必自止필자지'하는 것은 하리 자체가 이미 갈등관계가 풀렸음을 의미하는 것이기 때문이다. 물론 다시 팽창의 세력이 강화되는 흐름이 일어난다면 하리가 그치지 않을 것이다. 하리가 나고 있는 와중에 다시 갈등이 조성되고, 그 갈등이 풀리면서 다시 하리가 나게 되기 때문이다.

따라서 여기서 말하는 '脾家實비가실'이란 갈등이 풀려서 활동이 강하게 일어날 수 있는 평활근의 저력이 살아있음을 의미하는 것이라고 할 수 있다. 그렇다면 '脾家비가'라고 하는 것은 평활근의 활성을 유지하도록 하는 기능 체계를 뜻하는 용어가 된다. 위가실胃家實이 복강 용적의 확대를 의미하는 용어라면, 비가실脾家實은 평활근의 활동성이 높아졌다는 것을 말하는 용어라는 것이다.

평활근의 활동성이 높아져 있으므로 장관의 운동이 잘 일어나고 따라서 '腐穢부예'가 '當去당거'할 수 있는 것이다.

본문은 태음병으로 갈 수 있는 경로에서 양명병의 팽창세력 독주獨走의 방면으로 길을 잡았다가 다시 정상 생리의 범주로 돌아오는 양상을 표현한다. 참고로 196조에서는 이 경로에서 양명병으로 안착하는 경우를 제시한다.

또 본문을 통해 비가실脾家實은 위가실胃家實과는 달리 평활근의 활동성을 가지고 그 허실虛實을 규정하는 용어임을 알 수 있게 되었다. 비가脾家에 적용되는 허실 개념은 비거나 찼다는 의미는 아니다. 평활근의 활동성이 좋

다면 실實힌 것이고, 활동성이 야하다면 허虛하다고 해야 함 것이다

반면 위가실의 입장은 장관의 내경, 또는 복강 전체로 보아 그 용적을 가지고 그 허실을 갈라 말하는 것이다. 복강의 확대를 위가胃家가 실한 것이라고 하면, 복강의 위축은 위가허胃家虛가 되는 셈이다.

286.

本太陽病　醫反下之　因爾腹滿時痛者　屬太陰也　桂枝加芍藥湯主之　大實痛者
桂枝加大黃湯主之

● 해석

본래 태양병인데 반대로 사하시켜서 그로 인해 배가 그득하고 때로 아픈 것은 태음에 속하니 계지가작약탕으로 주치한다. 뱃속이 크게 팽창한 경우는 계지가대황탕으로 주치한다.

● 주해

태양병을 사하瀉下하면 복압을 올리기 위한 과정에서 외벽의 수축 활동이 일어난다. 복강의 내부에서는 평활근의 강제된 활성화로 자극된다. 이런 과정은 내외적으로 힘들이 얽히는 결과를 초래할 수 있을 것이다. 강고한 갈등관계가 조성되는 경과를 밟을 거라는 얘기다.

그러나 아직 외벽의 경직이 갖추어지고 그에 대한 대응으로서 팽창력이 발동하는 그런 형식의 갈등은 아니다. 다만 사하 후에 '腹滿時痛복만시통'이 있다면 내적으로 평활근 자체에 갈등이 조성된 상황으로 볼 수 있다.

물론 '腹滿時痛복만시통'은 그 증상으로만 보면 태음병의 형태를 그대로 갖춘 것처럼 보인다<280>. 하지만 그 내적 구조는 같지 않은 것이다.

이는 아직 태양병의 외형을 완전히 탈피하지 않았더라도, 이미 태음병의 가장자리에 도달해 있는 것으로 평가한다. 이것을 '屬太陰속태음'이라 한다.

표증表證이 완전히 해소되지 않았으므로 계지가작약탕桂枝加芍藥湯을 쓴다. 작약을 배로 늘린 용법에 대해서는 처방을 살펴보면서 다시 논하기로 한다.

만약 팽창세력에 의한 복강의 확대가 어느 한계를 넘어 표부 긴장을 압도할 수준에 이른다면 계지가대황탕桂枝加大黃湯을 써야 한다.

● 桂枝加芍藥湯

○桂枝去皮 3兩, 芍藥 6兩, 甘草炙 2兩, 生薑切 3兩, 大棗劈 12枚.
○이 다섯 가지 약을[右五味] 물 7승으로[以水七升] 달여 3승을 취하고[煮取三升] 찌꺼기를 제거한 뒤[去滓] 세 번에 나누어 따뜻하게 복용한다[溫分三服].

*

표부의 긴장을 풀면서 또한 그 압박에 반발하는 복강의 팽창세력을 완화하는 계지탕桂枝湯에 작약芍藥의 양을 늘려서 복강에 대한 작용력을 강화한 것이다. 작약의 양을 늘린 것은 물론 평활근의 과한 탄성(팽창세력)으로 이미 복강 안에서 내적 갈등관계를 구성하고 있는 상황이 사하瀉下로 인해 더욱 강고해지면서 만들어낸 경결硬結을 풀자는 것이다.

작약은 복강에서 일어나는 팽창의 힘이 그에 대한 반발을 떨쳐낼 정도로 강한 경우에 쓸 수 있는 약은 아니다. 다만 팽창의 세력이 강하여 반발력을 초래하고 그 사이에서 내적內的 갈등을 빚는 경우를 주치하여 그 갈등을 풀어주는 역할을 한다.

사실 계지가작약탕桂枝加芍藥湯은 태음병의 전형이 갖추어진 상황을 다스릴 수 있는 구조를 가진 처방은 아니다. 외벽의 경직을 다루어 줄 성분이 없기 때문이다. 다만 내적으로 갈등이 강고해지면서 마치 태음병과 같은 복강 내 갈등환경이 조성된 상황에 대해 대량의 작약으로 효과를 볼 수 있다는 점에서 여기에 제시된 것으로 본다.

● 桂枝加大黃湯

○桂枝去皮 3兩, 大黃 1兩, 芍藥 6兩, 生薑切 3兩, 甘草炙 2兩, 大棗劈 12枚.
○이 여섯 가지 약을[右六味] 물 7승으로[以水七升] 달여 3승을 취하고[煮取三升] 찌꺼기를 제거한 뒤[去滓] 따뜻하게 1승을 복용하기를[溫服一升] 하루 세 번으로 한다[日三服].

*

대황大黃은 원래 팽창의 세력을 기초로 하는 내적內的 갈등으로 복강의 둔화鈍化가 극점極點에 이르는 수준에 쓸 수 있는 약이다. 팽창세력이 극에 이르면 마침내 내적으로 반발의 힘을 초래하여 극단적 갈등의 상황으로 들어가게 된다. 여기에서 강고한 둔화와 함께 대변大便의 경鞭화가 일어난다.

본문에서는 이를 '大實痛대실통'이라 표현한다. 대실통이라 한 것이 배설되지 못한 분변이 가득 차서 통증을 일으키고 있다는 뜻은 아니다.

이는 평활근의 자체적 갈등이 매우 높아진 상황을 말하는 것으로 해석해야 될 것이다. 이와 같이 강도 높은 내적 갈등에 대해서는 작약으로 해결할 수 없으니 대황을 사용한다.

계지가대황탕桂枝加大黃湯은 팽창세력을 바탕으로 하는 내적 갈등이 크게 강화되었으나 표부表部의 긴장이 완전히 소멸되지는 않은 상황에서 쓴다. 계지가작약탕증보다 평활근의 자체 갈등이 한층 높은 경우라고 하겠다. 그렇게 되면 장관의 활동성이 크게 약화되어 수축 운동이 원활하지 않으니 배변 활동에도 영향을 줄 수 있을 것이다.

하지만 계지가대황탕 역시 외벽이 경직된 상황과는 거리가 있다. 태음병의 전형적 복증은 외벽의 경직과 그것을 이겨내려는 복강 안에서의 팽창력 사이에 일어나는 갈등이지, 작약이나 대황이 다루는 내적 갈등이 아닌 것이다.

287.

太陰爲病 脈弱 其人續自便利 設當用大黃芍藥者 宜減之 以其人 胃氣弱易動 故也

● 해석

태음병의 기본 형태가 맥이 약한데 병이 진행하면서 자연히 변이 배출되면 아무리 대황과 작약을 많이 쓰는 것이 당연하다 해도 마땅히 줄여야 한다. 이 약들로 인해 위기가 약해져서 쉽게 동요하기 때문이다.

● 주해

'太陰爲病태음위병'이라고 하면 태음병의 전형적 속성을 말한다. 외벽이 경직되고, 그 경직에 대응하는 팽창의 힘이 일어나 대등한 입장에서 대립하고 있는 상황이다. '脈弱맥약'은 이런 대등한 대립 관계에서 활동성이 떨어진 상황이 조성된 것을 의미하는 맥상脈狀이다.

'其人續自便利기인속자변리'는 변便이 자연히 통通한다는 것으로 평활근의 활동이 정상적으로 이루어지는 구간이 있음을 말한다. 이는 외벽의 경직과 팽창력이라는 두 요인의 대립이 지속적으로 강고함을 유지하는 것은 아니라는 뜻이다. 경직이 다소 풀어지는 흐름에서는 팽창력이 강요되지 않으니 둘 사이의 대립은 약화, 소멸할 수밖에 없다.

작약이나 대황은 내적 갈등을 해소하는 약이지만, 그 작용의 방식이 평활근의 활동을 강요하는 쪽이니 꼭 필요한 상황이 아니면 억지로 쓸 일이 아니다. '設當用大黃芍藥者설당용대황작약자'라도 '宜減之의감지'한다 했으니 꼭 쓸 상황이라도 될 수 있으면 적게 써야 할 것이다.

태음병은 내외에서 맞서는 세력이 대등한 강도를 갖지만 어디까지나 삼음병의 하나로서 경직된 외벽의 굴레가 씌워진 것이다. 복강에서 팽창력이 강하게 일어나 외벽에 대응하고 있다 하더라도 그 팽창력은 강요된 것으로 한계를 가질 수밖에 없다는 것이다.

본문의 말미에 '胃氣弱易動故위기약이동고'라 한 표현에서 '胃氣弱위기약'은 복강의 용적이 정상을 유지하기 힘든 속성을 말하는 것이다. 그런 맥락에서 '易動이동'은 조금만 계기가 주어지면 바로 팽창력이 감소하고, 그에 따라 복강의 용적이 정상범위에서 흔들리게 되는 속성을 말하는 것으로 보인다.

본문에서는 이러한 우려를 강조하는 차원에서 작약이나 대황 등 평활근의 과도한 탄성에 대응하는 약들의 과용過用을 특별히 삼가도록 하고 있는 것이다.

변소음병맥증병치법

辨少陰病脈證幷治法

288.

少陰之爲病 脈微細 但欲寐也

● 해석

소음병이 갖추어진 모양은 맥이 미미하면서 가늘고 잠만 자려하는 것이다.

● 주해

소음병少陰病에 진입하여 병의 형태가 갖추어진 양상이다. 소음병도 태음병太陰病과 마찬가지로 외벽의 경직을 그 병리의 바탕으로 한다<280>.

이와 같은 소음병 병리가 태음병의 그것과 다른 점은 경직된 외벽에 대응하여 그것을 극복하려고 하는 팽창의 힘이 본질적으로 약하다는데 있다.

소음병에서는 외벽을 밀어내는 팽창력이 외벽의 장력과 대등한 관계가 될 수 없는 것이다.

여기서 맥이 '微細미세'하다는 것은 우선 순환 혈류가 감소했다는 의미로 볼 수 있다. 순환 혈류가 줄었다는 것은 소음병 환경 하에서 근본적으로 복부 활동성의 저하되면서 경화硬化로 진행할 수 있는 토대가 조성되었음을 뜻한다.

'但欲寐단욕매'도 마찬가지다. 복부의 활동성이 감소할 뿐 아니라 경직된 외벽을 극복할 팽창력이 본질적으로 약하다.

복부의 활동성이란 예를 들어 호흡의 과정에서 복벽이 전진, 후퇴하면서 복강의 용적이 증감하는 생리적 운동에 지장이 없는 상태와 같은 것을 말한다. 태음병에서는 복부 활동성을 방해하는 외벽의 경직에 대응하는 팽창력이 거의 대등한 수준으로 작용하여 밀어내고 있으니 그 최대 용적은 확보하고 있는 셈이다. 그러나 소음병의 경우는 그렇지 못하다. 경직된 외벽이 복강을 압박해 들어오는 것은 아니더라도 용적을 키울 필요가 있을 때 그렇게 할 수 없으니, 상대적 의미로 복강 용적의 감소 효과가 생기게 된다.

상대적 용적 감소의 상태에서 활동성의 약화되는 복부는 생리 활동 전반을 약화시키고 위축되게 하는 결과로 나타날 수 있다. 소음병이 성립되는 기점을 확인하게 하는 '但欲寐단욕매'도 이와 같은 상황을 반영하고 있는 것으로 해석하는 것이다.

양명병의 경우는 팽창의 힘이 강화되면서 독주하는 경과를 바탕으로 한다. 그 점에 있어서 소음병과는 상반되는 구조를 갖는다고 할 수 있다. 팽창의 힘이 약한 소음병 경과에서 비록 상대적 위축이라 해도 복강이 위축되는 흐름을 갖는데, 양명병에서는 강한 팽창력이 복강을 확대시키는 방향으로 이끌고 있다는 것이다.

소음병의 경우, 경직된 외벽에 대응하는 팽창의 힘이 일어나되 외벽을 필요한 만큼 밀어내지 못하므로 복강은 그 용적이 충분히 보장되지 못하는 상태에서 갈등관계를 조성하게 될 것이다. 양명병과는 달리 병이 발생하는 기점으로부터 이미 갈등관계가 생길 수밖에 없다.

그러나 양명병은 병의 발생 기점에서 바로 갈등관계를 가질 구조가 아니다. 팽창의 힘이 강화되면서 독주獨走할 뿐, 그 와중에 팽창력에 반발할 요구가 즉각적으로 일어나지 않는다는 것이다. 팽창의 힘이 가소성<212>의 범주를 넘어설 때 비로소 내적內的으로 반발의 요구가 발생하게 된다. 그 반발로 해서 평활근의 활동성이 극도로 떨어져 대변의 경화鞭化로 이어지는 것이다.

289.

少陰病　欲吐不吐　心煩　但欲寐　五六日　自利而渴者　屬少陰也　虛故引水自救
若小便色白者　少陰病形悉具　小便白者　以下焦虛有寒　不能制水　故令色白也

● 해석

소음병의 경과로 토하고자 해도 토할 수 없고, 가슴이 번조하며, 잠만 자려 한다. 이 상태로 5~6일이 지났는데 자연히 하리가 나면서 갈증이 있는 것은 (아직) 소음의 범주에 있는 것이다. 속이 비어서 물을 마셔서 면하려 하는데 소변의 색이 맑으면 소음병의 조건을 다 갖춘 것이다. 소변이 맑은 것은 하초가 비고 차가운 것이니 물을 제어하지 못한 까닭에 그리된 것이다.

● 주해

이미 288조에서 설명한 것처럼 소음병의 바탕은 외벽의 경직과 그 경직을 극복할 수 있는 팽창력의 부족不足으로 조성된다. 이 상황은 생리적으로 복강의 용적이 키워져야 하는 국면에서 그렇게 할 수 없도록 하니 복강이 상대적으로 위축되는 효과를 낸다.

'欲吐不吐욕토불토'는 이런 소음병의 환경에서 근근이 버티고 있던 팽창의 힘이 다소 떨어지는 변화가 일어난 상황으로 해석한다. 외벽의 경직을 최소한의 힘으로 밀어내고 있다가 조금 밀리는 흐름이다. 팽창력이 약화되니 복강도 좀 더 위축될 것이다. 아직은 복강이 완전히 위축된 상태로 주저앉은 것은 아니지만 더 힘들게 버티는 상황이 된 것이다. 이렇게 되면 그 조임 효과로 인해 복강 중심으로부터 발산하는 힘이 일어나게 된다. 복압이 높아지는 효과일 것이다.

이 발산의 힘은 심하부로 밀고 올라가 횡격막의 긴장을 유도하고, 가슴을 압박하는 상역上逆의 현상으로 이어진다. 토하려 하는 것은 높아진 복압, 횡격막의 긴장 등에 의한 증상으로 보인다.

'心煩심번'은 역시 상역하는 힘이 가슴을 압박한 결과일 것이다.

'但欲寐단욕매'는 이미 소음병의 기점으로부터 있었던 증상으로 복강이 필요한 만큼의 용적을 확보하지 못하니 그에 따라 생리 활동 전반이 위축된 상황을 바탕으로 한다. 현재 팽창의 힘이 다소간 약화되는 흐름이 있으니 위축의 정도는 더욱 심해졌다.

5~6일이 지나 '自利而渴자리이갈'하는데 여기서 자리自利는 경직된 외벽과 맞서던 팽창의 힘이 조금 회복되는 틈에 발생하는 현상이다. 그로써 갈등관계가 약간 풀어지니 그동안 억제되었던 장관의 활동이 일어났다는 것이다.

이런 경과는 소음병의 특징적인 현상인데, 힘의 대립이 어느 수준이 되면 오히려 활동성이 나아지는 흐름을 말한다. 반면에 외벽의 경직에 의한 장력이 강고하고 팽창력이 매우 약해서 양자 사이의 대립이 뚜렷하지 않을 때는 활동성이 극도로 제한되는 모습을 보인다.

갈등이 어느 수준으로 조성되면 오히려 활동성이 증가하고, 갈등이 풀리면서 활동성이 낮아진다는 것이다. 이는 팽창의 세력이 본질적으로 약한 특성에 의해 나타나는 흐름이니 주의를 요하는 점이다.

여기에 '渴갈'이 이어지는 것은 갈등관계가 다시 복구되었다는 뜻으로 보인다. 갈증은 혈의 정류를 상징하기 때문이다. 그런데 혈의 정류로 갈증이 보인다는 것은 보통 복강이 정상 내지 그 이상의 용적을 확보했다는 의미가 된다. 주저앉았던 팽창의 힘이 자리自利가 지나면서 다시 일어나되, 그 힘이 전에 비해 한층 더 강화되었다는 것으로 해석된다.

그러니 자리自利와 함께 갈渴증이 보이는 경우를 소음병의 경과 중에서 찾아본다면 경직된 외벽에 대항하는 복강 안에서의 팽창력이 키워지면서 양자兩者가 비등한 수준에 근접하는 상황을 생각할 수 있다.

　　이 정도의 수준이라면 그대로 외벽의 경직을 허물어 소음병을 벗어날 수도 있고, 팽창력이 다시 주저앉으면서 소음병의 전형적 형태로 돌아올 수도 있는 갈림길에 위치한 상황이다.

　　그러니 자리自利하면서 갈渴증이 함께 하는 경과는 사실 소음병의 전형은 아니지만 소음병의 범주에서 볼 수 있는 것이니, 그것을 두고 '自利而渴자리이갈'은 '屬少陰속소음'이라 하는 것으로 이해하면 되겠다.

　　'虛故引水自救허고인수자구'는 갈渴증으로 물을 마시는 것을 말한다. '虛故허고'란 현재 복강 환경이 팽창 우위에 있지 않다는 것이니, 따라서 물을 마시는 데 지장이 없는 상황임을 말하기 위한 표현으로 본다.

　　'小便色白소변색백'에서 '白백'은 황黃이나 적赤이 아니라는 말로 해석한다. 소변의 황, 적은 열성熱性의 병리를 확인하는 징후들이다. 복강의 과도한 정류혈과 연관이 있다는 얘기다. 따라서 '小便色白소변색백'은 열증熱證이 없다는 것을 의미하는 말이 된다.

　　본문에서도 이를 '下焦虛有寒하초허유한'이라 한다. 하초의 허한虛寒이란 다른 말로 복강 안의 팽창세력과 그에 따른 확대가 없으며 갈등관계로 활동성이 약화되어 있다는 것이다.

　　그렇다면 비록 '自利而渴자리이갈'이라도 '小便色白소변색백'이라면 그것으로 현재 복강이 확대되지 않았다는 뜻이 된다. 그런 의미에서 소변의 '色白색백'은 소음병을 확인할 수 있는 진단의 요건 중 하나가 된다는 얘기다. '自利而渴자리이갈'이 '屬少陰속소음'이라고 했지만 그것이 소음병의 범주에 있다는 것을 최종적으로 확인할 수 있는 수단은 '小便色白소변색백'인 것이다.

　　그런 의미에서 이것을 소음병이 비로소 다 갖추어진 상태, 즉 '少陰病形悉具소음병형실구'로 표현한다. 소변이 '色白색백'한 이유를 '不能制水불능제수'라고 했지만 그것이 실제적인 표현은 아니라고 본다.

290.

病人脈陰陽俱緊　反汗出者　亡陽也　此屬少陰　法當咽痛而復吐利

● 해석

　　병자의 맥이 음양의 영역에서 모두 팽팽한데 오히려 땀을 흘리고 있는 경우는 망양이다. 이는 소음에 속하는데 목구멍이 아프면서 토하고 하리하는 것이 원칙이다.

● 주 해

'脈陰陽俱緊맥음양구긴'이라면 맥이 모든 영역에서 '緊긴'하다는 것이다. 긴맥
緊脈은 긴장된 상태, 경결되고 굳은 상태를 의미한다. 힘의 대립이나 갈등을
대표하는 맥이다. 음양의 구분을 표리表裡의 영역이라고 한다면 표부表部에서
의 긴장은 '浮緊부긴'한 맥으로 예를 들어 대청룡탕증大靑龍湯證<39>에서 볼 수
있고, 내강에서의 경직, 경결은 '沈緊침긴'으로서 복령계지백출감초탕증茯苓桂
枝白朮甘草湯證<68>이나 대함흉탕증大陷胸湯證<142>과 같은 경우에 나타난다.

음양陰陽이 구긴俱緊한 맥은 太陽傷寒태양상한<3>의 맥이기도 하다. 앞에서
예시한 것처럼 음맥陰脈은 내강, 양맥陽脈은 표부를 표상한다고 하면 '脈陰陽
俱緊맥음양구긴'은 내강과 표부에서 모두 긴장, 갈등이 조성되어 있는 상태다.
만약 음맥이 하부인 복강, 양맥이 상부인 가슴을 표상한다거나 음맥이 척
부, 양맥이 촌부를 표상한다고 해도 그 의미는 전체적으로 유사하다.

모든 영역이 경결되어 활동성이 둔화된 상황으로 해석되는 것이다. 한마
디로 '脈陰陽俱緊맥음양구긴'은 상하와 내외(표리)가 모두 경결된 상황이다.

이와 같은 갈등과 경결의 상황에서는 순환이 약화되고 혈류가 감소하게
되니 표면상 오한 등과 같은 한증이 나타나는 것이 당연하다. 그런데 여기
서 땀이 난다는 것은 언뜻 이해되지 않는 상황이다. 이는 마치 태양상한에
서 땀이 나는 것과 같다. 강고한 갈등의 바탕에서 땀이 나는 상황은 무엇
을 말하는가?

본문에서는 이를 망양이라 하고 소음의 범주에 속하는 것으로 규정한다.
소음병의 경과는 외벽의 경직이 완고하고 복강에서는 팽창의 힘을 일으켜
그 경직을 극복하려 하나 힘이 약해 극복하지 못하고 있는 상황을 기점으
로 한다.

이런 상황에서 팽창의 힘이 버티다가 힘이 빠져 급격히 주저앉게 되면
밀려나 있던 외벽이 강한 탄성으로 복강을 압박하니 복강 내 혈류가 빠르
게 환류還流하는 흐름이 예상된다. 급증한 환류는 심장 출력을 높이면서 순
환량이 따라서 증가하는 효과가 발생할 것이다. 순환량의 급증은 표부表部
에서 열증熱證으로 작용하고 그 양이 어느 수준 이상이 된다면 한출汗出로
이어지게 된다.

탈력脫力하여 주저앉았던 팽창의 힘이 일정 시간 경과 후에 다시 일어나
외벽과 맞서면서 갈등관계가 재구성된다. 물론 여기에는 팽창력이 어느 수
준 이상을 유지하고 있다는 전제가 있어야 하겠다.

이후로 팽창력이 탈력하고 일어나기를 반복하면서 순환량은 변동의 흐름
을 타고 순환량이 급증하는 시점마다 표열과 한출이 발생한다.

이런 경과가 '脈陰陽俱緊맥음양구긴'에서 볼 수 있는 한출 현상이며, 이를 망양亡陽이라 하는 것은 팽창력이 일어나기를 반복하지만 외벽의 경직은 요지부동으로 그 상태를 유지하기 때문일 것으로 추정한다. 경직을 극복하려는 노력이 반복되지만 극복되지 않고 내적으로 점차 힘이 약화되는 흐름인 것이다.

태양병론에서도 발한發汗 후에 '遂漏不止수루부지'하는 경우<22>를 제시한 바 있다. 이 경우도 외벽에서 경직이 조성되면서 그에 대응하는 팽창의 힘이 일어나고 주저앉기를 반복하면서 생기는 현상이다.

비록 망양이라고 표현했지만, 현재 양기陽氣가 이미 고갈되었거나 고갈의 근처에 와 있는 것은 아니다. 그러나 상황 자체가 편안한 것은 아니다.

현재 땀이 나고는 있지만, 사실 경직의 힘이 압도적 우위에 있는 상황으로 자칫하면 복강의 용적이 허물어질 수 있는 위기라고도 할 수 있을 것이다. 그런 의미에서 최악의 지경으로 향하는 그 상황을 경계하는 뜻에서 망양이라는 용어로 표현하고 있는 것이라 생각하게 된다.

다른 면으로 보자면 망양亡陽이 비록 위기 상황을 뜻하지만 여기로부터 '四逆厥사역궐'이 일어나기까지는 아직 시간이 남아 있다는 얘기일 수도 있다. 사역궐四逆厥은 경직된 외벽을 밀어내는 팽창의 힘이 거의 떨어져 복부의 활동성을 유지할 여력이 없는 상황에서 일어나는 증상으로 해석한다.

이때 경직에 의한 복강의 압박 효과가 극대화되니 내외간의 갈등관계는 최소 용적 상태의 대립이라고 할 수 있겠다.

'屬少陰속소음'이라 한 것도 소음병의 언저리에 있는 상황이라는 의미다. '反汗出반한출'의 경과는 외벽의 경직이 강고하되, 복강에서 일어나는 팽창의 힘이 외벽을 밀어내고 있으니 소음병의 전형에서 볼 수 있는 수준의 팽창력 약화 상태는 아니다. 현재 소음병이 온전히 갖추어져서 경직된 외벽을 충분히 밀어내지 못하고 엉거주춤하게 대립하고 있는 상황은 아니라는 것이다.

그럼에도 불구하고 '屬少陰속소음'으로 규정하는 것은? 팽창의 힘이 외벽을 밀어낼 수 있는 역량으로 보아서는 소음병이 성립되었다고 말하기 어렵지만, 외벽의 경직과 기복起伏의 흐름을 보이는 팽창력의 동태動態를 보면 소음병의 테두리에 걸쳐 있다고 보는 관점일 것이다.

그런 의미에서 이는 284조의 '屬太陰속태음'이나 289조의 '屬少陰속소음'과 같이 비록 그 병의 전형적인 형태는 아니지만, 그 범주의 외곽에 걸치는 상황을 갖고 있다는 표현인 것이다.

'咽痛인통'은 경직된 외벽과 그것을 극복하기 위해 일어나는 팽창력 사이의 갈등관계에서 팽창력이 탈력되면서 급격하게 발생하는 상역上逆이 작용하면서 인후부咽喉部를 압박하는 경과에 의한 증상으로 볼 수 있다. 상역에 의해 인통咽痛이 생길 수 있는 것은 지그시 누르는 힘이 아니라 마치 때려 올리듯이 일어나는 힘이기 때문일 것이다.

'吐利토리'에서 토吐하는 것은 역시 경직된 외벽에 맞서다가 급격히 탈력하는 과정에 발생하는 빠른 복압의 상승에 의한 증상일 것이다. 이利는 장관 활동이 제한되었다가 풀리는 과정의 연속에서 나타나게 되니, 팽창력이 일어나고 주저앉는 변동의 틈바구니에서 일어나는 증상일 것이다.

291.

少陰病 咳而下利 譫語者 被火氣劫故也 小便必難 以强責少陰汗也

● 해석

소음병에 기침이 나면서 하리가 일어나는데, 섬어가 있는 경우는 화기가 위험한 까닭이다. 소변을 보기가 어려울 것이니 이는 소음병에 억지로 땀을 내려 한 것 때문이다.

● 주치

소음병에 화치火治를 사용한 상황의 부작용이다. 소음병은 원래 외벽의 강고한 경직이 문제가 된다.

화치를 가하는 것은 언제나 복강 안에서 급격한 팽창을 일으킬 수 있는 일이지만, 그것은 외벽의 장력이 급격히 높아지는 흐름을 바탕으로 한 것이라는 사실이 중요하다<115>. 소음병 병리의 원천 가운데 하나가 약한 팽창력이라고 해서 화치를 쓰는 것은 오히려 더 큰 폐해가 일어날 수 있다는 것이다. 화치는 외벽의 장력을 급격하게 높이니, 이 점을 신중하게 고려하지 않으면 안 된다.

소음병에서 일어나는 '咳해'는 그 경과상 세력 간의 갈등이 작용하는 흐름에서 발달하는 상역上逆의 힘에 의한 증상이다. '下利하리' 역시 소음병 경과에서 조성되는 갈등의 흐름에서 나타나는 장관腸管의 과도한 활동이다. 소음병 경과의 특성상 이런 과도한 활동은 오히려 힘의 대립이 어느 수준에 도달했을 때 일어나는 일임을 참고해야 할 것이다<288>.

그런데 섬어가 일어날 정도로 정류혈停留血이 생기는 것은 어떤 경과로 인해 소음병의 일반적인 갈등 기조를 뒤엎고, 팽창의 세력이 경직된 외벽을 압도하면서 새로운 갈등을 구성했음을 의미하는 것으로 볼 수밖에 없다.

본문의 내용과 같이 이는 '火氣劫화기겁'에 의한 팽창세력의 강한 발동을 계기로 일어난 일이다. '咳而下利해이하리'까지는 소음병 경과의 갈등에서 일어날 수 있는 일이지만 섬어가 일어나는 것은 화기겁火氣劫에 의한 변화가 아니면 일어날 수 없는 일이라는 얘기다.

'小便必難소변필난'은 강하게 일어나는 팽창의 힘이 경직된 외벽과 맞부딪히면서 강고한 갈등을 형성하는 상황에서 일어나는 증상일 것이다. 이는 화기火氣에 의해 더욱 강화된 외벽의 장력이 다시 살아나는 흐름과 관련된 것이다<116>.

'以强責少陰汗이강책소음한'은 말 그대로 보자면 소음병에서 순환 혈류를 늘리기 위한 조치로서 팽창력의 강화와 유관한 화치火治를 시행한 것을 말한다. 그러나 결과적으로 늘어난 것은 순환 혈류가 아니라 가슴의 정류혈이다. 더욱 강고한 갈등관계가 조성된 것이다.

의미상으로 보면, 소음병에서 외벽의 경직이 강고하다고 해서 팽창의 힘을 억지로 일으키려는 것은 잘못된 발상임을 말하려는 의도가 있다고 본다. 중요한 것은 경직된 외벽, 즉 근육 전반의 경직을 풀어서 유연하게 함으로써 팽창력이 억지로 일어나지 않아도 되는 복강 환경을 만드는 쪽에 있다는 얘기다.

외벽이 경직된 상황에 억지로 급격하게 팽창의 힘을 일으키게 되면 다시 그로 인해 힘의 갈등이 일어날 것이 명약관화明若觀火하기 때문이다.

292.

少陰病 脈細沈數 病爲在裡 不可發汗

● 해석

소음병에 맥이 가늘고 가라앉으면서 빠르다면 문제가 내부에 있는 것이니 땀을 내서는 안 된다.

● 주해

세맥細脈은 혈류가 좁아져 있다는 것으로 복강의 환경 변화에 따라 순환량이 감소하는 경향을 상징하는 맥 중의 하나다. 횡격막의 긴장과 관련해서 순환의 양상이 변화하는 과정에 있을 수 있는 맥<38>으로 해석될 수도 있다.

침맥沈脈은 표부의 긴장이 구성되지 않았음을 말하는 것이니, 내외 갈등이 없음을 확인하는 맥이다. 여기서는 부맥浮脈과의 대비 관계에서 주기성을 갖고 반복되는 표부 긴장이 아니라, 고착성을 갖는 표부의 경직이라는 상황을 말해주는 진단 요점으로서의 의미를 갖는다.

삭맥數脈은 순환의 경로로 혈류가 증가하고 있음을 말한다.

맥이 '細沈數세침삭'하다면 일견 부조화한 느낌이다. 세맥細脈은 횡격막의 긴장과 더불어 순환의 양상이 변화하는 상황을 말하는 것이니 여기에는 갈등관계가 포함되는데, 삭맥은 순환이 증가하는 경과를 표상한다면 모순이 되기 때문이다.

소음병 경과는 외벽의 경직이 조성된 와중에 그에 대한 대응으로서의 팽창력이 반복적으로 일어나는 흐름이다. 경직된 외벽은 복부의 활동성을 약화시키므로 그것을 극복하기 위한 힘으로서의 팽창력이 일어나지 않을 수 없다는 것이다. 팽창력이 일어나고 가라앉는 변동의 흐름은 갈등이 있는 상황에서도 혈류를 증감增減하게 할 수 있다.

이와 같은 논리로 소음병 경과에서 보이는 세삭細數한 맥脈을 이해해야 하겠다. 침맥沈脈이 함께 하는 것은 이 상황에 표부表部 긴장의 개입은 없다는 의미가 된다.

이때 발한發汗하는 것은 표리表裏(內外)의 갈등을 해소하자는 것이다. 발한의 조치는 표부 긴장으로 촉발되는 표리간의 갈등을 해결하는 방법이지만 표부 경직이 있거나 경직의 우려가 있는 상황에서는 금해야 하는 일이다. 그 자극으로 경직을 유발하거나 심화, 고착시킬 가능성을 가지고 있기 때문이다. 여기에 '不可發汗불가발한'의 경고는 당연한 일이다.

293.

少陰病 脈微 不可發汗 亡陽故也 陽已虛 尺脈弱澁者 復不可下之

● 해석

소음병에 맥이 미미한 경우, 땀을 낼 수 없는 것은 망양이기 때문이다. 양이 이미 허하여 척맥이 약하고 껄끄러운 경우는 하법 또한 쓸 수 없다.

● 주 해

'脈微맥미'는 활동성이 약한 상태를 표상한다. 소음병의 경과에서 활동성이 약하다는 것은 외벽의 경직에 대해 복강 안에서 팽창의 힘이 충분히 대응하지 못하고 있는 상황을 말하는 것이다. 이 상황의 발한發汗은 292조에서 서술한 것처럼 경직을 더 강고하게 고착시키는 일이니 마찬가지로 '不可發汗불가발한'이다.

290조에서는 '脈陰陽俱緊맥음양구긴'의 상황에서 '反汗出반한출'하는 상황을 망양亡陽이라고 했다. 여기서의 긴맥緊脈은 갈등의 맥으로서 외벽이 경직된 상황에서 그에 대한 팽창의 힘이 일어나 대립하고 있는 경과를 표상한다.

갈등의 와중에 팽창력의 부침浮沈으로 오히려 활동성이 개선되는 듯 보이는 소음병의 특성에 의해 이런 경과에서 순환이 증가하는 구간을 가지면서 땀이 나게 되는데 그것을 망양亡陽이라 한다.

그런데 본문에서는 '脈微맥미'의 상황을 두고 망양이라 한다. 미맥微脈은 팽창력이 약한 상태를 표상한다고 할 때 미맥의 상황과 긴맥緊脈의 상황을 다 같이 망양이라 하는 것은 바로 납득되지 않는다. 미맥의 상황을 망양이라 한 것이라면, 망양이라는 현상의 범위를 넓게 잡고 있는 것으로 볼 수밖에 없지 않을까 한다.

그러나 만약 망양이 될 것이므로 땀을 내는 것을 금한다는 의미라면 논리적으로 문제가 없다. 발한의 자극으로 외벽의 경직이 더욱 강화되면서 내적으로 팽창력의 요구가 높아지면 그 자체가 망양이 되는 진행이기 때문이다. 강화된 경직과 팽창력이 맞서면서 맥은 긴緊하게 될 것이고, 팽창력이 높아진 바탕 위에서 기복起伏의 변동을 일으키면 그 흐름에 따라 땀이 나게 될 것이다.

'陽已虛양이허'는 양기陽氣가 이미 허해졌다는 것이니 경직된 외벽에 대해 더 이상 팽창의 힘을 일으킬 저력을 상실했다는 의미로 해석한다. 이런 경과가 맥상脈狀으로는 '尺脈弱澁척맥약삽'으로 표현된다. 외벽의 경직을 컨트롤하지 못하면, 그 경직이 일으키는 조임 효과는 복강을 위축시킨 가운데 그 활동성 또한 크게 약화시키게 된다.

이런 상황에 장관腸管의 활동이 정상적으로 이루어지지 않으니 대변이 곤란할 수도 있겠다. 그런데 이 경우는 외벽의 경직이 극도로 강고하니 하법下法을 쓸 상황과는 거리가 멀다. '不可下之불가하지'가 당연한 것이다.

294.

少陰病 脈緊 至七八日 自下利 脈暴微 手足反溫 脈緊反去者 爲欲解也 雖煩
下利 必自癒

● 해석

소음병에 맥이 팽팽한데 7~8일이 되어 자연히 하리가 나면서 맥이 급격
하게 미미해지는데 손발은 반대로 따뜻하다. 팽팽한 맥이 잦아들면 풀리려
고 하는 것이다. 비록 번煩증이 일어나면서 하리가 나더라도 꼭 자연히 낫
게 될 것이다.

● 주해

소음병은 주기성을 갖고 내강을 압박하는 표부의 긴장이 아니라 고착적
으로 경직된 표부의 변성을 바탕으로 한다. 표부 긴장은 태양병의 바탕으
로서 표부 자체의 변화가 병리의 중심이다. 그러나 소음병에서는 표부의
경직에 대응하여 팽창력을 일으키는 복강의 형편이 병리 변화의 중심에 있
다. 소음병에서 외벽 경직의 강도가 높다면 복강 안에서는 더욱 강한 팽창
력을 요구한다. 이렇게 되면 갈등의 강도가 더 높아진다.

따라서 소음병에서 보이는 '緊긴'맥은 보통 내강, 특히 복강에서 일어나는
힘의 추세가 상당한 수준임을 반영하는 맥상脈狀이다. 소음병 경과의 특성
상 힘의 갈등이 어느 정도 수준으로 높아지는 시점까지는 활동성이 오히려
높다<288>. 그러나 팽창력이 더 강화되면서 갈등관계도 더 강고해지면 활동
성은 약화되고 맥도 긴緊하게 나타날 것이다. 미맥微脈은 긴맥과 상대되는
것으로 경직이 다소 유하고 그에 따라 복강 안에서의 팽창력도 완화되어
그 갈등관계가 어느 정도 부드러워진 상황을 표상한다.

여기서 7~8일의 시간은 힘의 대치를 중심으로 하는 병리 활동이 잠복한
듯 표면상 큰 변화를 보이지 않는 기간이다. 그러나 내적으로는 상황을 달
리할 수 있는 변화가 준비되는 기간이기도 할 것이다.

그 이후로 갑자기 '自下利자하리'가 일어난다. 팽팽한 갈등관계가 완화되었
다는 뜻이다. 갈등관계가 다소 풀리니 그동안 억제되어 오던 활동이 터져
나오는 현상이다.

하리가 나면서 '脈暴微맥폭미'하는 것은 강고한 갈등관계가 허물어지는 과
정을 의미한다. 강한 경직과 그에 대응하는 팽창력 사이의 갈등이 소멸하
는 흐름인데 맥이 폭발적으로 미약해지니 그것을 경직이 극도로 심해져 마

침내 상대되는 팽창의 힘이 더 이상 대응할 수 없는 지경이 된 것으로 볼 수도 있겠다.

그러나 '手足反溫수족반온'하고 '脈緊反去맥긴반거'하는 상황은 그런 경과가 아니다. 갈등이 풀리되 외벽의 경직이 한풀 꺾이면서 팽창력의 요구도 약화되는 조화調和와 회복의 조짐이라는 얘기다.

그런 맥락에서 볼 때, 위의 폭미暴微한 맥脈은 내외의 두 힘의 대립이 급격하게 풀리는 그 시점부터 활동성이 회복되고 순환이 정상화되는 시점에 이르기 전까지 관찰되는 맥상脈狀일 것이다.

이런 변화의 과정에 '煩번'이나 '下利하리'가 있을 수 있다. 두 증상 모두 병이 풀리는 과정에서 생리적으로 복압을 높이는 경과와 관련되는 것으로 본다. 그 활동성이 급격히 회복되면서 장관腸管 활동이 강화되고 그 과정에 배변排便활동을 위해 복벽이 조이면서 복압을 올리게 된다는 얘기다.

번煩이나 하리下利 자체가 경직이 완화되면서 갈등이 풀리고 활동성이 회복되는 것을 의미하는 증상들이니 '必自癒필자유'의 조짐인 것이다.

295.

少陰病 下利 若利自止 惡寒而踡臥 手足溫者 可治

● 해석

소음병에 하리가 나는데 만약 하리가 자연히 그치면서 오한이 있어 몸을 오그려 눕되 손발이 따뜻한 경우는 다스릴 수 있다.

● 주해

소음병에서 '下利하리'가 없다가 일어나는 것은 대립이 풀리는 구간에 있거나 아니면 오히려 힘의 대립이 강화되는 흐름에서 나타나기도 한다.

여기서 '利自止이자지'하는 것은 대립 관계의 상황이 변화하거나 아니면 그대로 갈등이 소멸하고 복부 활동성이 정상화되는 흐름을 회복하는 조짐일 수도 있다.

대립 관계의 상황이 변화하는 경우는 대립이 더 강고해지거나 아니면 약화되거나를 막론하고 그 활동성이 나빠지면서 장관 운동이 약화된 결과로 하리가 그치게 된 것이고, 병이 풀리는 경우는 장관 활동이 정상화되었기 때문에 불필요한 과한 활동이 소멸한 것이다.

병이 풀리는 경과라면, 하리下利가 스스로 그친 이후로 '惡寒而蜷臥오한이궐와'하는 것은 억지로 팽창의 힘을 일으킬 필요가 없어진 복강이 일시적으로 위축되면서 일어나는 현상일 것이다. 지속되는 현상이 아님은 당연하다.

만일 힘의 대립이 강고해지는 경과라면 표부 경직은 더욱 심화되고 그에 따라 한층 더 강한 팽창력이 요구되니 두 힘이 맞서 강고하게 대립하면서 활동성이 곤두박질치는 와중에 일어나는 현상이 된다. 팽창력이 어느 수준 이하가 되면서 힘의 대립보다는 경직된 외압의 장력에 압도되는 경우라도 마찬가지로 복강의 위축, 경화硬化와 함께 활동성이 저하되면서 허한虛寒의 속성이 나타나는 것이다.

그러나 여기서 '手足溫수족온'이 보인다면 '惡寒而蜷臥오한이궐와'가 갈등이 높아지거나 복강이 위축되는 경과가 아님을 보여주는 것이다. 점차 순환이 안정될 조짐으로 볼 수 있다는 것이다. 이 경우에는 외벽의 경직을 완전히 털어낼 수 있는 조치를 통해 상황을 해결할 수 있으니 '可治가치'가 된다.

296.

少陰病 惡寒而蜷 時自煩 欲去衣皮者 可治

● 해석

소음병에 오한이 나서 몸을 오그리고 때로 자연히 번煩이 일어나면서 옷을 벗으려 하면 다스릴 수 있다.

● 주해

소음병 경과에서 '惡寒오한'이나 '蜷권'이 있는 것은 보통 외벽의 경직이 복부 활동성을 제한하되 복강에서 그에 반발하는 힘이 약해 극복하지 못하는 복강 위축의 상황을 뜻한다.

여기서 '自煩자번'은 복압이 오르면서 가슴이 압박되는 증상이다. 경직된 외벽의 조임 효과가 강하게 작용하고 있는 와중에 복강에서 반발하는 팽창의 힘이 일어나면서 둘 사이에 대립의 상황이 조성된 것이다.

이와 같이 경직된 외벽의 장력이 주도하는 소음병 경과에서 팽창력이 일어나면서 갈등이 생길 때, 복압의 상승에 따른 상역 현상이 나타나는 것은 그 특성 중의 하나다.

그러니 이런 번煩증이 때때로 일어나는 것은 그 예후가 나쁘지 않다. 병리를 이끌고 있는 장력에 대한 팽창세력의 제어가 자체적으로 일어나고 있다는 것이기 때문이다.

그러면서 '欲去衣皮욕거의피'의 태도까지 보인다면 순환이 어느 정도 수준으로 유지되고 있다는 의미가 될 수 있으니, 반발력으로서의 팽창력이 또한 지속적으로 그 힘을 유지하고 있다는 말이다. '可治가치'라고 하는 판단의 근거는 거기에 있다고 하겠다.

297.

少陰中風 脈陽微陰浮者 爲欲癒

● 해석

소음병 경과에서 중풍이 되어 맥이 양에서 미미하고 음에서 떠오르는 것은 나으려 하는 것이다.

● 주해

소음병으로 외벽의 경직에 의한 장력이 발생한 상태에서 '中風중풍'이 생겼다. 중풍은 표부의 긴장압박이 발동성으로 일어나는 것을 말하는데, 이 압박에 대한 반발로 복강에서는 팽창의 반발력이 일어나게 된다. 그렇게 보면, 장력이 일어나 복강을 조이는 효과가 일어나 있는 마당에 팽창하려는 추세가 일어나는 것은 소음병 경과에 나쁜 일이 아니다.

맥脈의 음양陰陽은 한 가지로 규정해서 말할 수는 없지만, 각각 표리表裏를 의미하는 것으로 해석해 본다. 양陽이 표부表部를 나타내고, 음陰이 내강을 내보이는 것으로 본다는 것이다.

'陽微陰浮양미음부'라고 하면 표부의 상황은 미맥微脈으로 표현할 수 있고, 내강의 상황은 부맥浮脈으로 표현할 수 있다는 의미가 된다. 미맥은 혈류의 약화를 의미하는 것으로 보아 순환이 저하되는 양상으로 해석한다. 부맥은 표리간의 갈등을 뜻하는 맥脈이므로 내강에서의 갈등요인, 즉 외압에 대한 팽창 반발이 있음을 의미하는 것으로 해석한다.

그러면 내강에서 팽창의 힘이 작용하고 있으면서 순환 혈류는 약한 상황을 반영하는 맥상脈狀을 말하는 것이 된다. 소음병의 경과에서 복강에 팽창의 세력이 일어나는 것은 위에서 서술한 바와 같이 조임의 효과를 내는 세력을 제어하는 양호한 경과라고 할 수 있으며, 비록 현재 순환이 약화되어 있는 형편이라 해도 그 예후는 나쁘지 않을 것으로 볼 수 있는 것이다.

298.

少陰病 欲解時 從子至寅上

● 해석

소음병이 풀리려 하는 시각은 자시로부터 인시 초반까지다.
(주석은 생략)

299.

少陰病 吐利 手足不逆冷 反發熱者 不死 脈不至者 灸少陰七壯

● 해석

소음병에 토하고 하리하며 손발이 거슬러 차갑지는 않은데 상황에 맞지 않게 열이 나는 경우는 죽을 상태는 아니다. 맥이 나오지 않는 경우는 소음에 뜸 7장을 한다.

● 주해

소음병少陰病의 전형典型은 경직된 외벽에 의한 조임 효과를 복강 안의 팽창력이 감당하지 못하는 상황이니, 경우에 따라서 조금만 약화가 일어나도 복강이 전반적으로 위축되고 경화硬化되려는 흐름을 가질 수 있다. 그러나 '吐利토리'는 이와 같은 흐름과는 거리가 있는 현상이다.

토출吐出은 급격하게 상승하는 복압을 동력으로 하는 현상이다. 소음병의 경과로 보자면 경직된 외벽에 의해 단단히 묶인 복강에서 부풀리려는 힘이 강하고 빠르게 일어날 때 가능한 일이라고 할 수 있다.

289조에서 '欲吐不吐욕토불토'하는 것도 외벽의 장력이 홀로 성한 복강에 그에 대한 반발의 힘(팽창세력)이 버티고 있다가 힘이 빠져 주저앉으면서 간신히 위축을 막아내고 있는 상황으로 해석한 바 있다.

소음병에서 토리吐利가 일어났다면, 그 특성상 외벽의 경직이 강고하게 형성된 가운데 그에 맞서는 팽창의 힘이 상대적으로 현저하게 약세를 유지하다가 어떤 계기로 팽창력이 빠르게 강화되는 흐름이 있었던 것으로 볼 수 있다. 그런 근거로 소음병 경과에 토리가 보였다면 좋지 않은 상태를 벗어날 수 있는 바탕이 마련되었다고 볼 수 있을 것이다.

　그러나 다시 흐름이 약화되어 위험한 상태로 돌아갈 수 있으니 그 경과를 주시할 필요가 있다. 이때 '手足不逆冷수족불역랭'하다면 그런 경과가 아니라는 것을 말하는 현상이다.

　여기에 '發熱발열'이 있다면 순환이 증가하는 흐름을 타고 있는 것이다. 물론 이것은 팽창력이 일어나면서 외벽의 장력과 갈등을 유지하다가 팽창력의 약화에 따라 그 갈등이 풀리는 경과로서 불리한 흐름으로 볼 수도 있다.

　그러나 갈등관계의 흐름이 발열에 도달했다면 팽창력의 기복을 감안할 때, 이것은 아주 가라앉는 흐름이 아니라 잠시 숨을 고르는 구간이라 할 수 있는 것이다. 따라서 지금의 팽창력 약화는 일시적인 것으로서 그 예후가 나쁜 것은 아니니 '不死불사', 즉 사증死證과는 무관한 경과가 된다.

　이 상황에서 만일 '脈不至맥부지'하다면 '발열'과는 다른 경과다. 토리吐利가 일어나면서 팽창력 강화의 추세가 있던 복강에 다시 급격한 경화硬化방향의 흐름이 생긴 것이다. '脈不至맥부지'란 순환 혈류가 급감한 것을 말하고, 순환 혈류의 급감은 복강 활동이 급격하게 구속된 상태를 의미하는 것이기 때문이다. 팽창력이 떨어지니 조임 효과가 극도로 높아진 것이라고 해야겠다. 약한 힘으로 겨우 반발을 유지하고 있는 상황인 것이다. '灸少陰七壯구소음칠장'이란 일종의 응급조치로서 외벽의 경직을 빠르게 풀자는 의도에서일 것이다.

300.

少陰病 八九日 一身手足盡熱者 以熱在肪胱 必便血也

● 해석

　소음병이 8~9일 지나 몸통 둘레와 팔다리가 모두 열이 나는 경우는 열이 방광에 있으니 반드시 대변으로 피가 날 것이다.

● 주해

　소음병이 된지 8~9일이면 많은 시간이 흐른 것이다. 그 이면에 어떤 변성이 자리 잡기에 충분한 시간이다. '一身手足盡熱일신수족진열'에서 '一身일신'

은 가슴과 배의 외벽 전체를 말한다. '一身일신'과 '手足수족'이니 이는 표부表部의 혈류 전체가 증가하고 있는 상태다.

표부 혈류가 증가했다는 것은 순환 혈류가 증가했다는 것이고, 소음병 경과에서 순환 혈류의 증가는 복강을 구속하는 외벽의 경직이 약화되면서 활동성이 또한 개선되었다는 것을 말한다.

그런데 몸 전체가 열증熱證을 보인다는 것은 소음병의 경과에서는 나타나기 어려운 상황이다. 아무리 순환이 개선된다 해도 경직된 외벽에 의한 조임효과가 우위에 있는 소음병에서 그런 열증熱證을 일으킨다는 것은 어불성설語不成說이다.

이것은 외벽의 장력에 대해 반발이 일어나 그 장력의 독주獨走를 저지하고 있던 상황에서 어느 순간 팽창하려는 세력이 외벽의 장력을 넘어서 상황을 역전逆轉시킨 것이라고 해석된다. 이제는 엄밀히 말해서 소음병의 속성을 떠난 형태가 되었다.

이를 본문에서는 '熱在膀胱열재방광'이라고 했다. 이렇게 된 상황은 팽창세력이 주도하는 갈등으로서 오히려 외벽이 여기에 반발하는 입장이 된 것이다. 이런 갈등관계에서는 순환이 감소하면서 내강에 혈의 정류가 일어나는 경과를 갖게 된다.

상황이 역전되는 시점에 잠시 순환이 증가하면서 열증熱證을 보였다가 이내 정류혈停留血이 발생하는 경과가 일어나게 되었다는 것이다. '必便血필변혈'이란 복강의 정류혈이 변혈便血로 나타날 수 있음을 말한다.

301.

少陰病 但厥而無汗 而强發之 必動其血 未知從何道出 或從口鼻 或從目出 是名下厥上竭 爲難治

● 해석

소음병에 궐증만 있고 땀이 나지 않는데 억지로 땀을 내면 반드시 혈을 동요하게 해서 어느 경로를 따라 쏟게 될지 모르니 때로는 입과 코로 쏟고, 때로는 눈으로 쏟으니 이것을 하궐상갈이라 하며 다스리기 어렵다.

● 주해

소음병에서 나타나는 '厥궐'증은 복부의 활동을 구속하는 외벽의 경직이 홀로 성하여 복강의 정상생리가 위협 받는 상황을 기초로 일어난다. 복강 안에서 일어나는 팽창의 힘이 외벽의 경직에 대응하지 못하면 복강은 위축과 경화의 흐름을 타게 되는 것이다.

복강이 위축되는 수준에 이르면 순환 혈류가 크게 감소하니 그 어느 시점으로부터 궐증이 보이기 시작한다. 혈류의 감소가 이어지는 상황에 땀이 날 까닭은 없다. 그러나 여기서 무한無汗을 보고 '强發之강발지'하는 것은 위험하다.

발한發汗은 표리간의 갈등을 풀어 그 활동성을 강화하는 조치다. 표리간의 갈등이란 표증表證으로서 표부의 긴장을 바탕으로 하는 것이니 소음병의 표부 경직과는 전혀 다른 것이다. 표부 긴장은 발한이라는 가벼운 자극을 통해 풀 수 있는 것이지만, 표부의 경직은 그렇지 못하다는 얘기다. 만약 경직된 표부를 풀기 위해서 발한을 하는 것은 그 자극으로 경직이 더 심화되는 결과를 초래할 수 있다. 소음병의 경과에서 외벽의 경직이 상대하는 복강의 팽창력에 비해 그 강도가 빠르게 높아지니 그에 따라 복강이 위축되고 경화硬化되는 추세가 더욱 탄력을 받게 되는 것이다.

급격하게 위축되고 경화되는 와중에 복강에서 크게 올라간 복압은 복강 내의 혈 분포를 가슴 쪽으로 쏠리게 한다. 이렇게 편중되는 혈은 인후부咽喉部를 거쳐 두부頭部로 몰리니 '或從口鼻或從目出혹종구비혹종목출'에서 예시한 것과 같이 두면부의 칠공七孔으로 출혈이 일어날 가능성을 갖는다.

이를 가리켜 '下厥上竭하궐상갈'이라 하는 것은 복강은 크게 좁아지고[하궐下厥] 가슴의 위쪽을 통해 혈血의 손실이 일어나는 현상[상갈上竭]이기 때문인 것으로 해석할 수 있겠다.

302.

少陰病 惡寒 身踡而利 手足逆冷者 不治

● 해석

소음병에 오한기가 있고 몸을 웅크리며 하리하되 손발이 거슬러 식어 올라오는 경우는 다스리지 못한다.

● 주해

소음병의 사증死證, 불치증不治證을 말한다. 소음병의 경과는 복강의 팽창력과 외벽의 경직이라는 두 요인이 맞서면서 세력의 기울기에 따라 다양하게 나타난다. 특징적으로 소음병은 외벽에 맞서는 팽창력이 어느 정도 선에서 유지되면서 대립을 이룰 때 활동성이 가장 높은 흐름을 타게 된다.

어느 정도는 양자兩者간의 대립이 유지되는 것이 예후가 좋은 것이고, 팽창력이 약하여 아예 대립이 조성되지 못하는 상황이 오히려 활동성이 좋지 않으며 복강 위축과 경화硬化에 가깝다는 것이다.

본문에서 '惡寒오한'과 '身踡신권'은 복강의 위축에 접근하는 상황으로서 순환 혈류가 감소하면서 나타나는 증상이다.

그런데 여기에 더해진 '利이'의 증상은 팽창력이 약화되는 추세가 반전하여 외벽 장력과의 사이에 대립을 형성하는 경과로서 활동성이 약간 살아나는 흐름이다. 그러나 이 상황에서 '手足逆冷수족역랭'이 나타난다. 이것은 다시 순환량이 극도로 감소한 것이다. 살아나는 듯 보였던 팽창의 힘이 주저앉으면서 이제는 경직된 외벽의 장력이 복강을 지배하면서 위축과 경화가 본격화한 상황이다.

수족手足이 궐랭厥冷, 혹은 역랭逆冷하는 등의 현상은 순환 혈류의 감소가 극에 달해서 생체 조절의 비상수단을 동원하는 생리와도 관계될 수 있을 것이다. 상대적으로 시급한 혈류를 보완하기 위해 수족手足의 말단末端과 같은 덜 중요한 영역으로부터 혈류를 급히 조달하지 않으면 안 되는 상황에 이르렀다는 말이다. 이런 상황이 될 때까지 방치되었다면 더 이상 복강 환경을 회복하기 어려울 것이니 '不治불치'라고 한다.

303.

少陰病 吐利 躁煩 四逆者 死

● 해석

소음병에 토하고 하리하되 조번이 있으면서 손발이 거슬러 식는 경우는 죽는다.

● 주해

소음병의 출발은 외벽이 경직되는데 그에 대응하는 팽창의 힘은 약한 상태라고 할 수 있다. 그러나 토리吐利는 그로부터 팽창의 힘이 빠르게 커지는 흐름을 타고 일어나는 증상이다.

토출吐出이 일어나기 위해서는 복압이 급격하게 높아져야 하기 때문이다. 하리下利도 내외의 대립 관계가 어느 수준까지는 도달해야 활동성이 살아나면서 장관腸管의 운동이 터지는 것이니 소음병의 기점으로부터 팽창력이 높아지는 흐름이 필요하다. 소음병의 특성상 어느 정도의 대립은 활동성을 강화하게 되는 것이다<288>.

구멍이 막혀 있다가 뚫리는 순간과 같이 그 활동은 일시적으로 과격하게 일어난다. 토역吐逆과 하리下利는 이와 같이 경직된 외벽으로부터 전해지는 장력에 일방적으로 눌리고 있던 상태를 벗어나 그 굴레가 벗어지는 시점에 일어나는 과한 활동인 것이다.

그러나 이런 흐름에서 나타나는 '躁煩조번'은 외벽이 장력이 또 다시 급격하게 복강을 장악하는 경과를 말해주는 증상이다. 복강은 빠르게 위축되고, 그에 따라 복압이 급히 오르면서 생기는 가슴 압박 현상이다.

여기에 '四逆사역'의 궐증厥證까지 나타난다면 복강의 위축과 경화가 완전히 자리 잡은 것으로 복강 환경이 최악의 상황에 직면했음을 의미하는 것이니 사증死證이 아닐 수 없다.

304.

少陰病　下利止而頭眩　時時自冒者死

● 해석

소음병에서 하리가 그치고 나서 어지러우며 때때로 자연히 의식이 흐려지는 경우는 죽는다.

● 주해

소음병의 경과에서 하리下利가 그치는 것은 장관腸管의 활동이 정상을 회복한 것일 수도 있지만, 반대로 팽창력이 약화하면서 외벽의 경직이 일으키는 장력이 독주獨走하니 그에 따라 평활근의 활동성이 약화되는 진행일 가능성도 있다.

'頭眩두현'이나 '冒모'는 모두 두부頭部에 영향을 주는 어떤 압박성의 환경 요인이 가슴 안에서 발생했다는 것으로 해석한다. 다른 말로 흉강의 내압을 올리는 변화를 말한다. 흉강의 내압 변화는 복강 환경의 변화를 바탕으로 하니, 결국 복강 환경의 변화가 가슴 환경의 변화를 유도한 것이다.

이런 변하가 사증에 해당하는 것이라면 이는 복강이 위축되는 방향으로 자꾸만 기울어지는 경과와 관련될 것이 분명하다. 팽창력이 조금 회복되었다가 주저앉기를 반복하면서 점차 힘을 잃어가는 추세라고 하겠다.

305.

少陰病 四逆 惡寒而身踡 脈不至 不煩而躁者 死

● 해석

소음병에서 사지가 거슬러 차가우며 오한기가 있으면서 몸을 웅크리는데 맥이 잡히지 않고 번煩은 없는데 조躁가 나타나는 경우는 죽는다.

● 주해

'四逆사역'은 순환 혈류가 극도로 감소한 것이다. '惡寒身踡오한신권'은 순환 혈류의 감소가 표출하는 증상의 대표다. '脈不至맥부지'도 역시 순환 감소의 극한에서 나타나는 현상이다. 사역과 맥부지를 통해서 순환 혈류의 감소가 정상 순환의 체계를 벗어났음을 알 수 있다. 소음병 경과에서 복강이 위축되었으며, 경화硬化의 상태로 들어가 빠져나오기 어려운 상황에 도달한 것이다.

'不煩而躁불번이조'는 번煩이 없이 조躁가 생기는 상황을 말한다. 그 내용상 번煩은 가슴 부담의 전前 단계를 표상하고, 조躁는 가슴 부담이 정점에 이르러 본격적으로 발작이 일어나는 것을 의미하는 것으로 설명할 수도 있다. 그렇다면 '不煩而躁불번이조'는 전단계가 없이 바로 극심한 지경이 되고 발작이 터지는 상황을 말한다. 이 조躁는 304조에서 서술한 것처럼 팽창력이 그 원천을 상실하여 외벽 경직에 의한 장력이 독성獨盛하게 되면서 그 과정에 일어나는 가슴 압박에 기인하는 것이다.

306.

少陰病 六七日息高者 死

● 해석

소음병의 경과에서 6~7일에 숨이 높아지는 경우는 죽는다.

● 주해

소음병 경과의 사증死證, 즉 마지막 단계는 주로 외벽의 경직과 복강의 팽창력 사이에 극도의 불평형不平衡이 일어나 복부의 활동성이 회복할 수 없는 경과에 도달하는 것이다. 복강은 극한으로 위축되고 그 상태로 경화硬化되면 호흡 장애가 일어나는 것이 당연하다.

'息高식고'는 호흡 운동이 억압되는 모양을 표현한 말로 해석한다. 호흡은 흉곽과 횡격막, 그리고 복벽 등의 상호 작용으로 이루어지는 일이다. 호흡이 높다는 것은 강제로 운동을 일으켜야만 숨쉬기가 가능한 상태라는 뜻으로 해석한다. 그렇다면 이것은 호흡에 관여하는 모든 근육 요소의 경직이 강고하게 되었다는 얘기다.

본문에서는 호흡 곤란을 내세웠지만 사실 '息高식고'의 원천은 총체적으로 경직된 골격근, 그리고 위축되고 경화硬化된 복강이라고 할 수 있을 것이다. 극한의 복강 경화가 드러내는 여러 경우 중 하나를 예시하는 내용으로 본다.

307.

少陰病　脈微細沈　但欲臥　汗出不煩　自欲吐　至五六日　自利　復煩躁　不得臥寐者死

● 해석

소음병에 맥이 미미하고 가늘며 가라앉아있고, 다만 누우려고만 하며, 땀이 나면서 번煩하지는 않고, 자연히 토하려 한다. 5~6일이 지나 자연히 하리가 나며 다시 번조煩躁가 일어나고 누워서 잠들지 못하는 경우는 죽는다.

● 주해

소음병에서 맥이 '微細沈미세침'한 것은 복부의 활동성이 좋지 않고[미微], 복강에 갈등이 갖추어져 있으며[세細], 표부의 긴장 대신 경직이 있는[침沈] 상황을 말한다. '但欲臥단욕와'는 '但欲寐단욕매'와 대동소이大同小異한 현상으로 굳이 말하자면 양허陽虛의 속성에 의한 증상이다. 소음병의 기본형은 갖추고 있는 것이다.

여기서 '汗出한출'하는 것은 순환 혈류가 증가한 것이다. 이 경우, 순환 혈류가 증가하는 것은 팽창력이 어느 정도 살아나면서 경직된 외벽의 장력과 맞서는 혈식의 갈등이 조성되니 복강이 경화硬化의 상태에서는 벗어난 것을 의미한다.

'不煩불번'하는 것은 이런 갈등의 경과가 강력하지 않다는 것을 의미한다. 비록 팽창력이 살아나면서 외벽의 장력을 견제하여 활동성이 개선되기는 했지만, 그 팽창력이 충분히 높은 수준은 아니라는 것이다.

'自欲吐자욕토'하는 것도 소음병 경과의 갈등 흐름에서 팽창력이 자꾸 주저앉으려는 상황을 반영한다. 팽창력이 살아나면서 크게 성장하는 추세가 있다면 실제 토출吐出, 토역吐逆이 일어날 수 있는 것이다. 다만 욕토欲吐하기만 한 것은 팽창력이 외벽의 장력에 비길 만큼 충분히 강하지 않음을 말하는 것이 된다.

이와 같이 팽창의 힘이 근근이 경직된 외벽의 장력을 저지하고 있는 상황이 계속되어 '至五六日지오륙일'했다. 그런데 이 시점에서 '自利자리'가 일어난다.

이는 팽창의 힘이 마침내 외벽의 조임 효과를 들어내고 활동성을 높이니 장관 평활근의 운동을 일으킬 정도의 수준이 되었다는 것을 의미한다. 스스로 욕토欲吐하는 경과에 비해 팽창력이 한층 더 높아진 상황이다.

그런데 여기서 '復煩躁복번조'가 일어난다. 소음병 경과를 거의 벗어날 만큼 성장한 팽창의 힘을 제압하는 장력이 발동했다는 얘기다.

다른 말로 하면 높아진 팽창력이 탈력하는 과정에 나타나는 상역 현상이 가슴을 누르는 경과라고 할 수 있다. 그것이 여기서 보이는 번조煩躁의 구조로 해석하며, '不得臥寐부득와매'는 번조가 심한 지경임을 말하는 증상이니 이 경우도 돌이킬 수 없는 상황으로 보는 것이다.

308.

少陰病 始得之 反發熱 脈沈者 麻黃附子細辛湯主之

● 해석

소음병을 처음 얻었는데 오히려 열이 나면서 맥이 가라앉는 경우는 마황부자세신탕으로 다스린다.

● 주해

소음병의 경과에서 '發熱발열'이 있다는 것은 팽창의 힘이 어느 수준 이상으로 일어나 외벽과 갈등관계를 이루면서 순환 혈류가 그만큼 증가하는 구간을 갖는 흐름을 말한다.

'脈沈맥침'은 이 발열이 표부의 긴장과 내적인 반발 사이에 일어나는 반복성의 갈등에 의한 것이 아님을 말한다. 이미 외벽은 고착성을 갖는 경직을 형성하고, 복강에서는 그 경직을 극복하기 위한 팽창력이 일어나는 소음병의 구조가 갖추어져 있다는 의미다.

소음병의 초기[시득지始得之], 또는 소음병이 갖추어지는 길목이라면 외벽의 경직에 따른 장력에 이제 막 힘이 실리면서 복강 환경을 지배하기 시작하는 무렵이라고 할 수 있다. 이때는 외벽의 장력에 대해 그 반발로서의 팽창력 또한 약하지 않으니 복강이 쉽게 붕괴되기는 어려운 시점이다.

본문에서 '反發熱반발열'이라 한 것도 외벽의 경직이 일어나 자리를 잡으려 하자마자 그에 대한 복강의 대응이 튕기듯 일어나 대립하고 있는 양상임을 표현하는 것이다. 참고로 309조에서는 '以二三日無裡證이이삼일무리증'이라 해서 소음병이 생긴 초기에는 아직 이증裡證이 없는 것이 보통이라고 쓰고 있다. 이는 아직 외벽의 경직에 따른 장력이 크게 성하여 복강을 위축시키는 결과를 얻어내기는 어렵다는 의미다.

이와 같은 초기 흐름에서 세력 간의 갈등이 쉽게 발생하면서 오히려 순환이 증가하는 경과가 나타나는 것은 소음병 병리의 특성이다.

● **麻黃附子細辛湯**

○麻黃去節 2兩, 細辛 2兩, 附子炮 去皮 破八片 1枚.
○위의 세 가지 약을[上三味] 물 1두를 가지고[以水一斗] 먼저 마황을 달이면서 2승을 줄이고[先煮麻黃減二升], 위에 뜬 거품을 제거한 뒤[去上沫] 나머지 약을 넣어 3승을 취하고 나서[內藥煮取三升] 찌꺼기를 버리고[去滓] 따뜻하게 1승을 복용하기를[溫服一升] 하루에 세 번으로 한다[日三服].

*

마황麻黃은 표부의 지속성 긴장 요인에 대응하는 약의 대표가 된다. 표부 긴장이 발동해서 일정 시간 지속되는 성질을 말하는 것인데, 이는 표리간의 갈등을 강고하게 하는 요인이다. 강고한 표리 갈등은 보통 활동성이 저하되는 경과를 길게 끄는 경향을 갖는다. 평균 순환량도 대체적으로 감소되는 결과를 초래한다. 그러나 표부 긴장은 지속성을 갖는다 해도 주기성을 갖고 반복되는 조임일 뿐, 고착의 속성을 갖는 것은 아니다.

세신細辛은 표부 전반의 경직을 기초로 하는 갈등관계로부터 일어나는 상역 병리가 가슴을 거쳐 두부頭部에 이르게 되는 내강 압박성의 병리에 적용하는 약이라 할 수 있다.

'~百節拘攣백절구련, 風濕痺痛死肌풍습비통사기~'292)라고 한 것이나 '~去皮風濕痒거피풍습양~<甄權>'293) 등의 표현들이 表部표부의 경직에 작용하는 세신의 효과를 말하는 것들이다.

附子부자는 근육 전반에 작용하여 경직을 기초로 하는 위축의 경향을 가장 강력한 수준으로 해소하는 약이다. 그 효과는 경직된 골격근의 활동성을 빠르게 높이니, 내외간의 고착적 갈등을 해소하기 위해서는 필수불가결하다.

소음병에서 문제 해결의 관건은 외벽의 경직을 푸는데 있다. 여기서는 외벽의 경직을 풀기 위해 부자와 세신을 사용한다.

그런데 마황을 쓰는 것은 일견 이해되지 않는 점이 있다. 비록 초기라 해도 소음병에서 發汗발한의 요법을 사용할 필요가 있을까 하는 의문이다. 그러나 본문에서 고찰한 바와 같이 소음병의 초기에는 외벽의 경직이 일어나 있다 하더라도 완전히 자리 잡은 상황이 아니므로 그 경직에 대응하는 팽창의 힘이 민첩하게 일어날 수 있다.

근육의 긴장과 경직은 엄격히 다른 것이고, 다른 방향의 병리 경과를 갖는 것이지만 소음병 초기에 마황을 쓰는 것을 보면 어떤 면에서 긴장 병리의 심화, 악화를 통해 경직의 병리가 될 수 있다는 점을 부정할 수 없겠다.

소음병이 외벽의 경직을 동기로 형성되는 것이지만, 그 성립 과정이 있어서는 외벽의 긴장이 강고해지면서 경직으로 진행하는 흐름이 있겠다는 얘기다. 그러니 그 초기에 마황을 쓰는 것은 소음병이 성립되었다 하더라도 아직 긴장 요인이 작용할 수 있다고 보는 관점에 의한 것이라는 결론이다.

麻黃附子細辛湯마황부자세신탕에서 마황은 소음병의 성립 과정에서 잔존하는 긴장 요인을 해소하기 위한 조치다. 그러나 마황이 든 이 처방의 용도는 소음병의 초기에 복강 위축이 본 軌道궤도에 오르기 전으로 제한되어야 할 것임은 당연하다. 경직이 고착적으로 자리 잡은 이후에 발한하는 것은 경직을 한층 더 심하게 하는 일이기 때문이다.

---

292) 神農本草經 p.67
293) 本草綱目 p.818

309.

少陰病 得之二三日 麻黃附子甘草湯 微發汗 以二三日 無裡證 故微發汗也

● 해석

　소음병을 얻은 지 2~3일이 지났으면 마황부자감초탕으로 약하게 발한한다. 2~3일에는 이裡증이 없으므로 약하게 발한하는 것이다.

● 주해

　소음병 초기[得之二三日]에 약간의 발한發汗을 시도한다는 취지는 전 조와 같은 맥락이다. 물론 본문의 '微發汗미발한'이란 뚜렷하게 실재實在하는 표부 긴장을 대상으로 그것을 해소하겠다는 것보다는 경직이 완전히 고착화되지 않은 상황에서 그 발생 경로를 좇아 잔존하는 긴장의 요인을 청소하겠다는 의도라고 해야 할 것이다.

　'無裡證무리증', 즉 아직 이裡증이 없다는 것은 외벽에서 경직에 의한 장력이 고착되면서 복강의 팽창력을 요구하는 지경에는 이르지 않았다는 뜻이다. 소음병이므로 비록 초기라도 경직의 장력이 작용하지 않을 수는 없지만, 그로 인해 위축이나 경화硬化가 발생하여 가슴을 압박하거나 순환이 크게 감소하는 상황이 생길 상황은 아니라는 거다.

　본문의 경우도 소음병의 초기에 맥은 '沈침'한데 오히려 열熱이 나는 308조의 경우와 같은 맥락이다.

● **麻黃附子甘草湯**

○麻黃去節 2兩, 甘草炙 2兩, 附子炮 去皮 1兩.
○위의 세 가지 약을[上三味] 물 7승을 가지고[以水七升] 먼저 마황 1냥을 달이고[先煮麻黃一兩沸], 위에 뜬 거품을 제거한 뒤[去上沫] 나머지 약을 넣어 3승을 취한 뒤[內藥煮取三升] 찌꺼기를 버리고[去滓] 따뜻하게 1승을 마시기를[溫服一升] 하루 세 번으로 한다[日三服].

*

　마황부자세신탕麻黃附子細辛湯에서 세신 대신 감초甘草를 썼다. 세신은 표부의 경직이 복강에서 팽창의 힘을 부르는데 그 팽창의 힘은 어느 한계까지 버티다가 빠르게 힘이 빠지는 경과를 밟게 된다. 물론 그 이후 다시 일어나게 되지만 시간의 경과에 따라 다시 주저앉고, 또 다시 일어나기를 반복하게 된다. 복강에서 팽창역의 탈력이 일어날 때 상역上逆이 발생하는데 이 상역이 매우 급격하여 마치 신하부心下部를 때리듯 압박하면 그 힘에 의한 압박이 가슴에서 인후咽喉를 거쳐 두부頭部에 이를 수 있다. 이러한 경과에 대해 세신이 그 경직을 제어함으로써 효능을 갖는다.

마황부자감초탕麻黃附子甘草湯은 세신이 없으므로 이 처방을 쓰는 경우는 이런 강렬하고 직선적인 압박이 일어나는 상황은 아니라는 얘기가 된다. 감초는 복강 안의 모든 근육 장기들의 경결을 풀어 부드럽고 유연한 활동을 유도한다. 그런 의미로 두 처방을 비교한다면 마황부자세신탕 쪽이 외벽의 경직 요인에 대한 장치가 선명하여 한층 강한 소음병 병리에 대응할 수 있다고 하겠다.

310.

少陰病 得之 二三日以上 心中煩 不得臥者 黃連阿膠湯主之

● 해석

소음병을 얻은 지 2~3일 이상이 되어 심중이 번煩하고 눕지 못하는 경우는 황련아교탕으로 다스린다.

● 주해

소음병이 성립하고 시간이 흐르면서 '煩번'증이 일어났다. 번이란 번조煩躁의 전 단계와 같은 것으로 복강으로부터의 압박이 가슴을 누르는 상황에서 연유한다. 이는 복강에서 상역上逆의 힘이 작용한 까닭으로 볼 수 있다.

상역 병리는 복압의 상승에서 비롯되는데 병리적인 복압의 상승은 항상 대립하는 힘들의 갈등관계를 깔고 있다고 해야 한다.

본문에서 '煩번'증으로 '不得臥부득와'하는 것은 누우면 횡격막이 가슴 쪽으로 올라가서 가슴 압박이 더욱 심해지기 때문일 것이다.

소음병의 경과에서 경직된 외벽에 대한 반발로서 팽창의 힘이 일어나 갈등관계가 조성되는 경우, 어느 수준까지는 반발의 힘이 클수록 상역의 효과도 따라서 커질 것으로 본다. 물론 반발의 세력이 오히려 경직된 외벽의 장력을 압도하는 역전이 일어나는 경우라면, 넘어서는 그 전환점으로부터 상역의 강도는 떨어질 것이다. 조임의 효과가 우위에 있는 동안은 반발의 힘에 비례하여 상역의 효과도 클 것이라고 할 수 있겠다.

그런데 앞에서 고찰해 온 내용과 이 조문의 해석을 대조해 보면, 번煩이

조躁증과는 달리 그 기초가 굳은 것이라는 사실을 확인하게 된다. 조躁증은 복강에서의 경결硬結이 극심하여 활동성이 극도로 저하된 상황에서 그 영향이 가슴에 미치는 상황이고<303, 305>, 번煩증은 경결이 뚜렷하지 않고 다만 상역上逆의 압박에 의한 증상<294, 296, 307>이라는 얘기다.

그러니까 본문에서 번煩증이 '不得臥부득와'의 수준이라는 것은 그만큼 조임의 세력에 대한 반발의 힘이 크다는 것을 말한다. 복강에서 팽창의 세력이 비교적 높은 수준에 있는 소음병의 경과라는 얘기다.

그렇다면 본문의 경우는 소음병이 발생한 지 2~3일 이상의 시간이 흐르면서 어떤 연유로 조임세력에 대항하는 평활근의 탄성이 상당한 수준으로 커지는 경과가 진행된 것이다. 조임세력과 높은 수준의 반발이 만나니 '心中煩不得臥심중번부득와'의 상황이 만들어졌다는 얘기다.

소음병이 성립된 이후 상당한 시간이 지나도 반발 세력이 약화되지 않았으니 시간의 경과만으로 병세를 판정할 수는 없다는 뜻도 담고 있다고 하겠다.

● 黃連阿膠湯

○黃連 4兩, 黃芩 1兩, 芍藥 2兩, 鷄子黃 2枚, 阿膠 3兩.
○위의 다섯 가지 약을[上五味] 물 5승으로[以水五升] 먼저 세 가지를 달여[先煮三物] 2승을 취하고[取二升] 찌꺼기를 제거한 뒤[去滓], 아교를 넣어[內膠] 다 녹으면[烊盡] 약간 식혀서[少冷] 계란 노른자를 넣고[內鷄子黃] 저어서 잘 섞이게 한 뒤[攪令相得] 따뜻하게 7홉을 복용하기를[溫服七合] 하루 세 번으로 한다[日三服].

*

황련黃連은 복강에서 팽창세력이 강화된 상태로 유지되는 와중에 그에 대한 반발의 힘이 일어나 상호 갈등을 조성하는 경우를 다스리는 약 중의 하나다. 이러한 갈등은 팽창의 힘이 우위에서 주도하는 것이니, 복강은 확대를 유지하는 구간이 길어 다량의 정류혈停留血을 유발하게 된다.

황금黃芩은 황련과 마찬가지로 팽창의 힘이 우위에서 그에 반발하는 조임의 작용과 대립하는 상황을 다루는 약이지만, 황련과 비교해서 힘의 대립 양상이 변동하는 폭이 큰 경우에 적합하다. 황금은 주로 복강이 팽창하는데 조임의 작용이 출몰出沒하여 정류혈이 상부로 몰리거나, 아니면 순환이 또한 간헐적으로 증가하여 표면상 열증熱證을 일으키는 경우를 다루는 것으로 설명된다.

작약芍藥은 물론 팽창세력을 중심으로 복강 안에서의 비등한 관계의 힘의 대립과 관계되는 약이지만, 그 대립의 양상이 변동하는 상황보다는 강고하게 대치하여 둔화鈍化의 속성으로 나타나는 경우를 주로 다스린다고 할 수 있다.

이와 같이 이 세 약은 모두 팽창의 힘이 주도하는 병리의 바탕 위에 조임의 작용이 일어나 공존하는 상황에 적용하되, 각각 그 힘의 강도나 두 힘이 상대적으로 작용하는 패턴을 달리 한다.

세 약 중에서 두 힘이 맞서 둔화鈍化의 상태를 갖는 경우는 황련黃連과 작약芍藥이 주로 다루게 된다고 볼 수 있다. 황련과 작약이 복강에서 둔화성의 환경이 조성된 경우를 다루지만, 황련의 경우는 힘의 대치가 생길 때 둔화의 강도가 높고 그 파급력과 범위가 커서 가슴을 압박하는 힘이 강하게 나타나고, 작약의 경우는 그 영향력이 주로 복강 안에서 나타난다. 복강의 확대가 뚜렷한 경우는 황련이, 확대보다는 갈등으로 평활근 활동이 제약되는 경우는 작약이 맡게 된다.

황금黃芩은 상대적으로 대립 양상의 변동 폭이 큰 경우를 다루니, 처방 중에서 비교적 넓은 범위의 증상들을 커버하는 역할을 할 것으로 보인다.

이 약들은 함께 작용하여 복강에서 팽창의 힘과 조임의 작용이 공존하는 상황에 넓게 응용할 수 있는 효과를 갖는다. 소음병에서 복강의 위축이 있는 가운데 평활근의 탄성이 점차 강화되면서 장관腸管의 내강으로부터 강력한 팽창이 일어나게 되는 경우, 두 세력이 거의 비등한 수준을 갖고 이쪽저쪽으로 움직이는 상황에서 가슴 부담이 커지는 흐름이 있다면 이 세 약을 고려해야 할 것이다.

아교阿膠도 복강에 경직, 경결성의 병리가 있어 평활근의 활동성이 저하되고 순환 혈류를 유지하는 데 지장이 있는 상황을 바로잡는 효과를 갖는다.

계자황鷄子黃의 경우는 '煎食전식, 除煩熱제번열. 煉過연과, 治嘔逆치구역<藥性>', '卒乾嘔者졸건구자, 生呑數枚생탄수매, 良양~<時珍>'이라 하여 주로 상역의 기운을 안정하게 하는 보조제로서의 역할을 하는 것으로 생각된다.

황련아교탕黃連阿膠湯은 소음병의 경과 중에 어떤 계기로 외벽의 경직에 반발하는 팽창의 힘이 강하게 일어나 강고한 갈등관계를 조성하는 경우에 쓸 수 있는 처방이 된다. 강화된 팽창의 세력을 완화함으로써 조이려는 작용과 불필요한 대치를 지속하는 상황을 끊어주면서 정상적인 탄성을 회복할 수 있도록 한다는 의미가 있다.

비록 소음병에서 평활근의 탄성이 높아지는 것이 불리하지 않은 일이라 해도, 갈등관계는 항상 상대적 요소가 있는 것이니 지나치면 상대편이 불필요하게 강화되는 경향이 생길 수도 있고, 다른 국면으로 넘어갈 우려도 있으니 이런 경우에는 팽창세력에 대한 제어가 필요하게 된다는 생각이다.

311.

少陰病 得之 一二日 口中和 其背惡寒者 當灸之 附子湯主之

● 해석

소음병을 얻은 지 1~2일이 지나 입 안에 문제가 없고 등에 오한이 느껴지는 경우는 뜸을 하는 것이 마땅하며 부자탕으로 다스린다.

● 주해

소음병 초기에 '口中和구중화', 즉 입 안이 부드러운 것은 갈증과 같은 불편함이 없다는 것이다.

성무기成無己는 '少陰客熱則口燥舌乾而渴口中和者不苦不燥是無熱也'294)라 하여 쓰지도 않고 마르지도 않은 것이니 열熱이 없는 상태라고 표현한다.

'少陰客熱소음객열'이란 경직된 외벽의 장력에 대응하는 팽창의 힘이 점차 밀리면서 일어나고 주저앉기를 반복하는 와중에 가슴 쪽으로 혈血의 정류停留가 일어나는 상황을 말하는 것으로 해석한다. 이와 같은 기복起伏의 흐름에서 땀이 나는 것을 망양亡陽이라 한다면, '客熱객열'은 혈의 정류가 일어나는 것으로 대비적 해석을 취하는 것이다.

그러니 소음병 경과에서 '口中和구중화'라고 하면 혈의 정류가 일어나지 않는 상황으로서 팽창력의 기복이 일어나고 있지 않다는 의미로 해석할 수 있는 것이다. 다른 말로 팽창의 힘이 소음병 성립 기점으로부터 더욱 약화되는 흐름이 없다는 것이다. 외벽의 경직에 의한 장력 또한 여전히 약화되지 않고 강고하게 유지되고 있지만, 비록 그에 미치지 못하는 힘으로나마 복강은 어느 수준의 용적을 지켜내고 있다는 얘기다.

등 쪽에서 느끼는 한기寒氣는? 백호가인삼탕증白虎加人蔘湯證을 제시하고 있는 177조에서도 '背微惡寒배미오한'이라 해서 등 쪽에서 느끼는 찬 기운을 복압의 상승과 복강의 경결硬結 환경을 표상하는 증상으로 설명했었다. 물론 백호가인삼탕증은 팽창세력이 주도하는 갈등의 상태로 내압이 오르는 경우여서 본문의 경우와는 반대의 입장이지만 경결을 확인할 수 있는 증상으로

294) 註解傷寒論 p.370

의미를 갖는다.

'其背惡寒기배오한'이 내적인 경결 상태를 의미한다면, 본문의 내용은 외벽이 경직되면서 그 장력이 홀로 성하여 복강이 급격히 위축되려는 상황을 말하는 것이 된다. 소음병의 특성상 복강의 경결은 주로 팽창의 힘이 약화되어 경직된 외벽을 밀어내지 못하는 경향에서 볼 수 있기 때문이다.

본문과 310조의 조문 간에는 대비되는 의미를 갖는다. 310조에서는 소음병의 경과가 2~3일 이상 진행되었지만, 복강에서는 오히려 평활근의 탄성이 강하게 유지되어 반발의 활동을 활발하게 펼치는 추세가 있음을 말하고 있다.

그러나 본문의 경우는 소음병 경과가 아직 1~2일 밖에 되지 않았지만 이미 외벽의 경직이 강고한 장력을 형성하여 복강을 위협하는 상당 수준의 세력을 구축한 양상을 예시해 보이고 있다.

이 두 조문을 통해 소음병에서 병의 경과가 며칠이냐에 관계없이 상황에 따라 병세의 정도는 얼마든지 달라질 수 있다는 것을 알게 된다.

● 附子湯

○附子去皮 2枚, 茯苓 3兩, 人蔘 2兩, 白朮 4兩, 芍藥 3兩.
○위의 다섯 가지 약을[上五味] 물 8승으로 달여 3승을 취하고[以水八升煮取三升] 찌꺼기를 제거한 뒤[去滓] 1승을 따뜻하게 복용하기를[溫服一升] 하루 세 번으로 한다[日三服].

*

부자附子는 모든 골격근의 경직에 의한 오그라짐(위축)과 그에 의한 복강의 위축성 갈등 경향에 따라 순환이 저하되는 현상을 폭넓게 완화하는 강력한 약이다. 내적內的으로는 '心腹冷痛심복냉통, 霍亂轉筋곽란전근~<別錄>'을 다스린다고 하고, 외적外的으로는 '寒濕踒躄한습위벽, 拘攣膝痛구련슬통, 不能行步불능행보~<本經>'등의 상태에 효과를 발휘하니 내외의 위축성 변화에 폭넓은 영향력을 갖는다는 의미다. 그렇다면 이와 같은 내용으로 보아 부자는 소음병에는 필수불가결한 약이 될 것이다.

복령茯苓은 복강에서 일어난 어떤 병리적 계기로 외벽이 긴장, 또는 경직되고 다시 외벽의 장력에 대응하는 팽창력이 발동하면서 형성되는 갈등상태를 다스린다.

복령이 다스리는 갈등상태는 조임의 작용이 강하게 작용하면서 경화硬化의 양상에 접근하는 구간으로부터 정류혈이 조성되는 둔화의 구간까지 폭넓은 영역을 갖는다. 경화에 접근하는 구간에서는 소변불리小便不利로 정수의 증상을 유발할 수 있으며, 그 조임의 효과로 상역을 일으켜 가슴에까지 영향을 끼치게 된다.

인삼人蔘 또한 복강에서 일어난 어떤 힘이 그 외벽에 긴장성, 또는 경직성의 장력을 유발하고, 역逆으로 다시 복강에 영향을 가하는 와중에 형성되는 갈등의 병리에 적용한다. 인삼은 이와 같은 갈등관계를 폭넓게 다루어서 복부 전반의 활동성을 개선하는 방면에 효과를 내는 약이다.

백출白朮은 사지四肢를 포함하는 골격근 전반에 발생하는 성식의 경향에 따라 외벽이 복강에 대해 경직성의 장력을 가하는 경우를 다스리는 약 중의 하나다. 건강乾薑이나 부자附子도 이와 같은 골격근 전반의 경직을 해소하는 약이다. 건강이나 부자가 다스리는 경우와 달리 그 경직의 강도, 또는 지속성이 약하고 짧은 편이지만, 이 또한 복강의 팽창력을 유도하여 갈등관계를 구성하게 되니 이런 상황을 백출이 담당하게 되는 것이다.

작약芍藥은 평활근의 탄성이 커지면서 동시에 반발의 힘도 함께 커지는 둔화鈍化성의 갈등관계를 다루는 약 중의 하나다. 둔화의 병리는 복부 활동성의 저하와 주로 연관된다. 작약의 경우는 복강에서의 둔화를 다루되, 특히 복강 기저부, 골반강의 둔화 문제와 관련이 있다. 이 영역에서의 둔화는 자궁의 활동과 연관되어 월경月經 생리에 지장을 초래하는 성질의 것이다. 작약의 '消瘀血소어혈'은 이와 같이 자궁 활동과 관계되는 둔화 상태를 해소하는 작용을 말하는 것이다. 이와 같은 골반 영역의 둔화는 그 둔화의 강고함이 대황大黃이 다루는 대변의 경화鞕化에는 미치지 못한다는 점은 이미 여러 차례 서술한 바 있다.

복령과 작약, 그리고 인삼, 백출은 상호 작용을 통해 복강의 경결을 풀고 상역을 완화하여 활동성을 높이며, 모든 흐름을 원활하게 한다. 이 처방의 핵심은 부자에 있으니 결국 효능의 비중은 외벽에 형성된 경직의 장력에 대응하는 방면에 있는 것으로 볼 수 있다.

312.

少陰病 身體痛 手足寒 骨節痛 脈沈者 附子湯主之

● 해석

소음병에 체간 부위가 모두 아프고 수족이 차면서 마디마디가 아프고 맥이 가라앉는 경우는 부자탕으로 다스린다.

● 주 해

　소음병은 복강이 위축될 개연성을 포함하는 병리 경과로서 그 바탕은 외벽을 포함한 골격근 전반의 경직 성향에 있다.

　본문에서 '身體신체'는 몸통, 즉 흉복부의 외벽을 구성하는 근육들을 의미하고, '骨節골절'은 상하지의 마디(관절)를 총칭하는 것으로 몸통 외의 모든 골격근을 대표한다고 해석한다. 따라서 '身體痛신체통'과 '骨節痛골절통'은 골격근 전반에 형성된 경직의 상황을 표현하는 용어가 된다. 골격근의 경직은 표증으로서의 골격근 긴장과는 그 속성이 전혀 다른 것이다.

　이미 여러 번 반복되어 서술해 왔지만, 주기성을 갖고 반복하는 조임 활동이 표증으로서의 근육 긴장이라 하면, 고착적 속성을 가져 변동하지 않으며 (그 내강을) 조이지도 않는 굳음을 근육 경직이라고 표현하는 것이다.

　외벽의 경직도 또한 장력을 가지지 그것은 조임의 장력이 아니라 복강의 생리적 확대를 방해하는 장력이니 그 장력을 이겨내지 못하면 상대적으로 복강이 조여지는 효과가 나게 되는 것이다.

　골격근의 긴장이 주기성을 갖는 조임의 장력으로 요골동맥을 거상하는 효과를 가지니 부맥浮脈이 나타나지만, 골격근의 경직은 주기성도 없고 조이지도 않으니 침맥沈脈이 나타난다. 골격근의 경직은 이미 표증이 아닌 것이다.

　'手足寒수족한'은 수족手足의 궐역厥逆은 아니지만 순환 혈류가 상당 수준으로 감소한 상황을 말한다. 소음병의 전형典型으로서 전신全身의 경직 경향에 따라 복강 또한 외벽으로부터 경직성의 장력에 의한 영향을 받게 된다. 복강에서는 그 경직을 극복하고 활동성을 회복하기 위해 팽창력을 일으킨다.

　내외의 두 세력 간에 힘의 대립이 일어난다. 이 대립은 순환을 약화시키니 수족한手足寒은 그 결과다.

　311조에서 소음병 1~2일에 부자탕附子湯을 써야 하는 비非전형의 사례를 들었다. 본문에서는 부자탕의 용도를 명기하여, 비록 1~2일에 불과한 경과라도 소음병의 조건을 충족하는 경우가 있을 수 있음을 다시 확인하는 것으로 해석한다.

313.

少陰病 下利 便膿血者 桃花湯主之

● 해석

소음병에 하리하면서 변에 농혈이 함께 나오는 경우는 도화탕으로 다스린다.

● 주해

소음병의 경과에서 하리下利는 이미 정리한 것과 같이 외벽의 경직에 압도되어 주저앉았던 팽창의 힘이 일어나 어느 수준 이상이 되었을 때 나타나는 활동성 회복의 표상이다.

'便膿血변농혈'은 복강에 정류혈停留血이 발생하여 그것이 열독熱毒으로 작용하는 경우에 나타난다. 복강의 확대를 동반하는 갈등상태를 의미하는 현상일 수 있다.

그러나 소음병 경과에서 탄성의 힘(팽창력)이 강화되면서 마침내 하리가 난다고 해도 그 탄성 강화의 과정이 바로 혈血의 정류停留로 이어지는 것은 아니다. 소음병에서 변便에 농혈膿血이 나오는 것은 이례적인 일일 수 있다.

혈血의 정류停留가 발생하기 위해서는 보통 팽창의 세력이 외벽의 경직에 의한 장력을 앞질러 우위에 서는 갈등 구조가 갖추어져야 하기 때문이다.

엄밀히 말하면 이것은 소음병의 범주를 벗어난 상황일 수 있다. 그러나 그 경계를 드나드는 경과를 소음병의 범주로 보는 경우에 소음병 안에서 농혈변膿血便을 다루게 되는 것이다.

● **桃花湯**

○赤石脂 1斤 一半全用一半篩末, 乾薑 1兩, 粳米 1升.
○위의 세 가지 약을[上三味] 물 7승으로[以水七升] 쌀이 익도록 끓여[煮米令熟] 찌꺼기를 제거하고[去滓] 따뜻하게 7홉을 복용하는데[溫服七合], 적석지 가루 방촌비를 넣어[內赤石脂末方寸匕] 하루 세 번으로 하고[日三服] 한 번 복용해서 나으면[若一服愈] 나머지는 복용하지 않는다[餘勿服].

　　　　　　　　　　*

적석지赤石脂는 복강에서 힘의 갈등관계에 의해 일어나는 경결硬結을 다스리는 약 중의 하나다. 그 효능은 '主腹痛下痢赤白~療癰疽瘡痔女子崩中漏下~'295)이라 하여 특히 팽창의 세력이 이끄는 갈등관계에서 복강에 정류혈

停留血이 발생한 경우가 여기에 해당된다 이 상황에서 간헐적으로 겸결이 풀리면서 장관腸管 활동이 과하게 일어나게 되면 열독熱毒성의 하리下利가 나타날 수 있다. '主腹痛下痢赤白주복통하리적백'이 그 증상을 말하는 것이다.

건강乾薑은 골격근 전반의 경직에 수반하는 외벽의 경직이 작용하여 복강으로부터 반발성의 팽창력을 부른 결과로 일어나는 경화硬化성의 갈등을 다루는 대표적인 약 중의 하나다. 그 속성상 소음병 경과에 불가결不可缺한 약이라고 할 수 있다.

갱미粳米는 '平胃氣평위기 長肌肉장기육~'296)이라 하여 복강 환경을 안정시키는 효과를 가진 약으로 규정된다. '平胃氣평위기'란 복강의 기운을 고르게 한다는 의미로 해석한다.

'止煩止渴止泄지번지갈지설<別錄>'297)이라 한 기록도 있다. 가슴에 대한 상역의 압박과 정류혈, 그리고 간헐적으로 풀리는 활동성의 약화 상태를 다스린다는 말이다. 이는 팽창의 세력이 주도하는 복강의 갈등을 해소하는 효능을 의미한다.

본문에서 '便膿血변농혈'이란 복강의 정류혈을 기초로 하는 증상이다. 소음병이면서 팽창의 힘이 강화되는 흐름을 갖는 경우, 농혈을 하리下利할 수 있으니 도화탕桃花湯은 이런 경과에 쓸 수 있는 약이다.

314.

少陰病 二三日 至四五日 腹痛 小便不利 下利不止 便膿血者 桃花湯主之

● 해석

소음병이 2~3일에서 4~5일이 되어 배가 아프고 소변이 통하지 않다가 하리가 나서 그치지 않고 변에 농혈이 나오는 경우는 도화탕으로 다스린다.

● 주해

소음병이 형성된 후 '二三日至四五日이삼일지사오일'은 상당한 시간이 지났다는 말이다. 소음병은 외벽의 경직이 강고하여 복강에서 그 반발로 일어나는 팽창의 힘을 압도할 개연성을 갖는 형태의 병이다.

---

295) 東醫寶鑑 p.748.아래
296) 위의 책 p.683.위
297) 本草綱目 p.1467

'腹痛복통'은 평활근 자체의 긴장을 의미하는 현상이다. 복강 안에서 급격하거나 강고한 힘의 발동이 요구되는 상황이 되었다는 말이 될 수 있다.

소음병의 경과에서 복통腹痛이 있는 것은 그렇다면 외벽 경직의 장력에 대한 강력한 팽창의 요구가 일어나 급격히 그 힘을 발동했다는 뜻이다.

'小便不利소변불리'도 이런 갈등과 관련하여 경화硬化 상태가 될 때 일어날 수 있는 증상이다. 급격히 팽창의 힘이 일어났으나 외벽의 장력이 강고하여 복강에 대한 조임 효과가 발생했다는 것이다.

그런데 여기서 '下利不止하리부지'하는 것은 외벽으로부터의 조임 장력이 지속되는 가운데 그에 대한 반발의 세력, 즉 팽창의 힘이 지속적으로 일어나고 있다는 뜻이 된다. 소음병의 특성상 외벽의 경직에 의한 장력이 강하여 복강을 제압하고 있는 상황에서는 평활근의 활동이 심하게 제약되어 생리적으로 충분한 움직임이 일어나지 못한다. 만약 그 와중에 팽창의 힘이 다소 힘을 회복하여 외벽을 밀치는 수준이 되면 평활근으로서는 그 활동성을 다소 회복하는 계기가 된다. 힘의 대립이 오히려 활동성 강화의 흐름을 유도하게 되었다는 얘기다.

팽창의 힘이 강화되는 어느 시점으로부터 하리가 일어난다. 그러나 팽창력이 더욱 강화되어 외벽의 장력과 거의 대등한 관계가 되면 하리는 그치게 된다. 힘의 대립이 본本궤도에 올라 활동성 강화의 흐름이 꺾인 것이다.

만약 팽창의 힘이 강화되면서 하리가 일어났는데, 그 수준 이상으로 팽창의 힘이 강화되지 못한 채, 힘이 다하여 주저앉았다가 잠시 후 다시 일어나 하리가 날 수 있는 수준까지 올라오기를 반복한다면?

외형으로 볼 때, 하리가 났다가 잠시 멈추는 듯하더니 다시 하리가 나기를 반복하게 된다. 이는 겉보기로 하리가 그치지 않고 지속되는 것으로 느껴진다. 이것이 이 경우의 '下利不止하리부지'로서 팽창의 힘이 비록 외벽의 경직 장력을 무너뜨리지 못하고 있으나, 끊임없이 일어나서 외벽을 미는 형세이니 소음병의 경과로 보아 팽창력이 약하지 않은 것으로 판단할 수 있다.

여기에 '便膿血변농혈'이 나타난다면, 갈등의 얽힘과 풀림을 타고 복강의 확대가 정상 용적의 범주를 넘나들고 있다는 말이 된다. '便膿血변농혈'은 복강에 혈의 정류가 있다는 것이며, 복강의 정류혈은 복강이 정상 이상의 용적을 유지하는 갈등관계에서 생기는 것이기 때문이다. 그러니 이는 소음병의 경계에 있거나 아니면 그 경계를 넘어가는 경과임을 말하는 것이다.

농혈변膿血便은 정류혈에 의한 열독熱毒 현상으로 이는 팽창의 세력이 조임의 세력을 넘어 반전된 상황에 가능한 일이기 때문이다.

앞에서 서술한 소변불리小便不利나 하리부지下利不止 등이 모두 이와 같은 소음병의 경계와 가깝게 접근한 복강에서의 갈등과 관련되는 증상들이다.

비록 소음병이지만 팽창의 세력이 외벽의 경직성 장력과 비등한 수준을 넘나들면서 소음병 병리를 완전히 버리지 않는 경우라면 도화탕桃花湯<313>을 적용할 수 있다고 정리한다.

315.

少陰病 下利 便膿血者 可刺

● 해석

소음병에 하리가 나면서 대변에 농혈이 나오는 경우는 자침할 수 있다.

● 주해

소음병에 농혈膿血을 하리下利하는 것은 복강 안에 정류혈停留血이 어느 수준 이상으로 발생했다는 것을 말한다. 복강에서 외벽 경직의 장력에 대한 반발의 힘이 일어나 그 장력의 수준을 넘나드는 역전逆戰의 시점들이 있었다는 말이 된다. 소음병의 경계에서 이쪽저쪽을 왕래했다는 얘기다.

주된 상황은 비록 소음병의 경과지만, 소음병의 특징인 경직성 장력에 대응하는 팽창력의 약화가 뚜렷하게 나타나지 않음을 의미한다. 본문에서 말하고자 하는 것은 이와 같은 경과에서 허증虛證, 즉 팽창력 약화에 의한 복강의 위축과 경화가 두드러지지 않았으므로 자침刺針을 통한 치법을 적용할 수 있다는 것이다.

316.

少陰病 吐利 手足逆冷 煩躁欲死者 吳茱萸湯主之

● 해석

소음병에 토하고 하리하며 손발이 거슬러 차가워지고 번조증으로 죽을 것 같은 경우는 오수유탕으로 다스린다.

● 주 해

소음병은 외벽 경직의 장력이 강화되어 있는 것으로 보통의 경우 점차 그에 대응하는 팽창의 힘이 약화되면서 조임의 효과가 독주獨走하는 진행을 보이게 될 수 있다.

이때 '吐利토리'하는 것은 그 상황에 변동이 일어나고 있음을 말하는 증상이다. 경직성의 장력이 홀로 성盛하여 억제되어 있던 평활근의 활동성이 급격히 개선되는 경과다.

그런데 이후 '手足逆冷수족역랭', 즉 손발이 거슬러 식어오는 증상은 순환이 크게 저하되면서 일어나는 증상으로 외벽 경직의 장력이 다시 판세를 압도하면서 경화硬化 쪽으로 분위기를 몰고 가는 상황이 되었음을 말한다.

'煩躁欲死번조욕사'는 상역上逆으로 가슴이 압박되는 흐름이 있으니, 그 바탕에는 강고한 경화硬化가 자리 잡고 있다는 것을 말하는 증상이다.

본문은 303조의 '吐利躁煩四逆토리조번사역'의 상황과 유사하다. 이 상황을 두고 303조에서는 '死證사증'이라고 했으니 문제의 심각성을 알 수 있다. 여기서는 그 치법으로 오수유탕吳茱萸湯<252>을 제시한다.

오수유탕은 상반되는 두 힘이 대립하면서 강고한 경결硬結의 양상이 있는 경우를 주치하는 처방이다. '食穀欲吐식곡욕토<252>'가 있는 양명병의 경과에서도 제시된 바 있다. 그렇다면 소음병과 양명병이 본질적으로 다른데 어떻게 한 처방으로 이들을 다룰 수 있다는 것일까.

양명병은 팽창의 세력이 독주하는 흐름에서 내적으로 극단의 갈등이 나타나는 경과를 갖고, 소음병은 외벽의 경직성 장력이 그에 대응하는 복강의 팽창력을 압도하는 가운데 점차 복강을 위축성으로 경결하게 하는 경과를 갖는다. 병리의 경과가 정반대로 다르다는 얘기다.

그러나 그 경과에 있어서 상반된 두 세력이 맞서서 극단적 대립으로 향하는 구간을 가질 수 있다는 점에서는 공통점을 갖는다. 양명병 경과에서도 두 힘이 강고하게 맞서는 시점을 가질 수 있고, 소음병의 경과에서도 마찬가지라면 어느 시점에서 두 병의 경과가 닮은꼴이 될 수 있을 것이다.

오수유탕증吳茱萸湯證을 하나의 목적지로 본다면 소음병의 길을 따라가서 그곳에 도달할 수도 있고, 양명병의 경로를 따라가서 도착하게 될 수도 있다는 것이다.

317.

少陰病 下利 咽痛 胸滿 心煩者 猪膚湯主之

● 해석

소음병에서 하리가 나면서 목구멍이 아프고 가슴이 그득하며 심번이 있는 경우는 저부탕으로 다스린다.

● 주해

소음병에서의 일어나는 하리下利는 외벽의 경직성 장력에 맞서는 반발로서의 팽창력이 강화되면서 마침내 장관腸管의 활동이 회복되는 시점에 생기는 증상이다. 힘의 대립이 구성되면서 오히려 활동성이 개선된다는 특징을 갖는다.

이 과정에서 상역上逆의 힘이 일어날 수 있다. 팽창의 힘이 일어나되 어느 수준에 이르면 주저앉고[탈력脫力] 다시 일어나기를 반복하게 되는데, 그 탈력脫力의 과정에서 복압이 급격히 오를 수 있기 때문이다. 급격한 복압의 상승은 상역의 작용을 일으키니 '咽痛인통'이나 '胸滿흉만'과 '心煩심번'이 모두 그와 관련되는 현상들이다.

● **猪膚湯**

○猪膚 1斤.
○위의 약을[上一味] 물 1두로[以水一斗] 달여서 5승을 취하고[煮取五升] 찌꺼기를 제거한 뒤[去滓] 백밀 1승과 백분 5홉을 넣어[加白蜜一升白粉五合] 볶으면서 향이 서로 화합하도록 하여[熬香和相得] 여섯 번에 나누어 따뜻하게 복용한다[溫分六服].
○白粉이란 白米의 가루를 말한다.298)

318.

少陰病 二三日 咽痛者 可與甘草湯 不差者 與桔梗湯

● 해석

소음병 2~3일에 목구멍이 아픈 경우는 감초탕을 쓸 수 있다. 낮지 않는

---

298) 傷寒論譯詮 p.218

경우는 길경탕을 쓴다.

● 주해

인통咽痛은 상역上逆의 힘에 의한 증상이다. 소음병 경과에서 인통을 유발하는 상역은 외벽의 경직성 장력에 대응하는 팽창의 힘이 일어났다가 주저앉기를 반복하는 상황에서 발생한다. 팽창의 힘이 탈력脫力하면서 상역의 동력이 발생하기 때문이다<317>.

여기에 감초탕甘草湯이나 길경탕桔梗湯을 쓰는 것은 비록 소음병의 경과라 해도 아직 팽창력이 점차 하락하면서 퇴조하는 흐름은 아직 아니므로 다만 복강의 경결硬結을 부드럽게 하여 강한 상역의 바탕을 완화하는 방법을 쓴다는 의도로 본다.

● 甘草湯

○甘草 二兩.
○위의 약을[上一味] 물 3승으로[以水三升] 달여 1승 반을 취하고[煮取一升半] 찌꺼기를 제거한 뒤[去滓] 일곱 번에 나누어 따뜻하게 복용하되[溫服七合] 하루 두 번으로 한다[日二服].

*

감초탕甘草湯의 감초甘草는 '主五臟六腑寒熱邪氣주오장육부한열사기'라 했으니 내강에서 일어나는 모든 경직과 경결을 완만하게 풀어주는 작용이 있다고 해야 할 것이다. 이로써 복강으로부터 일어나는 상역의 힘에 대해서 그 바탕을 온건하고 넓게 다스린다는 의미를 갖는다.

● 桔梗湯

○桔梗 1兩, 甘草 2兩.
○위의 두 가지 약을[上二味] 물 3승으로[以水三升] 달여 1승을 취하고[煮取一升] 찌꺼기를 제거한 뒤[去滓] 두 번에 나누어 따뜻하게 복용한다[分溫再服].

*

길경桔梗의 효능은 '治肺氣喘促치폐기천촉, 下一切氣하일체기, 療咽喉痛及胸膈諸痛요인후통급흉격제통'299)이라 하니 상역上逆에 의한 문제가 가슴에서 인후부로 집중되어 나타날 때 빠질 수 없는 약이다. 본초경本草經에서도 '主胸脇痛如刀刺주흉협통여도자, 腹滿腸鳴幽幽복만장명유유, 驚恐悸氣경공계기'300)라 하여 복강으

---

299) 東醫寶鑑 p.717.위

료부터 일어난 병리가 흉격 전반에 강한 압박을 일으키는 문제를 다룰 수 있다고 기록된다.

319.

少陰病 咽中上生瘡 不能語言 聲不出者 苦酒湯主之

● 해석

소음병의 경과 중에 목구멍에 창瘡이 나서 말을 하지 못하고, 목소리가 나오지 않는 경우는 고주탕으로 주치한다.

● 주해

소음병에서 나타나는 인후부咽喉部 증상은 보통 외벽의 경직에 의한 장력이 강고하게 작용하고 있는 와중에 반발의 팽창력이 일어나 대립하는 과정에서 일어나는 상역의 힘에 의한다.

그런데 여기서 창양瘡瘍의 현상이 동반하는 경우는 단순한 상역이라기보다는 정류혈의 바탕을 끼고 일어나는 열독熱毒성의 증상이라고 할 수 있을 것이다. 상역의 압박만으로 일어나는 증상이 아니라는 것이다.

이는 팽창력이 일어나 외벽의 경직 장력에 대응하되 그 힘이 보통 이상으로 강한 상황임을 의미한다. 팽창의 힘이 일어났다가 주저앉기를 반복하더라도 그 고점이 높아 소음병의 경계를 넘나드는 형태로 변성했다고 할 수 있겠다.

● 苦酒湯

○半夏洗 破 如棗核大 14枚, 鷄子去黃 內上苦酒 著鷄子殼中 1枚.
○위의 두 가지 약을 가지고[上二味], 반하를 고주에 넣어[內半夏着苦酒中] 계란 껍질로[以鷄子殼] 도환刀鐶에 올려놓고[置刀鐶中] 불 위에 얹어[安火上] 세 번을 끓게 하고[令三沸] 찌꺼기를 제거한 뒤[去滓] 조금씩 머금어 삼킨다[少少含嚥之]. 낫지 않으면[不差] 다시 3제劑를 만들어 복용한다[更作三劑服之].
○고주는 쌀로 만든 식초(米醋)를 말한다.301)
○도환刀鐶은 머리에 굴레가 있는 칼 모양의 옛 동전이다.302)

---

300) 神農本草經 p.246
301) 傷寒論譯詮 p.220

*

인후부에 생기는 창독瘡毒에 대한 처방인 고주탕苦酒湯은 반하半夏와 계란 흰자위, 그리고 고주苦酒로 구성된다.

고주苦酒는 식초를 말하는 것으로 '醋초'의 효과는 '主消癰腫주소옹종~除癥塊 堅積제징괴견적'이라 하여 주로 조직이나 기관들이 경결硬結로 변성되는 병리 작용을 주치하는 것이다. 상반된 힘들의 강고한 대립에 의한 변성을 말한 다.

반하半夏의 효능은 '消心腹痰熱滿結소심복담열만결, 咳嗽上氣해수상기, 消痰涎소담 연~'303)이니 심하부心下部가 위로 밀고 올라가 흉강을 압박하는 구조에서 발 생하는 담열痰熱을 없애는 약이다. 이는 팽창의 힘이 오히려 외벽의 긴장 장력을 밀쳐내면서 압박하는 경과에서 일어나는 현상들이라고 할 수 있다.

계자鷄子 중에 난백卵白에 대해서 '除心下伏熱제심하복열'304)이라 하여 마찬가 지로 심하心下로 몰려 있는 혈의 정류를 해소한다는 표현이 있다. 이 작용 은 또한 상역에 의한 가슴 압박으로 발생하는 기침과 연관된다. '止咳逆지해 역'의 효능을 말한다.

320.

少陰病 咽中痛 半夏散及湯主之

● 해석

소음병에서 목구멍 안에 통증이 일어나면 반하산급탕으로 주치한다.

● 주해

소음병에서의 인후부咽喉部 통증은 정류혈停留血에 의한 열독熱毒과 복강으 로부터 상역上逆하는 힘에 의한 압박을 통해 일어나는 증상이다<319>. 이는 역시 소음병의 경과에서 외벽의 경직성 장력에 반발하는 팽창력이 어느 수 준 이상으로 일어났다가 주저앉기를 반복하는 흐름을 기초로 하는 것이다.

---

302) 위의 책, 같은 쪽
303) 東醫寶鑑 p.733.위
304) 위의 책 p.689.위

● 半夏散及湯

○半夏洗, 桂枝去皮, 甘草炙 以上 各等分.

○위의 세 가지 약을[已上三味] 각각 찧어서 체로 거른 뒤[各別搗篩已] 합하여 갈 섞고[合治之] 미음에 방촌비를 타서 복용하기를[白飮和服方寸匕] 하루 세 번으로 한다[日三服]. 만약 가루로 먹을 수 없다면[若不能散服者] 물 1승으로[以水一升] 끓이기를 일곱 번하고[煮七沸] 거기에 가루 1~2방촌비를 넣어[内散一兩方寸匕] 다시 가열하여 세 번을 끓인 뒤[更煎三沸] 불을 내려 약간 식혀서[下火令小冷] 조금씩 삼키도록 한다[少少嚥之].

*

소음병 경과의 인중통咽中痛에 반하半夏와 계지桂枝와 감초甘草를 쓰는 반하산半夏散, 탕湯을 써야 할 경우가 있다.

반하는 심하心下의 담열痰熱을 풀고, 감초는 전체적으로 복강의 경결硬結을 부드럽게 하며, 계지는 표부表部의 발동성 긴장 경향을 없앤다. 처방의 내용에서 본문의 병리 양상은 소음병의 경과와 같은 내약외강內弱外强의 갈등 상황에 표부의 긴장이 개입되면서 복강 안에서 팽창의 세력이 한층 탄력을 받아 그 갈등이 심화되는 계기로 작용하는 경우로 해석할 수 있겠다.

321.

少陰病 下利 白通湯主之

● 해석

소음병에 하리가 나면 백통탕으로 주치한다.

● 주해

소음병에서 하리下利가 일어나는 것은 외벽이 경직성 장력에 대응하는 반발의 팽창력이 높아지면서 마침내 장관腸管의 활동이 살아나는 경과라고 할 수 있다. 힘의 대립이 일어나면서 오히려 활동성이 개선되는 경향은 소음병 경과의 특성이다.

그러니 보통 소음병의 경과에서 보이는 하리下利는 불량한 예후를 말하는 증상이 아니다. 따라서 다시 팽창의 힘이 점차 약화되는 흐름을 타면서 그 힘이 그대로 묻히거나 아니면 지나치게 강화되면서 그 갈등 구조가 역전되는 등, 그 경과가 나쁘게 흐르지 않고 그대로 풀리게 되면 낫는다.

● **白通湯**

○ 蔥白 4莖, 乾薑 1兩, 附子生用 去皮 破八片 1枚.

○ 위의 세 가지 약을[上三味] 물 3승으로[以水三升] 달여서 1승을 취하고[煮取一升] 찌꺼기를 버린 뒤[去滓] 두 번에 나누어 따뜻하게 복용한다[分溫再服].

*

총백蔥白에 대해서는 '~主傷寒寒熱出汗주상한한열출한, 中風面目腫중풍면목종'305) 이라 하여 표리表裏의 갈등을 다루는 약 중의 하나임을 밝히고 있다. 그런데 중풍中風에서 얼굴 쪽으로 부종浮腫이 생긴다면 표리 갈등으로 복강에 상당한 경결硬結이 일어나 있다는 말이 된다. 부종은 혈의 정류, 물 흐름의 약화를 바탕으로 일어나는 것이기 때문이다. 그렇다면 이것은 표부의 긴장과 대립하여 복강에 상당한 팽창세력이 있는 상황을 의미한다.

이런 의미에서 백통탕白通湯에서 총백蔥白은 외벽의 긴장 경향으로 복강이 강하게 조이고 위축되는 흐름에 반발하여 일어나는 반대 방향의 힘, 즉 반발 팽창의 힘을 담당하려는 의도를 담고 있는 것이라고 해석한다.

소음병에서 경직된 외벽의 장력이 복강의 활동성을 약화시키게 되니 그에 따라 그 장력에 반발하는 팽창의 힘이 일어나는 것이 당연하다. 또 소음병 경과에서 하리가 있다면 그 자체가 반발의 팽창력이 일어나고 있다는 것을 의미한다. 따라서 백통탕은 건강乾薑과 부자附子로 외벽의 강고한 경직성 장력에 대응하고, 총백蔥白으로 표증表證성의 조임에 반발하는 팽창의 힘이 일으키는 갈등관계를 완화한다는 구조를 갖게 되는 것이다.

외벽의 경직이 조임의 효과를 내면서 복강을 위축과 경화硬化로 이끌어가는 소음병의 경과라 해도 건강, 부자 만으로 그 상황 전체가 해결되는 것은 아니니 경우에 따라 표부의 변화를 중시하는 안목이 필요하다 하겠다.

322.

少陰病 下利 脈微者 與白通湯 利不止 厥逆無脈乾嘔煩者 白通加猪膽汁湯主之 服湯 脈暴出者死 微續者生

● **해석**

소음병에서 하리가 나면서 맥이 미하면 백통탕을 쓴다. 하리가 그치지 않으면서 수족이 식고 맥이 없으며 건구가 나고 번이 있는 경우는 백통가

---

305) 神農本草經 p.228(蔥實)

저담즙탕으로 주치한다. 약을 먹고 맥이 급격히 드러나면 죽고, 미미하게 이어지는 경우는 산다.

● 주해

소음병에서 하리가 나는 것은 외벽의 장력에 대한 반발이 일어나면서 활동성이 개선되고 있다는 뜻이다. 이때 맥이 '微미'한 것은 순환이 약화되는 맥상脈狀으로 반발로서의 팽창의 힘이 반복해서 일어나고 있으나 그 전체적인 흐름을 볼 때, 다시 경화硬化의 방향으로 경과가 흐르고 있다는 것을 의미한다. 팽창력이 일어나면서 개선의 흐름이 보이다가 그 흐름이 이어지지 못하는 조짐이 나타나는 것이니 이때 백통탕白通湯<321>을 쓴다는 얘기다.

그런데 '利不止이부지'는 반발의 세력이 강약으로 변동하기를 계속한다는 뜻이다. 하리下利는 하수구가 막혔다가 뚫릴 때 더 세차게 나가는 것처럼 평활근의 활동이 억제되었다가 풀릴 때 일어나는 과한 움직임이다.

그러니 소음병의 경과라면 외벽의 장력이 흐름을 주도하다가 그에 대한 반발의 팽창력이 키워져 갈등 구조가 만들어지고, 다시 조임이 독주하는 흐름이 반복되는 것을 말한다.

이부지利不止를 놓고 보면 경화硬化에서 상역上逆까지 증상의 변화가 다양하게 나타날 수 있다. 팽창력이 약화되는 구간에서는 경화가 나타나고, 팽창력이 살아나면서 대립의 구조가 될 때는 상역이 나타나는 것이다. 본문의 내용에서 '厥逆궐역'이나 '無脈무맥'은 경화의 구간에서 보이고, '乾嘔건구'나 '煩번'은 갈등의 구간에서 보이는 증상이다.

여기에 갈등과 상역, 그리고 내열內熱의 문제에 대한 효능을 더한 백통가저담즙탕白通加猪膽汁湯을 쓴다. 그런데 '服湯복탕' 후에 '脈暴出맥폭출'하는 경우는 외벽의 장력과 대치하고 있던 팽창의 힘이 돌연 급격히 강해져서 역전逆轉된 갈등 상황을 조성하는 경과라고 볼 수 있다. 이것은 더 이상 소음병의 경과가 아니고, 마치 양명병 경과의 팽창세력이 독주獨走 현상과 같은 것이다. 급격하게 변동하는 상황을 극험極險의 징후로 본 듯하다.

반면에 맥이 '微續미속'한 경우는 갈등관계가 풀리면서 소음병의 경직 경향이 퇴조退潮하는 경과로 그 흐름이 완만하고 안정적이니 완화되는 징후가 되는 것이다.

● 白通湯加猪膽汁

○蔥白 4莖, 乾薑 1兩, 附子生 去皮 破八片 1枚, 人尿 5合, 猪膽汁 1合.
○위의 세 가지 약을[已上三味] 물 3승으로[以水三升] 달여 1승을 취하고[煮取一

升] 찌꺼기를 버린 뒤[去滓] 담즙과 인뇨를 넣어[內膽汁人尿] 잘 섞이게 하여[和令相得] 두 번에 나누어 따뜻하게 복용한다[分溫再服]. 담즙이 없어도 또한 쓸 수 있다[若無膽亦可用].

*

백통탕白通湯은 소음병의 경과에서 외벽의 장력에 대한 반발의 팽창력이 일어나 갈등의 구조가 나타날 때 쓰는 약이다. 그런데 그 갈등 양상이 일어나고 가라앉는 변동을 지속하면서 하리가 그치지 않는 현상이 있을 때 인뇨人尿와 저담즙猪膽汁을 가미한 이 처방을 쓴다.

인뇨人尿는 '尿者뇨자~降火極速강화극속'라 하여 화火를 내리는 속도가 매우 빠르다고 했다. 화를 내린다는 것은 가슴으로 몰리는 혈류를 내려 준다는 의미일 것이다.

실제로 인뇨는 '療血悶熱狂요혈민열광'하니 혈血의 정류停留가 일어나고, 그것이 가슴으로 몰려 심한 내열內熱의 증후가 일어나는 상태를 다스린다. 이와 같은 '降火강화'의 효과는 '潤心肺윤심폐~治肺痿咳嗽치폐위해수'306)라 하여 가슴을 압박하는 상역上逆의 힘을 완화하는 효능과 관련된다. 복강으로부터 유래하는 갈등이 있으면서, 또 그 갈등으로부터 상역의 병리가 일어나는 상황을 해소한다는 의미다.

저담즙猪膽汁은 '主傷寒熱渴주상한열갈'이라 하여 상한병에서 열熱로 인한 갈증을 주치하는 효과를 갖는다. '與人尿同體여인뇨동체'307)라 하여 인뇨와 함께 하면 상승효과가 있는 것으로 서술된다. 그렇다면 백통가저담즙탕白通加猪膽汁湯은 인뇨와 저담즙을 백통탕에 가미해서 복강에서 일어난 힘 사이의 갈등과 그로 인한 상역의 문제에 대응하는 효능을 강화시키는 처방으로 정리된다.

323.

少陰病 二三日不已 至四五日 腹痛 小便不利 四肢沈重疼痛 自下利者 此爲有水氣 其人或咳 或小便利 或下利 或嘔者 眞武湯主之

● 해석

소음병이 2~3일 만에 낫지 않고 4~5일이 지나 배가 아프고, 소변이 통

---

306) 以上 東醫寶鑑 p.687.아래
307) 以上 위의 책 p.698.위

하지 않으며 사지가 무겁고 아픈데 자연히 하리가 나는 경우는 수기가 있는 것이다. 병자가 기침을 하거나, 또는 소변이 통하거나, 또는 하리가 나거나, 또는 구역질을 하는 경우는 진무탕으로 다스린다.

● 주 해

'少陰病二三日不已至四五日소음병이삼일불이지사오일'은 소음병이 성립되어 상당 시간이 흐른 시점을 말한다. 이 시점에서 '腹痛복통'이 생기는 것은 급하게 세력 간의 갈등이 있다는 것이다. 보통 외벽의 경직성 장력이 홀로 강하게 작용하는 와중에 반발의 팽창력이 일어났다는 것을 의미한다.

'小便不利소변불리'는 복강 안에서 하방下方을 향한 물 흐름에 지장이 있는 경화硬化성의 환경이 구성된 상황을 표상한다. '四肢沈重疼痛사지침중동통'은 표부 골격근의 문제를 말하는 것이다. 골격근 전반에 긴장이 고조되는 경향이다. '自下利자하리'는 억제되어 있던 장관腸管의 활동이 다시 시작된 것을 말한다.

'此爲有水氣차위유수기'에서 수기水氣란 정수停水의 병리를 말하는 것으로 물 흐름이 원활하지 않은 복강 환경을 상징한다. 조임의 효과가 뚜렷하게 나타나는 갈등의 와중에 수기가 나타날 수 있다. 보통 복강에서 팽창의 힘이 일어나고 있는데 그에 대한 반발로서의 조임의 작용이 맞서 팽팽한 대립을 형성한 상황을 말한다.

그렇다면 전반적인 상황은 보통 소음병에서 볼 수 있는 내약외강內弱外强의 모습과는 좀 다르다. 외벽의 경직을 바탕으로 하는 장력이 복강을 압도하면서 그에 대한 반발의 팽창력이 일어나 저지하다가 약화되고 다시 일어나는 흐름은 아니라는 말이다. 팽팽한 힘의 대립이란 마주하는 두 힘이 서로 비등한 수준을 갖고 있을 때 가능한 것이기 때문이다.

앞에 서술한 대로 본문에 제시된 사지四肢가 무겁고 아픈 상황은 골격근의 경직을 말하니 삼음병 병리가 분명하다. 그러나 외벽의 경직에 의한 장력에 대해 본질적으로 약한 팽창의 힘을 갖는 소음병의 전형은 아니다.

'其人或咳기인혹해'는 그 경과 상 상역上逆이 있을 수 있다는 말이고, '或小便利혹소변리'는 팽팽한 대립이 풀어지는 시점이 있을 수 있다는 것이며, '或下利혹하리'는 평활근의 활동에 대한 제약이 돌연 풀어지는 시점이 있을 수 있다는 것이다.

'或嘔혹구'는 상역이 있고, 그 상역이 횡격막의 긴장을 유발한다는 차원에서 '或咳혹해'의 증상과 다른 것이 된다.

진무탕眞武湯<85>은 골격근 전반의 경직 성향에 수반하는 강고한 외벽의 장력이 작용하지만, 복강 안에서는 그에 맞서는 팽창의 힘이 일어나 그 고점이 외벽의 장력과 비등한 수준에 이를 수 있는 상황을 다스릴 수 있는 처방으로 정리된다.

외벽의 경직성 장력이 작용하고 그에 대한 반발의 팽창력이 일어나되, 그 전체적 흐름을 외벽의 경직이 주도한다는 점에서는 소음병 병리의 양상을 갖는 것이고, 팽창력이 일어나고 가라앉는 흐름을 놓고 볼 때 그 고점이 외벽의 장력과 비등하다는 점에서는 오히려 대음병 병리와 가깝다고도 할 수 있겠다.

324.

少陰病 下利淸穀 裡寒外熱 手足厥逆 脈微欲絶 身反不惡寒 其人面赤色 或腹痛 或乾嘔 或咽痛 或利止 脈不出者 通脈四逆湯主之

● 해석

소음병에 소화되지 않은 음식을 설사하는데, 속은 차고 겉은 열이 있어서 손발이 식어 올라오고 맥은 끊어지려 하되 반면에 오한기는 전혀 없다. 이 사람이 얼굴이 붉어지는데, 간혹 배가 아프기도 하고, 마른 구역질을 하기도 하며, 인후부가 아프기도 하고, 설사가 그치기도 하는데, 맥이 없어지는 경우는 통맥사역탕으로 다스린다.

● 주해

소음병에서 '下利淸穀하리청곡'하는 것은 장관腸管의 과過활동이 심한 것을 말한다고 본다. 음식물이 소화되기 전에 하리下利하는 것이기 때문이다. 소음병 경과 상 팽창의 힘이 일어나고 주저앉기를 매우 빈번하게 하고 있다는 말일 수 있다.

소음병의 특성상 반발이 일어나 힘의 대립 관계가 성립될 때 오히려 활동성이 개선되고 그 흐름에 따라 순환이 증가하는 것을 볼 수 있는데, '裡寒外熱이한외열'이란 복강은 갈등의 상태이나 평균 순환량은 늘어나는 양상을 표현하는 말일 것이다.

그런데 여기서 '手足厥逆수족궐역'하고 '脈微欲絶맥미욕절'한다면 순환이 크게 감소하는 것이니 상황이 전환된 것이다. 순환이 감소하면서도 '身反不惡寒신반불오한'하고 '其人面赤色기인면적색'한 현상이 일어난다.

이는 혈血의 정류停留로 인한 내열內熱의 작용으로 볼 수밖에 없다. 순환되지 못한 혈이 내강에 정류하면서 열증熱證을 일으키고 있다는 것이다.

소음병의 경과에서 경직된 외벽의 장력과 반발하는 팽창력의 대립 관계가 역전逆轉되었거나 역전의 과정을 밟고 있는 것이라고 할 수 있다. 혈의 정류가 일어나기 위해서는 그만큼의 팽창력이 필요하기 때문이다.

내열內熱의 증상이 있되, 수족手足이 궐역厥逆하고 맥脈이 욕절欲絶하는 것은 그러니까 경결硬結로 순환이 약화되는 경과가 있는 것이지만, 조임의 세력이 독주하면서 일어나는 경결과는 다른 구조의 경결이라는 얘기다.

'或腹痛혹복통'은 급하게 일어나는 갈등이 있을 수 있다는 것이고, '或乾嘔혹건구'는 상역의 힘이 일어나면서 횡격막의 긴장이 유발될 수 있다는 것이며, '或咽痛혹인통'도 또한 팽창력이 탈력脫力하면서 일어나는 상역의 가능성을 의미한다. '或利止혹리지'하면서 '脈不出맥불출'하는 경우는 소음병 속성의 경화가 극에 달한 상황이니 그 또한 있을 수 있다는 것이다.

이와 같은 서술은 내열內熱이 발생하는 수준의 갈등관계로부터 팽창력이 크게 약화되는 경과에 이르는 넓은 폭의 변동 경향이 있는 소음병 경과라는 의미를 담는다. 그러나 언제나 위축과 경화硬化로 떨어질 가능성을 갖고 있으니 그에 대한 대비가 있어야 할 것이다.

● 通脈四逆湯

○甘草炙 3兩, 附子生用去皮破八片 大者1枚, 乾薑 3兩(强人可4兩).
○위의 세 가지 약을[上三味] 물 3승으로[以水三升] 달여 1승 2홉을 취하고[煮取一升二合] 찌꺼기를 버린 뒤[去滓] 두 번에 나누어 따뜻하게 복용한다[分溫再服]. 이내 맥이 나타나는 경우는 낫는다[其脈則出者愈].

*

통맥사역탕通脈四逆湯은 사역탕의 건강乾薑을 두 배로 하고 감초甘草의 양도 늘린 것이다.

건강乾薑은 골격근 전반의 경직 성향에 대비하는 가장 주요 성분 중 하나다. 이는 외벽의 경직을 바탕으로 하는 복강의 위축과 경화가 있는 소음병에 있어서 반드시 사용해야 할 약이라는 얘기다.

부자附子는 골격근의 경직을 해소한다는 차원에서 건강과 같은 의미를 갖지만, 그 효과가 좀 더 강고하고 광범위한 경직에 미칠 수 있는 본질적인 면이 있다는 것으로 구별된다고 하겠다.

건강과 부자를 함께 쓰는 것은 소음병 병리에 대한 약리藥理 작용에 상승의 효과를 내기 위함일 것이다. 사역탕도 그런 의미가 있지만 건강의 양을 배가倍加한 통맥사역탕이라면 그 의미가 더욱 강하다.

325.

少陰病 四逆 其人或咳 或悸 或小便不利 或腹中痛 或泄利下重者 四逆散主之

● 해석

소음병의 사지궐역이 있는데, 그 사람이 기침을 하기도 하다가, 때로 두 근거리기도 하다가, 소변이 잘 통하지 못하기도 하다가, 뱃속이 아프기도 하다가, 설사를 하면서 뒤가 무겁기도 한 경우는 사역산으로 다스린다.

● 주해

사역四逆이란 손발이 거슬러 차가와지는 것으로 순환의 추진력이 어느 수준 이하로 떨어진 상황을 표상한다. 주로 복부의 활동성이 떨어져 어느 수준 이상으로 강고한 경결硬結이 조성되었다는 것을 말한다. 소음병의 경과에서는 팽창의 세력이 약화되면서 복강이 용인할 수 있는 한계에 가깝게 위축과 경화硬化가 온 경우다.

'其人或咳기인혹해'는 상역의 힘이 일어나고 있음을 말하는 증상이니, 이는 팽창의 힘이 탈력脫力하는 과정에 나타날 수 있다.

'或悸혹계'도 마찬가지다. 급격하고 강력한 상역의 압박이 일시적인 순환기의 불안정 요인으로 작용한다는 뜻이다.

'或小便不利혹소변불리'는 물 흐름이 불량한 것으로 외벽의 장력과 팽창이 팽팽히 맞서는 경결硬結상태를 말한다<323>. 이는 소음병 경과에서 팽창력이 극도로 떨어지면서 나타나는 경화硬化와는 그 수준이 다르다고 할 수 있다.

'或腹中痛혹복중통'은 복강에서의 힘의 대립이 급격하게 일어나는 상황을 말한다. 태음지위병太陰之爲病의 상황에 대해 '自利益甚時腹自痛자리익심시복자통 <280>'이라 해서 하리로 인해 조임의 효과가 강화된 경우의 갈등이 복통腹痛으로 나타남을 말한 바도 있다.

'或泄利下重혹설리하중'은 열독熱毒성의 하리下利를 말하는 것으로 조임의 세력이 꺾이면서 일어나는 소음병 경과와는 다른 것으로 보인다.

● 四逆散

○甘草炙, 枳實破 水漬 炙乾, 柴胡, 芍藥.

○위의 네 가지 약을[上四味] 각각 10조각으로 찧고 체로 걸러[各十分擣篩] 미음에 방촌비를 타서 복용하되[白飮和服方寸匕] 하루 세 번으로 한다[日三服].

*

감초甘草는 내강에서 폭넓은 완화의 작용력을 갖는다. 복강의 환경을 편안하게 하여 평활근의 활동에 제약이나 무리가 없도록 한다는 의미다.

지실枳實은 '消脹滿心下痞痛소창만심하비통 消宿食소숙식'이라 하여 복강에서 힘의 대립을 완화하여 복압을 내리고 상역의 증상을 가라앉힌다. 여기서 대립의 형태는 외벽이 강고하게 긴장하고 있는 가운데 복강에서 상대적으로 더 강화된 팽창세력이 일어나 우위에 있는 것을 말한다. 복강은 정상 용적 이상으로 확대되려 하면서 갈등의 강도가 매우 높은 양상이다.

작약芍藥은 어혈瘀血에 대한 효과를 갖는다. 어혈병리는 팽창의 세력이 강화된 가운데 그에 대한 복강에서의 반발이 일어나 둔화성의 갈등 효과를 일으키는 것을 바탕으로 한다. 어혈병리의 경우, 상역보다는 복강 내 근육장기의 경결로 활동성의 약화를 주로 일으키는 갈등이라고 할 수 있겠다.

병리적 작용점이 하방의 골반강을 향한다는 얘기다. 골반강에서 자궁 근육의 경결은 월경月經을 방해하는 요인이 된다.

시호柴胡는 외벽의 긴장에 의해 촉발된 복강의 팽창세력이 강하여 내외간에 강고한 갈등을 유지하는 구간을 가질 때 적용할 수 있는 약이다.

팽창세력과 외벽의 장력은 일진일퇴一進一退하면서 변동하는 갈등의 양상을 띨 수 있다. 갈등이 구성되어 유지되는 구간에서는 한증寒證이 나타나고, 갈등이 약화되어 다소 풀려 있는 구간에서는 열증熱證이 나타난다.

네 약물의 작용을 요약하자면 이렇다. 지실은 복강 내부의 강한 갈등이 주로 상역의 방향으로 작용하는 경우를 다루고, 작약은 복강 안에서의 경결 양상을 주로 다루며, 시호는 변동의 흐름을 타는 내외간의 갈등 구조를 완화하고, 감초는 복강 전체의 안정성을 높이고 활동성을 개선하는 바탕을 만들어 준다.

이와 같은 처방의 내용으로 보아 사역산四逆散은 소음병의 경과에서 그 진행이 이리저리 큰 폭으로 흔들리는 상황에 대처하기 위해 만들어진 것으로 보인다. 따라서 다양한 병리 변화를 다룰 수 있는 짜임새를 갖게 된 것이다.

326.

少陰病 下利 六七日 咳而嘔渴 心煩不得眠者 猪笭湯主之

● 해석

소음병에서 하리가 6~7일 동안 나면서 기침을 하고, 구증과 갈증이 나며, 심번하여 잠을 자지 못하는 경우는 저령탕으로 다스린다.

● 주해

소음병의 경과에서 '下利하리'가 나는 것은 팽창력의 약화로 인한 경화硬化가 풀어지는 흐름에서 보이는 현상이다. 하리가 6~7일 지속되는 것은 경화로 가지 않고 시간이 흐르는 것이다. 소음병에서 경화는 악성惡性의 경과이니 이는 문제가 심화되지 않는 유보적인 흐름이라고 할 수 있겠다.

그 후로 '咳而口渴해이구갈'이 일어난다. 해咳는 상역의 힘을 반영하는 증상이다. 이는 복강에서 갈등이 일어나고 있다는 것으로 외벽의 장력에 대한 반발의 팽창세력이 작용하고 있다는 반증이다.

그런데 여기서 구갈口渴은 혈의 정류를 의미하는 증상이니, 상황은 팽창의 세력이 열세를 면치 못하던 흐름이 반전反轉의 경향을 띠면서 팽창세력 쪽으로 기울어지고 있는 양상임을 뜻한다.

비록 소음병 경과지만, 이제는 팽창세력이 갈등을 이끄는 상황으로 전환되었다는 것이다. '心煩不得眠심번부득면'도 가슴을 압박하는 상역의 힘이 작용하고 있다는 것으로 팽창의 세력이 우위에서 이끄는 팽팽한 갈등관계에서 일어나는 상역의 병리라고 해야 할 것이다.

저령탕猪笭湯<233>은 외벽의 장력에 대한 강한 팽창의 세력이 오히려 갈등의 흐름을 주도하면서 강고한 경결硬結성의 갈등이 형성되는 것을 다스리는 처방이다. 이와 같이 팽팽한 갈등은 경결硬結의 속성을 띠면서 하방을 향한 물 흐름을 방해하는 한편, 혈血의 정류停留를 겸해서 일으킴으로써 내열內熱의 증상들을 유발할 수 있다.

327.

少陰病 得之 二三日 口燥咽乾者 急下之 宜大承氣湯

● 해석

소음병을 얻은 지 2~3일에 입안과 목구멍이 마르면 서둘러 사하할 것이니 대승기탕을 쓴다.

● 주해

소음병의 경과에서 '口燥咽乾구건인조', 즉 입이 마르면서 인후부咽喉部에 건조감이 또한 있는 경우는 팽창의 힘이 열세에 처한 경화硬化성의 병리 흐름이 이미 역전逆轉되어 있다는 것을 의미한다.

복강이 위축되어 있는 상황에서 '口燥咽乾구건인조'를 일으킬 수 있는 정류혈이 생길 수 없기 때문이다. 이는 외벽의 경직성 장력에 맞서 반발하고 있던 팽창의 힘이 어떤 계기를 통해 강화되는 흐름을 타다가 오히려 우위를 점하는 상황이 되었다는 의미다.

따라서 비록 소음병의 경과로 시작되었으나 현재의 상황은 소음병이 아니며, 오히려 팽창세력이 병리를 이끄는 경과가 되어 있다는 사실이 중요하다. 여기에 대승기탕大承氣湯을 쓰는 것은 팽창의 세력이 홀로 성盛하여 독주하다가 마침내 내적갈등에 도달하는 양상으로 판단했기 때문일 것이다.

소음병 경과의 경계를 넘었다는 사실 자체가 강력한 팽창세력임을 증명하는 일이라고 할 수 있다.

328.

少陰病 自利清水 色純青 心下必痛 口乾燥者 急下之 宜大承氣湯

● 해석

소음병에 푸른 물을 자연히 하리하되 그 색이 순청이면 심하부가 반드시 아플 것인데 입이 마른 경우는 서둘러 사하할 것이니 대승기탕을 쓴다.

● 주해

소음병 경과에서 '自利清水자리청수'하되 '色純青색순청'한 경우는 사실 명백한 하리下利로 볼 수 없다. 소음병 경과의 하리는 팽창의 세력이 다소나마 살아나 독주獨走하는 외벽의 장력에 제동을 거는 상황에서 일어나는 현상이다. 그러나 자리청수自利淸水의 경우는 그런 의미의 하리가 아니라는 얘기다.

자리自利라 하더라도 장관腸管의 내용물은 전혀 이동시키지 못하는 것이니 오히려 축적시키고 있다고 해야 할 것이다. 이는 정상적인 평활근의 활동이 거의 이루어지지 않고 있는 것이다.

그런데 '心下必痛심하필통'한 것은 상역上逆의 힘이 일어나고 있다는 것이다. 상역의 힘이란 상반된 두 세력이 대립하면서 일어나는 현상이다. 만일 청수淸水를 자리하는 상황이 외벽의 경직성 장력이 팽창력을 압도하면서 경화硬化를 유발한 경과의 어느 한 시점이라면 보기 어려운 일이다. 그러면 팽창력이 회복되는 경과로 보아야 하는가?

여기에 '口乾燥구건조'가 일어나고 있다면 상황이 역전된 것으로 볼 수 있다. 구건조口乾燥는 정류혈이 발생한 것이고, 정류혈은 갈등상황에서 팽창세력이 비교우위에 있다는 말이기 때문이다.

그런 관계로 상황이 역전되는 경과에서 두 힘이 팽팽하게 맞서 강고한 경결硬結상태가 된 시점에 청수淸水를 자리自利하는 현상이 일어났을 것으로 추정한다.

327조에서 서술한 것과 마찬가지로 이는 소음병의 경과에서 역전逆轉이 일어나 팽창의 세력이 급속도로 강화되면서 독주獨走하는 양상이 된 것이니, 역시 대승기탕大承氣湯으로 급히 팽창세력을 제어하는 일이 필요한 상황이라고 하는 것이다.

329.

少陰病 六七日 腹脹 不大便者 急下之 宜大承氣湯

● 해석

소음병 6~7일에 배가 팽팽하고 대변을 못 보는 경우는 서둘러 사하할 것이니 대승기탕을 쓴다.

● 주해

소음병의 경과가 어느 정도 시간을 끈 후에 '腹脹不大便복창불대변'이 보이는 경우는 상황이 역전되는 흐름으로 보아야 할 것이다. 팽창의 세력이 경직된 외벽의 장력에 맞서 팽팽한 접전의 양상을 보이는 경과라는 얘기다.

부창腹脹은 복강 안에서 세력 가의 갈등에 의해 나타나는 현상이다. 소음병의 경과에서 경직 성향을 갖는 외벽 장력의 독주獨走가 이어지다가 팽창력이 회복되면서 갈등이 조성되는 경우, 보통의 흐름이라면 하리下利가 나는 것이 당연하다.

그런데 불대변不大便이라면 비록 변경便鞭은 아니지만 팽창세력이 회복되는 흐름이 오히려 외벽의 장력에 의한 조임 효과의 수준과 비등한 상태까지 올라와 대립을 유지하는 경과를 말하는 것이다.

327-329의 세 조문에서는 소음병 경과 중에 세력 간의 갈등 상황이 크게 역전逆轉되면서 오히려 팽창의 세력이 독주하는 경과를 설명하고 있다. 이는 비록 소음병의 경과라 해도 방임할 경우 양명병의 극단과 바로 통하고 있음을 말하는 것이니, 그 관리에 주의를 요하는 경우들이라 하겠다.

330.

少陰病 脈沈者 急溫之 宜四逆湯

● 해석

소음병에 맥이 침한 경우는 서둘러 온지溫之할 것이니 사역탕을 쓴다.

● 주해

'脈沈맥침'이란 표증으로서의 표부 긴장이 없음을 표상하는 맥이다. 표부 긴장은 가장 단순한 속성의 표리간 갈등관계로서 일반적으로 소음병의 경과에 포함되는 요인이 아니다. 침맥은 표부의 경직이 일어났을 때 보이는 맥이다. 그러므로 소음병에 침맥沈脈이 나오는 것은 당연한 일이다.

소음병에서 다만 침맥이 나타날 뿐 다른 맥상脈狀이 없는 것은 그러니까 변형이 없는 소음병의 경과를 진행하고 있다는 말이 된다. 소음병은 경직된 외벽의 장력으로 조임의 효과가 독주獨走할 수 있는 개연성을 포함하는 것을 그 기본 노선으로 한다. 그러니 그 경과가 그대로 진행된다고 하면 조임 효과에 대한 특별한 반발이나 제어가 뚜렷하지 않은 경과가 계속된다는 것으로서, 결국 팽창력의 본질이 바닥에 떨어지고 있다는 뜻이다.

'溫之온지'란 활동성을 개선한다는 의미를 가지니 소음병 경과에서는 외벽의 장력을 제어함으로써 팽창의 힘을 키우는 조치로 볼 수 있다. 사역탕四逆湯은 온지溫之를 수행하는 대표 처방이다.

331.

少陰病 飲食入口則吐 心中溫溫欲吐 復不能吐 始得之 手足寒 脈弦遲者 此胸
中實 不可下也 當吐之 若膈上 有寒飮乾嘔者 不可吐也 當溫之 宜四逆湯

● 해석

　소음병에서는 음식이 입에 들어오기만 하면 토하는데, 가슴이 울렁울렁
하면서 토하려 해도 다시 토할 수 없다. 처음에 병을 얻을 때 손발이 차되,
맥이 활시위와 같고 느린 것은 가슴 속이 꽉 찬 것이니 하법을 쓸 수 없
고, 토하게 하는 것이 마땅하다. 만약 격의 위쪽에 한음寒飮이 있어 구역질
을 하면 토하게 할 수 없으니 온지溫之하는 것이 마땅하다. 여기에는 사역
탕이 좋다.

● 주해

　소음병의 경과에서 '飮食入口則吐음식입구즉토'하거나 '心中溫溫欲吐심중온온욕
토'하는데 '復不能吐복불능토'하는 것은 경직된 외벽의 장력이 병리를 이끌고
있는 가운데 그에 대한 반발의 팽창력이 일어나되, 충분하지 않아 일어났
다가 주저앉기를 반복하고 있는 것으로 '欲吐不吐욕토불토<289>'의 상황과도
같다고 본다.

　'始得之시득지'에 '手足寒수족한'한 것은 경직된 외벽의 장력에 의해 팽창의
힘이 밀리되 아직은 대립 관계를 갖고 있으니 그 여파로 순환이 약화되어
있는 것을 말한다. '脈弦遲맥현지'는 그 순환 감소 현상이 힘의 대립에 의한
복강 안의 상황을 반영하는 것으로 볼 수 있다. 대립이 발생하면서 활동성
이 떨어지는 구조를 말하는 것이다.

　보통 소음병에서 대립이 조성되었다는 것은 외벽의 경직성 장력에 맞서
는 팽창의 힘이 생겼다는 것을 의미한다. 대립이 있을 때 오히려 순환이
증가하는 소음병의 특성을 참고하면, '脈弦遲맥현지'는 소음병의 범주를 벗어
나는 현상이다. 그러니 이를 '胸中實흉중실'로 판단한다. 흉중이 실實하다는
것은 무엇을 의미하는가?

　복강에서 세력 간에 팽팽한 갈등이 일어나 팽창력도 외벽의 장력도 우위
를 점하지 못하는 상황이 있다고 하자. 이때는 복부에서 흉부 전체에 걸쳐
그 활동성이 극도로 제한되는 모양을 볼 수 있을 것이다. 횡격막의 승강이
크게 방해되는 현상으로 대표되는 상황이다. 가슴과 배는 횡격막을 사이에
두고 서로 대치한 상태로 물러서려 하지 않는다.

이 경우에 '吐之토지'하는 것은 세력 간의 팽팽한 갈등을 풀기 위한 방침이다. 吐之는 급격한 조임의 힘을 이용하는 요법이다. 사실 힘의 균형을 크게 깨는 일이지만 일회성의 토출吐出로 팽팽한 대립이 무너지고 흉복의 활동성이 정상으로 돌아올 수 있다면 성공한 것이다. 그런데 '膈上有寒飮격상유한음'하여 건구乾嘔가 일어나고 있는 경우라면 '不可吐불가토'하다. 한음寒飮이란 한성寒性의 담음痰飮으로 경화硬化를 바탕으로 하는 상역의 힘이 일어나는 것을 말하니, 그 바탕에는 외벽의 경직에 의한 장력이 우위에 있는 갈등이 있다는 것이다. 그러니 격상膈上에 한음寒飮이 있다는 것은 이미 조임의 효과가 강하지만 두 세력 간에 큰 격차는 없다는 것을 의미한다.

불가토不可吐란 비록 갈등관계로 경결硬結이 있어서 흉복부의 활동성이 크게 제한되어 있다고 해도 조임 효과가 우위에 있는 것이 확인된다면 토법을 쓸 수 없다는 뜻이 된다. 이 경우에는 다만 팽창력을 회복하는 것으로써 문제를 해결해야 하니 사역탕四逆湯을 쓰는 것이다.

332.

少陰病 下利 脈微澁 嘔而汗出 必數更衣反少者 當溫其上 灸之

● 해석

소음병에서 하리가 있으면서 맥은 미미하면서 껄끄럽다. 구역질이 나면서 땀을 흘리는데 여러 차례 대변을 보지만 오히려 양은 적으니 그 위上를 따뜻하게 하는 것이 마땅하다. 구법을 쓴다.

● 주해

소음병에 하리下利가 있는 것은 경직된 외벽의 장력이 독주하면서 경화硬化에 접근하던 상황이 풀리고 있다는 의미다. 그렇다면 경화로 인해 약화되어 있던 순환이 회복되는 경과가 예상된다.

그런데 '脈微澁맥미삽'한 것은 오히려 순환이 좋지 않음을 의미하는 맥상脈狀이니, 이것은 좀 다른 상황임을 말한다.

'嘔而汗出구이한출'에서 구嘔증은 상역이 있다는 것으로 외벽의 장력에 맞서는 팽창력이 회복되는 와중에 있을 수 있는 일이다. 한출汗出은 위에서 서술한대로 소음병 경과 중에 하리下利가 날 때 순환이 증가되면서 생기는 현상이다.

'必數更衣反少_{필삭갱의반소}'에서 삭갱의_{數更衣}는 화장실은 자주 간다는 뜻이고, 반소_{反少}라면 가는 것만큼 양이 많지 않다는 것이다. 하리가 나더라도 장관의 활동성이 그만큼 활발한 것은 아니라는 얘기가 되겠다. 그런 의미에서 이것은 좀 허전한 구석이 없지 않지만, 소음병 경과의 하리에서 순환의 개선이 확실하지 못한 상황에 대한 설명이라고 할 수 있겠다.

상황은 어쨌든 탄성이 더 회복되는 것이 필요하다. 여기에 '當溫其上_{당온기상}'이라 하고, 그 대책으로 '灸之_{구지}'할 것을 제시했으나 그 위치나 수량 등에 관해서는 언급하지 않았다. 그러나 그 의미로 보아 사역탕_{四逆湯}을 말한 330-331조의 방침과 크게 다르지 않을 것이라고 본다.

변궐음병맥증병치법

辨厥陰病脈證并治法

333.

厥陰之爲病 消渴 氣上撞心 心中疼熱 飢而不欲食 食則吐蛔 下之 利不止

● 해석

궐음병이 갖추어진 모양은 소갈하고, 기운이 심장으로 거슬러 찌르는 듯하며, 심중이 아프면서 열기가 있고, 배가 고픈데도 먹지 않으며, 먹으면 회를 토하고, 만일 사하시키면 하리가 그치지 않는다.

● 주해

궐음병의 바탕이 형성된 모양을 정리해 보인다. 궐음병 역시 삼음병三陰病의 하나로 외벽의 경직<용어>을 그 병리의 바탕으로 한다. 다만 궐음병에서는 복강 안에서 팽창력이 일어날 잠재력, 즉 잠재된 팽창력의 강도가 삼음병 중 가장 강하다는 특징을 갖는다.

외벽의 경직과 관련해서 삼음병을 각각이 갖는 특징으로 정리하자면, 태음병은 경직된 외벽이 갖는 장력과 대등한 수준의 팽창력을 일으키고, 소음병은 팽창의 잠재력이 상대적으로 약하며, 궐음병의 경우는 팽창의 잠재력이 외벽의 장력을 능가하는 차이를 갖는 것으로 간주한다.

본문에서 '消渴소갈'은 잘 해소되지 않는 심한 갈증을 말한다. '氣上撞心기상당심'이란 거슬러 오르는 힘이 가슴을 자극하는 모양이다. '心中疼熱심중동열'은 거스르는 힘(상역)에 동반하는 증상으로 복강에 정류停留한 혈血이 가슴으로 몰려 편중되는 상황을 표상한다.

'飢而不欲食기이불욕식'도 상역上逆에 의한 심하부心下部의 상승과 횡격막의 반발이 부딪히는 와중에 일어나는 증상이고, '食則吐蛔식즉토회'는 '~蛔厥者其人當吐蛔令病者靜而復時煩此爲藏寒蛔上入膈故煩~<345>'라고 하여 보통 장한藏寒의 상징으로 말해지며, 여기서는 경직된 외벽의 장력으로 인해 복강에 가해지는 조임의 효과로 해석한다.

'下之利不止하지리부지'는 사하한 뒤에 하리가 그치지 않는 상황이다. 이는 갈근금련탕증葛根芩連湯證<35>에서 다루어졌던 상황과 유사점이 있다. '下之하지'後에 '利遂不止이수부지'하는 갈근금련탕증이 '表未解표미해'한 것이라는 점에서 궐음병 상황의 '下之利不止하지리부지'와는 동떨어져 있지만, 사실은 표부와 복강이 대립한다는 차원에서 공통의 속성이 있다는 얘기다.

보통 하리는 평활근에 의한 배변 활동이 정상 이상으로 활성화된 것을 바탕으로 한다. 하리가 발생해서 그치지 않는 상황은 평활근의 과한 활성이 지속되거나 반복되는 상황이다.

평활근의 과한 활성은 보통 복압의 상승과 관련된다. 복압이 반복적으로 상승하는 경과, 즉 주기적으로 복압이 오르는 복강 환경에서 평활근의 활성이 높아지고 하리가 그치지 않는 흐름으로 이어질 수 있다는 것이다.

예를 들어 복강의 팽창력과 경직된 외벽의 장력이 맞서서 팽팽한 대립을 이루고 있다가 팽창력이 강화되는 경과가 발생하면, 대립이 무너지게 된다. 그러나 팽창의 힘이 다시 약화되면서 외벽과 대립하는 상황이 재구성될 수 있다. 이와 같은 팽창력의 변동은 복강 내압의 변동으로 이어지면서 하리가 나고 그치기를 반복하는 경과를 보이게 된다. 표면적으로는 하리가 그치기 않고 계속되는 것으로 볼 수 있을 것이다.

이와 같이 하지下之를 하나의 동기動機로 해서 외벽으로부터의 힘(경직에 의한 장력)이 강화되어 유지되는 상황에서 팽창력이 기복의 흐름을 가질 때, 복압은 오르내리기를 반복하며, 이런 복압의 변동이 '利不止이부지'의 바탕이 된다는 얘기다.

팽창력에 의해 발생하는 수동적인 외벽의 긴장을 중심으로 하는 갈근금련탕증葛根芩連湯證과 비교하자면, 궐음병의 경우는 외벽에 경직이 조성되어 있다는 것이 가장 큰 차이겠다. 구조상 갈근금련탕증이 팽창의 힘이 병리의 흐름을 이끈다고 하면, 궐음병은 경직된 외벽의 장력이 병리의 근저를 이룬다. 팽창력이 반복해서 일어나지만 번번이 외벽의 힘을 완전히 밀어내지 못하고 좌절하는 형태를 갖는 것이다.

태음병의 성립기점에서는 하지下之가 '胸下結鞕흉하결경'을 일으킨다. 이는 궐음병의 성립 기점에서 하지가 '利不止이부지'를 일으키는 것과 대조가 된다. 이와 같은 차이는 어디에서 생기는가.

외벽에 경직이 구성된 상황에서 하지下之로 복강을 조이는 세력이 강화되는데, 그에 대응하는 팽창의 힘이 궐음병의 경우와 달리 외벽의 힘에 미치지 못하는 경우를 생각해 보기로 하자.

상대되는 두 힘이 대등하지 못하므로 서로 얽혀 강고한 대립을 구성하지 못한다. 이 경우 팽창의 힘은 다만 복강이 크게 위축되지 않도록 막아내면서 종속적인 대립을 유지하게 된다.

이런 대립으로는 일어나고 가라앉기를 반복하면서 복압을 변동하게 하고 따라서 평활근의 과도한 활동을 유도하는 경과를 이끌지 못한다. 다만 고착적으로 대립하여 경결된 양상을 보이게 될 뿐이다. '胸下結鞕흉하결경'은 이런 경과에 의해 발생한 현상이니 '利不止이부지'와의 차이는 다만 팽창의 힘이 얼마만큼의 역량을 갖고 있느냐의 문제로 갈리는 것이라고 정리하면 되겠다.

본문에 나온 표현들을 종합해 보면 궐음병은 그것이 갖추어진 시점에서 이미 횡격막 구역에서 갈등을 일으키는 상역上逆의 힘과 더불어 상부上部로 몰리는 혈血의 정류停留가 일어나 있는 모양을 갖는다. 이 상황으로부터 세 가지의 병리 근거를 추정할 수 있다.

우선 정류혈이 있다는 것은 그 바탕에 충분히 강한 팽창의 세력을 일으킬 잠재력이 확보되어 있다는 말이 된다. 또 순환을 방해하는 요인으로서 경결로 인한 활동성의 저하가 있음도 알 수 있다. 마지막으로 상방으로 편중하는 정류혈은 상반된 힘의 팽팽한 대립 관계가 작용하고 있음을 말해주는 것이다.

복강에서 팽창하는 힘이 강하고 지속적인데, 그 힘과 대응하는 복벽의 경직에 의한 장력이 준비되어 있으니 이 또한 팽창세력과 비등한 수준으로 높아서 서로 팽팽히 대립하는 구간을 갖는다면, 그 상황으로부터 발산 방향의 힘이 일어나 가슴을 압박하는 한편, 복강의 정류혈이 가슴으로 몰릴 수 있는 여건을 조성할 수 있다는 얘기다.

여기에 한 가지 더 사족蛇足을 하자면, 궐음병이 비록 삼음병三陰病의 하나로 분류되는 것이지만 팽창력이 강하다는 병리적 특징은 그 음양陰陽의 속성을 판단하기 어렵게 하는 면이 있다는 점이다.

소갈消渴이나 심중동열心中疼熱 등의 증상은 정상 이상의 혈血이 가슴에 몰려 있는 상황으로 이것을 음병陰病의 경과로 보기 어렵게 하는 것들이다. 그렇다면 무엇을 보고 궐음병을 삼음三陰의 범주로 편입하게 되는가.

아무리 팽창세력이 강하게 발동할 여유를 갖고 있다 하더라도 외벽의 경직에 의한 장력의 힘을 넘지 못하면 복부의 활동은 제약되는 부분을 가질 수밖에 없다. 궐음병 경과에 있어서도 태음병이나 소음병의 경우와 마찬가지로 외벽의 경직에 의한 장력은 하나의 한계요, 굴레가 아닐 수 없다.

경직된 외벽은 궐음병을 삼음의 범주로 포함하게 하는 바로 그 요인인 것이다.

본문에서 '食則吐蚘식즉토회'가 의미하는 바가 그것이다. 위에서 토회吐蚘는 장한臟寒을 뜻한다고 했으니 이는 복강 환경의 음한陰寒 속성을 말한다. 음한의 속성은 물론 내외의 갈등으로 활동성이 저하되고 경결硬結에 이르는 상황을 기본으로 하지만 그 상황의 바탕에는 앞에 서술한 굴레로서의 외벽의 경직이 자리하고 있다는 것이다.

변동성을 바탕으로 궐음병의 이후 경과는 궐증厥證과 열증熱證이 교대로 나타나는 것을 특징으로 한다. 그것은 복강 안에서 일어나는 팽창의 힘과 그에 대응하는 다른 힘이 강력하게 맞서서 갈등하면서 경결이 생겼다가 풀리고, 다시 경결 상태로 빠지는 흐름에 의한 결과다. 갈등을 빚어 경결이 일어나는 구간에서는 궐증厥證이 나타나고, 그 경결이 풀리는 구간에서는 열증熱證이 나타난다는 말이다.

본문에 서술되는 궐음병의 기본 형태, 또는 성립 기점에서의 형태는 궐음병의 경과에서 나타나는 궐厥증도 아니고 열熱증도 아닌 중간 지대를 가리키는 것으로 보인다. 말하자면 복강에서 표출하는 팽창의 힘과 경직된 표부의 장력이 얽혀들어 병리 구조를 완성한 시점이다. 여기서 힘의 대립이 더욱 강화되면 궐厥증이 나타나고, 갈등이 풀리는 쪽으로 가는 구간에서는 열熱증으로 넘어가게 된다.

334.

厥陰中風 脈微浮 爲欲癒 不浮爲未癒

● 해석

궐음병에 중풍이 되어 맥이 약간 뜨는 경우는 나으려 하는 것이다. 맥이 뜨지 않으면 낫지 않는다.

● 주해

궐음厥陰의 중풍中風이란 궐음병이 생긴 상태에서 그 위에 발동성의 표부 긴장이 또 겹쳐서 유발되는 상황으로 해석한다. 궐음병은 그 유래로부터 표부의 경직을 병리의 한 축으로 하니, 이는 표부의 문제가 중복되는 것일 수도 있겠다.

중복된 표부 문제는 표리 사이의 갈등관계를 더욱 완고하게 하는 계기가 될 수도 있을 것이다. 그런데 궐음병의 상황에 중풍이 덧 씌워지면서 '脈微浮맥미부'가 보인다면?

외벽의 긴장, 즉 표증이 있는 것은 맥이 떠오르는 것을 보고 확인한다. 부맥浮脈은 긴장의 표현이라는 것이다. 그러나 외벽의 경직이 발생하면 맥은 가라앉는다. 긴장은 주기성을 갖고 반복적으로 일어나는 수축(조임) 현상으로, 이 경우 요골동맥의 바닥을 형성하는 조직들이 혈관을 위로 띠우는 역할을 하므로 부맥浮脈이 나오게 되는 것으로 해석한 바 있다[1]. 반면에 외벽의 경직은 주기성이 아니라 고착의 속성을 갖고 굳어있는 것이니, 그런 띠우기아는 거리가 있다. 오히려 이런 고착성은 복강에서 힘의 대립을 유발하고 따라서 활동성의 약화, 순환의 감소로 이어져 맥을 가라앉게 하는 경향을 갖게 되는 것이다.

그러니 궐음병의 경과 중에 중풍이 와서 맥이 미부微浮하다면 경직의 경향에서 긴장의 경향으로 표부表部가 변성하고 있는 흐름이 있는 것으로 추정할 수 있다. 이는 궐음병의 갈등을 구성하는 한 축이 강경한 속성을 벗어나고 있다는 말이 되니, 이것을 '欲癒욕유'로 본다는 것으로 해석할 수 있다.

335.

厥陰病 欲解時 從丑至卯上

● 해석

궐음병이 풀리려 하는 시각은 축시로부터 묘시의 전반까지다.

(주석생략)

336.

厥陰病 渴欲飮水者 少少與之癒

● 해석

궐음병에 갈증으로 물을 마시려 하는 경우는 조금씩 주면 낫는다.

● 주해

궐음병은 그 기점으로부터 외벽 경직과 그에 맞서는 강한 팽창력의 대립으로 복강이 경결하여 그 활동성이 크게 제한되어 있는 것을 기본으로 한다. 그 특성상 팽창의 힘이 강하니 활동성의 제한이 있더라도 복강은 정상 용적 이상을 유지하는 구간을 갖는다. 복강이 확대된 상태로 경결된 상황은 순환을 약화시키고, 그 대신 내강에서 혈血의 정류停留를 유발하게 된다. 갈渴증이 어느 수준 이상의 정류혈을 표상하는 증상이다.

이때 '欲飮水욕음수'는 갈등관계에 의해 복압이 올라 물을 삼키지 못할 정도로 상역上逆의 병리 효과가 강하지 않다는 것을 뜻한다. 즉 세력 간의 갈등이 극도로 강고하지 않다는 상황의 표현이라는 것이다.

'少少與之癒소소여지유'는 그런 의미에서 조금씩 물을 마셔서 내외의 형편이 차츰 안정되게 함으로써 병을 풀리게 할 수 있다는 것이다. '欲飮水'가 긍정적인 예후를 알리는 단서라는 말이다.

337.

諸四逆厥者 不可下之 虛家亦然

● 해석

손발이 식어 올라오는 모든 경우는 하법을 쓸 수 없다. 허증의 경우도 마찬가지다.

● 주해

'四逆厥사역궐'은 순환 혈류가 극단적으로 감소한 것을 말한다. 이는 보통 소음병의 경과로서 외벽의 경직이 팽창력을 강제하되, 그 흐름이 이어지면서 팽창력을 일으킬 힘이 떨어져 더 이상 그것을 극복할 여력이 없는 상황을 의미하는 것으로 해석한다. 복강이 위축되고 경화硬化가 일어나는 국면이다.

이와 같이 보통 복강이 위축되면서 경화되는 흐름은 소음병의 극단에서 볼 수 있는 것이다. 소음병 속성의 궐厥증 상황에서 하지下之는 복압을 높이려는 조치이니 이는 외벽이 복강을 향해 밀고 들어가는 흐름에 힘을 더해주는 일이 된다. 이미 외벽경직에 의한 조임의 효과가 극단에 이른 와중에 그 힘을 더하는 일은 어불성설語不成說일 뿐이다.

'虛家허가'란 '實실'과 상대되는 개념으로 비었다는 뜻이니, 복강의 용적이 상대적으로 감소하는 위축의 상황을 의미하는 것으로 해석할 수 있다. 허가虛家는 비록 경화硬化와 개념상 일치하지 않지만, 넓게 보자면 경화를 포함하니, 소음병의 상황과 일맥상통一脈相通하는 것이다. 따라서 하법下法으로 외벽의 장력을 높이고 복강 내압을 올리려 하는 일은 원칙적으로 불가不可한 것이라고 해야겠다.

이런 병리에 비추어 특별한 예외의 경우로서 궐음병의 경우에는 궐厥이 있을 때 '下之하지'로 대응하는 것을 기본으로 할 수 있다<342>. 소음병에서의 궐 상황과는 달리 복강의 환경이 팽창세력을 위주로 하고 있기 때문이다. 새삼스럽지만 본문에서 '厥_궐'에 '不可下之_{불가하지}'하는 원칙을 제시하는 것도 이와 같은 예외적 상황을 지적해서 말하기 위한 것으로 생각된다. 이어지는 조문들을 통해 자세히 살펴보기로 하자.

338.

傷寒 先厥 後發熱而利者 必自止 見厥復利

● 해석

상한병에 먼저 궐증이 있고난 뒤 나중에 열이 나면서 하리하는 경우는 반드시 자연히 그칠 것이다. 궐증이 나타나면 다시 하리가 일어난다.

● 주해

문장의 첫머리에 '傷寒_{상한}'이라고 한 것은 병의 기원을 말하는 것이다. 표증_{表證}으로부터 문제가 출발했다는 의미로 해석한다. 표부의 긴장으로 복강을 압박하되 그로 인해 '厥_궐'증이 일어난 상황이다.

외벽의 병변으로 내외의 갈등이 빚어지는 것은 태양병과 같은 형식이다. 그러나 태양병의 경우는 그 갈등으로 활동성이 큰 폭으로 떨어져 궐_厥에 이르게 하지는 않는다. 물론 오한_{惡寒}이나 오풍_{惡風}도 표부의 한증_{寒證}으로 순환의 약화를 의미하지만, 궐증은 힘의 대립이 태양병에 비해 일정 수준 이상으로 강고해서 순환의 약화 또한 차원이 다른 상황이다.

상한, 즉 표증_{表證}으로부터 궐_厥이 일어났다는 것은 내외간 갈등의 형태가 변성되었음을 의미한다. 표증, 즉 주기성을 갖는 외벽의 조임 현상은 복강의 반발을 유도하고 둘 사이에 갈등관계를 이루지만, 그런 갈등으로 궐증이 일어날 수는 없다. 궐증은 순환량이 극도로 감소한 것으로 힘의 대립이 고착의 속성을 가지면서 그 강도가 극단적으로 높아진 상황을 바탕으로 한다. 이와 같은 상황이 만들어지기 위해서는 외벽이 심하게 굳어지는 경직의 병리가 조성되지 않으면 안 된다.

이런 궐증이 생긴 뒤에 발열_{發熱}하는 것은 내외의 갈등에 의한 경결_{硬結}의 상태가 풀리면서 복부가 그 활동성을 회복하는 과정임을 말한다. 여기서 경결이란 팽창세력이 약화되는 흐름에서 경직된 외벽의 장력과 더불어 형성했던 강고한 대치를 말한다. 활동성이 회복되면서 열이 나는 것은 역시 순환 혈류의 증가를 바탕으로 한다.

발열하는 과정에 '利이'가 동반하는 것은 어떤 이유일까. 하리下利는 강고한 갈등 상황이 풀리면서 나타나는 증상이다. 비록 일시적인 현상이라 하더라도 하리가 보이는 것은 이미 갈등이 완화되었다는 의미라는 것이다.

궐음병 경과에서 궐증을 보이다가 하리가 일어난다고 하는 것은 경결硬結 상태에 있는 장관이 그 활동을 급격하게 일으킨다는 것을 의미한다.

장관의 활동이 일어나는 것은 복부 활동성의 회복을 의미하고, 그로 인해 일시적으로 순환 혈류가 급하게 증가하니 열熱이 나게 되는 것이다.

이와 같은 의미의 하리는 힘의 갈등이 풀리는 회복의 하리로서 갈등의 한 축軸인 팽창력이 외벽의 장력을 압도하면서 자연히 멈추게 된다.

'見厥復利견궐복리'란 여기에서 팽창력이 조금 떨어지면서 다시 갈등이 조성되면 활동성이 저하됨에 따라 궐증이 나타나고, 궐증이 지속되다가 어느 시점에서 팽창력이 커지는 흐름을 타고 다시 하리가 나게 된다는 얘기다.

339.

傷寒 始發熱六日 厥反九日而利 凡厥利者 當不能食 今反能食者 恐爲除中 食以索餠 不發熱者 知胃氣尚在 必癒 恐暴熱來 出而復去也 後三日脈之 其熱續在者 期之旦日夜半癒 所以然者 本發熱六日 厥反九日 復發熱三日 幷前六日亦爲九日 與厥相應 故期之旦日夜半癒 後三日脈之而脈數 其熱不罷者 此爲熱氣有餘 必發癰膿也

● 해석

상한병이 발열로 시작하여 6일이 지나고, 궐증이 일어나 9일이 지난 뒤 하리가 생겼다. 무릇 궐증과 하리가 함께 하면 먹지 못하는 것이 보통인데, 이때 먹을 수 있는 경우라면 제중除中이 염려된다. 음식[색병索餠]을 먹을 수 있으면서 열이 나지 않는 것은 위기胃氣가 있는 것이니 (제중이 아닌 것으로) 반드시 낫지만, 열이 급격히 났다가 또 다시 들어가는 것이 두려운 것이다. (궐증의 9일이 지나고)그 뒤로 3일간 맥을 살펴 열이 이어지고 있는 경우는 그날 밤을 넘기지 않고 나을 것이다. 그 이유는 원래 발열이 6일이었고, 궐증은 9일이었는데 다시 열이 3일 동안 났으니 전의 6일과 아울러 또한 9일이 되어 궐증의 기간과 서로 맞아 떨어지기 때문이다. 그러므로 그날 아침부터 저녁까지 사이로 (병이 낫는) 시간을 예상하는 것이다. 그 뒤로 3일간 맥을 살피되 맥이 빠르고 열이 그치지 않는 경우는 열기가 남는 것이니 옹농

癰膿을 일으킨디.

● 주 해

본문은 삽입구가 있어서 해석에 혼란이 있을 수 있다. 먼저 문장구조상 '傷寒상한'에서 '厥反九日而利궐반구일이리'까지 이어진 뒤에 문장이 끊어진다. 그리고 '凡厥利者범궐리자'로부터 '出而復去也출이복거야'까지는 '除中제중'과 궐음병의 일반적 진행을 말한 내용이 삽입된 것이다. 앞에서 끊어진 문장은 '後三日脈之후삼일맥지'로부터 다시 이어져 끝까지 계속된다.

'傷寒상한'이 궐음병이 되면, 熱열증과 厥궐증이 교대로 일어나게 되는데 열증의 기간과 궐증의 기간이 동등해야 한다는 것이 본문의 핵심 내용 중 하나다. 이는 변동의 흐름을 타는 병리의 특성에 따른 것인데, 만약 궐과 열이 동등하지 않고 어느 한 쪽으로 기울어지게 되면 아예 문제가 굳어지거나 심화되는 방향으로 진행할 수 있다는 것으로 해석한다.

6일 간의 열로 시작된 병이 9일 간의 궐증 구간을 지나고, 다시 열이 나되 3일이 지나 궐과 열의 기간이 맞아떨어져 동등해지면[여궐상응與厥相應] 그 날 중으로 병이 낫는다고 한 것이 그 말이다.

이것은 두 세력의 강약 흐름을 지속 기간으로 추정하는 관점이다. 궐증의 구간은 대립이 강고한 구간이고, 열증의 구간은 대립이 풀어지는 구간이니 대립을 유지하면서 일정 시간이 지났다면, 대립이 풀린 상태로도 그만큼의 시간 동안 유지해야 한다는 얘기다.

궐음병은 외벽이 경직되어 복부의 활동성을 제약하는 삼음병 경과의 한 형태로서 오히려 경직된 외벽의 장력을 압도하는 팽창력을 갖고 있다는 것을 특징으로 한다. 이런 궐음병의 속성은 태음병이나 소음병에 대한 치법과는 달리 단순히 그 경직을 풀어서 문제를 해결할 상황은 아니라는 것을 말한다. 외벽의 경직만을 일방적으로 해소하게 될 경우, 강한 팽창의 힘은 고삐 풀린 망아지가 되고 말 것이다. 그렇다고 팽창력을 일방적으로 해소할 수도 없는 일이다.

그런 맥락에서 궐음병의 해법은 두 세력이 단계적으로 감약減弱되는 과정을 통해 균형을 잃지 않고 풀려가야 하지 않으면 안 된다는 결론에 이른다. 이런 균형을 강조하기 위해 熱열 6일, 厥궐 9일에 熱열 3일이라는 복잡한 경과를 예시하고 있는 것이다.

궐음병의 경과에서 궐증의 구간이 길어지는 것은 힘의 대립이 강고하게 맞서 오랫동안 풀리지 않는 경우가 되겠다. 이는 대립하는 양자가 서로 비등한 세력을 유지한다는 뜻이다. 평균적으로 보아 팽창의 힘이 외벽의 장력보다 강한 궐음병에서 궐증의 구간은 팽창력이 낮은 흐름이라고 할 수 있겠다. 따라서 궐증이 길어지는 것은 팽창력이 낮은 구간이 길다는 뜻이고, 상대적으로 외벽의 장력이 강하다는 얘기가 된다.

열증이 상대적으로 길어지는 현상은 어떤가. 궐증과는 달리 열증은 팽창력이 본연의 강도를 회복한 상황이다. 외벽이 경직되어 있으나 팽창력에 밀려 복부의 활동성에 큰 장애가 되지 못하는 구간이다.

따라서 열증이 길어진다면 팽창의 세력이 외벽의 장력에 비해 상대적으로 강하다는 뜻이 된다.

본문에서 '熱氣有餘열기유여 必發癰膿필유옹종'라 한 것은 열증이 길어지는 경과를 말하는 것이다. 이는 정류혈의 증가를 바탕으로 하는 일종의 열독熱毒성 병리 현상<341>을 의미한다. 열증이 길다는 것은 팽창세력이 상대적으로 우위에 있는 경과이니 혈의 정류가 더 많을 수밖에 없을 것이다. 궐증이 길어지는 경과는 말할 것도 없지만, 열증이 길어지는 경과 또한 문제가 있다는 뜻이다.

따라서 궐음병의 경과에서 병이 해소되는 자연스런 방향은 선궐후열先厥後熱이나 선열후궐先熱後厥을 막론하고 궐厥이 일정기간 진행한 뒤에 열熱도 같은 정도의 기간을 유지하되, 열증의 구간 이후에 열증이 가라앉으면서 다시 궐이 나타나지 않는 것이라고 하겠다.

이런 궐음병의 경과에서 하리下利가 의미하는 것은 복합적 갈등관계에 의한 강고한 경결이 풀리고 있음을 의미하는 증상으로 중요하다. 복강에서 팽창세력, 즉 장관 평활근의 탄성이 과도하게 일어나 안에서 밖을 압박하고, 외벽은 이에 맞서 긴장을 높이는 강고한 대립의 와중에 장관의 수축 활동이 일어날 수 있다는 것 자체가 강한 대립이 느슨해진다는 의미를 갖는 것이다.

하리를 계기로 궐증에서 열증으로 궐음병 경결 상태의 국면 전환이 일어나게 된다[상한선궐후발열이리자傷寒先厥後發熱而利者~<338>]. 이는 복강 안의 상황 변화가 궐음병의 변동을 이끈다는 뜻이다.

또 다른 문제로 '除中제중'이 나온다. 제중이라면 중초를 배제했다는 말인데, 이를 '必死필사<340>'라 했으니 당연히 악성의 병변일 것이다.

이 제중은 '厥利者궐리자~反能食반능식'한 것이라 했다. '厥利궐리'란 궐증의 와중에 나타나는 하리를 말하는 것으로 해석한다. 하리는 물론 평활근의 활동이 막혀 있다가 풀리는 것을 의미하는 현상이다. 궐음병의 경우, 궐증의 와중에 하리가 나는 것은 팽창의 힘이 약간 강해지기 시작하는 흐름이 있음을 말한다.

복강의 위축과 경화를 그 진행방향으로 하는 소음병의 궐증 상황에서도 하리가 나는 것은 반발로서의 팽창세력(평활근의 탄성)이 커지는 흐름을 타면서 경화가 풀리고 있는 것을 말한다. 하리가 나는 시점에 팽창세력이 우세한가, 아니면 조이는 효과가 우세한가 하는 것이 양자간兩者間의 차이다.

소음병의 경우, 경직에 의한 외벽의 장력이 상대적으로 강하니 팽창력의 회복이라는 관점에서는 소음병 경과의 하리가 궐음병 경과의 하리에 비해 훨씬 극적이다. 소음병의 병리 경과로 보면 기본적으로 팽창의 힘이 약하니 갈등상태에 있을 때는 팽창력이 크게 떨어져 거의 막판까지 몰리다가 겨우 풀려나는 상황에서 하리가 나기 때문이다.

이런 병리 경과에서 '能食능식'이란 무엇을 의미하는가? 경직된 외벽의 장력으로 복강을 조이는 효과가 생기면 복압의 상승을 동반하는 것이 당연하고, 복압의 상승은 상역의 병리를 유발하니 이는 이른바 '不能食불능식'의 상황과 유관하다. 조이는 효과가 클수록 불능식 현상은 뚜렷하게 나타날 것이다. 외벽의 장력이 그에 반발하는 팽창의 힘을 압도하는 성향의 소음병 경과에서는 보통 조임의 효과가 잘 보일 것이다.

그러니 '凡厥利者當不能食범궐리자당불능식'이라 한 것은 소음병 속성의 궐증 경과를 말하는 것으로 보는 것이 좋겠다. 또 이런 식으로 서술하는 것으로 보아 궐음병의 궐증보다는 소음병 속성의 궐증을 일반적 궐증으로 간주하고 있음을 알 수 있다.

소음병의 경과에서 궐증을 벗어나는 것은 팽창의 힘이 회복되면서 경화硬化라는 위험한 영역을 헤쳐 나오는 것이지만, 외벽 장력과의 관계에서 볼 때는 힘의 대립 양상이 더 분명해지는 모양이 된다. 경화에 가까운 궐증의 상황에서는 내적 갈등이 뚜렷해지고, 경화를 벗어나 팽창력이 키워지는 흐름에서는 내외간의 갈등이 뚜렷해지는 흐름이다. 내적 갈등의 국면에서 내외간 갈등의 국면으로 넘어가는 과정에 '厥利궐리'가 나는 것이 소음병의 경과로 정리된다.

궐리厥利가 나타나면서 경화는 벗어났지만, 한편으로 내외간의 갈등이 커지고 있으므로 복압은 올라가고 불능식이 뒤따르게 된다는 말이 되겠다.

그런 맥락에서 소음병의 궐증 경과를 놓고 볼 때, 하리가 나면서 '能食능식'한 것은 상도常道를 벗어난 것이다. 그러나 궐음병의 경과를 놓고 본다면, 하리가 나면서 능식하는 것이 불가사의한 일이 아니다. 궐음병의 경우, 팽창세력이 커지면서 내외간의 강고한 갈등관계를 벗어나는 과정에 하리下利가 나타나니 이는 경결硬結이 풀리는 경과로서 불능식할 이유가 없는 것이다. 하리가 나면서 능식하는 것이 당연한 흐름일 뿐이라는 얘기다.

　그렇다면 '除中제중'은 그냥 궐음병 경과에서 볼 수 있는 자연스런 현상에 불과하다. 왜 이것을 '恐爲除中공위제중'이라 해서 괴증怪證으로 여기고, 필사必死의 병<340>으로 소개하고 있는가.

　필자의 생각으로는 상한론 이전의 의학에 있어서 궐음병의 경과는 그 병리가 전혀 규명되지 않은 것이었다. 병리가 규명되지 않았으니 그에 대한 치법治法 또한 있을 수 없다. 궐증의 와중에 하리가 나면서도 능식能食한 경우는 도저히 이해할 수 없는 경과로서 대응할 방법이 없는 상황이었다는 얘기다. 궐음병편에 와서 제중除中을 실어 논하고 있는 것은, 그런 차원에서 불가해不可解한 상황을 논리적으로 풀어 새로 병리를 정립하고 있다는 충만한 자부심으로 이해할 수 있을 것이다. 의학의 새 지평을 여는 심경이 느껴지는 부분이다.

　'餠병'은 밀가루로 만든 음식의 총칭이고 '索餠색병'은 밀가루를 육수로 반죽하고 손가락으로 눌러 새끼줄처럼 길게 뽑은 음식을 말한다고 한다. 요즘 말로 하면 면麵 요리의 한 종류라 하겠다. 여기서의 쓰임은 그냥 '음식'의 뜻으로 해석하면 될 듯하다.

　'食以索餠식이색병', 즉 먹을 수 있다는 것은 외벽으로부터 전달되는 조이는 작용이 강하지 않다는 말이다. 복압이 오르면서 횡격막의 긴장이 유발되는 것이 먹을 수 없는 상황[불능식不能食]의 바탕이기 때문이다.

　먹을 수 있되 '不發熱불발열'하다는 것은 궐음병의 위기를 벗어난 상황이다. '厥利', 즉 궐厥증이 있는 와중에 하리가 나는 것이 궐음병의 경결이 풀리는 계기가 되는 것임은 앞에서 설명했다. 경결이 풀리는 것은 팽창세력이 본래의 강함을 회복하는 경과라는 것도 이미 언급한 것이다.

　이런 경과에서 발열이 나타나는 것은 무엇을 의미하는가? 팽창세력이 독주하는 양명병의 경과가 아니라면 발열은 보통 갈등상황의 변동을 통해서 나타난다. 갈등이 생겼다가 없어지거나, 강해졌다가 약해지기를 반복하면서 열을 볼 수 있다는 것이다. 갈등이 있을 때는 순환이 감소하고, 갈등이 풀리거나 약화될 때는 순환이 증가하는데, 발열은 순환의 증가를 타고 나타나는 것이기 때문이다.

　따라서 하리가 나면서 경결이 풀리는 경과에서 발열이 보인다면, 그것은 팽창력이 회복되는 와중에 외벽의 장력에 의한 반발이 큰 상황을 말하는 것이다. 팽창의 힘이 회복되면서 외벽을 밀쳐내지만, 외벽이 한 번에 쉽게 밀려나지 않고 다시 조였다가 밀리기를 반복한다는 얘기다.

　궐음병이 외벽의 경직에 의한 장력에 비해 팽창력이 강한 특성을 갖고 있다 하더라도 이 경우는 외벽의 장력이 비교적 강한 경우에 해당한다고 할 수 있겠다. 결국 궐증 이후에 하리가 나타났는데, 그 이후 발열이 뒤따른다는 것은 병세가 자연스럽게 풀리는 가벼운 경과라고 볼 수 없다는 말이 된다. '恐暴熱來공폭열래'하고 '出而復去출이복거'라 한 것은 바로 이런 경과를 두고 한 말로 보인다.

반면에 '不發熱者知胃氣尙在불발열자지위기상재'라고 한 것은 궐음병 경과에서 팽창력이 회복되면서 궐리厥利가 난 후에 열이 나지 않는다는 것으로서 외벽 장력의 반발이 강하지 않다는 뜻이니 그것을 위기胃氣가 작용하고 있다는 반증으로 보는 것이다. 위기란 복강의 용적을 정상으로 유지하려는 기능을 말한다. 여기서는 경직된 외벽의 장력에 의해 조임의 효과가 나서 상대적으로 위축되는 경과에 대항하는 작용이니 팽창력이 강함을 유지하도록 이끄는 기능이라고 할 수 있겠다.

이와 같이 위기가 작동하고 있는 경우는 열熱증과 궐厥증을 반복하는 궐음병 병리의 굴레를 벗어날 수 있는 경과이니 '必癒필유'는 당연한 일이다.

340.

傷寒 脈遲六七日 而反與黃芩湯 徹其熱 脈遲爲寒 今與黃芩湯 復除其熱 腹中應冷 當不能食 今反能食 此名除中必死

● 해석

상한병에 맥이 느려져 6~7일이 지났는데 거꾸로 황금탕을 주어 그 열마저 없어졌다. 맥이 느린 것은 한증寒證인데 황금탕을 주었으니 그 열을 다시 없애서 뱃속이 식는 것이다. 먹지 못하는 것이 당연한데 오히려 먹을 수 있는 것이 제중이라 하여 반드시 죽게 된다.

● 주해

'脈遲맥지'는 느린 맥으로 순환량의 감소와 연관되는 것일 수 있다. 지맥遲脈이 나오는 상황은 정맥 환류량의 감소를 깔고 있는 것으로 볼 수 있기 때문이다. 정맥 환류가 감소하는 것은 복강이 위축하려는 경향과 흉복부 활동성의 약화에서 일어나는 것으로 본다.

보통 건강한 상태, 즉 신체 전반의 조절이 정상적으로 이루어질 수 있는 상태에서는 하대 정맥을 통해 올라오는 정맥 환류가 줄면 맥박수(심박수)를 늘려서 심박출량을 수요에 맞추게 된다. 그런데 만일 정맥 환류가 감소하고 있는데도 맥이 느리다면 심박수를 늘리는 조절을 할 수 없는 상황이라는 말이 된다. 이 경우, 신경계 등을 동원해서 신체의 필요에 따른 조절을 시행하는 조절의 변화가 일어났을 수 있다. 그런 명령을 통해 심박수를 떨어뜨리려는 조절이 일어났다는 것이다.

특히 미주 신경의 자극은 심박수를 감소시킨다.308) 제10뇌신경인 미주 신경은 주성분이 부교감성309)으로 심박수를 줄이거나 장腸 운동을 촉진하는 역할을 한다. 이런 부교감성 활동으로 보자면 장 운동의 증가와 심박수의 감소는 같은 라인의 증상이 된다. 지遲맥이 장관의 수축 지향 속성과 연계된다는 말이다. 장관의 수축 지향은 상대적으로 장관의 활동성이 약화된 상태를 의미하니, 이를 '脈遲爲寒맥지위한'과 연계해서 이해할 수 있다고 본다. 구체적으로 보자면 복강 내의 갈등으로 활동성이 떨어진 상황에 대해 자율신경 등의 개입으로 평활근의 수축 활동을 촉진시키려는 조절이 일어나고 있다는 뜻이다. 그러니 여기서는 장관의 수축 지향 속성을 복강 내의 갈등 경향으로도 바꾸어 말할 수 있겠다.

그렇다면 '脈遲爲寒맥지위한'은 외벽의 경직에 대응하여 복강에서 일으키는 팽창의 힘이 강하지 못하여 근근이 버티고 있는 상황으로 소음병의 경과와 겹치는 부분이 있다고 할 수 있겠다.

이미 이와 같은 한증寒證으로 복강에 위축성의 갈등이 조성되어 있는데 여기에 다시 팽창세력을 억제하는 요법을 쓴다면, 외벽의 장력에 의한 조임 효과는 더욱 커지고 그 흐름은 경화의 방향을 향해 진행하게 될 것이다.

그것이 '復除其熱腹中應冷복제기열복중응랭'이다. 즉 황금탕黃芩湯<180>을 쓴 것을 말하는데, 황금탕은 황금黃芩과 작약芍藥으로 복강에서 팽창세력을 일으키는 요인(탄성강화 요인)을 제어하는 약이다. 만일 복강이 조임의 경향, 즉 팽창세력이 약화되는 추세에 있는데 황금탕이 작용하면 조임의 효과가 더욱 키워져 복강은 위축으로 진행하는 속도를 더 높이게 될 것이다[복중응랭腹中應冷].

복강이 경화 상태에 이르기 전에 팽창력은 마지막 안간힘으로 외벽의 조임 효과에 대응한다. 외벽을 밀어내려는 시도를 말한다. 이런 상황은 복강의 내압을 올리는 일이고, 그에 따라 거슬러 오르는 상역上逆 병리가 강화된다.

이 상역의 힘은 횡격막의 긴장을 유발하여 '當不能食당불능식'의 상황을 만들 수밖에 없다.

---

308) 혈액 심장 순환 p.106
309) 원색최신의료대백과사전 7권 p.123

여기서 '能食_{능식}'하는 상황이 '除中_{제중}'이다. 339조에서 고찰한 바와 같이 제중은 궐음병 병리에서 팽창력이 강화되는 경과를 의미한다. 비록 황금탕으로 팽창력을 억제하는 조치를 했지만 본연의 힘을 완전히 꺾지 못했다는 뜻이다.

이는 소음병의 경과에서처럼 팽창력이 안간힘을 쓰면서 외벽을 밀어내는 상황과 다르다. 본래 외벽의 장력보다 평균적으로 높은 힘을 갖는 궐음병의 경과는 복강 용적이 어느 수준으로 확보되어 있는 상황이니 그런 안간힘으로 복압을 높이는 양상이 나타나지 않는 것이다. 불능식할 이유가 없다는 얘기다.

하지만 여기서 이를 제중除中이라 하고 필사_{必死}를 말하는 것은 이미 앞조에서 서술한 것과 같이 궐음병 병리가 체계적으로 정리되지 않았기 때문이라고 해석하는 것이다.

341.

傷寒先厥後發熱 下利必自止 而反汗出 咽中痛者 其喉爲痺 發熱無汗而利必自止 若不止 必便膿血 便膿血者 其喉不痺

● 해석

상한병에 먼저 궐증이 있고 나중에 열이 나면 하리가 있더라도 자연히 그칠 것이지만, (열이 나더라도) 만약 땀이 나면서 목구멍이 아픈 경우는 후비가 된다. 열이 나면서 땀이 없으면 하리가 자연히 그치지만, 그치지 않는 경우는 변에 농혈이 끼게 된다. 농혈변을 보는 경우는 후비증이 없다.

● 주해

본문에서도 상한傷寒, 즉 외벽의 긴장에서 출발하여 경직으로 변성하는 궐음병 양상을 다룬다. 궐음병에서 궐厥증은 경직된 외벽의 장력과 복강 안의 팽창력이 비등하게 얽혀 대립하면서 복강의 경결硬結이 극단에 이른 상태를 의미한다. 경결이란 활동성의 약화를 의미하는 것으로 이런 비등한 두 힘의 대립에서는 흉복부의 활동성이 거의 바닥이 된다.

궐증 후의 발열은 경결 상태에서 벗어나고 있는 진행을 의미한다. 흉복부의 활동성이 높아지는 구간을 가지면서 순환량이 늘고 있다는 것이다.

이렇게 활동성이 개선되는 흐름의 기점은 바로 하리下利가 나는 그 시점이다. 하리는 경결 상황으로 억제되었던 장관의 수축 활동이 다시 일어나고 있다는 표현이기 때문이다.

이와 같은 활동성의 개선은 궐음병 경과에서 팽창력이 본연의 강도를 회복하는 흐름을 타고 일어나는 것이다. 팽창력이 회복되어 외벽의 장력을 압도한 상태로 안정하게 되면, 자연히 '下利必自止하리필자지'하게 될 것이다.

이런 갈등 해소의 과정을 구체적으로 보자면, 복강 안에서 팽창의 세력이 강화되어 외벽을 충분히 밀어냄으로써 내외간內外間의 대립을 느슨하게 하는 방식으로 이해할 수 있다.

여기서 팽창세력이 강화되면서 순조롭게 대립이 완화되지 못하는 경과가 있을 수 있다. 팽창세력이 빠르고 강하게 강화되어 충분한 수준에 이르지 못하는 경우라면 외벽은 밀려나지 못하고, 힘의 대립은 순조롭게 해소되지 못할 것이다.

이런 경과로부터 '汗出한출'이 일어날 수 있다. 이는 궐증 이후에 다만 발열만 나타나는 상황과는 완전히 다른 성질의 것이다. 궐음병의 경결에서 벗어나되 외벽의 경직을 순조롭게 압도한 상황을 말하는 것은 아니란 얘기다.

한출은 순환량이 정상 수준을 어느 정도 이상 상회하는 경우에 나타나는 것으로서, 이와 같은 순환 증가는 갈등의 강도가 강약으로 변동하는 틈바구니에서 생기는 현상이기 때문이다<339>. 따라서 한출은 팽창세력과 외벽의 장력이 엎치락뒤치락 변동하는 경과를 의미하는 형상이 된다.

그러니까 한출은 궐음병의 경과에서 팽창력이 충분히 강하지 못한 경우를 말하는 것으로서, 다른 말로 하자면 외벽 장력에 의한 조임의 효과가 강화된 바탕으로부터 일어난다고 할 수도 있을 것이다.

이는 비록 궐음병 경과지만, 망양亡陽의 속성과도 상통하는 것이다<290>. 팽창력이 일어나다가 주저앉는 흐름이 계속된다면, 마침내 복강 용적을 유지하려는 버티기가 허물어지고 경화되는 경과를 밟을 수 있을 것이다. 결과적으로는 소음병의 범주로 들어가는 경과를 포함할 수 있다는 말이다.

이와 같은 갈등 양상은 복강 내압을 높이고, 따라서 가슴을 압박하는 상역의 힘으로 작용하여 '咽中痛인중통'을 일으키게 되며 '其喉爲痺기후위비'하는 상황으로 이어질 수 있을 것이다.

이와는 다른 흐름으로서 궐음병의 궐증 이후에 '發熱無汗발열무한'하면서 다른 상황이 없다면 하리가 그치게 될 것이 당연하다. 이는 팽창력이 외벽을 충분히 밀쳐내고 안정상태가 되었다는 것이니 하리와 함께 회복된 활동성이 도를 넘지 않으면서 자연스럽게 정상적 복강 환경을 만들어가게 될 것이기 때문이다.

그런데 발열이 있은 이후에 하리가 그치지 않는 경우는 궐음병의 상태가 지속되는 것을 의미한다. 본연의 힘을 회복했던 팽창의 힘이 다시 수그러들면서 갈등이 재연되었다가 다시 강화로 돌아가는 흐름을 반복한다는 것이다. 장관의 활동으로 보면 갈등이 일어날 때는 문이 닫히듯 움직임을 멈추다가, 갈등이 풀릴 때 다시 재개되는 양상으로 흐른다. 말 그대로 하리下利가 부지不止하는 외양이 나타나게 되는 것이다.

여기서 '必便膿血필변농혈'하는 것은? 궐음병의 열증 경과는 팽창세력이 강화되면서 외벽을 밀쳐내니 복강은 그 용적을 회복한 상태로 정상에 가까운 활동성을 회복하는 구간을 말한다. 그런데 만약 팽창력이 그 이상으로 강화되었다면 외벽은 필요 이상으로 밀려나고 복강은 정상 이상의 용적을 유지하게 될 것이다. 오히려 외벽이 팽창력에 반발하는 상황이라고 하겠다.

이는 궐증과는 반대 방향의 경결 상태라고 할 수 있다. 복강 확대 상태의 경결이다. 따라서 혈의 정류가 생기고 그 상태가 시간을 끌어 열독熱毒이 발發하게 될 것이다. 갈등이 풀리면서 하리가 날 때 대변을 통해 그 열독의 산물産物인 농혈膿血이 배설된다.

이 경우는 상역上逆의 병리보다는 경결硬結의 병리가 뚜렷하므로 어혈성瘀血性의 증상이 나타날 뿐, '其喉不痺기후불비'하는 것은 당연한 것이다.

342.

傷寒一二日 至四五日而厥者 必發熱 前熱者 後必厥 厥甚者 熱亦甚 厥微者 熱亦微 厥應下之而反發汗者 必口傷爛赤

● 해석

상한이 되어 1~2일에서 4~5일이 지나 궐증이 일어나는 경우는 반드시 열이 날 것이다. 먼저 열이 났던 경우에도 나중에 꼭 궐증이 있을 것이다. 궐증이 심하면 열증도 심하고, 궐증이 미미하면 열증도 또한 미미할 것이다. 궐증에는 응당 하지下之해야 하는데 오히려 발한하게 되면 입과 그 주위가 헐고 발적하게 된다.

● 주해

궐厥증이 있다는 것은 힘의 대립이 있어 경결硬結이 강고하게 형성된 국면이라는 것이고, 열熱증이 있다는 것은 경결로 활동성이 극도로 떨어진 가운데 좁은 틈을 비집고 새어 나오는 것처럼 움직임을 시작하여 활동성이 빠르게 회복되는 구간에 있다는 것을 의미한다.

본문은 궐음병에서 이와 같은 궐증과 열증이 주기적으로 나타나는 것이 하나의 원칙적 흐름임을 말한다. 또 한 가지, 이것은 그네타기와 같은 것으로서 한열寒熱이 교대로 나타나는 진행이니 병세가 다른 국면으로 넘어가지 않기 위해서는 그 와중에 세력 간에 균형이 깨지지 말아야 한다는 이야기를 한다.

여기서 세력 간의 균형이란 외벽의 경직으로 발생하는 장력과 그것을 극복하기 위해 일어나는 팽창력 사이에 균형을 말한다. 어느 한 쪽의 일방적 붕괴를 경계해야 하는 것이 궐음병 관리의 특징이다.

먼저 '傷寒一二日至四五日而厥者상한일이일지사오일이궐자'는 상한병으로 표부의 긴장이 일어났는데 시간이 흐르면서 외벽의 속성이 변성하여 경직이 구성되고 그에 따라 복부의 활동성이 방해받게 되었는데, 마침내 그 경직을 극복하기 위한 팽창력이 일어나 양자간兩者間에 강고한 대립을 형성하게 되었다는 뜻이다. 이 강고한 대립은 궐음병의 성립을 말하는 것으로 해석한다.

이후로 '必發熱필발열'하는 것은 팽창력이 더 커지면서 그 대립이 풀리는 구간을 갖게 될 거라는 말이다.

이와 같은 상호 관계는 '前熱者後必厥전열자후필궐'에서도 드러난다. 외벽의 경직에 대한 극복의 노력으로서 팽창력이 일어나 복강을 밀치고 활동성을 어느 정도 회복하는 구간을 가졌으나, 그 힘이 풀어지면서 팽창력이 약화되는 흐름에 따라 점차적으로 갈등관계가 악화되는 구간을 맞는다. 팽창력이 복강을 밀치고 있는 구간에서는 열이 나타났으나, 그 힘이 계속될 수는 없으니 힘이 떨어지는 구간을 피하지 못하고 강고한 경결의 상태가 구성되어 궐증을 나타낼 수 있다는 것이다.

'厥甚者熱亦甚궐심자열역심'이나 '厥微者熱亦微궐미자열역미'는 궐厥과 열熱의 세력 균형을 말하는 것이니 이미 설명된 것이다. 궐이 심하다는 것은 경결硬結의 정도가 심하다는 것이다. 경결이 심하다는 것은 내외간, 팽창세력과 반발 세력 간의 대립이 그만큼 강하다는 얘기다. 궐음병의 구조상 팽창세력이 클수록 갈등의 정도가 심한 것이니 궐이 심한 경우는 복강의 용적이 강하고 빠르게 확대되려는 경향이 일어난다. 그런 경과에서 순환량의 증가폭은 당연히 더 커질 것이다. 순환량이 더 많이 증가하니 발열 역시 심할 것이다.

그런데 '厥應下之而反發汗궐응하지이반발한'에서 궐증에 '下之하지'로 대응한다는 것은 '諸四逆厥者不可下之제사역궐자불가하지'라고 한 337조와는 정면으로 모순된다. 궐은 사하瀉下할 수 없다는 원칙을 천명한 뒤에 여기서는 또 왜 궐증을 사하한다고 쓰고 있는 것인가.

더구나 궐유병이 표부의 문제를 포함하고 있는 것이라면 사하로 인해 표부의 경직이 가중될 수 있는 것이니 이중으로 모순이 되는 일이다.

이와 같은 방침을 수립하는 것은 궐음병의 특징적인 구조에 기인하는 것이다. 궐음병은 비록 외벽이 경직되어 조임의 효과가 강한 병이지만 본질적으로 팽창력이 약하지 않은 것을 특징으로 한다.

팽창력이 커서 복강 안의 병리 환경을 지배하고, 또 그것이 외벽의 경직과 맞서는 갈등의 중심축이 되는 것이니, 이 팽창력을 완화하는 것은 궐음병 해소의 한 방면이 될 수 있다. 비록 표부의 경직이라는 문제가 있다 하더라도 그 경과상에 팽창력이 정상 수준 이하로 떨어지는 시점을 갖지 않는다면, 병리의 한 귀퉁이를 떼 낸다는 의미로 그 팽창력을 제어하기 위한 사하를 시행하는 발상이 가능하다는 논리를 세워볼 수 있지 않을까?

궐증이 있을 때, 그 바탕이 궐음병 병리를 갖고 있다면 예외적으로 '下之하지'할 수 있다는 본문의 방법론은 이런 구조에서 나오는 것으로 분석한다. 그런 의미로 337조에서 '四逆厥사역궐'을 '不可下之불가하지'한다는 것은 그 바탕이 소음병 병리를 갖고 있는 궐의 경우를 말하는 것으로니, 이때는 하지下之가 오히려 복강의 위축 상태를 심화, 고착시키는 일이 될 수 있기 때문이다. 그런 차원에서 소음병의 궐과 궐음병의 궐은 그 병리기초에 있어서 천양지차天壤之差가 있는 것이니 그 개념을 알지 못하면 문제가 클 것이다.

참고로 궐증에 하리下利의 치법을 쓰는 것이 열궐熱厥이기 때문이라는 논법이 있다. 군이 해석하자면 열궐이란 복강이 확대된 상태로 궐증이 나타나는 상황이고, 그 반대편에 있는 한궐寒厥이란 복강이 위축된 상태로 궐증을 보이는 상황을 말한다고 정리할 수 있겠다. 물론 상한론 당시의 논리상 궐이라 하면 한궐이 일반적인 것일 테니, '諸四逆厥不可下之제사역궐자불가하지'라는 말을 쓰는 것으로 보인다. 그러나 이와 같이 궐의 한열을 구분하여 열궐, 한궐이라 칭하기보다는 소위 열궐이 나타나는 갈등의 구조를 이해하는 것이 중요하다고 하겠다. 즉 궐의 한열을 구분하는 것이 오히려 궐음병 경과의 궐을 이해하기 어렵게 하는 일이 될 수 있다는 얘기다.

궐음병의 궐증에 발한發汗으로 대응한다면 어떻게 될까. 이 경우 발한은 표부의 경직을 해소할 수 없을 뿐 아니라 그 자극으로 경직을 오히려 심화시킬 수 있는 조치가 된다.

'口傷爛赤구상란적'은 일종의 열독熱毒 현상이다. 외벽의 장력張力이 강화되면서 복강에서는 팽창의 힘이 따라서 강화되고 그 갈등의 와중에 복강에서는 정류혈이 더욱 늘어난다. 늘어난 정류혈은 힘의 대립을 바탕으로 가슴으로 몰리게 된다. 가슴으로 몰려 정류하는 과량過量의 혈이 이 열독의 본질이다.

343.

傷寒病　厥五日熱亦五日　設六日　當復厥　不厥者　自癒　厥終　不過五日　以熱五日故知自癒

● 해석

상한병이 되어 궐증 5일에 열증 또한 5일이 되었다. 6일째가 되면 다시 궐증이 나타나는 것이 당연한데, 궐이 없으면 자연히 낫는다. 궐증이 5일이 넘지 않고 그치고, 열증으로 5일이니 자연히 나을 것을 아는 것이다.

● 주해

상한으로부터 변성되어 만들어지는 궐厥, 즉 궐음병의 궐은 경직된 외벽의 장력과 복강의 팽창력이 맞서 강고한 경결을 바탕으로 한다. 궐음병 경과의 열은 이와 같은 경결이 풀리면서 흉복부의 활동이 개선되니 그에 따라 순환량이 늘어나고 있는 것을 상징한다.

궐음병의 열증熱證 구간은 팽창력이 강화되는 흐름으로부터 출발한다. 궐음병의 경과에서 최소한을 유지하던 팽창력이 커지면서 외벽을 밀쳐내니 복부의 활동성이 개선되면서 순환이 증가하게 되는 것이다.

팽창의 힘이 유지되는 동안은 외벽이 그 장력으로 복부의 활동성을 방해하지 못한다. 그러나 팽창의 힘은 영구히 계속 일어나 있을 수 없으니, 일정 시간이 경과하면 점차 탈력되고 만다. 외벽의 경직이 그대로 살아있다면 다시 갈등관계가 구성된다. 팽창력이 떨어지면서 최소한의 힘으로 버티게 되는 구간이 이어지는 것이다.

만약 팽창의 힘이 탈력하는데 외벽도 또한 그 경직이 완화되는 추세를 보인다면, 두 힘이 모두 소멸하면서 정상 상태로 돌아오게 된다. 궐증 이후 열증이 나타났다가 궐증으로 다시 돌아가지 않으면 낫는다는 것이 그것이다.

또 경결된 구간이 5일을 넘기지 않고 풀려 열증熱證이 일어나고, 이 열증 역시 5일을 유지한다면 경결의 구간이 어느 선線을 넘지 않은 것이며, 팽창력과 외벽의 장력 사이의 불평형이 없어서 자연스럽게 경결이 풀릴 수 있는 흐름이다. 이것이 궐음병이 풀리는 과정이니 '自癒자유'할 것이 당연하다.

344.

凡厥者 陰陽氣不相順接 便爲厥 厥者 手足逆冷是也

● 해석

모든 궐은 음과 양의 기운이 서로 순조롭게 만나지 못하는 가운데 문득 궐이 되는 것이다. 궐이란 손발이 거슬러 식어 올라오는 것이 바로 그것이다.

● 주해

궐厥이란 순환 혈류가 결여缺如한 것을 표현하는 말로 해석한다. 음양陰陽이 서로 조화를 이루지 못하여 생긴 결과다. 여기서 음양은 상대적인 요인이니 음陰을 혈血이라 하면 양陽은 순환을 이끄는 힘[기氣]이 될 수도 있고, 음이 복강을 조여서 위축을 이끄는 작용이라면 양은 복강을 부풀려 팽창을 유도하는 작용이라고 할 수도 있을 것이다. 또 양이 밖에서 안을 향한 힘이라면 음은 안에서 밖을 향한 힘이라고 할 수도 있다.

이와 같이 여러 가지로 상대적 입장을 설정할 수 있으니 음양이 정확히 무엇을 말하는가를 추론하여 규명하는 것은 어려운 일일 뿐 아니라 그 의미가 절대적인 것도 아니라고 본다. 다만 상대적 기능 관계, 대응하는 힘이라는 차원에서 상황에 맞게 이해하면 그 뿐이다. 여기에 다른 해석의 단서가 주어지지 않기 때문에 더욱 그렇다.

여기서는 내외의 관계로 대입하여 정리해 보자. 지금 궐증은 외벽의 장력과 복강의 팽창력 사이에 일어나는 힘의 대립을 바탕으로 하는 것이다. 외벽의 장력은 팽창력을 초래하고, 팽창력은 외벽을 밀쳐내면서 그 장력을 해소하려 한다. 둘 사이의 대립이 가장 큰 경우에 궐증이 일어난다.

내외의 사이에는 대립의 관계가 아니라 상호 조화의 관계가 필요하다. 복벽의 전진과 후퇴가 필요한 호흡의 생리가 그 관계의 중요성이 가장 잘 드러나는 사례다. 횡격막이 오르내리는 압박을 복벽은 전진, 후퇴하면서 완충하게 되는데 여기에 안팎의 힘이 적절하게 조화를 이루지 못하면 그 움직임에 지장을 초래하게 되는 것이다.

이런 내외간의 관계를 중심으로 볼 때, 본문의 '陰陽氣不相順接음양기불상순접'이란 결국 내외가 조화를 이루지 못하고 대립하는 상황을 말하는 것이며, 궐은 그 대립의 극한에서 볼 수 있는 현상이 된다고 할 것이다.

'厥궐'은 '手足逆冷수족역랭'외에 다른 것이 아니다. 궐厥이나 사역궐四逆厥, 사지궐역四肢厥逆, 사지궐랭四肢厥冷 등이 모두 같은 말이다. 또 소음병에서 유발된 궐이나 궐음병에서 유발된 궐이나 궐이라면 모두 같은 증상이다. 다만 그 병리적 기초로 보자면 궐음병의 경우는 팽창의 힘이 외벽의 장력과 팽팽한 대립을 유지하면서 생기는 경결硬結의 상황에 있는 것이고, 소음병의 경우는 외벽의 장력은 유지되고 있으나 팽창력이 소진하면서 경화의 상황에 근접하는 상황에 있는 것이다.

345.

傷寒 脈微而厥 至七八日 膚冷 其人躁 無暫安時者 此爲藏厥 非蚘厥也 蚘厥者 其人當吐蚘 令病者靜而復時煩 此爲藏寒 蚘上入膈故煩 須臾復之 得食而嘔 又煩者 蚘聞食臭出 其人當自吐蚘 蚘厥者 烏梅圓主之 又主久痢

● 해석

상한에 맥이 미미하면서 궐이 일어난 지 7~8일에 살갗이 차가운데 병자가 번조증이 발하여 잠시도 편안하지 않은 경우는 장궐이 된 것이니 회궐은 아니다. 회궐이라면 병자가 회를 토할 것이고, 안정되었다가도 다시 때로 번이 나는 것으로 이는 장이 한랭해져서 회가 격으로 오르기 때문에 번이 나며 잠깐 있다가 다시 난다. 밥을 먹으면 구역질을 하면서 다시 번이 나는 것은 회가 음식 냄새를 맡고 나오는 것이니 병자는 자연히 회를 토하게 된다. 회궐에는 오매원을 주치하는데 오래된 이질도 다스린다.

● 주해

'臟厥장궐'은 '厥궐'이 나타나면서 躁조증이 끊이지 않고 계속되는 위험한 병증이다. 조증은 가슴에 대한 강한 압박이 일어나고 있음을 표상한다. 이런 장궐과 구별해야 할 병증으로 '蚘厥회궐'이 있다. 회궐도 가슴을 압박하는 병리를 갖고 있기 때문이다.

그러나 두 병증이 갖는 가슴 압박의 강도는 차이가 크다. 장궐의 경우는 '躁無暫安時조무잠안시'하고 회궐의 경우는 '令病者靜而復時煩영병자정이복시번'하니 회궐의 경우 끊이지 않는 조躁증 대신 있다 없다 하는 번煩증이 있는 것이다.

번煩과 조躁는 그 자체가 다른 증상이다. 번은 조가 일어나기 전 단계로 정의하기도 한다. 거칠게 말하자면 번煩은 답답한 것이고, 조躁는 그로 인해 발작하는 것이라고 할 수도 있겠다. 그 속사정으로 보면 번보다는 조가 가슴 압박이 더욱 심화한 것이라는 얘기다. 그 병리 구조를 본다면 번은 다만 상역의 힘에 의한 증상이고, 조는 경화 내지 둔화의 바탕을 갖고 있는 상역에 의한 증상이라는 해석을 했었다<310>.

회궐에서는 회蛔를 토하고 나면 잠시 안정되었다가 다시 번煩증이 온다. 이와 같은 회궐의 바탕은 '臟寒장한'이라 한다. 장한은 복강이 냉한冷寒하다는 말이고, 이는 대략 위축을 유도하는 경직된 외벽의 장력이 갖추어져 있는 상황을 의미하는 것으로 해석된다.

그럼 궐이 있으면서 조躁가 계속 일어나는 장궐의 병리 기초는 무엇인가? 본문에서는 그에 대해 뚜렷한 언급이 없다. 다만 상황을 보자면 복강으로부터 끊임없이, 지속적으로 강력한 상역上逆이 일어나야 한다. 상역이란 복압이 상승하되 그것이 하리 등과 함께 자연히 해소되지 않는 상황을 기초로 한다. 가장 강력한 상역은 복강에서 최대로 높아진 팽창의 세력과 그에 대한 반발의 세력이 팽팽히 맞서는 가장 강고한 경결의 구조를 바탕으로 발생한다.

궐음병은 복강에서 팽창력이 낮아지는 흐름을 경결의 바탕으로 하는 구조다. 만약 궐음병에서 외벽의 장력과 대등해진 팽창력이 유지되면서 그 최대치를 회복하지 못한다면 장궐의 병리 양상과 비슷할 것이다.

반면에 소음병이라면 외벽의 장력에 대해 팽창력이 일어나지만, 팽창력이 외벽의 힘에 접근하더라도 넘어서기 어려운 편차가 있어 극복하지 못하는 상황이 지속될 때 가슴 압박 증상이 생길 수 있을 것으로 보인다.

소음병의 경우라면 팽창력이 최댓값을 가질 때 대립이 가장 강고할 것이다. 팽창의 최댓값이란 평균적으로 보아 소음병 경과에서 일으킬 수 있는 가장 큰 팽창력의 강도를 의미한다. 그러니 팽창력이 최대가 되는 시점에 토역吐逆이 일어날 수 있을 것이다. 토역 이후에 두 힘의 흥분은 잦아들지만, 병리의 근원인 외벽의 장력은 변하지 않고, 그에 따라 요구되는 팽창의 힘 역시 그 추세에 따라 움직인다.

이런 추정을 통해 소음병에서의 갈등의 흐름이 회궐蛔厥과 유사하고, 궐음병에서의 극한 대립이 장궐臟厥과 유사함을 알 수 있다. 본문에서는 장궐에 대해 자세한 설명을 하고 있지는 않지만, 회궐과 상대적인 입장에서 궐음병의 특징적인 모습을 표현하고자 한 것이 아닐까 생각한다.

　본문에서 '蛔厥회궐'이라 하고 '蛔上入膈故煩회상입격고번'이라든지 '蛔聞食臭出회문식취출', '其人當自吐蛔기인당자토회'등이라 하여 온통 회蛔에 초점이 있어 회를 주된 병리요인인 것처럼 쓰고 있지만, 회궐의 병리기초는 어디까지나 '臟寒장한'이다. 따라서 회를 토吐하건 그냥 토역吐逆이 있건 간에 장한臟寒을 바탕으로 일어나는 궐과 번이 있다면 회궐의 범주에 있다고 간주할 수 있겠다.

　토회吐蛔가 비현실적이라면 회궐을 차라리 위축과 경화를 향해 진행하는 소음병 속성의 궐厥증에서 번煩이 동반하는 경우로 해석하는 것도 무리가 없을 것으로 본다.

● 烏梅圓

○烏梅 300個, 細辛 6兩, 乾薑 10兩, 黃連 1觔, 當歸 4兩, 附子 6兩, 蜀椒去子 4兩, 桂枝 6兩, 人蔘 6兩, 黃柏 6兩.

○위의 열 가지 약을[上十味] 따로 찧고 걸러서[異搗篩] 합하여 잘 섞는다[合治之]. 식초에 오매를 담가 하룻밤을 재운 뒤[以苦酒漬烏梅一宿] 씨앗을 제거하고[去核] 5승의 쌀 밑에 넣어 쪄서[蒸之五升米下] 밥이 익으면 찧어서 곤죽을 만들고[飯熟搗成泥] 약과 고루 잘 섞어[和藥令相得] 절구에 넣고[內臼中] 꿀을 섞어[與蜜] 절구질을 2천 번을 한다[杵二千下]. 오동나무 열매만 하게 원(丸)을 지어[圓如梧桐子大] 식전에 10알을 삼키기를[先食飮服十圓] 하루 세 번으로 하되[日三服] 조금씩 늘려 20알까지를 한도로 한다[稍加至二十圓]. 생냉물이나 미끌거리는 것, 냄새나는 음식 등을 삼간다[禁生冷滑物臭食等].

*

　오매烏梅는 외벽의 강고한 장력에 의해 팽창의 세력이 강하게 일어나 대립하되 그 갈등이 변동의 흐름을 갖는 경우를 다스리는 약 중의 하나다. 그런 효능을 통해 복강에서 일어나는 강한 대립이 변동의 흐름을 타면서 상역과 열증, 그리고 장관 활동의 파행 등을 일으키는 경우를 해결하게 된다.

　본초경本草經에서는 매실梅實의 조條에서 '主下氣주하기, 除熱煩滿제열번만, 安心안심, 肢體痛지체통~'[310)라고 기록한다. 하기下氣는 상역에 대한 작용이고, 번을 없애고 안심한다는 표현도 가슴에 대한 압박을 말하는 효능이다. 지체肢體의 동통은 골격근의 경직을 의미하는 것이다. '去痹거비, 利筋脈이근맥~<別錄

---

310) 神農本草經 p.224

>'311)에서도 표부 병리에 대한 오매의 효능에 관한 내용을 찾아볼 수 있다. 오매烏梅는 따라서 궐음병의 갈등 구조와 잘 어울리는 약이라 할 수 있다. 표부의 경직과 내강의 팽창력이 얽히는 경결성의 갈등을 말한다.

촉초蜀椒는 상역에 대한 효능을 갖는다. 외벽의 경직성 변화가 팽창력을 부르고, 그 팽창력이 일어났다가 주저앉는 흐름의 와중에 강력한 상역의 병리가 일어날 수 있다.

'主邪氣咳逆溫中주사기해역온중, 逐骨節皮膚死肌축골절피부사기, 寒濕痺痛한습비통 ~'312)은 외벽이 경직된 바탕에서 일어나는 이와 같은 상역의 문제로 이어지는 것에 대한 촉초蜀椒의 효능을 서술하는 내용이다.

세신細辛은 또한 외벽의 경직으로 바탕으로 하는 힘의 대립에 따른 조임의 효과를 다스린다. 당연히 상역의 문제에 대한 효능을 갖추고 있다. 특히 '頭痛腦動두통뇌동'313)을 다스린다든지 '除喉痺齆鼻不聞香臭제후비옹비불문향취<別錄>'314) 등의 효능을 갖는다는 것은 그 상역의 작용이 강해서 그 힘이 두면부頭面部의 높은 위치까지 도달하는 것을 의미한다.

건강乾薑은 부자附子와 함께 외벽의 경직을 토대로 한 경결의 문제를 다스리는 약의 대표가 된다. 반면에 황련黃連과 황백黃柏은 팽창의 세력을 중심으로 하는 갈등을 완화하는 조합을 이룬다.

인삼人蔘과 당귀當歸는 세력 간의 갈등으로 상역上逆과 경화硬化의 흐름이 일어나는 상황을 전반적으로 완화하고 안정하면서 모든 활동이 정상적으로 영위되도록 하는 효능을 갖는다. 생리 활동의 기초를 견고하게 하는 의미로 볼 수 있겠다.

계지는 표부의 발동성 긴장을 해소하는 약이다. 이는 본 증證이 세력 간의 갈등 양상에 표부 긴장이 작용하고 있음을 의미한다.

전체적으로 보아 오매원烏梅圓은 외벽의 높은 장력을 바탕으로 하는 갈등 상황에 따른 상역과 경화, 그리고 혈 정류 등의 병리에 대한 처방으로 궐음병의 병리에 잘 어울리는 요소를 갖고 있다. 촉초를 비롯해서 세신, 건강, 부자 등이 외벽의 높은 장력에 대한 효능을 가지며, 표부의 긴장을 다스리는 계지가 포함된다. 황금, 황백, 그리고 오매는 팽창의 세력에 대해 작용하고, 당귀와 인삼은 갈등의 구조 자체를 폭넓게 완화하는 의미를 갖는다.

---

311) 本草綱目 p.1737
312) 神農本草經 p.276
313) 위의 책 p.67
314) 本草綱目 p.818

346.

傷寒　熱少厥微　指頭寒　默默不欲食　煩躁數日　小便利　色白者　此熱除也　欲得
食　其病爲癒　若厥而嘔　胸脇煩滿者　其後　必便血

● 해석

　상한병에 열이 적고 궐이 미미한데 손가락이 끝이 차고 말없이 밥을 먹
으려 하지 않는다. 번조가 일어난 지 며칠 지나서 소변이 통하고 색깔이
맑으면 열이 풀린 것이며 밥을 먹으려 한다면 병이 나은 것이다. 만약 궐
이 있으면서 구증이 있고 흉협부위가 번만한 경우는 그 뒤에 반드시 변혈
이 있을 것이다.

● 주해

　문두文頭의 '傷寒상한'은 표부 긴장으로부터 변성된 병리의 경과임을 말하
는 전제로 해석한다. '熱少厥微열소궐미'는 열도 약간 있고, 궐도 또한 다소
있되 심하지 않으니 궐음병의 병리적 대립 관계가 전반적으로 완화되고 있
음을 말하는 것으로 보인다. '指頭寒지두한'도 그 한기寒氣가 손가락의 끝부분
에만 있다는 것이니, 사역궐四逆厥에 비해 약해진 것이다. 약화된 궐증이라
고 하겠다. '默默不欲食묵묵불욕식'은 복강에서 압박의 힘이 작용하고 있음을
말하는 증상이다. 현재 궐음병의 병리가 약화되어가고 있지만 아직 팽창세
력이 다 소멸하지 않아서 낮은 수준의 힘의 대치가 지속되고 있다는 얘기
다. '煩躁數日번조수일'도 마찬가지다. 가슴에 대한 압박이 마치 최후의 발악
처럼 남아 작용하는 상황으로 본다.

　여기서 '小便利소변리'는 복강에서 팽창세력과 조임 효과 사이의 대립이
풀리고 활동성이 어느 수준 이상으로 개선된 것을 말하는 현상이니, 궐음
병의 경결이 풀리는 전환점이라고 할 수 있다. 그러면서 소변이 '色白색백'
이라면 289조에서 말한 것처럼 열증熱證이 없음을 확인하는 증상이다. 팽창
세력이 다 했다는 뜻이다. 본문에서도 '此熱除차열제'라는 표현을 쓴다.

　'小便利色白소변리색백'은 따라서 복강 안의 활동성이 정상으로 돌아오면서
압박성의 병리 요인이 해소되었다는 것을 말한다. 이 상황에서 '欲得食욕득
식'하는 것은 당연한 일이며, '其病爲癒기병위유'일 수밖에 없다.

　그런데 여기서 '厥而嘔궐이구'한 것은 반대로 복강이 경결에서 완전히 벗
어나지 못했다는 것이다. 외벽의 높은 장력이 아직 살아있기 때문이다. 갈
등관계가 여전히 있으니 압박으로 인해 구嘔증이 보이고, 경결이 소멸하지

않았으니 궐厥이 없어지지 않는다. 궐음병의 병리가 그대로 살아있는 상태다. 본문의 서술대로 보자면 '煩躁數日번조삭일'한 이후로 '小便利소변리'해지는 경과와 '厥而嘔궐이구'하는 경과로 갈리게 된 것이다.

'胸脇煩滿흉협번만'은 '厥而嘔궐이구'에 이어지는 것으로 확대 상태로 경결된 복강에서 압박성의 환경이 조성되고 있음을 말한다. 궐음의 병리가 진행 중이니 이내 팽창세력이 강화되면서 장관腸管의 활동이 일어나는 시점이 오게 될 것이고, 그렇게 되면 '其後必便血기후필변혈'의 병리 근거가 된다.

347.

病者 手足厥冷 言我不結胸 少腹滿 按之痛者 此冷結在肪胱關元也

● 해석

병자의 손발이 차갑다. 결흉은 아니라고 하는데 아랫배가 그득하여 누르면 아픈 것은 방광, 관원에 냉기가 맺혀 있는 것이다.

● 주해

'手足厥冷수족궐랭'은 보통 복강의 위축과 경화에 근접하면서 순환 혈류가 어느 수준 이상으로 크게 감소한 상황을 말한다. 물론 경직된 외벽의 장력에 대해 강력한 팽창력으로 대응하는 경과를 가지면서 경결이 심해지는 구간에서 궐이 일어나는 궐음병은 예외의 경우다.

복강의 위축은 외벽의 장력을 팽창의 힘으로 극복하지 못하는 경과로서 복강 안에서는 장관腸管의 내경이 보통 이하로 작아지는 변화를 바탕으로 한다. 팽창의 힘이 어느 수준 이하가 되면 더 이상 외벽의 장력을 밀어내지 못하고, 복강에 대한 조임 효과가 위축의 경과로 나타나게 되니 그로부터 소음병 경과의 경화硬化 양상이 일어나게 된다.

여기서 '少腹滿按之痛소복만안지통'의 증상이 보이는 것은 이와 같은 갈등관계에 의한 평활근의 동통疼痛을 말한다. 사실 상반된 힘의 갈등관계에 의해 일어나는 복강 내의 동통은 위축과 경화로 진행하는 소음병 속성뿐 아니라 본질적으로 팽창세력이 강한 궐음병 속성의 병리 과정에서도 나타날 수 있다. 이 두 경우의 병리 양상은 확연히 구별되지만 그 과정에서 궐증과 복통이 생길 수 있다는 점은 다르지 않다.

본문은 이것을 '冷結在肪胱關元냉결재방광관원'이라고 하고 결흉結胸과 비교하

고 있는 것이다. 결흉이 복강에서 팽창의 세력이 극에 달한 상태에서 일어
난 힘의 대치가 가슴 활동을 거의 차단하는 지경이 된 것이라면, 방광膀胱
과 관원關元의 냉결冷結은 가슴 쪽에 그 정도로 큰 영향을 주지 않으면서 복
강에만 경결이 일어난 상황으로 볼 수 있을 것이다. 그런 의미에서 이는
팽창세력이 이끄는 궐음병의 경과를 말하는 것이 아니라 복강의 위축 상태
에서 복강의 아래쪽에 국한된 경결硬結이 있는 소음병의 경과를 다룬 것이
된다.

348.

傷寒發熱四日　厥反三日　復熱四日　厥少熱多　其病當癒　四日至七日　熱不除者
其後必便膿血

● 해석

　상한병에 열이 4일 나는데 궐은 3일이고 다시 열이 4일 나는 것은 궐이
적고 열이 많은 것이니 병이 낫는 것이 당연하다. 4일이 넘어 7일이 되도
록 열이 가시지 않는 것은 그 후에 필히 농혈변을 볼 것이다.

● 주해

　궐厥증이 열熱증의 구간보다 길어서는 안 되는 것에 대해서는 339조 등에
서 이미 서술되었다. 갈등이 유지되고 있는 구간보다 갈등이 풀려 있는 구
간이 길어야 한다는 것이다. 이는 즉 팽창의 힘이 외벽을 밀쳐낸 상태를
유지하는 기간이 우위에 있어야 한다는 얘기가 된다.

　궐음병의 경과에서 순환이 늘어나는 기간이 4일 동안 지속되는데, 이는
팽창의 힘이 본래의 강도를 유지하면서 외벽을 밀친 상태로 활동성을 정상
으로 유지하는 기간이다.

　여기서 다시 갈등상태로 돌아와 3일을 유지하는 것은 팽창력이 탈력하여
최소 수준을 유지하면서 외벽의 장력과 대치하는 기간이다.

　이 기간 동안 팽창의 힘이 회복되면서 외벽을 다시 밀쳐내고 정상적인
활동성을 유지하는 구간이 4일을 가는 진행은 내외간에 강고한 갈등 양상
이 점차 틈을 보이는 흐름이라고 볼 수 있다. 팽창력이 약세에 처하지 않
았다는 뜻이다. 이런 경과를 '厥少熱多궐소열다'로 표현하며, 이대로 가면 결
국 외벽의 장력이 극복될 것이니 그로써 '其病當癒기병당유'할 것이다.

그렇게 해서 열熱이나 궐厥이 서로 저절히 균형을 이루면서 점차 시들어 가는 흐름이 궐음병을 벗어나는 과정이다. 그러나 여기에서 아무리 '厥少熱多궐소열다'가 '其病當癒기병당유'의 예후를 말해주는 징후라 해도 '四日至七日熱不除사일지칠일열부제'라면 그 또한 문제가 있는 것이다.

이는 팽창의 힘이 도가 지나쳐 이번에는 외벽의 장력을 무너뜨릴 뿐 아니라 오히려 강한 힘에 외벽이 수세에 처해 반발하는 양상이 된 것이다.

궐음병 열증 구간에서 활동성을 회복하는 양상과는 다르다. 팽창력이 도를 넘으니 성격이 다른 갈등이 조성된 것이다. 역전된 힘의 대립이라고 할 수 있겠다. 팽창이 주도하는 갈등관계가 되니 혈의 정류가 일어나면서 일정 시간을 유지하다가 마침내 강한 팽창의 힘이 수그러들면서 하리가 나는 상황이 바로 '其後必便膿血기후필변농혈'이다. 이는 정류혈의 축적으로 열독성의 병리가 구성된 것을 말하는 것이다.

349.

傷寒厥四日 熱反三日 復厥五日 其病爲進 寒多熱少 陽氣退 故爲進也

● 해석

상한병에 궐증이 4일이고, 열증이 3일인데, 다시 궐증이 5일이면 그 병이 심해지고 있는 것이다. 한증이 많고 열증이 적은 것은 양기가 쇠퇴하는 것이므로 더해지는 것이다.

● 주해

348조와 달리 궐厥증이 열熱증보다 길어지는 상황이다. 궐증의 구간은 팽창력이 약화되면서 최소의 힘을 유지하니 외벽 장력과의 대치로 복강이 경결의 양상이 되어 순환이 극도로 불량한 시기다. 이 기간이 4일을 경과한 뒤에 열증이 나타난다. 팽창력이 그 힘을 회복하여 외벽을 밀쳐내고 복부 전반의 활동성을 정상화한 상황이다. 그런데 이 열증기가 3일 만에 꺾였다. 팽창력이 본연의 강도를 회복하여 유지한 기간이 3일이라는 얘기다. 팽창력의 근원이 약화된 상태라고 해야 할 것이다.

이후 궐증이 나타나는 것은 팽창력이 다시 약화되어 외벽의 장력을 막아내는 최소한의 힘을 유지하니 그 대치로부터 경결 상태가 구성된 것이다. 이 상태에서 팽창력은 좀처럼 본래의 강도를 되찾지 못하고 5일이라는 시간을 보낸다.

팽창의 근본이 약화된 상태가 분명하니 '其病爲進기병위진'한다는 것이다. '寒多熱少한다열소'는 곧 궐음병 경과에서 팽창력의 본원이 약화되는 경과로 서 그것을 '陽氣退양기퇴'라고 표현한 것이다.

350.

傷寒六七日　脈微　手足厥冷　煩躁　灸厥陰　厥不還者死

● 해석

상한 6~7일에 맥이 미미하고 손발이 식으며 번조증이 나는 경우는 궐음 에 뜸을 하는데 궐증이 회복되지 않으면 죽는다.

● 주해

상한병 경과에서 '脈微맥미'하면서 '手足厥冷수족궐랭'한 것은 표증表證 병리 진행의 양상이 크게 달라진 상황이다. 순환이 크게 약화된 것이다. 미맥은 순환의 약화를 표상하는데, 이는 표증의 갈등관계가 상한과는 다른 방식으 로 고착된 양상이라는 것을 보여주는 것이다.

표부의 긴장이 강고해진 끝에 경직 상태에 이르니 복강에서는 팽창의 힘 을 일으켜 대응함으로써 수립되는 갈등관계이되 팽창력이 상대적으로 강한 힘을 유지하고 있다면 궐음병이 된 것이다.

반대로 만약 '傷寒六七日상한육칠일'에 표증表證이 이미 소멸하고, 표부가 경 직되었으나 복강에서는 팽창의 힘을 충분히 끌어올리지 못하고 있다면 그 것은 소음병의 경과다. 경직된 외벽은 복강을 직접 조이는 움직임을 갖지 않으나 내적으로 그 경직을 밀어내지 못하니 조이는 효과를 얻는다. 따라 서 복강은 위축되면서 아울러 경결되는 상황이 된다. 마찬가지로 혈류가 크게 감소하여 궐증이 일어날 수 있다.

여기에 번조煩躁가 함께 하는 것은 갈등의 와중에 복강의 내압이 크게 올 라 가슴을 강하게 압박하고 있음을 말한다. 보통 조躁증이 있다는 것은 상 역의 양상이 급격하고 강력하다는 것을 의미한다. 가히 악성惡性적인 상역 이라고 할 수 있다. 궐음병 병리든 소음병 병리든 상반된 세력 간의 대립 구조가 더욱 악화된다는 의미로 보아야 할 것이다.

'灸厥陰구궐음'에서 궐음厥陰은 혈위穴位를 말하는 것이 아니라 궐음병 병리를 지칭하는 것으로 본다. 여기서 궐음병 병리에 구법灸法을 쓰는 것이 정당한가에 대해서는 논란이 있을 수 있겠다. 궐음병 병리가 팽창의 힘이 복강 환경을 이끌면서 일어나는 것인데, 여기에 화치火治의 일종인 구법을 적용하는 것은 문제의 소지가 있다는 것이다.

'厥不還者死궐불환자사'는 궐음병이나 소음병의 궐증에서 한 걸음 더 나아간 경결이 풀리지 않고 있다는 것이니 그것을 사死증이라고 보는 것이 당연하겠다.

351.

傷寒 發熱 下利 厥逆 躁不得臥者 死

● 해석

상한병에 열이 나고 하리를 하는데, 궐증이 거슬러 올라오면서 번조가 나서 눕지 못하는 경우는 죽는다.

● 주해

상한병의 경과에 있어서 '發熱발열'이 있는 것은 병리적으로 보아 자연스런 현상이다. 그러나 열이 나면서 '下利하리'가 동반하는 것은 단순한 표증表證으로서의 표부 긴장과 반발의 기초적 대립을 떠나 복강에서 평활근 활동에 변조를 가하는 어느 수준 이상의 대립이 있다는 것을 의미한다. 이미 이증裏證이 함께 하는 것으로 일반적인 태양병의 일반적인 병태는 아니다.

궐음병의 경과로 보자면 '發熱下利발열하리'는 외벽의 경직과 복강의 팽창력 사이의 대립에 의해 억제되었던 장관 평활근의 활동이 다시 일어나는 국면에 나타나는 현상이다. 대립이 조금 풀어지면서 활동이 일어나고 있는 것이니, 그에 따라 순환 또한 회복되면서 표면상 발열이 나타나게 되는 것이다.

그런데 여기서 '厥逆궐역'은 '發熱下利발열하리'의 상황으로부터 다시 국면 전환이 일어난 것이다. 궐음병의 경과상 열증熱證에서 궐증厥證으로 넘어가는 상황이라는 얘기다.

궐역이 생기는 것은 복강의 팽창세력과 외벽의 압박이 다시 첨예하게 대립하면서 갈등관계가 재구성되고 있다는 것을 말한다. 활동을 일으켰던 장관은 다시 그 활동성이 크게 떨어지고 복강의 상황은 경결로 이어진다.

복강 안의 갈등이 경결의 지경에 이르렀으니 그 갈등의 강도가 상당한 것이다. '躁不得臥조부득와'는 물론 이런 상황을 반영한 것이다. 중요한 것은 조증이 심하다면 가슴을 압박하는 상역의 속성이 매우 강하고 급박한 것을 의미한다는 것이다. 마치 가슴을 향해 타격을 가하듯 올려치는 양상의 상역이다. '躁조'로 '不得臥부득와'한다면 이런 상역은 팽창의 힘이 탈력을 거듭하면서 일어날 수 있을 것으로 생각된다. 외벽의 경직이 강고한데 팽창의 힘은 대응할 만한 여력이 적은 상황이다. 일어났다가 주저앉기를 반복하면서 복강은 점차 오그라드는 경과를 가질 것이다.

궐음병의 경과로서 팽창력이 약화되는 흐름이라고 할 수 있는데 이것은 결과적으로 소음병의 형식과 같은 것이다. 궐음병은 상대적으로 외벽의 경직이 더 강할 수 있는데, 이런 상황에서 팽창력이 약화되는 것은 복강의 위축을 더욱 빠르고 심하게 끌고 갈 수 있다는 점에서 더욱 불량한 예후를 가질 수 있다고 본다. 그런 맥락으로 볼 때, 궐음병의 경과에서 이와 같이 조躁증이 있는 궐역의 상황을 시급히 털어내지 못한다면 회복의 희망이 없다고 할 수 있을 것이다.

352.

傷寒發熱 下利至甚 厥不止者死

● 해석

상한병에 열이 나고 하리가 매우 심하면서 궐증이 그치지 않는 경우는 죽는다.

● 주해

'傷寒상한'에 '發熱下利발열하리'가 있는 것은 351조에서 설명한 것처럼, 궐음병의 경과에서 힘의 대립이 풀리는 흐름과 함께 하리와 순환 증가가 동반하는 현상을 말한다. 궐음병의 병리적 특성은 외벽의 경직에 맞서는 팽창의 힘이 충분한 것이다. 이런 상황에서 두 요인이 대립하되 점차적으로 그 대립의 강도를 줄여가면서 마침내 양쪽의 힘이 다 정상으로 돌아오는 것으로 병이 풀리게 된다. 대립이 풀려가면서 열熱과 궐厥이 다 가라앉는 것을 보고 알 수 있는 일이다.

그런데 '下利至甚하리지심'하면서 '厥不止궐부지'한 상황은 비록 하리로 틈이 생겼지만 하리가 병의 해소로 이어지지 못하고 오히려 사死증으로 진행하는 것이다. 하리가 지심至甚한 것은 하리가 부지不止하면서 심하다는 얘기다.

이는 팽창세력과 반발 세력이 서로 주도권 싸움을 하면서 크게 변동하는 상황에서 일어날 수 있다<333, 341>. 궐이 부지不止하다는 것은 궐증이 그치지 않는다는 것으로 궐이 심하다는 것을 말하는 것이지만, 궐이 그치지 않으면서도 하리가 지심하다는 것은 모순을 포함한다. 궐이란 경결로서 복강에서 평활근의 활동성이 매우 낮은 상황을 표상하는 것인데, 그래서는 하리가 지심하기 어렵다는 얘기다. 그런 의미에서 '下利至甚厥不止者하리지심궐부지자'보다 '下利不止厥至甚者하리부지궐지심자'로 쓰이는 편이 모순이 없어 보인다는 궁색한 해석을 하게 된다.

그러나 대립의 흐름을 놓고 볼 때는 '下利至甚厥不止하리지심궐부지'는 팽창력이 점차 벼랑으로 몰리는 경과로 해석될 수 있다. 궐음병의 초기에 팽창의 힘이 강하여 외벽의 경직에 대한 대응에 여유가 있었으나 점차 팽창력의 기초가 약화되면서 힘이 일어나기는 하지만 겨우 막아내기에 급급한 양상으로 전락하고 있다는 얘기다.

이렇게 되면 팽창력이 일어나 힘의 대립이 조성되지만, 오래 버티지 못하고 이내 힘이 떨어져 대립이 풀린다. 다시 팽창력이 일어나기까지는 상당한 시간이 필요하다.

이런 흐름은 대립 구간이 짧고, 풀려있는 구간이 상대적으로 길다. 대립이 풀어질 때 장관의 활동성이 나아지고, 얽힐 때 구속이 심화된다. 이런 흐름에서 장관의 활동성은 구속과 개선 사이를 오가면서 변동의 양상을 보인다. 만일 정황상 대립 구성의 주기가 짧다면 그 변동의 양상은 심하게 나타날 것이다. 이 상황에서 '下利至甚하리지심'이 보이게 된다.

이런 흐름에서 순환도 마찬가지로 변동의 흐름을 탄다. 대립 상태에서 순환이 감소하고, 풀린 상태에서 순환이 증가한다. 풀려있는 구간이 긴 이 흐름은 순환 증가의 구간이 긴 셈이다. 그러면 궐증厥證보다는 열증熱證이 주로 나타날 것이지만 여기서는 '厥不止궐부지'라 했으니 상황에 맞지 않는다.

병리 흐름의 구조상 팽창력의 요구가 급박하다면 위에 서술한 것처럼 대립 구성의 주기가 짧은 것이다. 비록 대립이 풀려있는 구간이 길다 해도 짧은 주기에 포함되는 긴 구간은 실제적 의미가 없다. 잦은 대립이 상대적으로 긴 풀린 구간을 압도하면서 궐증을 일으키니 겉보기로 궐이 그치지 않는 것처럼 보일 수 있다는 얘기다.

갈등의 속성이 자꾸 변동하면서도 핵심적인 문제가 덜어짐이 없이 유보되고 있는 상황, 또는 점차 뒤로 밀리는 상황을 의미하는 것으로 이런 흐름이 지속된다면 이 또한 회복의 희망이 없는 것으로 볼 수밖에 없다.

353.

傷寒六七日不利 便發熱而利 其人汗出不止者死 有陰無陽故也

● 해석

상한병이 온 지 6~7일 동안 변을 보지 못하다가 문득 발열이 있으면서 하리가 생긴다. 병자가 땀이 나서 그치지 않으면 죽는다. 음은 있고 양은 없기 때문이다.

● 주해

상한이 생긴 후 상당한 시간이 흐른다. '不利불리'는 하리下利가 일어나지 않았다는 얘기로 여기서는 대변이 잘 통하지 못했다는 뜻으로 해석한다.

궐음병의 경과라면 하리가 없는 것은 힘의 대립, 경결이 지속된다는 것을 의미한다. 그러다가 6~7일 후에 돌연 '發熱而利발열이리'하는 것은 경결이 풀리고 있음을 말하는 현상이다.

하리는 장관 평활근의 활동이 일어나고 있음을 말해주는 현상이기 때문이다. 복강에서 활동이 일어나는 것은 경결성의 갈등관계가 풀어지기 시작한 것이니 궐이 소멸하면서 동시에 순환이 늘어 발열이 나게 된다.

상한傷寒에서 어떻게 궐음병이 된 것일까? 상한 초기에 6~7일이 흐르면서 표부의 긴장 속성이 점차 강고해지는 흐름이 바탕이다. 표부 긴장은 강고해지면서 마침내 경직의 단계에 이른다. 복강에서는 그에 대한 대응으로 팽창의 힘이 일어나 대응하게 된다.

이 과정에서 '發熱而利발열이리'한 것은 결국 복강에서 팽창의 힘이 탈력하는 흐름을 탄다는 말이다. 팽창의 힘이 빠져나가니 대립 관계는 허물어지고 다시 팽창력이 일어날 때까지는 활동성이 보장되는 상황이라고 할 수 있다.

그런데 이 과정이 '汗出不止한출부지'로 이어지는 것은? 마치 망양의 흐름<290>과 같은 것이다. 복강에서 팽창력이 일어나되 외벽을 밀쳐내는 듯하다가 주저앉고, 다시 일어나 그런 흐름을 반복한다는 것이다. 복강은 외벽의 강고한 경직에 의해 정상의 용적을 유지하지 못하고 있으나 팽창의 힘은 외벽을 밀쳐낼 만큼 크지 않으면서 일어나고 주저앉기를 반복하고 있는 형세다. 팽창력이 일어날 때 잠시 대립이 생겼다가 이내 풀리고, 다시 대립이 생기는 흐름은 순환을 증감으로 변동하게 하는 요인이 된다. 이 순환 변동의 흐름을 타고 '汗出不止한출부지'의 현상이 나타난다.

그러니 이 현상은 궐음병의 경과에서 팽창력이 점차 힘을 잃어가는 흐름을 타고 있는 표징表徵이다. 외벽의 강고함이 그대로 살아있는 와중에 그에 대응하는 팽창의 힘이 시들어가는 경과라는 의미다. 이는 궐음병 경과의 악성惡性 징후로서 본문의 '有陰無陽유음무양'도 이런 상황을 표현한 것으로 보인다.

결과적으로 352조에서는 궐증厥證이 강화되면서 사死증으로 이어지는 흐름을 정리한 것이고, 353조에서는 반대로 열증熱證이 강화되면서 사증이 되는 흐름을 말한 것이되 그 바탕에는 궐음병 경과상 팽창력의 약화라는 문제가 공통적으로 깔린 것이다.

354.

傷寒五六日 不結胸 腹濡脈虛 復厥者 不可下 此爲亡血 下之死

● 해석

상한병 5~6일에 결흉이 없어서 배는 부드럽고 맥은 비었는데 그 위에 궐이 일어나는 경우는 사하할 수 없다. 이는 망혈이니 사하하면 죽는다.

● 주해

'傷寒五六日상한오륙일'은 상한의 경과에서 내외적內外的으로 어떤 변화가 일어날 수 있는 기간이다. 갈등관계가 심화하면서 강력한 상역上逆, 또는 경결硬結 등이 일어날 가능성이 있다는 것이다. 이어서 '不結胸불결흉'을 말하는 것은 그런 가능성에도 불구하고 결흉이 조성되지 않았음을 말한다. 일단 결흉을 배제한다는 문맥상의 의도라고 할 수 있겠다.

'腹濡복유'는 배를 만질 때 경결된 것이 외부에서 느껴지지 않는다는 뜻으로 복강 안에서 힘의 대립이 없다는 것을 표상한다. 즉 팽창세력과 반발세력이 맞서서 활동성을 떨어뜨리고[경결硬結] 순환 혈류를 줄이는[궐厥] 상황이 없다는 얘기다. 결흉도 없고 복강에 별다른 경결도 없다.

'脈虛맥허'는 혈관이 빈[공空] 맥으로 본다면, 이와 같이 경결硬結의 상황이 없는데도 불구하고 혈류가 크게 줄어든 것을 말하는 것이다. 맥허脈虛하니 궐厥증이 일어날 수 있다. 경결이 아니라면 어떤 문제로 궐이 일어날 수 있을까?

본문에서는 '亡血망혈'을 그 바탕으로 제시한다. 혈血의 손실損失이 있었다는 것이다. 활동성의 문제가 아니라 혈 자체가 부족한 문제라는 말이다. 이것은 예외적인 상황으로 소음병, 궐음병의 궐과는 구별해야 할 궐 현상이다.

여기에 다시 사하瀉下를 가하게 되면 복강의 위축이 일어날 수 있으니 상황을 더욱 악화시키는 일임은 두말할 필요가 없는 것으로서 그야말로 어불성설語不成說이라 할 수 있다.

355.

發熱而厥 七日下利者 爲難治

● 해석

발열이 있다가 궐증이 되고, 7일이 지나 하리가 나는 경우는 다스리기 어렵다.

● 주해

'發熱而厥발열이궐'은 발열이 있다가 궐이 일어나게 되는 상황을 말한다. 궐음병의 경과 중 열증의 구간으로부터 궐증의 구간으로 넘어간 것이다.

'七日下利칠일하리'라 한 것은 7일이 하나의 분기점이기 때문일 것으로 본다. 궐증이 일어나서 7일 동안 풀리지 않고 지속된 것이 문제다. 대립이 지속되는 시간이 어느 선을 넘었기 때문에 문제라는 얘기다.

여기서 하리가 나는 것은 물론 대립이 이제 풀리는 국면을 맞은 것이지만, 그 정도로 길게 대립을 끌어온 힘들의 상태를 생각할 때 문제가 자연스레 해소되는 쪽으로 이어지기는 어렵다고 보아야 한다.

대립이 지속된 시간이 길다는 것이 '難治난치'의 근거라고 말하는 것이다.

356.

傷寒 脈促 手足厥逆者 可灸之

● 해석

맥이 촉급하면서 손발이 거슬러 식는 경우에는 구법을 쓸 수 있다.

● 주해

맥이 '促촉'한 것은 표부 긴장에 의한 압박이 있는 것으로 해석했었다[~桂枝證醫反下之利遂不止脈促者表未解也<35>]. 그러면서 '手足厥逆수족궐역'하는 것은 궐음병의 형태다. 외벽의 경직과 복강에서의 팽창세력이 맞서는 양상이기 때문이다.

여기에 구법灸法을 쓸 수 있다는 것은 내외간의 심한 갈등관계를 해소하기 위한 조치를 말한 것으로 볼 수 있다. 그러나 비록 궐증厥證이라 해도 복강 안에서의 팽창세력의 강화를 한 축으로 하는 궐음병의 상황에 구법이 정당한 것인지는 의문이다<350>.

다만 복강 안에서 위축과 경화硬化의 경향이 강하게 일어나고 있는 소음병 궐증의 경우에는 위축에 대한 신속한 대응을 위해 구법灸法을 짧게 사용할 수 있을 것으로 본다.

357.

傷寒 脈滑而厥者 裡有熱也 白虎湯主之

● 해석

상한병에 맥이 매끄러우면서 궐이 있는 경우는 이裡에 열이 있는 것이니 백호탕으로 다스린다.

● 주해

'滑활'맥은 주로 담성痰性 병리의 표현이다. 담성 병리는 복강에서 혈血이나 수음水飮의 분포가 심하부心下部 영역 이상으로 몰리는 것과 유관하다. 복강에 정류혈이 조성되면서 힘의 갈등관계로 인한 내압 환경의 변화가 있었다는 얘기다. 담병痰病은 이런 병리 환경을 포함하는 전체적 변화를 폭넓게 지칭하는 것으로 본다.

　　양명병에서도 활맥滑脈은 섬어譫語와 조열潮熱이 있는 상황을 표상하기도 한다[陽明病譫語發潮熱脈滑而疾者小承氣湯主之<224>]. 활맥은 심하부 위쪽으로 혈血이 몰리고 그에 의한 담痰, 또는 담열痰熱 등의 상태를 상징하는 맥으로 규정되고 있다는 말이다.

　　맥이 부浮하면서 활滑한 경우를 백호탕白虎湯<184>으로 주치主治한 예例는 이미 앞에서 다루었다[傷寒脈浮滑此表有熱裡有寒(表有寒裡有熱)白虎湯主之<184>]. 백호탕은 내강 전체에 혈량血量이 증가되었는데, 복강 안의 팽창하는 세력과 그에 대한 반발 세력이 맞서서 활동성이 떨어지므로 혈류가 순환되어 나가지 못하고, 가슴 방향으로 급격히 몰려 정류하는 상황을 다스린다. 이 경우 내강은 혈류 과잉 상태로 열이 들끓어도 표부로 나가는 혈류는 감소하므로 궐厥 현상이 생길 수 있는 것이다. 내외內外가 심하게 다른 표한리열表寒裡熱의 상황이다.

　　백호탕으로 주치하는 이 궐은 외벽의 경직을 토대로 복강에서 팽창력이 강하게 일어나는 궐음병의 궐과는 형식이 전혀 다르다. 외벽의 경직이 없이 팽창력의 자발적인 강화에 대해 반발이 일어나면서 생기는 궐증이기 때문이다.

　　만약 표부의 경직을 바탕으로 하는 궐증이라면 백호탕을 쓸 수 없는 것은 당연하다. 태양병론에서 '其表不解者不可與白虎湯기표불해자불가여백호탕<178>'이라 한 것도 관련이 있는 표현이다.

　　그런 의미에서 '脈滑而厥맥활이궐'은 궐음병의 와중에 팽창력이 강화되면서 표부의 경직은 자연히 소멸하거나 약화되어 더 이상 병리의 한 축이 되지 못하는 쪽으로 변화한 상황이라고 할 수 있겠다.

358.

手足厥寒 脈細欲絶者 當歸四逆湯主之

● 해석

　수족에 궐증이 나면서 맥이 가늘어 끊어지려 하는 경우는 당귀사역탕으로 다스린다.

● 주해

　'手足厥寒수족궐한'은 수족궐랭手足厥冷, 또는 궐역厥逆 등과 같은 말로 취급한다. '脈細欲絶맥세욕절'도 마찬가지로 순환 혈류의 감소가 궐증의 수준에 있다는 것을 말하는 증상이다. 이 단서만 가지고 이것을 궐음병의 궐증으로 단정하기는 사실 무리가 있다. 정보가 부족하다는 말이다.

궐음병에서 나타나는 궐증이라면 표부表部의 문제를 다루는 성분이 있는 당귀사역탕當歸四逆湯으로 주치하게 된다. 궐음병의 궐증에 당귀사역탕은 쓴다는 것 자체가 궐음병이 표부의 문제(경직)를 끼고 있다는 사실에 대한 반증의 하나가 될 수 있다고도 할 수 있을 것이다.

● 當歸四逆湯

○當歸 3兩, 桂枝 3兩, 芍藥 3兩, 細辛 2兩, 大棗 25개, 甘草炙 2兩, 通草 2兩.
○위의 일곱 가지 약을[上七味] 물 8승으로[以水八升] 달여 3승을 취하고[煮取三升] 찌꺼기를 없앤 뒤[去滓] 따뜻하게 1승을 복용하되[溫服一升] 하루 세 번으로 한다[日三服].

*

당귀사역탕當歸四逆湯은 계지탕桂枝湯에서 생강生薑을 빼고 당귀當歸, 통초通草, 세신細辛을 넣어서 만들었다. 계지탕 요소가 쓰이는 것은 표부 긴장의 문제를 다루기 위한 것이다.

당귀當歸는 복강에서의 힘의 갈등관계를 해소하여 평활근의 활동성을 높이면서 혈의 정류를 풀도록 하는 약이다. 이런 효능을 바탕으로 당귀는 여러 조직, 기관들에 혈류의 공급을 개선하는 효과를 얻는다. '~補五臟보오장, 生肌肉생기육<別錄>'이나 '~補諸不足보제부족<甄權>' 등의 작용을 말한다.

특히 당귀는 팽창세력이 갈등관계를 이끄는 경우를 주치하니 '~一切血일체혈~ 破惡血파악혈, 養新血양신혈, 及癥癖급징벽~<大明>'315) 등의 혈 병리와 유관하다. 복강의 공간이 확대되면서 경결로 이어지니 그로부터 정류혈이 생길 수 있다는 얘기다. 이와 같은 복강 변화의 병리가 궐음병 병리와 부합되는 부분이 있으므로 당귀가 중요하게 쓰이는 것이다.

통초通草는 목통木通을 말하는 것으로 '治五淋치오림, 利小便이소변~<甄權>'의 효능을 갖는 약이다. 그러나 통초는 수음水飮의 정체 증상보다는 갈등의 완화 작용을 바탕으로 상하간의 모든 소통 장애를 해소하는 방면의 효능을 갖는다고 하는 것이 중요하다.

'~出音聲출음성, 治耳聾치이롱~<別錄>', '~開關格개관격~<甄權>'316) 등은 그런 소통의 효능을 설명하는 것이다. 통초 역시 궐음병의 대립에 의한 경결의 병

---

315) 以上 本草綱目 p.834
316) 以上 本草綱目 p.1317

리를 해소하기 위한 약으로 쓰일 수 있는 효능을 갖추고 있다는 얘기다.

세신細辛은 표부 전반의 경직을 바탕으로 내외간의 갈등관계가 조성된 상황에 대응하는 약 중의 하나다. 특히 경직에 대응하는 팽창의 힘이 상대적으로 약해서 자주 탈력脫力이 일어나고 그 과정에서 강한 상역이 일어나면서 가슴을 거쳐 두부頭部까지 그 영향력을 파급하는 상황을 해소하는 효과를 낸다. 여기서는 외벽의 경직에 대응하는 성분으로서 중요한 의미를 갖는 약이 된다.

계지탕桂枝湯에서 생강生薑을 뺀 것은 외벽의 경직에 대해서는 효능을 갖지 않을 뿐 아니라 궐음병 경과의 다른 한 축인 팽창세력도 생강이 담당할 만한 것이 아니기 때문이라고 본다. 생강은 외벽의 긴장이 주도하는 기초적인 표리 갈등관계를 다루는 약인 것이다.

따라서 세신으로 표부의 경직을 맡게 하고, 계지탕으로 복강의 팽창세력이 있는 표증 요소를 다루도록 하면서 아울러 당귀, 통초의 작용을 통해 경결의 문제를 풀도록 하는 것이 당귀사역탕의 방의方意라고 할 수 있을 것이다.

359.

若其人 內有久寒者 宜當歸四逆加吳茱萸生姜湯

● 해석

만약 그 병자가 안(복부 내강)에 오래 묵은 한기寒氣가 있는 경우는 당귀사역가오수유생강탕을 쓴다.

● 주해

358조에 이어지는 조문이다. 참고로 358조와 359조가 계림고본桂林古本에서는 한 조문으로 묶여있다.[317] '內有久寒내유구한'이란 말은 만성적인 복강 안의 경결 경향이라고 표현할 수 있을 것이다.

여기서 복강의 경결은 외벽의 경직이 복강의 활동성을 제한하니 그것을 극복하기 위해 팽창의 힘이 일어나면서 생기는 대립을 바탕으로 하는 것이다. 대립이 강고하다면 경결의 경향이 지속되니 냉한冷寒한 상황을 창출한다.

---

317) 桂林古本 傷寒雜病論 p.180

● 當歸四逆加吳茱萸生薑湯

○當歸 3兩, 桂枝 3兩, 芍藥 3兩, 細辛 3兩, 大棗劈 25個, 甘草炙 2兩, 通草 2兩, 生薑切 半斤, 吳茱萸 2升.

○위의 아홉 가지 약을[上九味] 물 6승과 청주 6승으로[以水六升清酒六升] 달여 5승을 취하고[和煮取五升] 찌꺼기를 없앤 뒤[去滓] 다섯 번에 나누어 따뜻하게 복용한다[溫分五服]. 어떤 경우 물과 술을 각각 4승으로 하기도 한다[一方水酒各四升].

*

오수유吳茱萸는 표부 전반의 경직이 조성된 상황을 담당하는 약 중의 하나다. 따라서 궐음병을 구성하는 병리의 한 축에 대한 대응의 힘을 강화하는 요소로 가미된 것으로 본다.

생강生薑은 외벽의 긴장과 복강 안의 반발로 이루어지는 기초적인 내외 갈등관계를 해소하는 약 중의 하나다. 사실 궐음병 경과에 필수적인 약성을 갖는다고 할 수는 없으니 당귀사역탕에는 들어가지 않는다.

생강을 쓴 것은 궐음병의 범주에 있지만 내외의 병리 요인이 큰 폭의 변동 구간을 가지는 경우를 해결하려는 목표를 위해서라고 할 수 있다.

보통 궐음병은 비록 외벽의 경직이 있지만 팽창력이 또한 약하지 않아서 팽창력이 들고 일어났다가 탈력脫力하는 경과에 있어서도 복강이 위축되지 않는다. 그러나 궐음병의 형식을 유지하고 있으면서도 팽창력이 상대적으로 약한 구간을 갖는 경우가 있다면 생강이 역할을 발휘할 수 있는 것이다.

오수유와 생강을 가한 것으로 보아 당귀사역가오수유생강탕當歸四逆加吳茱萸生薑湯은 궐음병의 병리 경과에 대해 외벽의 경직 요인에 대한 약성을 보강하고, 팽창력이 평균 이상으로 저하되는 흐름에 대한 대책을 추가한 형식을 갖는다고 할 수 있다.

360.

大汗出 熱不去 內拘急 四肢疼 又下利 厥逆而惡寒者 四逆湯主之

● 해석

땀이 크게 났는데 열이 해소되지 않다가 복강 안에 팽팽한 긴장이 생기면서 사지가 아픈데 여기에 하리가 더 하니 손발이 식고 오한이 나는 경우는 사역탕으로 다스린다.

● 주해

　보통 갈등이 있는 상황에서 '大汗出대한출'은 팽창세력에 의해 확대된 복강이 대립이 풀리는 과정에서 순환이 크게 늘어나는 현상일 것이다. 이후 몸이 풀리면서 한열寒熱의 증상이 모두 소멸한 상태를 유지한다면 병이 나은 것이다. 그러나 궐음병의 경과는 갈등관계의 어느 한 편이 일방적으로 붕괴하면서 풀리는 형식과는 거리가 있다. 안팎의 두 세력이 강고하게 얽히니 두 힘이 완만하게 강도를 줄여가면서 풀려가는 과정이 필요하다.

　궐음병의 경과 상 대한출이 있는 것은 따라서 어느 한쪽으로 크게 기울어지는 변화의 흐름이라고 볼 수 있을 것이다. 본문의 서술에서도 대한출이 있었는데도 불구하고 병이 풀리지 않고 '熱不去열불거'하다.

　'內拘急내구급'과 '四肢疼사지동'이 이어진다. 내구급內拘急이란 복강 안에서 강고한 경결이 일어나 그것이 잘 펴지지 않고 있는 상황의 표현이다. 사지동四肢疼은 골격근 전반의 경직 상태를 말한다. 표부의 경직이 더 확대되고 심화되었다고 할 수 있겠다.

　그렇다면 궐음병 경과에서 외벽의 경직이 더욱 심화되는 관계로 복강은 팽창의 힘을 최대한 끌어 올려 버티고 있는 형세임을 알 수 있다. 그렇다면 팽창력이 상대적으로 강해 여유가 있는 궐음병의 기점과는 좀 달라진 상황이다. 팽창력이 약화되었다는 얘기다.

　그러다가 하리下利가 일어난다. 하리는 보통 활동 제한이 풀리면서 그동안 억제되었던 평활근의 활동이 정상 수준보다 큰 폭으로 일어나는 현상이다.

　궐음병의 경우에는 크게 강화되었던 팽창의 세력이 약화되면서 일어나고, 소음병에서는 오히려 팽창력이 다소 힘을 찾으면서 일어난다고 할 수 있다.

　여기에서 궐역厥逆, 오한惡寒이 이어진다면 조금 돌아왔던 팽창력이 다시 탈력하면서 경직된 외벽에 대응하지 못하는 상황으로 떨어진 것이다. 조임 효과가 커지면서 복강은 위축과 경화硬化의 상태가 된 것이다.

　궐역과 오한을 궐음병의 궐증 구간이라고 할 수는 없다. 이미 내구급과 사지동을 통해 팽창력이 약화되었음을 확인했기 때문이다. 그러니 직전에 일어났던 하리는 소음병 병리의 경과, 즉 매우 약화된 팽창의 힘이 다소간 힘을 회복하는 구간에서 보인 현상이었던 것으로 분석된다.

　상황은 전체적으로 보아 궐음병의 경과에서 팽창력에 대한 제어보다는 심화돼 외벽의 경직을 시급히 풀어야 하는 쪽으로 전변轉變된 셈이다. 다른 말로 건강乾薑과 부자附子의 역할을 요要하는 상태로서 전신 골격근의 경직 상태가 복강에서 병리 흐름을 위축과 경화의 방향으로 몰고 가는 상황인 것이다.

361.

大汗 若大下利而厥冷者 四逆湯主之

● 해석

크게 땀이 나거나 아니면 크게 하리가 나고 나서 손발이 식고 몸이 냉한 경우는 사역탕으로 다스린다.

● 주해

360조에 이어진다. 궐음병 경과에서 '大汗대한'은 그 병리의 속성이 변질된 것으로 팽창력의 바탕이 궐음병의 평균적 강도를 벗어나 크게 약화되는 와중에 복강의 위축을 막으려는 흐름이 일어나는 경과로 추정한다. 팽창의 힘이 일어나지만 오래 버티지 못하여 주저앉았다가 다시 일어나는 짧은 주기의 팽창 활동을 말한다. 힘의 대립이 얽혔다가 풀리는 주기가 짧으니 순환은 억제되었다가 풀려나기를 반복한다. 순환의 억제가 풀릴 때 일시적으로 큰 증가가 있을 것이니 이런 짧은 주기의 변동에서는 마치 순환의 증가 상태가 이어지는 것으로 보일 수 있다. 궐음병에서 이렇게 땀을 크게 흘리는 배경에는 점차 소음병 속성의 복강 위축으로 가는 진행이 있다는 얘기가 되니, 이는 마치 망양亡陽의 땀<290>과 같은 형식이다.

하리下利는 평활근의 활동이 제한되었다가 살아나면서 마치 봇물이 터지듯이 터져 나오는 현상인데, '大下利대하리'라 하면 그 정도가 심하고 기간 또한 긴 것이라고 해야겠다. 궐음병의 경과라면 대하리는 역시 궐음병의 범주를 벗어나는 것으로 팽창력이 약화되면서 주저앉았다가 다시 일어나기를 자주 반복하는 상황에서 볼 수 있는 현상일 것이다. '大汗대한'의 상황과 기초적으로 동일한 것이다.

따라서 대한大汗이나 대하리大下利 후에는 팽창의 힘이 크게 약화되고, 반면에 외벽의 경직은 강고하게 살아있으니 복강이 정상 이하의 수준으로 위축될 개연성이 높다고 하겠다. 이때 궐랭厥冷이 온다는 것은 따라서 소음병 형식의 경과를 밟고 있다는 것으로, 복강이 위축되면서 경화硬化에 가깝게 접근한 상황을 말한다.

360-361조는 궐음병의 궐증이나 하리와 구별되는 소음병 형식의 경과를 예시하여 반대로 조치하는 실수가 없도록 하자는 의도를 가진 조문일 것으로 보인다.

362.

病人 手足厥冷 脈乍緊者 邪結在胸中 心下滿而煩 飢不能食者 病在胸中 當須吐之 宜瓜蒂散

● 해석

병자가 손발이 식는데 맥은 잠깐씩 팽팽하게 나오는 경우는 사기가 가슴 속에 맺힌 것이고, 심하부가 그득하면서 번이 일어나고 배고파도 먹지 못하는 경우도 사기가 가슴에 있는 것이니 토출시키는 것이 마땅하다. 과체산을 쓴다.

● 주해

'手足厥冷수족궐랭'한 것은 순환 혈류의 급격한 감소를 말하는 증상이다. 순환 혈류의 감소는 복강의 硬結경결에 바탕을 둔다. '脈乍緊맥사긴'은 어디엔가 경결의 병리가 조성되어 있다는 것을 의미하는 맥상脈狀이다.

이것을 '邪結在胸中사결재흉중'이라 한 것은 실제로 가슴에 사기邪氣라는 병리 요소가 있어서가 아니라 복강에서 일어난 경결성의 병리가 가슴의 활동성에 악영향을 끼쳐 그 활동성을 약화시키게 되었다는 것을 말하는 것으로 해석한다. 복강 전반에 생긴 경결성 변화가 심하부心下部 이상에 작용하여 굳게 한 상황이다.

'心下滿而煩심하만이번'이나 '飢不能食기불능식'은 복강의 경결이 그 상방上方으로 영향을 가하는 상황에 나타나는 증상이다. 이 경결의 문제는 외벽이 경직되어 있는 가운데 그것을 극복하려는 팽창의 힘이 일어나 대립하는 와중에 기복起伏의 흐름을 갖는 궐음병의 양상과 다른 경결이다.

이 경우는 복강이 확대나 위축으로 그 용적의 변화를 크게 일으키지 않으면서, 다만 상역上逆의 힘을 위주로 하는 상황이다. 궐음병이 궐증과 열증을 왕래하면서 변동을 보이는 양상의 병이라면, 본문의 것은 변동이 적은 정적靜的인 병리 과정이라고 할 수 있겠다.

이것을 '病在胸中병재흉중'이라 한 것이니 가슴 속의 사기, 또는 가슴의 병이란 복강 전체에 만연하여 가슴을 누르고 좁히는 문제로서 사실 복강의 병인 것이다.

'當須吐之당수토지'하는데 토법吐法이란 그런 의미에서 복강 전체의 경결과 그로 인한 상역의 문제를 일거에 해소하는 요법이다.

과체산瓜蒂散<174>의 과체瓜蒂는 복강에서 일어나는 상반된 힘들의 갈등으로 경결硬結이 일어나되, 그 경결에 의한 상역의 병리가 가슴에서 두부안면頭部顔面에 이르는 경우를 다스리는 약이다. 이런 과체로 토출吐出을 유도한다고 하는 것은 상역의 힘에 의해 흉복부 전체가 경결된 상황을 타개하기 위한 조치가 되는 것이다.

적소두赤小豆 또한 힘들의 갈등으로 경결이 일어나며, 그에 의해 상역성의 병리가 일어나는 상황을 해소하는 약이다. 과체나 적소두는 모두 강고한 경결로 상역의 기운이 강하게 일어나 가슴 쪽을 심하게 압박하는 경우를 다루는 것들이 된다.

'手足厥冷수족궐랭'이 보이더라도 복강 전반의 경직, 경결의 흐름이 확인된다면 과체산瓜蒂散을 쓴다. 그것은 궐음병이기보다는 강고한 상역의 힘에 의한 심하부心下部 이상의 결체結滯로 보아 신속하게 그 경결을 해소할 목적으로 이 처방을 사용하는 것이다.

363.

傷寒 厥而心下悸者 宜先治水 當服茯苓甘草湯 却治其厥 不爾 水漬入胃 必作利也

● 해석

상한병에서 궐이 있으면서 심하에 계悸를 느끼면 먼저 수기水氣를 다스려야 하니 복령감초탕을 쓰는 것이 마땅하며 그 뒤에 궐을 다스려야 한다. 그러지 않으면 물에 위胃를 담근 것과 같은 상황이 되어 반드시 하리가 날 것이다.

● 주해

심하心下의 계悸증은 심하부에서 느끼는 두근거림으로 심장의 순환 추진

리듬이 흔들리고 있는 상태라고 할 수 있겠다. 이는 심장의 문제가 아니고 복강으로부터 거슬러 오르는 힘[상역上逆]이 원인인 것으로 본다.

계悸증은 표부의 강한 발동성 긴장만으로도 나타날 수 있다<65>. 이는 계지감초탕증桂枝甘草湯證의 경우로 반발력이 약화된 복강을 압박하는 외압에 의해 일어나는 현상이다. 외압에 대한 반발이 약화되었으므로 복강에 대한 압박은 복강의 용적을 큰 폭으로 줄이면서 강한 상역의 힘으로 작용하고, 그 힘에 의해 계悸증이 일어난다.

진무탕증眞武湯證<85>의 경우는 모든 근육들이 경직의 흐름을 보이는 가운데 그에 반발하는 팽창의 힘이 일어나 대립하는 상황을 기초로 계悸증이 일어난다. 팽창력이 외벽의 경직을 밀어내고자 일어나 버티다가 탈력하는 와중에 일어나는 급격한 상역의 움직임에 의한 증상이다.

본문의 경우는 또 다른 차원의 계悸증이다. 표부의 긴장이 있는데, 복강 안에서 일어나는 어떤 문제가 표부의 긴장을 더욱 강고하게 한다. 표부의 긴장이 높아지니 결과적으로 복강에서는 그에 따라 반발의 힘이 더 높아진다.

이 경우, 힘의 대립은 경직의 경우와 같은 고착적 상황이 아니므로 궐음병의 경과에 비해 변동의 폭이나 변동하는 빈도가 크고 높을 것으로 추정된다. 이런 흐름상, 두 힘의 대립이 가장 높은 구간에서 궐증厥證이 일어날 수 있다. 강고해진 외벽 긴장에 반발하는 복강의 힘이 낮은 구간에서는 상역의 작용에 의한 심하계心下悸도 있을 수 있겠다.

대립하는 힘들, 즉 외벽의 긴장 장력과 복강 안의 팽창세력이 진무탕증眞武湯證에 비해 낮지만 그 변동의 양상이 강한 경우라고 할 수 있다.

계悸증은 보통 수음水飮을 동반한다. 계悸는 복강이 조여지는 효과가 있을 때 복압이 급격하게 높아지면서 일어나는 현상이다. 그러니 복강이 조여지는 효과는 대개 하방을 향한 물의 흐름을 방해하는 요인으로서 소변불리를 비롯한 정수의 병리를 유발하게 된다는 것이다.

그런 맥락에서 '宜先治水의선치수'하고 '却治其厥각치기궐'이라 하면 궐증보다 계증을 먼저 해소하는 것이 순서에 합당하다는 의미가 된다. 그 이유는 조임의 작용과 팽창의 힘이 맞서 있을 때 어느 힘을 먼저 해소해야 하느냐의 물음에 대한 답에서 구해야 할 것이다.

만약 팽창의 세력을 풀게 되면 조임의 작용이 복강 환경을 압도하면서 복강은 큰 폭의 변동 국면을 맞게 된다. 외벽의 긴장 장력이 병리 흐름을 이끌고 있는 와중에 그에 대응하고, 저항하는 힘이 약화되는 것은 문제가 빠르게 커진다는 것을 의미한다.

반대로 조임의 작용을 해소하게 되면, 팽창력이 독성獨盛하여 외벽을 강하게 압박하는 상황이 올 수 있을 것이다. 그러나 이 경우 내외간의 갈등은 이미 있었고, 또 마찬가지로 팽창세력이 급격히 강화되더라도 생리적인 반발의 힘에 의해 이내 극단적 상황으로 빠져들지는 않을 것이라고 할 수 있다.

이런 추정을 근거로 치법의 선후를 결정한다면 복강 환경에 큰 변동을 일으키지 않는 후자後者의 방법을 택하는 것이 합리적 판단이라는 해석에 이르게 되는 것이다.

그렇지 않고 궐증을 먼저 처리하게 될 경우, 즉 전자前者의 예로 팽창의 힘을 해소하려 한다면 '水漬入胃수지입위'하여 반드시 하리를 일으키게 될 것이라고 말한다. 물에 위胃를 담근다는 표현은 수사修辭로서 한 말이지 현실은 아님은 당연하다. 여기서 하리가 나는 것은 복강에 큰 폭의 변동이 일어나면서 그 와중에 묶였던 장관腸管의 운동이 폭발적으로 일어나는 것을 말하는 것이다.

심하계心下悸를 다루기 위해 복령감초탕茯苓甘草湯<74>을 쓴다. 복령감초탕은 계지桂枝, 생강生薑, 감초甘草의 계지탕桂枝湯 재료와 복령茯苓으로 구성하는데, 따라서 조임의 힘이 이끄는 경결硬結의 문제를 복부 내강에서 다루려는 의도와 함께 표리간表裏間, 즉 내외간內外間의 갈등관계[표증表證]도 함께 처리하려는 의도를 갖고 있다고 할 수 있겠다.

이후에 남은 궐厥증에 대한 치법은 본문에서 말하고 있지 않으나 상한에 궐이 있다고 하면 궐음병의 궐증이라 보고 당귀사역탕當歸四逆湯<358> 등을 기본으로 쓸 수 있을 것으로 본다.

364.

傷寒 六七日 大下後 寸脈沈而遲 手足厥逆 下部脈不至 咽喉不利 唾膿血 泄利下重者 爲難治 麻黃升麻湯主之

● 해석

상한병 6~7일에 크게 하리한 뒤, 촌맥이 가라앉으면서 느리고, 손발이 식어 올라오며, 아래쪽의 맥은 나타나지 않고, 목구멍이 시원하게 뚫리지 않으며, 농혈을 뱉고, 설사를 하면서 뒤가 무거운 것은 다스리기 어려운 상태다. 마황승마탕을 쓴다.

● 주해

하리下利는 장관腸管의 과도한 활동을 말한다. '大下대하'라고 하면 그 과한 활동이 강하고 길게 일어난 상황일 것이다. 이는 복강 내압을 올리려는 외벽의 힘과 관련되는 경과다. 따라서 대하大下 이후, 외벽의 피로는 근육을 경직시키는 결과를 가져올 수 있다.

외벽이 경직되면 복부의 운동성을 제한하게 되므로 복강에서는 이 상황을 타개하기 위해 팽창력을 요구받게 될 수 있다.

이후 '寸脈沈而遲촌맥침이지'하는 것은 표증表證이 가라앉으면서 내강에서 경결硬結의 흐름이 생기는 경과라고 할 수 있다. 외벽의 경직에 의한 조임 효과와 그에 대한 반발로서의 팽창력이 맞서는 대립의 상황을 말한다. '手足厥逆수족궐역'은 경결의 경과를 의미하는 증상이다. '下部脈不至하부맥부지'도 경결에 따라서 순환이 극도로 약화되는 양상의 표현일 것으로 본다.

여기서 '咽喉不利인후불리'하는 것은 힘의 대립에 의해 복강으로부터 가슴을 압박하는 상역의 힘이 발생한 것을 의미하는 증상이다. 상역의 힘이 인후에 미치는 것으로 보아 팽창력이 외벽에 대항하여 밀치는 힘을 유지하고 있다가 급격히 탈력脫力하면서 반동하는 양상의 상역을 일으킨 것으로 추정된다. '唾膿血타농혈'은 복강이 조이면서 가슴 쪽으로 혈의 정류가 몰리는 상황을 뜻한다.

여기서 '泄利下重설리하중'이 나타나는 것은 '難治난치'다. 설리泄利란 하리下利로서 복강의 환경이 한 상태로 고정되어 유지되지 않고, 이리저리 변동함을 표상하는 증상이다. 평활근의 활동을 막았다가 놓았다가 하면서 때때로 과한 움직임이 일어나기 때문이다.

반면에 하중下重은 복강이 조이면서도 반발 또한 작용하므로 활동성이 둔화하면서 아래쪽에 혈血의 정류停留를 조성하게 되는 경과를 의미한다. 일면 설리가 나면서도 다른 한편으로는 하중으로 둔화가 끼어드는 것이니 상황이 자꾸 변하는 변동의 속성이 뚜렷한 양상이다.

● 麻黃升麻湯

○麻黃去節 2兩半, 升麻 1兩10分, 當歸 1兩10分, 知母, 黃芩, 萎蕤 各18銖, 石膏碎 綿裹, 白朮, 乾薑, 芍藥, 天門冬去心, 桂枝, 茯苓, 甘草炙 各6銖.
○위의 14가지 약을[上十四味] 물 1두로[以水一斗] 먼저 마황을 달여[先煮麻黃] 한두 번 끓게 하고[一兩沸] 위로 뜨는 거품을 없앤 뒤[去上沫] 나머지 약들을 넣고[內諸藥] 달여서 3승을 취한다[煮取三升]. 찌꺼기를 없애고[去滓] 세 번으로 나누어 따뜻하게 복용하되[分溫三服] 그 간격을 3두의 쌀이 익을 정도의 시간

으로 하여[相去如炊三斗米頃] 다 복용하게 하면 땀이 나면서 낫게 된다[令盡汗出愈].

*

상황이 이리저리 변동하는 만큼 처방도 또한 복합적 의도를 가진 마황승마탕麻黃升麻湯을 쓴다. 복합적 의도를 가졌다는 것은, 그러나 어떤 의미에서 처방의 선명성이 뚜렷하지 않다는 말과 같다. 이쪽과 저쪽이 다 포함되어 그 목표가 흐리다는 뜻이다.

마황승마탕은 마황麻黃, 승마升麻, 당귀當歸, 지모知母, 황금黃芩, 위유萎蕤, 작약芍藥, 천문동天門冬, 계지桂枝, 복령茯苓, 감초甘草, 석고石膏, 백출白朮, 건강乾薑 등 14종의 약으로 만든다. 이중 마황은 표증表證인 표부의 지속성 긴장을 푸는 약이다. 계지도 표부의 긴장에 대해 작용하되 주로 발동성의 긴장을 담당하는 것으로 말할 수 있다.

당귀, 작약, 복령, 감초, 백출, 건강 등은 복강 내부의 활동 환경을 안정하게 하고 제대로 유지하도록 하는 약들이다.

그리고 지모, 황금, 천문동, 위유 등은 팽창의 세력이 강화되어 있는 바탕에 조임의 세력이 일어나 그로 인해 가슴에 열성熱性의 영향을 가하는 상황을 해결한다. 복강의 정류혈이 가슴으로 몰려 열증熱證을 유발하는 것을 해소한다는 뜻이다. 특히 석고는 혈류의 급증과 몰림 등의 열성熱性 병리에 대해 강력하고 포괄적인 효능을 가진다.

승마는 가슴 내강을 압박하는 긴장을 푸는데 불가결한 약이다. 가슴의 운동성이 약화되고 위축되어 가슴으로 통하는 혈류가 제한되는 상황을 조정한다. 이 작용은 소음병 성질로 일어나는 인후의 증상[咽喉不利唾膿血]을 해소하는 역할을 할 수 있다.

365.

傷寒 四五日 腹中痛 若轉氣下趣少腹者 此欲自利也

● 해석

상한병 4~5일에 뱃속이 아프고, 만약 기운이 돌아 아랫배 쪽으로 모이는 경우는 자연히 대변이 통하려 하는 것이다.

● 주 해

상한병이 시간이 경과하면서 복강에 팽창의 힘이 서서히 강화될 수 있다. 외압에 대한 반발이 커지는 경향을 말한다. 그러다가 '腹中痛복중통'하는 것은 팽창의 힘에 대한 반발 세력이 일어났기 때문으로 볼 수 있다. 팽창 세력이 우위를 점하던 복강에 반발로서의 조임세력이 생겨나 대립하고 있다는 말이다.

이때 '若轉氣下趣少腹약전기하취소복'하는 것은 아랫배 쪽에 집중되는 평활근의 움직임을 느끼는 것으로 대립하는 힘들로 약한 경결을 이루었던 복강에 틈이 생기면서 막혀있던 근육 장기의 운동이 조금씩 재개되는 양상이다.

'此欲自利차욕자리'라 한 것이 그 말이다. 복통이 있다고 해서 모두 병적病的인 것은 아니다. 본문과 같은 경우에는 그대로 놔두어 풀리도록 하는 것으로 족하다.

366.

傷寒 本自寒下 醫復吐下之 寒格(更逆吐下) 若食入口則吐 乾姜黃連黃芩人蔘湯主之

● 해 석

상한병에 본래 그 속성이 냉한하여 하리하는데 여기에 의사가 다시 토법이나 하법을 써서 한격(다시 거슬러 토하고 하리함)이 되니 밥을 먹으면 이내 토하게 된다. 건강황련황금인삼탕으로 다스린다.

● 주 해

'本自寒下본자한하'에서 본자한本自寒이란 외벽의 경직으로 복강의 활동이 제한되는 경향을 말한다. 이런 활동성의 제한은 그 자체로 장관의 활동을 촉진하는 조절을 초래해서 자하리自下利를 일으키기 쉽다. 병리적인 상황을 타개하기 위한 조절이다.

여기에 다시 토법吐法이나 하법下法을 가하는 일은 지나친 활동으로 외벽의 피로를 누적시키는 일이 될 수 있다. 그렇게 되면 외벽 전반에 한층 더 강한 장력이 일어날 수 있다. 지나친 장력은 복부의 내강 전체를 조이는 효과를 내게 되고, 그런 효과는 이내 그에 반발하는 힘을 불러 대립하게 되니 경결의 환경이 조성될 수 있다.

급격하게 일어나 조이는 효과가 그에 대한 반발의 힘을 불러 경결을 일으킨 상황을 '寒格한격'이라 하는 것으로 보인다. 글자 그대로 한격寒格이란 한기寒氣에 의해 그 활동성이 막히는 상태를 의미한다. 여기서 한기는 당연히 외벽의 경직에 의한 조임 효과를 뜻한다.

이 상태에서 '食入口則吐식입구즉토'는 심하부心下部에 상당한 상역의 힘이 작용하고 있다는 얘기다. 이 상역의 힘은 조임의 힘과 반발 세력 간에 일어나는 대립의 여파라고 할 수 있다.

● **乾薑黃連黃芩人蔘湯**

○乾薑去皮 2兩, 黃連去鬚 3兩, 黃芩 3兩, 人蔘 3兩.
○위의 네 가지 약을[上四味] 물 6승으로[以水六升] 달여 2승을 취하고[煮取二升] 찌꺼기를 제거한 위[去滓] 두 번에 나누어 따뜻하게 복용한다[分溫再服].

*

건강乾薑과 황련黃連은 경결硬結의 병리를 다스리는 약들이다. 경결이란 상반된 두 세력이 맞서서 팽팽하게 대립을 유지하는 상황을 말한다. 건강은 외벽의 경직으로 기인하는 조임의 효과가 이끄는 경우의 경결을 다루고, 황련은 팽창의 세력이 그 흐름을 이끄는 경결을 다룬다. 건강과 황련이 같이 쓰인다는 것은 처방 자체의 속성이 경결을 해소하는 방향으로 설정되어 있음을 말한다.

황금黃芩은 팽창의 세력을 해소하는 쪽으로 작용하지만, 황련과는 달리 변동의 경향이 상대적으로 강한 상황을 주로 다스린다. 여기서 변동의 경향이란 복강에서 팽창세력이 강화된 가운데 그에 대한 반발 조임의 작용이 맞서 있는데, 팽창력의 강약 흐름에 따라 복강 전체가 경결되었다가 풀리기를 반복하는 상황 같은 것을 말한다.

이런 흐름에서는 경결될 때 순환이 약화되어 한성寒性을 띠다가 풀릴 때는 순환이 회복되어 열성熱性을 보이게 된다. 경결이 있을 때는 혈血의 정류停留가 일어나 그에 의한 열독熱毒의 병리가 발생하기도 한다.

인삼人蔘은 내적 요인으로 외벽의 장력이 높아지면서 다시 복강 내부로부터 팽창의 반발이 일어나 갈등을 구성하는 상황을 폭넓게 다스린다. 인삼이 다스리는 경결은 심중하고 강고한 경결은 아니지만, 은근히 작용하면서 광범위한 영향력을 행사하는 속성을 갖는다고 할 수 있다. 인삼이 복강에서의 병리 작용뿐 아니라 가슴을 압박하여 폐계肺系와 심계心系에 걸쳐 문제를 유발하는 경우를 넓게 다스린다는 얘기다.

인삼과 건강은 약리적으로 조임의 세력을 담당하고, 황금과 황련은 팽창의 세력을 담당한다고 할 수 있겠다. 조임의 작용이 리드하고 팽창세력이 그에 반발함으로서 조성되는 경결의 상황에 양면兩面으로 작용을 요要하는 경우를 다스리는 처방이 되는 것이다. 황련과 건강, 그리고 인삼으로 보아 변동하는 상황보다는 경결의 상태를 주로 다룰 수 있는 처방이 된다는 해석도 가능하다.

367.

下利 有微熱而渴 脈弱者 令自癒

● 해석

하리가 나고서 경미하게 열이 나고 갈증이 있는데, 맥이 약한 경우는 스스로 나으려 하는 것이다.

● 주해

하리下利는 궐음병의 팽창력 약화 추세가 전환점을 맞았다는 것을 표상하는 증상이다. 하리로부터 팽창력이 본래의 힘을 회복하는 방향으로 돌아서면서 강고한 경결을 형성한 상황을 벗어나고 있음을 알 수 있다는 얘기다.

이로부터 팽창의 힘이 주도권을 잡아 외벽을 충분히 밀어내고 안정 상태를 유지할 수도 있고, 팽창력이 약간 꺾이면서 외벽의 장력과 밀고 밀리는 접전의 양상으로 갈 수도 있다. 아니면 그대로 병이 풀려 정상의 복강 환경으로 복귀할 수도 있겠다. 병이 풀렸다는 것은 외벽의 경직이 완전히 붕괴했다는 뜻이다.

본문으로부터 '下利하리'를 문두文頭에 두고 있는 여러 조문條文들은 궐음병 경과에서 하리 이후에 일어나는 현상을 살핌으로서 상황이 어느 방향으로 진행하게 될 것인가를 짐작할 수 있다는 의도를 가지고 서술되는 것들이라고 본다.

하리가 있은 후에 '微熱미열'이 있고, '渴갈'증이 나면서 '脈弱맥약'한 것은 팽창력이 충분한 힘으로 외벽을 밀어내되, 오히려 약간 힘이 넘치는 경우를 말하는 것으로 풀이한다.

그렇다면 이제 오히려 외벽이 팽창력에 대해 반발하는 갈등 양상이 일어나게 되었다. 갈등으로 순환이 억제되지만 심한 억제가 아니므로 미열微熱과 갈渴증이 함께 보일 수 있다. '脈弱맥약'이란 갈등관계로 인해 약화된 순화을 의미한다.

이런 갈등관계는 심한 열熱과 그에 동반하는 한출汗出, 그리고 인중통咽中痛 등이 동반<341>하는 상황과는 상반되는 것이다. 그런 갈등관계는 외벽의 장력이 흐름을 주도하는 것으로서 궐음병 경과가 소음병 속성의 경화硬化를 향하는 일대 전환이 일어난 것이기 때문이다.

그렇다고 팽창력이 지나치게 강해져 외벽을 크게 압박하면서 강고한 갈등을 구성한 상황도 아니다. 앞서 서술한대로 궐음병의 경과는 상반되는 두 세력이 큰 불균형을 갖지 않으면서 시간을 두고 풀려가야 하는 형식이다.

그러니 본문에서 제시하는 형태와 같이 궐증이 풀린 이후에 팽창의 힘이 약간 우위를 점한 상태를 유지한다면, 점차 궐음병 병리의 근원인 외벽의 경직이 해소되어 갈 것이라는 것이다.

비록 아직 정상의 상태로 돌아오지는 않았지만, 이 상황에서는 어떤 조치를 취하기보다는 그대로 두어 자연히 회복되도록 하는 것이 좋다. '令自癒영자유'라 한 것은 그런 의도로 해석한다.

368.

下利 脈數 有微熱 汗出 令自癒 設復緊 爲未解

● 해석

하리가 나고서 맥이 빠르고 약간 열이 있으면서 땀이 나면 스스로 나으려 하는 것이다. 만약 다시 긴한 맥으로 돌아가면 풀리지 않는다.

● 주해

여기서 하리가 난 것은 궐음병 경과의 강고한 경결의 상황을 벗어난 것을 의미한다. 이로부터 어느 방향으로 변화가 이어갈지가 중요하다. '脈數맥삭'하고 '有微熱유미열'은 순환이 개선되고 있음을 말한다. '熱甚열심'한 것이 아니니 복강 환경이 급격하게 변동하면서 순환이 급증하는 흐름은 아니다.

그런 의미에서 '汗出한출'이 있다 하더라도 이 한출은 조임세력이 강하게 움직이면서 순환량을 큰 폭으로 늘리는 와중에 나타나는 현상은 아니다.

한출이 있어도 미열微熱의 상태로 보아 그것이 망양亡陽과 같은 상태<290>는 아니라고 보는 거다.

이 한출은 그렇다면 망양과는 거리가 먼 것으로서 경결硬結이 풀리는 신호가 아니라 아예 외벽의 경직 자체가 무너지면서 정상 흐름을 되찾는 경과를 의미하는 것으로서 병을 벗어나는 매우 양호한 현상인 것이다. 이 역시 367조와 마찬가지로 그대로 두어 낫게 한다[영자유유自癒].

'設復緊설복긴'은 갈등을 표상하는 긴맥緊脈이 다시 보이는 상황을 말한다. 긴맥은 내외간, 그리고 복강에서의 상반된 힘들 사이의 갈등을 의미하는 것이다. 풀렸다가 다시 갈등상태로 회귀하는 양상이다.

팽창의 힘이 거의 외벽의 경직을 무너뜨리기 직전까지 갔다가 다시 갈등상태로 돌아선 것이라고 해야겠다. '爲未解위미해'인 것이다.

이는 또한 궐음병 속성의 한 단면을 보여주는 내용이다. 궐음병은 두 세력이 맞서 갈등상태에 있다가 어느 일순간에 풀려버리는 그런 병이 아니라는 뜻이다. 두 힘이 적당한 균형 관계를 잃지 않으면서 서서히 풀려가야 하는 병임을 다시 한 번 말하고 있는 것이다.

369.

下利 手足厥冷 無脈者 灸之 不溫 若脈不還 反微喘者死

● 해석

하리가 나고서 손발이 식고 맥이 보이지 않는 경우는 뜸을 하는데, 온기가 없고 맥이 돌아오지 않으면서 오히려 숨만 조금 가쁘다면 죽는다.

● 주해

궐음병에서 (궐증이 있다가) 하리下利가 일어났으므로 강고한 경결硬結이 풀렸다는 것을 의미한다. 그러나 하리가 있었음에도 불구하고 '手足厥冷수족궐랭'하고 '無脈무맥'한 것은 다시 극심한 경결의 상황으로 빠르게 회귀했음을 말하는 증상들이다. 순환의 약화가 매우 심한 것을 의미하기 때문이다.

여기에 구법灸法을 쓰는 것은 이 경결이 외벽의 경직에 의한 장력이 주도하는 것으로 보기 때문이다. 그러나 구법은 복강에 대해 그 조임 효과가 강한 경우에 제한적인 효과를 기대할 수 있는 것이다. 만일 본질적으로 팽창의 세력이 강한 궐음병 궐증의 경우라면 역효과를 낼 것이 당연하다.

구법에도 불구하고 '不溫불온'하고 '脈不還맥불환'한 것은 경결이 풀리지 않은 것이다. 여기에 오히려 '微喘미천'의 증상이 나타난다면 내외 갈등이 심화된 상황을 말하는 것이다. 활동성이 극히 제한되면서 호흡 운동마저 방해받는다는 뜻이기 때문이다.

군이 본문에서 구법灸法을 쓰라 하는 의미를 해석하자면, 궐음병의 경과 중 하리 이후에 복강의 세력 판도가 조임 방향으로 역전逆轉되는 급격한 변화를 소재로 하는 것이라고 풀어볼 수도 있겠다.

궐음병의 경과에서 팽창력이 본연의 힘을 회복하면서 경결이 풀린 뒤, 어떤 연유로 그 힘이 급격히 떨어지니 오히려 상황이 역전되어 조임의 세력이 이끄는 경화硬化를 향한 진행이 이루어지는 경우를 말한다. 이런 경우라면 구법을 써서 효과를 볼 수 있다는 의도라는 뜻이다.

370.

少陰負趺陽者爲順也

● 해석

소음맥이 부양맥을 업고 있는 경우는 순증에 해당한다.

● 주해

소음맥少陰脈과 부양맥趺陽脈은 각각 신맥腎脈과 위맥胃脈으로서 혈穴로는 태계太溪와 충양衝陽에 해당하는데 태계맥이 충양맥보다 약한 경우를 '少陰負趺陽소음부부양'이라 하고, 이는 아직 위기胃氣가 성盛하다는 것을 의미하는 것으로 본문을 해석하기도 한다.318) 위기가 성하므로 다스릴 수 있는 바탕이 건재하다는 뜻이다.

성무기成無己는 '소음은 신수腎水요, 부양趺陽은 비토脾土로 수水가 토土를 이기지 못하는 것은 미사微邪에 속하므로 순증順證이 되는 것이라[少陰腎水趺陽脾土下利爲腎邪干脾水不勝土則爲微邪故爲順也]'319)고 말했다.

이 글이 쓰인 당시의 사회에서 오운육기五運六氣의 논리가 과학적 인식체계였다면, 상한의 이론에 대해 이와 같은 형식의 해석을 가하는 것이 의미가 있는 일이었을 것이다. 그러나 현대에 와서까지 이 같은 해석의 모형을 집착할 일은 없다고 생각한다. 일반의 인식과 동떨어져 있기 때문이다. 차라리 현실적 해석의 모형을 다시 수립하는 실행이 필요하다고 본다.

---

318) 상한론 번역과 해석 p.632
319) 註解傷寒論 p.406

371.

下利 寸脈反浮數 尺寸自澁者 必圊膿血也

● 해석

하리가 나고서 촌맥이 오히려 뜨면서 빠른데, 이유 없이 척촌이 깔깔해진다면 반드시 농혈변을 보게 될 것이다.

● 주해

하리는 궐음병의 경과에서 궐증이 풀리는 구간의 맨 앞에 나타나는 현상이다. 팽창의 힘이 본연의 강도를 회복하면서 마침내 억제되어 있던 활동성이 풀리는 과정에서 일어나는 현상이란 것이다.

궐음병은 외벽의 경직을 병리의 근원으로 하는 삼음병의 한 방면이니 부맥이 보이지 않는 것이 보통이다. 그러나 여기에서 '寸脈反浮數촌맥반부삭'한 것은 경결이 풀리면서 혈류가 빠르게 늘어나는 상황을 말하는 것으로 해석된다. 촌맥寸脈이 부삭浮數한 것은 하리의 진행에 발맞추어 복강의 경결硬結이 신속하게 풀리고 있음을 알 수 있는 맥상脈狀이란 얘기다.

그런데 여기서 촌구寸口맥 전반全般에서 '自澁자삽'의 맥상이 잡힌다. 삽맥澁脈은 혈류의 감소를 의미하는 맥이다. 따라서 '尺寸自澁척촌자삽'한 것은 다시 경결의 상황으로 돌아가고 있다는 뜻이 된다.

여기에 '必圊膿血필청농혈'을 말하고 있는 것으로 보아 여기서의 경결이란 팽창력이 다시 약화되면서 궐증으로 돌아가는 상황이 아니다. 오히려 그 반대로 팽창력이 통상적인 수준을 넘어서 더욱 강화되고 있다는 의미다.

매우 강한 팽창력이 외벽을 크게 밀어내니, 이제 외벽은 수세에 몰려 팽창력에 반발하는 입장이 된다. 팽창력이 이끄는 갈등관계가 구성된 것이다. 그에 따라 복강은 확대되면서 혈血의 정류停留가 일어날 수 있으며, 혈의 정류가 지속되면 열독熱毒의 병리가 발동하게 된다.

일정 시간이 지나 팽창력이 약화되는 흐름을 타게 되면 다시 경결이 풀리면서 하리가 날 수 있는데, 이때 '圊膿血청농혈'이 일어날 수 있다는 것이다.

372.

下利淸穀 不可攻表 汗出必脹滿

● 해석

하리하되 청곡(=圊穀; 소화되지 않은 채 배설하는 것)하면 표表를 공략할 수 없으니 땀이 나면 반드시 창만이 생길 것이다.

● 주해

소화되지 않은 음식을 하리下利하는 것은 복부의 활동성이 억제되었다가 풀리면서 터져 나오는 하리의 일종이지만 그 양상이 한층 급박한 것이라고 할 수 있다. 청곡淸穀이란 청곡圊穀과 같은 것으로 곡穀을 청圊한다는 것이니 먹으면 바로 하리가 나서 그대로 배출된다는 의미를 담고 있기 때문이다.

이는 팽창의 세력이 그만큼 견고하지 못함을 의미하는 것이다. 음식을 먹고 소화시키려는 움직임에 반응하여 팽창의 세력이 급격히 약화되면서 하리가 나는 것이기 때문이다.

궐음병의 경과라면 팽창력이 충분히 강하지 못하여 외벽을 필요한 만큼 밀어내지 못하니, 일어났다가 주저앉기를 반복하는 상황이라 할 것이다.

'攻表공표'는 내강에 대한 외압으로 작용하는 표부表部의 긴장을 없애는 조치다. 그러나 외벽의 경직이 구성되어 있거나 그런 흐름을 갖고 있는 경우에 공표攻表의 자극은 경직을 초래하거나 강화시키는 쪽으로 작용한다. 다른 한편으로는 복강 안에서 외벽의 장력에 대응하는 요소인 팽창력을 약화시킨다. 외벽의 장력은 높이고, 내강의 반발력은 떨어뜨리는 것이니 삼음병三陰病 전반에 걸쳐 공표는 금지된 것이다.

이때 '汗出한출'은 강화된 외벽의 경직을 극복하기 위해 팽창력이 더욱 필요한 상황이 되었는데, 그 수요에 부응하지 못하는 실정을 반영하는 현상이다. 팽창력이 일어났다가 탈력하여 주저앉기를 더 짧은 주기로 반복하니 갈등 상황의 변동이 극심한 것이다. 따라서 이는 마치 망양亡陽의 한출과 같은 것이 된다<290>.

여기서 일어나는 '必脹滿필창만'현상은 이와 같이 경화硬化의 방향으로 내몰리는 매우 불리한 대립 관계로부터 일어나는 증상으로 본다.

373.

下利 脈沈弦者 下重也 脈大者 爲未止 脈微弱數者 爲欲自止 雖發熱 不死

● 해석

하리가 나고서 맥이 가라앉고 활시위와 같은 것은 하중이 있는 것이고, 맥이 큰 것은 그치지 않는 것이며, 미미하고 약하며 빠른 것은 스스로 그치려 하는 것이니 발열이 있더라도 죽지 않는다.

● 주해

궐음병의 궐증 구간으로부터 하리가 난 뒤에 나타나는 경과를 맥상脈狀을 통해 정리한다. '沈弦침현'한 맥에서 침맥沈脈은 당연히 경직된 외벽의 장력을 반영하는 맥상이다. 현맥弦脈은 횡격막의 긴장을 의미한다. 하리가 나는 것은 갈등관계가 풀리는 것을 뜻하지만, 현맥이 보인다면 갈등이 풀리지 않았거나 다른 갈등이 일어나고 있다는 것을 말하는 것이다.

'下重하중'은 하리의 와중에 복강의 정류혈이 열독熱毒의 양상을 나타내는 증상이니, 침현沈弦한 맥은 궐음병의 와중에 팽창력이 강화되면서 경결이 풀리다가 팽창력이 필요이상으로 높아지니 그에 따라 입장이 달라진 갈등이 조성되었다는 것을 의미하는 것으로 풀이된다.

'脈大맥대'는 이어지는 '脈微弱數맥미약삭'과 상대되는 맥이다. 궐증이 풀리면서 순환이 개선되는데 대맥은 순환량의 증가가 급격한 것이고, 미약하면서 빠른 맥은 순환의 증가가 있되 완만한 것이라고 할 수 있겠다. 복강에서 힘의 대립이 빠르고 큰 폭으로 변할 때 순환도 빠르게 증가하고, 대립 관계가 서서히 풀릴 때 순환도 천천히 증가한다.

예를 들어 팽창의 힘이 빠르게 강화되면서 대립 관계가 크게 변동하는 것은 그에 대한 반발도 또한 급격하게 일어날 것이니 대립이 빠르게 풀린 만큼 다시 대립의 관계로 돌아가는 것도 빠르다고 해야 할 것이다.

경결이 풀렸다가 다시 급하게 경결로 돌아가고 다시 풀리는 상황의 반복은 하리가 부지不止하는 것이며 복강에 혈의 정류를 부르는 일일 수 있다<341>. 이것을 '爲未止위미지'라 한다.

순환이 완만하게 증가하고 있음을 말하는 '脈微弱數맥미약삭'의 경우는 빠르게 변동하지 않고 차츰 복강 환경이 안정되는 방향으로 가는 경과일 수 있다. 하리는 이내 '自止자지'할 것이며, 혈류가 늘어 일시적으로 '發熱발열'할 수 있으나 큰 변동의 흐름을 타고 극단으로 흐르는 상황이 아니니 '不死불사'할 것을 알게 된다.

374.

下利 脈沈而遲 其人面少赤 身有微熱 下利清穀者 必鬱冒汗出而解 病人必微
厥 所以然者 其面戴陽 下虛故也

● 해석

하리가 나고서 맥이 가라앉으면서 느린데, 얼굴에 약간 붉은 기가 감돌
고 몸에 약하게 열기가 있으면서 하리하되 청곡(=圊穀)하는 경우는 갑갑함을
느끼다가 땀이 나면서 풀리게 된다. 그 후 약한 궐증상을 보일 수 있는데
이는 양기가 얼굴로 몰리면서 아래쪽으로는 비게 되기 때문이다.

● 주해

궐음병에서 하리가 나니 경결硬結이 풀리고 있다는 것이다. 궐음병의 경
결이 풀린다는 것은 외벽의 장력과 대치하면서 최소한을 유지하던 복강의
팽창력이 강화되고 있음을 말한다. 팽창력이 강화되는 흐름은 갈등관계가
완화되는 경과이므로 보통 순환이 회복되는 국면을 맞게 된다.

그러나 '脈沈而遲맥침이지'하는 것은 순환이 여전히 좋지 않다는 것, 구속
되고 있다는 것을 말한다. 일반적인 경과와 달리 팽창세력은 강화되고 있
으나 갈등관계는 지속되고 있다는 말이다.

그렇다면 팽창력이 정도 이상으로 강화되면서 외벽을 강하게 밀어내니
그로 인해 역전된 갈등관계가 구성되었다고 보아야 할 것이다. 역전되었다
는 것은 외벽이 오히려 수세에 몰리게 되었다는 것을 말한다.

이 경우 복강은 다소 확대된 상태로 경결되니 정류혈이 발생하여 내열의
증상이 나타날 수 있을 것이다. '其人面少赤기인면소적'은 가슴으로 정류혈이
몰리고 있다는 것을 말한다. 동반되는 '身有微熱신유미열'은 이 갈등의 상황
에서 때때로 빈틈이 생기면서 순환이 약간 증가하는 구간을 갖는다는 것을
말한다.

이런 경과에서 '下利清穀하리청곡'이 나타난다면 그것은 과도하게 높아진
팽창력이 그 힘을 지속적으로 유지하지 못하고 흔들리는 것이다. 강한 힘
으로 외벽을 밀치다가 약간 탈력하고, 다시 외벽을 밀치는 흐름을 반복하
게 된다. 이런 변동의 경과에 따라 장관腸管의 활동은 억제되었다가 풀리기

를 반복하면서 매우 민감한 움직임을 보이는 것이다.

팽창력은 서서히 정상 수준으로 돌아오게 되며, 외벽의 장력 또한 그런 흐름을 타고 정상화되는 경과를 밟는다. 내외의 갈등요인이 함께 약화되어 소멸하는 과정이라고 할 수 있다.

'必鬱冒汗出而解필울모한출이해'는 이와 같은 갈등 해소의 과정의 마지막 단계에서 보이는 현상일 것이다. 갈등이 풀리기 직전, 정류혈이 순환의 흐름으로 돌아가는 경과의 한 단면이라는 것이다.

'病人必微厥병인필미궐'하는 것은 '鬱冒울모'와는 상반된 성질의 것이지만 이 역시 병이 풀리는 과정에서 함께 일어나는 증상일 것으로 본다. 울모鬱冒가 가슴의 정류혈을 뜻하니 미궐微厥은 그에 따른 증상이라는 말이다. 미궐의 병리로 제시되는 '其面戴陽下虛故기면대양하허고'는 혈의 정류가 가슴에 몰리면서 순환은 약화되는 현상 이외에 다른 것이 아니라고 본다.

375.

下利 脈數而渴者 令自癒 設不差 必清膿血 以有熱故也

● 해석

하리가 나고서 맥이 빠르면서 갈등이 나는 것은 스스로 나으려 하는 것이다. 만약 낫지 않으면 농혈변을 볼 것이니 그것은 열이 있기 때문이다.

● 주해

하리를 통해 궐음병의 경결硬結이 풀리고 있다. 이 과정에서 '脈數而渴맥삭이갈'하다면 순환이 늘되 내강의 정류혈은 완전히 비워지지 않은 것을 말한다. 갈渴이란 주로 가슴으로 정류혈이 몰리는 현상을 말하기 때문이다.

팽창력이 강화되면서 외벽을 밀쳐냄으로써 활동성을 높이는 경과가 진행되고 있는데도 갈등은 어느 정도 남아있는 상태다.

이는 팽창의 힘이 그 정도 수준을 넘어서 좀 더 강화된 것으로 그 관계가 역전된 갈등양상이라고 할 수 있다.

이런 경과는 궐증厥證 이후에 열증熱證이 나타나고 다시 궐증으로 돌아가는 궐음병의 병리를 벗어나는 흐름이다. 갈등관계를 이끌던 팽창력이 점차 약화되면서 외벽의 장력 역시 점차 희미해지면서 소멸하는 경과로 이어질 것이기 때문이다<374>. '令自癒영자유'한다는 것이다.

이런 흐름에서 '設不差설불차'하다는 것은 팽창력이 그 이상의 수준을 유지하면서 지속되는 경과를 의미한다. 팽창력이 점차 약화되는 흐름으로 이어지지 못하고 강한 힘을 유지하니 점차 정류혈이 증가하고 마침내 열독의 병리가 나타난다. 이런 열성의 경과가 '必淸(=圊)膿血필청농혈'이다. '以有熱故이유열고'라 한 것은 내강에서 증가된 정류혈을 말하는 것이다.

376.

下利後 脈絶 手足寒冷 晬時脈還 手足溫者生 脈不還者死

● 해석

하리가 난 후에 맥이 끊어지고 손발이 차게 식는데, 한 흐름이 지나 맥이 돌아오면서 손발이 따뜻해지는 경우는 살고, 맥이 돌아오지 않는 경우는 죽는다.

● 주해

궐음병에서 경결硬結이 풀리는 것을 의미하는 하리가 난 후에 '脈絶맥절'하고 '手足寒冷수족한랭'한 것은 이내 다시 경결 상태로 돌아간 것을 말한다.

'晬時脈還수시맥환'이란 복강에서 팽창의 세력이 강약으로 변동하는 궐음병의 경과에서 팽창력이 강화하면서 경결이 풀리는 구간이 돌아와 순환이 회복되는 것을 말한다. 순환이 회복되니 '手足溫수족온'하게 되고, 이런 흐름은 점차 복강이 안정되면서 병이 풀리는 것을 기대할 수 있는 경과인 것이 당연하다.

그런데 다시 경결이 풀리는 구간이 와도 '脈不還맥불환'하는 경우라면 흐름상으로는 경결이 풀려야 할 시점이지만, 실제 경결이 풀리지 않고 있다는 것이니 병이 낫기 어려울 것이 또한 당연하다.

이는 본래 팽창력이 상대적으로 강한 궐음병의 일반적 경과와는 다른 것으로 팽창력이 그 힘을 회복하지 못하고 좌절하는 경향을 보이는 것이다. 복강은 점차 위축과 경화硬化의 방향으로 흐를 가능성을 가지니 이는 소음병少陰病의 악성 경과와 상통한다고 하겠다.

377.

傷寒 下利 日十餘行 脈反實者死

● 해석

　상한병에서 하리가 나되 하루에 십여 번을 가는데, 맥은 오히려 실實한 경우는 죽는다.

● 주해

　하리下利는 장관의 활동이 억제되었다가 풀리면서 정상 이상으로 큰 운동을 일으키는 상황을 의미하는 증상이다. 그런데 하리가 어느 수준 이상으로 심하고 빈번하게 일어나는 것은 그만큼 갈등의 속성에 변동성이 크다는 것을 의미한다.

　궐음병의 경과에서 갈등의 변동성이 높다면, 하리 이후에 팽창의 세력이 강화되어 있더라도 쉽게 허물어질 수 있는 취약함을 갖고 있는 경우라고 할 수 있겠다. 팽창력이 그 힘을 유지하지 못하고 자꾸 주저앉는 상황을 말하는 것이기 때문이다.

　그렇다면 하리를 '日十餘行일십여행'할 정도로 높은 변동성을 갖고 있다면 그만큼 팽창의 힘이 탈력하여 주저앉는 빈도가 높다는 것이고, 다른 말로 팽창력은 기복을 거듭하면서 점차 약화되어가고 있다는 뜻이 된다.

　외벽의 장력은 그 힘을 유지하고 있는데 팽창력은 점차 약화된다면 복강은 이미 위축의 방향을 향해 변화가 진행되고 있다고 보아야 할 것이다.

　복강의 정상 용적이 보장될 수 없는 상황이라면 허증虛證이 구성된 것이며, 이 상황의 맥脈도 따라서 허증을 반영할 뿐, 실實하게 나올 수 없을 것이다.

　그런데 '脈反實맥반실'한 것은 무슨 상황인가? 맥이 실實하다는 것은 꽉 찬 것을 말하니, 혈류가 줄지 않은 것이다. 팽창력이 그 힘을 유지하지 못하고 점차 약화되는 와중에도 오히려 순환은 늘어있다는 얘기다.

　이는 마치 망양의 경과와 같이 팽창력이 자꾸 일어나지만 외벽을 밀쳐낸 채 그 상태를 유지하지 못하고 주저앉으면서 점차 약화되어가는 진행이 가속된 상황으로 볼 수 있다. 복강은 점차 위축되어 가지만 혈류는 증가하여 혈관이 충만한 것이다. 궐음병의 경과가 역전하여 경화硬化를 향해 진행하는 악증惡證이니 살지 못한다고 했다.

378.

下利淸穀 裡寒外熱 汗出而厥者 通脈四逆湯主之

● 해석

하리하되 청곡(=圊穀)하여 속은 차고 겉만 뜨거운데, 땀이 나면서 궐증이
일어나는 경우는 통맥사역탕으로 다스린다.

● 주해

청곡淸穀이란 음식을 소화시켜 분변糞便을 형성하기 전에 하리가 일어나는
것으로서 그만큼 하리가 쉽게 일어나는 상황을 말하는 것이기 때문이다.

그러니까 '下利淸穀하리청곡'은 복압이 높아지는 경향이 쉽게 조성되는 상
황을 의미하는 증상이다. 보통 외벽의 경직이 있는 음증의 경과에서 나타
나는 것으로 이 경직에 대응하는 팽창의 힘이 일어나되 그 힘을 유지하지
못하고 자꾸 주저앉는 흐름이 그 본질이다.

'裡寒外熱이한외열'도 또한 이런 경과의 산물이다. 복강 내부는 점차 위축,
경화硬化되는 방향으로 진행하니 '裡寒이한'의 상황이고, 반면에 순환은 증가
상태를 이어가니 '外熱외열'인 것이다.

이와 같은 경과이니 순환의 증가가 비록 '汗出한출'을 일으키고 있지만,
외열外熱과 한출汗出이 지속될 수 있는 상황은 아니다. 본질적으로 복강은 소
음병 경과의 범주로서 경화 상태로 진행하기 때문이다. 여기서의 궐厥은 궐
음병 속성의 궐이 아니라 이와 같은 경화의 표상이다.

통맥사역탕通脈四逆湯은 경직된 외벽을 풀도록 하는 강한 자극 효과를 갖는
다. 외벽의 장력이 완화되면 복강에서 억지로 팽창력을 동원하는 소모적인
활동이 필요 없게 된다. 그 결과로 두 세력이 맞서면서 경화를 향해 내달
리는 갈등관계가 해소되는 효과를 얻는다.

379.

熱利下重者 白頭翁湯主之

● 해석

열성의 하리가 있으면서 하중下重한 경우는 백두옹탕으로 다스린다.

● 주해

복강에 정류혈이 충만하여 일정 시간이 흐르게 되면 열독熱毒성의 병리가 조성된다. 혈이 복강에 정류하게 되는 것은 상반된 두 힘이 맞서서 강고한 갈등관계를 조성했기 때문이다. 이 경우, 강고한 갈등관계가 풀어지는 구간에 '熱痢下重열리하중'의 증상이 일어난다. 갈등관계가 일시적으로 풀어지는 것은 팽창의 힘이 약화되는 흐름이 생기기 때문이다.

이 상황은 궐음병 경과 중에 팽창력이 회복되면서 궐증을 벗어나 열증의 구간으로 접어드는 과정에 변형이 있는 것으로 볼 수 있다. 팽창력이 강화되면서 복부의 활동성이 회복되는 수준까지 외벽을 밀쳐낸 채 그 상태를 일정시간 유지하는 경과가 열증의 구간이다.

그러나 경우에 따라 팽창력이 과도하여 그 선을 넘게 되면 외벽을 과하게 밀쳐내면서 이제 외벽이 오히려 반발하는 역전된 갈등관계가 구성될 수 있는 것이다.

이런 새로운 갈등관계에서 순환이 억제되고 정류혈이 발생하여 결국 열독 현상을 발하는 것이 바로 '熱痢下重열리하중'이라는 것이다. 이 갈등관계에서 열리가 나는 것은 팽창력이 일반적인 수준 이상으로 키워졌으나 그 상태로 외벽과 밀고 밀리는 대립을 유지하기 때문이다. 새로운 갈등의 상황에서 갈등의 강도가 강약으로 변동하니 그로부터 열리熱痢가 발생하게 된다는 얘기다.

● 白頭翁湯

○白頭翁 3兩, 黃連去鬚 3兩, 黃栢去皮 3兩, 秦皮 3兩.
○위의 네 가지 약을[上四味] 물 7승으로[以水七升] 달여서 2승(3승)을 취하고[煮取二升(三升)] 찌꺼기를 제거한 뒤[去滓] 따뜻하게 1승을 복용하되[溫服一升] 낫지 않으면[不愈] 다시 1승을 복용한다[更服一升].

*

백두옹탕白頭翁湯은 백두옹白頭翁과 황백黃栢, 황련黃連, 진피秦皮로 구성되는 처방이다. 먼저 백두옹은 주로 팽창의 힘이 이끄는 복강의 경결硬結을 해소하는 효능을 갖는다. 이 상황은 복강 내 혈의 정류로 열독熱毒을 유발하고 한 번씩 팽창이 누그러질 때 평활근 활동이 일어나면서 열리熱痢가 올 수 있다. 백두옹이 열리熱痢를 다스리는 것은 팽창세력을 완화하는 방면에서 얻어지는 것이다. 열리에 대한 백두옹의 효능은 '止毒痢지독리<弘景>', '赤痢腹痛적리복통~<甄權>'320) 등에서 확인할 수 있다.

황련黃連과 황백黃栢도 마찬가지로 복강 안에서 팽창세력이 병리를 이끄는 가운데 ㄱ에 반발하는 ㅈ임의 작용이 일어나 대치하면서 경결과 풀림을 왕래하는 경우를 다스린다. 두 약이 모두 경결을 유지하는 시간이 풀림의 구간보다 긴 경우를 담당하니 변동성의 병리 흐름보다는 경결에 비중이 높은 병리를 다룬다고 할 수 있다.

팽창세력 위주의 대립이 지속성을 띠는 것은 복강이 확대 상태를 유지하면서 정류혈이 생길 여유를 주는 것이니 열독성熱毒性의 하리下痢가 일어날 소지가 그만큼 큰 상태라고 할 수 있다.

황련黃連의 경우는 '主~腸澼장벽, 腹痛下痢복통하리~',321) '~久下泄澼膿血구하설벽농혈~<別錄>'322)라고 하여 열독熱毒 하리下痢를 다루는 작용을 찾아볼 수 있고, 황백에 대해서는 '主~黃疸腸痔주황달장치, 止洩痢지설리~',323) '~蟲瘡血痢충창혈리~<藏器>', '~腸風下血장풍하혈~<大明>'324) 등의 표현이 있다.

진피秦皮는 열리熱痢 현상과 직접 관련되는 효능을 갖지 않지만 복강에서의 경결성 병리를 다룬다는 점에서 본 처방에 끌어 쓰고 있는 것으로 본다.

380.

下利 腹脹滿 身體疼痛者 先溫其裡 乃攻其表 溫裡 宜四逆湯 攻表 宜桂枝湯

● 해석

하리가 나는데 배가 창만하고 몸이 아픈 경우는 먼저 그 이부裡部를 따뜻하게 해야 하고, 나중에 그 표부表部를 공격해야 할 것이니 리부를 따뜻하게 하는 데에는 사역탕을 쓰고 표부를 공격하는 데에는 계지탕을 쓴다.

● 주해

궐음병의 경과에서 하리下利는 외벽의 장력과 복강의 팽창력 사이에 일어난 갈등이 해소되는 과정이다. 최소한의 수준에 있던 팽창력이 움직이면서 강화되고 있다는 표상이기도 하다.

이때 '腹脹滿복창만'이 발생하는 것은 경직된 외벽의 장력에 더하여 새로

---

320) 以上 本草綱目 p.765
321) 神農本草經 p.79
322) 本草綱目 p.772
323) 神農本草經 p.113
324) 以上 本草綱目 p.1978

운 조임의 요인이 생긴 경과로 해석된다. 이에 대해 선리후표先裡後表의 치법이 제시되고 있기 때문이다. 선리先裡는 사역탕四逆湯으로서 이는 외벽의 경직을 풀자는 것이고, 후표後表는 계지탕桂枝湯으로서 외벽의 긴장을 풀자는 것이다.

그러니까 상황을 다시 정리하면, 팽창력이 회복되면서 외벽을 밀쳐내고 그 활동성을 높이는 경과가 진행하는 와중에 표증이 끼어든 것이 되겠다.

표증이란 주기성을 갖고 반복되는 외벽의 압박으로 그 자체가 심중한 것은 아니지만 현재 경직이 조성된 바탕 위에 압박이 가세하니 복강 내 환경은 더욱 불리해질 것이 당연하다.

이런 상황이 '腹脹滿복창만'과 '身體疼痛신체동통'을 유발한 것이다.

이 경우는 표表를 먼저 풀어서는 안 된다. 외벽의 긴장을 먼저 해소하면 안 된다는 말이다. 해표解表의 조치는 복강으로부터의 팽창 반발을 없애는 작용을 포함하고 있는 것이니, 외벽이 경직된 상황에서 해표하는 일은 금기禁忌가 될 수밖에 없다.

381.

下利 欲飲水者 以有熱故也 白頭翁湯主之

● 해석

하리가 나고서 물을 마시려하는 경우는 열이 있기 때문이니 백두옹탕을 쓴다.

● 주해

'欲飲水욕음수'는 열증熱證이다. 내강에 혈의 정류가 있다는 뜻이기 때문이다. 이는 궐음병의 열증기에 팽창력이 지나치게 강화되면서 외벽을 크게 밀치니 팽창력이 이끄는 갈등관계로 역전된 상황을 말한다.

본문에는 기술되지 않았지만 과도하게 높아진 팽창력이 강약으로 흔들릴 때 그 변동성에 기초한 하리가 날 수 있으니, 이는 앞에서 고찰한 것과 같은 열독熱毒성의 하리다<379>. 백두옹탕白頭翁湯은 팽창력이 주도하는 갈등의 경과에서 그 변동 속성으로 열리熱痢가 나는 경우를 다스리는 처방이다.

382.

下利 譫語者 有燥屎也 宜小承氣湯

● 해석

하리가 나면서 섬어譫語를 하는 경우는 조시가 있는 것이니 소승기탕이 좋다.

● 주해

궐음병 경과에서 하리는 복부의 활동을 억제하고 방해하는 경결성의 병리가 있다가 풀리는 과정에서 볼 수 있는 현상이다. 경결의 병리는 외벽의 장력과 팽창력 사이에 대립 관계가 구성되면서 일어난다.

이 경결은 팽창력이 낮은 흐름에 조성되었다가 그 본연의 힘을 회복하면서 풀리게 되는 것으로 경결이 풀리는 과정에서 구속되었던 복부 전체가 크게 움직이니 그 과한 활동이 하리로 나타나는 것이다.

섬어譫語는 가슴에 정류하는 혈량이 최대 수준으로 급격하게 늘어나는 경우를 표상한다. 하리가 나면서 섬어가 함께 있는 것은 통상의 상황이 아니다. 하리는 갈등의 완화로서 활동성의 회복과 순환의 증가를 의미하는데, 섬어는 갈등의 심화로서 순환 감소와 정류혈의 증가를 의미하기 때문이다.

그렇다면 본문에서 제시하는 경우와 같이 조시燥屎가 있는 경우를 생각해보자. 조시는 복강을 채우는 실물實物로서 그것 자체로 마치 팽창력이 높아진 것과 같은 효과를 내는 것이다.

지금 궐음병 경과에서 팽창력이 회복되면서 하리가 나고 있는데, 조시가 갖고 있는 팽창 효과가 함께 작용하게 되면? 팽창의 작용은 과도하게 외벽을 밀치고 외벽은 그 힘에 반발하는 새로운 갈등관계가 생겨날 수 있다.

외벽이 수세에 몰리게 된 상황이다. 복강은 궐음병의 열증 구간에 비해 크게 확대되고 활동성이 떨어지니 정류혈이 발생한다. 섬어가 나타날 정도라면 정류된 혈량은 이미 양명병 후기의 그것에 가까울 것으로 생각된다.

383.

下利後更煩　按之　心下濡者　爲虛煩也　宜梔子豉湯

● 해석

하리가 난 후에 다시 번증이 생기되, 눌러보면 심하부가 물렁한 경우는 허번이니 치자시탕이 좋다.

● 주해

하리는 궐음병 경과에서 복강의 경결이 풀리는 흐름에서 일어난다. 그런데 하리 후에 다시 번煩증이 난다는 것은 갈등관계가 재再구성되었음을 의미하는 것은 명백하다.

그런데 '按之心下濡안지심하유'는 갈등관계가 있되, 강고한 경결의 상태는 아니라는 뜻이다. 강고한 경결이라면 심하가 굳어 단단하게 느껴질 것이다.

보통 경결은 두 힘이 거의 대등한 강도를 갖고 견고하게 맞서는 경우를 말하기 때문이다. 그렇다면 심하心下가 유濡한 경우는 힘의 대립이 팽팽하기보다는 어느 한 힘 쪽으로 기울어진 상태의 갈등관계로 보아야겠다.

번煩증은 가슴을 압박하는 힘으로부터 유래한다. 그러므로 복강이 위축되는 방향으로 진행하면서 반발 세력이 발생하든, 반대로 확대되는 방향으로 진행하면서 반발 세력이 발생하든 번煩증은 일어날 수 있다.

궐음병의 경과라면, 이는 팽창세력이 커지는 방향의 변화로 보아야 한다. 만약 하리가 난 후 팽창력이 약화되면서 복강이 조이는 쪽으로 간다면 소음병 경과의 경화硬化의 방향, 즉 땀이 나면서 인통咽痛, 후비喉痺가 오는 방향으로 진행할 것이기 때문이다<341>.

상황은 궐음병 궐증의 구간에서 팽창력이 회복되면서 경결硬結이 풀리되, 거기서 한발 더 나아가 팽창력이 오히려 외벽을 좀 더 밀치는 수준까지 키워지는 경과로 해석된다.

궐음병의 열증熱證 구간에서 볼 수 있는 수준의 팽창력보다 좀 더 높은 힘이라는 거다. 그러나 팽창력의 크기가 새로운 갈등을 일으켜 그 갈등을 유지할 정도는 아니다. 외벽을 밀어붙이니 그 힘에 오히려 외벽이 반발하면서 강고한 갈등이 구성되지는 않고 있다는 뜻이다.

그렇다면 외벽의 장력보다 팽창력이 강세를 유지하면서 얽혔다가 풀리기를 반복하고 있는 상황이다. 갈등의 강도가 약하고 지속되지 않으므로 '按之心下濡안지심하유'할 것이고, 얽힘이 풀리는 구간에서 혈류가 급증하는 시점이 있으므로 신중오뇌心中懊憹의 증상두 있을 수 있을 것이다. 치자시탕梔子豉湯을 쓰라는 것은 그런 근거일 것으로 추정된다.

384.

嘔家 有癰腫者 不可治嘔 膿盡自癒

● 해석

구역이 일어나되 옹종이 있는 경우는 구嘔증을 다스릴 수 없다. 농이 다하면 스스로 낫게 될 것이다.

● 주해

구嘔증은 상역의 힘과 관련되고, 상역의 힘은 복강을 조이는 힘을 바탕으로 생겨나는 것이 보통이다.

옹종癰腫은 열독熱毒성 병리를 바탕으로 하는 증상이다. 열독성의 병리는 주로 팽창의 세력이 병리의 흐름을 이끄는 가운데 그에 대한 반발의 작용이 일어나 갈등관계가 된 상황으로부터 발생하게 된다.

구嘔증의 주主 요인은 조이려는 작용이고, 옹종癰腫의 주요인은 팽창의 세력이 되는 셈이다. 팽창의 세력이 강하게 일어나되 그에 대한 반발 또한 약하지 않아 두 힘이 팽팽하게 맞서는 경우, 또는 갈등의 속성이 변동하면서 상역과 경결이 번갈아 일어나는 경우에는 옹종과 함께 상역의 구증이 동반할 가능성이 있다.

이때 만약 '治嘔치구'를 목표로 조임의 작용을 약화시킨다면 팽창세력이 홀로 성盛하여 독주獨走하게 될 것이 당연하다.

'膿盡自癒농진자유'에서 농진膿盡이란 팽창세력이 자연히 약화되어 복강의 활동성이 회복되면서 순환이 늘어나는 상황을 말한다. 이렇게 되면 구嘔증을 포함한 모든 갈등의 문제가 해소된다.

385.

嘔而脈弱 小便復利 身有微熱 見厥者 難治 四逆湯主之

● 해석

구증이 있으면서 맥이 약한데 소변이 또한 자리自利하며 몸에 약한 열기가 있다가 궐증을 보이는 경우는 다스리기 어려우니 사역탕으로 주치한다.

● 주해

구嘔증이 있는 것은 상역의 힘으로 횡격막이 위로 밀어 올려지고, 횡격막은 그 힘에 반발하면서 하방下方을 압박하는 현상이다. 이때 맥脈이 약한 것은 순환의 추진력이 약하다는 것으로 내강에서의 활동성이 좋지 않은 상태라고 할 수 있다.

그런데 '小便復利소변복리', 즉 소변이 다시 잘 통하는 것은 일단 복강에서 하방下方을 향한 물 흐름이 개선된 것으로, 그 전에 소변불리小便不利 속성의 경과가 있었음을 말하는 것이다.

이는 그렇다면 조임의 효과가 홀로 강한 흐름이 바뀌어 복강의 팽창력이 회복되고 있다는 얘기가 된다. '身有微熱신유미열'은 그런 흐름에 따라 순환이 다소 개선되고 있다는 의미다. 전반적으로 외벽의 장력에 의한 조임의 효과가 약화되면서 소음병 경과의 위축, 경결이 해소되고 있는 흐름을 뜻하는 경과다.

그러나 이때 '見厥견궐', 즉 궐증이 일어나는 것은 팽창력이 다시 주저앉아 위축의 방향으로 진행하고 있다는 것이다. 이는 소음병의 경과다. 여기에 사역탕四逆湯을 쓰는 것은 당연한 것으로, 경직된 외벽의 장력을 해소하여 그 흐름을 막자는 의도다.

386.

乾嘔 吐涎沫 頭痛者 吳茱萸湯主之

● 해석

건구乾嘔가 있으면서 거품을 토하는데 머리가 아프면 오수유탕으로 다스린다.

● 주 해

'乾嘔건구'는 조임의 효과가 주도하는 갈등에 의해 심하부心下部를 향한 상역上逆의 힘이 발생한 것을 토대로 하는 증상이니, 건구乾嘔가 있다면 외벽의 장력이 복강에서 일어나는 팽창력을 압도하는 상황이 된다.

'吐涎沫토연말'도 또한 상역의 여파가 인후부咽喉部로 전해진 결과의 증상이다. 두통頭痛도 그 연장선에 있다.

상황은 외벽의 경직에 의한 조임 효과에 대해 복강에서 팽창의 힘이 일어나 대응하다가 힘이 다하면 주저앉고, 다시 일어나는 경과가 있는 것으로 볼 수 있다. 팽창력이 탈력脫力하는 과정의 상역은 반동성의 힘으로 그 여파가 인후 이상에 미치는 특징을 갖는다.

오수유탕吳茱黃湯<252>의 오수유는 갈등관계로 경결硬結이 일어난 상황을 해소하는 약 중의 하나다. 인삼人蔘도 또한 경결을 풀어주되 그 쓰임이 매우 광범위하다.

본문에서 제시된 것과 같은 경결의 바탕이 있는 상역의 병리에 적절한 효과를 갖는 처방이 된다.

387.

嘔而發熱者 小柴胡湯主之

● 해 석

구역이 있으면서 발열하는 경우는 소시호탕으로 다스린다.

● 주 해

소시호탕小柴胡湯은 복강에서 일어나는 팽창의 세력에 대해 외벽이 반발하여 갈등관계를 유지하는 경우를 다스리는 처방이다. 팽창세력이 우위를 점하고 있으니 소시호탕증에서 복강은 다소 확대된 상태를 유지하되, 팽창력의 움직임에 따라 좁은 범위에서 변동의 경향을 보일 수 있는 양상이다.

구嘔증은 세력 간의 갈등관계에서 잘 일어나는 상역을 바탕으로 하는 증상이다. 여기에 발열發熱이 함께 하는 것은 갈등이 강고하지 않다는 말이니, 그 바탕에 팽창세력이 깔린 상태에서 조임세력이 반발하고 그 갈등의 와중에 팽창력이 강약으로 변동하는 흐름을 갖는 양상으로 추정된다. 소시호탕증과 잘 들어맞는 모양을 갖춘 것이다<157>.

388.

傷寒 大吐大下之 極虛復極汗出者 以其人 外氣怫鬱 復與之水 以發其汗 因得
噦 所以然者 胃中寒冷故也

● 해석

상한병에 크게 토하게 하고, 크게 사하한 뒤 극도로 허한데 도리어 땀을
심하게 흘리는 경우는 병자의 표부 기운[외기外氣]이 맺혀서 풀리지 않기 때
문이다. 이 상황에서 다시 물을 주어 땀이 나도록 하면 곧 딸꾹질[얼噦]이
나게 되는데 이는 위중이 한랭하기 때문이다.

● 주해

토吐하게 하는 것은 경결硬結 가운데 조임의 작용 쪽을 강하게 풀려는 목
표를 갖고, 사하瀉下하는 것은 둔화 가운데 팽창의 힘 쪽을 강하게 풀려는
목표를 갖는다고 말할 수도 있을 것이다. 조임이 상역의 본질적 요인이고,
팽창이 강고한 둔화의 바탕이기 때문이다. 토출吐出이나 하리下利의 과정으로
보면 외벽의 장력을 높여 복압을 강화함으로써 복강 전체의 활동을 일으키
는 조치다.

이러한 토하吐下를 과하게 유도하는 일은 골격근의 지나친 힘을 강요하는
것이니 근육의 피로를 유발할 가능성을 갖는다. 근육의 피로는 경직으로
이어져 복부 활동에 지대한 장애 요인으로 작용할 수 있다.

경직된 외벽의 장력을 극복하지 못하면 복강이 급격하게 위축되려는 경
향을 보일 수 있으니 이를 '極虛극허'라 하는 것으로 본다.

그런데 이 상황에서 '復極汗出복극한출'은 어떻게 일어나는가? 본문에서는
'以其人外氣怫鬱이기인외기불울'하기 때문이라고 했다. 물론 추상적이고 비유적
인 표현이다.

여기서 외기外氣란 표부表部의 기운을 말하는 것으로 본다. 표부의 기운은
표부의 상황 전반을 의미한다. '怫鬱불울'이란 소통하지 못하여 맺히고 쌓여
있는 상태다.

그런 논리로 이 상황은 표부의 경직이 풀리지 않고 내강에 대한 압박 효
과를 내고 있음을 의미하는 것으로 해석한다. 외벽의 강고한 장력은 그에
대한 반발의 힘으로서 복강 안의 팽창세력을 강화하는 효과를 내니, 양자
가 얽히면서 갈등이 일어난다. 물론 표증으로서의 표리간의 갈등 또한 작
용하는 상태일 수 있다. 이러한 갈등이 출몰하는 와중에 순환은 강약으로

변동이 흐름을 탄다. 순환이 강화될 때 땀이 나게 된다.

여기에 '復與之水복여지수'하는 것은? 본문에서는 '以發其汗이발기한'이라 해서 마치 마신 물로 땀의 배설이 유지되는 듯한 표현을 하고 있으나 현실적인 것은 아니다. 물을 마시게 하는 것으로 일어날 수 있는 일은 장관腸管의 활동이다.

이렇게 장관의 활동이 일어나되 과한 흐름으로 이어지고, 그 결과로 외벽의 장력이 높아진 상태를 유지하는 흐름이 생기게 되면, 복부 전체로 볼 때 조임의 효과가 자리 잡는 것과 같다.

결국 상역의 힘이 발생하고, 상역의 힘에 의한 작용은 '因得噦인득얼'로 이어진다. 외벽의 경직에 의한 조임의 효과가 복강을 지배하는 상황이니 이를 '胃中寒冷위중한랭'이라 한다.

389.

傷寒 噦而腹滿 視其前後 知何部不利 利之則癒

● 해석

상한병에 딸꾹질을 하면서 배가 그득한 경우는 전후의 사정을 살펴 어느 곳이 통하지 않는가를 포착하여 통하게 하면 낫는다.

● 주해

상한은 표증으로서의 표리간表裡間(내외간)의 갈등이 조성된 상황을 말한다. 이때 '噦而腹滿얼이복만'은 복부 내강을 중심으로 힘이 대립하고 있는 양상을 말하는 것이다. 보통 표증의 내외 갈등의 경우에는 외압에 대해 복강 안으로부터의 반발이 일어나 대립하고 있는 상황이다. 복강의 반발이란 팽창의 힘이 강화되는 것인데, 이때 팽창세력의 강화와 함께 자동으로 일어나는 약한 내적 반발이 있다면 그 힘은 중요하지 않다. 내적인 갈등이 핵심 문제가 아니라는 뜻이다.

따라서 표증으로서의 내외 갈등의 일반적인 형태는 순환량의 변동에 초점이 있다. 갈등관계가 일어나고 풀어지는 과정 속에서 순환량이 증감하면서 표면상 한열寒熱의 변화가 나타나는 것을 말한다. 그러나 내외 갈등이 심화되면 내강 환경에 큰 변화가 일어나 그 자체로 상역上逆의 힘이 강하게 일어날 수 있고, 복통腹痛, 복만腹滿 등의 복강 증상이 함께 할 수도 있을 것이다.

그런 차원에서 본문에서 말한 '視其前後시기전후'란 갈등의 양상을 잘 살피라는 말이고, '知何部不利지하부불리'란 현재 갈등의 중심이 어느 방면에 있고각 세력들의 크기나 속성은 어떤지를 분석하여 파악한다는 말로 해석할 수있겠다.

390.

問曰　病有霍亂者何　答曰　嘔吐而利　名曰霍亂

● 해석

묻기를, 곽란霍亂이라는 병은 어떤 것입니까? 답하길, 구토하면서 하리가나는 것을 곽란이라 하니라.

● 주해

구토嘔吐는 복압이 급상승하는 흐름을 표상하는 것으로서, 팽창세력이 강화된 바탕에서 갑작스런 조임의 작용이 일어나는 과정이고, 하리下利는 강고한 갈등관계가 풀려 막혔던 활동이 터져 나오는 과정이다.

이렇게 서로 다른 구토와 하리가 함께 하는 병리구조는 어떤 것이겠는가?

우선 구토의 병리를 보자면, 팽창력이 강화되는 경과가 진행되다가 힘이떨어지면서 급격히 탈력하는 흐름을 생각할 수 있다.

이는 경직된 외벽에 대응하는 팽창력이 일어났으나 외벽의 장력을 극복하지 못하는 상황이다. 탈력은 급격하게 일어나니 맞서고 있던 외벽의 장력은 상대를 잃고 복강을 강하게 압박하는 결과를 빚는다. 마치 스프링이늘어났다가 원위치로 돌아오는 강한 충격과 같으니 복압은 급격히 상승하게 될 것이다. 이런 복압의 변동이 구토의 바탕이 될 수 있다.

이와 같은 경과에서 외벽의 장력과 복강의 팽창력이 맞서 대립하는 구간은 경결의 상태로서 복부 전체와 내장 근육 활동이 제한되는 상황이다. 여기서 팽창력이 풀려 탈력하는 시점 이후로 힘의 대립, 또한 풀리게 되므로활동의 제한이 해소된다. 활동 제한이 해소되는 시점으로부터 어느 시기까지는 억제되었던 생리가 풀리면서 그 활동이 과도하게 높은 구간을 갖는다. 그 구간에서는 하리를 볼 수 있을 것이다.

결국 '嘔吐而利구토이리'하는 '霍亂곽란'은 외벽의 경직과 복강의 팽창력이 대응하는 관계로부터 일어나는 병리경과의 한 측면이라고 할 수 있다. 크게 보아 삼음병의 범주에 있는 한 병증인 것이다.

외벽의 경직이 있는 상황에서 구토가 나기 위해서는 팽창력이 낮아서는 안 되고, 그렇다 해서 궐증이 동반하는 것도 아니니 이 상황은 소음병이나 궐음병의 경과보다는 태음병의 병리에 가깝다고 할 수도 있겠다.

그러나 병리가 움직이는 양상이나 폭에 따라 소음병이나 궐음병의 범주에 부합하는 부분이 있을 수 있으니 곽란을 태음병의 범주로 한정하는 것은 도 또한 문제가 없지 않다.

상한론에서 그 편제의 형식을 놓고 볼 때, 곽란霍亂은 육경병증六經病證과 같이 조직화된 설정이 아니라 실제 증상, 증후를 놓고 말하는 병증이다. 육경병증을 큰 범주로 독립되는 하나의 병증모형들이라고 하면 곽란은 그 병리 활동 경과의 폭이 넓어 여섯 가지 틀 중 어디에 속한다고 해야 할지 확실하지 않은 구석이 있다. 그럼에도 불구하고 궐음병증의 말미에 곽란 등의 증상에 대한 서술을 별도로 모아놓고 있는 것은 곽란이 그 갈등의 변동 양상으로 보아 일부 궐음병 경과의 특성을 갖고 있기 때문으로 생각된다.

또 다른 한편으로는 궐음병 내지 태음병의 병리 경과, 나아가서 육경병증의 의미에 관해 좀 더 보강이 필요하다고 느껴서가 아닐까 싶다.

사실 육경병증이란 형식적으로 갈등관계의 병리를 정리하는 틀에 불과하다는 생각을 한다. 예를 들어 태양병에 속하는 어떤 상황이 있다고 하면 그 경과가 태양병 범주 안에 머물 수도 있고 태양병을 벗어나 별도의 경로로 흘러 다른 범주로 귀속될 수도 있다는 것이다. 태양병이 언제나 태양병은 아니라는 것은 당연한 얘기다.

그러니 병이란 어떤 갈등이 일어나서 심화되고 또 완화되면서 그 경과를 이어가는 것이니, 예를 들어 그것이 태양병의 형식으로 수용되는 구간이 있고 그 구간을 넘어가면 소양병이나 태음병의 틀에 맞는 구간에 있게 되는 흐름이 있을 수 있겠다. 그런 의미에서 보면 곽란은 태음병과 궐음병을 왕래하는 형식을 가졌다고 해석할 수도 있을 것이다.

이 책에서는 위와 같은 이유로 곽란霍亂을 논한 이 조문 이후의 나머지를 독립된 편으로 따로 묶지 않고 그냥 궐음병편厥陰病篇에 붙여서 편집한다.

391.

問曰 病發熱頭痛 身疼惡寒 吐利者 此屬何病 答曰 此名霍亂 自吐下 又利之 復更發熱也

● 해석

묻기를, 병이 나되 열이 나면서 머리가 아프고 몸이 아프면서 오한기가 있는데, 토하고 하리하는 것은 무엇에 속하는 병입니까? 답하길, 이것을 곽란이라 하며 자연히 토하고 하리가 나는데 여기에 또 사하를 하게 되면 다시 발열이 나게 되니라.

● 주해

'發熱頭痛발열두통'과 '身疼腰痛신동요통'은 주로 표증表證으로서 표부表部의 긴장을 바탕으로 하는 증상들이다.

그러나 '吐利토리'는 내강 환경의 변화를 중심으로 일어나는 갈등 과정에 의한다. 그렇다면 상황은 표증表證과 이증裡證이 함께 일어난 것으로 보인다.

그런데 그 과정을 보니 원래 토吐하면서 하리下利가 있었는데, '利之이지', 즉 여기에 다시 하법下法을 쓰니 그 위에 더하여 발열이 일어난 것[복갱발열 復更發熱]이라고 했다. 하법을 쓴 것에 의해 발열이 나는 상황을 표증表證이라고 단정하기는 어렵다.

하법은 복압을 높이는 조치로서 복강 외벽의 장력을 높이는 결과를 초래하기 쉽다. 외벽의 장력이 높아지는 경과는 '身疼腰痛신동요통'에서 확인된다. 외벽의 초보적 병리로서의 긴장을 넘어서 경직, 또는 경직에 가까운 변화가 일어난 상황으로 볼 수 있을 것이다.

만약 외벽의 경직이 조성된 상황에서 열이 난다면, 그 흐름을 따라 궐음병 경과의 열증熱證 구간에 도달한 것으로 볼 수도 있겠다. 물론 한출汗出을 동반하는 망양亡陽의 열증도 있지만, 여기서는 특별히 위축으로 진행하는 경과를 강조하려는 것이 아니기 때문에 궐음병 속성으로 해석하는 것이다.

392.

傷寒 其脈微澀者 本是霍亂 今是傷寒 却四五日 至陰經上 轉入陰 必利 本嘔
下利者 不可治也 欲似大便而反失氣 仍不利者 屬陽明也 便必鞕 十三日癒 所
以然者 經盡故也 下利後當便鞕 鞕則能食者癒 今反不能食 倒後經中 頗能食
復過一經 能食過之一日當癒 不癒者不屬陽明也

● 해석

상한병에서 맥이 미미하고 깔깔한 것은 본래 곽란인데, 현재는 상한이지
만 4~5일이 지나 음경에 도달하여 음병으로 변화하니 반드시 하리가 있을
것이다. 본래 구嘔증이 있으면서 하리하는 경우는 다스릴 수 없다. 대변을
볼 것 같은데 방귀만 나오면서 여전히 변이 통하지 않는 것은 양명에 속하
는 것으로 변이 반드시 굳으니 13일이면 낫는다. 경맥을 통한 전변이 다했
기 때문이다. 하리한 뒤에는 변이 굳어지는 것이 당연하니 변이 굳으면서
먹을 수 있는 경우는 낫는다. 여기서 반대로 먹지 못한다면 한 경을 후퇴
하고, 조금 먹을 수 있게 되면 다시 한 경을 나아가니 먹을 수 있으면서
하루가 지나면 낫는 것이 당연하다. 낫지 않는 경우는 양명에 속하지 않는
다.

● 주해

전체적으로 상한의 음양경陰陽經 전변轉變의 논리를 다루었다. 그러나 여기
에 원래 상한론이 설계하는 구조의 논리가 있는 것은 아닌 것으로 보인다.

군데군데 상한론의 내용 중에 나오는 용어를 사용하는 부분이 있지만 그
의미가 동떨어진 것들도 보인다. 예를 들어 시기失氣는 복부의 활동성이 회
복하는 경과로서 양명병 후기의 극단적 경과가 깊어지지 않고 풀릴 수 있
는 계기로 설명되는 현상인데, 여기서는 시기失氣와 배변排便을 구분하여 연
계가 없는 현상인 것처럼 서술한다. 또 변便의 경화鞕化가 극단적 갈등을 의
미하는 것으로서 위중한 지경임이 명백한데, 여기서는 전변轉變이 다하는
종점이니 자연히 풀리게 되는 경과로 설명한다. 외벽의 장력과 연관되어
중요한 진단의 지표가 되는 능식能食의 여부도 다만 전경轉經의 흐름으로만
다루어진다.

그러니 이런 예들은 상한론 전체의 맥락에서 벗어난 것으로서, 본문이
원래 상한론에 실린 것으로 보기 어려운 근거가 된다.

아울러 이런 전경轉經의 논리는 마치 병의 주체가 이 경經에서 저 경經으

로, 또는 양경陽經에서 음경陰經으로 건너다니는 것처럼 말하지만, 그와 같은 논리를 통해서는 상한 육경병의 구조를 이해할 수 없으니 여기서는 그에 대한 주석을 생략하기로 한다.

393.

惡寒 脈微而復利 利止 亡血也 四逆加人蔘湯主之

● 해석

오한이 있고 맥이 미약한데 더하여 하리가 난다. 하리가 그치면 망혈이 되니 사역가인삼탕으로 다스린다.

● 주해

오한惡寒은 대개 표증表證의 상징이다. '脈微맥미'는 순환량이 감소한 것을 표상하는 맥脈이다. 복강에서 갈등이 심화하여 순환이 크게 약화되는 상황에 보이는 맥상脈狀이다.

'復利복리'는 이 상황에 하리下利가 얹히는 것을 묘사하는 말이다. 하리는 복부의 활동이 정상이상으로 활성화되는 경과다. 활동성이 떨어져 있다가 빠르게 회복되는 흐름인 것이다. 그러나 복부의 과한 활동은 근 자체의 장력을 변화시키는 요인이니, 보통 복강 전체로 보아 조임의 효과를 내는 힘으로 작용한다.

여기서 '利止亡血이지망혈'이라고 하면 하리가 그치는 상황이 혈량血量의 감소와 관련된다는 의미로 해석된다. 출혈出血 등 실혈失血의 상황이 아니라면 혈량의 감소는 복강의 위축 경향을 말하는 것이니, 하리는 소음병의 경과에서 팽창력이 힘을 회복하면서 경화硬化의 진행을 벗어나는 경과였고, '利止이지'는 다시 팽창력이 약화되면서 다시 경화의 방향으로 흐르는 상황을 반영하는 현상임을 알게 된다.

그런 의미에서 '脈微맥미'는 위축되고 있는 복강을 표현하는 맥상이고, '復利복리'는 위축을 벗어나는 흐름이 된다. 그러나 다시 이지利止로 이어지니 이제 복강은 위축과 경화硬化가 굳어지는 길로 들어선 것이 된다. 따라서 복강의 용적은 감소하고, 활동성이 떨어지면서, 혈량이 감소하고 순환량이 줄어드는 것은 필연적인 일이 될 수밖에 없다. 이것을 '利止亡血이지망혈'이라 하는 것으로 보인다.

● 四逆加人蔘湯

○사역탕에[四逆湯方內] 인삼 1량을 가미하고[加人蔘一兩] 나머지 제법은 사역탕의 제법에 따른다[餘依四逆湯法服].

*

사역탕四逆湯에 인삼人蔘을 가한 것이 사역가인삼탕四逆加人蔘湯이다. 사역탕은 모든 조이는 세력에 대응하여 위축을 완화하는 처방이다. 인삼은 내외간에 발생한 갈등관계로 인한 병리경과가 경결硬結에서 상역上逆으로 변동하면서 일으키는 문제들을 폭넓게 다루는 약이다. 이와 같은 인삼의 역할은 근육의 탄성을 높여 병리적인 장력이 자연히 해소되도록 하는 약리藥理에서 얻어지는 것으로 판단된다.

394.

霍亂 頭痛發熱 身疼痛 熱多 欲飮水者 五苓散主之 寒多不用水者 理中丸主之

● 해석

곽란으로 머리가 아프고 열이 나며 몸이 아픈데, 열성으로 기울어지면서 물을 마시려 하는 경우는 오령산으로 다스리고, 한성으로 기울어지면서 물을 찾지 않는 경우는 이중환으로 다스린다.

● 주해

보통 곽란霍亂은 토리吐利를 깔고 있는 음증陰證의 경과를 말한다. 이는 외벽의 장력과 팽창의 힘이 대립하되, 팽창력이 강약으로 변동하면서 나타나는 갈등의 양상이다.

'身疼痛신동통'은 외벽이 장력이 높은 상황을 표상한다. 외벽을 구성하는 골격근의 긴장이 강고하거나 경직된 상태를 말한다. '頭痛發熱두통발열'은 표증表證의 범주에서 나타나는 증상이지만, 신동통身疼痛이 있으니 그 갈등 양상이 좀 더 강고한 경향으로 기운다고 할 수 있다. 그러니 비록 곽란霍亂이라 해도 외벽의 확고한 경직의 상태라면 음증陰證으로 볼 수 있지만, 외벽의 장력이 높아도 그 속성이 긴장의 경향이라면 오히려 양증陽證에 가깝다고 해야 할 것이다.

이런 경과에서 '熱多열다'하고 '欲飮水욕음수'한다는 것은 그 갈등을 이끄는 요인이 팽창력이라는 것이다. 팽창력이 외벽의 장력보다 우위에 있다는 얘기다. 두 세력이 맞서 대립하면서 순환이 약화되고 혈의 정류가 늘어나는 구간에서는 '欲飲水욕음수'가 보이고, 대립이 풀리면서 순환이 증가하는 구간에서는 '熱多열다'가 나타난다.

이는 복강이 팽창하되 외벽의 장력 또한 약하지 않은 상황에서 내강에 혈류가 정체하거나 물의 하방下方 흐름이 약화되는 오령산五苓散<72>증의 경향과 상통한다.

표리간 갈등관계가 있으면서 열기熱氣가 많은 경우와 대비되는 다른 갈래로 진행하는 흐름이 있으니 '寒多한다'하면서 '不用水불용수'하는 경우다. 한기寒氣가 많다는 것은 곧 외벽의 경직이 구성되어 있다는 것이고 그만큼 장력이 높다는 것이니 평균적으로 보아 복강에는 조임의 효과가 강하게 작용할 것이다. 정류혈이 없으니 용수用水하지 않는다. 경직된 외벽의 풀고 복강에서 팽창력을 강화할 필요가 있으니 이중환理中丸으로 다스린다.

● 理中丸

○人蔘, 白朮, 乾薑, 甘草炙 各3兩.
○위의 네 가지 약을[上四味] 찧고 체에 걸러 가루를 만들고[搗篩爲末] 꿀로 환을 짓되[蜜和丸] 계란 노른자 크기로 한다[如鷄黃大]. 끓는 물 몇 홉에[以沸湯數合] 1환을 넣고[和一丸] 깨뜨리고 풀어서 따뜻하게 복용하되[研碎溫服之] 낮에 세 번, 밤에 두 번으로 한다[日三服夜二服]. 뱃속에서 약간 열이 나면[腹中未熱] 양을 더해 3~4환에 이르게 한다[益至三四丸]. 그러나 이는 탕으로 복용하는 것에 미치지 못하니[然不及湯], 탕으로 만드는 방법은[湯法] 네 약을[以四物] 각각 중량에 따라 넣고[依兩數切] 물 8승으로[用水八升] 달여서 3승을 취한 뒤[煮取三升] 찌꺼기를 제거하고[去滓] 따뜻하게 1승을 복용하되[溫服一升] 하루 세 번으로 한다[日三服].

*

인삼人蔘은 내외간 갈등의 경과로 경결과 상역이 있는 상황을 폭넓게 다스린다. 그 작용은 주로 근육의 탄성을 높이는 효능으로부터 얻어지는 것으로 해석된다.

백출白朮은 외벽을 포함하는 골격근 전반의 경직 성향을 다스리는 약 중의 하나다. '主風寒濕痺부풍한습비, 死肌사기, 痙경, 疸달~'325)이라 한 것이나 '主大風在身面주대풍재신면~<別錄>' 등의 표현은 모두 골격근 전반에 미치는 효능을 서술한 것이다.

325) 神農本草經 p.52

반면 '~除心下急滿제심하급만, 霍亂吐下不止곽란토하부지~<別錄>'326) 등은 경직된 외벽에 대해 그 장력을 극복하기 위한 반발력이 일어났다가 탈력하는 과정에서 일어나는 복강 내압의 급상승에 대한 작용을 표현하는 것들이다.

건강乾薑은 외벽의 경직으로 복강에 대한 조임 효과가 매우 강한 경우를 다스리는 대표적인 약 중의 하나다.

감초甘草는 복강에서의 경결硬結 요인을 폭넓게 완화하는 역할로 쓰인다.

395.

吐利止而身痛不休者 當消息 和解其外 宜桂枝湯 少和之

● 해석

토리가 그치되 몸의 통증이 낫지 않으면 마땅히 먹은 것을 소화시키고 그 외표를 풀어주어야 하니 계지탕을 써서 살짝 부드럽게 한다.

● 주해

'吐利止토리지'는 내적으로 변동하는 힘의 갈등관계가 해소되었음을 말하는 현상이다. 내적 갈등관계란 것은 사실 복강에서 큰 폭의 변화를 초래하는 경과의 바탕을 말하고, 여기에는 복강에 영향을 주는 외벽의 높은 장력이 필수적 요인이다. 내적 갈등이라 해도 사실 그 갈등의 핵심은 외벽의 경직이라는 얘기다.

그런 의미에서 토리吐利가 그쳤다는 것은 외벽의 높은 장력이 해소되었음을 말하는 것이다. 그런데도 '身痛不休신통불휴'한 것은 아직 남아있는 외벽의 병리가 있는 상황이다.

'當消息당소식'에서 소식消息이란 호흡이 순조롭지 않는 것, 호흡의 효율이 떨어지는 상황을 의미한다. 외벽의 병리가 작용하고 있으니 흉강의 움직임에 지장이 생기고 그것이 호흡의 약화로 이어진다는 얘기다.

토리吐利가 그침으로 해서 곽란霍亂이 해소되었으나 이제는 표리간表裡間 갈등의 완고한 경과가 있는 상황으로 전환된 것이다. 표리 갈등이 완고하다는 것은 소식消息을 두고 하는 표현이며, 곽란의 경과가 흐르면서 상당 시간 누적된 긴장 요인이라는 것을 의미한다.

여기서 '和解其外화해기외'하자는 것은 표부의 긴장을 완화한다는 것이다.

---

326) 以上 本草綱目 p.734

계지탕桂枝湯의 작약芍藥과 계지桂枝는 각각 내외의 갈등요인을 풀어주는 갈등을 해소하는 약이다.

　그러니 본문은 외벽이 경직되면서 곽란霍亂이 일어났으나 시간이 흐르면서 곽란은 해소되고, 외벽의 긴장이 남은 상황을 소개하는 조문이다.

396.

吐利　汗出　發熱惡寒　四肢拘急　手足厥冷者　四逆湯主之

● 해석

　토하고 하리가 나는데, 땀이 나고 발열과 오한이 있다. 이때 팔다리가 오그라들어 조이면서 손발이 식는 경우는 사역탕으로 주치한다.

● 주해

　토리吐利는 곽란霍亂의 경과다. 여기서 '汗出한출'이 있으면서 '發熱惡寒발열오한'하는 것은 표증表證이 있다는 뜻인가?

　그런데 '四肢拘急사지구급'은 근육의 파행跛行을 의미하니 이는 골격근의 경직 경향을 말하는 증상이다. '手足厥冷수족궐랭' 역시 강고한 경결로 순환이 극도로 불량한 상태를 의미하니 표증의 수준과는 거리가 멀다.

　그렇다면 외벽의 경직을 바탕으로 하는 갈등 병리의 와중에 곽란이 나타나는 것으로 보아야 할 것이다. 여기에 사역탕四逆湯을 써서 다스린다는 것은 이 상황을 외벽의 경직이 있되 그에 대응하는 팽창의 힘이 본질적으로 약한 경우로 본다는 얘기다.

　한출汗出이나 발열 등의 증상은 팽창력이 반복적으로 일어나 외벽을 밀치려는 시도를 하되 점차 그 힘을 잃어가는 망양亡陽의 경과와 같은 상황을 말하는 것들로 볼 수 있다.

397.

旣吐自利 小便復利而大汗出 下利淸穀 內寒外熱 脈微欲絶者 四逆湯主之

● 해석

이미 토한 후 자연히 하리가 난다. 그런데 소변은 도리어 잘 통하면서 크게 땀이 나고 하리가 나되 청곡(=圊穀; 음식을 그대로 배설함)을 한다. 안은 차고 밖으로는 열이 나는 와중에 맥이 미미하여 끊어질 듯 하는 경우는 사역탕으로 다스린다.

● 주해

'旣吐自利기토자리'는 곽란霍亂의 경과를 의미한다. 팽창세력이 강한 와중에 급격한 조임이 일어나 토출吐出이 발생하고, 토출 직후는 조임의 효과가 독주하니 평활근의 활동성이 억제되어 있다가 점차 팽창이 회복되면서 그 활동성이 풀려나 과한 활동이 발생하는 흐름이다.

이때 '小便復利소변복리'하는 것은 복강 안에서의 경결硬結성 갈등으로 하방을 향한 물 흐름이 막혀 있다가 트인 것을 말하니, 곽란의 경과 중 경결이 풀리는 구간에 있을 수 있는 현상이다. 그런데 소변이 풀리는 것과 함께 '大汗出대한출'이 있는 것은 물론 갈등이 완화되는 것을 의미하지만, 크게 땀을 흘린다는 것은 통상의 완화를 넘어서는 과한 움직임이 있다는 것을 말하는 것으로 볼 수 있다.

'下利淸穀하리청곡'은 곡穀을 청圊하는 것, 즉 음식을 먹는 것으로 일어나는 평활근의 평상 활동이 과하여 소화의 여가가 없는 것이라고 할 수 있겠다. 장관의 활동성이 지나치게 과민한 상황이다. 활동성이 커지는 것은 막혀 있다가 뚫리는 경과에서 일어나는 일이다. 그러니 이와 같은 상황은 갈등이 쉽게 풀리고 또 쉽게 일어나는 흐름이 있다는 것이다.

그러니까 조임과 팽창이 쉽게 일어나고 가라앉는 변동의 양상을 취한다. 보통 외벽이 경직되어 있는 상황에서 팽창의 힘이 일어나 상황을 타개하려는 움직임이 일어난다. 만약 이런 경과에서 상황의 타개가 잘 되지 않으면 팽창력에 대한 요구는 지속된다. 무리한 상황이지만 계속해서 팽창력을 일으킬 수밖에 없다는 것이다. 팽창의 힘은 점차 약화되고 마침내 외벽의 장력에 굴복하고 마는 흐름이 진행되고 있는 것이다.

이것을 '內寒外熱내한외열'이라 한다면 복강 안은 점차 위축되고 경화의 나락으로 떨어지고 있는데, 갈등이 일어나고 풀리는 흐름에 따라 순환은 정상 이상의 상황을 유지하는 흐름을 의미한다.

　이런 경과에서 '脈微欲絶맥미욕절'이 일어나면 이제 그런 변동의 흐름이 종국에 이르러 경화의 상태에 접근했음을 의미한다. 더 이상 팽창력을 강제로 일으켜 외벽을 밀쳐낼 수 없는 상황에 봉착한 것이다. 소음병의 극점인 경화에 다가섰다는 것은 복강 용적이 최소한이고 그 활동성이 극단적으로 약화되었음을 말한다. 따라서 순환이 급격하게 감소하고, 그 결과로 맥脈이 끊어질 듯 약화되는 현상이 나타나게 된다. 사역탕四逆湯으로 외벽의 경직을 풀어 평활근의 탄성(팽창력)이 회복될 여지를 마련해야 한다.

398.

吐已 下斷 汗出而厥 四肢拘急不解 脈微欲絶者 通脈四逆加猪膽汁湯主之

● 해석

　토하기를 다하고 하리도 그쳤는데 땀이 나면서 궐증이 있고 팔다리가 당기면서 오그라드는데 맥이 미미하여 끊어지려 하는 경우는 통맥사역가저담즙탕으로 다스린다.

● 주해

　'吐已下斷토이하단'은 곽란霍亂의 경과가 다했음을 말하는 것이다. 이는 변동성의 갈등이 해소되었다는 것이다.

　그런데 곽란이 파罷하면서 '汗出而厥한출이궐'이 일어난다면 궐厥을 유발하는 다른 경결硬結이 일어났다는 뜻이다. 궐은 순환의 악화를 말하니 소음병 경과의 경화硬化나 궐음병의 궐증 구간으로 볼 수 있다는 것이다.

　그런데 궐음병의 궐증 구간에서는 한출汗出을 볼 수 없으니, 이는 경화의 흐름으로 보는 것이 옳겠다. 물론 한출을 곽란의 갈등이 완화되면서 순환이 개선되는 흐름으로 볼 수도 있겠으나 궐증이 동반한다면 개선과는 거리가 멀다.

　'四肢拘急不解사지구급불해'는 골격근 전반에 걸쳐 경직의 요인이 일어나는 것이니 복강으로 보면 외벽의 장력에 의한 조임의 효과가 강고하게 작용하고 있는 상황임을 말하는 증상이다. '脈微欲絶맥미욕절'은 경화의 상황에서 궐증과 더불어 일어날 수 있는 증상이다.

　저담猪膽은 내강에 혈血의 정류停留로 내열內熱이 있으면서 순환은 불량한 상황을 개선한다. '傷寒熱渴상한열갈<別錄>, ~消渴소갈~<蘇頌>, ~治目赤目翳치목적목예~<時珍>'327) 등의 기록에서 그 근거를 찾을 수 있다.

그러나 통맥사역탕通脈四逆湯에 저담즙猪膽汁을 가加하는 것은 조임의 효과가 병리진행을 주도하는 가운데 팽창력이 맞서는 갈등관계에서 주로 경결硬結의 방면에 초점을 둔 것이라고 평가할 수 있을 것이다.

399.

吐利發汗 脈平少煩者 以新虛 不勝穀氣故也

● 해석

토하고 하리하는 상황에 땀을 냈는데 맥이 고르고 약간의 번증이 있는 경우는 새로 생긴 허증으로 곡의 기운을 이기지 못한 때문이다.

● 주해

'吐利토리'는 곽란霍亂의 경과로 그 결과는 외벽의 장력을 높이는 방면으로 이어질 수 있다. 복부에서 과도한 활동이 일어나는 것이기 때문이다. 이런 외벽의 장력은 조임의 효과가 강화되는 것을 의미한다.

그런데 여기에 '發汗발한'하는 것은 외벽의 경직을 초래할 우려가 있는 일이다. 발한의 자극이 오히려 외벽을 더 굳게 하는 결과로 나타날 수 있다는 것이다. 발한은 표증을 해소하기 위한 조치이니 표증을 넘어선 상황이라면 그 자극으로 풀 수 없으며 오히려 역효과를 내게 될 거라는 얘기다.

그런데 이와 같은 경우에 발한發汗에도 불구하고 '脈平맥평'한 것은 조임의 효과가 강화되는 흐름이 뚜렷하게 발생하지 않았다는 얘기다. '少煩소번'은 비록 약하지만 복강으로부터 가슴을 누르는 상역上逆의 힘이 일어났다는 뜻이 된다. 그것은 복강을 조이는 효과로부터 비롯된다. 심한 것은 아니지만 복강을 조이는 효과가 작용하고 있다는 결론이다.

이와 같이 복강을 조이는 힘은 어디에서 왔는가. '不勝穀氣불승곡기'란 음식의 처리를 감당하지 못한다는 의미로 해석한다. 현재 복강은 조임의 효과가 강하게 작용하는 상황은 아니지만, 긴장이 높아 어떤 계기가 주어지면 즉각 조임의 작용이 발동할 수 있는 환경이 조성되어 있다고 할 수 있다.

---

327) 本草綱目 p.2705

여기에 곡穀이 들어와 장관의 활동이 일어나게 되면, 비록 그것이 정상을 초과하는 활동이 아니라 하더라도 이내 조임의 효과와 연계될 수 있다는 것이다.

이렇게 해서 만들어진 조임 경향의 복강환경을 '新虛신허'라 하는 것으로 보인다. '吐利發汗토리발한' 이후에 전반적으로 갈등관계가 완화되었지만, 현재 아직 불안정한 상황을 가리키는 말이다.

400.

傷寒陰陽易之爲病　其人身體中　少氣　少腹裡急　或引陰中拘攣　熱上衝胸　頭重不欲擧　眼中生花　膝脛拘急者　燒裩散主之

● 해석

상한병의 경과 중에 음양역의 됨됨이는 몸에 기력이 적고 아랫배가 당기며 때로 생식기 쪽의 구련拘攣이 있는데, 열이 가슴으로 솟구쳐 오르고 머리가 무거워 들려 하지 않으며 눈에 꽃이 보이는데 무릎 아래쪽으로 당기고 조이는 증상이 있으면 소곤산으로 다스린다.

● 주해

음양역陰陽易이란 상하上下의 음양陰陽 속성이 뒤집어지는 현상을 말하는 것으로 해석된다. 몸의 아래쪽은 허랭虛冷하며 경직硬直되고, 몸의 위쪽은 실實하면서 열熱이 몰리게 된다. 이와 같은 경과에서 상충上衝의 양상은 마치 궐음병의 경과와 같아 구별을 요한다.

궐음병 편의 마지막 부분에 음양역陰陽易을 싣고 있는 것도 곽란霍亂을 실은 것과 마찬가지로 작게는 궐음병과의 구별을 명확하게 하기 위해서, 그리고 나아가서는 육경병증의 의미를 분명히 하기 위한 것으로 본다.

따라서 음양역이란 것도 곽란과 같이 큰 범주category로 설정된 병증 형식이 아니라 작은 범주라 할 수 있는 단편적 현상으로 이해해야 할 것이다. 조직화된 병리 체계의 하나가 아니라 병리 현상을 통해 정리한 하나의 병증이란 뜻이다.

대략적으로 음양역이 갖는 증상들을 취합하면 골반강을 포함하는 복강 전반의 경결硬結이 구성된 상황에서 조이는 효과가 강화되니 정류혈이 상방으로 이동하고 경결은 더욱 강고해진다. 경결이 강고하다는 것은 흉복부의 개강으로부터 일어난 경결이 몸 전체로 확산되는 상황을 말한다.

'身體中少氣신체중소기'란 활동성의 저하를 의미하고, '少腹裡急소복리급'이나 '或引陰中拘攣혹인음중구련' 등은 복강 하부의 경결, 그리고 '熱上衝胸열상충흉'은 가슴 쪽으로 몰리는 정류혈로 인한 증상일 것으로 본다. '頭重不欲擧두중불욕거'나 '眼中生花안중생화'는 상역上逆의 병리를 바탕으로 하는 강한 압박을 반영이라고 해석한다.

'膝脛拘急슬경구급'은 소복少腹이나 음중陰中으로 뻗는 경결의 병리가 더욱 확산되어 하지下肢에 도달한 것으로 볼 수도 있을 것이다.

● 燒裩散

上取婦人中裩近隱處 剪燒灰 以水和服 方寸匕 日三服 小便則利 陰頭微腫 則愈 婦人病 取男子裩 當燒灰.

(실제적 서술로 보기 어려워 해석은 생략하기로 한다.)

401.

大病差後 勞復者 枳實梔子湯主之

● 해석

큰 병이 낫고 난 후에 다시 노勞가 오는 경우는 지실치자탕으로 다스린다.

● 주해

'勞노'란 경결硬結로 인한 활동성의 약화 상황을 의미하는 것으로 해석한다. 노복勞復이란 따라서 다시 경결의 환경으로 돌아가려 하는 움직임을 말한다. 갈등관계가 풀렸으나 힘들의 여운이 남아 상호 작용을 하다가 다시 갈등관계를 구성하려는 움직임이 태동하고 있다는 얘기다.

이후로 여섯 개 조문은 모두 병이 풀리고 난 후에 완전히 정상 상태로 돌아가는 과정에서 나타날 수 있는 변화에 관해 설명하는 내용이다. 따라서 깊은 뿌리를 갖거나 강고한 갈등을 바탕으로 하는 문제들이라고 할 수 없는 것들이다.

● 枳實梔子豉湯

○ 枳實炙 3枚, 梔子 14枚, 豉綿裹 1斤.

○ 위의 세 가지 약을 쓰되[上三味], 청장수 7승으로[以淸漿水七升] 달여 4승을 취한 뒤[令煮取四升] 지실과 치자를 넣고[内枳實梔子] 달여서 2승을 취한 뒤[煮取二升] 두시를 넣어[下豉] 다시 달여 5~6차례 끓으면[更煮五六沸] 찌꺼기를 제거하고[去滓] 두 번에 나누어 따뜻하게 복용하고[溫分再服] 이불을 덮고 약간 땀을 내게 한다[覆令微似汗].

○ 청장수淸漿水는 맑은 좁쌀죽의 윗물328)로 현재의 식초와 같으므로 산장수 酸漿水라고도 한다.329)

*

　지실枳實은 높은 외벽의 장력이 팽창의 힘을 부르되, 팽창력이 강하게 일어나면서 오히려 외벽이 그에 반발하는 양상의 갈등을 다스리는 약 중에 하나다. 본질적으로 팽창력이 강한 바탕은 아니지만 상황에 의해 팽창의 힘이 주도하는 갈등의 양상이 된 상황이다.

　치자梔子는 강력한 팽창세력이 일어나면서 팽창 쪽으로 기울어진 갈등이 발생하고 그에 따라 혈의 정류와 열독熱毒이 일어나는 상황을 담당한다. 치자의 경우는 지실과 달리 본연의 팽창력이 강한 바탕이 뚜렷한 경우를 다스린다고 할 수 있겠다.

　지실치자시탕枳實梔子豉湯은 갈등이 완화되고 난 후 남아있는 갈등 요인을 조임 주도 요인과 팽창 주도 요인을 나누어 각각 지실과 치자로 다루게 한다는 의미로 해석한다.

402.

傷寒差以後　更發熱者　小柴胡湯主之　脈浮者　以汗解之　脈沈實者　以下解之

● 해석

　상한병이 낫고 난 후 다시 발열이 있는 경우는 소시호탕으로 다스린다. 맥이 뜨는 경우는 땀을 내서 풀도록 하고, 맥이 가라앉으면서 꽉 차면 사하로 풀어지게 한다.

---

328) 傷寒論譯詮 p.273
329) 상한론 번역과 해설 p.667

● 주해

'傷寒_{상한}'에서 '差以後更發熱_{차이후갱발열}'을 소시호탕_{小柴胡湯}으로 다스린다는 것은 팽창의 힘이 이끄는 갈등의 경과를 다루되, 변동의 속성에 대응하는 효능을 적용한다는 의미일 것으로 본다. 소시호탕증은 팽창력이 갈등을 이끌되 그 힘이 좁은 범위에서 강약으로 변동할 수 있기 때문이다.

물론 '脈浮_{맥부}'나 '脈沈實_{맥침실}'과 같이 갈등의 병소가 뚜렷하게 나타나는 경우라면 당연히 '汗解之_{한해지}'나 '下解之_{하해지}'로 대응해야 할 것이다.

403.

大病差後 從腰以下 有水氣者 牡蠣澤瀉散主之

● 해석

큰 병이 나은 후에 허리 아래로부터 수기가 있는 경우는 모려택사산으로 다스린다.

● 주해

'從腰以下有水氣_{종요이하유수기}'라면 복강의 하부로부터 물 흐름이 원활하지 않은 상황과 관련된다. 물 흐름의 문제는 소변으로 배출되어야 할 대사 산물로서의 물이 복강 안에서의 경결_{硬結}성 환경에 의해 정류_{停留}되는 현상이다. 복강 안에서 경결 속성을 띠는 갈등이 문제라는 것이다. 모려택사산_{牡蠣澤瀉散}은 강고한 경결성의 갈등이 '大病差後_{대병차후}'에도 수기_{水氣}를 남기는 경우를 다스려 완전하게 하는 역할을 담당하는 처방이다.

● 牡蠣澤瀉散

○牡蠣_熬, 澤瀉, 瓜蔞根, 蜀漆_{洗 去腥}, 葶藶_熬, 商陸根_熬, 海藻_{洗 去鹹} 이상 각 등분.
○위의 일곱 가지 약을[上七味] 각각 찧고 체로 걸러 가루를 만들고[異搗下篩爲散] 다시 절구에 넣어 잘 섞이도록 한 뒤[更入臼中治之] 미음에 방촌비를 타서 복용한다[白飮和服方寸ヒ]. 소변이 통하면[小便利] 그친 뒤에 복용하되[止後服] 하루 세 번으로 한다[日三服].

*

모려_{牡蠣}는 팽창의 세력이 강한 가운데 반발하는 조임과 갈등관계를 형성하되, 팽창의 힘이 강약으로 변동하는 양상을 다루니 한열寒熱이나 경결硬結과 상역上逆 등 큰 폭으로 변하는 환경을 안정하게 하는 방향으로 작용한다. 이런 약성藥性이 '大病差後대병차후'의 불안정한 상황에 잘 어울리는 것으로 보인다.

택사澤瀉는 '主風寒濕痺주풍한습비~消水소수~'330)라 하고, 상륙근商陸根은 '療胸中邪氣요흉중사기, 水腫痿痺수종위비~<別錄>'331)라 하며, 정력자葶藶子는 '下膀胱水하방광수, 伏留熱氣복유열기~<別錄>'332)라 하고, 해조海藻는 '主癭瘤氣주영류기~下十二水腫하십이수종~'333)라 하여 모두 수기水氣의 정류停留에 관한 효능을 갖고 있다.

또 과루근瓜蔞根은 '主消渴주소갈, 身熱煩滿신열번만~'334)이라 하여 갈등으로 인한 혈의 정류를 다루고, 촉칠蜀漆은 '~腹中癥堅痞結積聚복중징견비결적취~'335)라 하여 경결硬結의 병리를 다루니 혈血의 정류나 경결이 다 수기水氣와 연관되어 있음을 알 수 있다.

404.

大病差後 喜睡 久不了了 胃上有寒 當以丸藥 溫之 宜理中丸

● 해석

큰 병을 앓고 나은 뒤에 자려고만 하고 오래 지나도 상태가 맑지 못한 것은 뱃속에 한기가 있기 때문이니 환약으로 따뜻하게 해야 하는데 이중환이 좋다.

● 주해

'胃上有寒위상유한'에서 위胃는 복강 전체를 가리키는 말로 본다. 그렇다면 위상胃上이란 복강의 최상단, 즉 심하부心下部를 말하는 것이 된다. 여기에 한기寒氣가 있다는 것은 곧 복강으로부터 일어나는 상역의 힘이 가슴을 압박하는 현상을 의미하는 것으로 해석한다.

그러니 '大病差後대병차후'에 '喜睡희수'로 '久不了了구불료료'한 것을 '胃上有寒

330) 神農本草經 p.65
331) 本草綱目 p.1123
332) 위의 책 p.1066
333) 神農本草經 p.184-185
334) 위의 책 p.161
335) 위의 책 p.253

_{위상유하}'이라 한 것은 조임의 세력이 남아서 상역의 힘을 행사하니 그 활동성이 완전히 회복되지 못한 상황을 말하는 것이다.

이 경우는 '溫之_{온지}', 복강에 대해 조임의 효과를 내는 외벽의 장력을 풀어서 그 활동성을 높이도록 하는 것이 당연하다. 이중환_{理中丸}<394>이 그런 의미를 갖는 처방 중 하나다.

405.

傷寒解後 虛羸少氣 氣逆欲吐者 竹葉石膏湯主之

● 해석

상한병이 풀린 후에 몸이 마르고 기운이 적으면서 기운이 거슬러 오르고 토하려 하는 경우는 죽엽석고탕으로 다스린다.

● 주해

역시 상한_{傷寒}이 해소된 후에 남겨진 문제를 다룬다. 갈등관계의 큰 줄거리는 이미 해소되었더라도 강고하게 엉겨 붙었던 갈등의 잔재가 남아 있다는 얘기다.

'虛羸少氣_{허리소기}'에서 허리_{虛羸}는 순환의 약화, 즉 혈류에 의한 자양_{滋養}의 부족이라는 측면을 말하고, 소기_{少氣}는 활동성의 약화라는 측면을 말한다.

'氣逆欲吐_{기역욕토}'는 아직 완전히 가시지 않은 상역의 병리가 작용하고 있다는 것이다.

● 竹葉石膏湯

○竹葉 2把, 石膏 2斤, 半夏洗 半升, 人蔘 3兩, 甘草炙 3兩, 粳米 半升, 麥門冬去心 1升.
○위의 네 가지 약을[上四味] 물 7승으로[以水七升] 달여 2승을 취하고[煮取二升] 찌꺼기를 제거한 뒤[去滓] 따뜻하게 1승을 복용하되[溫服一升] 낫지 않으면[不愈] 다시 1승을 복용한다[更服一升].

*

죽엽_{竹葉}은 '胸中痰熱_{흉중담열}, 咳逆上氣_{해역상기}~<別錄>'이나 '消痰_{소담}, 治熱狂煩悶_{치열광번민}~<大明>'[336] 등의 표현에서 혈의 정류와 관련되는 열성_{熱性}의 담음_{痰飮} 병리를 다루는 효능을 가지며, 아울러 상역에 대한 작용 또한 갖추

---

336) 以上 本草綱目 p.2164

고 있음을 알 수 있다.

석고石膏는 '主中風寒熱주중풍한열, 心下逆氣驚喘심하역기경천, 口乾舌焦구건설초~'337)라 하여 표리간의 갈등관계에 의한 한열寒熱과 상역, 그리고 정류혈의 문제를 아우르는 효능이 있는 것으로 규정된다. 이와 같은 갈등은 복강에서 강력하게 일어나는 팽창의 힘이 외벽을 압박하는 과정에 일어나는 것으로 볼 수 있다. 팽창의 세력이 그만큼 강한 경우를 다룬다는 의미다.

갱미粳米는 '~止煩止渴止泄지번지갈지설<別錄>'338)이라 하여 상역과 혈의 정류, 그리고 갈등의 변동을 다스리는 효과를 갖는다.

맥문동麥門冬은 '主心腹結氣주심복결기~'339)라 하여 주로 경결硬結의 바탕이 있는 상역을 해소하는 역할로 쓰인다. 경결성의 갈등이 있을 수 있으니 혈의 정류에 의한 내열內熱의 문제에도 효능을 가질 것임을 알 수 있다.

반하半夏는 외벽의 긴장에 대한 반발로 팽창세력이 강화되면서 오히려 외벽을 밀치는 역전된 갈등관계를 다스리는 약이니, 역시 혈의 정류에 의한 열성熱性의 담음痰飮병리, 상역上逆의 병리를 다루는 효과를 갖는다.

인삼人蔘은 경결과 상역의 문제가 일어나는 갈등의 상황에 대해 폭넓고 완만하게 해소하는 약 중의 하나다. 감초甘草는 복강의 환경을 안정시키고 갈등을 푸는 기초를 제공한다.

406.

病人 脈已解而日暮微煩 以病新差 人强與穀 脾胃氣尚弱 不能消穀 故令微煩 損穀則癒

● 해석

병자가 맥이 이미 풀렸는데 저물녘에 살짝 번증이 오는 것은 병이 막 낫고 있는데 음식을 억지로 먹게 한 것 때문이다. 비위의 기운이 여전히 약하니 음식을 소화시키지 못하여 약하게 번증이 일어난다. 음식이 소화되면 나을 것이다.

● 주해

번煩은 경결硬結이 없거나 강하지 않은 바탕에서 일어나는 상역上逆에 의해

---

337) 神農本草經 p.153
338) 本草綱目 p.1467
339) 神農本草經 p.59

가슴이 압박되는 증상을 말한다. 상역의 힘은 보통 팽창의 세력과 조임의
세력이 대립하는 과정에서 일어나되, 조임의 작용이 주축主軸이 되는 것이
다.

본문에서 예시하는 경우는 외벽의 장력이 강해서 조임의 작용이 일어났
다기보다는 음식을 먹고 소화시키는 과정에 자연히 장관腸管의 활동이 일어
나는데, 그런 기초적이고 생리적인 활동에 의해서도 갈등이 유발되는 상황
을 말하는 것으로 보인다<399>. 그것을 '脾胃氣尙弱비위기상약'이라고 표현한
다.

참고문헌

『國譯 王叔和脈訣』, 吳祺鏞 譯, 서울, 成輔社, 1995

『桂林古本 傷寒雜病論』, 羅哲初 手抄, 서울, 의성당, 2004

『東醫寶鑑』, 許浚 著, 서울, 남산당

『本草綱目』, 李時珍 著, 서울, 의성당, 1993

『本草集成』, 경산대학교 14기 졸업위원회 篇, 서울, 목과토, 2000

『상한금궤약물사전』, 김영철 編譯, 서울, 청홍(지상사), 2011

『상한론개론』, 박헌재 著, 서울, 약업신문사, 1984

『상한론 번역과 해석』, 김일선 주필, 연길, 연변인민출판사, 2005

『傷寒論譯詮』, 蔡仁植 著, 서울, 고문사, 1984

『생생원색해부학』, Walter Thiel 著, 서울, 현문사, 1999

『신경. 근. 감각』, 金祐謙 지음, 서울, 생명의 이치, 1993

『神農本草經』, 吳普 述著, 서울, 의성당, 2003

『심장. 혈액. 순환』, 金祐謙 지음, 서울, 생명의 이치, 1993

『원색최신의료대백과사전』, 편찬위원회 編, 서울, 신태양사, 1992

『註解傷寒論』, 成無己 註解, 서울, 대성문화사, 2002

『중국의학사』, 홍원식, 윤창렬 편저, 서울, 一中社, 2001

『編註醫學入門』, 李梴 編著, 서울, 대성문화사, 1980

『懸吐完譯 柯氏傷寒論注』, 柯琴 原著, 주민출판사, 2007

상한傷寒, 갈등과 해소의 이론

1판 1쇄 인쇄_ 2014년 12월 10일
1판 1쇄 발행_ 2014년 12월 18일

편저_ 이정찬

발행인_ 최봉규
발행처_ 청홍(지상사)
등록번호_ 제2001-000155호
등록일자_ 1999. 1. 27.

서울특별시 강남구 언주로79길 7 모두빌 502호(역삼동 730-1) 우편번호 135-921
전화번호 02)3453-6111, 팩시밀리 02)3452-1440
홈페이지 www.cheonghong.com
이메일 jhj-9020@hanmail.net

한국어판 출판권 ⓒ 청홍(지상사), 2014
ISBN   978-89-90116-62-8   93510

이 도서의 국립중앙도서관 출판시도서목록(CIP)은
국가자료공동목록시스템(http://www.nl.go.kr)에서 이용하실 수 있습니다.
(CIP2014032435)